国家卫生健康委员会"十四五"规划教材

全国高等学校教材

供本科护理学类专业用

基础护理学

第 7 版

U0284785

主　编　李小寒　尚少梅

副主编　丁亚萍　王春梅　吕冬梅　万丽红

编　者（以姓氏笔画为序）

丁亚萍（南京医科大学护理学院）　　　　张　敏（北华大学护理学院）

万丽红（中山大学护理学院）　　　　　　林　婷（福建医科大学护理学院）

王春梅（天津医科大学护理学院）　　　　尚少梅（北京大学护理学院）

卢建文（大连医科大学护理学院）　　　　岳　鹏（首都医科大学护理学院）

吕　岩（中国医科大学护理学院）　　　　金晓燕（北京大学护理学院）

吕冬梅（哈尔滨医科大学附属第二医院）　周　芳（徐州医科大学护理学院）

刘月仙（南京中医药大学护理学院）　　　高　睿（西安交通大学医学部）

刘春娟（四川大学华西医院/华西护理学院）　涂　英（广州医科大学护理学院）

孙　皎（吉林大学护理学院）　　　　　　黄谨耘（南方医科大学护理学院）

李小寒（中国医科大学护理学院）　　　　谢　晖（蚌埠医学院护理学院）

李云芳（青岛大学附属医院）　　　　　　路　兰（武汉科技大学医学院）

杨巧菊（河南中医药大学护理学院）　　　霍　苗（大连大学护理学院）

来小彬（复旦大学护理学院）

人民卫生出版社

·北　京·

图书在版编目（CIP）数据

基础护理学 / 李小寒，尚少梅主编. —7 版. —北京：人民卫生出版社，2022.9（2024.4重印）

ISBN 978-7-117-33351-1

Ⅰ.①基… Ⅱ.①李…②尚… Ⅲ.①护理学 Ⅳ.①R47

中国版本图书馆 CIP 数据核字（2022）第 128226 号

人卫智网	www.ipmph.com	医学教育、学术、考试、健康，购书智慧智能综合服务平台
人卫官网	www.pmph.com	人卫官方资讯发布平台

基础护理学
Jichu Hulixue
第 7 版

主　　编：李小寒　尚少梅
出版发行：人民卫生出版社（中继线 010-59780011）
地　　址：北京市朝阳区潘家园南里 19 号
邮　　编：100021
E - mail：pmph @ pmph.com
购书热线：010-59787592　010-59787584　010-65264830
印　　刷：保定市中画美凯印刷有限公司
经　　销：新华书店
开　　本：850 × 1168　1/16　印张：32
字　　数：947 千字
版　　次：1986 年 5 月第 1 版　　2022 年 9 月第 7 版
印　　次：2024 年 4 月第 4 次印刷
标准书号：ISBN 978-7-117-33351-1
定　　价：92.00 元

打击盗版举报电话：010-59787491　E-mail：WQ @ pmph.com
质量问题联系电话：010-59787234　E-mail：zhiliang @ pmph.com
数字融合服务电话：4001118166　E-mail：zengzhi @ pmph.com

第七轮修订说明

2020年9月国务院办公厅印发《关于加快医学教育创新发展的指导意见》(国办发〔2020〕34号),提出以新理念谋划医学发展、以新定位推进医学教育发展、以新内涵强化医学生培养、以新医科统领医学教育创新,并明确提出"加强护理专业人才培养,构建理论、实践教学与临床护理实际有效衔接的课程体系,加快建设高水平'双师型'护理教师队伍,提升学生的评判性思维和临床实践能力。"为更好地适应新时期医学教育改革发展要求,培养能够满足人民健康需求的高素质护理人才,在"十四五"期间做好护理学类专业教材的顶层设计和规划出版工作,人民卫生出版社成立了第五届全国高等学校护理学类专业教材评审委员会。人民卫生出版社在国家卫生健康委员会、教育部等的领导下,在教育部高等学校护理学类专业教学指导委员会的指导和参与下,在第六轮规划教材建设的基础上,经过深入调研和充分论证,全面启动第七轮规划教材的修订工作,并明确了在对原有教材品种优化的基础上,新增《护理临床综合思维训练》《护理信息学》《护理学专业创新创业与就业指导》等教材,在新医科背景下,更好地服务于护理教育事业和护理专业人才培养。

根据教育部《关于加快建设高水平本科教育 全面提高人才培养能力的意见》等文件要求以及人民卫生出版社对本轮教材的规划,第五届全国高等学校护理学类专业教材评审委员会确定本轮教材修订的指导思想为:立足立德树人,渗透课程思政理念;紧扣培养目标,建设护理"干细胞"教材;突出新时代护理教育理念,服务护理人才培养;深化融合理念,打造新时代融合教材。

本轮教材的编写原则如下:

1. 坚持"三基五性" 教材编写坚持"三基五性"的原则。"三基":基本知识、基本理论、基本技能;"五性":思想性、科学性、先进性、启发性、适用性。

2. 体现专业特色 护理学类专业特色体现在专业思想、专业知识、专业工作方法和技能上。教材编写体现对"人"的整体护理观,体现"以病人为中心"的优质护理指导思想,并在教材中加强对学生人文素质的培养,引领学生将预防疾病、解除病痛和维护群众健康作为自己的职业责任。

3. 把握传承与创新 修订教材在对原有教材的体系、编写体裁及优点进行继承的同时,结合上一轮教材调研的反馈意见,进一步修订和完善,并紧随学科发展,及时更新已有定论的新知识及实践发展成果,使教材更加贴近实际教学需求。同时,对于新增教材,能体现教育教学改革的先进理念,满足新时代护理人才培养在知识结构更新和综合能力提升等方面的需求。

4. 强调整体优化 教材的编写在保证单本教材的系统和全面的同时,更强调全套教材的体系性和整体性。各教材之间有序衔接、有机联系,注重多学科内容的融合,避免遗漏和不必要的重复。

5. 结合理论与实践 针对护理学科实践性强的特点,教材在强调理论知识的同时注重对实践应用的思考,通过引入案例与问题的编写形式,强化理论知识与护理实践的联系,利于培养学生应用知识、分析问题、解决问题的综合能力。

6. 推进融合创新 全套教材均为融合教材,通过扫描二维码形式,获取丰富的数字内容,增强教材的纸数融合性,增强线上与线下学习的联动性,增强教材育人育才的效果,打造具有新时代特色的本科护理学类专业融合教材。

全套教材共 59 种,均为国家卫生健康委员会"十四五"规划教材。

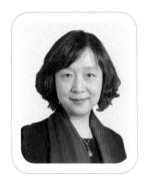

李小寒，中国医科大学护理学院院长、教授，博士研究生导师，辽宁省教学名师。兼任教育部高等学校护理学类专业教学指导委员会委员、教育部护理学专业认证工作委员会委员、全国高等学校护理学类专业教材评审委员会副主任委员、中华护理学会护理教育专业委员会副主任委员、辽宁省护理学类专业教学指导委员会主任委员等。

主要研究方向为护理教育、社区护理及安宁疗护。从教 30 余年，主讲护理教育学、护理中的人际沟通学和护理学导论等课程。主编国家规划教材《基础护理学》（第 4～6 版本科教材）、《护理教育学》（第 1～3 版专升本教材）及《护理中的人际沟通学》等 14 部教材，其中《基础护理学》（第 6 版）教材被评为省级优秀教材。主持省级以上课题 9 项，获省级教学成果二等奖 1 项，三等奖 2 项。所负责的课程护理学基础先后被评为辽宁省精品课程、辽宁省精品资源共享课程以及国家级精品资源共享课程（网络教育）。2017 年，被评为首届中华护理学会"杰出护理工作者"。

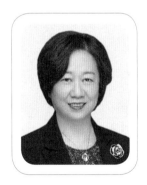

尚少梅，北京大学护理学院院长、教授，博士研究生导师，美国护理科学院院士。兼任教育部高等学校护理学类专业教学指导委员会主任委员，全国医学专业学位研究生教育指导委员会护理分委会牵头人，国家卫生健康标准委员会护理标准专业委员会委员，中华护理学会第 27 届理事会常务理事、副秘书长，北京护理学会副会长，吴阶平基金会模拟医学部护理专家委员会主任委员，中国残疾人事业发展研究会照护专业委员会主任委员，全国高等学校护理学类专业教材评审委员会主任委员。

主要研究方向为智慧康养、老年护理、社区慢性病管理和老年康复护理等。从教 30 年，主持科技部重点研发计划项目，国家自然科学基金，教育部重大科技项目，国家、民政部等科研项目。主编及参编护理教材 40 余部，在国内外期刊发表论文 150 余篇，获中华护理学会科技奖二等奖 1 项。负责的护理学基础课程获北京市精品课程、主编的《护理学基础》获得首届全国优秀教材建设二等奖。先后获得全国医学教育系统师德师风风范奖、全国医药卫生系统创先争优活动先进个人、中国学位与研究生教育学会先进工作者等荣誉称号。

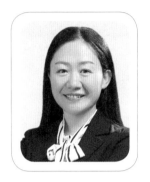

丁亚萍，南京医科大学副院长、副教授、硕士研究生导师，国家二级心理咨询师。兼任江苏省基层卫生协会医疗质量安全管理专业委员会副主任委员，江苏省抗衰老学会颐养与照护分会副主任委员，江苏省医学会老年医学分会医养结合学组常务委员，中国老年医学会院校教育分会委员，江苏省养老机构等级评定专家库成员。

主要研究方向为护理教育、社区护理和老年护理。主编及参编教材 20 部，发表论文 70 余篇。获江苏省教学成果二等奖、江苏省高等教育科学研究优秀成果三等奖、中华护理学会科技奖三等奖、学校"扬子江奖教金"特等奖、学校巾帼建功标兵等。

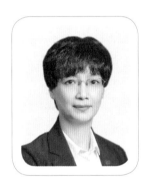

王春梅，天津医科大学护理学院院长、教授、硕士研究生导师。兼任天津市护理学会第八届理事会常务理事，天津市家庭医生团队能力建设质量控制中心副主任委员。

主要研究方向为社区护理、基础护理。从教 30 余年，主讲护理学导论、护理学基础、护理教育学等课程。主编及参编教材 20 部，主持并参与省部级以上课题 10 项，在国内外期刊发表论文 90 篇。主要负责课程护理学基础获评天津市级精品课程；获天津市高教教改优秀论文二等奖、天津市教育系统第六届优秀调研成果三等奖各 1 项。

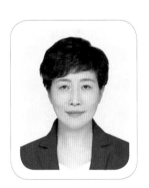

吕冬梅，哈尔滨医科大学附属第二医院护理部主任，哈尔滨医科大学附属第二临床护理教研室主任，教授、主任护师。兼任黑龙江省护理学会理事长、黑龙江省护理质量控制中心主任，中华护理学会常务理事。

主要研究方向为护理管理、护理教育。芬兰 Kuumanlakson 理工大学和美国 Pittsburgh 大学护理学院访问学者。发表护理专业 SCI 论文 4 篇，中文核心期刊 30 余篇，承担国家横向课题 1 项、省级课题 3 项、省级教学成果 2 项，参编护理本科规划教材 2 部，副主编护理本科规划教材 2 部，主编护理教材及专著 3 部。

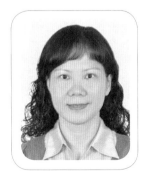

万丽红，中山大学护理学院副院长、教授、博士研究生导师。兼任广东省护理学会护理教育工作委员会副主委、广东省康复医学会脑卒中防治与康复专业委员会常务理事、广东省精准医学应用学会脑卒中分会副主委等。

主要研究方向为护理教育、脑卒中及慢病的防治与护理。曾获中山大学青年教师授课决赛二等奖、中山大学优秀共产党员、中山大学教学名师、广东省护理学会科技奖一等奖、中华护理学会科技奖三等奖、中山大学教学成果奖一等奖、广东省教育教学成果奖二等奖；主持国家自然科学面上项目 1 项、中英国际合作课题 1 项、省级课题 6 项；主编教材 3 部、专著 1 部，副主编教材 3 部。在国内外期刊发表论文百余篇。

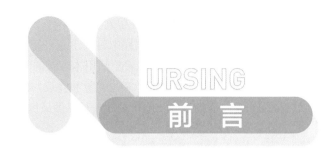

自 2017 年《基础护理学》(第 6 版)教材出版以来,无论是医学院校护理专业师生,还是各级医院的护理人员,均对第 6 版教材给予了高度评价并提出了宝贵的意见和建议,同时也对 7 版教材的修订寄了了更高的期望,这成为我们进行《基础护理学》(第 7 版)教材修订的强大动力。

为了适应新时期医学教育改革的发展趋势,提升护理理论知识与操作技能的先进性,本教材修订紧跟《"健康中国 2030"规划纲要》《健康中国行动(2019—2030)》中对高等学校护理专业人才培养的时代要求,结合本科护理专业人才培养目标,在继承《基础护理学》(第 6 版)的成熟内容及保留教材基本框架的基础上,调整教材内容使其与不断发展的临床护理实践密切结合,适应不断发展的医疗卫生水平和社会医疗服务需求,以充分体现教材的先进性和实用性。随着科学技术和社会的发展,护理的新知识、新技术和新方法层出不穷,护理专业新的行业标准相继出台,已有的行业标准不断更新。作为护理学专业的学生,需要了解这些变化并学习相应的临床实践规范;作为临床护理人员,更需要适应这些变化,以便为患者提供高质量的护理服务。《基础护理学》(第 7 版)教材正是在这样的背景下进行修订的。

本教材在修订前,我们对《基础护理学》(第 6 版)教材的使用情况进行了充分的调研,在教材修订过程中,我们充分考虑了教材使用者提出的中肯意见,使新版教材在内容上更能满足护理专业师生及临床护理人员的实际需要。

本教材在修订中重点强化三个基本思想:一是注重打牢基础。强化"三基"内容仍然是重中之重,将护理学专业必须掌握的"三基"内容列为教材的核心;二是加强与临床实践的适应性。护理领域的技术及操作发展迅速,教材内容安排在夯实基础的前提下,还要紧跟临床护理操作的新技术和新发展,满足学生实践操作技能的职业要求;三是强化护生护理人文精神的培育。贯彻培养学生综合素质能力的目标,在基础护理教育过程中进一步强化护理基础实践操作中的人文关怀精神的体现,突山高等护理人才培养的专业特色。

与第 6 版教材相比,《基础护理学》(第 7 版)教材有两个主要变化:一是提高了教材的创新性。教材结构中增加了"导入情景与思考"模块,以吸引学生注意力,提高其学习兴趣;同时,增加每章末"思考题"的答案,并将其放入数字内容中,有利于学生在充分思考后来检测自己的学习效果;重新拍摄并绘制了与教材内容密切相关的图片,保证图片内容的严谨、真实、科学、美观和实用,使教材图文并茂。二是进一步丰富了数字内容,增设了"案例与分析""目标测试"及"护理操作视频",使《基础护理学》(第 7 版)纸质教材与数字内容无缝衔接,以促进护理专业学生和临床护理人员的有效学习。

本教材由全国 23 所高等护理院校的 25 位护理专业教师合作编写而成。在整个教材的编写过程中，我们得到了所有编者所在单位相关领导和同事们的大力支持。在此表示衷心感谢。

　　尽管我们在本教材的编写过程中付出了许多辛苦和努力，但由于能力和水平有限，教材中难免会有疏漏之处。因此我们衷心地希望使用本教材的教师、学生以及临床护理人员能够及时给予我们批评和指正。我们将虚心听取大家的意见和建议，继续不断完善我们的教材，并努力打造一流的精品教材，为护理专业师生以及临床护理人员提供最优质的教与学的资源。

李小寒　尚少梅

2022 年 3 月

目 录

NURSING

N URSING

绪 论

01章 数字内容

———— 学 习 目 标 ————

- 知识目标：

  1. 能正确陈述基础护理学课程的地位、学习目的。

  2. 能明确基础护理学课程的基本任务、学习内容。

  3. 能正确理解和解释下列概念：护理学、反思学习法。

- 技能目标：

  能正确运用反思学习法以提高学习效果。

- 素质目标：

  1. 能按要求严肃、认真地进行实验室学习和临床学习。

  2. 树立正确的职业价值观，形成良好的职业道德和职业情感。

—————————————— 导入情景与思考 ——————————————

　　2020 年 1 月，全国医务人员纷纷驰援疫情一线。某城市高三女孩小王的母亲是某市某医院 ICU 的护士长，也是此次驰援队伍中的一员。此次驰援疫情一线，母亲将正在准备高考的女儿交给了家人，义无反顾地前往一线。母亲的行为在女儿的心灵深处产生了巨大的影响，于是女孩儿暗下决心，高考时要选择护理学专业，将护理作为自己的终身职业，像母亲那样，为人类的健康事业奉献自己的青春年华。与此同时，女孩开始着手咨询一些护理专业学习的相关事宜，她发现基础护理学是护理专业学生专业课中最基本、最重要的课程之一。

　　请思考：

　　1. 基础护理学的课程地位是怎样的？

　　2. 为什么基础护理学是护理专业学生专业课中最基本、最重要的课程之一？

　　3. 如何学好基础护理学课程？

　　护理学是一门在自然科学和社会科学理论指导下的综合性应用学科，是研究有关预防保健与疾病防治过程中的护理理论与技术的科学。随着社会的进步、科学技术的迅猛发展、人民生活水平的提高以及健康需求的增加，护理学由简单的医学辅助学科逐渐发展成为健康科学中的一门独立的一级学科。护理学包括理论与实践两大范畴，基础护理学是护理学实践范畴中重要的组成部分之一，对培养具有扎实基本知识和娴熟基本技能的合格护理学专业人才起着举足轻重的作用。

一、课程的地位和基本任务

（一）课程的地位

　　顾名思义，基础护理学是护理学科的基础，是护理学专业课程体系中最基本、最重要的课程之一，也是护理学专业学生（以下简称护生）在学校学习期间的必修课程，在护理教育教学中发挥着重要的作用。基础护理学是护生学习临床专业课（如内科护理学、外科护理学、妇产科护理学、儿科护理学等）的必备前期课程，为临床各专科护理提供了必要的基础知识和基本技能。

（二）课程的基本任务

　　基础护理学是学习临床专科护理的基础，是运用护理学的基本知识和基本技能，满足患者基本需要的重要课程。基础护理学以患者为中心，针对患者生理、心理、社会、精神及文化等各层面的健康问题，采取科学、有效的护理对策，满足患者的需要，使其尽可能恢复到健康的最佳状态。

　　因此，基础护理学课程的基本任务就是以培养护生良好的职业道德和职业情感为核心，使护生树立整体护理的观念，掌握基础护理学中的基本理论知识和基本操作技能并将所学的知识和技能灵活地运用于临床护理实践中，履行护理人员的角色和功能，实现"促进健康、预防疾病、恢复健康和减轻痛苦"的护理目标。例如，通过健康教育使服务对象理解并采纳适宜的运动、合理平衡的膳食、适当的睡眠以及定期身体检查等措施以达到促进健康的护理目标；指导肥胖者实施有效地降低体重的计划可以帮助服务对象减少或消除影响健康的因素从而达到预防疾病的护理目标；帮助已经出现健康问题的服务对象解决健康问题（如协助骨折术后患者实施有计划的功能锻炼使其受伤肢体尽早恢复正常功能），改善其健康状况，从而达到恢复健康的护理目标；在护理实践中，运用所学的护理理论知识和技能，帮助个体或群体减轻疾病带来的痛苦或采取适当的护理措施减轻临终患者的身心痛苦，使其在生命的最后阶段能获得舒适，从而平静、安详、有尊严地走完人生的最后旅程，从而达到减轻痛苦的护理目标。

二、课程的学习内容及学习目的

（一）课程的学习内容

　　基础护理学是临床专科护理的基础课程，具有丰富的科学内涵。在基础护理学的课程中，护生将学习从事护理工作所必需的护理基本理论、基本知识和基本技能。由于基础护理工作是临床各专科护理的基础，并贯穿于满足患者对健康需求的始终，因此其内容包括患者的生活护理、满足患者治疗需要的护理、患者病情变化的观察技术和健康教育技术等。具体内容包括：环境、预防与控制医院感染、患者入院和出院的护理、患者的安全与护士的职业防护、患者的清洁卫生、休息与活动、医疗与护理文件、生命体征的评估与护理、冷疗法、热疗法、饮食与营养、排泄、给药、静脉输液与输血、标本采集、疼痛患者的护理、病情观察及危重症患者的管理及临终护理。

（二）课程的学习目的

基础护理是满足患者基本需要的一系列护理活动，这些基础护理活动既包括满足患者生理需要的层面，也包含满足患者心理需要的层面。同时，基础护理学的教学活动和实践活动既有助于帮助护生明确作为一名合格护士的自身价值，也有助于培养护生良好的职业道德与职业情感。其教学宗旨在于帮助护生有效掌握并灵活运用护理学基础理论与技术，以便为全面开展"以服务对象为中心"的高质量的整体护理服务打下坚实的理论和实践基础。因此，学习基础护理学课程的主要目的是使护生在完成本课程内容的学习后，能够：

1. 获得满足患者生理、心理、社会需求所必备的基本知识和基本技能 通过学习基础护理学，可以帮助护生牢固地树立终生为人类的健康事业服务的思想和决心，以护理理论知识为指导，用娴熟的基础护理操作技术，为患者提供优质的护理服务，满足患者生理、心理和社会需求，提高患者的生活质量，使其尽可能地达到健康的最佳状态。

2. 认识自身价值，树立正确的价值观 认识自身价值是做好护理工作的原动力。通过学习基础护理学，帮助护生认识到护理既是一门科学也是一门艺术。科学性体现在护理学专业有其相对独立的知识体系，并有一定的理论作指导；艺术性则表现为护理的对象是千差万别的个体，在对服务对象进行护理时必须有意识地将所学的知识和技能加以创造和升华。

3. 具备良好的职业道德和职业情感 护理的服务对象是人，人是由生理、心理、社会、精神、文化等多个层面所组成的开放性的整体。护理服务对象的特殊性决定了从事护理工作的护理人员必须具备良好的人道主义精神和人文情怀，只有这样，才能为服务对象提供人道主义的护理照顾，使服务对象获得身心上的舒适并促进其疾病的康复。

通过学习基础护理学，可以培养护生高尚的职业道德和职业情感，使其树立严谨求实的工作作风和对患者高度负责的工作态度，使他们在未来的临床护理工作中，能够严格遵守护理人员的伦理道德行为规范，尊重、关心和体谅患者，维护患者的权益，做好患者的代言人。此外，通过学习基础护理学，还可以激发护生热爱护理学专业、为护理事业无私奉献的热情。

三、课程的学习方法及要求

基础护理学是一门实践性很强的课程，学生在学习中既要注重动手能力的培养和锻炼，也要学会运用反思过程来不断提升自己分析问题和解决问题的能力。

（一）实践学习法

基础护理学课程的最终目的是让护生获得照顾患者所需的最基本的知识和技能，其内容的重点是基础护理操作。因此，实践学习法是护生学习基础护理学的主要方法，包括实训室学习和临床学习两种。

1. 实训室学习 是护生学习基础护理学的重要方法之一，护生只有在实训室模拟的护理情境下能够独立、熟练地完成各项基础护理技能操作，达到教学大纲所要求的标准，才能够到临床真实的患者身上实施各项护理技能操作。因此要求护生：

（1）以认真的态度对待实训课：进入实训室前，按要求穿好护士服、戴好护士帽、穿好护士鞋。

（2）严格遵守实训室的各项规章制度：在实训室内，严禁大声喧哗，严禁坐床，要爱护实训室内的所有设备及物品（包括人体模型、操作用物等），保持实训室的清洁卫生，实训结束离开实训室前要将所用物品放回原处,并关好门窗、水电。

（3）认真观看教师示范:对于实训室学习,教师示范是重要的环节。护生应集中注意力,仔细看清楚教师示范的每一个步骤。在教师示范过程中,如有疑问或有没看清楚的地方,应在教师示范结束后及时提出。

（4）认真做好模拟练习:观看完教师的示范后,护生要根据教师的示范,按照正确的操作步骤逐步进行模拟练习。在模拟练习中,不要操之过急,力求每一步骤都能符合操作标准的要求,如有问题应及时请教实训课的指导教师。

（5）加强课后练习:技能学习是一个循序渐进、不断熟练的过程,需要学生课后不断进行练习。目前,为了强化护生的操作技能,国内大多数护理院校都将基础护理实训室不同程度地向护生开放。护生应有效利用实训室开放的时间,根据自身情况,有目的、有计划地进行操作技能的训练,使技能操作达到纯熟的程度。

2. 临床学习 临床学习也是提高护生基础操作技能的一种有效的学习方法。通过临床学习,不仅能使护生的各项操作技能逐渐达到熟练的程度,而且还能促进护生职业道德和职业情感的形成与发展。临床学习的前提条件是护生在实训室内进行各项技能操作时已经达到教学所规定的标准要求。为保证患者安全,如果护生的各项操作在实训室实训中没有过关,决不允许在临床真实患者身上进行任何技能操作。护生在临床真实的护理情境中为患者实施基础护理的各项技能操作之初,需借助临床教师的指导,再逐渐过渡到自己独立完成各项操作。为了提高临床学习的效果,要求护生:

（1）以护士的标准严格要求自己:进入临床后,护生应自觉遵守医院的各项规章制度,按照护士的伦理道德规范行事。

（2）树立良好的职业道德和职业情感:护生到临床后,要树立高度的责任心和责任感,尊重、关心、同情、爱护患者,全心全意为患者服务,尽可能地满足患者提出的各种合理要求。

（3）认真对待每一项基础护理技能操作:临床学习的经历是非常珍贵的,护生应珍惜每一次操作机会,并按照正确的操作程序和方法为患者实施各项操作,严格遵守无菌技术操作原则和查对制度,确保患者的舒适和安全。

（4）虚心接受临床带教教师的指导和帮助:临床带教教师具有丰富的临床经验和带教经验,他们了解护生刚刚进入临床时的感受和状态,是护生临床学习的主要支持者,也是护生临床学习的角色榜样。因此,护生应有效地利用临床带教教师这一重要的学习资源,尊重他们、主动向他们请教问题并虚心接受其指导。此外,如在临床学习中遇到各种压力时,护生应主动寻求临床带教教师的帮助,以避免压力对自身造成各种不利影响。

（二）反思学习法

反思学习法是指护生在完成某个基础护理技能操作之后需要进行的反思过程。反思学习法是提高实践学习效果的重要方法之一,既可以用于实训室学习也可以用于临床学习。护生应按照以下三个阶段进行反思学习:

第一阶段 回到所经历的情境(回到经验中去)。在此阶段,护生只需去回忆自己所做的技能操作的全过程,描述所出现的失误,而不作任何评判,即问自己"刚才我都做了些什么?"。

第二阶段 专心于感受(注重感觉)。在此阶段,护生需要去体验有关技能操作的自我感受,即问自己"我刚才的操作做得怎么样?"。护生在进行基础护理技能操作之后,通常会产生不同的心理感受,有些是积极的,有些则是消极的。作为护生,应努力去体验那些积极的感受(例如,在临床学习中,护生得到患者赞扬后的愉快感受),而采取适当的方法排除(如向临床带教教师或同学倾诉)消极的感受(如临床学习时,连续两次穿刺失败激怒了患者)。

第三阶段 重新评价(分析意义)。这是反思学习的最后阶段,即问自己"这次经历对我意味着什么?"在此阶段,护生需将本次经验与其原有经验的想法和感受联系起来,并比较它们之间的相互联系(连接新经验与以往旧经验)。

反思过程需要不断地实践和应用，直到护生能够熟练地执行基础护理技能操作的每个步骤并感到得心应手为止。反思学习法既适用于个体护生，也可以用于小组或全班同学，即在每次实训课或临床实习结束后，由实训课指导教师或临床带教教师组织护生进行反思性讨论。讨论中，护生不仅可以反思自己的经历，还可以分享其他同学的经历和感受，从而对提高他们的技能和能力起到积极的促进作用。

反思学习的另一种形式是写反思性日记，这种反思学习的形式更适合在临床实习的护生。护生可以准备一个笔记本，在临床学习期间，养成写日记的习惯，把每天在临床上所做、所想和所思的事情记录下来。反思性日记不是写"流水账"，而是护生在看到某种场景或做了某件事情之后把其感受和体会写出来，这里包括护生在临床学习中的感悟和收获。护生可以通过反思性日记将整个临床学习过程中的点点滴滴记录下来，它将成为护生临床学习成长的最好见证。

总之，基础护理学是护理学专业学生重要的专业课程之一，它是学习其他临床护理学专业课程的基础。护生只有了解基础护理学课程在整个护理学专业课程体系中的地位和任务，明确学习基础护理学课程的目的，并能按照正确的学习方法和要求进行学习，才能有效掌握基础护理学的基本理论知识和技能，从而为将来学习其他护理学专业课程及从事临床护理工作奠定良好的理论、技能和能力基础。

（李小寒）

思 考 题

1. 基础护理学课程的学习目的和学习内容是什么？

2. 作为一名护理专业的学生，在进行基础护理学课程的实训室学习和临床学习时应遵循哪些基本的要求？

URSING

第二章

环　境

02章　数字内容

学习目标

- 知识目标：
  1. 能正确描述并解释环境的概念、环境的分类。
  2. 能正确陈述环境因素对健康的影响。
  3. 能正确理解健康、护理与环境的关系。
  4. 能正确描述医院环境的分类。
  5. 能正确理解良好的医院环境应具备的特点。
  6. 能正确陈述医院环境调控的有关要素。
- 技能目标：
  1. 能正确运用本章知识，评价医院环境的科学性和合理性，为患者创造安全、舒适的治疗环境。
  2. 能正确根据患者的实际情况为其调控医院环境。
- 素质目标：
  1. 能应用评判性思维，为患者创造安全、舒适的治疗环境。
  2. 具备人文关怀素养，树立关爱生命、全心全意为护理对象健康服务的精神。

环境是人类生存和发展的基本条件，人类与环境相互影响。随着科学技术的进步和生产力发展水平的提高，人类创造了前所未有的精神和物质财富，大大推动了社会文明的进步。但与此同时，生态破坏、环境污染等问题也日益凸显，严重威胁人类的生存与健康，环境保护日益受到人们的重视。作为医疗卫生领域的一员，护士有必要掌握与环境和健康相关的知识，充分利用环境中对人群健康的有利因素，消除和改善环境中的不利因素，促进人类健康，提高人群整体健康水平，在工作中更好地承担维护人民健康的责任。

第一节　环境与健康

 ─────────────── 导入情景与思考 ───────────────

2020年12月23日晚，因天气寒冷，患者李女士在家中点燃一盆炉火取暖，独自一人在家的她逐渐感觉头昏昏沉沉，李女士以为是自己睡眠不足，未予重视，也没有开窗通风。随后她感觉浑身无力，勉强起身却瘫倒在地，之后逐渐失去意识。其丈夫张先生回家后，立刻拨打急救电话。10分钟后，急救医务人员到达现场，将李女士抬到救护车上，立即给予吸氧，并迅速将其送至附近医院。经医生检查，诊断为"一氧化碳中毒"，立即进行吸氧、冰袋冷敷头部、补液等紧急处理，2日后，李女士完全康复，未留下后遗症。

请思考：

1. 本案例中李女士发生一氧化碳中毒的原因是什么？

2. 发生一氧化碳中毒后应如何紧急处理？

人类一切生产和生活活动都离不开环境，人类与环境之间相互依存、相互作用。人类健康与环境息息相关，良好的环境条件有助于患者康复，促进健康；恶劣的环境条件和人为的环境破坏则对人类健康造成巨大威胁。人类所患疾病中有许多与环境中的某些致病因素有关，人类在不断适应和改造环境的过程中，要深刻认识到环境因素对人类生存和发展的影响，既要适应和改造环境，又要保护和改善环境，使人类与环境和谐发展，积极促进环境向有利于人类健康的方向发展，从而推动人类文明不断进步。

一、环境概述

（一）环境的概念

环境（environment）是人类进行生产和生活活动的场所，是人类生存和发展的基础。环境对支持人类生命、生存及其活动十分重要。人与环境之间是辩证统一的关系。表现在机体的新陈代谢上，即机体与环境不断进行着物质、能量和信息的交换和转移，使机体与周围环境之间始终保持着动态平衡。机体从空气、水、食物中摄取生命活动所必需的物质，通过一系列体内过程合成细胞和组织的各种成分，并释放热量以保证生命活动的需要。同时，机体还进行分解代谢，产生的代谢产物经各种途径排泄到外环境，如空气、水和土壤中，被生态系统的其他生物作为营养成分吸收利用，从而形成生态系统中的物质循环、能量流动和信息传递。

环境是护理学的四个基本概念之一，被护理学家赋予了深刻的含义。护理学创始人弗洛伦斯·南丁格尔（Florence Nightingale）认为环境是"影响生命和有机体发展的所有外界因素的总和，这些因素能够延缓或加速疾病和死亡的过程"；美国护理学家弗吉尼亚·韩德森（Virginia A. Henderson）认为环境是"影响机体生命与发展的所有外在因素的总和"；护理理论家卡利斯塔·罗伊（Callista Roy）把环境定义为"围绕和影响个人或集体行为与发展的所有外在因素的总和"。可见环境是影响人类生存和发展的所有机体内部因素和外界条件的总和，环境因素能对人产生积极或消极作用，人

Note: ✎

也可以影响环境,人与环境间相互作用,相互影响。

（二）环境的分类

环境是人类生存和生活的空间,分为内环境和外环境。

1. 内环境（internal environment） 是指体内细胞直接接触并赖以生存的环境,包括生理环境和心理环境。

（1）生理环境:为了维持生理平衡状态,人体内的各个系统,如呼吸系统、循环系统、消化系统、泌尿系统、神经系统、内分泌系统等,持续不断地相互作用,并与外环境进行物质、能量和信息的交换。

（2）心理环境:通常情况下,患病会对人的心理活动产生负面影响。同时,某些心理因素如急性或慢性应激事件,也是许多疾病如消化道溃疡、高血压的致病和诱发因素,可导致人体某些器官发生一系列病理生理变化。此外,心理因素对患者所患疾病的进程、配合治疗的程度和疗效、疾病的预后以及患者和亲属的生活质量均会产生不同程度的影响。

2. 外环境（external environment） 是指对生物体有影响的所有外界事物,包括自然环境和社会环境。

（1）自然环境:指人类周围的外环境,是环绕于人类各种自然条件的总和,是人类赖以生存和发展的基础。包括生活环境和生态环境。生活环境是指与人类社会生活相距较近、关系最密切的各种自然条件和人工条件,有人工环境的特征。生态环境是指与人类社会生活相距较远,由生物群落及其非生物环境组成的不同类型、不同层次的生态系统所构成的大自然环境。

（2）社会环境:指人类生存及活动范围内的社会物质条件和精神条件的总和,包括社会交往、风俗习惯、政治、经济、文化、法律、教育和宗教等。社会环境对人的成长和发展具有重要作用,同时人类活动对社会环境产生深刻影响,而人类本身在适应和改造社会环境的过程中也在不断变化。

内环境能够和外环境交换维持生命活动所需的物质、能量和信息,帮助机体适应外环境的变化。因此,维持内环境平衡是延续生命的必备条件,外环境对机体的生存生活状态具有重要意义。

人的生理环境、心理环境、自然环境、社会环境之间是相互影响、相互制约的。无论生理、心理、自然和社会环境中任何一个方面出现问题,都可能影响人的健康。护理学家贝蒂·纽曼（Betty Neuman）认为:人是一个多维的、整体的开放系统,包括生理、心理、精神、社会、文化、发展六个层面。罗伊（Roy）也强调人是生物、心理和社会的结合体。因此,人是一个整体,要考虑环境因素对人整体的影响。此外,人还是复杂的个体,生活在复杂的环境中,患者生理方面的疾病会影响其心理健康状况,并由此产生心理问题;反之,心理问题也可能导致生理疾病。

二、环境因素对健康的影响

人体和环境都是由物质组成的。人类活动会影响环境,环境也能反作用于人类。人类由自然环境中进化发展而来,在正常情况下,人体与环境之间保持着动态平衡关系,一旦人体的内环境或外环境发生改变,打破了人体与环境之间的平衡关系,就可能增加人体患病的风险。如果环境遭受污染或破坏,致使环境中某些化学元素的含量或某些物质的性质发生改变,继而污染空气、水、土壤和生物,再通过食物链或食物网侵入人体,在人体内蓄积达到一定量时,就会破坏人体体内原有的平衡状态,引起疾病,甚至贻害后代。随着人类的生产发展,自然资源被滥用和消耗,生态平衡日趋紊乱,为人类的生存和健康敲响了警钟。因此,人类在适应和改造环境的同时,要深刻意识到环境改变对人类生存和健康造成的现存的或潜在的危害,并积极探讨环境中影响人类健康的因素。

（一）自然环境因素对健康的影响

自然环境对人的影响是最具根本性的。良好的自然环境是人类生存和发展的物质基础。人类要改造自然环境,必须以保护自然环境为前提,否则势必造成严重的生态破坏。

1. 气候对健康的影响 自然环境的变迁和异常的气候现象,如台风、干旱、洪水、沙尘暴、雾霾等不仅对生态系统造成了严重破坏,也给人类的生存和健康造成了巨大威胁。另外,风寒、燥热、暑

Note:

湿等气候与某些疾病的产生和发展有着密切关系。夏季环境温度较高，机体出汗带走大量水分和盐分，如果得不到及时补充，人体容易出现脱水。长时间处于高温环境中还可导致人体中暑，并可使高血压、心脏病、脑卒中等疾病的发生危险增加。如环境温度高伴空气湿度大，汗液蒸发困难，人体会感到食欲下降、闷热难忍，甚至可能出现眩晕。冬季环境温度较低，极冷的环境增加了呼吸道疾病和皮肤冻伤发生的危险。此外，冬季空气干燥，尤其在我国北方地区，呼吸道疾病、肺源性心脏病发生率较高。

2. 地形、地质对健康的影响　生物是地壳物质演化到一定阶段的产物，其与地壳物质始终保持着动态的平衡。自然环境中地形地质的不同、地壳物质成分的不同以及各种化学元素含量的多少均会对人类健康产生不同程度的影响。人体具有一定的生理适应和调节能力，但当自然环境中某些化学元素含量过多、过少或缺乏，超出了人体的调节范围时，就会影响人体的生理功能，引起特异性地方病的发生，危害人们的健康。如饮食、饮水环境中碘的缺乏会导致碘缺乏病的发生，患地方性甲状腺肿；土壤、水源环境中含氟量过多会导致地方性氟中毒，患氟骨症；此外，地方性心肌病、地方性砷中毒、地方性克汀病等疾病的发生都与当地地质环境中某些化学元素的含量有关。

3. 自然环境因素失衡对健康的影响　随着社会的发展和科学技术的进步，人类在适应自然环境的同时，利用和控制自然环境的能力也在不断增强，人类活动对自然环境的影响越来越大。但人类活动也给自然环境带来了破坏。由于人类活动，有害物质进入环境，造成环境结构和功能发生变化，破坏了原有的生态平衡，引起环境质量下降，影响人类及其他生物的生存和发展，甚至导致某些疾病的发生，对人类的生存和健康构成严重威胁。如大量工业废弃物和生活废弃物的排放、人工合成化学物质的与日俱增，导致空气、水、土壤等自然环境受到破坏而威胁人类健康。

（1）空气污染：又称大气污染，按照国际标准化组织（International Organization for Standardization, ISO）的定义，空气污染通常是指由于人类活动或自然过程引起某些物质进入大气，达到足够的浓度和时间，并因此危害了人类的舒适、健康和福利或环境的现象。按照空气污染发生的环境，可将空气污染分为室外空气污染和室内空气污染。

1）室外空气污染：大气中污染物质的浓度达到有害程度，以致破坏生态系统和人类正常生存和发展的条件，对人或物造成危害。大气污染对健康的影响，取决于大气中有害物质的种类、性质、浓度和持续时间，也取决于个体的敏感性。有害气体在化学性质、毒性、水溶性等方面的差异，也会造成危害程度的差异。如浮尘对人体的危害作用取决于浮尘的粒径、硬度、溶解度、化学成分以及吸附在尘粒表面的各种有害气体和微生物等。大于 $10\mu m$ 的颗粒物，几乎都可被鼻腔和咽喉所捕获，不易进入肺泡。而 $10\mu m$ 以下的颗粒物，能通过眼、鼻、喉、皮肤等器官和组织，并经过呼吸道沉积于肺泡。肺内尘粒一旦超过肺本身的清除能力，就会沉积于胸腔内，导致肺及胸膜的病变，引起支气管炎、肺炎、肺气肿等疾病。另外呼吸道各部分的结构不同，对毒物的阻留和吸收程度也不尽相同。成年人肺泡总面积约 $100m^2$，而且布满毛细血管，毒物能够很快被肺泡吸收并由血液输送至全身。因此，毒物由呼吸道进入机体时的危害最大。

大气中有刺激作用的有害物质，如烟尘、一氧化碳、二氧化硫、氮氧化物、硫酸雾、氯气、臭氧等，能刺激上呼吸道黏膜表层的迷走神经末梢，引起支气管反射性收缩和痉挛、咳嗽、打喷嚏等。在低浓度毒物的慢性作用下，呼吸道的抵抗力逐渐减弱，会诱发慢性支气管炎等疾病。大气中无刺激作用的有害气体由于不能为人体器官所察觉，危害性较刺激性气体更为严重。

2）室内空气污染：室内环境是人们接触最频繁、最密切的外环境之一。生活中，人们多数时间是在室内度过的，室内空气质量的优劣直接关系到每个人的健康。随着社会经济的发展和生产生活方式的转变，人们室内活动的时间越来越多，人们的户外活动越来越少，婴幼儿和老年人等体弱人群，由于机体抵抗力低下，户外活动的机会更少。因此，在一定意义上，室内环境对人类生产、生活以及公众健康状况的影响远远超过室外环境。

室内存在能释放有害物质的污染源或者室内环境通风不良均可导致室内空气中有害物质数量或

种类的增加，使人们出现一系列不适症状。随着人们生活方式的改变，家用燃料的消耗量、食用油的使用量、烹调菜肴的种类和数量等都在不断增加。家用燃料产生的室内空气污染物在室内扩散和积累，一部分通过室内外空气的通风换气排到室外，使大气污染加重；一部分则弥散在整个居室空间，造成居室空气的污染。随着人们对住房质量追求的不断提高以及大量装修产品的不断增加，各种能挥发出有害物质的建筑装饰材料、人造板家具以及油漆、涂料等化工产品进入室内，成为室内重要的污染源。

吸烟同样污染室内空气。烟草中含有一种特殊的生物碱——尼古丁，对人的神经细胞和中枢神经系统有兴奋和抑制作用，毒性很大，是吸烟致病的主要物质之一。吸烟不仅对吸烟者本人有害，而且危及周围人。吸烟者吸入体内的主流烟雾仅占一部分，其余大部分烟雾都弥漫在空气中。生活和工作在吸烟者周围的人们不自觉地吸进烟雾尘粒和各种有毒的物质，称为被动吸烟。被动吸烟对婴幼儿、青少年及妇女的危害尤为严重。对儿童来说，被动吸烟可以引起呼吸道症状和疾病，并且影响儿童正常的生长发育；对孕妇来说，被动吸烟会导致死胎、流产和胎儿生长受限。此外，被动吸烟会增加成人呼吸道疾病、肺癌和心血管疾病发病的危险。

（2）水污染：水污染指有害化学物质污染环境中的水从而造成水的使用价值降低或丧失。水是生命的源泉，是构成人体组织的重要成分，也是生命存在和经济发展的必要条件。水环境的质量直接影响人们的身体健康。由于水是自然环境中化学物质迁移、循环的重要介质，人类活动产生的污染物很大一部分以水溶液的形式排放。未经处理或处理不当的工业废水或生活污水排入水体，容量超过水体的自净能力，就会造成水体污染，直接或间接危害人体的健康。水污染对人体健康的影响主要有以下几方面：

1）引起急性或慢性中毒：水体受化学物质污染后，通过饮水或食物链进入人体即可造成中毒。如氰化物在水中含量过高时，人饮用后就会发生急性中毒。环境毒物本身可在人体内发生蓄积，所造成的损害也可逐渐积累，表现为慢性中毒。污染物所引起的急性中毒和慢性中毒是水污染对人体健康危害的主要表现。另外，水污染对农作物的危害、对水生生态系统的危害，及其造成的水资源紧张及经济损失，能够通过生态系统中的物质循环、能量流动和信息传递直接或间接地危害人的健康。

2）致癌、致畸、致突变作用：某些有致癌、致畸、致突变作用的化学物质，如砷、镍、苯胺和其他多环芳香烃等污染水体后，长期接触或饮用被这些物质污染的水，可能诱发癌症，引起胎儿畸形或发育异常。

知 识 拓 展

福岛核事故

2011 年 3 月 11 日，日本东北太平洋地区发生里氏 9.0 级地震，继而发生海啸，该地震导致福岛第一核电站、福岛第二核电站受到严重的破坏。事故后，在东京与其他 5 个县府境内的 18 所净水厂检测到碘-131 标记物超过婴孩安全限度。

2011 年 7 月，在 320km 范围内，包括菠菜、茶叶、牛奶、鱼、虾、牛肉在内，很多食物都检测到放射性污染。

2013 年 2 月，世界卫生组织发表报告，报告显示福岛核事故造成的周边人口总癌症发病率预期不会出现显而易见的增加，但是某些特定族群可能会出现较高癌症发病率。

2021 年 4 月 13 日，日本政府正式决定将福岛第一核电站上百万吨核污染水排入太平洋，多国对此表示质疑和反对。

3）导致传染病的传播和流行：人体通过饮用或接触被人、畜粪便等生物性污染物污染的水体，可能引起细菌性肠道传染病，如伤寒、痢疾、肠炎、霍乱等，如防治不及时，容易造成短时间、大范围的传染病暴发和流行。此外，水还可以传播各种寄生虫病。

（3）土壤污染：土壤是人类环境的主要因素之一，也是生态系统物质循环和能量流动的中心环节。它是各种废弃物的天然收容和净化处理场所。土壤污染主要是指土壤存积的有机废弃物或含毒废弃物过多，影响或超过了土壤的自净能力，引起土壤的组成、结构和性质发生变化。由于土壤中微生物活动受到抑制，有害物质及其分解产物在土壤中逐渐积累并通过"土壤→植物→人体"途径，或通过"土壤→水→人体"途径间接被人体吸收，从而在卫生学上和流行病学上产生了有害的影响。

被病原体污染的土壤能传播伤寒、副伤寒、痢疾、病毒性肝炎等传染病。这些传染病的病原体随患者或带菌者的粪便以及他们的衣物、器皿的洗涤污水污染土壤，在雨水的冲刷和渗透作用下，病原体又被带进地表水或地下水，进而引起与病原体相关疾病的传播和流行。此外，土壤污染还可以传播寄生虫病，如蛔虫病、钩虫病等。人与污染土壤直接接触，或生吃被污染的蔬菜、瓜果，即容易感染寄生虫病。

土壤被有毒化学物质污染后，对人体的影响大多是间接的。主要是通过农作物、地表水或地下水对人体产生影响。固体废物长期露天堆放，其有害成分在地表径流和雨水的冲刷、渗透作用下通过土壤孔隙向四周和纵深的土壤迁移，使有害成分在土壤的固相组成中呈现不同程度的积累，导致土壤成分和结构的改变，植物又是生长在土壤中，间接又对植物产生了污染，有些土地甚至无法耕种。如德国某冶金厂附近的土壤被有色冶炼废渣污染，土壤中生长的植物体内含锌量为一般植物的26～80倍，铅为80～260倍，铜为30～50倍，对人类健康构成巨大危害。

（4）噪声污染：噪声对人体的危害主要有干扰睡眠和休息、造成暂时性或永久性的听力损害等。轻度噪声可使人感觉厌烦、精神不易集中、工作效率降低；长期生活或工作在强噪声环境中的人会产生耳鸣、头晕、头痛、失眠、记忆力减退，唾液、胃液分泌减少，胃酸降低，易患消化道溃疡等疾病。儿童会出现智力发育迟缓、体重减轻等现象。

（5）辐射污染：辐射可源于日光、诊断用的 X 线、治疗的辐射以及工业的辐射，人体暴露在这些辐射下易造成灼伤，导致皮肤癌以及一些潜在的危害。辐射对人体的危害主要取决于人体在辐射环境下暴露的时间及辐射强度，除表现为癌症的发生，还可能导致新生儿畸形或严重的先天性疾病，如颅脑畸形、儿童发育迟缓等。

各种环境污染遍及全世界，环境问题的解决需要世界各国人民的持续关注和密切合作。人类的生存环境在不断地发生变化，需要人们在适应和改造环境的同时，要始终认识到环境与人类之间的辩证统一关系，提高环境保护意识，共同维护人类赖以生存的地球家园。

（二）社会环境因素对健康的影响

1. 社会经济　经济是满足人类基本需求以及卫生服务和教育的物质基础。社会经济因素对健康的影响往往起着主导作用，涉及人类衣、食、住、行以及社会、医疗保障等方面。人群的健康水平与社会经济发展水平有密切关系。一方面，社会经济的发展是提高人群健康水平的根本保证；另一方面，社会经济的发展也必须以促进人健康水平的提高为先决条件。因此，人健康与经济发展之间相互促进、相辅相成。

2. 社会阶层　社会阶层反映人们所处的不同社会环境，它蕴含着许多因素，如经济收入、教育程度、价值观念、卫生服务的利用、生活习惯等。上述因素的存在造成不同社会阶层的健康观念、健康状况千差万别。

3. 社会关系　人是生活在由一定社会关系结合而成的社会群体之中，包括家庭、朋友、邻里、工作团体等，这些基本社会群体共同构成社会网络。社会网络中人们之间相互关系的协调性及支持程度不仅是影响健康的因素，而且也是健康的基本内容。此外，人们在社会中彼此的相处方式、社会联系和社会身份等对健康也具有一定的意义。

4. 文化因素　文化指的是人类在社会历史发展过程中所创造的物质财富和精神财富的总和。与健康有关的文化因素包括：对症状的感知、倾向的治疗方式以及与营养、安全和生活相关的行为方式等。在人类社会的发展过程中，寻求适应环境的生活方式是文化的核心。文化的发展促使社会更适宜群体的生存,同时也影响人类的健康状况。

5. 生活方式　生活方式是人们长期受一定文化、民族、经济、社会、风俗、规范,特别是家庭的影响而形成的一系列生活习惯、生活制度和生活意识。生活方式作为一种社会因素影响健康是指各种个人和社会的行为模式。它是个人先天和习惯的倾向,是经济、文化和政治等因素相互作用而形成的。虽然生活方式受自然环境的影响,但它作为一种社会行为,或者说是社会文化行为,在很大程度上受社会环境的影响和调节。同时,生活方式又是可以由个人控制的。

6. 卫生服务体系　卫生服务系统的主要工作是向个人和社区提供范围广泛的促进健康、预防疾病、医疗护理和康复服务,维护和改善人群健康。由于世界各国的社会发展水平和经济制度的不同,卫生资源的分配和利用悬殊,发展中国家较发达国家在健康水平和卫生资源方面存在一定的差距,世界卫生组织提出要本着社会公正的原则,采取有效行动,在全世界,特别是在发展中国家实施初级卫生保健。

三、护理与环境的关系

护理是为人的健康提供服务的过程,通过改善人体内外环境的不利因素,使其达到健康平衡状态。而环境是人类赖以生存的基础,内外环境的改变或恶化会导致人体生理、心理、社会的完好适应状态发生变化,因此,环境因素可以为护理决策提供依据,对护理质量有至关重要的影响。

（一）环境对护理的影响

南丁格尔提出:"一般认为症状和痛苦是不可避免的,并且发生疾病常常不是疾病本身的症状而是其他的症状——全部或部分需要空气、光线、温暖、安静、清洁、合适的饮食等"。她认为造成患者痛苦的原因常常是环境因素未能满足患者的生存需求,而并非仅仅是疾病本身的症状。环境可影响生命活动的发生和发展,既可引起机体的不适又可调节人体的精神状态,缓解或加重疾病的发展。为了满足人们的需要,护士有责任和义务学习及掌握有关环境的知识,充分依赖和利用环境中的有利因素,去除和改善环境中的不利因素,结合专业知识,提出正确的护理决策,促进舒适和健康,达到治疗和康复的目的,积极主动开展健康教育,提高人们的环境保护意识,努力保护和改善环境,为人类的健康事业做出贡献。

（二）护理对环境的影响

护理工作是卫生和健康事业的重要组成部分,在全球探索可持续发展的背景下,人们对环境与健康关系的认识不断提高,人们对环境质量的要求也越来越高,而对于患者而言,更需要医护人员为其提供安全、清洁、舒适的治疗和康复环境。

因此,护士只有充分了解环境与健康以及疾病的关系,才能完成护理的基本任务——促进健康、预防疾病、恢复健康、减轻痛苦;才能通过有效的护理行为增进患者舒适,促进患者康复,改善护理工作质量,提高护理工作效率。

1975 年,国际护士会在其政策声明中概述了护理专业与环境的关系,保护和改善环境成为人类为生存和健康而奋斗的一个主要目标。该目标要求每一个人和每一个专业团队都要承担以下职责:保护人类环境,保护世界资源,研究环境对人类的影响。同时,该声明也明确规定了护士的职责:

1. 帮助发现环境中对人类积极的和消极的影响因素。

2. 护士在与个体、家庭、社区和社会接触的日常工作中,应告知他们如何对具有潜在危害的化学制品及有放射性的废物等进行防护,并应用环境知识指导其预防和减轻潜在性危害。

3. 采取措施预防环境因素对健康所造成的威胁。同时加强宣传,教育个体、家庭、社区和社会对环境资源进行保护的方法。

4. 与卫生部门共同协作,找出住宅区危害环境及健康的因素。

5. 帮助社区处理环境卫生问题。

6. 参与研究和提供措施,早期预防各种有害环境的因素;研究如何改善人们的生活和工作条件。

知 识 拓 展

世界环境日

20世纪60—70年代，随着各国环境保护运动的深入开展，环境问题已成为重大社会问题，一些跨越国界的环境问题频繁出现，环境问题和环境保护逐步进入国际社会生活。

1972年6月5—16日，联合国在瑞典首都斯德哥尔摩召开人类环境会议，来自113个国家的政府代表和民间人士出席了会议，并就当代世界环境问题以及保护全球环境战略等问题进行了认真的研讨。会议通过了著名的《人类环境宣言》，制定了保护全球环境的行动计划，规定了人类对全球环境的权利和义务，并提出了"为了这一代和将来世世代代保护和改善环境"的口号。与会代表还建议将大会开幕日定为"世界环境日"。同年10月，第27届联合国大会通过决议并接受了该建议，即每年的6月5日为"世界环境日"。

世界环境日的确立，反映了世界各国人民对环境问题的认识和态度，表达了人类对美好环境的向往和追求，体现了世界各国积极保护和改善环境的决心，是联合国促进全球环境意识、提高各国政府对环境问题的重视、号召世界各国人民开展环境保护活动的主要媒介之一。联合国系统和各国政府每年都在这一天开展各项活动宣传和强调保护和改善人类环境的重要意义。

第二节　医 院 环 境

 导入情景与思考

刘先生，68岁，1个月前因受凉出现咳嗽、咳痰、气促、乏力等症状，无恶心、呕吐。自行服用感冒药后上述症状没有完全缓解，1周前咳嗽、咳痰加重，夜间不能平卧。自发病以来，患者精神差，食欲下降，大小便正常，体重无明显减轻。既往慢性支气管炎病史5年。经胸部体格检查，入院诊断为"慢性支气管炎"。医生将对其进行系统的治疗。

请思考：

1. 针对此患者，护士应如何调控病区物理环境，以促进患者住院的舒适度？

2. 护士应如何帮助患者尽快适应住院生活？

医院是指以向人提供医疗和护理服务为主要目的的医疗机构。随着现代医学模式的确立，医院的功能从单纯的治疗疾病的场所向集预防、治疗、保健、康复等多种功能为一体的健康服务中心转变。以服务对象为中心是现代化医院最重要的特征，护理服务对象不仅包括患病的人，也包括健康的人。其工作内容涉及人的生理、心理、社会、精神、文化等多个层面的护理，以及人的生命周期各个阶段的护理。工作场所也由原来的医院逐步向家庭、社区、学校、幼儿园、工厂、敬老院等范围扩展。以健康照顾为目标的医疗环境，应该对人产生积极的影响，对健康具有促进作用，并能满足人们的基本需要。医院作为以诊治疾病、照顾患者为主要目的的医疗机构，是为患者提供医疗卫生服务的重要场所。提供安全、舒适的治疗环境是护士的重要职责之一。医院环境的安排和布置都要以服务对象为中心，并考虑环境的舒适与安全，尽量减轻服务对象的痛苦，促进其康复。

一、医院环境的特点及分类

（一）医院环境的特点

医院（hospital）是对特定的人群进行防病治病的场所，是专业人员在以治疗为目的的前提下创

Note：

造的一个适合患者恢复身心健康的环境。医院环境(hospital environment)是医务人员为患者提供医疗和护理服务的场所。个体在生命过程中都有可能接触医院环境,医院能否为患者提供良好的治疗性环境,不仅可以影响患者在就医期间的心理感受,还可以影响患者疾病恢复的程度与进程。同时越来越多的医院管理者也意识到医院环境的优劣是影响医疗护理质量和患者满意度的重要因素。因此,医务人员积极为患者创造安全、舒适、优美的适合健康恢复的治疗性环境是十分必要的。良好的医院环境应具备以下特点:

1. **服务专业性** 在医院环境中,医务人员的服务对象是患者,患者是具有生物学和社会学双重属性的复杂生命有机体。因此,医院中医护技术人员在专业分工越来越精细的同时又强调团结协作,以提供高质量的医学综合服务。由于护理人员在提高医疗服务质量中起相对独立的作用,因此现代医院对护理人员的专业素质要求也在不断提高,要求其应具有全面的专业理论知识、熟练的操作能力和丰富的临床经验,能够科学地照顾患者,为其提供专业的生活护理、精神护理、营养指导等服务,并在新技术、新专业不断发展的同时,进一步满足患者多方位的健康需求。

2. **安全舒适性** 医院是患者治疗疾病、恢复健康的场所,首先应满足患者的安全需要。

(1)治疗性安全:患者的安全舒适感首先来源于医院的物理环境,包括空间、温度、湿度、空气、光线、噪声的适量控制、清洁卫生的维持等。医院的建筑设计、医疗设备配置、环境布局应符合有关标准,安全设施齐备完好,治疗和护理过程中避免使患者发生损伤。

(2)生物环境安全:在治疗性医疗环境中,致病菌及感染源的密度相对较高,因此应加强对医院环境的管理,建立完善的院内感染监控系统,健全有关制度并严格执行,避免院内感染的发生,预防传染性疾病的传播,保证医院生物环境的安全性。

(3)心理安全感:良好的医患、护患关系能有效地减轻或消除患者来自医院环境、诊疗过程及疾病本身的压力,有助于提高治疗效果并加速患者的康复进程。因此医护人员应积极为患者营造良好的人际关系氛围,耐心热情地对待患者,与患者建立和睦的人际关系,加强对患者的心理支持,满足患者获得尊重及爱与归属的需要,以增加患者的心理安全感。

3. **管理统一性** 医院医疗服务面广,分工协作部门复杂多样,在"一切以患者为中心"的思想指导下,医院根据具体情况制定规,统一管理,保护患者及医院工作人员的安全,提高工作效率和质量。如在病区护理单元中,应具体做到:

(1)保持病室整洁,规格统一,物品配备和环境布局以满足患者需求和方便使用为原则。

(2)协助患者及家属做好患者的生活护理工作,保持患者良好的卫生状况。

(3)工作人员衣帽整洁,仪表端庄,遵守医院各项规章制度,尽量减少噪声,给患者提供安静的休养空间。

(4)治疗后用物及时撤去,排泄物、污染物及时清除。

(5)正确分类并处理医疗垃圾和生活垃圾。

4. **文化特殊性** 医院文化有广义和狭义之分。广义的医院文化泛指医院主体和客体在长期的医学实践中创造的特定的物质财富和精神财富的总和,包括医院硬文化和医院软文化两大方面。医院硬文化主要是指医院内的物质状态,如医疗设备、医院建筑、医院环境、医疗技术水平和医院效益等有形的东西,其主体是物。医院软文化是指医院在历史发展过程中形成的具有本医院特色的思想、观念等意识形态和行为模式以及与之相适应的制度和组织结构,其主体是人。医院硬文化是医院软文化形成和发展的基础,医院软文化对医院硬文化具有指导和促进作用,两者有机整合,相互制约,相互转化。狭义的医院文化是指医院在长期医疗活动中逐渐形成的以人为核心的文化理论、价值观念、生活方式和行为准则等。

适宜的医院文化是构建和谐医患关系的必要条件,构建医院文化正在日益由表层的物质文化向深层的精神文化渗透,将"以患者为中心"的服务理念融入医院管理中是医院组织文化建设的关键。

（二）医院环境的分类

医院环境按环境性质划分，可分为物理环境和社会文化环境；按环境地点划分，可分为门诊环境、急诊环境和病区环境。

1. 按环境性质划分

（1）物理环境：指医院的建筑设计、基础设施以及院容院貌等为主的物质环境，属于硬环境。它是表层的、具体的、有形的，包括视听环境、嗅觉环境、诊疗单元、仪器设备、工作场所等。物理环境是医院存在和发展的基础。

（2）社会文化环境：医院是社会的一个特殊的组成部分，良好的医院社会环境作为医院文化建设的重要载体和表现形式，是医院提供人性化服务和落实"一切以患者为中心"理念的切实举措。医院的社会文化环境包括：

1）医疗服务环境：指以医疗护理技术、人际关系、精神面貌及服务态度为主的人文社会环境，属于软环境。它是深层次的、抽象的、无形的，包括学术氛围、服务理念、人际关系、文化价值等。医疗服务环境的好坏可以促进或制约医院的发展。

2）医院管理环境：包括医院的规章制度、监督机制及各部门协作的人际关系等，也属于软环境。医院管理环境应坚持以人为本，满足患者需求，体现医院文化，并有利于提高医疗和护理工作效率。

2. 按环境地点划分

（1）门诊环境：门诊是医疗工作的第一线，它作为医院重要的窗口之一，是医院直接对患者进行诊断、治疗和开展预防保健的场所。门诊环境具有患者数量多、人群流动性强、人群病种多、就诊时间短、病情观察受限、诊疗环节错综复杂等特点。

（2）急诊环境：急诊科是抢救急、危、重症患者的重要场所，对生命垂危的患者及意外灾害事件，能提供快速、高效的服务，是构成城市急救网络的基本组成部分，在医疗服务中占有重要地位。急诊环境的管理应达到标准化、程序化、制度化。

（3）病区环境：病区是医务人员为患者提供医疗服务的主要功能区，是住院患者在医院接受治疗、护理及休养的主要场所，是医护人员全面开展医疗、预防、教学、科研活动的重要基地。清洁、整齐、舒适、安静的病区环境有助于患者保持稳定的心理状态，促进患者身心健康，并显著提高医疗护理质量。

二、医院环境的调控

随着社会经济的发展和文化教育的普及，人民的生活质量普遍提高，在消费观念上趋向追求高品质，对生活空间的要求也不断提高。医院的环境直接影响患者的身心舒适和治疗效果。患者患病后希望得到最佳医疗服务，并能够在安全、舒适、优美的环境中接受诊疗和安心休养。因此，创造与维护适宜的医院环境是护理人员的重要职责。当医院的环境不能满足患者康复需求时，护理人员应采取适当的措施对其进行调控。

（一）医院物理环境的调控

医院的物理环境是影响患者身心舒适的重要因素，它关系到患者的治疗效果和疾病的转归。适宜的病室温度、湿度和通风条件以及安静的病室环境对患者病情恢复具有重要作用。因此，适当调控医院的物理环境，使之保持整洁、舒适、安全和美观是护士的重要职责。适宜的环境应考虑下列因素：

1. 空间（space）　每个人都需要一个适合其成长、发展及活动的空间，医院在为患者安排空间时，必须考虑患者整体的需要。要尽可能在医院条件许可的情况下，综合考虑不同病情、不同层次、不同人群的需要，保证患者有适当的空间，同时方便治疗和护理操作的进行。一般情况下，每个病区设30～40张病床为宜，每间病室宜设2～4张病床或单床，尽量配有卫生间，病床之间的距离不得少于1m。

2. 温度（temperature） 是表示物体冷热程度的物理量。适宜的温度有利于患者休息、治疗及护理工作的进行。在适宜的室温下，患者可以感到舒适、安宁，能减少消耗，利于散热，并可减轻肾脏负担。室温过高会使神经系统受到抑制，干扰消化和呼吸功能，不利于体热散发，影响体力恢复；室温过低会使人畏缩、缺乏动力、肌肉紧张而产生不安，也会使患者受凉。适宜的环境温度标准因人而异，如年纪较大、活动量较少的患者要比年纪较轻、活动量较大的患者所要求的温度高。一般来说，普通病室温度保持在18～22℃为宜，新生儿病房、老年病房、产房、手术室以22～24℃为宜。

病室应配备室温计，以便护士能随时评估室内温度并加以调节，满足患者身心舒适的需要。由于季节的变换，气温差别很大，除依据气温变化适当增减患者的盖被及衣服外，护士应充分利用医院的设施条件，密切结合患者病情，对病室温度进行调节。夏季气温较高，使用空气调节器是调节室温的最好方法，或者通过打开门窗增加室内空气流通，加快体热散发速度，促进患者舒适。冬季气温较低，除采用空气调节器调节室温外，也可采用暖气等设备保持病室温度。此外，护士在执行各项护理操作时，应尽量避免患者不必要的暴露，以防患者受凉。

3. 湿度（humidity） 指空气中含水分的程度。病室湿度一般指相对湿度，即在单位体积的空气中，一定温度条件下，空气中所含水蒸气的量与其达到饱和时含量的百分比。湿度会直接影响皮肤表面的蒸发散热，从而影响人体舒适感。适宜的病室湿度为50%～60%。湿度过高或过低都会给患者带来不适感。湿度过高时，蒸发作用减弱，可抑制排汗，患者感到潮湿、气闷，尿液排出量增加，肾脏负担加重；湿度过低时，空气干燥，人体蒸发大量水分，可引起口干舌燥、咽痛、烦渴等表现，对呼吸道疾患或气管切开患者尤为不利。

病室应配备湿度计，以便护士能随时评估室内湿度并加以调节，满足患者身心舒适的需要。当室内湿度大于室外时，使用空气调节器是调节室内湿度的最好方法。无条件时，可通过打开门窗增加室内空气流通以降低湿度。室内湿度过低时，可以在地面上洒水，冬季可以在暖气上安放水槽、水壶等，以达到提高室内湿度的目的。

4. 通风（ventilation） 是采用自然或机械方法使风没有阻碍，可以穿过、到达房间或密封的环境内，以达到卫生、安全等适宜空气环境的技术。通风可以增加室内空气流动，改变室内温度和湿度，从而刺激皮肤的血液循环，加速皮肤汗液蒸发和热量散失，提高患者的舒适感。呼吸道疾病的传播多与空气不洁有关，而且污浊的空气中氧气含量不足，可使人出现烦躁、倦怠、头晕和食欲减退等表现。通风是减轻室内空气污染的有效措施，它能在短时间内置换室内空气，降低空气中微生物的密度。通风效果受通风面积（门窗大小）、室内外温差、通风时间及室外气流速度的影响，一般通风30分钟即可达到置换室内空气的目的。

5. 噪声（noise） 指能引起人们生理和心理不适的一切声音。噪声不但使人不愉快而且对健康不利，严重的噪声会引起听力损害甚至导致听力丧失。其危害程度视音量的大小、频率的高低、持续时间的长短以及个人的耐受性而定。噪声的单位是分贝（dB），根据世界卫生组织规定的噪声标准，白天较理想的强度是35～40dB。噪声强度在50～60dB即能产生相当的干扰。突发性噪声，如爆炸声、鞭炮声、警报声等，其频率高、音量大，虽然这些噪声持续时间短，但当其强度高达120dB以上时，可造成高频率的听力损害，甚至永久性失聪。长时间处于90dB以上的高音量环境中，能导致耳鸣、血压升高、血管收缩、肌肉紧张，以及出现焦躁、易怒、头痛、失眠等症状。

对噪声的耐受性因人而异，定义范围个体差异大且复杂，与患者的性格、职业、病情轻重程度、心理状态、既往经验及个体敏感性等密切相关，它可造成患者生理和心理上的应激反应。

医院周围环境的噪声虽非护士所能控制，但护士应尽可能地为患者创造安静的环境。工作人员在说话、行动与工作时应尽可能做到"四轻"，即说话轻、走路轻、操作轻、关门轻。

（1）说话轻：说话声音不可过大，护士应该评估自己的音量并且保持适当的音量。但也不可耳语，以免使患者产生怀疑、误会与恐惧。

（2）走路轻：走路时脚步要轻巧，操作时应穿软底鞋，防止走路时发出不悦耳的声音。

（3）操作轻：操作时动作要轻稳，处理物品与器械时应避免相互碰撞，尽量避免制造不必要的噪声。推车轮轴应定时滴注润滑油，以减少摩擦时发出的噪声。

（4）关门轻：病室的门窗应定期检查维修；开关门窗时，随时注意轻开轻关，不要人为地制造噪声。

患病时，人适应噪声的能力减弱，少许噪声即会影响患者情绪，使患者感到疲倦和不安，影响其休息和睡眠，久之，会导致病情加重。减少噪声，可使患者得到很好的休息，有利于患者康复。

6. 光线（light）　病室光源有自然光源和人工光源。日光是维持人类健康的要素之一。太阳辐射的各种光线，如可见光、红外线、紫外线等都具有很强的生物学作用。适量的日光照射能使照射部位温度升高、血管扩张、血流加快，有利于改善皮肤的营养状况，使人食欲增加、舒适愉快。紫外线有强大的杀菌作用，并可促进机体内部合成维生素 D，因此病房内经常开启门窗，让阳光直接射入，或协助患者到户外接受阳光照射，对辅助治疗颇有意义。另外，日光的变化可减少患者与外界的隔离感。

为了满足病室夜间照明及保证特殊检查、治疗及护理的需要，病室必须备妥人工光源，光源的设计及亮度可依其作用进行调节。楼梯、药柜、抢救室、监护室内的灯光要明亮；普通病室除一般吊灯外还应有地灯装置，既不打扰患者的睡眠，又可以保证夜间巡视工作的进行；病室内还应有一定数量的立式鹅颈灯，以适用于不同角度的照明，为特殊诊疗提供方便。

7. 装饰（decorate）　优美的环境让人感觉舒适愉快。病室是患者在医院停留时间最长的空间，病室布置应简单、整洁、美观。这样不但可以增进患者身心舒适，而且可以使患者精神愉悦。现代医院不仅按各病室不同需求来设计并配备不同颜色，而且应用各式图画、各种颜色的窗帘、被单等来布置患者单位，如儿科病室的床单和护士服使用暖色，使人感到温馨甜蜜。医院环境的颜色如调配得当，不仅可促进患者身心舒适，还可以产生积极的医疗效果。

医院流动人群中，老弱病残人群的聚集比例远大于一般公共场所。因此对包括地材在内的建材安全性能提出了很高的要求。按照防滑系数的不同，防滑等级通常分为 3 级（表 2-1）。1 级是指不安全，防滑系数小于 0.50；2 级是指安全，防滑系数为 0.50～0.79；3 级是指非常安全，防滑系数不小于0.80。通常医院的防滑等级不应低于 2 级；对于老人、儿童、残疾人等活动较多的室内场所，防滑等级应达到 2 级；对于室内易浸水的地面，防滑等级应达到 3 级。

表 2-1　建材的安全性评价

防滑等级	防滑系数	安全性
1 级	<0.50	不安全
2 级	0.50～0.79	安全
3 级	≥0.80	非常安全

知 识 拓 展

色彩与联想、情绪的关系

色彩	联想	情绪
红色	血液	热情、活跃
红黄色	蜜柑	快活、爽朗
黄色	太阳	希望、光明
绿色	绿叶	安息、和平
蓝色	海洋	恬静、冷淡
紫色	葡萄	优美、温厚

Note：

（二）医院社会文化环境的调控

医院是社会的一部分，人的生、老、病、死都与医院有着密切的关系。医院的主要任务是对公众的健康问题或健康需要提供协助或服务，担负着预防、诊断及治疗疾病、促进康复、维护健康的任务。为了保证患者能获得安全、舒适的治疗环境，得到适当的健康照顾，必须为患者创造和维持良好的医院社会环境。

1. **人际关系**（interpersonal relationship）　是在社会交往过程中形成的、建立在个人情感基础上的，为寻求满足某种需要而建立起来的人与人之间的相互吸引或相互排斥的关系。人际关系在医院环境中具有重要的作用，它可以直接或间接地影响患者的康复。

患病时，患者通常会伴随情绪及行为上的变化，表现为害怕、焦虑、孤独、依赖、烦躁不安、缺乏自尊等。在日常活动中与他人接触往来，能为个人带来满足感和价值感，但当患者因病无法参与日常活动时，常常会有挫折感、缺乏自信心，甚至会感到社交被隔离。因此，护士在为患者提供护理照顾时，既要考虑患者生理方面的需要，又要考虑到患者心理、社会方面的需要，满足患者需求，促进患者康复。对住院患者来说，影响其身心康复的重要人际关系包括护患关系和病友关系。

（1）护患关系：良好的护患关系有助于患者身心的康复。护士是护患关系中处于相对主动地位的群体，只有不断提高其心理素质，培养其人道主义情感，才能与患者群体建立良好的护患关系，并从根本上体现以患者为中心的服务宗旨及整体护理理念。因此，在具体的医疗护理活动中，护士要做到不分民族、信仰、性别、年龄、职业、职位高低、远近亲疏，对所有患者一视同仁。一切从患者利益出发，满足患者的身心需求，尊重患者的权利与人格。患者则应尊重护士的职业和劳动，在治疗护理中尽力与护士合作，以充分发挥护理措施的效果，争取早日康复。

护士与患者之间不断通过各种方式表达自己的身心感受并感知对方表达的感受，彼此产生着具有反馈作用的相互影响。但护患之间相互影响的力量是不平衡的，护士的影响力明显大于患者，主要体现在以下几个方面：

1）语言：护患之间，语言是特别敏感的刺激物。它能影响人的心理及整个机体状况，尤其对人的健康具有重要作用，可作为生理和心理的治疗因素，也是心理护理的重要手段。

工作中，护士应善于运用语言，发挥语言的积极作用，维护患者的自尊，减轻患者的陌生感，消除患者的紧张、焦虑情绪，帮助患者建立对医护人员的信任感，使患者正确认识和对待自身疾病，缓解消极情绪，肯定自身价值。护士应根据患者的年龄、个性、心理特征，调整自己说话的方式和语气，对心理压力大的患者要提供良好的情感支持，减少患者的紧张心理，说话语气要亲切、自然，语速要缓慢、有停滞，冷静地倾听后给予反馈，从而建立良好的护患关系，让患者感到护士的诚恳、友好与善意，赢得患者的信任，促进患者康复，提高护理质量。

2）行为：行为是人的思想支配下的活动，是思想的外在表现，也是人际交流的方式。不同患者的不同行为表现，是护士认识疾病、进行诊疗护理的主要依据，患者行为所传递的信息对医务人员判断病情及确定治疗护理措施具有重要意义。

在护理活动中，护理人员的技术操作及其行为受到患者的关注，是患者对自身疾病和治疗效果认识的重要信息来源。因此，护士要亲切自然、精神饱满、着装得体、举止大方，操作时要稳、准、轻、快，消除患者的疑虑，带给患者心理上的安慰。

3）情绪：护士在工作中的情绪对患者有很大的感染力，护士的积极情绪可使患者乐观开朗，消极情绪会使患者变得悲观焦虑。因此，护士要在自我情绪认知的基础上，学会控制情绪，掌握自我调整和自我安慰的方法，寻找正确的压力释放途径，将不良情绪适当转移和宣泄，提高挫折的承受能力，并时刻以积极的情绪去感染患者，为患者提供积极乐观、心身愉悦的治疗环境。

4）工作态度：护士的工作态度对护患关系的发展和患者的身心健康具有重要影响。在护理工作中，护士应通过自己积极的工作态度来取得患者的信任，严肃认真、一丝不苟的工作态度可使患者获得安全感和信任感；真诚、热情、友善的态度可使患者感受到温暖并获得患者的支持，促进护患关系的良性发展,有助于患者身心健康的恢复。

(2)病友关系:病区中的每个人都是社会环境中的一员,在共同的治疗康复生活中相互影响。病友们在交谈中常涉及疾病疗养常识、生活制度等内容,起到了义务宣传员的作用。此外,病友间的相互帮助与照顾,有利于增进病友间的友谊与团结,创造和谐的病室氛围。

病友们在共同的住院生活中自然形成了新的社会环境,表现为不同的病室群体气氛。有的表现为积极的群体气氛,同病室病友之间彼此关心照顾,与医护人员关系融洽,配合密切,患者心情愉快,对医疗、护理的满意度较高;有的则表现为消极的群体气氛,虽同住一病室,病友之间交往较少,彼此缺乏关照,相互间无愉快感受,患者感到寂寞、孤独、度日如年,对治疗护理知识被动接受,缺乏主动参与的热情。护士应协助病友间建立良好的情感交流,并善于觉察某些消极情绪的出现,耐心解释,正确引导。

群体气氛是集中每个人的表现而形成的,而每个人又受群体气氛的影响。新入院的患者,由于对身处的环境陌生,会产生不同程度的焦虑。护士应通过营造愉快、和谐的气氛来感染新入院患者,引导其保持乐观向上的情绪。护士是患者所处环境的主要调节者,应善于利用病友间的互助精神,利用群体中的积极因素,调动患者的乐观情绪,使群体气氛有利于医疗和护理工作的开展。因此,病室气氛与护理工作有着密切关系。

2. 医院规章制度 医院规章制度是依据国家相关部门有关医院管理的规定并结合医院自身的特点所制定的规则,如入院须知、探视制度、陪护制度等。医院规章制度既是对患者的指导,又是对患者的约束,因而会对患者产生一定的影响。协助患者熟悉医院各项规章制度,可帮助患者适应医院环境,保证诊疗护理工作的正常进行,便于预防和控制院内感染工作的实施,同时也保证了患者获得良好的休息环境,以达到帮助患者尽快恢复健康的目的。护士在对患者进行指导时,具体应做到:

(1)耐心解释,取得理解:向患者和家属耐心解释每一项院规的内容和执行各项院规的必要性,以取得患者的主动配合,使其自觉遵守医院的各项规章制度。

(2)维护患者的自主权:住院后患者较难适应的是不能按照自己的意愿进行活动,凡事都需要遵守医院规则,服从医护人员的安排,处于被动服从地位,容易产生压抑感。因此,护士应让患者对其周围的环境具有一定的自主权,在维护院规的前提下,尽可能让患者拥有其个人的环境,并对患者的居住空间表示尊重,包括在进入病室时应先敲门,帮助患者整理床单位或衣物时应先取得患者的同意等。

(3)满足患者需求,尊重探视人员:在患者中开展人性化服务,让患者切身感受到作为人的尊严和自由,已成为各医院的共识。因此,护士要尊重前来探视的患者亲属和朋友。患者的家属和亲朋好友可满足患者对安全感、爱与归属感及自尊的需要,带给患者心理支持与帮助,减少患者的孤独寂寞与社交隔离。但如果探视者不受患者欢迎,或探视时间不合适,影响了医疗护理工作,则要劝阻和限制。

(4)尊重患者的隐私权:尊重患者的隐私权是良好护患关系得以维持的重要保证,是取得患者信任和主动合作的重要条件。护士应当尊重、关心、爱护患者,保护患者的隐私。为患者做治疗和护理时,应当适当地遮挡患者、避免不必要的暴露;对患者的个案讨论、诊断鉴定、检查结果、治疗记录,护士有义务为患者保密。

(5)鼓励患者自我照顾:因病导致生活自理能力下降或被限制了活动,生活需依赖他人照顾的患者往往存在较重的思想负担。因此,在患者病情允许的情况下,护士应积极创造条件并鼓励患者自我照顾,增强患者战胜疾病的信心,提高患者的自护能力,促进患者康复。

(6)实施健康教育:健康教育是护士针对住院患者的生理、心理、文化和社会适应能力而进行的护理活动,它是通过向患者传授其所患疾病的有关医疗、护理方面的知识与技能,调动患者积极参与自我护理和自我保健,达到恢复健康的目的。随着社会的进步和人们健康意识的转变,患者健康教育在护理工作中占有越来越重要的位置。在做各种检查、治疗或护理工作之前或过程中,应给予患者适当的解释与心理支持,使患者了解医护人员实施这些措施的目的和方法。在对患者进行健康教育的过程中,护士不仅要将防病治病的知识传授给患者,更重要的是善于耐心倾听患者的倾诉,并且对患者的倾诉作出及时的、适当的反应。同时还应允许并鼓励患者参与决策,以增强其自我价值感和控制能力。这样可以减少患者对治疗、手术、检查等的恐惧心理,使患者能主动、积极地配合治疗和护理工作,促进患者早日康复。

（三）医院门诊环境的调控

1. 门诊的设置和布局 门诊设有与医院各科室相对应的诊室,并设有挂号室、收费室、治疗室、候诊室、输液室、化验室、药房等。诊室内配备诊查床,床前设有遮隔设备,室内设有洗手池和诊桌,桌上放置各种体检用具、化验检查申请单、处方等。治疗室内备有各种抢救物品和设备,如吸氧装置、电动负压吸引器、除颤仪等,各种物品应分门别类、放置整齐。门诊的候诊、就诊环境以方便患者为目的,应备有醒目的标志和指示路牌,并设立总服务台、导诊台,配备多媒体查询触摸屏和电子显示屏,清晰、透明地呈现各种医疗服务项目,简化就诊程序,使患者感到方便、舒适。门诊环境应做到安静、舒适、整洁,体现医院对患者的人文关怀。

2. 门诊环境的管理

（1）预检分诊:门诊护士应热情接待患者,询问健康史、观察病情,根据丰富的临床经验初步判断病情的轻重缓急和隶属专科,给予合理分诊,做到先预检分诊,后挂号诊疗。

（2）组织候诊与就诊:患者挂号后,应分别到各科候诊室等候就诊。为保证患者候诊、就诊顺利,护士应做好以下工作:①准备好诊疗过程中所需的各种器械、设备等,检查诊疗环境和候诊环境。②分开并整理初诊和复诊病案,收集整理化验单、检查报告等。③维持良好的诊疗环境和候诊环境,安排患者按挂号顺序有序就诊;如遇高热、剧痛、呼吸困难、出血、休克等患者,护士应立即为其安排就诊或送急诊处理;对病情较重或年老体弱患者,可适当调整就诊顺序,让其提前就诊。④观察候诊患者病情变化,根据病情测量患者的体温、脉搏、呼吸、血压等,并记录在门诊病案上,必要时可协助医生进行诊查工作。⑤就诊结束后及时整理物品,检查、关闭门窗及电源,防止意外事故的发生。

（3）治疗:根据医嘱执行灌肠、导尿、注射等护理操作,严格执行操作规程,确保治疗安全、有效。

（4）消毒隔离:门诊人群流量大,容易发生交叉感染,因此护士要认真做好消毒隔离工作。门诊的空间、地面、墙壁、桌椅、扶手、诊查床、平车、轮椅、担架等应定期进行严格的清洁、消毒处理。如遇疑似传染病患者或传染病患者,应将其分诊到隔离门诊就诊,并立即上报主管部门,做好疫情报告工作。

（5）健康教育:护士可以利用候诊时间开展健康教育,耐心、热情地向患者介绍疾病相关知识,采用口头、APP、公众号、视频、动画或赠送健康教育小手册等不同方式进行健康宣传。

（6）保健门诊:经过培训的护士可以直接参与各类保健门诊的咨询或诊疗工作。

医院门诊环境的建设是门诊管理的重要方面,也是门诊人性化服务建设的重要组成部分。现代化医院的门诊环境要求整洁明亮、配备绿色植物,在相应区域放置电脑查询机和自动提款机,设立简易商店等社会功能区,就医流程标识醒目,门诊科室分布指示清晰,诊疗部门布局合理。医务人员要保持仪表端庄、整洁,营造温馨、宽松、愉快的就医氛围,增加患者对医院的安全感和信任感。门诊的医务人员除了应具备丰富的实践经验和良好的职业道德,在接诊服务时还应主动热情,尽力满足广大患者的就诊需求并充分体现"以患者为中心"的服务理念。

总之,随着社会的不断发展和人们就医观念的改变,门诊环境愈加受到人们重视,所以加强门诊环境建设,是医院建设的重中之重,只有建立起良好的门诊管理体系,才能使门诊的管理水平更上一个台阶,使门诊医疗服务更加科学化、人性化。

（四）医院急诊环境的调控

1. 急诊的设置和布局　急诊一般设有预检处、诊疗室、抢救室、监护室、输液室、留观室、治疗室、药房、化验室、X 线室、心电图室、挂号室及收费室等，形成一个相对独立的单元，以保证急救工作的顺利完成。

急诊是抢救患者生命的第一线，急诊环境以方便抢救患者为目的，以最大限度地缩短候诊时间、争取抢救时机、提高抢救效率为原则。急诊环境应宽敞明亮、空气流通、安静整洁，各工作单元布局合理，各分区设有明显标志，路标指向清晰，夜间有明显的灯光和快捷通畅的抢救通道。

2. 急诊环境的管理

（1）预检分诊：急诊护士接待来就诊的患者，要做到"一问、二看、三检查、四分诊"。如遇危重患者，应立即通知值班医生并配合进行抢救；如遇意外灾害事件，应立即通知护士长和相关部门快速启动应急预案并配合救治伤员；如遇法律纠纷、刑事案件、交通事故等事件，应尽快通知医院保卫部门或直接联系公安部门，并请家属或陪送者留下。

（2）抢救工作：包括抢救物品准备、配合抢救及留院观察。

1）抢救物品准备：所有抢救物品要求做到"五定"，即定数量品种、定点安置、定专人保管、定期消毒灭菌和定期检查维修。护士必须熟悉各种抢救物品的性能和使用方法，保证所有抢救物品处于良好的备用状态，抢救物品完好率要求达到100%。

2）配合抢救：急诊护士应积极配合医生进行抢救工作。①医生到达前，护士应根据患者病情作出初步判断，并立即实施必要的紧急处理，如进行心肺复苏、吸氧、吸痰、止血、配血、建立静脉输液通路等，为患者的抢救争取时间，为医生治疗收集信息；②医生到达后，护士应立即汇报处理情况，正确执行口头医嘱，积极配合抢救，密切观察患者病情变化，及时为医生提供相关资料，及时、准确、清晰地做好抢救记录，正确查对抢救物品。

3）留院观察：通常急诊科留院观察室设有一定数量的观察床，以收治暂时不能确诊、暂时不宜搬动、病情危重且暂时住院困难或经短时间留院观察后可以出院的患者。一般患者的留院观察时间为3～7天。留院观察室的护理工作包括：①入室登记，建立病案，详细填写各项护理记录，书写留院观察室患者的病情报告；②加强对留院观察患者的病情观察，及时执行医嘱，做好患者的晨晚间护理，加强心理护理；③做好留院观察患者及其家属的管理工作。

（五）医院病区环境的调控

1. 病区的设置和布局　病区应设有病室、抢救室、危重病室、治疗室、护士站、医生办公室、配膳室、盥洗室、库房、洗涤间、浴室、卫生间、医护休息室和示教室等。护士站应设在病区的中心位置，与抢救室、危重病室、治疗室相邻，以便随时观察重症患者病情、及时抢救患者。病区的环境应舒适、整洁、安静，方便医护人员治疗及护理工作的开展。病室除基本的病床、床旁桌椅、遮挡设备外，还应设置中心供氧装置和中心吸引装置、呼叫系统、电视、电话、壁柜等。病室向家庭化发展的趋势更有利于患者放松、促进患者舒适和恢复健康。

2. 病区环境的管理　病区环境的管理要尽可能体现对患者的人文关怀。病房墙壁应尽量选择比较柔和的暖色调，有利于患者保持宁静的心情接受治疗和护理；及时协助患者更换污染的被服和枕套，保持患者床单位的整洁、舒适；病床之间，要留给患者足够的活动空间，避免病床安置过分拥挤；医疗仪器设备的管理和安置，要做到定点放置和定专人管理，勤加擦拭，定期检查、维修。同时，护士应积极为患者创造和谐的病室氛围，介绍同病室患者相互认识，鼓励患者间加强情感的交流，促进患者的身心康复。

良好的医院环境是医院综合实力的外在体现，不仅影响广大患者对医院的心理认同和整体评价，而且在一定程度上体现了医院管理者的管理水平和医院未来的发展潜力，更是服务对象在院诊疗期间身心健康的重要保证。因此，创造良好、舒适的医院环境是医务人员的重要职责。

（张　敏）

Note:

思　考　题

1. 患儿，男性，8 岁。跌倒时右手手掌撑地，少量出血，右腕肿胀、剧痛，活动受限，经急诊科医生诊断为桡骨下段骨折，骨折部位行石膏固定，收入骨科治疗。

请思考：

作为急诊科的接诊护士，对患儿及其家长应采取的护理措施包括哪些？

2. 患者李某，男性，32 岁，发作性头晕、胸闷半月余，突发晕厥 1 小时，以"晕厥原因待查，梗阻性肥厚型心肌病待查"急诊收入院。入院当晚，患者情绪极为紧张，迟迟无法入睡，多次呼叫值班护士，诉头晕、胸闷。

请思考：

（1）安置此患者的适宜病室温度应为多少？

（2）病室温度过高或过低对患者各有什么影响？

（3）针对此患者，在夜间护理工作中应注意什么问题？

NURSING
第三章

预防与控制医院感染

03章　数字内容

─── 学 习 目 标 ───

知识目标：

1. 能正确解释基本概念：医院感染、清洁、消毒、灭菌、手卫生、无菌技术、标准预防、隔离、保护性隔离。

2. 能正确陈述无菌技术操作原则和隔离原则。

3. 能正确说出医院感染的分类及形成医院感染的条件。

4. 能正确说明常见的消毒灭菌方法及注意要点。

5. 能正确比较干热消毒灭菌法与湿热消毒灭菌法的特点。

6. 能正确理解医院选择消毒灭菌方法的原则。

7. 能正确列出医院日常清洁、消毒、灭菌工作的主要内容和具体要求。

8. 能正确理解隔离区域的划分标准、医院不同病区的建筑布局与隔离要求。

9. 能正确描述常见的隔离类型及主要的隔离措施。

10. 能正确列出预防与控制医院感染的管理要点及主要措施。

技能目标：

1. 能正确识别手卫生的时机并正确进行手卫生。
2. 能正确选择合适消毒灭菌方法进行医院日常清洁、消毒、灭菌。
3. 能正确遵循无菌技术操作原则完成无菌技术基本操作。
4. 能正确遵循隔离原则完成隔离技术基本操作。

素质目标：

1. 能遵守预防与控制医院感染的相关法律法规、行业标准和操作规范。
2. 在预防与控制医院感染的组织管理和具体措施中，具有专业精神、慎独修养、严谨求实的工作态度和符合职业道德标准的职业行为。
3. 能关注预防与控制医院感染的研究进展，主动获取新知识、不断进行自我完善，树立终身学习观。
4. 初步形成成本效益观念，操作物品按规范进行清洁、消毒和灭菌，加强使用管理，正确处置医院污物和污水。

　　医院感染是伴随着医院的建立和发展而产生和变化的。医院感染的发生不仅影响患者的安全，也威胁着医护人员的健康，同时还给个人、家庭和社会带来严重的负担。尤其是突发疫情期间，可能伴随着防护物资的缺乏和人们对疫情认知的不足，更容易在短时间内导致严重的医院感染。因此，医院感染已经成为各级各类机构普遍关注的公共卫生问题。

　　医院感染的预防与控制，是保证医疗护理质量和医疗护理安全的重要内容，也是医院及在医院活动的所有人员的共同责任。预防与控制医院感染的本质是预防，关系到卫生保健的各个方面。"消毒灭菌、手卫生、注射安全、无菌技术、隔离技术、合理使用抗生素和消毒灭菌效果的监测"是目前预防与控制感染的关键措施。依据预防与控制医院感染的相关法律法规、行业标准和规范制订预防与控制医院感染的制度，落实各项具体措施，加强医院感染管理中的护理管理具有十分重要的意义。

第一节　医 院 感 染

 —————————— 导入情景与思考 ——————————

　　某医院新生儿科发生由肠道病毒（埃可病毒Ⅱ型）引起的医院感染暴发事件，收治的 120 名患儿中，19 例感染，其中 5 例死亡。国家卫生健康委员会调查后认为，此事件发生的原因与下列几个因素有关：医院感染管理制度不健全、落实不到位；医院感染防控意识和敏感性不强；医院感染管理不科学、不规范，未能及时发现重点区域、重点人员、重点环节存在的风险隐患；部分医疗用品和设施的清洁消毒不规范，配奶过程存在洁污交叉，日常消毒和感染防护工作不到位。

　　请思考：

　　1. 何谓医院感染？何谓医院感染暴发？

　　2. 该案例中发生医院感染的原因有哪些？

　　3. 预防和控制医院感染的管理措施包括哪些？

　　医院感染是指在医疗机构发生的，与诊疗护理活动相依并存的一类特殊的感染。发生医院感染不仅制约医疗护理质量的提升，而且威胁医院人群的健康和生命安全。因此，必须健全医院感染管理机构和制度，开展各类人员的教育培训，加强医院感染的预防、诊断和控制。

Note:

一、医院感染的概念与分类

医院感染的定义、诊断与分类随着人们对医院感染认识和研究的不断深入、预防和控制医院感染措施的发展，而不断地演变与完善。

（一）医院感染的概念

医院感染（nosocomial infection）　又称医院获得性感染（hospital-acquired infection）、医疗保健相关感染（healthcare-associated infection）。广义地讲，任何人在医院活动期间由于遭受病原体侵袭而引起的诊断明确的感染均称为医院感染。由于门急诊患者、陪护人员、探视人员及其他流动人员在医院内停留时间相对短暂，常常难以确定其感染是否来自于医院，所以医院感染的对象主要为住院患者。

《医院感染管理办法》（中华人民共和国卫生部令第48号，2006年9月1日施行）中关于医院感染的定义是：住院患者在医院内获得的感染，包括在住院期间发生的感染和在医院内获得出院后发生的感染，但不包括入院前已存在或者入院时已处于潜伏期的感染。医院工作人员在医院内获得的感染也属医院感染。在医疗机构或其科室的患者及医院工作人员中，短时间内发生3例及以上同种同源感染病例的现象称为医院感染暴发。

医院感染的确定，主要依据临床诊断，同时力求做出病原学诊断。

医院感染的诊断标准：①无明确潜伏期的感染，入院48小时后发生的感染；②有明确潜伏期的感染，自入院起超过平均潜伏期后发生的感染；③本次感染直接与上次住院有关；④在原有感染基础上出现其他部位新的感染（慢性感染的迁徙病灶除外），或在已知病原体基础上又分离出新的病原体（排除污染和原来的混合感染）的感染；⑤新生儿在分娩过程中和产后获得的感染；⑥由于诊疗措施激活的潜在性感染，如疱疹病毒、结核分枝杆菌等的感染；⑦医务人员在医院工作期间获得的感染。

医院感染的排除标准：①皮肤黏膜开放性伤口只有细菌定植而无炎症表现；②由于创伤或非生物性因子刺激而产生的炎症表现；③新生儿经胎盘获得（出生后48小时内发病）的感染，如单纯疱疹、弓形体病等；④患者原有的慢性感染在医院内急性发作。

（二）医院感染的分类

医院感染可按病原体的来源、种类、感染发生的部位等进行分类。

1. 按病原体的来源分类

（1）内源性医院感染（endogenous nosocomial infection）：又称自身医院感染（autogenous nosocomial infection），指各种原因引起的患者在医院内遭受自身固有病原体侵袭而发生的医院感染。病原体来自患者自身，为患者体内或体表的常居菌或暂居菌，正常情况下不致病，但当它们成为机会致病菌时就可能造成内源性感染。

（2）外源性医院感染（exogenous nosocomial infection）：又称交叉感染（cross infection），指各种原因引起的患者在医院内遭受非自身固有病原体侵袭而发生的医院感染。病原体来自患者身体以外的个体或环境，通过直接或间接的途径，导致患者发生感染。

2. 按病原体的种类分类　
可将医院感染分为细菌感染、真菌感染、病毒感染、支原体感染、衣原体感染、立克次体感染、放线菌感染、螺旋体感染及寄生虫感染等。目前引起医院感染的病原体以细菌和真菌为主。每一类感染又可根据病原体的具体名称分类，如铜绿假单胞菌感染、白假丝酵母菌感染、柯萨奇病毒感染、肺炎支原体感染、沙眼衣原体感染、恙虫病立克次体感染、阿米巴原虫感染等。

3. 按感染发生的部位分类　
全身各系统、各器官、各组织都可能发生医院感染（表3-1）。

Note：

表 3-1　医院感染分类(按发生部位分)

发生部位	举例
呼吸系统	上呼吸道感染、下呼吸道感染、胸腔感染
泌尿系统	肾盂肾炎、尿道感染、无症状菌尿症
消化系统	胃肠炎、肝炎、腹腔感染
中枢神经系统	颅内感染、椎管内脓肿
心血管系统	心内膜炎、心包炎、动脉感染、静脉感染
血液	输血相关性肝炎、菌血症
生殖系统	盆腔感染、外阴切口感染、前列腺炎
皮肤与软组织	压力性溃疡、疖、坏死性筋膜炎、乳腺炎、脐炎
手术部位	外科切口感染、深部切口感染
其他部位多个部位	腔感染、咽炎、中耳炎、鼻窦炎、结膜炎多器官感染、多系统感染
多个部位	多器官感染、多系统感染

二、医院感染发生的原因

医院感染的发生与个体免疫功能状况、现代诊疗技术的应用和医院感染管理体制等密切相关。

（一）机体自身因素

主要包括机体的生理因素、病理因素及心理因素，这些因素可使个体抵抗力下降、免疫功能受损，从而导致医院感染的发生。

1. 生理因素　包括年龄、性别等。婴幼儿和老年人医院感染发生率高，主要原因为婴幼儿，尤其是低体重儿、早产儿等自身免疫系统发育不完善、防御功能低下；老年人脏器机能衰退、抵抗力下降。女性特殊生理时期如月经期、妊娠期、哺乳期时，个体敏感性增加，抵抗力下降，是发生医院感染的高危时期；而且某些部位的感染存在性别差异，如尿路感染女性多于男性。

2. 病理因素　由于疾病使患者抵抗力降低，如恶性肿瘤、血液病、糖尿病、肝脏疾病等造成个体抵抗力下降；皮肤或黏膜的损伤，局部缺血，伤口内有坏死组织、异物、血肿、渗出液积聚等均有利于病原微生物的生长繁殖，易诱发感染。个体的意识状态也会影响医院感染的发生，如昏迷或半昏迷患者易发生误吸而引起吸入性肺炎。

3. 心理因素　个体的情绪、主观能动性、暗示作用等在一定程度上可影响其免疫功能和抵抗力。如患者情绪乐观、心情愉快、充分调动自己的主观能动性可以提高个体的免疫功能，从而减少发生医院感染的机会。

（二）机体外在因素

主要包括医务人员的诊疗活动、医院环境和医院感染管理体制等，这些因素对医院感染的发生有重要影响。

1. 诊疗活动　现代诊疗技术和药物应用对医学的进步与发展具有强大的推动作用，然而在造福人类健康的同时，也增加了医院感染的危险性。

（1）侵袭性操作：各种侵袭性诊疗技术的应用与推广，如器官移植、中心静脉插管、血液净化、机械通气等破坏了机体皮肤和黏膜的屏障功能，损害了机体的防御系统，把致病性微生物带入机体或为致病性微生物入侵机体创造了条件，增加了发生医院感染的危险。

（2）放疗、化疗、免疫抑制剂应用：恶性肿瘤患者通过药物治疗杀灭肿瘤细胞的同时，对机体正常细胞也造成一定程度的损伤，降低机体的防御功能和免疫系统功能；皮质激素、各种免疫抑制剂的使用改变了机体的防御状态，对免疫系统甚至起破坏作用，都增加了医院感染的易感性。

（3）抗菌药物使用：治疗过程中不合理使用抗菌药物，如无适应证的预防性用药、术前用药时间过早、术后停药过晚、用药剂量过大或联合用药过多等,均易破坏体内正常菌群,导致耐药菌株增加、菌群失调和二重感染。由于抗菌药物滥用引起的医院感染,其病原体多以条件致病性微生物和多重耐药细菌为主。

2. 医院环境 医院是各类患者聚集的场所,其环境易受各种病原微生物的污染。如某些建筑布局不合理会增加医院空气中病原微生物的浓度,医疗器械等未按规定进行消毒灭菌等,均会增加发生医院感染的概率。而且医院内居留越久的病原体,极易出现耐药、变异,毒力和侵袭性常常增强,成为医院感染的共同来源或成为持续存在的流行菌株。

3. 医院感染管理机制 医院领导和医院各类工作人员缺乏医院感染的相关知识,对医院感染重视不够、资源不足、投入缺乏,医院感染管理制度不健全、执行不严格、监管不到位、培训不全面等都会造成医院感染的发生。

三、医院感染发生的条件

感染源、传播途径和易感人群是医院感染发生的三个要素,三者同时存在并互相联系,就构成了感染链,缺少或阻断任一要素,将不会发生医院感染。

（一）感染源

感染源(source of infection),又称病原微生物贮源,指病原体自然生存、繁殖并排出的宿主(人或动物)或场所。根据来源主要分为两类。

1. 内源性感染源 是患者本人。患者身体某些特定部位(皮肤、泌尿生殖道、胃肠道、呼吸道及口腔黏膜等)的常居菌或暂居菌,或来自外部环境并定植在这些部位的正常菌群,以及身体其他部位感染的病原微生物,在个体抵抗力下降、菌群易位或菌群失调时,成为内源性医院感染的重要来源。既可导致自身感染,也具有传播他人的能力。

2. 外源性感染源 是患者之外的宿主或环境。主要包括:

（1）已感染的患者及病原携带者:病原微生物侵入人体所引起的感染可表现为有临床症状的患者或无临床症状的病原携带者。已感染的患者是最重要的感染源,一方面患者不断排出大量病原微生物,另一方面排出的病原微生物致病力强,常具有耐药性,并且容易在另一易感宿主体内定植。病原携带者(包括携带病原体的患者、医院工作人员和探陪人员)是医院感染中另一重要感染源,其临床意义重大,一方面病原微生物不断生长繁殖并可能排出体外,另一方面携带者本身因无自觉症状而常常被忽视。

（2）环境贮源:医院的空气、水源、设备、器械、药品、食品以及垃圾等容易受各种病原微生物的污染而成为感染源,如铜绿假单胞菌、沙门菌等兼有腐生特性的革兰氏阴性菌可在潮湿的环境或液体中存活并繁殖达数月以上;金黄色葡萄球菌、肺炎链球菌等革兰氏阳性菌可在医院干燥的环境物体表面存活多日,但由于不能繁殖其致病力可随时间的延长而降低。

（3）动物感染源:各种动物,如鼠、蚊、蝇、蟑螂、蜱、螨等都可能因感染或携带病原微生物而成为动物感染源。

（二）传播途径

传播途径(modes of transmission)指病原体从感染源传播到易感者的途径。医院感染的发生可有一种或多种传播途径,主要包括:

1. 接触传播(contact transmission) 指病原体通过手、媒介物直接或间接接触导致的传播,是医院感染中最常见也是最重要的传播方式之一。

（1）直接接触传播:感染源直接将病原微生物传播给易感宿主,如母婴间风疹病毒、艾滋病病毒等传播感染;患者之间、患者与其他人员(包括医院工作人员、探陪人员)之间、医院工作人员之间,可通过手的直接接触而感染病原体。内源性医院感染中患者既是感染源,也是易感者,属于自身直接接触传播。

（2）间接接触传播：感染源排出的病原微生物通过媒介传播给易感宿主。①最常见的传播媒介是医院工作人员的手。因为手经常接触患者及其感染性物质、污染物品，很容易再经受污染手的接触将病原体传播给其他患者、医院工作人员或物品。②因各种诊疗活动，如侵袭性诊治器械和设备、血液及血制品、药品及药液而引起的传播，如呼吸机相关性肺炎、输血后发生的病毒性肝炎、静脉高营养液污染后引起的菌血症。③因医院水源或食物被病原微生物污染而引起的传播，如脊髓灰质炎、霍乱、狂犬病。病原体通过饮水源、食物进行传播时常可导致医院感染暴发。

2. 空气传播（airborne transmission）　指带有病原微生物的微粒子（≤5μm）通过空气流动导致的疾病传播。如含出血热病毒的啮齿类动物、家禽通过排泄物污染尘埃后形成气溶胶颗粒传播流行性出血热。

3. 飞沫传播（droplet transmission）　指带有病原微生物的飞沫核（>5μm）在空气中短距离（通常1m内）移动到易感人群的口、鼻黏膜或眼结膜等导致的传播。患者伤口脓液、排泄物、皮肤鳞屑等传染性物质，患者咳嗽、喷嚏、说话的飞沫，医务人员进行某些诊疗操作时产生的液体微粒，由于在空气中悬浮时间不长即降落于地面或物体表面，只能近距离地传播给周围的密切接触者。常见的主要通过飞沫传播的疾病有：开放性肺结核、猩红热、百日咳、白喉、麻疹、严重急性呼吸综合征（SARS）、流行性脑脊髓膜炎、肺鼠疫等。

4. 其他途径　如通过动物携带病原微生物而引起的生物媒介传播。病原体在动物中感染、繁殖并传播，通过接触、叮咬、刺蜇、注毒、食入等方式使易感宿主致病。如鼠疫杆菌可通过鼠蚤叮咬致人感染而发生鼠疫，其次还可由于宰杀感染动物后经由破损伤口直接侵入，或吸入含菌气溶胶导致感染。

（三）易感人群

易感人群（susceptible hosts）指对某种疾病或传染病缺乏免疫力的人群。医院是易感人群相对集中的地方，易发生感染且感染容易流行。

病原体传播到易感人群后是否引起感染主要取决于病原体的毒力和机体的易感性。病原体的毒力取决于其种类和数量；而机体的易感性取决于病原体的定植部位和个体的防御功能。医院感染常见的易感人群主要有：①婴幼儿及老年人；②机体免疫功能严重受损者；③接受各种免疫抑制剂治疗者；④不合理使用抗生素者；⑤接受各种侵入性诊疗操作者；⑥营养不良者；⑦手术时间长或住院时间长者；⑧精神状态差，缺乏主观能动性者。

四、医院感染的预防与控制

为保障医疗安全、提高医疗质量，各级各类医疗机构应建立医院感染管理责任制。医院感染的预防与控制属于一项系统工程，需要统一协调管理，领导重视是做好医院感染管理工作的前提，各职能部门的配合支持关系到医院感染控制系统能否正常运转，专职人员的水平决定着医院感染管理工作的成效。

（一）建立医院感染管理体系，加强监控

医院感染管理机构应有独立完整的体系，加强医院感染的监测管理。住院床位总数在100张以上的医院通常设置三级管理组织，即医院感染管理委员会、医院感染管理科、各科室医院感染管理小组；住院床位总数在100张以下的医院应当指定分管医院感染管理工作的部门，其他医疗机构应当有医院感染管理专（兼）职人员；每200~250张实际使用病床配备1名医院感染专职人员。

1. 医院感染管理委员会　是医院感染管理的最高组织机构和决策机构。负责制订本医疗机构医院感染管理计划及医院感染防控总体方案，并对医院感染管理工作进行监督和评价。其成员由医院感染管理部门、医务部（或医务科）、护理部、临床科室、消毒供应室、手术室、临床检验部门、药事管理部门、设备管理部门、后勤管理部门及其他有关部门的主要负责人组成，主任委员由医院院长或者主管医疗工作的副院长担任。

2. 医院感染管理科　是负责管理和专业技术指导双重职责的职能科室。在医院领导和医院感染管理委员会的领导下行使管理和监督职能,根据相关规定配备专(兼)职人员来具体负责医院感染的预防与控制,进行医院感染的专业技术指导。

3. 各科室医院感染管理小组　是医院感染预防与控制的具体实践者。科室医院感染管理小组成员主要包括医生和护理人员,通常由科主任或主管副主任、护士长、医生组长、护理组长组成,分工明确,负责所在科室的感染预防与控制方面的管理和业务工作。

（二）健全各项规章制度,依法管理医院感染

依照国家卫生行政部门颁发的法律法规、规范及标准来健全医院感染各项管理制度,建立和完善医院感染监测网络,建立健全医院感染暴发应急处置预案,做好医院感染的预防、日常管理和处理。

发现医院感染病例或疑似病例,及时进行病原学检查及药敏试验,查找感染源、感染途径,控制蔓延,积极治疗患者,隔离其他患者,并及时准确地上报,协助调查。发现法定传染病,按《中华人民共和国传染病防治法》中有关规定报告。与医院感染管理有关的主要法律法规、标准规范见附3-1。

（三）落实医院感染管理措施并开展持续质量改进,切断感染链

依据预防和控制医院感染的法律法规、行业标准和操作规范,结合具体的工作过程,落实医院感染管理措施,制订相应的标准操作规程,开展医院感染管理措施的持续质量改进,不断明确易感因素、易感环节、易感染部位,采取有效的干预措施,切实做到控制感染源、切断传播途径、保护易感人群。

具体措施主要包括:医院环境布局合理,二级以上医院必须建立规范合格的感染性疾病科;加强重点部门,如ICU、手术室、母婴同室病房、消毒供应室、导管室、门诊和急诊等的消毒隔离;做好清洁、消毒、灭菌及其效果监测;加强抗菌药物临床使用和耐药菌监测管理;加强一次性医疗用品的监测管理;开展无菌技术、手卫生、隔离技术的监督和监测;加强重点环节的监测,如各种内镜、牙钻、接触血及血制品的医疗器械、医院污水、医疗废物的处理等;严格探视与陪护制度、对易感人群实施保护性隔离,加强主要感染部位,如呼吸道、手术切口等的感染管理。

（四）加强医院感染教育,督促各级人员自觉预防与控制医院感染

重视医院感染管理学科的建设,建立医院感染专业人才培养制度。医院感染专业人员应当具备医院感染预防与控制工作的专业知识和技能,并能够承担医院感染管理和业务技术工作。

卫生行政部门应当建立医院感染专业人员岗位规范化培训和考核制度,加强继续教育,及时引入医院感染管理新理念,提高医院感染专业人员的业务技术水平;医疗机构应当根据工作人员的岗位特点和要求制订针对性的培训计划,加强医院感染管理相关法律法规、行业标准、操作规范、知识和技能的培训指导。同时,还应加强患者以及探陪人员的医院感染教育。

知 识 拓 展

医院感染管理新理念

1. **医院感染定义的内涵扩展**　医院感染包含了一切与医院或医疗活动相关的感染,不仅包括医院内获得的感染,也包括社区诊疗活动中的感染。医院感染除了对住院患者及医务人员实行全过程的监督,还需要联合社区医疗体系,预防感染播散。

2. **感染控制的"零宽容"**　对待每一例医院感染都要当它永远都不该发生那样去追根溯源。"零宽容"是一个目标、方向、承诺、态度和文化。

3. **更加重视手卫生**　手卫生是预防和控制医院感染最有效的措施之一,被全球各医疗机构积极推行。需要持续加强所有人员手卫生的时机、依从性和正确性。

Note:

4.关注医院感染管理带来的经济效益　医院感染预防与控制是一项高收益的医院管理工作,能为患者、医院和国家创造经济效益和社会效益。需要医院各级人员对医院感染防控的真正重视,将预防医院感染转变为自觉行动。

5.医院感染管理需要多学科协作　医院感染的预防与控制需要打通学科壁垒,加强多部门、多学科有效协作,以质量控制指标持续监测与反馈为指引,促进医院感染管理持续质量改进和提升。

（丁亚萍）

第二节　清洁、消毒、灭菌

导入情景与思考

患者曲某,女,48 岁,因"急性腹痛 5 小时,伴恶心呕吐"急诊入住某医院普外科病房。完善相关术前检查后,患者全麻下行"十二指肠穿孔修补术",手术器械和敷料采用预排气式快速压力蒸汽灭菌。术后患者安返病室,去枕平卧、吸氧,遵医嘱给予静脉输液。术后 6 小时,患者因尝试下床排尿,输液针头不慎滑脱,床单被污染。

请思考:

1.手术器械和敷料采用预排气式快速压力蒸汽灭菌,其注意事项有哪些?

2.从空气消毒的角度分析,该患者的手术室环境和住院病室属于医院环境的哪一类?如何进行相应的环境空气清洁和消毒?

3.按医院用品的危险性分类,患者使用的手术器械、吸氧管、静脉输注液体、床单各属于哪一类?

4.患者不慎污染的床单属于哪一类医用织物?首选的清洗方法是什么?

清洁、消毒、灭菌是预防与控制医院感染的关键措施之一。医院要落实预防与控制医院感染的管理制度及具体举措,加强日常的清洁、消毒及灭菌,实施标准预防,以维护患者和医务人员的安全。

一、基本概念

（一）清洁相关基本概念

清洁(cleaning):指去除物体表面有机物、无机物和可见污染物的过程。适用于各类物体表面,也是物品消毒、灭菌前的必要步骤。

清洗(washing):指去除耐湿的诊疗器械、器具和物品上污物的全过程,分为手工清洗和机械清洗,流程包括冲洗、洗涤、漂洗和终末漂洗。

冲洗:指用流动水去除器械、器具和物品表面污物的过程。

洗涤:指使用含有化学清洗剂的清洗用水,去除器械、器具和物品污染物的过程。

漂洗:指用流动水冲洗洗涤后器械、器具和物品上残留物的过程。

终末漂洗:指用经纯化的水对漂洗后的器械、器具和物品进行最终的处理过程。

（二）消毒相关基本概念

消毒(disinfection):指清除或杀灭传播媒介上病原微生物,使其达到无害化的处理。能杀灭传播媒介上的微生物并达到消毒要求的制剂称为消毒剂(disinfectant)。根据有无明确感染源,分为预防性消毒和疫源地消毒。

预防性消毒(preventive disinfection):指在没有明确感染源存在时,对可能受到病原微生物污染的场所和物品进行的消毒。

疫源地消毒（disinfection for infectious focus）：指对疫源地内污染的环境和物品的消毒，包括随时消毒和终末消毒。

随时消毒（concurrent disinfection）：指疫源地内有感染源存在时进行的消毒，目的是及时杀灭或去除感染源所排出的病原微生物。

终末消毒（terminal disinfection）：指感染源离开疫源地后进行的彻底消毒。

（三）灭菌相关基本概念

灭菌（sterilization）：指杀灭或清除医疗器械、器具和物品上一切微生物的处理，并达到灭菌保证水平的方法。

灭菌保证水平（sterility assurance level，SAL）：指灭菌处理后单位产品上存在活微生物的概率，通常表示为 10^{-6}，即经灭菌处理后在一百万件物品中最多只允许一件物品存在活微生物。

二、消毒灭菌的方法

常用的消毒灭菌方法有两大类：物理消毒灭菌法和化学消毒灭菌法。物理消毒灭菌法（physical methods of disinfection and sterilization）是利用物理因素如热力、辐射、过滤等清除或杀灭病原微生物的方法；化学消毒灭菌法（chemical methods of disinfection and sterilization）是采用各种化学消毒剂来清除或杀灭病原微生物的方法。

（一）物理消毒灭菌法

1. 热力消毒灭菌法　主要利用热力使微生物的蛋白质凝固变性、酶失活、细胞膜和细胞壁发生改变而导致其死亡，达到消毒灭菌的目的。热力消毒灭菌法是效果可靠、使用最广泛的方法，分干热法和湿热法两类。干热法由空气导热，传热较慢；湿热法由空气和水蒸气导热，传热较快，穿透力强。相对于干热法消毒灭菌，湿热法所需的时间短，温度低。

（1）干热法

1）燃烧法：是一种简单、迅速、彻底的灭菌方法。适用于：①不需保存的物品，如病理标本、尸体、废弃衣物、纸张等的处理，可在焚烧炉内焚烧或直接点燃。②微生物实验室接种环、试管口的灭菌，直接在火焰上烧灼。③急用某些金属器械（锐利刀剪禁用此法以免锋刃变钝）、搪瓷类物品，灭菌前需清洁并干燥。金属器械可在火焰上烧灼 20 秒；搪瓷类容器可倒入少量 95% 以上的乙醇，慢慢转动容器后使乙醇分布均匀，点火燃烧直至熄灭，注意不可中途添加乙醇、不得将引燃物投入消毒容器中，同时要远离易燃、易爆物品等，以确保安全。

2）干烤法：利用专用密闭烤箱进行灭菌。适用于耐热、不耐湿、蒸汽或气体不能穿透物品的灭菌，如油剂、粉剂、金属和玻璃器皿等的灭菌。干烤法灭菌所需的温度和时间应根据物品种类和烤箱的类型来确定，一般为：150℃，2.5 小时；160℃，2 小时；170℃，1 小时；180℃，0.5 小时。

干烤法有七方面注意事项。①灭菌前预处理：物品应先清洁，玻璃器皿需保持干燥。②包装合适：体积通常不超过 10cm×10cm×20cm；油剂、粉剂的厚度不超过 0.6cm；凡士林纱布条厚度不超过 1.3cm。③装载恰当：高度不超过烤箱内腔高度的 2/3，不与烤箱底部及四壁接触，物品间留有充分的空间。④温度合理：根据物品对温度的耐受力设定灭菌温度，灭菌有机物或用纸质包装的物品时温度不超过 170℃。⑤准确计时：灭菌时间从达到灭菌温度时算起，同时需打开柜体的排风装置，中途不可打开烤箱放入新的物品。⑥灭菌后卸载：待温度降到 40℃ 以下时方可开启柜门。⑦监测效果：物理监测法，是应用多点温度检测仪观察在设定时间内是否达到预置温度；化学监测法，是观察包外、包内化学指示物在灭菌周期后颜色是否改变；生物监测法，是采用枯草杆菌黑色变种芽孢菌片制成标准生物测试包对灭菌质量进行监测。

（2）湿热法

1）压力蒸汽灭菌法：是热力消毒灭菌法中效果最好的一种方法，在临床应用广泛。主要利用高压饱和蒸汽的高热所释放的潜热灭菌（潜热：当 1g 100℃水蒸气变成 1g 100℃的水时，释放出 2 255J 的热能）。适用于耐热、耐湿诊疗器械、器具和物品的灭菌，不能用于油类和粉剂的灭菌。根据排放冷空气的方式和程度不同，将压力蒸汽灭菌器分为下排气式和预排气式两大类。根据灭菌时间的长短，压力蒸汽灭菌程序分为常规和快速两种。

下排气式压力蒸汽灭菌器：利用重力置换的原理，使热蒸汽在灭菌器中从上而下将冷空气由下排气孔排出，排出的冷空气全部由饱和蒸汽取代，再利用蒸汽释放的潜热灭菌。首选用于微生物培养物、液体、药品、实验室废物和无孔物品的灭菌，不可用于管腔器械灭菌。分为手提式压力蒸汽灭菌器和卧式压力蒸汽灭菌器。灭菌程序一般包括前排气、灭菌、后排气和干燥等，灭菌器参数一般为温度 121℃，压力 102.8～122.9kPa，器械灭菌时间 20 分钟，敷料灭菌时间 30 分钟。

预排气压力蒸汽灭菌器：利用机械抽真空的原理，使灭菌柜室内形成负压，蒸汽得以迅速穿透到物品内部进行灭菌。首选用于管腔物品、多孔物品和纺织品等的灭菌。灭菌程序一般包括 3 次以上脉动排气、灭菌、后排气和干燥等，灭菌器参数一般为灭菌时间 4 分钟，温度 132℃时，压力 184.4～210.7kPa；温度 134℃时，压力 201.7～229.3kPa。

快速压力蒸汽灭菌包括下排气、正压排气和预排气压力蒸汽灭菌，不作为物品的常规灭菌程序，只在紧急情况下用于裸露物品灭菌。其灭菌参数根据灭菌器、灭菌物品性质确定（表 3-2）。

表 3-2　快速压力蒸汽灭菌（132～134℃）所需最短时间

物品种类	下排气		正压排气		预排气	
	灭菌温度 /℃	灭菌时间 / min	灭菌温度 /℃	灭菌时间 / min	灭菌温度 /℃	灭菌时间 / min
不带孔	132	3	134	3.5	132	3
带孔或（不带孔＋带孔）	132	10	134	3.5	132	4

压力蒸汽灭菌法有六方面注意事项。①安全操作：操作人员需经过专门训练，合格后方可上岗；严格遵守生产厂家的使用说明或指导手册；设备运行前每日进行安全检查并预热。②包装合适：包装前将待灭菌器械或物品清洗干净并擦干或晾干；包装材料和方法符合要求；器械包重量不宜超过 7kg，敷料包重量不宜超过 5kg；按规定封包，灭菌包外用化学指示胶带贴封，每包内放置化学指示物，灭菌包标识信息完整并具有可追溯性。③装载恰当：使用专用灭菌架或篮筐装载灭菌物品，灭菌包之间留有空隙；宜将同类材质的物品置于同一批次灭菌，如材质不同，将纺织类物品竖放于上层，金属器械类放于下层；下排气式压力蒸汽灭菌法的物品体积不超过 30cm×30cm×25cm，装载体积不得超过柜室容量的 80%；预排气压力蒸汽灭菌的物品体积不超过 30cm×30cm×50cm，装载不得超过 90%，但不小于柜室容量的 10%。④密切观察：灭菌时随时观察压力和温度并准确计时，加热速度不宜过快，只有当柜室的温度达到要求时开始计算灭菌时间。⑤灭菌后卸载：物品温度降至室温、压力表在"0"位时取出物品，取出的物品冷却时间 >30 分钟；每批次应检查灭菌是否合格；若灭菌不彻底或有可疑污染则不作无菌包使用；快速压力蒸汽灭菌后的物品应尽快使用，不能储存，无有效期。⑥监测效果：a. 物理监测法，每次灭菌应连续监测并记录灭菌时的温度、压力和时间等参数，记录所有临界点的时间、温度和压力值，结果应符合灭菌要求；b. 化学监测法，通过观察灭菌包包外、包内化学指示物颜色的变化判定是否达到灭菌要求；c. 生物监测法，每周一次，通常使用嗜热脂肪杆菌芽孢的菌片制成标准生物测试包或生物 PCD（灭菌过程挑战装置），或使用一次性标准生物测试包对灭菌质量进行生物监测；B-D 试验：预排气灭菌器每日开始灭菌运行前空载进行测试，监测合格方可使用。

2）煮沸消毒法：是应用最早的消毒方法之一，也是家庭常用的消毒方法。在 1 个标准大气压下，水的沸点是 100℃，煮沸 5～10 分钟可杀灭细菌繁殖体，煮沸 15 分钟可杀灭多数细菌芽孢，某些热抗力极强的细菌芽孢需煮沸更长时间。煮沸消毒法简单、方便、经济、实用，适用于金属、搪瓷、玻璃和餐饮具或其他耐湿、耐热物品的消毒，一般不用于灭菌。方法：物品刷洗干净后全部浸没在水中

≥3cm，加热煮沸后维持≥15 分钟。消毒时间从水沸后算起。

煮沸消毒法有五方面注意事项。①消毒前总要求：使用软水；物品需保持清洁；大小相同的容器不能重叠；器械轴节或容器盖子应打开；空腔导管腔内预先灌满水；放入总物品不超过容量的 3/4。②根据物品性质决定放入水中的时间：如玻璃器皿、金属及搪瓷类物品通常冷水放入；橡胶制品用纱布包好，水沸后放入；如中途加入物品，则在第二次水沸后重新计时。③水的沸点受气压影响，一般海拔每增高 300m，消毒时间需延长 2 分钟。④为增强杀菌作用、去污防锈，可将碳酸氢钠加入水中，配成 1%～2% 的浓度，沸点可达到 105℃。⑤消毒后应将物品及时取出置于无菌容器内，及时应用，4 小时内未用需要重煮消毒。

3）其他：除压力蒸汽灭菌法和煮沸消毒法外，湿热消毒还可选择低温蒸汽消毒法和流动蒸汽消毒法。低温蒸汽消毒法是用较低温度杀灭物品中的病原菌或特定微生物，可用于不耐高热的物品，如内镜、塑料制品等的消毒，将蒸汽温度控制在 73～80℃，持续 10～15 分钟进行消毒；用于乳类、酒类消毒时又称巴氏消毒法，将液体加热到 61.1～62.8℃、保持 30 分钟或加热到 71.7℃、保持 15～16 秒。流动蒸汽消毒法是在常压下用 100℃的水蒸气消毒，相对湿度 80%～100%，15～30 分钟即可杀灭细菌繁殖体，适用于医疗器械、器具和物品手工清洗后的初步消毒，餐饮具和部分卫生用品等耐热、耐湿物品的消毒。

2. 辐射消毒法　主要利用紫外线或臭氧的杀菌作用，使菌体蛋白质光解、变性而致细菌死亡。

（1）日光暴晒法：利用日光的热、干燥和紫外线作用达到消毒效果。常用于床垫、被服、书籍等物品的消毒。将物品放在直射阳光下暴晒 6 小时，并定时翻动，使物品各面均能受到日光照射。

（2）紫外线消毒法：紫外线属于波长在 100～400nm 的电磁波，消毒使用的 C 波紫外线波长为 200～280nm，其中杀菌作用最强为 253.7nm。紫外线可杀灭多种微生物，包括杆菌、病毒、真菌、细菌繁殖体、芽孢等。其主要杀菌机制为：①作用于微生物的 DNA，使菌体 DNA 失去转换能力而死亡；②破坏菌体蛋白质中的氨基酸，使菌体蛋白光解变性；③降低菌体内氧化酶的活性；④使空气中的氧电离产生具有极强杀菌作用的臭氧。

紫外线主要适用于空气、物品表面和各种水体的消毒，目前常用消毒器械为紫外线灯和紫外线消毒器。

紫外线消毒方法：①用于空气消毒，首选紫外线空气消毒器，不仅消毒效果可靠，而且可在室内有人时使用；也可用室内悬吊式或移动式紫外灯照射，安装时紫外线消毒灯（30W 紫外线灯，在 1.0m 处的强度>70μW/cm²）应≥1.5W/m³，照射时间≥30 分钟。②用于物品表面消毒，首选紫外线物表消毒器，可以近距离移动照射；小件物品可放入紫外线消毒箱内照射；也可采取紫外灯悬吊照射，有效距离为 25～60cm，物品摊开或挂起，使其充分暴露以受到直接照射，消毒时间为 20～30 分钟。③用于水体消毒，根据待消毒处理水的水质、水量、水温选择相应规格的紫外线水消毒器。紫外线消毒器严禁在易燃、易爆的场所使用；进行消毒操作时应戴防护镜，必要时穿防护服，避免直接照射人体皮肤、黏膜和眼睛；日常定期维护、保养，记录使用时间，及时更换紫外线灯管；如需维修交由专业人员进行。

紫外线消毒法有五方面注意事项。①保持灯管清洁：一般每周 1 次用 70%～80% 乙醇布巾擦拭，如发现灰尘、污垢，应随时擦拭。②消毒环境合适：清洁干燥，电源电压为 220V，适宜温度为 20～40℃、相对湿度为 40%～60%。③正确计算并记录消毒时间：紫外线的消毒时间须从灯亮 5～7 分钟后开始计时，若使用时间超过 1 000 小时，需更换灯管。④加强防护：紫外线对人的眼睛和皮肤有刺激作用，照射时人应离开房间，照射完毕应开窗通风。⑤定期监测：至少每年标定 1 次灯管照射强度，普通 30W 直管型新灯辐照强度应≥90μW/cm²，使用中辐照强度应≥70μW/cm²；30W 高强度紫外线新灯的辐照强度应≥180μW/cm²。主要应用物理、化学、生物监测法：物理监测法是开启紫外线灯 5 分钟后，将紫外线辐照计置于所测紫外线灯下正中垂直 1m 处，仪表稳定后所示结果即为该灯管的辐照强度值；化学监测法是开启紫外线灯 5 分钟后，将紫外线灯强度辐射指示卡置于紫外线灯下正中垂直 1m 处，照射 1 分钟后，判断辐射强度；生物监测法一般每月一次，主要通过对空气、物品表面的采样,检测细菌菌落数以判断其消毒效果。

（3）臭氧消毒法:臭氧在常温下为强氧化性气体,是一种广谱杀菌剂,可杀灭细菌繁殖体、病毒、芽孢、真菌,并可破坏肉毒杆菌毒素,适用于空气、水(生活饮用水、医疗机构非注射诊疗用水、医院污水以及公共场所的水)、餐饮具、食品加工管道、医疗器械、医疗用品和物品表面的消毒。臭氧消毒器臭氧浓度应≥100mg/L。

臭氧消毒法有五方面注意事项:①根据待消毒处理物品种类,按相关标准选择相应规格的臭氧消毒器,按说明书要求安装和使用。②有人条件下,周围环境中臭氧泄漏量≤0.1mg/m³。③空气消毒要在封闭空间内,室内无人条件下进行,一般臭氧浓度 5～30mg/m³,相对湿度≥70%,时间 30～120分钟;空气消毒后开窗通风≥30 分钟,人员方可进入室内。④温湿度、有机物、pH、水的浑浊度、水的色度等多种因素可影响臭氧的杀菌作用。⑤臭氧具有强氧化性,可损坏多种物品,且浓度越高对物品损坏越重。

3. 电离辐射灭菌法 利用放射性同位素 ^{60}Co 发射高能射线或电子加速器产生的 β 射线进行辐射灭菌,电离辐射作用可分为直接作用和间接作用。直接作用指射线的能量直接破坏微生物的核酸、蛋白质和酶等;间接作用指射线的能量先作用于水分子,使其电离,电离后产生的自由基再作用于核酸、蛋白质、酶等物质。

电离辐射灭菌法适用于不耐热的物品,如一次性医用塑料制品、食品、药品和生物制品等在常温下的灭菌,故又称冷灭菌。

电离辐射灭菌法有三方面注意事项:①应用机械传送物品,以防放射线对人体造成伤害;②为增强 γ 射线的杀菌作用,灭菌应在有氧环境下进行;③湿度越高,杀菌效果越好。

4. 微波消毒法 微波是一种频率高、波长短、穿透力强的电磁波,一般使用的频率是 2 450MHz。在电磁波的高频交流电场中,物品中的极性分子发生极化进行高速运动,并频繁改变方向,互相摩擦,使温度迅速上升,达到消毒作用。

微波可以杀灭包括芽孢在内的所有微生物,常用于餐饮具的消毒。

微波消毒法有四方面注意事项:①微波对人体有一定的伤害,应避免小剂量长期接触或大剂量照射。②盛放物品时不用金属容器;物品高度不超过柜室高度的 2/3,宽度不超过转盘周边,不接触装置四壁。③微波的热效应需要有一定的水分,待消毒的物品应浸入水中或用湿布包裹。④被消毒的物品应为小件或不太厚。

5. 机械除菌法 指用机械的方法,如冲洗、刷、擦、扫、抹、铲除或过滤等以除掉物品表面、水中、空气中及人畜体表的有害微生物,减少微生物数量和引起感染的机会。常用层流通风和过滤除菌法。层流通风主要使室外空气通过孔隙小于 0.2μm 的高效过滤器以垂直或水平两种气流呈流线状流入室内,再以等速流过房间后流出。过滤除菌是将待消毒的介质,通过规定孔径的过滤材料,去除气体或液体中的微生物,但不能将微生物杀灭。

（二）化学消毒灭菌法

凡不适用于物理消毒灭菌的物品,都可以选用化学消毒灭菌法,如对患者的皮肤、黏膜、排泄物及周围环境、光学仪器、金属锐器以及某些塑料制品的消毒。化学消毒灭菌法能使微生物的蛋白凝固变性、酶蛋白失去活性或能抑制微生物的代谢、生长和繁殖。能杀灭传播媒介上的微生物使其达到消毒或灭菌要求的化学制剂称为化学消毒剂。

1. 理想化学消毒剂的特点 杀菌谱广;有效浓度低;性质稳定;作用速度快;作用时间长;易溶于水;可在低温下使用;不易受有机物、酸、碱及其他物理、化学因素的影响;无刺激性和腐蚀性;不引起过敏反应;无色、无味、无臭、毒性低且使用后易于去除残留药物;不易燃烧和爆炸;用法简便、价格低廉、便于运输等。

2. 化学消毒剂的种类 按杀灭微生物能力可分为以下四类:

（1）灭菌剂(sterilant):能杀灭一切微生物(包括细菌芽孢),并达到灭菌要求的化学制剂,如戊二醛、环氧乙烷等。

（2）高效消毒剂（high-efficacy disinfectant）：能杀灭一切细菌繁殖体（包括分枝杆菌）、病毒、真菌及其孢子等，对细菌芽孢也有一定杀灭作用的化学制剂。如过氧乙酸、过氧化氢、部分含氯消毒剂等。

（3）中效消毒剂（intermediate-efficacy disinfectant）：能杀灭分枝杆菌、真菌、病毒及细菌繁殖体等微生物的化学制剂。如醇类、碘类、部分含氯消毒剂等。

（4）低效消毒剂（low-efficacy disinfectant）：能杀灭细菌繁殖体和亲脂病毒的化学制剂。如酚类、胍类、季铵盐类消毒剂等。

此外，化学消毒剂按有效成分可分为醛类消毒剂、醇类消毒剂、含氯消毒剂、含碘消毒剂、含溴消毒剂、过氧化物类消毒剂、胍类消毒剂、季铵盐类消毒剂等；按用途可分为物体表面消毒剂、医疗器械消毒剂、空气消毒剂、手消毒剂、皮肤消毒剂、黏膜消毒剂、疫源地消毒剂等。

3. 化学消毒剂的使用原则

（1）合理使用，能不用时则不用，必须用时尽量少用。

（2）根据物品的性能和各种微生物的特性选择合适的消毒剂。

（3）严格掌握消毒剂的有效浓度、消毒时间及使用方法。

（4）消毒剂应定期更换，易挥发的要加盖，并定期检测，调整浓度。

（5）待消毒的物品必须先清洗、擦干。

（6）消毒剂中不能放置纱布、棉花等物，以防降低消毒效力。

（7）消毒后的物品在使用前须用无菌水冲净，以避免消毒剂刺激人体组织。

（8）熟悉消毒剂的毒副作用，做好个体防护。

4. 化学消毒剂的主要使用方法

（1）浸泡法（immersion）：将被消毒的物品清洗、擦干后浸没在规定浓度的消毒液内一定时间的消毒方法。浸泡前要打开物品的轴节或套盖，管腔内要灌满消毒液。浸泡法适用于大多数物品。

（2）擦拭法（rubbing）：蘸取规定浓度的化学消毒剂擦拭物品的表面或皮肤、黏膜的消毒方法。一般选用易溶于水、穿透力强、无显著刺激性的消毒剂。

（3）喷雾法（nebulization）：在规定时间内将一定浓度的化学消毒剂均匀喷洒于空间或物品表面进行消毒的方法。常用于地面、墙壁、空气、物品表面的消毒。

（4）熏蒸法（fumigation）：在密闭空间内将一定浓度的消毒剂加热或加入氧化剂，使其产生气体在规定的时间内进行消毒灭菌的方法。如手术室、换药室、病室的空气消毒以及精密贵重仪器、不能蒸煮、浸泡物品的消毒。

5. 常用的化学消毒剂　临床常用的化学消毒剂见表3-3。

表3-3　常用化学消毒剂

消毒剂名称	消毒效力	性质与作用原理	适用范围及使用方法	注意事项
戊二醛（glutaraldehyde）	灭菌	无色透明液体、有醛刺激性气味 通过醛基的烷基化直接或间接与微生物的蛋白质及酶的氨基结合，引起一系列反应导致微生物灭活	①适用：医疗器械的浸泡消毒与灭菌，内镜清洗消毒和手工内镜消毒 ②采用浸泡法，使用前加入增效剂、pH调节剂和防锈剂，使溶液的pH调节至7.5～8.5，浓度为2%～2.5% ③医疗器械：消毒时间60min，灭菌时间10h	①室温下密闭、避光保存于阴凉、干燥、通风处；盛装消毒剂的容器应洁净、加盖，使用前经消毒处理 ②不能用于注射针头、手术缝线及棉线类物品的消毒或灭菌；不适用于室内物体表面的擦拭或喷雾消毒、室内空气消毒、手和皮肤黏膜消毒

续表

消毒剂名称	消毒效力	性质与作用原理	适用范围及使用方法	注意事项
戊二醛（glutaraldehyde）			④内镜消毒：支气管镜浸泡时间≥20min；其他内镜消毒≥10min；结核分枝杆菌、其他分枝杆菌等特殊感染患者使用的内镜浸泡≥45min；灭菌≥10h	③加强日常监测，配制好的消毒液最多可连续使用14d，使用中的戊二醛含量应≥1.8% ④注意个人防护，戴防护口罩、防护手套、防护眼镜；对醛过敏者禁用 ⑤消毒或灭菌后以无菌方式取出，用无菌水冲净，再用无菌纱布擦干
甲醛（formaldehyde）	灭菌	无色透明液体，刺激性强 能使菌体蛋白变性，酶活性消失	①适用：不耐热、不耐湿的诊疗器械、器具和物品的灭菌，如电子仪器、光学仪器、管腔器械、金属器械、玻璃器皿、合成材料物品 ②应用低温甲醛蒸汽灭菌器进行灭菌，根据使用要求装载适量2%复方甲醛溶液或福尔马林（35%～40%甲醛溶液）。灭菌参数：温度55～80℃，相对湿度80%～90%，时间30～60min ③邻苯二甲醛进行软式内镜清洗消毒时，浓度0.5%～0.6%，时间≥5min	①灭菌箱需密闭，使用专用灭菌溶液，不可采用自然挥发或熏蒸法 ②操作者按规定持证上岗，对醛过敏者禁用 ③对人体有一定毒性和刺激性，运行时周围环境中甲醛浓度<0.5mg/m³ ④灭菌物品摊开放置，消毒后应去除残留甲醛气体，需设置专用排气系统
环氧乙烷（ethylene oxide）	灭菌	低温为无色液态，有芳香醚味，超过10.8℃变为气态，易燃、易爆；不损害消毒的物品且穿透力强；与菌体蛋白结合，使酶代谢受阻而杀灭微生物	①适用：不耐热、不耐湿的诊疗器械、器具和物品的灭菌，如电子仪器、光学仪器、纸质、化纤、塑料、陶瓷、金属等制品 ②按照操作说明或指导手册，根据物品种类、包装、装载量与方式等确定灭菌参数。灭菌时使用100%纯环氧乙烷或环氧乙烷和二氧化碳混合气体；小型环氧乙烷灭菌器灭菌参数：药物浓度450～1 200mg/L，温度37～63℃，相对湿度40%～80%，作用时间1～6h	①存放于阴凉通风处，远离火源、静电处，无转动的马达处；储存温度低于40℃，相对湿度60%～80% ②应有专门的排气管道，每年监测工作环境中的环氧乙烷浓度，工作人员要严格遵守操作程序并做好防护、培训 ③物品灭菌前需彻底清洗干净，由于环氧乙烷难以杀灭无机盐中的微生物，所以不可用生理盐水清洗；物品不宜太厚，装载量不超过柜内总体积的80% ④不可用于食品、液体、油脂类和粉剂等灭菌 ⑤每次灭菌应进行效果监测及评价
过氧化物类（peroxide disinfectants）过氧乙酸	灭菌高效	无色或浅黄色透明液体，有刺激性气味，能产生新生态氧，主要通过氧化作用等使细菌死亡	①适用：普通物体表面消毒、食品用工具和设备、空气消毒、耐腐蚀医疗器械消毒、传染病疫源地消毒 ②常用浸泡法、擦拭法、喷洒法或冲洗法 物体表面：清洁条件下500～1 000mg/L，污染条件下1 000～2 000mg/L，作用15～30min 空气：0.2%溶液，气溶胶喷雾60min或15%溶液（7ml/m³）加热熏蒸，相对湿度60%～80%，室温下2h 耐腐蚀物品：0.5%溶液，冲洗10min 食品用工具、设备：0.05%溶液，作用10min 软式内镜：0.2%～0.35%，消毒≥5min；灭菌≥10min	①稳定性差，易燃易爆，应密闭贮存于通风阴凉避光处，防高温，远离还原剂和金属粉末 ②定期检测其浓度，如原液低于12%禁止使用 ③现配现用，配制时避免与碱或有机物相混合，使用时限≤24h ④加强个人防护，空气熏蒸消毒时室内不应有人，消毒后及时通风换气 ⑤对金属和织物有很强的腐蚀和漂白作用，浸泡消毒后及时无菌水冲洗干净

续表

消毒剂名称	消毒效力	性质与作用原理	适用范围及使用方法	注意事项
过氧化氢		过氧化氢等离子体：过氧化氢气体分子在低温、真空状态的高频电场作用下发生电离反应，形成包括正电氢离子和自由电子（氢氧电子和二氧化氢电子）等的低密度电离气体云，即等离子体，具有很强的杀菌作用	①适用：普通物体表面消毒、食品用工具和设备消毒、空气消毒、皮肤伤口冲洗消毒、黏膜消毒、耐腐蚀医疗器械消毒、传染病疫源地消毒 ②常用浸泡法、擦拭法、喷洒法或冲洗法、气体法 物体表面：常用 3%～4% 溶液，作用 30min 皮肤伤口部位：使用 1%～3% 直接冲洗，作用 3～5min 疫源地：根据消毒对象以及污染物性质确定使用方法和剂量 ③过氧化氢气体等离子体低温灭菌法：适用于不耐高温、不耐湿的医疗器械、器具和物品的灭菌。使用时灭菌腔壁温度 45～60℃，过氧化氢浓度为 53%～60%，灭菌周期 28～75min，使用中有效期不小于 10d	①稳定性差，易燃易爆，应密闭贮存于通风、阴凉、避光处，防高温，远离还原剂和金属粉末 ②过氧化氢气体等离子体灭菌注意： 不适用的对象：不完全干燥的物品；液体或粉末；吸收液体的物品或材料；含纤维素或木质纸浆的物品；一头闭塞的内腔；一次性使用物品；植入物；不能承受真空的器械；有内部部件难以清洁的器械 灭菌器使用：装载之前，所有物品均需有效、正确地清洗和干燥处理，并使用专用包装袋或医用无纺布进行包装；灭菌包不叠放，不接触灭菌腔内壁；做好个人防护，以防灼伤皮肤 灭菌效果监测：物理监测法、化学监测法、生物监测法
含溴消毒剂（disinfectant containing bromine）（二溴海因溴氯海因）	高效	白色或淡黄色结晶，溶于水后，能水解生成次溴酸，使菌体蛋白变性	①适用：游泳池水、污水、普通物体表面和疫源地消毒 ②常用喷洒、擦拭、浸泡、冲洗、直接投加等消毒方法 游泳池水消毒常用浓度为 1.2～1.5mg/L；污水消毒用 1 000～1 500mg/L，90～100min；一般物体表面消毒用浓度 400～500mg/L，时间 10～20min	①密闭贮存于、干燥、耐酸容器内置于阴凉处，远离易燃物及火源，禁止与酸或碱、易氧化的有机物和还原物共同运输、贮存 ②不适用于手、皮肤黏膜和空气的消毒 ③对有色织物有漂白作用；对金属制品有腐蚀作用，消毒时应加入防锈剂亚硝酸钠 ④外用品，刺激性强，使用时需佩戴防护用品，避免与人体直接接触
含氯消毒剂（disinfectants with chlorine）（常用液氯、次氯酸钙、次氯酸钠、二氧化氯、酸性氧化电位水等）	高、中效	在水溶液中释放有效氯，产生次氯酸，有强烈的刺激性气味通过氧化、氯化作用破坏细菌酶的活性使菌体蛋白凝固变性	①二氧化氯：适用于水、普通物体表面、医疗器械及空气的消毒。水采用直接投加方式消毒；医疗器械采用浸泡方式消毒；空气采用喷雾、汽化或熏蒸方式消毒 消毒液浓度根据被污染微生物的种类决定：细菌繁殖体污染，浓度为 100～250mg/L；乙肝病毒、结核杆菌污染，浓度为 500mg/L；细菌芽孢污染，浓度为 1 000mg/L；空气消毒时，500mg/L 溶液按 20～30mg/m³，作用 30～60min ②酸性氧化电位水：适用于灭菌前手工清洗手术器械，内镜消毒，手、皮肤和黏膜消毒，餐饮具、瓜果蔬菜消毒，一般物体表面、洁具、环境、织物的消毒。有效氯含量（60±10）mg/L，一般使用流动浸泡法，消毒时间：手消毒 1～3min；皮肤、黏膜消毒 3～5min；餐饮具消毒 10min；瓜果蔬菜消毒 3～5min；物品表面消毒浸泡 3～5min 或擦洗 5min；软式内镜采用流动浸泡消毒，时间 3～5min	①密闭保存在阴凉、干燥、通风处，粉剂需防潮 ②配制的溶液性质不稳定，应现配现用，有效期≤24h ③有腐蚀及漂白作用，不宜用于金属制品、有色织物及油漆家具的消毒 ④消毒时如存在大量有机物，应延长作用时间或提高消毒液浓度 ⑤消毒后的物品应及时用清水冲净 ⑥配制好的酸性氧化电位水于室温下储存不超过 3d，每次使用前应在出口处检测 pH 和有效氯浓度；使用完毕排放后需再排放少量碱性还原电位水或自来水以减少对排水管路的腐蚀；消毒后用纯化水或无菌水冲洗 30s

消毒剂名称	消毒效力	性质与作用原理	适用范围及使用方法	注意事项
含氯消毒剂（disinfectants with chlorine）（常用液氯、次氯酸钙、次氯酸钠、二氧化氯、酸性氧化电位水等）			③一般含氯消毒剂适用于医疗卫生机构、公共场所和家庭的一般物体表面、医疗废物、食具、织物、果蔬和水等的消毒，也适用于疫源地各种污染物的处理；次氯酸消毒剂除上述用途，可以用于室内空气、二次供水设备表面、手、皮肤和黏膜的消毒。对细菌繁殖体污染的物品，用含有效氯 500mg/L 的消毒液浸泡或擦拭 10min 以上；被乙肝病毒、结核分枝杆菌、细菌芽孢污染的物品用含有效氯 2 000～5 000mg/L 的消毒液浸泡擦拭或喷洒 30min 以上；按有效氯 10 000mg/L 的干粉加入排泄物中，略加搅拌后，作用>2h；按有效氯 50mg/L 加入医院污水中搅拌均匀，作用 2h 后排放	
醇类（alcohol-based disinfectant）（乙醇、异丙醇、正丙醇或两种成分的复方制剂）	中效	无色、澄清、透明液体，具有乙醇固有的刺激性气味。能破坏细菌细胞膜的通透性屏障，使细胞质凝固丧失代谢功能，达到消毒功效	①常用含量不低于体积比 60% 的溶液，有效成分含量的 ±10% 符合标识量；适用于手、皮肤、物体表面及医疗器械的消毒②常用擦拭法、浸泡法或冲洗卫生手消毒：2ml 左右消毒剂，擦拭或揉搓至干燥或 1min外科手消毒：擦拭或揉搓至干燥，≥2min皮肤消毒：擦拭，作用 1～3min；注射部位皮肤消毒≤1min普通物体表面消毒：擦拭，作用 3min医疗器械消毒：擦拭或浸泡，作用 3min	①易燃，密封保存于阴凉、干燥、通风、避光、避火处，定期测定，用后盖紧②不宜用于空气消毒；不宜用于脂溶性物体表面的消毒③原液使用，不宜稀释④外用产品，不得口服⑤对醇制剂过敏者慎用
含碘消毒剂（iodine disinfectants）（碘伏、复合含碘消毒剂）	中效	碘伏是碘、聚氧乙烯脂肪醇醚、烷基酚聚氧乙烯醚、聚乙烯吡咯烷酮、碘化钾等组分制成的络合碘消毒剂，能迅速而持久地释放有效碘，使细菌体等蛋白质氧化而失活，从而达到连续杀菌的目的。复合含碘消毒剂是以有效碘和氯己定类、季铵盐类、乙醇为主要杀菌成分的复合消毒剂	①适用：外科手及皮肤消毒；手术切口部位、注射及穿刺部位皮肤以及新生儿脐带部位皮肤消毒；黏膜冲洗消毒；卫生手消毒②常用擦拭法、冲洗法手及皮肤消毒：消毒液浓度 2～10g/L外科手消毒：擦拭或刷洗，作用 3～5min手部皮肤消毒：擦拭 2～3 遍，作用≥2min注射部位皮肤消毒：擦拭 2 遍，时间遵循产品说明口腔黏膜及创面消毒：1 000～2 000mg/L 擦拭，作用 3～5min阴道黏膜及创面消毒：500～1 000mg/L，作用≤5min	①避光密闭保存于阴凉、干燥、通风处②外用消毒液，禁止口服③皮肤消毒后无需乙醇脱碘④对二价金属制品有腐蚀性，不做相应金属制品的消毒⑤对碘过敏者慎用

续表

消毒剂名称	消毒效力	性质与作用原理	适用范围及使用方法	注意事项
碘酊	中效	棕红色澄清液，碘和碘化钾的乙醇溶液	①适用：手术部位、注射和穿刺部位皮肤以及新生儿脐带部位皮肤消毒 ②使用浓度：有效碘 18～22g/L，擦拭 2 遍以上，作用 1～3min，稍干后用 70%～80% 医用乙醇擦拭脱碘	①避光密闭保存于阴凉、干燥、通风处 ②不适用于黏膜、对醇类刺激敏感部位和破损皮肤消毒 ③对二价金属制品有腐蚀性，不做相应金属制品的消毒 ④对碘过敏者、乙醇过敏者慎用
季铵盐类消毒剂（quaternary ammonium disinfectant）（氯型季铵盐消毒剂 溴型季铵盐消毒剂）	中效低效	芳香气味的无色透明液体属阳离子表面活性剂，能吸附带阴离子的细菌，破坏细胞膜，改变细胞的渗透性，使蛋白质变性	①适用：环境、一般物体表面与医疗器械表面、织物、手、皮肤与黏膜、食品加工设备与器皿的消毒 ②常用擦拭法、浸泡法、冲洗法、喷洒法、泡沫滞留法等 普通物体表面消毒：擦拭、浸泡、冲洗：200～1 000mg/L，作用 1～10min；喷雾：800～1 200mg/L，作用 5～10min 污染环境、污染物体表面消毒：擦拭、浸泡、冲洗：400～1 200mg/L，作用 5～20min；喷雾：1 000～2 000mg/L，作用 10～30min 阴道黏膜、外生殖器消毒：擦拭、灌洗、冲洗：≤2 000mg/L，作用 ≤5min 皮肤消毒：使用方法和作用时间遵循产品说明	①室温、干燥、避光保存 ②避免接触有机物和拮抗物，不宜与肥皂或其他阴离子表面活性剂合用，也不能与过氧化物、高锰酸钾、磺胺粉等同用 ③用于织物的消毒应注意吸附作用的影响 ④不适用于瓜果蔬菜类消毒
胍类消毒剂（biguanides disinfectant）（复方氯己定 氯己定）	中效低效	无色透明，无沉淀、不分层液体能破坏菌体细胞膜的酶活性，使胞浆膜破裂	①适用：外科手消毒、卫生手消毒、皮肤消毒、黏膜的消毒，细菌繁殖体污染的物体表面消毒 ②常用擦拭法、浸泡法、冲洗法、泡沫滞留法 外科手消毒：使用方法和作用时间遵循产品说明 皮肤消毒：使用方法和作用时间遵循产品说明 口腔黏膜、阴道黏膜、外生殖器消毒：应用液浓度≤5 000mg/L，作用≤5min 物体表面消毒：2 000～45 000mg/L，时间≥10min	①密闭存放于避光、阴凉、干燥处，堆垛垫高离地面 10cm 以上，距离墙面 20cm 以上 ②不适用于分枝杆菌、细菌芽孢污染物品的消毒 ③不能与阴离子表面活性剂，如肥皂混合使用或前后使用

三、医院清洁、消毒、灭菌工作

医院清洁、消毒、灭菌工作是指根据相关法律法规、医院感染控制规范和行业标准等对医院环境、各类用品、患者分泌物及排泄物等进行处理的过程，其目的是尽最大可能地减少医院感染的发生。

（一）消毒、灭菌方法的分类

根据消毒因子的浓度、强度、作用时间和对微生物的杀灭能力，可将消毒灭菌方法分为四个作用水平：

1. 灭菌法　杀灭一切微生物以达到灭菌保证水平的方法。包括干热灭菌、压力蒸汽灭菌、电离辐射灭菌等物理灭菌法以及采用戊二醛、环氧乙烷、甲醛、过氧化氢等灭菌剂在规定条件下，以合适的浓度和有效的作用时间进行的化学灭菌方法。

2. 高水平消毒法　杀灭一切细菌繁殖体，包括分枝杆菌、病毒、真菌及其孢子和绝大多数细菌芽孢的方法。包括臭氧消毒法、紫外线消毒法，以及含氯制剂、碘酊、过氧化物、二氧化氯等以及能达到灭菌效果的化学消毒剂在规定条件下，以合适的浓度和有效的作用时间进行消毒的方法。

3. 中水平消毒法　杀灭和清除细菌芽孢以外的各种病原微生物，包括分枝杆菌的方法。包括煮沸消毒法以及碘类（碘伏等）、醇类和氯己定的复方、醇类和季铵盐类的化合物的复方等消毒剂，以合适的浓度和有效的作用时间进行的化学灭菌方法。

4. 低水平消毒法　只能杀灭细菌繁殖体（分枝杆菌除外）和亲脂病毒的消毒方法。包括通风换气、冲洗等机械除菌法和采用苯扎溴铵、氯己定等化学消毒剂的消毒方法。

（二）消毒、灭菌方法的选择原则

医院清洁、消毒、灭菌工作应严格遵守工作程序。重复使用的诊疗器械、器具和物品，使用后应先清洁，再进行消毒或灭菌；被朊病毒、气性坏疽及突发不明原因的传染病病原体污染的诊疗器械、器具和物品应先消毒，再按常规清洗消毒灭菌。

1. 根据是否有明确感染源选择消毒类型　在未发现明确感染源的情况下，采用预防性消毒；对疫源地内污染的环境和物品采用疫源地消毒，包括随时消毒和终末消毒。随时消毒应根据现场情况随时进行，消毒合格标准为自然菌的消亡率≥90%；终末消毒可以是传染病患者住院、转移或死亡后，对其住所及污染物品进行的消毒，要求空气或物体表面消毒后自然菌的消亡率≥90%，排泄物、分泌物或被污染的血液等消毒后不应检出病原微生物或目标微生物。

2. 根据物品污染后导致感染的风险高低，选择相应的消毒或灭菌方法　根据医疗器械污染后使用所致感染的危险性大小及在患者使用前的消毒或灭菌要求，将医疗器械分为三类，又称斯伯尔丁分类法（E.H. Spaulding classification）。

（1）高度危险性物品（critical items）：进入人体无菌组织、器官、脉管系统，或有无菌体液从中流过的物品，或接触破损皮肤、破损黏膜的物品，一旦被微生物污染，具有极高感染风险。如手术器械、穿刺针、腹腔镜、活检钳、脏器移植物等。高度危险性物品使用前必须灭菌。

（2）中度危险性物品（semi-critical items）：与完整黏膜相接触，而不进入人体无菌组织、器官和血流，也不接触破损、破损黏膜的物品。如胃肠道内镜、气管镜、喉镜、呼吸机管道、体温表、压舌板等。中度危险性物品使用前应选择高水平或中水平消毒方法，菌落总数应≤20CFU/件，不得检出致病性微生物。重复使用的氧气湿化瓶、吸引瓶、婴儿暖箱水瓶以及加温加湿罐等宜采用高水平消毒。

（3）低度危险性物品（non-critical items）：与完整皮肤接触而不与黏膜接触的器材，包括生活卫生用品和患者、医务人员生活和工作环境中的物品。如听诊器、血压计等；病床挡、床面以及床头柜、被褥；墙面、地面；痰盂和便器等。低度危险性物品使用前可选择中、低水平消毒法或保持清洁；遇有病原微生物污染，针对所污染的病原微生物种类选择有效的消毒方法。低度危险性物品的菌落总数应≤200CFU/件，不得检出致病性微生物。

3. 根据物品上污染微生物种类、数量选择消毒或灭菌方法

（1）致病菌芽孢、真菌孢子、分枝杆菌和经血传播病原体污染的物品，选用灭菌法或高水平消毒法。

Note:

（2）真菌、亲水病毒、螺旋体、支原体、衣原体等病原微生物污染的物品，选用中水平及以上的消毒法。

（3）一般细菌和亲脂病毒等污染的物品，可选用中水平或低水平消毒法。

（4）杀灭被有机物保护的微生物时，或消毒物品上微生物污染特别严重时，应加大消毒剂的剂量和/或延长消毒时间。

4. 根据消毒物品的性质选择消毒或灭菌方法　既要保护物品不被破坏，又要使消毒方法易于发挥作用。

（1）耐热、耐湿的诊疗器械、器具和物品，首选压力蒸汽灭菌法；耐热的玻璃器材、油剂类和干粉类物品等首选干热灭菌法。

（2）不耐热、不耐湿的物品，宜采用低温灭菌法，如环氧乙烷、过氧化氢低温等离子体灭菌或低温甲醛蒸汽灭菌等。

（3）金属器械的浸泡灭菌，应选择腐蚀性小的灭菌剂，同时注意防锈。

（4）物品表面消毒时，应考虑到表面性质：光滑表面可选择紫外线消毒器近距离照射，或用化学消毒剂擦拭；多孔材料表面宜采取浸泡或喷雾消毒法。

（三）医院日常的清洁、消毒、灭菌

清洁、消毒、灭菌工作贯穿于医院日常的诊疗护理活动和卫生处理工作中。根据工作内容，分为以下几类：

1. 医院环境清洁、消毒　医院环境常被患者、隐性感染者或带菌者排出的病原微生物所污染，成为感染的媒介，其清洁与消毒是控制医院感染的基础。医院环境要清洁，及时清除垃圾，做到窗明几净，无低洼积水、无蚊蝇滋生地、无灰尘、无蛛网、无蚊蝇。医院环境表面日常清洁消毒遵循先清洁再消毒的原则；发生感染暴发或者环境表面检出多重耐药菌，需实施强化清洁与消毒。环境空气和物品表面的菌落总数符合卫生标准（表3-4）。

（1）环境空气：从空气消毒的角度将医院环境分为四类，根据类别采用相应的消毒方法，如采用空气消毒剂，需符合相应国家标准。

Ⅰ类环境为采用空气洁净技术的诊疗场所，包括洁净手术部（室）和其他洁净场所（如洁净骨髓移植病房）。通常选用净化空气的方法：安装空气净化消毒装置的集中空调通风系统、空气洁净技术、循环风紫外线空气消毒器或静电吸附式空气消毒器、紫外线灯照射消毒、达到Ⅰ类环境空气菌落数要求的其他空气消毒产品。

Ⅱ类环境均为有人房间，包括非洁净手术部（室）、产房、导管室、血液病病区、烧伤病区等保护性隔离病区，重症监护室，新生儿室等。必须采用对人无毒无害，且可连续消毒的方法，如通风、Ⅰ类环境净化空气的方法、达到Ⅱ类环境空气菌落数要求的其他空气消毒产品。

Ⅲ类环境包括母婴同室、消毒供应中心的检查包装灭菌区和无菌物品的存放区、血液透析中心（室）、其他普通住院病区等。净化空气的方法：Ⅱ类环境净化空气的方法、气溶胶喷雾、气体熏蒸、达到Ⅲ类环境空气菌落数要求的其他空气消毒产品。

Ⅳ类环境包括普通门急诊及其检查室、治疗室、感染性疾病科门诊及病区。可采用Ⅲ类环境中的空气消毒方法。

（2）物品表面：环境物品表面、地面应保持清洁，不得检出致病性微生物。如无明显污染，采用湿式清洁；如受到肉眼可见污染时应及时清洁、消毒。①对治疗车、床挡、床头柜、门把手、灯开关、水龙头等频繁接触的物体表面应每天清洁、消毒。②被患者血液、呕吐物、排泄物或病原微生物污染时，根据具体情况采用中水平以上的消毒方法。少量（<10ml）的溅污，可先清洁再消毒；大量（≥10ml）的溅污，先用吸湿材料去除可见污染，再清洁和消毒。③人员流动频繁、拥挤的场所应在每天工作结束后进行清洁、消毒。④感染高风险的部门，如Ⅰ类环境、Ⅱ类环境中的科室以及感染性疾病科、检验科、耐药菌和多重耐药菌污染的诊疗场所，应保持清洁、干燥，做好随时消毒和终末消毒。

地面消毒用 400~700mg/L 有效氯的含氯消毒液擦拭，作用 30 分钟；物体表面消毒方法同地面，或用 1 000~2 000mg/L 季铵盐类消毒液擦拭。⑤被朊病毒、气性坏疽及突发不明原因的传染病病原体污染的环境表面或物品表面应做好随时消毒和终末消毒。

表 3-4 各类环境空气、物体表面菌落总数卫生标准

环境类别	空气平均菌落数[a]		物品表面平均菌落数
	/(CFU/ 皿)	/(CFU/m³)	/(CFU/cm²)
Ⅰ类 洁净手术室	符合 GB50333 要求[b]	≤150	≤5
其他洁净场所	≤4.0（30min）[c]	≤150	≤5
Ⅱ类	≤4.0（15min）	—	≤5
Ⅲ类	≤4.0（5min）	—	≤10
Ⅳ类	≤4.0（5min）	—	≤10

注：a. CFU/ 皿为直径 9cm 的平板暴露法，CFU/m³ 为空气采样器法。

b. 医院洁净手术部建筑技术规范 GB50333-2013，2014 年 6 月 1 日实施，其中规定，洁净手术部用房等级为四级，其菌落要求根据手术区和周边区而不相同。

c. 平板暴露法检测时的平板暴露时间。

2. 医用织物洗涤、消毒 医用织物指医院内可重复使用的纺织品，包括患者使用的衣物、床单、被套、枕套；工作人员使用的工作服、帽；手术衣、手术铺单；病床隔帘、窗帘以及环境清洁用的布巾、地巾等。医院内被隔离的感染性疾病患者使用后或者被患者血液、体液、分泌物（不包括汗液）和排泄物等污染，具有潜在生物污染风险的医用织物称为感染性织物，除感染性织物以外的其他所有医用织物称为脏污织物。直接接触患者的衣服和床单、被套、枕套等，应一人一更换，住院时间长者每周更换，遇污染及时更换、清洗与消毒。

医用织物的洗涤消毒主要在洗衣房进行。洗衣房接受医院相关职能部门领导，设置办公区域和工作区域，人员职责明确，定期培训，医用织物的洗涤消毒工作纳入医院质量管理。感染性织物和脏污织物需分类收集、转运、洗涤、消毒、整理、储存，工作流程由污到洁，不交叉不逆行。脏污织物遵循先洗涤后消毒原则，根据织物使用对象、使用地点，分机、分批洗涤、消毒。感染性织物不宜手工洗涤，宜选择专机洗涤、消毒，首选热洗涤方法，有条件宜采用卫生隔离式洗涤设备。清洁织物外观应整洁、干燥，无异味、异物、破损。日常质检记录、交接记录具有可追溯性，记录的保存期应≥6 个月。

3. 饮用水、茶具、餐具和洁具等清洁、消毒 ①饮用水符合国家标准，细菌总数<100MPN/ml 或 CFU/ml，总大肠菌群和大肠埃希氏菌不应检出。②患者日常使用的茶具、餐具要严格执行一洗、二涮、三冲、四消毒、五保洁的工作程序，消毒处理后要求清洁、干爽、无油垢、不油腻、无污物，不得检出大肠杆菌、致病菌和 HBsAg。③重复使用的痰杯、便器等分泌物和排泄物盛具需清洗、消毒后干燥备用。④抹布、地巾、拖布（头）等洁具应分区使用，清洗后再浸泡消毒 30 分钟，冲净消毒液后干燥备用；推荐使用脱卸式拖头。

4. 皮肤和黏膜消毒 皮肤和黏膜是人体的防御屏障，其表面有一定数量的微生物，其中有一些是致病性微生物或机会致病菌。

（1）皮肤消毒（skin disinfection）：指杀灭或清除人体皮肤上的病原微生物并达到消毒要求。用于皮肤消毒的化学制剂应符合国家标准，通常使用擦拭法，消毒范围、作用时间遵循产品的使用说明。一般完整皮肤常用消毒剂有醇类、碘类、季铵盐类、酚类、过氧化物类。消毒剂未用前菌落总数≤10CFU/ml（g），使用中菌落总数≤50CFU/ml（g），无论何时均不得检出致病菌，霉菌和酵母菌≤10CFU/ml（g）。破损皮肤的消毒剂应无菌，常用季胺盐类、胍类消毒剂以及过氧化氢、碘伏、三氯羟

Note：

基二苯醚、酸性氧化电位水等消毒剂。消毒剂连续使用最长时间不应超过7天,性能不稳定的消毒剂,如含氯消毒剂,配制后有效期一般不超过24小时。

（2）黏膜消毒（disinfection of mucous membrane）：指杀灭或清除口腔、鼻腔、阴道及外生殖器等黏膜病原微生物的过程,并达到消毒要求。用于黏膜消毒的化学制剂应符合国家标准,常用碘伏、季铵盐类、过氧化物类、含氯制剂等。通常使用棉拭子擦拭、灌洗法或冲洗法,消毒范围、作用时间遵循产品的使用说明。消毒剂不得用于脐带黏膜消毒,不得作为黏膜治疗药物使用,阴道黏膜消毒剂不得用于性生活中性病的预防。

5. 器械物品的清洁、消毒、灭菌 医疗器械及其他物品是导致医院感染的重要途径之一,必须严格执行医疗器械、器具的消毒技术规范,并遵循消毒、灭菌方法的选择原则。

进入人体组织、无菌器官的医疗器械、器具和物品必须达到灭菌水平；接触皮肤、黏膜的医疗器械、器具和物品必须达到消毒水平；各种用于注射、穿刺、采血等有创操作的医疗器具必须一用一灭菌。灭菌后的器械物品不得检出任何微生物；消毒时要求不得检出致病性微生物,对试验微生物的杀灭率≥99.9%,对自然污染的微生物杀灭率≥90%。如使用化学消毒剂消毒灭菌,应定期检测消毒液中的有效成分,使用中的消毒液染菌量≤100CFU/ml,致病性微生物不得检出；消毒后的内镜,细菌总数≤20CFU/件,不得检出致病性微生物。

普通患者污染的可重复使用诊疗器械、器具和物品与一次性使用物品分开放置；一次性使用的不得重复使用。疑似或确诊朊病毒、气性坏疽及突发原因不明的传染病病原体感染者宜选用一次性诊疗器械、器具和物品,使用后进行双层密闭封装焚烧处理；可重复使用的被污染器械、器具及物品由消毒供应中心统一按要求回收并处置。

6. 医院污物、污水的处理

（1）医院污物的处理：医院污物主要指医院废弃物,分为医疗废物、生活垃圾和输液瓶（袋）。通过规范分类和清晰流程,医院需建立分类投放、分类收集、分类贮存、分类交接、分类转运的废弃物管理系统。

1）医疗废物：包括感染性废物、病理性废物、损伤性废物、药物性废物、化学性废物等五类,根据具体类别进行收集。感染性医疗废物置黄色废物袋内,锐器置于锐器盒内,严禁混放各类医疗废物。盛装医疗废物的容器应符合要求,不遗洒,标识明显、正确,有效封口。医疗废物一般不超过容器容量的3/4,不得露天存放,严格落实危险废物申报登记和管理计划备案要求,交接登记等资料保存不少于3年。

2）生活垃圾：严格落实生活垃圾分类管理有关政策,做好生活垃圾的接收、运输和处理。将非传染病患者或家属在就诊过程中产生的生活垃圾,以及医疗机构职工非医疗活动产生的生活垃圾,与医疗活动中产生的医疗废物、输液瓶（袋）等区别管理。

3）输液瓶（袋）：按照"闭环管理、定点定向、全程追溯"的原则,按照标准做好输液瓶（袋）的收集,并集中移交回收企业。

（2）医院污水的处理：医院污水指排入医院化粪池的污水和粪便,包括医疗污水、生活污水和地面雨水。有条件的医院应建立集中污水处理系统并按污水种类分别进行排放,排放质量应符合规定；综合医院的感染病区和普通病区的污水应实行分流,分别进行消毒处理。无污水消毒处理设施或不能达标排放的医院,应按照国家规定进行消毒,达到国家规定的排放标准方可排入污水处理系统。

（四）消毒供应中心（室）工作

消毒供应中心（central sterile supply department, CSSD）是医院内承担所有重复使用诊疗器械、器具、物品的清洗、消毒、灭菌以及灭菌物品供应的部门,是预防和控制医院感染的重要科室。消毒供应中心工作质量的好坏,直接影响诊疗和护理质量,关系到患者和医务人员的安危。医院消毒供应中心工作必须遵循有关管理规范（WS 310.1-2016～WS 310.3-2016）。

1. 消毒供应中心的设置 医院应独立设置消毒供应中心,有条件的医院消毒供应中心应为附近基层医疗机构提供消毒供应。

(1)建筑原则:医院消毒供应中心的新建、扩建和改建,应遵循医院感染预防与控制的原则,遵守国家法律法规对医院建筑和职业防护的相关要求。

(2)基本要求:消毒供应中心宜接近手术室、产房和临床科室或与手术室有物品直接传递专用通道;周围环境应清洁、无污染源,区域相对独立;内部通风、采光良好,气体排放和温度、湿度控制符合要求;建筑面积应符合医院建设标准的规定,并兼顾未来发展规划的需要。

2. 消毒供应中心的布局 应分为工作区域和辅助区域,各区域标志明显、界限清楚、通行路线明确。

(1)工作区域:包括去污区,检查、包装及灭菌区和灭菌物品存放区,其划分应遵循"物品由污到洁,不交叉、不逆流;空气流向由洁到污;去污区保持相对负压;检查、包装及灭菌区保持相对正压"的原则。各区之间应设实际屏障;去污区和检查包装灭菌区均应设物品传递窗;并分别设人员出入缓冲间(带)。工作区域的洗手设施应采用非手触式水龙头开关,灭菌物品存放区不设洗手池。

1)去污区:为污染区域,用于对重复使用的诊疗器械、器具和物品进行回收、分类、清洗、消毒(包括运输器具的清洗消毒等)。

2)检查、包装及灭菌区:为清洁区域,用于对已去污的诊疗器械、器具和物品进行检查、装配、包装及灭菌(包括敷料制作等)。

3)灭菌物品存放区:为清洁区域,用于对已灭菌物品的保管和发放;一次性用物应设置专门区域存放。

(2)辅助区域:包括工作人员更衣室、值班室、办公室、休息室、卫浴间等。

3. 消毒供应中心的工作内容 消毒供应中心对诊疗器械、器具和物品处理的操作流程主要包括以下十部分:

(1)回收:消毒供应中心应对临床使用过的需重复使用的诊疗器械、器具和物品集中进行回收;被朊毒体、气性坏疽及突发原因不明的传染病病原体污染的诊疗器械、器具和物品,应双层封闭包装并标明感染性疾病名称后单独回收。应采用封闭式回收,避免反复装卸;回收工具每次使用后清洗、消毒,干燥备用。

(2)分类:应在消毒供应中心的去污区进行诊疗器械、器具和物品的清点、核查,根据器械物品材质、精密程度进行分类处理。

(3)清洗:①清洗方法包括机械清洗和手工清洗。机械清洗适用于大部分常规器械的清洗;手工清洗适用于精密、复杂器械的清洗和有机物污染较重器械的初步处理及无机械清洗设备的情况。②清洗步骤包括冲洗、洗涤、漂洗、终末漂洗。清洗用水、工具等遵循国家有关规定。③对于被朊病毒、气性坏疽及突发原因不明的传染病病原体污染的诊疗物品应先消毒灭菌,再进行清洗。

(4)消毒:清洗后的器械、器具和物品应进行消毒处理。首选热力消毒,也可采用75%乙醇、酸性氧化电位水或其他国家许可的消毒剂进行消毒。

(5)干燥:首选干燥设备根据物品性质进行干燥处理;无干燥设备及不耐热的器械、器具和物品使用消毒低纤维絮擦布、压力气枪或≥95%乙醇进行干燥处理;管腔类器械使用压力气枪进行干燥处理;不应使用自然干燥法进行干燥。

(6)检查与保养:使用目测或带光源放大镜对干燥后的每件器械、器具和物品进行检查,要求器械表面及关节、齿牙处光洁、无锈、无血渍、无水垢,功能完好无损毁;带电源器械还应进行绝缘性能的安全检查。使用医用润滑剂进行金属类器械保养,同时根据不同特性分类处理,如橡胶类物品应防粘连、防老化;玻璃类物品避免碰撞、骤冷骤热;保护刀剪的锋刃;布类物品防霉、防火、防虫蛀等。

(7)包装:包括装配、包装、封包、注明标识等步骤,器械与敷料应分室包装。①包装前应依据器械装配技术规程，核对器械的种类、规格和数量，拆卸的器械应组装。②手术器械应摆放在篮筐或有孔盘中配套包装；盆、盘、碗等单独包装；轴节类器械不应完全锁扣；有盖的器皿应开盖；摆放的物品应隔开，开口朝向一致；管腔类物品应盘绕放置并保持管腔通畅；精细器械、锐器等应采取保护措施。③包装方法分为闭合式和密封式两种。手术器械如采用闭合式包装，2 层包装材料分 2 次包装；密封式包装使用纸袋、纸塑料等；普通棉布包装材料应无破损无污渍，一用一清洗；硬质容器的使用遵循操作说明。④封包：包外设有灭菌化学指示物；高度危险性物品包内放置化学指示物；如果透过包装材料可以直接观察包内灭菌化学指示物的颜色变化，则不必放置包外灭菌化学指示物；使用专用胶带或医用热封机封包，应保持闭合完好性，胶带长度与灭菌包体积、重量相适宜、松紧适度；纸塑袋、纸袋等密封包其密封宽度应≥6mm，包内器械距包装袋封口≥2.5cm；硬质容器应设置安全闭锁装置；无菌屏障完整性破坏后应可识别。⑤标识：需注明物品名称、数量、灭菌日期、失效日期、包装者等，具有可追溯性。⑥压力蒸汽灭菌包重量和体积符合规定。

（8）灭菌：根据物品的性质选择适宜有效的灭菌方法，耐热、耐湿的器械、器具和物品首选压力蒸汽灭菌；耐热、不耐湿，蒸汽或气体不能穿透物品如油脂和粉剂等采用干热灭菌；不耐热、不耐湿的器械、器具和物品采用低温灭菌方法，如环氧乙烷灭菌、过氧化氢气体等离子体低温灭菌、低温甲醛蒸汽灭菌。灭菌后按要求卸载，并且待物品冷却，检查包外化学指示物变色情况以及包装的完整性和干燥情况。

（9）储存：灭菌后物品应分类、分架存放于无菌物品存放区，一次性使用无菌物品应去除外包装后进入无菌物品存放区。物品存放架或柜应距地面高度≥20cm，距离墙≥5cm，距天花板≥50cm。物品放置应固定位置、设置标识，定期检查、盘点、记录，在有效期内发放。

（10）发放：接触无菌物品前应先洗手或手消毒；无菌物品的发放遵循先进先出的原则，确认无菌物品的有效性和包装完好性；记录无菌物品发放日期、名称、数量、物品领用科室、灭菌日期等，发放记录应具有可追溯性。运送无菌物品的器具使用后应清洁处理，干燥存放。

4. 消毒供应中心的管理 应将消毒供应中心纳入医院建设规划，将其工作管理纳入医疗质量管理体系。

消毒供应中心在主管院长或其相关职能部门的直接领导下开展工作，由护理管理部门、医院感染管理部门、人事管理部门、设备及后勤管理等部门协同管理，以保障消毒供应中心的工作需要，确保医疗安全。

消毒供应中心应建立健全岗位职责、操作规程、消毒隔离、质量管理、监测、设备管理、器械管理（包括外来医疗器械）及职业安全防护等管理制度和突发事件的应急预案；加强信息化建设；建立追溯制度；完善质量控制过程的相关记录；同时建立与相关科室联系制度。

医院根据消毒供应中心的工作量及岗位需求合理配备具有执业资格的护士、消毒员和其他工作人员。所有人员均应接受相应的岗位培训，正确掌握预防与控制医院感染的相关标准、规范、知识与技能，同时根据专业发展，开展继续教育培训，更新知识。

（丁亚萍）

第三节 手 卫 生

导入情景与思考

患者赵某，男性，65 岁，因"上消化道穿孔，伴感染性休克"入院治疗。家属自诉患者十二指肠溃疡病史 20 余年，未予规范治疗；8 年前曾患急性乙型病毒性肝炎，经治疗肝功能正常，现为慢性乙型肝炎，两对半检查结果显示乙肝表面抗原和核心抗体阳性；5 年前诊断为 2 型糖尿病，遵医嘱口服二甲双胍，血糖控制良好。该患者经初步抢救后，在全麻下行急诊剖腹探查术，术后护士遵医嘱实施心电监护、吸氧、静脉输液。

请思考：

1. 何谓手卫生？什么情况下需要实施手卫生？

2. 在本案例中，护士执行"心电监护、吸氧、静脉输液"等操作前后，应如何进行手卫生？

3. 在本案例中，护士配合医生急诊手术前应如何进行手卫生？

4. 手卫生的管理措施有哪些？

临床实践中的各项诊疗、护理工作都离不开医务人员的双手。手卫生是国际公认的控制医院感染和耐药菌感染最简单、最有效、最方便、最经济的措施，是标准预防的重要措施之一。

一、概述

为保障患者安全、提高医疗质量，防止交叉感染，医院应加强手卫生的规范化管理，提高手卫生的依从性。医务人员手卫生规范（WS/T 313-2019）是医疗机构在医疗活动中管理和规范医务人员手卫生的行动指南。

（一）基本概念

1. **手卫生（hand hygiene）** 医务人员在从事职业活动过程中的洗手、卫生手消毒和外科手消毒的总称。

2. **洗手（handwashing）** 医务人员用流动水和洗手液（肥皂）揉搓冲洗双手，去除手部皮肤污垢、碎屑和部分微生物的过程。

3. **卫生手消毒（antiseptic handrubbing）** 医务人员用手消毒剂揉搓双手，以减少手部暂居菌的过程。

4. **外科手消毒（surgical hand antisepsis）** 外科手术前医护人员用流动水和洗手液揉搓双手、前臂至上臂下 1/3，再用手消毒剂清除或者杀灭手部、前臂至上臂下 1/3 暂居菌和减少常居菌的过程。

（二）手卫生管理

1. **制订手卫生制度** 医疗机构应根据《医务人员手卫生规范》制订并落实手卫生管理制度。

2. **配备手卫生设施** 医疗机构应在财力与物力上大力支持手卫生工作，设置与诊疗工作相匹配的有效、便捷、适宜的手卫生设施。

3. **定期开展培训** 医疗机构应定期开展手卫生的全员培训，培训形式和内容应根据培训对象不同而调整，使广大医务人员能掌握必要的手卫生知识和技能，提高其无菌观念和自我保护意识，保证手卫生的效果。

4. **加强监督指导** 医疗机构明确医院感染管理、医疗管理、护理管理及后勤保障等部门在手卫生管理工作中的职责，加强对手卫生设施、手卫生行为的管理；对照世界卫生组织（WHO）"手卫生的五个重要时刻"（接触患者前；进行无菌操作前；接触体液后；接触患者后；接触患者周围环境后）开展对医务人员的指导与监督。

5. **开展效果监测** 将手卫生纳入医疗质量考核，加强手卫生效果和手卫生依从性的监测，每季度对手术室、产房、导管室、层流洁净病房、骨髓移植病房、器官移植病房、重症监护病房、新生儿室、母婴室、血液透析病房、烧伤病房、感染性疾病科、口腔科（门诊及病房）等医院感染高风险部门工作的医务人员进行手消毒效果监测；当怀疑医院感染暴发与医务人员手卫生有关时，应及时进行监测，并进行相应的致病性微生物检测。卫生手消毒后，监测的细菌菌落数应≤10CFU/cm^2；外科手消毒后，监测的细菌菌落数应≤5CFU/cm^2。

（三）手卫生设施

1. **洗手设施**

（1）流动水洗手设施：洗手应采用流动水，水龙头应位于洗手池的适当位置。手术室、产房、导管室、层流洁净病区、骨髓移植病区、器官移植病区、重症监护病区、新生儿室、母婴同室、血液透析中心(室)、烧伤病区、感染性疾病科、口腔科、消毒供应中心、检验科、内镜中心等感染高风险部门和治疗室、换药室、注射室应配备非手触式水龙头;有条件的医疗机构在诊疗区域均宜配备非手触式水龙头。

(2)洗手液(肥皂):盛放洗手液的容器宜一次性使用,重复使用的容器应定期清洁和消毒;洗手液浑浊或变色时需及时更换,并清洁、消毒容器;使用的肥皂需保持清洁与干燥。

(3)干手设施:配备干手用品或设施。

2. 卫生手消毒设施 手消毒剂。最常应用于手部皮肤消毒的消毒剂有乙醇、异丙醇、氯己定、碘伏;剂型包括水剂、凝胶和泡沫型;宜使用一次性包装;医务人员对选用的手消毒剂有良好的接受性。

3. 外科手消毒设施

(1)专用洗手池:洗手池设置在手术间附近,水池大小、高度适宜,能防止冲洗水溅出,池面应光滑无死角,易于清洁,每日清洁与消毒。洗手池及水龙头的数量应根据手术间的数量设置,每2~4间手术室宜独立设置一个洗手池;水龙头数量应不少于手术间的数量,水龙头开关应为非手触式。

(2)清洁用品:应配备符合要求的洗手液、清洁指甲的用物;可配备手卫生的揉搓用品,如配备手刷,手刷要方便取用,大小、刷毛的软硬度要合适,并且一用一消毒。

(3)外科手消毒剂:宜采用一次性包装;出液器应采用非手触式;重复使用的消毒剂容器应每周清洁与消毒。

(4)冲洗手消毒法应配备干手物品:使用经灭菌的布巾干手,布巾应一人一用;重复使用的布巾,用后清洗、灭菌,按要求储存;盛装布巾的包装物可一次性使用,如使用可复用容器应每次清洗、灭菌,包装开启后有效期24小时。

(5)其他:计时装置、外科手卫生流程图。

> ### 知 识 拓 展
>
> #### 手部皮肤的细菌
>
> 手部皮肤的细菌,寄生于皮肤表面和深层的汗腺、毛囊和皮脂腺内。根据寄生深度不同,分为两类:
>
> 常居菌:存在于皮肤深层,能从大部分人体皮肤上分离出来的微生物,是皮肤上持久的固有寄生菌,数量相对固定,多为非致病菌,如凝固酶阴性葡萄球菌、棒状杆菌属、丙酸杆菌属、不动杆菌属。不易被机械摩擦清除,一般情况下不致病,在一定条件下能引起导管相关感染和手术部位感染等。
>
> 暂居菌:寄居在皮肤表层,常规洗手容易被清除的微生物。这类菌群数量和种类变化不定,有一部分是致病菌,如大肠埃希菌、葡萄球菌、铜绿假单胞菌。直接接触患者或被污染的物体表面时可获得,可通过手传播,与医院感染密切相关。
>
> 常居菌和暂居菌可以相互转化,如果长时间不进行手部皮肤的彻底消毒,暂居菌就会进入皮肤毛囊、汗腺和皮脂腺内,变成常居菌。反之,常居菌也会移居到皮肤表面而成为暂居菌。

二、洗手

有效的洗手可清除手上99%以上的各种暂居菌,是防止医院感染传播最重要的措施之一。

【目的】

清除手部皮肤污垢和大部分暂居菌,切断通过手传播感染的途径。

【操作前准备】
1. **环境准备**　清洁、宽敞。
2. **护士准备**　衣帽整洁，修剪指甲，取下手表、饰物，卷袖过肘。
3. **用物准备**　流动水洗手设施、洗手液（肥皂）、干手设施，必要时备护手液。

【操作步骤】（图3-1）

步骤	要点与说明
1. 准备　打开水龙头，调节合适水流和水温	• 水龙头最好是感应式或用肘、脚踏、膝控制的开关；如水龙头为手触式的，注意随时清洁水龙头开关
2. 湿手　在流动水下，淋湿双手	• 水流不可过大以防溅湿工作服 • 水温适当，太热或太冷会使皮肤干燥
3. 涂剂　关上水龙头并取适量洗手液（肥皂）均匀涂抹至整个手掌、手背、手指和指缝	
4. 揉搓　认真揉搓双手至少15s，具体揉搓步骤为（图3-1）：①掌心相对，手指并拢相互揉搓；②手心对手背沿指缝相互揉搓，交换进行；③掌心相对，双手交叉指缝相互揉搓；④弯曲手指使关节在另一掌心旋转揉搓，交换进行；⑤一手握另一手大拇指旋转揉搓，交换进行；⑥五个手指尖并拢在另一手掌心旋转揉搓，交换进行	• 注意清洗双手所有皮肤，包括指背、指尖、指缝和指关节 • 必要时增加手腕的清洗，要求握住手腕回旋揉搓手腕部及腕上10cm，交换进行 • 揉搓步骤不分先后
5. 冲净　打开水龙头，在流动水下彻底冲净双手	• 流动水可避免污水污染双手 • 冲净双手时注意指尖向下
6. 干手　关闭水龙头，擦干双手，取适量护手液护肤	• 避免二次污染 • 宜使用纸巾干手

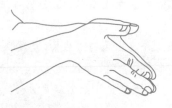

A. 掌心相对，手指并拢相互揉搓

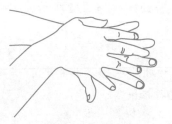

B. 掌心对手背沿指缝相互揉搓，交换进行

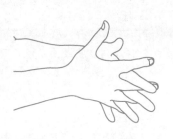

C. 掌心相对，双手交叉指缝相互揉搓

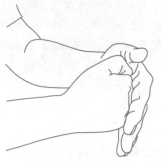

D. 弯曲手指使关节在另一掌心旋转揉搓，交换进行

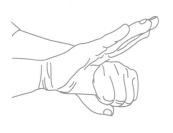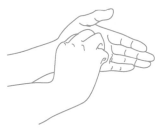

E.一手握另一手大拇指
旋转揉搓，交换进行

F.五个手指尖并拢在另一
掌心中旋转揉搓，交换进行

图3-1　揉搓洗手的步骤

【注意事项】

1. 明确洗手原则　当手部有血液或其他体液等肉眼可见污染时；可能接触艰难梭菌、肠道病毒等对速干手消毒剂不敏感的病原微生物时。

2. 揉搓面面俱到　揉搓双手时各个部位都需洗到、冲净，尤其是指背、指尖、指缝和指关节等易污染部位；冲净双手时注意指尖向下。

3. 牢记洗手时机　①接触患者前；②清洁、无菌操作前，包括侵入性操作前；③暴露患者体液风险后，包括接触患者黏膜、破损皮肤或伤口、血液、体液、分泌物、排泄物、伤口敷料等之后；④接触患者后；⑤接触患者周围环境后，包括接触患者周围的医疗相关器械、用具等物体表面后。

4. 戴手套不能代替洗手，摘手套后仍应洗手。

三、卫生手消毒

医务人员接触污染物品或感染患者后，仅一般洗手尚不能达到预防交叉感染的要求，必须在洗手后再进行卫生手消毒。

【目的】

清除致病性微生物，预防感染与交叉感染，避免污染无菌物品和清洁物品。

【操作前准备】

1. **环境准备**　清洁、宽敞。

2. **护士准备**　衣帽整洁、修剪指甲，取下手表、饰物，卷袖过肘，洗手。

3. **用物准备**　流动水洗手设施、洗手液（肥皂）、干手设施、手消毒剂。

【操作步骤】

步骤	要点与说明
1. 涂剂　取适量手消毒剂于掌心，均匀涂抹双手	• 首选速干手消毒剂
2. 揉搓　按照揉搓洗手的步骤揉搓双手，直至手部干燥	• 保证消毒剂完全覆盖手部皮肤 • 揉搓双手至少15s

【注意事项】

1. **选择合适的手消毒剂**　首选速干手消毒剂；过敏人群可选用其他手消毒剂；针对某些对乙醇不敏感的肠道病毒感染时，选择其他有效的手消毒剂。

2. **揉搓双手全覆盖**　揉搓双手时方法正确，注意手的各个部位都需揉搓到。

3. **牢记卫生手消毒时机**　在需要洗手的"二前三后"五个时刻，如果手部没有肉眼可见污染，宜使用手消毒剂进行卫生手消毒。下列情况下应先洗手，然后进行卫生手消毒：①接触传染病患者的血液、体液和分泌物以及被传染性病原微生物污染的物品后；②直接为传染病患者进行检查、治疗、护理或处理传染患者污物之后。

4. 戴手套不能代替卫生手消毒,摘手套后应进行卫生手消毒。

知 识 拓 展

手卫生依从性监测

手卫生依从性是医务人员实施临床操作,在手卫生的时机中,实际实施手卫生时机的比例,常用百分率(%)表示。

$$手卫生依从率(\%)=(手卫生执行时机数 / 应执行手卫生时机数)\times100\%$$

手卫生执行时机数指洗手和使用速干手消毒剂消毒手的时机数之和;应执行手卫生时机数是指被观察者洗手时机数,即至少有一个洗手指针的时机数。

手卫生依从性是评价手卫生实施状况的重要指标。通过监测,可以得到医务人员手卫生状况的重要信息,评价手卫生状况干预措施的实施效果,评估手卫生状况在医院感染防控中的作用,还有助于医院感染暴发的调查。

用的监测方法主要是直接观察法,在日常医疗护理活动中,随机选择观察对象,观察并记录手卫生时机及执行的情况,同时还可以观察到手套佩戴情况、手卫生方法的正确性及错误原因。

四、外科手消毒

为保证手术效果,减少医院感染,外科手术前医务人员必须进行外科手消毒。

【目的】

清除指甲、手部、前臂的污物和暂居菌,将常居菌减少到最低程度,抑制微生物的快速再生。

【操作前准备】

1. **环境准备**　清洁、宽敞。
2. **护士准备**　衣帽整洁、修剪指甲,取下手表、饰物,卷袖过肘。
3. **用物准备**　洗手池、洗手液、手消毒剂、干手物品、计时装置、洗手流程图。

【操作步骤】

步骤	要点与说明
1. 准备　摘除手部饰物,修剪指甲	<li>手部饰物包括手镯、戒指、假指甲<li>指甲长度不能超过指尖,甲缘平整
2. 洗手　调节水流,湿润双手,取适量的洗手液清洗双手、前臂和上臂下 1/3,并认真揉搓	<li>特别注意清洁指甲下的污垢和手部皮肤的皱褶处<li>揉搓用品应每人使用后消毒或者一次性使用;清洁指甲用品每日清洁与消毒
3. 冲净　流动水冲洗双手、前臂和上臂下 1/3	<li>水由手部流向肘部
4. 干手　使用干手物品擦干双手、前臂和上臂下 1/3	<li>始终保持双手位于胸前并高于肘部
▲免冲洗手消毒法 (1)取消毒剂:取适量的手消毒剂放在左手掌上 (2)浸泡指尖:将右手手指尖浸泡在手消毒剂中≥5s (3)涂剂:将手消毒剂涂抹在右手、前臂直至上臂下 1/3,通过环形运动环绕至前臂至上臂下 1/3,持续揉搓 10~15s,直至消毒剂干燥	<li>每个部位均需涂抹到消毒剂<li>手消毒剂的取液量、揉搓时间及使用方法遵循产品的使用说明

续表

步骤	要点与说明
（4）取适量的手消毒剂放在右手掌上,在左手重复（2）、（3）过程	
（5）取适量的手消毒剂放置在手掌上	
（6）揉搓双手直至手腕,直至手部干燥	● 揉搓方法与洗手时的揉搓方法相同
▲冲洗手消毒法	
（1）涂剂揉搓:取适量的手消毒剂涂抹至双手的每个部位、前臂和上臂下 1/3,认真揉搓 3～5min	● 每个部位均需涂抹到消毒剂 ● 手消毒剂的取液量、揉搓时间及使用方法遵循产品的使用说明
（2）按序冲净:流动水冲净双手、前臂和上臂下 1/3	● 水由指尖流向手肘方向
（3）按序擦干:用无菌布巾擦干双手、前臂和上臂下 1/3	流动水的水质应符合生活饮用水标准,如水质达不到要求,手术医生在戴手套前,应用速干手消毒剂再消毒双手后戴手套

【注意事项】

1. **遵循原则**　①先洗手,后消毒;②不同患者手术之间、手套破损或手被污染时,应重新进行外科手消毒。

2. **充分准备**　洗手之前应先摘除手部饰物和手表,保持指甲周围组织的清洁。

3. **双手位置合适**　在外科手消毒过程中始终保持双手位于胸前并高于肘部,使水由手部流向肘部。

4. 洗手与消毒可使用海绵、其他揉搓用品或双手相互揉搓。

5. **终末处理规范**　用后的清洁指甲用具、揉搓用品如海绵、手刷等,应放到指定的容器中;揉搓用品、清洁指甲用品应一人一用一消毒或者一次性使用;术后摘除外科手套后,应用洗手液清洁双手。

（丁亚萍）

第四节　无菌技术

　　　　　　　导入情景与思考

　　患者李某,女,66 岁,3 天前与人争吵后突然倒地,呕吐胃内容物,由 120 送至急诊室。患者意识模糊,CT 检查示"颅内血肿",遵医嘱输注甘露醇等液体和药物。输液 4 小时后,患者烦躁不安,不断坐起,护士检查发现患者耻骨上膨隆,扪及囊样包块,叩诊呈实音,遵医嘱给予患者导尿。今日患者神志昏迷,双侧瞳孔不等大,复查 CT 后,急诊行颅内血肿清除术、气管切开术。术后护士准备无菌吸痰盘,倒取无菌溶液,为患者进行吸痰。

　　请思考:

　　1. 何谓无菌技术操作原则？导尿过程中应如何遵守无菌技术操作原则？

　　2. 护士为患者导尿时,应如何正确戴、脱无菌手套？在导尿过程中如发现手套破损,应如何处理？

　　3. 护士为患者进行吸痰前,应如何准备无菌吸痰盘、倒取无菌溶液？

　　无菌技术是预防医院感染的一项基本而重要的技术,其基本操作方法根据科学原则制订,每个医务人员都必须熟练掌握并严格遵守,任何一个环节都不能违反,以保证患者的安全及医务人员的安全。

Note:

一、概述

（一）相关概念

1. 无菌技术（aseptic technique）　指在医疗、护理操作过程中，防止一切微生物侵入人体和防止无菌物品、无菌区域被污染的技术。

2. 无菌区（aseptic area）　指经灭菌处理且未被污染的区域。

3. 非无菌区（non-aseptic area）　指未经灭菌处理，或虽经灭菌处理但又被污染的区域。

4. 无菌物品（aseptic supplies）　指通过灭菌处理后保持无菌状态的物品。

5. 非无菌物品（non-aseptic supplies）　指未经灭菌处理，或虽经灭菌处理后又被污染的物品。

（二）无菌技术操作原则

1. 操作环境清洁且宽敞　①操作室应清洁、宽敞、定期消毒；无菌操作前半小时停止清扫、减少走动，避免尘埃飞扬。②操作台清洁、干燥、平坦，物品布局合理。

2. 工作人员仪表符合要求　无菌操作前，工作人员应着装整洁、修剪指甲、洗手、戴口罩，必要时穿无菌衣、戴无菌手套。

3. 无菌物品管理有序规范　①存放环境：适宜的室内环境要求温度低于 24℃，相对湿度<70%，机械通风换气 4～10 次 /h；无菌物品应存放于无菌包或无菌容器内，并置于高出地面 20cm、距离天花板超过 50cm、离墙远于 5cm 处的物品存放柜或架上，以减少来自地面、屋顶和墙壁的污染。②标识清楚：无菌包或无菌容器外需标明物品名称、灭菌日期；无菌物品必须与非无菌物品分开放置，并且有明显标志。③使用有序：无菌物品通常按失效期先后顺序摆放取用；必须在有效期内使用，可疑污染、污染或过期应重新灭菌。④储存有效期：使用纺织品材料包装的无菌物品如存放环境符合要求，有效期宜为 14 天，否则一般为 7 天；医用一次性纸袋包装的无菌物品，有效期宜为 30 天；使用一次性医用皱纹纸、一次性纸塑袋、医用无纺布或硬质密封容器包装的无菌物品，有效期宜为 180 天；由医疗器械生产厂家提供的一次性使用无菌物品遵循包装上标识的有效期。

4. 操作过程中加强无菌观念　进行无菌操作时，应培养并加强无菌观念：①明确无菌区、非无菌区、无菌物品、非无菌物品，非无菌物品应远离无菌区；②操作者身体应与无菌区保持一定距离；③取、放无菌物品时，应面向无菌区；④取用无菌物品时应使用无菌持物钳；⑤无菌物品一经取出，即使未用，也不可放回无菌容器内；⑥手臂应保持在腰部或治疗台面以上，不可跨越无菌区，手不可接触无菌物品；⑦避免面对无菌区谈笑、咳嗽、打喷嚏；⑧如无菌物品疑有污染或已被污染，即不可使用，应予以更换；⑨一套无菌物品供一位患者使用。

二、无菌技术基本操作方法

（一）使用无菌持物钳法

【目的】

取放和传递无菌物品，保持无菌物品的无菌状态。

【操作前准备】

1. 环境准备　清洁、宽敞、明亮、定期消毒。

2. 护士准备　衣帽整洁、修剪指甲、洗手、戴口罩。

3. 用物准备　无菌持物钳、盛放无菌持物钳的容器。

（1）无菌持物钳的种类（图 3-2）：临床常用的无菌持物钳有卵圆钳、三叉钳、长镊子及短镊子四种。①卵圆钳：下端有两个卵圆形小环，分直头和弯头，可夹取刀、剪、镊、治疗碗等；②三叉钳：下端较粗呈三叉形,并以一定弧度向内弯曲,常用于夹取较大或较重物品,如瓶、罐、盆、骨科器械等;③镊子:分长、短两种,其尖端细小,轻巧方便,适用于夹取针头、棉球、纱布等。

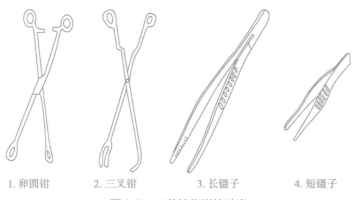

| 1. 卵圆钳 | 2. 三叉钳 | 3. 长镊子 | 4. 短镊子 |

图 3-2 **无菌持物钳的种类**

(2)无菌持物钳的存放:每个容器只放一把无菌持物钳,目前临床主要使用干燥保存法,即将盛有无菌持物钳的无菌干罐保存在无菌包内,使用前开包,4小时更换一次。

【操作步骤】

步骤	要点与说明
1.查对 检查并核对物品的名称、有效期、灭菌标识	● 确保物品在灭菌有效期内使用 ● 第一次开包使用时,应记录打开日期、时间并签名,再次使用时检查有效时间
2.取钳 打开盛放无菌持物钳的容器盖,手持无菌持物钳上 1/3 处,闭合钳端,将钳移至容器中央,垂直取出(图3-3),关闭容器盖	● 手不可触及容器盖内面 ● 盖闭合时不可从盖孔中取、放无菌持物钳 ● 取、放时,钳端不可触及容器口边缘
3.使用 保持钳端向下,在腰部以上视线范围内活动,不可倒转向上	● 保持无菌持物钳的无菌状态
4.放钳 用后闭合钳端,打开容器盖,快速垂直放回容器,关闭容器盖	● 防止无菌持物钳在空气中暴露过久而污染

【注意事项】

1.严格遵循无菌操作原则。

2.取、放无菌持物钳时应先闭合钳端,不可触及容器口边缘。

3.使用过程中:①始终保持钳端向下,不可触及非无菌区;②就地使用,到距离较远处取物时,应将持物钳和容器一起移至操作处。

4.不可用无菌持物钳夹取油纱布,防止油黏于钳端而影响消毒效果;不可用无菌持物钳换药或消毒皮肤,以防被污染。

5.无菌持物钳一旦污染或可疑污染应重新灭菌。

6.无菌持物钳如为湿式保存,除注意上述 1～5 外,还需注意:①盛放无菌持物钳的有盖容器,其深度与钳的长度比例适合,消毒液面需浸没持物钳轴节以上 2～3cm 或镊子长度的 1/2。②无菌持物钳及其浸泡容器每周清洁、消毒 2 次,同时更换消毒液;使用频率较高的部门应每天清洁、灭菌(如门诊换药室、注射室、手术室等)。③取、放无菌持物钳时不可触及液面以上部分的容器内壁。④放入无菌持物钳时需松开轴节以利于钳与消毒液充分接触。

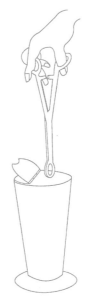

图 3-3 **取放无菌持物钳**

（二）使用无菌容器法

【目的】

用于盛放无菌物品并保持其无菌状态。

【操作前准备】

1. 环境准备　清洁、宽敞、明亮、定期消毒。

2. 护士准备　衣帽整洁、修剪指甲、洗手、戴口罩。

3. 用物准备

（1）盛有无菌持物钳的无菌罐、盛放无菌物品的容器。

（2）无菌容器：常用的无菌容器有无菌盒、罐、盘等。无菌容器内盛灭菌器械、棉球、纱布等。

【操作步骤】

步骤	要点与说明
1. 查对　检查并核对无菌容器名称、灭菌日期、失效期、灭菌标识	• 应同时查对无菌持物钳的有效期 • 第一次使用，应记录开启日期、时间并签名
2. 开盖　取物时，打开容器盖，平移离开容器，内面向上置于稳妥处（图3-4）或拿在手中	• 盖子不能在无菌容器上方翻转，以防灰尘落入容器内 • 开、关盖时，手不可触及盖的边缘及内面
3. 取物　用无菌持物钳从无菌容器内夹取无菌物品	• 垂直夹取物品，无菌持物钳及物品不可触及容器边缘
4. 关盖　取物后，立即将盖盖严	• 避免容器内无菌物品在空气中暴露过久
5. 手持容器　手持无菌容器（如治疗碗）时，应托住容器底部（图3-5）	• 手不可触及容器边缘及内面

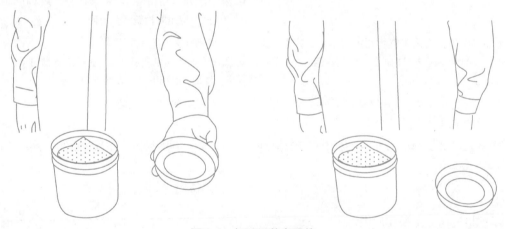

图3-4　**打开无菌容器盖**

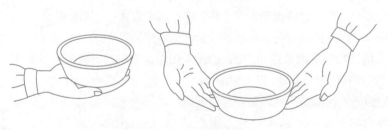

图3-5　**手持治疗碗**

【注意事项】

1. 严格遵循无菌操作原则。

2. 移动无菌容器时，应托住底部，手指不可触及无菌容器的内面及边缘。

3. 从无菌容器内取出的物品，即使未用，也不可再放回无菌容器中。

4. 无菌容器应定期消毒灭菌；初次使用后，有效期不超过24小时。

（三）使用无菌包法

【目的】

从无菌包内取出无菌物品，供无菌操作使用。

【操作前准备】

1. 环境准备　清洁、宽敞、明亮、定期消毒。

2. 护士准备　衣帽整洁、修剪指甲、洗手、戴口罩。

3. 用物准备

（1）盛有无菌持物钳的无菌罐、盛放无菌包内物品的容器或区域。

（2）无菌包：内放无菌治疗巾、敷料、器械等。无菌包灭菌前应妥善包好：将需灭菌的物品放于包布中央，用包布一角盖住物品，左右两角先后盖上并将角尖向外翻折，盖上最后一角后用化学指示胶带贴妥（图3-6），包外注明物品名称及灭菌日期。

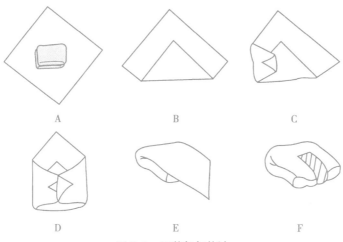

图 3-6　无菌包包扎法

【操作步骤】

步骤	要点与说明
1. 查对　检查并核对无菌包名称、灭菌日期、有效期、灭菌标识，检查无菌包有无潮湿或破损	● 应同时查对无菌持物钳的有效期 ● 如超过有效期或有潮湿破损不可使用
2. 开包　将包托在手上，另一手撕开粘贴的胶带，或解开系带卷放在手上，手接触包布四角外面，依次揭开四角并捏住	● 手不可触及包布内面及无菌物品
3. 放物　稳妥地将包内物品放在备好的无菌区内或递送给术者（图3-7）	● 投放时，手托住包布使无菌面朝向无菌区域
4. 整理　将包布折叠放妥	

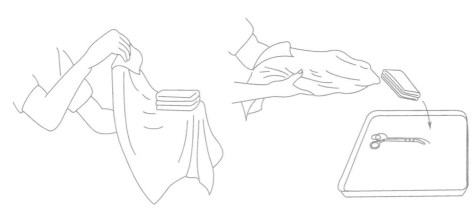

图 3-7　一次性取出无菌包内物品

Note：

【注意事项】

1. 严格遵循无菌操作原则。

2. 无菌包包布通常选用质厚、致密、未脱脂的双层棉布制成，或使用医用无纺布。

3. 打开无菌包时手只能接触包布四角的外面，不可触及包布内面及无菌物品，不可跨越无菌区。

4. 无菌包应定期灭菌，如包内物品超过有效期、被污染或包布受潮，则需重新灭菌。

5. 如取出包内部分物品，无菌包检查后平放于清洁、干燥、平坦的操作台上，手接触包布四角外面，依次揭开四角，用无菌持物钳夹取所需物品放在备妥的无菌区，按原折痕包好，注明开包日期及时间，限24小时内使用。

（四）无菌区域准备法

无菌区域是指经灭菌处理且未被污染的区域。手术时将手术区皮肤消毒后，需铺无菌单，除显露手术切口以外所必需的最小皮肤区域，其余部位予以遮盖，以建立无菌区域，减少手术中的污染。深静脉置管、导尿等操作时，需在消毒部位铺好无菌治疗巾或无菌洞巾，形成无菌区域。注射药物或换药等操作需铺无菌盘，铺无菌盘法是将无菌治疗巾铺在洁净、干燥的治疗盘内，形成无菌区以供无菌操作用。

【目的】

形成无菌区域以放置无菌物品，供治疗、护理用。

【操作前准备】

1. **环境准备** 清洁、宽敞、明亮、定期消毒。

2. **护士准备** 衣帽整洁、修剪指甲、洗手、戴口罩。

3. **用物准备**

（1）盛有无菌持物钳的无菌罐、无菌物品、盛放治疗巾的无菌包。无菌包内无菌治疗巾的折叠有两种方法。①纵折法：治疗巾纵折两次，再横折两次，开口边向外（图3-8）。②横折法：治疗巾横折后纵折，再重复一次（图3-9）。

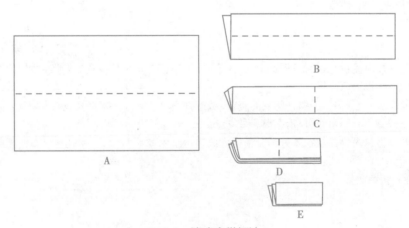

图3-8 治疗巾纵折法

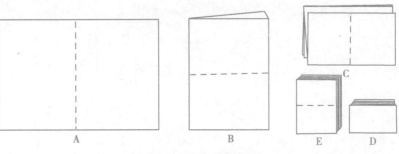

图3-9 治疗巾横折法

（2）治疗盘、记录纸、笔。

【操作步骤】　以铺无菌盘为例

步骤	要点与说明
1．查对　检查并核对无菌包名称、灭菌日期、有效期、灭菌标识，有无潮湿或破损	● 同无菌包使用法 ● 应同时查对无菌持物钳、无菌物品以确保在有效期内
2．取巾　打开无菌包，用无菌持物钳取一块治疗巾置于治疗盘内	● 如治疗巾未用完，应按要求开包、回包，注明开包日期和时间
3．铺盘 ▲单巾铺盘法 （1）铺巾：双手捏住无菌巾一边外面两角，轻轻抖开，双折平铺于治疗盘上，将上层呈扇形折至对侧，开口向外（图3-10）	● 治疗巾内面构成无菌区 ● 手不可触及无菌巾内面
（2）放入无菌物品	● 保持物品无菌
（3）覆盖：双手捏住扇形折叠层治疗巾外面，遮盖于物品上，对齐上下层边缘，将开口处向上翻折两次，两侧边缘分别向下折一次，露出治疗盘边缘	● 手不可触及无菌巾内面 ● 调整无菌物品的位置，使之尽可能居中
▲双巾铺盘法 （1）铺巾：双手捏住无菌巾一边两角外面，轻轻抖开，从远到近铺于治疗盘上，无菌面朝上	● 手不可触及无菌巾另一面
（2）放入无菌物品	
（3）覆盖：取出另一块无菌巾打开，从近到远覆盖于无菌物品上，无菌面朝下。两巾边缘对齐，四边多余部分分别向上反折	● 不可跨越无菌区
4．记录　注明铺盘日期及时间并签名	● 铺好的无菌盘4h内有效

【注意事项】

1．严格遵循无菌操作原则。

2．铺无菌盘区域须清洁、干燥，避免无菌巾潮湿、污染。

3．铺盘时非无菌物品和身体应与无菌盘保持适当距离，手不可触及无菌巾内面，不可跨越无菌区。

4．铺好的无菌盘尽早使用，有效期不超过4小时。

（五）倒取无菌溶液法

【目的】

保持无菌溶液的无菌状态，供治疗、护理用。

【操作前准备】

1．**环境准备**　清洁、宽敞、明亮、定期消毒。

2．**护士准备**　衣帽整洁、修剪指甲、洗手、戴口罩。

3．**用物准备**

（1）无菌溶液、启瓶器、弯盘。

（2）盛装无菌溶液的容器。

（3）棉签、消毒液、笔，必要时备盛有无菌持物钳的无菌罐、无菌纱布罐。

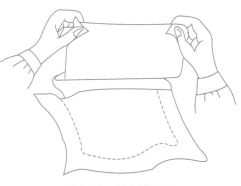

图3-10　单巾铺盘法

【操作步骤】

步骤	要点与说明
1．清洁　取盛有无菌溶液的密封瓶,擦净瓶外灰尘	
2．查对　检查并核对:①瓶签上的药名、剂量、浓度和有效期;②瓶盖有无松动;③瓶身有无裂缝;④溶液有无沉淀、浑浊或变色	● 确定溶液正确、质量可靠 ● 对光检查溶液质量 ● 同时需查对无菌持物钳、无菌纱布有效期
3．开瓶　用启瓶器撬开瓶盖,消毒瓶塞,待干后打开瓶塞	● 按无菌原则打开瓶塞,手不可触及瓶口及瓶塞内面,防止污染
4．倒液　手持溶液瓶,瓶签朝向掌心,倒出少量溶液旋转冲洗瓶口,再由原处倒出溶液至无菌容器中(图3-11)	● 避免沾湿瓶签 ● 倒溶液时高度适宜,勿使瓶口接触容器口周围,勿使溶液溅出
5．盖塞　倒好溶液后立即塞好瓶塞	
6．记录　在瓶签上注明开瓶日期及时间并签名,放回原处	● 已开启的溶液瓶内溶液,可保存24h,余液只作清洁操作用 ● 一次性溶液瓶内未用完的溶液不宜保留
7．处理　按要求整理用物并处理	

【注意事项】

1．严格遵循无菌操作原则。

2．不可将物品伸入无菌溶液瓶内蘸取溶液;倾倒液体时不可直接接触无菌溶液瓶口。

3．已倒出的溶液即使未用,也不可再倒回瓶内,以免污染剩余溶液。

（六）戴、脱无菌手套法

【目的】

预防病原微生物通过医务人员的手传播疾病和污染环境,适用于医务人员进行严格的无菌操作时,接触患者破损皮肤、黏膜时。

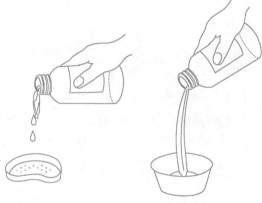

A. 冲洗瓶口　　B. 倒无菌溶液至无菌容器中

图3-11　倒取无菌溶液法

【操作前准备】

1．**环境准备**　清洁、宽敞、明亮、定期消毒。

2．**护士准备**　衣帽整洁、修剪指甲、取下手表、洗手、戴口罩。

3．**用物准备**　无菌手套、弯盘。无菌手套一般有两种类型:①天然橡胶、乳胶手套;②人工合成的非乳胶产品,如乙烯、聚乙烯手套。

【操作步骤】

步骤	要点与说明
1．查对　检查并核对无菌手套袋外的号码、灭菌日期,包装是否完整、干燥	● 选择适合操作者手掌大小的号码 ● 确认在有效期内
2．打开手套袋　将手套袋平放于清洁、干燥的桌面上打开(图3-12)	
3．取、戴手套 ▲分次取、戴法 (1)一手掀开手套袋开口处,另一手捏住一只手套的反折部分(手套内面)取出手套,对准五指戴上(图3-13A)	● 手不可触及手套外面(无菌面) ● 手套取出时外面(无菌面)不可触及任何非无菌物品
(2)未戴手套的手掀起另一只袋口,再用戴好手套的手指插入另一只手套的反折内面(手套外面),取出手套,同法戴好(图3-13B)	● 已戴手套的手不可触及未戴手套的手及另一手套的内面(非无菌面)

Note:

续表

步骤	要点与说明
（3）同时，将后一只戴好的手套的翻边扣套在工作服衣袖外面（图 3-13C），同法扣套好另一只手套（图 3-13D）	● 手套外面（无菌面）不可触及工作服衣袖
▲一次性取、戴法	
（1）两手同时掀开手套袋开口处，用一手拇指和示指同时捏住两只手套的反折部分，取出手套（图 3-14A）	● 要点同分次取、戴手套
（2）将两手套五指对准，先戴一只手，再以戴好手套的手指插入另一只手套的反折内面，同法戴好（图 3-14B）	
（3）同时，将后一只戴好的手套的翻边扣套在工作服衣袖外面（图 3-14C），同法扣套好另一只手套（图 3-14D）	
4. 检查调整　双手对合交叉检查是否漏气，并调整手套位置	● 便于操作
5. 脱手套　用戴着手套的手捏住另一手套腕部外面，翻转脱下；再将脱下手套的手伸入另一手套内，捏住内面边缘将手套向下翻转脱下	● 勿使手套外面（污染面）接触到皮肤 ● 不可强拉手套
6. 处理　按要求整理用物并处理。洗手，脱口罩	● 将手套弃置于医疗垃圾袋内

【注意事项】

1. 严格遵循无菌操作原则。

2. 选择合适手掌大小的手套尺码；修剪指甲以防刺破手套。

3. 戴手套时手套外面（无菌面）不可触及任何非无菌物品；已戴手套的手不可触及未戴手套的手及另一手套的内面；未戴手套的手不可触及手套的外面。

4. 戴手套后双手应始终保持在腰部或操作台面以上视线范围内的水平；如发现有破损或可疑污染应立即更换。

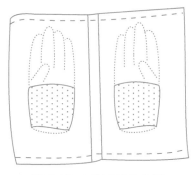

图 3-12　无菌手套的放置

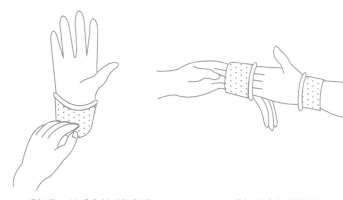

A. 一手捏住一只手套的反褶部分，
另一手对准五指戴上手套

B. 戴好手套的手指插入
另一只手套的反褶内面

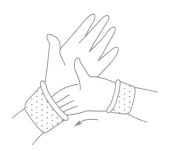
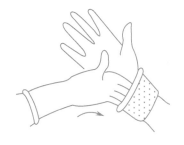

C. 将一只手套的翻边扣
套在工作服衣袖外面

D. 将另一只手套的翻边扣
套在工作服衣袖外面

图 3-13　分次取戴无菌手套法

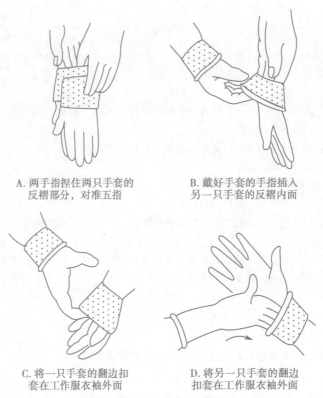

A. 两手指捏住两只手套的
　反褶部分，对准五指

B. 戴好手套的手指插入
　另一只手套的反褶内面

C. 将一只手套的翻边扣
　套在工作服衣袖外面

D. 将另一只手套的翻边
　扣套在工作服衣袖外面

图 3-14　一次性取戴无菌手套法

5. 脱手套时避免强拉，应翻转脱下，手套外面（污染面）在内，注意勿使手套外面（污染面）接触到皮肤；脱手套后应洗手。

6. 诊疗、护理不同患者之间应更换手套；一次性手套应一次性使用；戴手套不能替代洗手，必要时进行手消毒。

（刘月仙）

第五节　隔离技术

 导入情景与思考

　　患者尤某，女，68 岁。1 天前出现乏力不适，伴肌肉酸痛、恶心，无呕吐，偶有胸痛、鼻塞、流涕，发热，体温最高 37.6℃，胸部 CT 检查示右肺上叶斑片影伴周围斑片影，右肺尖胸膜下斑片影伴钙化。入院后，患者体温最高 38.6℃，新型冠状病毒核酸检测阳性，白细胞 $5.28×10^9$/L，中性粒细胞 64.5%，淋巴细胞 24.6%。发病前有与新型冠状病毒肺炎患者接触史，确诊"新型冠状病毒肺炎"，收住集中隔离病区治疗。

　　请思考：

　　1. 对该患者应采取的隔离种类和隔离措施有哪些？

　　2. 医务人员为该患者进行诊疗护理时，应如何做好自我防护？

　　3. 隔离区域如何划分及管理？

　　隔离（isolation）是采用各种方法、技术，防止病原体从患者及携带者传播给他人的措施。通过隔离可以切断感染链，将传染源、高度易感人群安置在指定地点，暂时避免和周围人群接触，防止病原微生物在患者、工作人员及媒介物中扩散。2009 年 4 月 1 日，由中华人民共和国卫生部发布、2009 年

12月1日起实施的《医院隔离技术规范》(WS/T 311-2009)是当前医院隔离工作的指南。

一、概述

隔离是预防医院感染的重要措施之一,在隔离工作中护理人员应自觉遵守隔离制度,严格遵循隔离原则,认真执行隔离技术,同时应加强隔离知识教育,使出入医院的所有人员理解隔离的意义并能主动配合隔离工作。

(一)区域划分

1. **清洁区(cleaning area)** 指进行传染病诊治的病区中不易受到患者血液、体液和病原微生物等物质污染及传染病患者不应进入的区域。包括医务人员的值班室、卫生间、男女更衣室、浴室以及储物间、配餐间等。

2. **潜在污染区(potentially contaminated area)** 也称半污染区,指进行传染病诊治的病区中位于清洁区与污染区之间、有可能被患者血液、体液和病原微生物等物质污染的区域。包括医务人员的办公室、治疗室、护士站、患者用后的物品及医疗器械等的处理室、内走廊等。

3. **污染区(contaminated area)** 指进行传染病诊治的病区中传染病患者和疑似传染病患者接受诊疗的区域,包括被其血液、体液、分泌物、排泄物污染物品暂存和处理的场所,如病室、处置室、污物间以及患者入院、出院处理室等。

4. **两通道(two passages)** 指进行传染病诊治的病区中的医务人员通道和患者通道。医务人员通道、出入口设在清洁区一端,患者通道、出入口设在污染区一端。

5. **缓冲间(buffer room)** 指进行传染病诊治的病区中清洁区与潜在污染之间、潜在污染区与污染区之间设立的两侧均有门的小室,为医务人员的准备间。

(二)医院建筑布局与隔离要求

根据患者获得感染危险性的程度,医院可分成四个区域。①低危险区域:包括行政管理区、教学区、图书馆、生活服务区等;②中等危险区域:包括普通门诊、普通病房等;③高危险区域:包括感染性疾病科(门诊、病房)等;④极高危险区域:包括手术室、重症监护病房、器官移植病房等。同一等级分区的科室相对集中,高危险区域的科室宜相对独立,宜与普通门诊和病区分开,远离食堂、水源和其他公共场所;通风系统应区域化,防止区域间空气交叉感染;按照要求配备合适的手卫生设施。

1. **呼吸道传染病病区的布局与隔离要求** 适用于经呼吸道传播疾病患者的隔离。

(1)建筑布局:呼吸道传染病病区应设在医院相对独立的区域,分为清洁区、潜在污染区和污染区,设立两通道和三区之间的缓冲间。各区域之间宜用感应自控门,缓冲间两侧的门不应同时开启,以减少区域之间空气流通。经空气传播疾病的隔离病区,应设置负压病室。病室的气压宜为 −30Pa,缓冲间的气压宜为 −15Pa。

(2)隔离要求:①应严格服务流程和三区管理,各区之间界线清楚,标识明显。②病室内有良好的通风设备;安装适量的非手触式开关的流动水洗手池。③不同种类传染病患者分室安置;疑似患者单独安置;受条件限制的医院,同种疾病患者可安置于一室,两病床之间距离不少于 1.1m。

知 识 拓 展

负压病区

负压病区(病室)指通过特殊通风装置,使病区(病室)的空气按照由清洁区向污染区流动,使病区(病室)内的压力低于室外压力。负压病区(病室)排出的空气需经处理,确保对环境无害。适用于经空气传播疾病患者的隔离。

建筑布局:应设病室及缓冲间,通过缓冲间与病区走廊相连。病室采用负压通风,上送风、

Note:

下排风；病室内送风口应远离排风口，排风口应置于病床床头附近，排风口下缘靠近地面但应高于地面 10cm。病室门窗保持关闭。病室内设置独立卫生间，有流动水洗手和卫浴设施。配备室内对讲设备。

　　隔离要求：送风应经过初、中效过滤，排风应经过高效过滤处理，每小时换气 6 次以上。应保障通风系统正常运转，做好设备日常保养。病室与外界气压差宜为 -30Pa，缓冲间与外界气压差宜为 -15Pa。一间负压病室宜安排一位患者，无条件时可安排同种呼吸道感染性疾病患者，并限制患者到本病室外活动。患者出院所带物品应消毒处理。

　　2. 感染性疾病病区的布局与隔离要求　适用于主要经接触传播疾病患者的隔离。

　　（1）建筑布局：感染性疾病病区应设在医院相对独立的区域，远离儿科病区、重症监护病区和生活区。设单独入口、出口和入院、出院处理室。中小型医院可在建筑物的一端设立感染性疾病病区。

　　（2）隔离要求：①分区明确，标识清楚。②病区通风良好，自然通风或安装通风设施；配备适量非手触式开关的流动水洗手设施。③不同种类的感染性疾病患者应分室安置；每间病室不应超过 4 人，病床间距应不少于 1.1m。

　　3. 普通病区、门诊、急诊的布局与隔离要求

　　（1）普通病区：在病区的末端，设一间或多间隔离病室；感染性疾病患者与非感染性疾病患者宜分室安置；受条件限制的医院，同种感染性疾病、同种病原体感染患者可安置于一室，病床间距宜大于 1m；病情较重的患者宜单人间安置。

　　（2）门诊：普通门诊应单独设立出入口，设置问讯、预检分诊、挂号、候诊、诊断、检查、治疗、交费、取药等区域；儿科门诊应自成一区，出入方便，并设预检分诊、隔离诊查室等；感染性疾病科门诊符合国家相关规定。各诊室应通风良好，配备适量的流动水洗手设施和/或配备速干手消毒剂；建立预检分诊制度，发现传染病患者或疑似传染病患者，应到专用隔离诊室或引导至感染性疾病科门诊诊治，可能被污染的区域应及时消毒。

　　（3）急诊：应设单独出入口、预检分诊、诊查室、隔离诊查室、抢救室、治疗室、观察室等；有条件的医院宜设挂号、收费、取药、化验、X 线检查、手术室等；严格预检分诊制度，及时发现传染病患者及疑似患者，及时采取隔离措施；各诊室内应配备非手触式开关的流动水洗手设施和/或配备速干手消毒剂；急诊观察室床间距不小于 1.2m。

　　（三）隔离的管理要求

　　1. 布局规范　建筑布局应符合医院卫生学要求，并应具备隔离预防的功能，区域划分明确、标识清楚。

　　2. 隔离制度　应根据国家的有关法律法规，结合本医院的实际情况，制订隔离预防制度并实施。

　　3. 实施原则　隔离的实施应遵循"标准预防"和"基于疾病传播途径的预防"的原则。应采取有效措施，管理感染源、切断传播途径和保护易感人群。

　　4. 人员管理　应加强传染病患者的管理，包括隔离患者，严格执行探视制度。加强医务人员隔离与防护知识的培训，手卫生符合规范。

　　（四）隔离原则

　　1. 隔离标志明确，卫生设施齐全　①隔离病区设有工作人员与患者各自的进出门、梯道，通风系统区域化；隔离区域标识清楚，入口处配置更衣、换鞋的过渡区，并配有必要的卫生、消毒设备等。②隔离病室门外或患者床头安置不同颜色的提示卡（卡正面为预防隔离措施，反面为适用的疾病种类）以表示不同性质的隔离；门口放置用消毒液浸湿的脚垫，门外设立隔离衣悬挂架（柜或壁橱），备隔离衣、帽子、口罩、鞋套以及手消毒物品等。

2. 严格执行服务流程,加强三区管理 明确服务流程,保证洁、污分开,防止因人员流程、物品流程交叉导致污染:①患者及患者接触过的物品不得进入清洁区;②患者或穿隔离衣的工作人员通过走廊时,不得接触墙壁、家具等;③各类检验标本应放在指定的存放盘和架上;④污染区的物品未经消毒处理,不得带到他处;⑤工作人员进入污染区时,应按规定穿隔离衣,戴帽子、口罩,必要时换隔离鞋;穿隔离衣前,必须将所需的物品备齐,各种护理操作应有计划并集中执行以减少穿脱隔离衣的次数和刷手的频率;⑥离开隔离病区前脱隔离衣、鞋,并消毒双手,脱帽子、口罩;⑦严格执行探视制度,探陪人员进出隔离区域应根据隔离种类采取相应的隔离措施,接触患者或污染物品后均必须消毒双手。

3. 隔离病室环境定期消毒,物品处置规范 ①隔离病室应每日进行空气消毒和物品表面的消毒,应用Ⅳ类环境的消毒方法,根据隔离类型确定每日消毒的频次;②患者接触过的物品或落地的物品应视为污染,消毒后方可给他人使用;患者的衣物、书籍、钱币等消毒后才能交予家人;③患者的生活用品如脸盆、痰杯、餐具、便器个人专用,每周消毒;衣服、床单、被套等消毒后清洗;床垫、被、褥等定期消毒;排泄物、分泌物、呕吐物须经消毒处理后方可排放;④需送出病区处理的物品分类置于黄色污物袋内,袋外要有明显标记。

4. 实施隔离教育,加强隔离患者心理护理 ①定期进行医务人员隔离与防护知识的培训,为其提供合适、必要的防护用品,使其正确掌握常见传染病的传播途径、隔离方式和防护技术,熟练掌握隔离操作规程;同时开展患者和探陪人员的隔离知识教育,使其能主动协助、执行隔离管理。②了解患者的心理情况,合理安排探视时间,尽量解除患者因隔离而产生的恐惧、孤独、自卑等心理反应。

5. 掌握解除隔离的标准,实施终末消毒处理 ①传染性分泌物三次培养结果均为阴性或已度过隔离期,医生开出医嘱后,方可解除隔离。②对出院、转科或死亡患者及其所住病室、所用物品及医疗器械等进行的消毒处理,包括患者的终末处理、病室和物品的终末处理。

患者的终末处理:患者出院或转科前应沐浴,换上清洁衣服,个人用物须消毒后才能带离隔离区;如患者死亡,衣物原则上一律焚烧,尸体须用中效以上消毒剂进行消毒处理,并用浸透消毒液的棉球填塞口、鼻、耳、阴道、肛门等孔道,一次性尸单包裹后装入尸袋内密封再送太平间。

病室及物品的终末处理:关闭病室门窗、打开床旁桌、摊开棉被、竖起床垫,用消毒液熏蒸或用紫外线照射;打开门窗,用消毒液擦拭家具、地面;体温计用消毒液浸泡,血压计及听诊器放熏蒸箱消毒;被服类消毒处理后再清洗。

二、隔离种类及措施

目前,隔离预防主要是在标准预防的基础上,实施两大类隔离:一是基于传染源特点切断疾病传播途径的隔离;二是基于保护易感人群的隔离。

标准预防(standard precaution)是基于患者的血液、体液、分泌物(不包括汗液)、非完整皮肤和黏膜均可能含有感染性因子的原则,针对医院所有患者和医务人员采取的一组预防感染措施。包括手卫生,根据预期可能的暴露选用手套、隔离衣、口罩、护目镜或防护面罩,以及安全注射;也包括穿戴合适的防护用品处理患者环境中污染的物品与医疗器械。

(一)基于切断传播途径的隔离预防

确认的感染性病原微生物的传播途径主要有:接触传播、空气传播、飞沫传播和其他途径的传播。一种疾病可能有多种传播途径时,应在标准预防的基础上采取相应传播途径的隔离与预防。

1. 接触传播的隔离与预防 是对确诊或可疑感染了经接触传播疾病,如肠道感染、多重耐药菌感染、埃博拉出血热、皮肤感染等采取的隔离与预防。在标准预防的基础上,隔离措施还有:

(1)隔离病室使用蓝色隔离标志。

(2)患者的隔离:①根据感染性疾病类型确定入住单人隔离室,还是同病种感染者同室隔离。②限制患者的活动范围,减少不必要的转运,如需要转运时,应采取有效措施,减少对其他患者、医务人员和环境表面的污染。③患者接触过的一切物品,如被单、衣物、换药器械等均应先灭菌,然后再进行清洁、消毒、灭菌。被患者污染的敷料应装袋标记后送焚烧处理。

知识拓展

常见多重耐药菌感染患者的隔离

耐甲氧西林金黄色葡萄球菌(MRSA)、耐万古霉素的金黄色葡萄球菌(VRSA)是全球性引起医院内感染的重要致病菌之一,其特点是多重耐药,耐受临床上广泛应用的多种抗生素,给临床治疗带来一定困难。因此,发现耐药菌感染患者时,应及时采取有效的隔离措施,并积极治疗。

主要的隔离措施有:患者安置在单间或同种病原同室隔离;减少人员出入隔离病室,尤其是VRSA感染患者,严格限制人员进出隔离病室;医务人员加强手卫生和个人防护,近距离操作如吸痰、插管等需戴防护镜;可能污染工作服时穿隔离衣,护理VRSA感染患者时应穿一次性隔离衣;加强隔离病室物品的消毒处理,如为MRSA或其他多重耐药菌感染,仪器设备用后应清洁、消毒和/或灭菌,每天定期擦拭消毒物体表面,并进行床单位消毒,而VRSA感染者使用的仪器设备要求专用,用后清洁、灭菌;标本需用密闭容器运送;VRSA感染患者的生活物品清洁、消毒后方可带出;医疗废物应用防渗漏密闭容器运送,利器放入利器盒,而VRSA感染者的医疗废物需用双层防渗漏医疗垃圾袋密闭运送。

(3)医务人员的防护:①进入隔离室前必须戴好口罩、帽子,从事可能污染工作服的操作时,应穿隔离衣;离开病室前,脱下隔离衣,按要求悬挂,每天更换清洗与消毒;或使用一次性隔离衣,用后按医疗废物管理要求进行处置。接触甲类传染病应按要求穿脱、处置防护服。②接触患者的血液、体液、分泌物、排泄物等物质时,应戴手套;离开隔离病室前、接触污染物品后应摘除手套,洗手和/或手消毒。手上有伤口时应戴双层手套。

知识拓展

埃博拉出血热的隔离

埃博拉出血热是由埃博拉病毒引起的急性出血性传染病,于20世纪70年代在非洲首次发现,主要在非洲的乌干达、刚果、南非等国家流行。埃博拉出血热的病死率高,可达50%~90%。人类通过密切接触患者或感染动物的血液、排泄物、分泌物或其他体液而感染,接触传播是本病最主要的传播途径,临床表现主要为发热、出血和多脏器损害。

主要隔离措施:与患者接触时要戴口罩、手套、眼镜、帽子与防护服,防止直接接触患者的污染物。若环境中患者的血液、体液、分泌物、排泄物较多时,还应戴腿罩与鞋罩。出病室时,应脱去所有隔离衣物。鞋若被污染则应清洗并消毒。对患者的分泌物、排泄物及污染物品均严格消毒。

2. 空气传播的隔离与预防 是对经空气传播的呼吸道传染疾病,如肺结核、水痘等采取的隔离与预防。在标准预防的基础上,隔离措施还有:

(1)隔离病室使用黄色隔离标志。

(2)患者的隔离:①安置单间病室,无条件时相同病原体感染患者可同居一室,关闭通向走廊的门窗,尽量使隔离病室远离其他病室或使用负压病房;无条件收治时尽快转送至有条件收治呼吸道传染病的医疗机构,并注意转运过程中医务人员的防护。②当患者病情允许时,应戴外科口罩且定期更换,并限制其活动范围。③患者口鼻分泌物须经严格消毒后再倾倒,患者的专用痰杯要定期消毒，被患者污染的敷料应装袋标记后焚烧或做消毒 - 清洁 - 消毒处理。④严格空气消毒。

（3）医务人员的防护：①应严格按照区域流程，在不同的区域，穿戴不同的防护用品，离开时按要求摘脱，并正确处理使用后物品。②进入确诊或可疑传染病患者房间时，应戴帽子、医用防护口罩；进行可能产生喷溅的诊疗操作时，应戴护目镜或防护面罩、穿防护服，当接触患者及其血液、体液、分泌物、排泄物等物质时应戴手套。③根据疫情防控需要，开展工作人员的症状监测，必要时为高风险人群接种经空气传播疾病疫苗。

3. 飞沫传播的隔离与预防　是对经飞沫传播的疾病，如百日咳、流行性感冒、病毒性腮腺炎、SARS 及新型冠状病毒肺炎等特殊急性呼吸道传染性疾病采取的隔离与预防。在标准预防的基础上，隔离措施还有：

（1）隔离病室使用粉色隔离标志。

（2）患者的隔离：①同空气传播的患者隔离措施①②③。②加强通风或进行空气的消毒。③患者之间、患者与探视者之间应相距 1m 以上，探视者应戴外科口罩。

（3）医务人员的防护：①医务人员严格按照区域流程，在不同的区域，穿戴不同的防护用品，离开时按要求摘脱，并正确处理使用后物品。②与患者近距离（1m 以内）接触时，应戴帽子、医用防护口罩；进行可能产生喷溅的诊疗操作时，应戴护目镜或防护面罩，穿防护服；当接触患者及其血液、体液、分泌物、排泄物等物质时应戴手套。

4. 其他传播途径疾病的隔离与预防　对经生物媒介传播的疾病，如鼠、蚤引起的鼠疫等，应根据疾病的特性，采取相应的隔离与防护措施。

传染病的隔离是在标准预防的基础上，根据疾病的传播途径（接触传播、空气传播、飞沫传播和其他途径传播）采取相应的隔离与预防措施。医务人员的防护应根据接诊患者的不同，采取不同的防护措施，防护用品的选用应按照分级防护的原则。医务人员的分级防护要求如下：

（1）一般防护：适用于普通门（急）诊、普通病房医务人员。防护要求：穿工作服、戴外科口罩，根据工作需要戴乳胶手套，认真执行手卫生。

（2）一级防护：适用于发热门诊与感染性疾病科医务人员。防护要求：穿工作服，戴外科口罩和帽子，穿隔离衣，戴乳胶手套，严格执行手卫生。

（3）二级防护：适用于进入疑似或确诊呼吸道传染病患者安置地或为患者提供一般诊疗操作的医务人员，以及转运患者的司机和医务人员。防护要求：穿工作服，戴医用防护口罩和帽子，戴手套，穿鞋套，根据医疗机构的实际条件选择穿隔离衣或防护服，根据工作需要戴护目镜或防护面罩，严格执行手卫生。

（4）三级防护：适用于为疑似或确诊呼吸道传染病患者进行产生气溶胶的操作如气管插管、气管切开、吸痰、支气管镜检、心肺复苏、咽拭子采样等的医务人员。防护要求：穿工作服，戴医用防护口罩和帽子，穿防护服，戴防护面罩或护目镜，戴手套，穿鞋套，严格执行手卫生。

（二）基于保护易感人群的隔离预防

保护性隔离（protective isolation）是以保护易感人群作为制订措施的主要依据而采取的隔离，也称反向隔离，适用于抵抗力低下或极易感染的患者，如严重烧伤、早产儿、白血病、脏器移植及免疫缺陷等患者。应在标准预防的基础上，采取下列主要的隔离措施：

1. 设专用隔离室　患者应住单间病室隔离，室外悬挂明显的隔离标志。病室内空气应保持正压通风，定时换气；地面、家具等均应每天严格消毒。

2. 进出隔离室要求　凡进入病室内人员应穿戴灭菌后的隔离衣、帽子、口罩、手套及拖鞋；未经消毒处理的物品不可带入隔离区域；接触患者前、后及护理另一位患者前均应洗手。

3. 污物处理　患者的引流物、排泄物、被其血液及体液污染的物品，应及时分装密闭，标记后送指定地点。

4. 探陪要求　凡患呼吸道疾病者或咽部带菌者，包括工作人员均应避免接触患者；原则上不予探视,探视者需要进入隔离室时应采取相应的隔离措施。

三、隔离技术基本操作方法

为保护医务人员和患者,避免感染和交叉感染,应加强手卫生,根据情况使用帽子、口罩、手套、鞋套、护目镜、防护面罩、防水围裙、隔离衣、防护服等防护用品。

(一) 帽子、口罩的使用

帽子可防止工作人员的头屑飘落、头发散落或被污染,分为一次性帽子和布制帽子。

口罩能阻止对人体有害的可见或不可见的物质吸入呼吸道,也能防止飞沫污染无菌物品或清洁物品。

口罩根据材质分类:分为纱布口罩、无纺布口罩、布类口罩等。纱布口罩能保护呼吸道免受有害粉尘、气溶胶、微生物及灰尘伤害。普通脱脂纱布口罩长18cm左右,宽14cm左右,应不少于12层,纱布要求密度适当,经纬纱均不得少于9根。

根据适用范围分类,分为医用口罩、颗粒物防护口罩、保暖口罩等。医用口罩包括三类。①医用普通口罩:如一次性医用口罩、医用护理口罩等,由三层无纺布制成,有较高的阻尘效率和细菌过滤效率,对血液无阻隔作用,适用于普通医疗环境,作为医护人员一般防护用。②医用外科口罩:通常为一次性使用的无纺布口罩,有可弯折鼻夹,多为夹层,外层有防水作用,中间夹层有过滤作用,能阻隔空气中 5μm 颗粒超过 90%,内层可以吸湿。医务人员在有创操作过程中能阻止血液、体液和飞溅物传播。③医用防护口罩:是能阻止经空气传播的直径≤5μm 感染因子或近距离<1m 接触经飞沫传播的疾病而发生感染的口罩,要求配有不小于 8.5cm 的可弯折鼻夹,长方形口罩展开后中心部分尺寸长和宽均不小于 17cm;密合型拱形口罩纵、横径均不小于 14cm,口罩滤料的颗粒过滤效率应不小于 95%。

【目的】

保护工作人员和患者,防止感染和交叉感染。

【操作前准备】

1. 环境准备　清洁、宽敞。

2. 护士准备　着装整洁,洗手。

3. 用物准备　根据需要备合适的帽子、口罩。

【操作步骤】

步骤	要点与说明
1. 洗手	● 按揉搓洗手的步骤洗手
2. 戴帽子　将帽子遮住全部头发,戴妥	● 帽子大小合适,能遮住全部头发
3. 戴口罩	● 根据用途及佩戴者脸型大小选择口罩,口罩要求干燥、无破损、无污渍
▲外科口罩的戴法	
(1) 将口罩罩住鼻、口及下巴,口罩下方带系于颈后,上方带系于头顶中部(图3-15)	● 如系带是耳套式,分别将系带系于左右耳后
(2) 将双手指尖放在鼻夹上,从中间位置开始,用手指向内按压,并逐步向两侧移动,根据鼻梁形状塑造鼻夹	● 不应一只手按压鼻夹
(3) 调整系带的松紧度,检查闭合性	● 确保不漏气
▲医用防护口罩的戴法(图3-16)	
(1) 一手托住口罩,有鼻夹的一面背向外	
(2) 将口罩罩住鼻、口及下巴,鼻夹部位向上紧贴面部	

续表

步骤	要点与说明
(3)用另一手将下方系带拉过头顶,放在颈后双耳下	
(4)将上方系带拉至头顶中部	
(5)将双手指尖放在金属鼻夹上,从中间位置开始,用手指向内按鼻夹,并分别向两侧移动和按压,根据鼻梁的形状塑造鼻夹	● 不应一只手按压鼻夹
(6)检查:将双手完全盖住口罩,快速呼气,检查密合性,如有漏气应调整鼻夹位置	● 应调整到不漏气为止
4.脱口罩　洗手后,先解开下面的系带,再解开上面的系带,用手指紧捏住系带丢入医疗废物容器内	● 脱医用防护口罩时,脱下下侧系带后手指拉紧系带,防止滑脱 ● 不要接触口罩外侧面(污染面)
5.脱帽子　洗手后取下帽子	

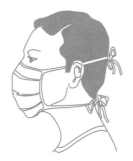

图 3-15　**外科口罩佩戴方法**

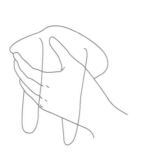

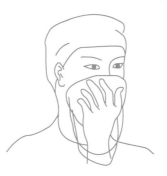

A. 一手托住口罩,
有鼻夹的一面背向外

B. 口罩罩住鼻、口及下巴,
鼻夹部位向上紧贴面部

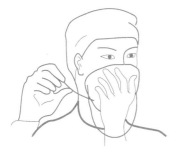

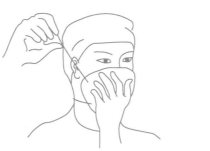

C.将下方系带拉过头顶,放在颈后双耳下

D. 双手指尖放在金属鼻夹上,
根据鼻梁的形状塑造鼻夹

图 3-16　**医用防护口罩佩戴方法**

【注意事项】

1. 使用帽子的注意事项　①进入污染区和洁净环境前、进行无菌操作等应戴帽子;②帽子要大小合适，能遮住全部头发；③被患者血液、体液污染后应及时更换；④一次性帽子应一次性使用，用后放入医疗垃圾袋集中处理；⑤布制帽子保持清洁干燥，每次或每天更换与清洁。

2. 使用口罩的注意事项 ①应根据不同的操作要求选用不同种类的口罩：一般诊疗活动，可佩戴纱布口罩或外科口罩；手术室工作或护理免疫功能低下患者、进行体腔穿刺等操作时应戴外科口罩；接触经空气传播或近距离接触经飞沫传播的呼吸道传染病患者时，应戴医用防护口罩。②始终保持口罩的清洁、干燥；口罩潮湿后、受到患者血液或体液污染后，应及时更换。③纱布口罩应每天更换、清洁与消毒，遇污染时及时更换；医用外科口罩只能一次性使用。④正确佩戴口罩，不应只用一只手捏鼻夹；戴上口罩后，不可悬于胸前，更不能用污染的手触摸口罩；每次佩戴医用防护口罩进入工作区域前，应进行密合性检查。⑤脱口罩前后应洗手，使用后的一次性口罩应放入医疗垃圾袋内，以便集中处理。

（二）护目镜、防护面罩的使用

护目镜能防止患者的血液、体液等具有感染性物质溅入人体眼部；防护面罩能防止患者的血液、体液等具有感染性物质溅到人体面部。下列情况应使用护目镜或防护面罩：①在进行诊疗、护理操作，可能发生患者血液、体液、分泌物等喷溅时；②近距离接触经飞沫传播的传染病患者时；③为呼吸道传染病患者进行气管切开、气管插管等近距离操作，可能发生患者血液、体液、分泌物喷溅时，应使用全面型防护面罩。

戴护目镜、防护面罩前应检查有无破损，佩戴装置有无松脱；佩戴后应调节舒适度。摘护目镜、防护面罩时应身体前倾，手指捏住靠头或耳朵的一边摘掉，放入医疗垃圾袋内，如需重复使用，放入回收容器内，以便清洁、消毒。

（三）穿、脱隔离衣

隔离衣是用于保护医务人员避免受到血液、体液和其他感染性物质污染，或用于保护患者避免感染的防护用品，分为一次性隔离衣和布制隔离衣。一次性隔离衣通常用无纺布制作，由帽子、上衣和裤子组成，可分为连身式、分身式两种。通常根据患者的病情、目前隔离种类和隔离措施，确定是否穿隔离衣，并选择其型号。下列情况应穿隔离衣：①对患者实行保护性隔离时，如大面积烧伤、骨髓移植等患者的诊疗、护理时；②接触经接触传播的感染性疾病患者，如传染病患者、多重耐药菌感染患者等时；③可能受到患者血液、体液、分泌物、排泄物喷溅时。

【目的】

用于保护患者避免感染；保护医务人员避免受到血液、体液和其他感染性物质污染。

【操作前准备】

1. 环境准备 清洁、宽敞。

2. 护士准备 衣帽整洁；修剪指甲、取下手表；卷袖过肘、洗手、戴口罩。

3. 用物准备 隔离衣，挂衣架，手消毒用物。

【操作步骤】

步骤	要点与说明
▲穿隔离衣	
1. 评估 患者的病情、治疗与护理、隔离的种类及措施、穿隔离衣的环境	● 根据隔离种类确定是否穿隔离衣
2. 取衣 查对隔离衣，手持衣领取下隔离衣（图 3-17），使清洁面朝向自己，将衣领两端向外折齐，对齐肩缝，露出肩袖内口（图 3-18）	● 选择隔离衣型号，查对隔离衣是否干燥、完好，有无穿过 ● 如隔离衣已被穿过，隔离衣的衣领和内面视为清洁面，外面视为污染面
3. 穿袖 一手持衣领，另一手伸入一侧袖内，持衣领的手向上拉衣领，将衣袖穿好（图 3-19）；换手持衣领，依上法穿好另一袖（图 3-20）	

Note:

续表

步骤	要点与说明
4. 系领　两手持衣领，由领子中央顺着边缘由前向后系好衣领（图3-21）	● 系衣领时袖口不可触及衣领、面部和帽子
5. 系袖口　扣好袖口或系上袖带（图3-22）	● 带松紧的袖口则不需系袖口
6. 系腰带　将隔离衣一边（约在腰下5cm处）逐渐向前拉，见到衣边捏住（图3-23），同法捏住另一侧衣边（图3-24）。两手在背后将衣边边缘对齐（图3-25），向一侧折叠（图3-26），一手按住折叠处，另一手将腰带拉至背后折叠处，腰带在背后交叉，回到前面打一活结系好（图3-27）	● 如隔离衣被穿过，手不可触及隔离衣的内面；如穿清洁隔离衣，手可随意接触内外面，不必按穿污染隔离衣的顺序进行 ● 穿过的隔离衣后侧边缘须对齐，折叠处不能松散；如隔离衣为一次性使用，背后边缘可不必对齐，可右侧压左侧，使隔离衣充分遮盖工作服即可 ● 穿好隔离衣后，双臂保持在腰部以上，视线范围内；不得进入清洁区，避免接触清洁物品
▲脱隔离衣	● 明确脱隔离衣的区域划分
1. 解腰带　解开腰带，在前面打一活结（图3-28）	● 脱时避免污染
2. 解袖口　解开袖口，将衣袖上拉，在肘部将部分衣袖塞入工作衣袖内（图3-29），充分暴露双手	● 不可使衣袖外侧塞入袖内
3. 消毒双手	● 不能沾湿隔离衣
4. 解衣领　解开领带（或领扣）（图3-30）	● 保持衣领清洁
5. 脱衣袖　一手伸入另一侧袖口内（图3-31），拉下衣袖过手（遮住手），再用衣袖遮住的手在外面握住另一衣袖的外面并拉下袖子（图3-32），两手在袖内使袖子对齐，双臂逐渐退出（图3-33）	● 衣袖不可污染手及手臂 ● 双手不可触及隔离衣外面 ● 脱一次性隔离衣时，双手持带将隔离衣从胸前向下拉，两手分别捏住对侧衣领内侧清洁面下拉脱去袖子。（如戴手套，脱衣袖时自领口两侧肩部外面缓慢拉下隔离衣，连同手套一起脱下）
6. 整理　双手持领，将隔离衣两边对齐，挂在衣钩上；如挂在半污染区，清洁面向外；挂在污染区则污染面向外（图3-34）	● 如隔离衣不再使用，将隔离衣污染面向里，衣领及衣边卷至中央，卷成包裹状，一次性隔离衣投入医疗垃圾袋中（图3-35），如为需换洗的布制隔离衣放入污衣袋内清洗消毒后备用

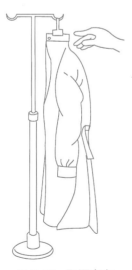
图3-17　取隔离衣

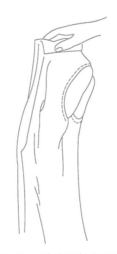
图3-18　清洁面朝向自己，露出肩袖内口

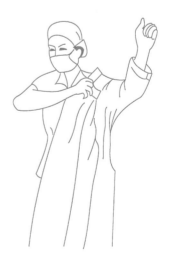
图3-19　穿一只衣袖

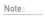
Note：

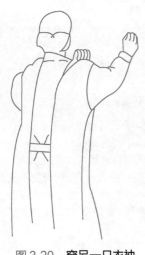

图 3-20 穿另一只衣袖

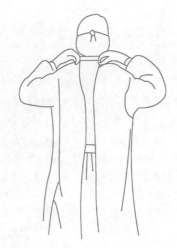

图 3-21 系衣领

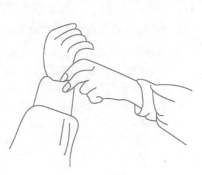

图 3-22 系袖口

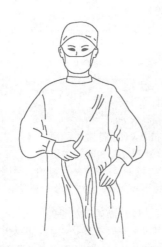

图 3-23 将一侧衣边拉到前面

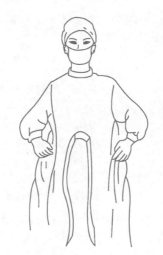

图 3-24 将另一侧衣边拉到前面

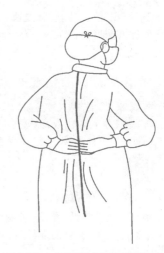

图 3-25 将两侧衣边在背后对齐

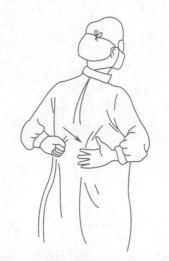

图 3-26 将对齐的衣边向一边折叠

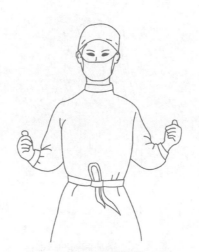

图 3-27 系腰带

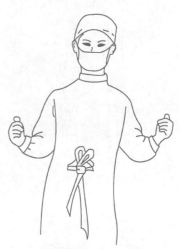

图 3-28 解开腰带在前面打一活结

Note:

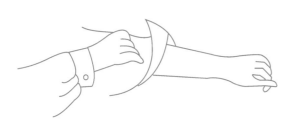

图 3-29 翻起袖口，将衣袖向上拉

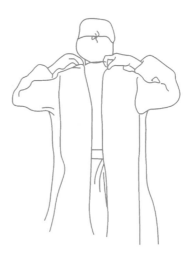

图 3-30 解衣领

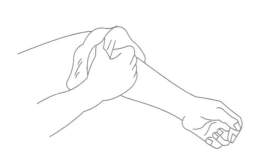

图 3-31 一手伸入另一袖口内拉下衣袖

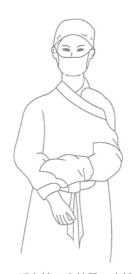

图 3-32 一手在袖口内拉另一衣袖的污染面

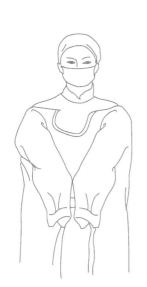

图 3-33 双袖对齐，双臂逐渐退出隔离衣

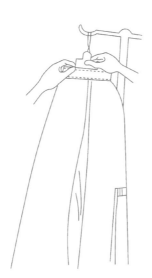

图 3-34 提起衣领，对齐衣边挂在衣钩上

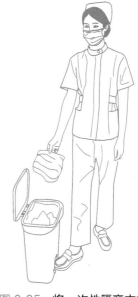

图 3-35 将一次性隔离衣投入医疗垃圾袋中

Note：

【注意事项】

1. 隔离衣只能在规定区域内穿脱,穿前检查有无潮湿、破损,长短须能全部遮盖工作服。

2. 隔离衣每日更换,如有潮湿或污染,应立即更换。接触不同病种患者时应更换隔离衣。

3. 穿脱隔离衣过程中避免污染衣领、面部、帽子和清洁面,始终保持衣领清洁。

4. 穿好隔离衣后,双臂保持在腰部以上,视线范围内;不得进入清洁区,避免接触清洁物品。

5. 消毒手时不能沾湿隔离衣,隔离衣也不可触及其他物品。

6. 脱下的隔离衣还需使用时,如挂在半污染区,清洁面向外;挂在污染区则污染面向外。

(四)穿、脱防护服

防护服是临床医务人员在接触甲类或按甲类传染病管理的传染病患者时所穿的一次性防护用品。防护服应具有良好的防水、抗静电和过滤效率,无皮肤刺激性,穿脱方便,结合部严密,袖口、脚踝口应为弹性收口。防护服分为连体式和分体式两种。

下列情况应穿防护服:①临床医务人员在接触甲类或按甲类传染病管理的传染病患者时;②接触经空气传播或飞沫传播的传染病患者,可能受到患者血液、体液、分泌物、排泄物喷溅时。

【目的】

保护医务人员和患者,避免感染和交叉感染。

【操作前准备】

1. **环境准备** 清洁、宽敞。

2. **护士准备** 穿手术衣,戴一次性帽子;修剪指甲、取下手表;洗手、戴医用防护口罩。

3. **用物准备** 防护服,消毒手用物。

【操作步骤】

步骤	要点与说明
▲穿防护服	
1. 取衣 查对防护服	● 查对防护服是否干燥、完好、大小是否合适;确定内面和外面
2. 拉开拉链,将防护服卷在手中	
3. 穿下衣(图3-36)	● 无论连体式还是分体式都遵循穿下衣→穿上衣→戴帽子→拉拉链的顺序
4. 穿上衣(图3-37)	
5. 戴帽子(图3-38)	● 防护服帽子要完全遮住一次性圆帽
6. 拉上拉链(图3-39),贴密封胶条	
▲脱防护服	● 勿使衣袖触及面部 ● 脱防护服前先洗手
1. 脱连体防护服	
(1)拉开拉链:解开密封胶条,将拉链拉到底(图3-40)	
(2)脱帽子:上提帽子使帽子脱离头部(图3-41)	
(3)脱衣服:先脱衣袖(图3-42),再脱下衣(图3-43),由上向下边脱边卷,污染面向里,全部脱下后卷成包裹状	● 如戴手套,自两侧肩部下拉,拉至手肘处,双手在后边拉边卷,污染面向里,或一手在后抓住帽顶,另一手自肩部下拉,手在衣袖内边脱边卷,最后连同手套一起脱下
(4)处理:将脱下的防护服丢入医疗垃圾袋内,洗手	● 脱防护服过程中双手不能触及防护服外面及内层工作服
2. 脱分体防护服	
(1)解开密封胶条,拉开拉链	
(2)脱帽子:上提帽子,使帽子脱离头部	
(3)脱上衣:脱袖子、上衣,将污染面向里放入医疗垃圾袋内	● 脱防护服过程中不能触及防护服外面及内层工作服
(4)脱下衣:由上向下边脱边卷,污染面向里,脱下后置于医疗垃圾袋内,洗手	

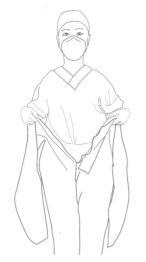

图 3-36　穿防护服（穿下衣）

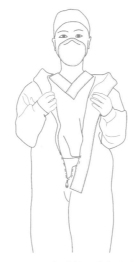

图 3-37　穿防护服（穿上衣）

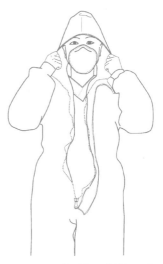

图 3-38　穿防护服（戴帽子）

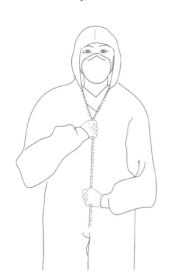

图 3-39　穿防护服（拉上拉链）

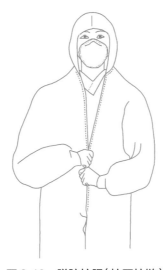

图 3-40　脱防护服（拉开拉链）

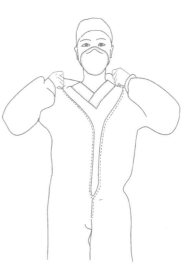

图 3-41　脱防护服（脱帽子）

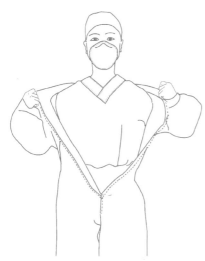

图 3-42　脱防护服（脱衣袖）

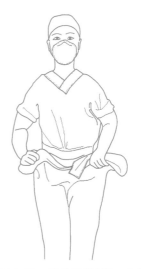

图 3-43　脱防护服（脱下衣）

Note：

【注意事项】

1. 防护服只能在规定区域内穿脱,穿前检查有无潮湿、破损,长短是否合适。

2. 接触多个同类传染病患者时,防护服可连续使用;接触疑似患者时,防护服应每次更换。

3. 防护服如有潮湿、破损或污染,应立即更换。

（五）避污纸的使用

避污纸是备用的清洁纸片,做简单隔离操作时,使用避污纸可保持双手或物品不被污染,以省略消毒程序。取避污纸时,应从页面抓取,不可掀开撕取并注意保持避污纸清洁以防交叉感染。避污纸用后弃于污物桶内,集中焚烧处理。

（六）鞋套、防水围裙的使用

鞋套应具有良好的防水性能,并一次性使用。从潜在污染区进入污染区时和从缓冲间进入负压病室时应穿鞋套。应在规定区域内穿鞋套,离开该区域时应及时脱掉放入医疗垃圾袋内;发现鞋套破损应及时更换。

防水围裙主要用于可能受到患者的血液、体液、分泌物及其他污染物喷溅、进行复用医疗器械的清洗时。分为两种:①重复使用的围裙,每班使用后应及时清洗与消毒;遇有破损或渗透时,应及时更换。②一次性使用的围裙,应一次性使用,受到明显污染时应及时更换。

（刘月仙）

附3-1 与医院感染管理有关的主要法律法规、标准规范

1. 法律法规

（1）医院感染管理办法,2006

（2）中华人民共和国传染病防治法（2013年修订版）

（3）传染性非典型肺炎防治管理办法,2003

（4）突发公共卫生事件与传染病疫情监测信息报告管理办法,2003

（5）医疗废物管理条例,2011修订

（6）医疗废物管理行政处罚办法（试行）,2004

（7）重大动物疫情应急条例,2017

（8）医疗机构传染病预检分诊管理办法,2005

（9）一次性使用无菌医疗器械监督管理办法（国家药品监督管理局令第24号）

（10）突发公共卫生事件应急条例,2011修订

2. 国家标准

（1）GB 15982-2012　医院消毒卫生标准

（2）GB 16383-2014　医疗卫生用品辐射灭菌消毒质量控制

（3）GB 19193-2015　疫源地消毒总则

（4）GB 50333-2013　医院洁净手术部建筑技术规范

（5）GB/T 26366-2021　二氧化氯消毒剂卫生要求

（6）GB/T 26367-2020　胍类消毒剂卫生要求

（7）GB/T 26368-2020　含碘消毒剂卫生要求

（8）GB/T 26369-2020　季铵盐类消毒剂卫生要求

（9）GB/T 26370-2020　含溴消毒剂卫生要求

（10）GB/T 26371-2020　过氧化物类消毒液卫生要求

（11）GB/T 26372-2020　戊二醛消毒剂卫生要求

（12）GB/T 26373-2020　醇类消毒剂卫生要求

（13）GB/T 27947-2020　酚类消毒剂卫生要求

Note:

（14）GB 27948-2020　空气消毒剂通用要求

（15）GB 27949-2020　医疗器械消毒剂通用要求

（16）GB 27950-2020　手消毒剂通用要求

（17）GB 27951-2011　皮肤消毒剂卫生要求

（18）GB 27952-2020　普通物体表面消毒剂通用要求

（19）GB 27953-2020　疫源地消毒剂通用要求

（20）GB 27954-2020　黏膜消毒剂通用要求

（21）GB 27955-2020　过氧化氢等离子体低温灭菌器卫生要求

（22）GB 28232-2020　臭氧消毒器卫生要求

（23）GB 28233-2020　次氯酸钠发生器卫生要求

（24）GB 28234-2020　酸性电解水生成器卫生要求

（25）GB 28235-2020　紫外线消毒器卫生要求

（26）GB 28931-2012　二氧化氯消毒剂发生器安全卫生标准

（27）GB 30689-2014　内镜自动清洗消毒机卫生要求

（28）GB 31713-2015　抗菌纺织品安全性卫生要求

（29）GB 5749-2006　生活饮用水卫生标准

（30）GB/T 30690-2014　小型压力蒸汽灭菌器灭菌效果监测方法和评价要求

（31）GB 19082-2009　医用一次性防护服技术要求

（32）GB 19083-2010　医用防护口罩技术要求

3. 行业标准

（1）WS 310.1-2016　医院消毒供应中心　第1部分：管理规范

（2）WS/T 310.2-2016　医院消毒供应中心　第2部分：清洗消毒及灭菌技术操作规范

（3）WS 310.3-2016　医院消毒供应中心　第3部分：清洗消毒及灭菌效果监测标准

（4）WS/T 311-2009　医院隔离技术规范

（5）WS/T 312-2009　医院感染监测规范

（6）WS/T 313-2019　医务人员手卫生规范

（7）WS 293-2008　艾滋病和艾滋病病毒感染诊断标准

（8）WS/T 367-2012　医疗机构消毒技术规范

（9）WS/T 368-2012　医院空气净化管理规范

（10）WS/T 525-2016　医院感染管理专业人员培训指南

（11）WS/T 524-2016　医院感染暴发控制指南

（12）WS 506-2016　口腔器械消毒灭菌技术操作规范

（13）WS 507-2016　软式内镜清洗消毒技术规范

（14）WS/T 508-2016　医院医用织物洗涤消毒技术规范

（15）WS/T 509-2016　重症监护病房医院感染预防与控制规范

（16）WS/T 510-2016　病区医院感染管理规范

（17）WS/T 511-2016　经空气传播疾病医院感染预防与控制规范

（18）WS/T 512-2016　医疗机构环境表面清洁与消毒管理规范

（19）WS/T 591-2018　医疗机构门急诊医院感染管理规范

（20）WS/T 592-2018　医院感染预防与控制评价规范

（21）WS/T 646-2019　过碳酸钠消毒剂卫生要求

（22）WS/T 648-2019　空气消毒机通用卫生要求

（23）WS/T 649-2019　医用低温蒸汽甲醛灭菌器卫生要求

Note：

（24）WS T651-2019　医用低温蒸汽甲醛灭菌指示物评价要求
（25）WS T698-2020　新冠肺炎疫情期间重点场所和单位卫生防护指南
（26）WS/T 699-2020　人群聚集场所手卫生规范

注：本附所列法律法规、标准规范如有更新，依据更新后内容执行。

（丁亚萍）

附3-2　新型冠状病毒肺炎的隔离

新型冠状病毒肺炎，简称新冠肺炎（COVID-19）为新发急性呼吸道传染病，目前已成为全球性重大的公共卫生事件。以发热、干咳、乏力为主要表现，重症患者多在发病一周后出现呼吸困难和/或低氧血症，严重者可快速进展为急性呼吸窘迫综合征、出凝血功能障碍及多器官功能衰竭等，如得不到及时有效的治疗，将导致患者死亡。经呼吸道飞沫和密切接触传播是主要的传播途径，在相对封闭的环境中长时间暴露于高浓度气溶胶情况下存在经气溶胶传播的可能。新冠肺炎属于我国传染病分类中的乙类传染病，但由于人群普遍易感染，且对健康造成的威胁明显，需按照甲类传染病进行防控。在实施标准预防的基础上，采取接触隔离、飞沫隔离和空气隔离等措施。

1. 合理安置患者，对疑似或确诊患者应及时采取隔离措施，安置于有效通风的隔离病区或隔离区域内，必要时安置于负压隔离病区。新冠感染疑似患者应单人单间隔离安置，无症状感染者、确诊患者可分别同室安置。

2. 加强消毒管理，做好诊疗环境（空气、物体表面、地面等）、医疗器械、患者用物等的清洁消毒，对患者呼吸道分泌物、排泄物、呕吐物进行规范处理，严格终末消毒。规范医用织物和医疗废物管理。

3. 医务人员严格执行手卫生，正确使用个人防护设备。根据暴露风险和开展的诊疗操作，正确合理使用医用外科或医用防护口罩、护目镜或防护面罩、手套、隔离衣或防护服等个人防护用品。

（刘月仙）

思 考 题

1. 患者李某，女，68岁，因"持续性上腹胀痛2天，呼吸困难6小时"急诊就诊，以"急性胰腺炎"收住院，既往有"胆囊炎、胆石症"15年。进入ICU后给予心电监护、吸氧、抗生素治疗。因血氧饱和度88%，行气管插管连接呼吸机辅助呼吸，24小时后予以气管切开。入院第4天，患者嗜睡，呼吸道有脓性痰液，测体温38.2℃，听诊双下肺底闻及湿啰音，床旁胸片提示肺内出现浸润性阴影，痰培养结果提示鲍曼不动杆菌、肺炎克雷伯菌阳性，诊断为呼吸机相关性肺炎。

请思考：

（1）该患者所患呼吸机相关性肺炎是否属于医院感染？为什么？

（2）导致该患者呼吸机相关性肺炎的原因有哪些？

（3）可以采取哪些措施预防该患者呼吸机相关性肺炎的发生？

（4）从空气消毒的角度分类，ICU属于医院环境的哪一类？如何进行ICU空气消毒？

2. 患者万某，男性，35岁，近2周来自觉乏力、食欲减退，间断咳白色黏痰，伴有午后低热、夜间盗汗。门诊拟诊断为"肺结核"收住入院。查体：面色苍白，呼吸急促，肺部可闻及细湿啰音。胸部X线检查示"两侧肺野密布粟粒状阴影，急性粟粒性肺结核？"。

请思考：

（1）对此患者应采取何种隔离种类及哪些隔离措施？

（2）如何划分患者所住病区的隔离区域？如何加强隔离区域的管理？

（3）医务人员如何做好自我防护？

（4）患者出院时如何进行终末消毒处理？

Note:

URSING

第四章

患者入院和出院的护理

04章 数字内容

学习目标

知识目标：

1. 能正确解释分级护理的基本概念。

2. 能正确说出患者床单位所包含的固定设备。

3. 能正确陈述患者入院护理和出院护理的目的、患者入院程序。

4. 能正确陈述舒适卧位的基本要求。

5. 能正确理解卧位的分类方法。

6. 能正确陈述临床上常用卧位的适用范围及临床意义。

7. 能正确解释变换卧位法的目的。

8. 能正确说明变换卧位法操作中的注意事项。

9. 能正确描述分级护理的级别、适用对象及相应的护理要点。

技能目标：

1. 能正确运用铺床方法为新患者、暂时离床患者、麻醉手术后患者或长期卧床患者准备安全、整洁、舒适的床单位。
2. 能根据病情、治疗和患者的实际需要，为其安置舒适卧位。
3. 能按正确的方法协助患者变换卧位。
4. 能正确使用轮椅或平车搬运患者。
5. 在临床护理工作中，能正确运用人体力学原理减轻护士工作中力的付出，提高工作效率。增进患者的舒适，促进其康复。

素质目标：

1. 能应用评判性思维，根据护理对象的具体情况提供相应的护理。
2. 具备人文关怀素养。树立关爱生命、全心全意为护理对象服务的精神。

门诊或急诊患者经医生诊查、确定需住院治疗时，需要办理入院手续。护士应掌握患者入院护理的一般程序，按照整体护理的要求，对患者进行评估，了解患者的护理需求，并给予有针对性的护理措施，使患者尽快适应环境，遵守医院规章制度，并能密切配合医疗护理活动。

通过医务人员的治疗和护理活动，当患者病情好转，逐渐康复，可以出院时，护士应掌握患者出院护理的一般程序，协助患者办理出院手续，同时指导出院患者如何巩固治疗效果，不断提高患者的自护能力，使其恢复并保持健康，提高生活质量。

第一节　患者入院的护理

导入情景与思考

患者马某，男性，76 岁，因"晨起出现头痛、眩晕、呕吐、喝水呛咳、呃逆，左侧下肢无力，步态不稳"急诊就诊。患者高血压病史 12 年，日常口服降压药后，血压维持在 160/80mmHg。患者身高 176cm，体重 90kg，T 38.5℃，P 104 次 /min，R 22 次 /min，BP 180/90mmHg；神志清楚，言语流利，对答基本切题；左下肢肌力 1 级，病理征可疑阳性。呕吐物为无色黏液样液体，无二便失禁。头颅 CT 检查示右侧基底神经节区脑出血，初步诊断为"脑出血、高血压危象"。为进一步治疗，转入病房。

请思考：

1. 病房护士为患者实施的入院护理有哪些？
2. 根据该患者病情，应给予几级护理？
3. 评估该患者的自理能力，应属于哪个等级？

患者入院护理是指患者经门诊或急诊医生诊查后，因病情需要住院做进一步的观察、检查和治疗时，经诊查医生建议并签发住院证后，由护士为患者提供的一系列护理工作。

入院护理的目的包括：①协助患者了解和熟悉环境，使患者尽快熟悉和适应医院生活，消除紧张、焦虑等不良情绪；②满足患者的各种合理需求，以调动患者配合治疗、护理的积极性；③做好健康教育，满足患者对疾病知识的需求。

一、入院程序

入院程序是指门诊或急诊患者根据医生签发的住院证，自办理入院手续至进入病区的过程。

急诊或门诊医生经对患者初步诊断，确定患者需要住院时，签发住院证，患者或家属持住院证到住院处办理住院手续。

　　住院处工作人员通知相关病区值班护士根据患者病情做好接纳新患者的准备工作。

　　住院处护士根据入院患者的病情及身体情况，协助患者进行必要的卫生处置。护士或相关人员携病历在家属的协助下，根据患者病情选用步行护送、轮椅或平车推送患者进入病区，与病区值班护士就患者病情、所采取的或需要继续的治疗与护理措施、患者的个人卫生情况及物品进行交接。

二、患者进入病区后的初步护理

　　病区值班护士接到住院处工作人员通知后，立即根据患者病情需要准备患者床单位。将备用床改为暂空床，备齐患者所需用物；危、重症患者应安置在危重病室，并在床单上加铺医用护理垫；急诊手术患者需改铺麻醉床。危、重症患者和急诊手术患者需同时准备抢救用物（包括急救药物和急救设备）。

　　（一）门诊患者的入院护理

　　1. 迎接新患者　护士应以热情的态度迎接新患者至指定的病室床位，并妥善安置患者。向患者做自我介绍，说明护士的工作职责及将为患者提供的护理，为患者介绍邻床病友、扶助患者上床休息等。在与患者接触过程中，护士应以自己的行动和语言消除患者的不安情绪，增强患者的安全感和对护士的信任感。

　　2. 通知负责医生诊查患者　必要时，协助医生为患者进行体检、治疗。

　　3. 协助患者佩戴腕带标识。

　　4. 进行入院护理评估　为患者测量体温、脉搏、呼吸、血压和体重，必要时测量身高。根据住院患者首次护理评估单，收集患者的健康资料。通过对患者的健康状况进行评估，了解患者的身体情况、心理需要及健康问题，为制订护理计划提供依据。

　　5. 通知营养室为患者准备膳食。

　　6. 填写住院病历和有关护理表格　填写首次护理评估单和患者入院登记本、诊断卡（一览表卡）（图4-1）、床头（尾）卡（图4-2）等。

诊断卡		
姓名		
性别	年龄	
病历号		
入院日期		
诊断		

图 4-1　诊断卡

床头卡				
床号				
姓名		性别		年龄
科室			住院号	
入院日期		诊断		
护理级别		饮食		体位

图 4-2　床头（尾）卡

　　7. 介绍与指导　向患者及家属介绍病区环境、有关规章制度、床单位及相关设备的使用方法，指导患者常规标本的留取方法、时间及注意事项。

　　8. 执行入院医嘱并给予紧急护理措施。

　　（二）急诊患者的入院护理

　　1. **通知医生**　接到住院处电话通知后，护士应立即通知有关医生做好抢救准备。

　　2. **准备急救药物和急救设备**　如急救车、氧气、吸引器、输液器具等。

　　3. **安置患者**　将患者安置在已经备好床单位的危重病室或抢救室，为患者佩戴腕带标识。

　　4. **入院护理评估**　对于不能正确叙述病情和需求（如语言障碍、听力障碍）、意识障碍、婴幼儿等患者，需暂留陪送人员，以便询问患者病史。

　　5. **配合救治**　密切观察患者病情变化，积极配合医生进行救治，并做好护理记录。

Note:

三、患者床单位的准备

（一）患者床单位的构成

患者床单位（patient unit）是指医疗机构提供给患者使用的家具与设备，它是患者住院时用以休息、睡眠、饮食、排泄、活动与治疗的最基本的生活单位。由于患者大多数时间均在床单位内活动，因此，护士必须注意患者床单位的整洁与安全，并安排足够的日常生活活动空间。患者床单位的设备及管理要以患者的舒适、安全和有利于患者康复为前提。患者床单位的构成包括：床、床垫、床褥、枕芯、棉胎或毛毯、大单、被套、枕套、医用护理垫（需要时）、床旁桌、床旁椅、过床桌（需要时），另外还包括墙上有照明灯、呼叫装置、供氧和负压吸引管道等设施（图4-3）。

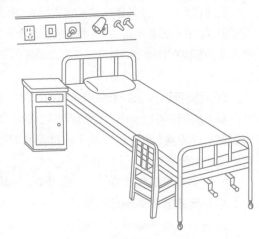

1. 床　床（bed）是患者睡眠和休息的用具，是病室中的主要设备。卧床患者的饮食、排泄、活动、娱乐都在床上，所以病床一定要符合实用、耐用、舒适、安全的原则。普通病床（图4-4）一般为高0.5m、长2m、宽0.9m，床头和床尾可抬高的手摇式床，以方便患者更换卧位；床脚有脚轮，便于移动。临床也可选用多功能病床（图4-5），根据患者的需要，可以改变床面的高低和角度、变换患者的姿势、移动床挡等，控制按钮设在患者可触及的范围内，便于清醒患者随时自主调节。

图4-3　**患者床单位构成**

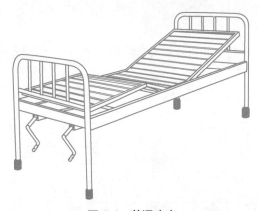

图4-4　**普通病床**

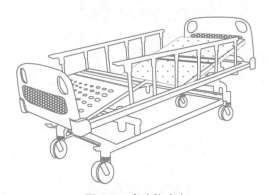

图4-5　**多功能病床**

知 识 拓 展

多功能病床

目前，多功能病床的样式较多，其设计均以方便患者床上活动及诊疗护理活动的顺利展开为原则。多功能病床种类繁多，如部分多功能病床在具有普通病床的床面各部分抬升功能的基础上，增设了输液杆（互相嵌套的不锈钢管，内管上下调节可挂输液瓶等）、活动挂钩（便于各种引流袋的悬挂，不用时可收起）、陪护床（低于病床，使用时可由病床下拉出）等。再如，部分多功能病床在床面部分留有一洞口（于床面中间设有可活动挡板），其下方可取便器。部分多功能病床还可以完成手术床与病床的对接，方便术后患者的接送，减少搬动。另外，多功能翻身床可做到顺利左右翻身、定位，使患者始终处于床中间位置，患者翻身过程中可保持被褥平整。此外，配套的多功能病床护理架，能支放在各种病床上使用，还能折分组合作为担架抬放患者使用，方便运送输。

Note:

2. **床垫**　长、宽与床的规格相当，厚 10cm。垫芯多选用棕丝、棉花、木棉、马鬃或海绵，包布多选用牢固的布料制作。患者大多数时间躺卧在床上，床垫宜坚硬，以免承受重力较多的部位凹陷。

3. **床褥**　长、宽与床垫的规格相同，铺于床垫上，一般选用棉花作褥芯，吸水性强，并可防床单滑动。

4. **枕芯**　长 0.6m，宽 0.4m，内装木棉、蒲绒、荞麦皮或人造棉等。

5. **棉胎**　长 2.3m，宽 1.6m，胎心多选用棉花，也可选用人造棉等。

6. **大单**　长 2.5m，宽 1.8m，选用棉布制作。

7. **被套**　长 2.5m，宽 1.7m，选用棉布制作，开口在尾端，有系带。

8. **枕套**　长 0.65m，宽 0.45m，选用棉布制作。

9. **医用护理垫**　长 1.5m，宽 0.8m，选用无纺布、吸水纸、绒毛浆、高分子吸收树脂、PE 防漏膜制作。

10. **床旁桌**　放置在患者床头一侧，用于摆放患者日常所需的物品或护理用具等。

11. **床旁椅**　患者床单位至少有一把床旁椅，供患者、探视家属或医务人员使用。

12. **过床桌（床上桌）**　为可移动的专用过床桌，也可使用床尾挡板，架于床挡上。供患者进食、阅读、写字或从事其他活动时使用。

（二）铺床法

床单位要保持整洁，床上用物需定期更换，以满足患者休息的需要。铺床法的基本要求是舒适、平整、紧扎、安全、实用。常用的铺床法有备用床（图 4-6）铺床法、暂空床（图 4-7）铺床法、麻醉床（图 4-8）铺床法和卧床患者更换床单法（图 4-9）。

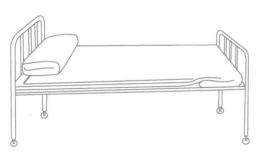

图 4-6　备用床

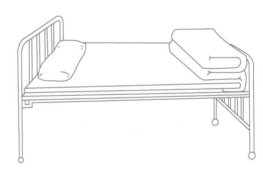

图 4-7　暂空床

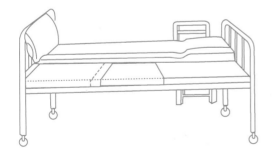

图 4-8　麻醉床

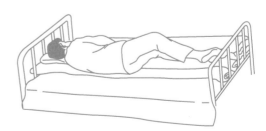

图 4-9　卧床患者更换床单法

备用床（closed bed）

【目的】

保持病室整洁，准备接收新患者。

【操作前准备】

1. **环境准备**　病室内无患者进行治疗或进餐，清洁、通风等。

2. **护士准备** 衣帽整洁,修剪指甲,洗手,戴口罩。

3. **用物准备(以被套法为例)** 床、床垫、床褥、棉胎或毛毯、枕芯。

治疗车上层:大单或床褥罩、被套、枕套。

【操作步骤】

步骤	要点与说明
1. 放置用物 将铺床用物按操作顺序放于治疗车上,推至患者床旁。有脚轮的床,固定脚轮闸,必要时调整床的高度,移开床旁椅放于床尾处。自下而上将枕芯、棉胎、床褥摆放于椅面上	• 治疗车与床尾间距离便于护士走动 • 避免床移动,方便操作 • 棉胎或毛毯竖折三折(对侧一折在上),再按 S 形横折三折(床头侧一折在上)叠好 • 床褥自床头至床尾对折 2 次,叠好 • 便于拿取铺床用物,提高工作效率,节省体力
2. 移开床旁桌 向左侧移开床旁桌,距床 20cm 左右	• 便于铺床头角
3. 检查床垫 检查床垫或根据需要翻转床垫	• 保证安全,避免床垫局部经常受压而凹陷
4. 铺床褥 将床褥齐床头平放于床垫上,将对折处下拉至床尾,铺平床褥	• 患者躺卧舒适 • 床褥中线与床面中线对齐
5. 铺床单或床褥罩 ▲大单法 (1) 将大单横、纵中线对齐床面横、纵中线放于床褥上,同时向床头、床尾依次打开	• 护士取大单后,正确运用人体力学原理,双下肢左右分开,站在床右侧中间,减少来回走动,节时省力
(2) 将靠近护士一侧(近侧)大单向近侧下拉散开,将远离护士一侧(对侧)大单向远侧散开	• 护士双下肢前后分开站立,两膝稍弯,保持身体平衡,使用肘部力量
(3) 铺大单床头:护士移至床头将大单散开平铺于床头	• 铺大单顺序:先床头,后床尾;先近侧,后对侧
(4) 铺近侧床头角:右手托起床垫一角,左手伸过床头中线将大单折入床垫下,扶持床头角(图 4-10A)	
(5) 做角:右手将大单边缘提起使大单侧看呈等边三角形平铺于床面,将位于床头侧方的大单塞于床垫下,再将床面上的大单下拉于床缘,并塞于床垫下(图 4-10B~F)	
(6) 移至床尾,同步骤(3)~(5)铺床尾角	
(7) 移至床中间处,两手下拉大单中部边缘,塞于床垫下(图 4-10G)	• 使大单平紧,不易产生皱褶,美观
(8) 转至床对侧,同步骤(3)~(7)铺对侧大单 ▲床褥罩法 (1) 将床褥罩横、纵中线对齐床面横、纵中线放于床褥上,依次将床褥罩打开	
(2) 同大单法的(4)~(8)的顺序分别将床褥罩套在床褥及床垫上	• 床褥罩平紧 • 床褥罩角与床褥、床垫角吻合
6. 铺棉被(或毛毯) (1) 将被套横、纵中线对齐床面横、纵中线放于大单上,向床头侧打开被套,使被套上端距床头 15cm,再向床尾侧打开被套,并拉平	
(2) 将近侧被套向近侧床缘下拉散开,将远侧被套向远侧床缘散开	• 被套中线与床面中线和大单中线对齐
(3) 将被套尾部开口端的上层打开至 1/3 处(图 4-11A)	• 有利于棉胎放入被套
(4) 将棉胎放于被套尾端开口处,棉胎底边与被套开口缘平齐(图 4-11B)	
(5) 套被套:拉棉胎上缘中部至被套被头中部,充实远侧棉胎角于被套顶角处,展开远侧棉胎,平铺于被套内(图 4-11C)	• 棉胎上缘与被套被头上缘吻合、平整、充实 • 棉胎角与被套顶角吻合、平整、充实

续表

步骤	要点与说明
（6）充实近侧棉胎角于被套顶角处，展开近侧棉胎，平铺于被套内	● 棉胎角与被套顶角吻合、平整、充实
（7）移至床尾中间处，一手持被套下层底边中点、棉胎底边中点、被套上层底边中点于一点，一手展平一侧棉胎；两手交换，展平另一侧棉胎，拉平盖被	● 盖被上端距床头15cm
（8）系好被套尾端开口处系带	● 避免棉胎下滑出被套
（9）折被筒：护士移至左侧床头，平齐远侧床缘内折远侧盖被，再平齐近侧床缘内折近侧盖被	● 被筒内面平整
（10）移至床尾中间处，将盖被两侧平齐两侧床缘内折成筒状	● 被筒内面平整
（11）于床两侧分别将盖被尾端反折至齐床尾	● 床面整齐、美观
7. 套枕套　将枕套套于枕芯外，并横放于床头盖被上	● 枕芯与枕套角、线吻合，平整、充实 ● 枕套开口端背门，使病室整齐、美观
8. 移回床旁桌、床旁椅	● 保持病室整齐、美观
9. 推治疗车离开病室	● 放于指定位置
10. 洗手	

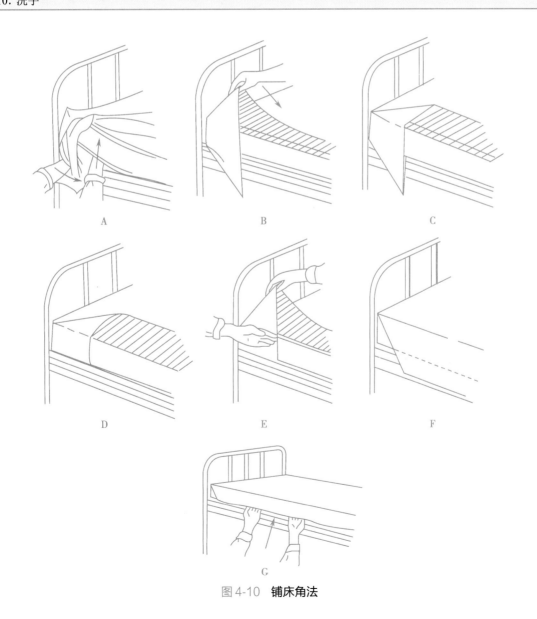

图 4-10　铺床角法

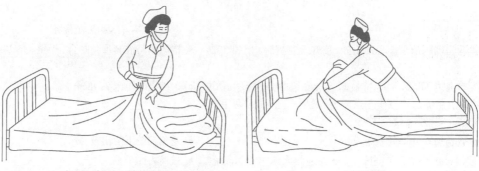

A. 打开尾部开口端的上层至1/3   B. 放棉胎

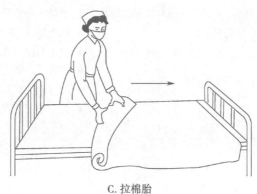

C. 拉棉胎

图 4-11　**套被套**

【注意事项】

1. 符合病床实用、耐用、舒适、安全的原则。

2. 床单中缝与床中线对齐，四角平整、紧扎。

3. 被头充实，盖被平整、两边内折对称。

4. 枕头平整、充实，开口背门。

5. 注意节时、省力。

6. 病室环境及患者床单位整洁、美观。

暂空床(unoccupied bed)

【目的】

1. 供新住院患者或暂时离床患者使用。

2. 保持病室整洁。

【操作前准备】

1. 评估患者并解释

（1）评估：患者是否可以暂时离床活动或外出检查。

（2）解释：向暂时离床活动或外出检查的患者及家属解释操作目的。

2. 环境准备　病室内无患者进行治疗或进餐，清洁、通风等。

3. 护士准备　衣帽整洁，修剪指甲，洗手，戴口罩。

4. 用物准备　按备用床准备用物，必要时备医用护理垫。用物叠放整齐，按顺序放于治疗车上。

【操作步骤】

步骤	要点与说明
1. 同备用床步骤1~6	
2. 在右侧床头，将备用床的盖被上端向内折，然后扇形三折于床尾，并使之平齐	● 方便患者上下床活动
3. 同备用床步骤7~10	

【注意事项】

1. 同备用床注意事项1～6。

2. 用物准备符合患者病情需要。

3. 患者上、下床方便。

【健康教育】

1. 向患者说明铺暂空床的目的。

2. 指导患者上、下床的方法。

麻醉床(anesthetic bed)

【目的】

1. 便于接收和护理麻醉手术后的患者。

2. 使患者安全、舒适,预防并发症。

3. 避免床上用物被污染,便于更换。

【操作前准备】

1. **评估**　患者的诊断、病情、手术和麻醉方式、术后需要的抢救或治疗物品等。

2. **环境准备**　病室内无患者进行治疗或进餐,清洁、通风等。

3. **护士准备**　衣帽整洁,修剪指甲,洗手,戴口罩。

4. **用物准备**　床上放有床垫、床褥、棉胎或毛毯、枕芯。

(1)治疗车上层:大单、医用护理垫2块、被套、枕套。麻醉护理盘中包括以下物品:

1)治疗巾内:开口器、舌钳、通气导管、牙垫、治疗碗、氧气导管或鼻塞管、吸痰导管、棉签、压舌板、平镊、纱布或纸巾。

2)治疗巾外:电筒、心电监护仪(血压计、听诊器)、治疗巾、弯盘、胶布、护理记录单、笔。

(2)另备输液架,必要时备好吸痰装置和给氧装置等。

【操作步骤】

步骤	要点与说明
1. 同备用床步骤1～5,铺好近侧大单	
2. 铺医用护理垫	• 根据患者的麻醉方式和手术部位铺医用护理垫 • 防止呕吐物、分泌物或伤口渗液污染病床
(1)于床中部铺一医用护理垫,余下部分塞于床垫下	• 腹部手术铺在床中部,医用护理垫的上缘应距床头45～50cm • 下肢手术铺在床尾,遵循先床头后床尾原则
(2)于床头铺另一医用护理垫,余下部分塞于床垫下	• 医用护理垫的上缘应与床头平齐,下缘应压在中部医用护理垫上 • 非全麻手术患者,只需在床中部铺医用护理垫
3. 转至对侧,铺好大单、医用护理垫	• 中线要齐,各单应铺平、拉紧,防皱褶
4. 同备用床步骤6套被套	
5. 于床尾向上反折盖被底端,齐床尾,系带部分内折整齐	• 盖被尾端向上反折25cm
6. 将背门一侧盖被内折,对齐床缘	
7. 将近门一侧盖被边缘向上反折,对齐床缘	
8. 将盖被三折叠于背门一侧	• 盖被三折上下对齐,外侧齐床缘,便于患者术后被移至床上
9. 同备用床步骤7套枕套,横立于床头	• 枕套开口端背门,使病室整齐、美观
10. 移回床旁桌、床旁椅	• 避免床旁椅妨碍将患者移至病床上
11. 将麻醉护理盘放置于床旁桌上,其他物品按需要放置	
12. 推治疗车离开病室	• 放于指定位置
13. 洗手	

【注意事项】

1. 同备用床。

2. 保证护理术后患者的用物齐全，使患者能及时得到抢救和护理。

【健康教育】

向陪伴家属说明患者去枕平卧的方法、时间及注意事项。

卧床患者更换床单法（change an occupied bed）

【目的】

1. 保持患者的清洁，使患者感觉舒适。

2. 预防压力性损伤等并发症的发生。

【操作前准备】

1. 评估患者并解释

（1）评估：患者的体重、体型、意识状态、病情、躯体活动能力、损伤部位及理解合作程度。

（2）解释：向患者及家属解释更换床单的目的、方法、注意事项及配合要点。

2. 患者准备　了解更换床单的目的、方法、注意事项及配合要点。

3. 环境准备　同病室内无患者进行治疗或进餐等。酌情关闭门窗，按季节调节室内温度。必要时用屏风遮挡患者。

4. 护士准备　衣帽整洁，修剪指甲，洗手，戴口罩。

5. 用物准备

治疗车上层：大单、医用护理垫、被套、枕套、床刷及床刷套，需要时备清洁衣裤。将准备好的用物叠放整齐并按使用顺序摆放。

【操作步骤】

步骤	要点与说明
1. 推治疗车至床旁　将放置用物的治疗车推至患者床旁	● 治疗车与床尾间距离以便于护士走动为宜 ● 方便拿取物品
2. 放平床头和膝下支架	● 注意评估者病情，保证安全 ● 方便操作
3. 移开床旁桌椅　移开床旁椅，放于床尾处；移开床旁桌，距床20cm左右	● 方便操作
4. 移患者至对侧　松开床尾盖被，将患者枕头移向对侧，并协助患者移向对侧，患者侧卧、背向护士	● 患者卧位安全，防止坠床，拉起床挡 ● 避免患者受凉
5. 松近侧污单　从床头至床尾将各层床单从床垫下拉出	● 保持恰当的姿势，注意省力
6. 清扫近侧床褥	
（1）上卷医用护理垫至床中线处，塞于患者身下	● 医用护理垫污染面向上内卷
（2）将大单上卷至中线处，塞于患者身下	● 清扫原则：自床头至床尾；自床中线至床外缘
（3）清扫床褥	● 大单污染面向上内卷
7. 铺近侧清洁大单、医用护理垫	
（1）同备用床步骤5（1）放置大单	● 大单中线与床中线对齐
（2）将近侧大单向近侧下拉散开，将对侧大单内折后卷至床中线处，塞于患者身下	
（3）同备用床步骤5（4）～5（7）	
（4）铺平医用护理垫，近侧部分下拉至床缘，对侧部分内折后卷至床中线处，塞于患者身下；将近侧医用护理垫边缘塞于床垫下	● 医用护理垫清洁面向内翻卷

续表

步骤	要点与说明
8. 移患者至近侧　协助患者平卧,将患者枕头移向近侧,并协助患者移向近侧,患者侧卧、面向护士,躺卧于已铺好床单的一侧	● 患者卧位安全,防止坠床,必要时加床挡 ● 避免患者受凉
9. 松对侧污单　护士转至床对侧,从床头至床尾将各层床单从床垫下依次拉出	● 保持恰当的姿势,注意省力
10. 清扫对侧床褥 (1) 上卷医用护理垫至中线处,取出污医用护理垫,放于治疗车污衣袋内 (2) 将大单自床头内卷至床尾处,取出污大单,放于治疗车污衣袋内 (3) 清扫床褥	● 清扫原则:自床头至床尾;自床中线至床外缘
11. 铺对侧清洁大单、对侧医用护理垫 (1) 同备用床步骤5(8)铺对侧大单 (2) 放平医用护理垫,将对侧医用护理垫边缘塞于床垫下	
12. 摆体位　协助患者平卧,将患者枕头移向床中间	● 避免患者受凉
13. 套被套 (1) 同备用床步骤6(1)将被套平铺于盖被上 (2) 自污被套内将棉胎取出,装入清洁被套内 (3) 撤出污被套 (4) 将棉胎展平,系好被套尾端开口处系带 (5) 折被筒,床尾余下部分塞于床垫下	● 避免棉胎接触患者皮肤 ● 避免患者受凉 ● 盖被头端充实 ● 盖被头端距床头15cm左右 ● 清醒患者可配合抓住被头两角,配合操作 ● 嘱患者屈膝配合 ● 使患者躺卧舒适
14. 更换枕套	
15. 铺床后处理 (1) 移回床旁桌、床旁椅 (2) 根据天气情况和患者病情,摇起床头和膝下支架,打开门窗 (3) 推治疗车离开病室 (4) 洗手	● 病室整齐、美观 ● 患者躺卧舒适 ● 保持病室空气流通,空气清新 ● 放于指定位置

【注意事项】

1. 同备用床。

2. 患者感觉舒适、安全。

3. 与患者进行有效沟通,满足患者身心需要。

【健康教育】

1. 告知患者在更换床单过程中,如感觉不适应立刻向护士说明,防止意外发生。

2. 告知患者被服一旦被伤口渗出液、尿液、粪便等污染,应及时通知护士,请求更换。

四、分级护理

分级护理是指患者在住院期间,医护人员根据患者病情和/或自理能力进行评定而确定的护理级别(表4-1)。通常分为四个护理级别,即特级护理、一级护理、二级护理及三级护理。

Note:

表 4-1 分级护理的适用对象及护理要点

护理级别	适用对象	护理要点
特级护理	维持生命,实施抢救性治疗的危重症监护患者;病情危重,随时可能发生病情变化需要进行监护、抢救的患者;各种复杂或者大手术后、严重创伤或大面积烧伤的患者	1. 严密观察患者病情变化,监测生命体征 2. 根据医嘱,正确实施治疗、给药措施 3. 根据医嘱,准确测量出入量 4. 根据患者病情,正确实施基础护理和专科护理,如口腔护理、压力性损伤护理、气道护理及管路护理等,实施安全措施 5. 保持患者的舒适和功能体位 6. 实施床旁交接班
一级护理	病情趋向稳定的重症患者;病情不稳定或随时可能发生变化的患者;手术后或者治疗期间需要严格卧床的患者;自理能力重度依赖的患者	1. 每小时巡视患者,观察患者病情变化 2. 根据患者病情,测量生命体征 3. 根据医嘱,正确实施治疗、给药措施 4. 根据患者病情,正确实施基础护理和专科护理,如口腔护理、压力性损伤护理、气道护理及管路护理等,实施安全措施 5. 提供护理相关的健康指导
二级护理	病情趋于稳定或未明确诊断前,仍需观察,且自理能力轻度依赖的患者;病情稳定,仍需卧床,且自理能力中度依赖的患者	1. 每 2h 巡视患者,观察患者病情变化 2. 根据患者病情,测量生命体征 3. 根据医嘱,正确实施治疗、给药措施 4. 提供护理相关的健康指导
三级护理	病情稳定或处于康复期,且自理能力轻度依赖或无需依赖的患者	1. 每 3h 巡视患者,观察患者病情变化 2. 根据患者病情,测量生命体征 3. 根据医嘱,正确实施治疗、给药措施 4. 提供护理相关的健康指导

五、自理能力分级

自理能力(ability of self-care)是指在生活中个体照料自己的行为能力。其分级依据 Barthel 指数评定量表,对日常生活活动进行评定,根据 Barthel 指数总分,确定自理能力等级。

Barthel 指数(Barthel index,BI),范围在 0~100 分,是对患者日常生活活动的功能状态进行测量,个体得分取决于对一系列独立行为的测量。

日常生活活动(activities of daily living,ADL)是人们为了维持生存及适应生存环境而每天反复进行的、最基本的、具有共性的活动。如进食、穿衣、购物、阅读等。对患者的进食、洗澡、修饰、穿衣、控制大便、控制小便、如厕、床椅转移、平地行走、上下楼梯 10 项日常生活活动功能状态进行评定,将各项得分相加,其总分即为 Barthel 指数。根据总分,将患者的自理能力分为重度依赖、中度依赖、轻度依赖、无需依赖四个等级(表 4-2)。

表 4-2 自理能力分级

自理能力等级	等级划分标准	需要照护程度
重度依赖	总分≤40 分	全部需要他人照护
中度依赖	总分 41~60 分	大部分需他人照护
轻度依赖	总分 61~99 分	少部分需他人照护
无需依赖	总分 100 分	无需他人照护

临床工作中,为了更直观地了解患者的护理级别,及时观察患者病情和生命体征变化,做好基础护理及完成护理常规以满足患者身心需要,通常需要在护理站"患者一览表"上的诊断卡和患者床头(尾)卡上,采用不同颜色的标志来表示患者的护理级别。

(王春梅)

Note:

第二节　患者的卧位

────────── 导入情景与思考 ──────────

患者刘某,男性,57 岁,胆道疾病病史 10 余年。主诉"右上腹绞痛,恶心、呕吐,呕吐物为胃内容物,伴发热、寒战、皮肤黄染 1 天"来院就诊。患者 T 39℃,P 88 次 /min,BP 100/70mmHg,神志清楚,查体合作,皮肤巩膜黄染,腹部平坦,右上腹有压痛、肌紧张和反跳痛。经辅助检查等诊断"急性胆石症、胆囊炎"入院治疗。今日上午行胆囊切除术,术后置 T 形管引流。

请思考:

1. 该患者术后应采取何种卧位?

2. 采取此种卧位的目的是什么?

卧位(patient position)即患者休息和适应医疗护理需要时所采取的卧床姿势。临床上常根据患者的病情与治疗需要为其调整相应的卧位。正确的卧位对增进患者舒适、治疗疾病、减轻症状、预防并发症及进行各种检查等均能起到良好的作用。护士在临床护理工作中应熟悉各种卧位的要求及方法,协助或指导患者取正确、安全和舒适的卧位。

一、舒适卧位的基本要求

舒适卧位是指患者卧床时,身体各部位与其四周环境处于合适的位置,感到轻松自在。为了协助或指导患者卧于正确而舒适的位置,护士必须了解舒适卧位的基本要求,并能按照患者的实际需要使用合适的支持物或保护性设施。

1. **合理卧姿**　应尽量符合人体力学的要求,使体重平均分布于身体的负重部位,关节维持于正常的功能位置,体内脏器在体腔内拥有最大的空间。

2. **常换体位**　应经常变换体位,至少每 2 小时变换一次。

3. **规律活动**　患者身体各部位每天均应活动,改变卧位时做关节活动范围练习。但应除外禁忌证,如骨折急性期、关节扭伤等情况。

4. **保护皮肤**　应加强皮肤护理,预防压力性损伤的发生。

5. **保护隐私**　当患者卧床或护士对其进行各项护理操作时,均应注意保护患者隐私,根据需要适当地遮盖患者身体,促进患者身心舒适。

6. **完备物品**　提供舒适卧位所需的各种物品或设备,如衬垫、气垫、可调节角度的卧床等。

二、卧位的分类

根据卧位的平衡性,可将卧位分为稳定性卧位(平卧位,组图 4-12A,侧卧位,组图 4-12B)和不稳定性卧位(图 4-13)。卧位的平衡性与人体的重量、支撑面成正比,而与重心高度成反比。在稳定性卧位状态下,患者感到舒适和轻松;反之,在不稳定性卧位状态下,大量肌群处于紧张状态,容易疲劳,患者感到不舒适。

根据卧位的自主性,可将卧位分为主动卧位、被动卧位和被迫卧位三种。

1. **主动卧位(active lying position)**　即患者身体活动自如,能根据自己的意愿和习惯随意改变体位。见于轻症患者,术前及恢复期患者。

2. **被动卧位(passive lying position)**　即患者自身无力变换卧位,躺卧于他人安置的卧位。常见于极度衰弱、昏迷、瘫痪的患者。

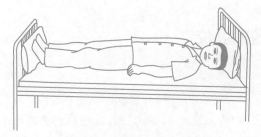

图 4-12A　稳定性卧位：平卧位

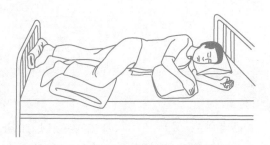

图 4-12B　稳定性卧位：侧卧位

3. 被迫卧位（compelled lying position） 即患者意识清晰，也有变换卧位的能力，但由于疾病的影响或治疗的需要，被迫采取的卧位。如支气管哮喘急性发作的患者由于呼吸极度困难而被迫采取端坐位。

根据卧位时身体的姿势，又可将卧位分为仰卧位、侧卧位、半坐卧位等。下面介绍的常用卧位主要依据此种分类。

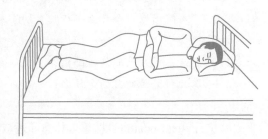

图 4-13　不稳定性卧位

三、常用卧位

（一）仰卧位（supine position）

也称平卧位，是一种自然的休息姿势。患者仰卧，头下置一枕，两臂放于身体两侧，两腿自然放置。根据病情或检查、治疗的需要又可分为以下三种类型：

1. 去枕仰卧位

（1）姿势：去枕仰卧，头偏向一侧，两臂放于身体两侧，两腿伸直，自然放平，将枕横立于床头（图 4-14）。

（2）适用范围：①昏迷或全身麻醉未清醒的患者。可避免呕吐物误入气管而引起窒息或肺部并发症。②椎管内麻醉或脊髓腔穿刺后的患者。可预防颅内压降低而引起的头痛。

2. 中凹卧位（休克卧位）

（1）姿势：患者的头和躯干抬高 $10°\sim20°$，下肢抬高 $20°\sim30°$（图 4-15）。

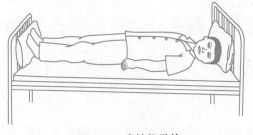

图 4-14　去枕仰卧位

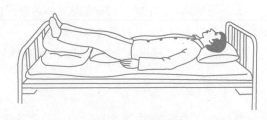

图 4-15　中凹卧位

（2）适用范围：休克患者。因抬高头胸部，有利于保持气道通畅，改善通气功能，从而改善缺氧症状；抬高下肢，有利于静脉血回流，增加心输出量而使休克症状得到缓解。

3. 屈膝仰卧位

（1）姿势：患者仰卧，头下垫枕，两臂放于身体两侧，两膝屈起，并稍向外分开（图 4-16）。检查或操作时注意保暖及保护患者隐私。

（2）适用范围：胸腹部检查或行导尿术、会阴冲洗等。该卧位可使腹部肌肉放松，便于检查或暴露操作部位。

（二）侧卧位（side-lying position）

1. 姿势　患者侧卧，臀部稍后移，两臂屈肘，一手放在枕旁，一手放在胸前，下腿稍伸直，上腿弯曲。必要时在两膝之间、胸腹部、后背部放置软枕，以扩大支撑面，增加稳定性，使患者感到舒适与安全（图4-17）。

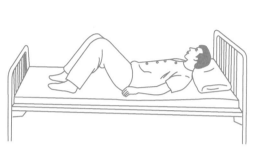
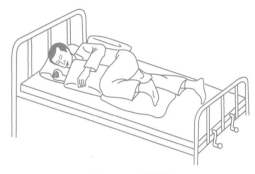

图 4-16　屈膝仰卧位　　　　　　　图 4-17　侧卧位

2. 适用范围

（1）灌肠，肛门检查，配合胃镜、肠镜检查等。

（2）预防压力性损伤：侧卧位与平卧位交替，便于护理局部受压部位，可避免局部组织长期受压。

（3）臀部肌内注射时，下腿弯曲，上腿伸直，可使注射部位肌肉放松。

（4）单侧肺部病变者，可视病情采取患侧卧位或健侧卧位。

（三）半坐卧位（semi-Fowler position）

1. 姿势

（1）摇床法：患者仰卧，先摇起床头支架使上半身抬高，与床呈 30°～50°，再摇起膝下支架，以防患者下滑。必要时，床尾可置一软枕，垫于患者足底，增进患者舒适感，防止足底触及床尾栏杆。放平时，先摇平膝下支架，再摇平床头支架（图4-18）。

（2）靠背架法：如无摇床，可将患者上半身抬高，在床头垫褥下放一靠背架；患者下肢屈膝，用大单包裹膝枕垫于膝下，大单两端固定于床缘，以防患者下滑；床尾足底垫软枕。放平时，先放平下肢，再放平床头（图4-19）。

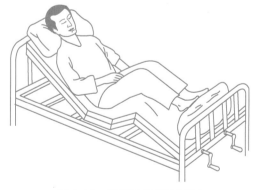
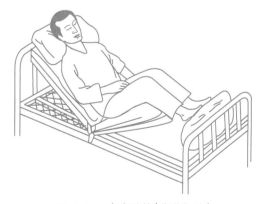

图 4-18　半坐卧位（摇床法）　　　　图 4-19　半坐卧位（靠背架法）

2. 适用范围

（1）某些面部及颈部手术后患者。采取半坐卧位可减少局部出血。

（2）胸腔疾病、胸部创伤或心肺疾病引起呼吸困难的患者。此卧位借助重力作用使膈肌下降，胸腔容积增大，减轻腹腔内脏器对心肺的压力，肺活量增加，部分血液滞留于下肢和盆腔脏器内，回心血量减少，从而减轻肺淤血和心脏负担，有利于气体交换，使呼吸困难的症状得到改善；同时，有利于脓液、血液及渗出液的引流。

（3）腹腔、盆腔手术后或有炎症的患者。采取半坐卧位，可使腹腔渗出液流入盆腔，促使感染局限，便于引流。因为盆腔腹膜抗感染性较强，而吸收较弱，故可防止炎症扩散和毒素吸收，减轻中毒反应。同时采取半坐卧位还可防止感染向上蔓延引起膈下脓肿。此外，腹部手术后患者采取半坐卧位可松弛腹肌，减轻腹部切口缝合处的张力，缓解疼痛，促进舒适，有利于切口愈合。

（4）疾病恢复期体质虚弱的患者。采取半坐卧位，有利于患者向站立位过渡，使其逐渐适应体位改变。

（四）端坐位（sitting position）

1. 姿势 扶患者坐起，摇起床头或抬高床头支架。患者身体稍向前倾，床上放一跨床小桌，桌上放软枕，患者可伏桌休息。必要时加床挡，以保证患者安全（图4-20）。

2. 适用范围 左心衰竭、心包积液、支气管哮喘发作的患者。由于极度呼吸困难，患者被迫日夜端坐。

（五）俯卧位（prone position）

1. 姿势 患者俯卧，两臂屈肘放于头的两侧，两腿伸直；胸下、髋部及踝部各放一软枕，头偏向一侧（图4-21）。

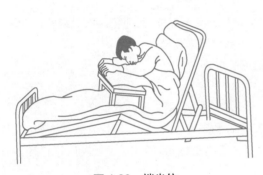

图4-20 端坐位

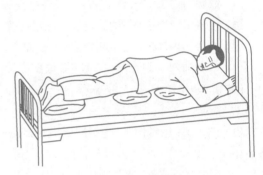

图4-21 俯卧位

2. 适用范围

（1）腰、背部检查或配合胰、胆管造影检查时。

（2）脊椎手术后或腰、背、臀部有伤口，不能平卧或侧卧的患者。

（3）胃肠胀气所致腹痛的患者。采取俯卧位，可使腹腔容积增大，缓解胃肠胀气所致的腹痛。

（六）头低足高位（trendelenburg position）

1. 姿势 患者仰卧，头偏向一侧，枕横立于床头，以防碰伤头部。床尾抬高15°～30°，使患者身体呈头低足高斜坡位（图4-22）。此卧位易使患者感到不适，不可长时间使用，颅内高压者禁用。

2. 适用范围

（1）肺部分泌物引流，使痰易于咳出。

（2）十二指肠引流术，有利于胆汁引流。

（3）跟骨或胫骨结节牵引时，利用人体重力作为反牵引力，防止下滑。

（七）头高足低位（dorsal elevated position）

1. 姿势 患者仰卧，床头抬高15°～30°，使患者身体呈头高足低斜坡位或根据病情而定，床尾横立一枕，以防足部触及床尾栏杆（图4-23）。

2. 适用范围

（1）颈椎骨折患者做颅骨牵引时，用作反牵引力。

（2）降低颅内压，预防脑水肿。

（3）颅脑术后患者。

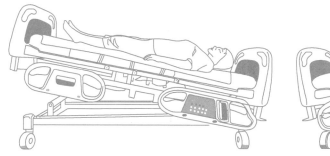

图 4-22 头低足高位

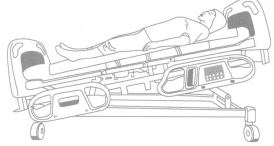

图 4-23 头高足低位

（八）膝胸卧位（knee-chest position）

1. 姿势 患者跪卧，两小腿平放于床上，稍分开；大腿和床面垂直，胸贴床面，腹部悬空，臀部抬起，头转向一侧，两臂屈肘，放于头的两侧（图 4-24）。若孕妇取此卧位矫正胎位时，应注意保暖，每次不应超过 15 分钟。

2. 适用范围

（1）肛门、直肠、乙状结肠镜检查或治疗。

（2）矫正胎位不正或子宫后倾。

（3）促进产后子宫复原。

（九）截石位（lithotomy position）

1. 姿势 患者仰卧于检查台上，两腿分开，放于支腿架上，支腿架上放软垫，臀部齐台边，两手放在身体两侧或胸前（图 4-25）。采用此卧位时，应注意遮挡和保暖。

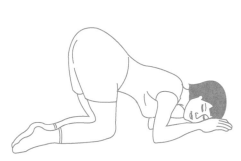

图 4-24 膝胸卧位

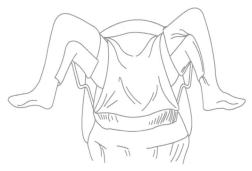

图 4-25 截石位

2. 适用范围

（1）会阴、肛门部位的检查、治疗或手术，如膀胱镜、妇产科检查、阴道灌洗等。

（2）产妇分娩。

四、变换卧位法

因疾病或治疗的限制，患者若需长期卧床，容易出现精神萎靡、消化不良、便秘、肌肉萎缩等症状；由于局部组织持续受压，血液循环障碍，易发生压力性损伤；呼吸道分泌物不易咳出，易发生坠积性肺炎。因此，护士应定时为患者变换体位，保持舒适和安全以及预防并发症的发生。

（一）协助患者移向床头

【目的】

协助滑向床尾而不能自行移动的患者移向床头，恢复安全而舒适的卧位。

【操作前准备】

1. 评估患者并解释

（1）评估：患者的年龄、体重、病情、治疗情况，心理状态及合作程度。

（2）解释：向患者及家属解释移向床头的目的、方法及配合要点，获得患者同意。

2. 患者准备

（1）了解移向床头的目的、过程及配合要点。

（2）情绪稳定，愿意合作。

3. 环境准备 整洁、安静，温度适宜，光线充足。

4. 护士准备 衣帽整洁，洗手，视患者情况决定护士人数。

5. 用物准备 根据病情准备好枕头等物品。

【操作步骤】

步骤	要点与说明
1. 核对 床号、姓名、腕带	• 确认患者，避免差错
2. 固定 床脚轮	• 保证患者安全
3. 安置 将各种导管及输液装置安置妥当，必要时将盖被折叠至床尾或一侧	• 避免导管脱落、折叠、受压 • 视患者病情放平床头支架或靠背架，避免撞伤患者，枕横立于床头
4. 移动患者 ▲一人协助患者移向床头法（图4-26） （1）患者仰卧屈膝，双手握住床头栏杆，双脚蹬床面 （2）护士一手稳住患者双脚，另一手在臀部提供助力，使其移向床头 ▲二人协助患者移向床头法 （1）患者仰卧屈膝 （2）护士两人分别站于床的两侧，交叉托住患者颈肩部和臀部，或一人托住颈、肩部及腰部，另一人托住臀部及腘窝部，两人同时抬起患者移向床头	• 适用于半自理的患者 • 减少患者与床之间的摩擦力，避免组织受伤 • 适用于不能自理或体重较重的患者 • 不可拖拉，以免擦伤皮肤 • 患者的头部应予以支持
5. 舒适安全 放回枕头，视病情需要摇起床头或支起靠背架，协助患者取舒适卧位，整理床单位	

（二）协助患者翻身侧卧

【目的】

1. 协助不能起床的患者更换卧位，使其感觉舒适。

2. 满足检查、治疗和护理的需要，如背部皮肤护理、更换床单或整理床单位等。

3. 预防并发症，如压力性损伤、坠积性肺炎等。

【操作前准备】

1. 评估患者并解释

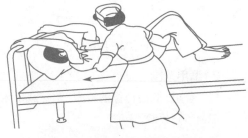

图4-26 一人协助移向床头法

（1）评估：患者的年龄、体重、病情、治疗情况，心理状态等全身情况及合作程度，确定翻身方法和所需用物。

（2）解释：向患者及家属解释翻身侧卧的目的、过程、方法及配合要点。

2. 患者准备

（1）了解翻身侧卧的目的、过程及配合要点。

（2）情绪稳定，愿意合作。

3. 环境准备 整洁、安静，温度适宜，光线充足，必要时进行遮挡。

4. 护士准备 衣帽整洁，洗手，视患者情况决定护士人数。

5. 用物准备 视病情准备好枕头、床挡。

Note：

【操作步骤】

步骤	要点与说明
▲协助患者翻身侧卧法	
1．核对　床号、姓名、腕带	• 确认患者,避免差错
2．固定　床脚轮	• 保证患者安全
3．安置　将各种导管及输液装置安置妥当,必要时将盖被折叠至床尾或一侧	• 防止翻身时引起导管连接处脱落或扭曲受压
4．协助卧位患者仰卧,两手放于腹部,两腿屈曲	
5．翻身	
（1）一人协助患者翻身侧卧法（图4-27）	• 适用于体重较轻的患者
1）先将患者双下肢移向靠近护士侧的床沿,再将患者肩、腰、臀部向护士侧移动	• 不可拖拉,以免擦破皮肤;注意应用节力原则
2）一手托肩,一手托膝部,轻轻将患者推向对侧,使其背向护士	• 必要时拉起床挡,防止坠床
（2）二人协助患者翻身侧卧法（图4-28）	• 适用于体重较重或病情较重的患者
1）两名护士站在床的同一侧,一人托住患者颈肩部和腰部,另一人托住臀部和腘窝部,同时将患者抬起移向近侧	• 患者的头部应予以托持 • 两人动作应协调平稳
2）两人分别托扶患者的肩、腰部和臀、膝部,轻推,使患者转向对侧	
6．舒适安全　按侧卧位的要求,在患者背部、胸前及两膝间放置软枕,使患者安全舒适;必要时使用床挡	• 扩大支撑面,确保患者卧位稳定、安全
7．检查安置　检查并安置患者肢体各关节处于功能位置;各种管道保持通畅	• 促进舒适,预防关节挛缩
8．记录交班　观察背部皮肤并进行护理,记录翻身时间及皮肤状况,做好交接班	

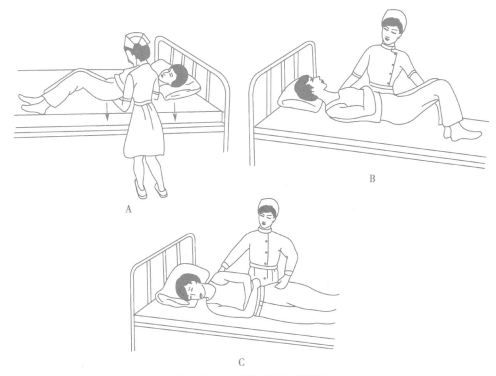

图4-27　一人协助翻身侧卧法

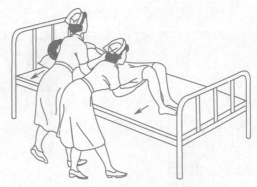

图 4-28 二人协助翻身侧卧法

步骤	要点与说明
▲轴线翻身法	
1.同协助患者翻身侧卧法操作步骤 1～4	
2.取卧位 患者取仰卧位	
3.翻身 (1)二人协助患者轴线翻身法	● 适用于脊椎受损或脊椎手术后患者改变卧位
1）移动患者：两名护士站在病床同侧，小心地将大单置于患者身下，分别抓紧靠近患者肩、腰背、髋部、大腿等处的大单，将患者拉至近侧，拉起床挡	
2）安置体位：护士绕至对侧，将患者近侧手臂置在头侧，远侧手臂置于胸前，两膝间放一软枕	● 翻转时勿让患者身体屈曲，以免脊柱错位
3）协助侧卧：护士双脚前后分开，两人双手分别抓紧患者肩、腰背、髋部、大腿等处的远侧大单，由其中一名护士发口令，两人动作一致地将患者整个身体以圆滚轴式翻转至侧卧	
(2)三人协助患者轴线翻身法	● 适用于颈椎损伤的患者
1）1移动患者：由三名护士完成 第一名护士固定患者头部，纵轴向上略加牵引，使头、颈部随躯干一起慢慢移动 第二名护士双手分别置于患者肩部、背部 第三名护士双手分别置于患者腰部、臀部，使患者头、颈、腰、髋保持在同一水平线上，移至近侧	
2）转向侧卧：翻转至侧卧位，翻转角度不超过 60°	● 保持患者脊椎平直
4.放置软枕 将软枕放于患者背部支撑身体，另一软枕置于两膝间	● 保持双膝处于功能位置
5.检查安置 检查患者肢体各关节保持功能位；各种管道保持通畅	
6.记录交班 观察背部皮肤并进行护理，记录翻身时间及皮肤状况，做好交接班	

【注意事项】

1.遵守节力原则 翻身时，让患者尽量靠近护士，使重力线通过支撑面来保持平衡，缩短重力臂而省力。

2.避免皮肤与脊柱的损伤 移动患者时动作应轻稳，协调一致，不可拖拉，以免擦伤皮肤。应将患者身体稍抬起再行翻身。轴线翻身法翻转时，要维持躯干的正常生理弯曲，避免翻身时脊柱错位而损伤脊髓。

3.注意保暖与安全 翻身时应注意为患者保暖并防止坠床。翻身后，需用软枕垫好肢体，以维持舒适而安全的体位。

4.合理安排翻身的频率 根据患者病情及皮肤受压情况，确定翻身间隔的时间。如发现皮肤发红或破损应及时处理,酌情增加翻身次数,同时记录于翻身卡上,并做好交接班。

5. 保持各种管路的位置与通畅　若患者身上有各种导管或输液装置时,应先将导管安置妥当,翻身后仔细检查导管是否有脱落、移位、扭曲、受压,以保持导管通畅。

6. 为有特殊情况的患者更换卧位时应区别对待。为手术患者翻身前应先检查伤口敷料是否潮湿或脱落,如已脱落或被分泌物浸湿,应先更换敷料并固定妥当后再行翻身,翻身后注意伤口不可受压;颈椎或颅骨牵引者,翻身时不可放松牵引,并使头、颈、躯干保持在同一水平位翻动,翻身后注意牵引方向、位置以及牵引力是否正确;颅脑手术者,头部转动过剧可引起脑疝,导致患者突然死亡,故应卧于健侧或平卧;石膏固定者,应注意翻身后患处位置及局部肢体的血运情况,防止受压。

【健康教育】

1. 向患者及家属说明正确更换卧位对预防并发症的重要性。

2. 更换卧位前根据其目的的不同,向患者及家属介绍更换卧位的方法及注意事项。

3. 教会患者及家属更换卧位和配合更换的正确方法,确保患者的安全。

（周　芳）

第三节　运送患者法

 导入情景与思考

患者王某,男性,56岁,高血压病史5年,腰部酸痛10余年。近2年症状加重,伴有双下肢疼痛、麻木,间歇性跛行(行走100m,需休息后才能继续行走)。主诉"近日腰痛伴左下肢疼痛加重、无法缓解"来院就诊。患者身高158cm,体重70kg,T 36.5℃,P 84次/min,R 14次/min,BP 140/80mmHg。入院诊断"腰4椎体前滑脱"。治疗方案为腰椎滑脱复位,椎管内神经减压,椎体间植骨融合和螺钉杆内固定手术治疗。现患者术后麻醉清醒,由手术室平车转运至病房。

请思考:

1. 护士使用平车转运患者至病房的过程中,应该注意的事项有哪些?

2. 患者到病房后,如何从平车移至病床?

在患者入院、接受检查或治疗、出院时,凡不能自行移动的患者均需护士根据患者病情选用不同的运送工具,如轮椅、平车或担架等运送患者。在转移和运送患者过程中,护士应将人体力学原理正确地运用于操作中,以避免发生损伤,减轻双方疲劳及患者痛苦,提高工作效率,并保证患者安全与舒适。

一、轮椅运送法

【目的】

1. 护送不能行走但能坐起的患者入院、出院、检查、治疗或室外活动。

2. 帮助患者下床活动,促进血液循环和体力恢复。

【操作前准备】

1. 评估患者并解释

(1)评估:患者的体重、意识状态、病情、躯体活动能力、损伤部位及理解合作程度。

(2)解释:向患者及家属解释轮椅运送的目的、方法及注意事项。

2. 患者准备　了解轮椅运送的目的、方法及注意事项,能主动配合。

3. 环境准备　移开障碍物,保证环境宽敞。

4. 护士准备　衣帽整洁,修剪指甲,洗手,戴口罩。

5. 用物准备　轮椅(各部件性能良好),毛毯(根据季节酌情准备),别针,软枕(根据患者需要)。

【操作步骤】

步骤	要点与说明
1. 检查与核对　检查轮椅性能,将轮椅推至患者床旁,核对患者姓名、床号、腕带	• 检查轮椅的车轮、椅座、椅背、脚踏板、制动闸等各部件性能,保证安全;确认患者,避免差错
2. 放置轮椅　使椅背与床尾平齐,椅面朝向床头,扳制动闸使轮椅止动,翻起脚踏板	• 缩短距离,便于患者坐入轮椅 • 防止轮椅滑动
3. 患者上轮椅前的准备	• 毛毯平铺于轮椅,上端高过患者颈部15cm左右
(1) 掀开盖被,扶患者坐起	• 询问、观察患者有无眩晕和不适
(2) 协助患者穿衣、裤、袜子	• 寒冷季节注意患者保暖
(3) 嘱患者以手掌撑在床面上,双足垂床缘,维持坐姿	• 方便患者下床
(4) 协助患者穿好鞋子	
4. 协助患者上轮椅(图4-29)	
(1) 嘱患者将双手置于护士肩上,护士双手环抱患者腰部,协助患者下床	• 注意观察患者病情变化
(2) 协助患者转身,嘱患者用手扶住轮椅把手,坐于轮椅中	• 嘱患者抓紧轮椅扶手,尽量向后靠
(3) 翻下脚踏板,协助患者将双足置于脚踏板上	• 若用毛毯,则将上端围在患者颈部,用别针固定;两侧围裹患者双臂,用别针固定;再用余下部分围裹患者上身、下肢和双足,避免患者受凉
(4) 帮助患者扣好安全带	
(5) 整理床单位,铺暂空床	
(6) 观察患者,确定无不适后,放松制动闸,推患者至目的地	• 推行中注意患者病情变化 • 过门槛时,跷起前轮,避免过大震动 • 下坡时,嘱患者抓紧扶手,保证患者安全
5. 协助患者下轮椅	
(1) 将轮椅推至床尾,使椅背与床尾平齐,患者面向床头	
(2) 扳制动闸使轮椅止动,翻起脚踏板	
(3) 解除患者身上固定毛毯用别针	
(4) 协助患者站起、转身、坐于床缘	• 防止患者摔倒
(5) 协助患者脱去鞋子及保暖外衣,躺卧舒适,盖好盖被	
(6) 整理床单位	• 观察患者病情
6. 推轮椅至原处放置	• 便于其他患者使用

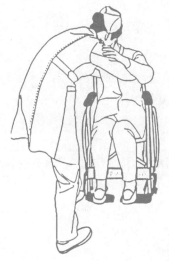
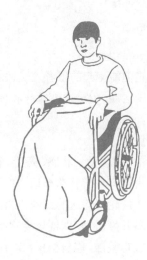

图4-29　轮椅接送患者

【注意事项】

1. 保证患者安全、舒适。

2. 根据室外温度适当地增加衣服、盖被（或毛毯），以免患者受凉。

【健康教育】

1. 解释搬运的过程、配合方法及注意事项。

2. 告知患者在搬运过程中，如感不适立刻向护士说明，防止意外发生。

二、平车运送法

【目的】

运送不能起床的患者入院、出院、检查、治疗、手术或转运。

【操作前准备】

1. 评估患者并解释

（1）评估：患者的体重、意识状态、病情、躯体活动能力、损伤部位及理解合作程度。

（2）解释：向患者及家属解释搬运的步骤及配合方法。

2. 患者准备　了解搬运的步骤及配合方法。

3. 环境准备　环境宽敞，便于操作。

4. 护士准备　衣帽整洁，修剪指甲，洗手，戴口罩。

5. 用物准备　平车（各部件性能良好，车上置以被单和橡胶单包好的垫子和枕头），带套的毛毯或棉被。如为骨折患者，应有木板垫于平车上，并将骨折部位固定稳妥；如为颈椎、腰椎骨折患者或病情较重的患者，应备有帆布中单或布中单。

【操作步骤】

步骤	要点与说明
1. 检查与核对　核查平车性能，将平车推至患者床旁，核对患者床号、姓名、腕带	● 检查平车的车轮、车面、制动闸等各部件性能，保证安全；确认患者，避免差错
2. 安置导管　安置好患者身上的导管等	● 避免导管脱落、受压或液体逆流
3. 搬运患者	● 根据患者病情及体重，确定搬运方法
▲挪动法	● 适用于能在床上配合的患者
（1）推平车至患者床旁，移开床旁桌、床旁椅，松开盖被	
（2）将平车推至床旁与床平行，大轮靠近床头，扳制动闸使平车止动	● 平车贴近床缘便于搬运 ● 防止平车滑动，保证安全
（3）协助患者将上身、臀部、下肢依次向平车移动（图4-30）	● 患者头部枕于大轮端 ● 协助患者离开平车回床时，应协助患者先移动下肢，再移动上肢
（4）协助患者在平车上躺好，用被单或包被包裹患者，先足部，再两侧，头部盖被折成45°角	● 患者保暖、舒适 ● 包裹整齐、美观
▲一人搬运法	● 适用于上肢活动自如，体重较轻的患者
（1）推平车至患者床旁，大轮端靠近床尾，使平车与床成钝角，扳制动闸使平车止动	● 缩短搬运距离，省力 ● 防止平车滑动，保证安全
（2）松开盖被，协助患者穿好衣服	
（3）搬运者一臂自患者近侧腋下伸入至对侧肩部，另一臂伸入患者臀下；患者双臂过搬运者肩部，双手交叉于搬运者颈后；搬运者抱起患者（图4-31），稳步移动将患者放于平车中央，盖好盖被	● 搬运者双下肢前后分开站立，扩大支撑面；略屈膝、屈髋，降低重心，便于转身
▲二人搬运法	● 适用于不能活动，体重较重的患者
（1）同一人搬运法步骤（1）～（2）	● 缩短搬运距离，省力
（2）站位：搬运者甲、乙二人站在患者同侧床旁，协助患者将上肢交叉于胸前	

Note:

续表

步骤	要点与说明
（3）分工：搬运者甲一手伸至患者头、颈、肩下方，另一手伸至患者腰部下方；搬运者乙一手伸至患者臀部下方，另一只手伸至患者膝部下方，两人同时抬起患者至近侧床缘，再同时抬起患者稳步向平车处移动（图4-32），将患者放于平车中央，盖好盖被	● 搬运者甲应使患者头部处于较高位置，减轻不适 ● 抬起患者时，应尽量使患者靠近搬运者身体，省力
▲三人搬运法	● 适用于不能活动，体重超重的患者
（1）同一人搬运法步骤（1）~（2）	
（2）站位：搬运者甲、乙、丙三人站在患者同侧床旁，协助患者将上肢交叉于胸前	
（3）分工：搬运者甲双手托住患者头、颈、肩及胸部；搬运者乙双手托住患者背、腰、臀部；搬运者丙双手托住患者膝部及双足，三人同时抬起患者至近侧床缘，再同时抬起患者稳步向平车处移动（图4-33），将患者放于平车中央，盖好盖被	● 搬运者甲应使患者头部处于较高位置，减轻不适 ● 三人同时抬起患者，应保持平稳移动，减少意外伤害
▲四人搬运法	● 适用于颈椎、腰椎骨折和病情较重的患者
（1）同挪动法步骤（1）~（2）	● 搬运骨折患者，平车上应放置木板，固定好骨折部位
（2）站位：搬运者甲、乙分别站于床头和床尾；搬运者丙、丁分别站于病床和平车的一侧	
（3）将帆布兜或中单放于患者腰、臀部下方	● 帆布兜或中单能承受患者的体重
（4）分工：搬运者甲抬起患者的头、颈、肩；搬运者乙抬起患者的双足；搬运者丙、丁分别抓住帆布兜或者中单四角，四人同时抬起患者向平车处移动（图4-34），将患者放于平车中央，盖好盖被	● 搬运者应协调一致，搬运者甲应随时观察患者的病情变化 ● 患者平卧于平车中央，避免碰撞
4. 铺暂空床整理床单位，将床改铺为暂空床	● 保持病室整齐、美观
5. 运送患者松开平车制动闸，推患者至目的地	● 推送患者时，护士应位于患者头部，随时注意患者病情变化 ● 推行中，平车小轮端在前，转弯灵活；速度不可过快；上下坡时，患者头部应位于高处，减轻患者不适，并嘱患者抓紧扶手，保证患者安全 ● 进出门时，避免碰撞房门 ● 保持输液管道、引流管通畅 ● 颅脑损伤、颌面部外伤以及昏迷患者，应将头偏向一侧；搬运颈椎损伤的患者时，头部应保持中立位

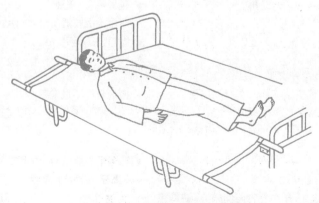

图4-30　患者仰卧挪动上平车法

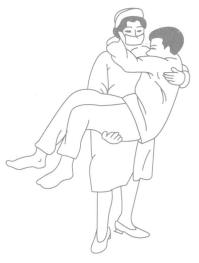

图 4-31　一人搬运患者上平车法

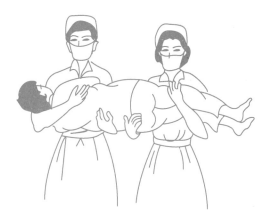

图 4-32　二人搬运患者上平车法

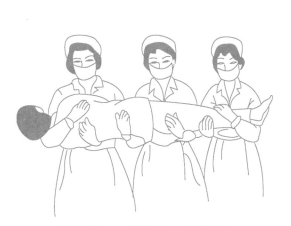

图 4-33　三人搬运患者上平车法

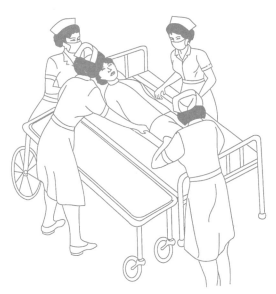

图 4-34　四人搬运患者上平车法

【注意事项】

1. 搬运时注意动作轻稳、准确,确保患者安全、舒适。

2. 搬运过程中,注意观察患者的病情变化,避免引起并发症。

3. 保证患者的持续性治疗不受影响。

【健康教育】

1. 向患者及家属解释搬运的过程、配合方法及注意事项。

2. 告知患者在搬运过程中,如感不适立刻向护士说明,防止意外发生。

知 识 拓 展

医用转移板和一次性滑移垫

医用转移板又称医用过床器、医用过床易,是一种患者平移或转移的护理工具。一次性滑移垫,也称一次性静态搬运床单,是在医用转移板的基础上研发生产的新型一次性护理耗材。二者均利用两种不同特殊材料之间的滑动性,由一名医护人员拉引滑动,形成类似传动带的效果,实

Note:

现患者"不动式"平稳过床,适用于医院各科室病床、推车、手术台、CT台、X线检查台之间患者的过床,患者的移位、侧身、清洁以及康复或重症患者的护理中。

医用转移板和一次性滑移垫的应用改变了传统的过床方式,节时省力,方便快捷,既减轻了医护人员和家属的体力负担,也避免了患者的二次损伤和身体裸露等情况的发生,减轻患者疼痛,促进患者舒适,提高了医疗护理质量。

(王春梅)

第四节　患者出院的护理

导入情景与思考

患者张某,女,46岁,主诉"多饮、多食,身体乏力半年余"门诊就诊。患者平日易怒,否认有肝炎、结核、糖尿病、高血压等病史。其身高161cm,体重45kg。甲状腺肿大Ⅰ度,无结节,突眼;甲状腺功能检查示甲状腺功能亢进。诊断"甲亢"入院治疗。经抗甲状腺药物等治疗2周,患者症状有明显改善,医生建议患者出院回家后继续治疗。

请思考:
1. 护士接到该患者的出院通知后,应做的护理工作有哪些?
2. 患者出院当日,护士应实施的护理措施有哪些?

患者经过住院期间的治疗和护理,病情好转、稳定、痊愈需出院或需转院(科),或不愿接受医生的建议而自动离院时,护士均应对其进行一系列的出院护理工作。

出院护理的目的包括:①对患者进行出院指导,协助其尽快适应原工作和生活,并能遵照医嘱继续按时接受治疗或定期复诊;②指导患者办理出院手续;③清洁、整理床单位。

一、患者出院前的护理

当医生根据患者康复情况决定出院日期,开写出院医嘱后,护士应做好下列工作:

1. 通知患者和家属 护士根据医生开具的出院医嘱,将出院日期通知患者及家属,并协助患者做好出院准备。

2. 进行健康教育 护士根据患者的康复情况,进行适时、恰当的健康教育,告知患者出院后在休息、饮食、用药、功能锻炼和定期复查等方面的注意事项。必要时可为患者或家属提供有关书面资料,便于患者或家属掌握有关的护理知识、技能和护理要求。

3. 注意患者的情绪变化 护士应特别注意病情无明显好转、转院、自动离院的患者并做好相应的护理。如进行有针对性的安慰与鼓励,增进患者康复信心,以减轻患者因离开医院所产生的恐惧与焦虑。自动出院的患者应在出院医嘱上注明"自动出院",并要求患者或家属签名认可。

4. 征求意见 征求患者及家属对医院医疗、护理等各项工作的意见,以便不断提高医疗护理质量。

二、患者出院当日的护理

护士在患者出院当日应根据出院医嘱停止相关治疗并处理各种医疗护理文件,协助患者或家属办理出院相关手续,整理病室及床单位。

（一）医疗护理文件的处理

1. 执行出院医嘱

（1）停止一切医嘱。

（2）撤去"患者一览表"上的诊断卡及床头（尾）卡。

（3）填写出院患者登记本。

（4）按医嘱处方到药房领取药物，交患者或家属带回。

（5）在体温单相应出院日期和时间栏内填写出院时间。

2. 填写患者出院护理记录单。

3. 按要求整理病历，交病案室保存。

（二）患者的护理

1. 协助患者解除腕带标识。

2. 协助患者整理用物，归还寄存的物品，收回患者住院期间所借物品，并消毒处理。

3. 协助患者或家属办理出院手续，进行健康教育。

（三）病室及床单位的处理

1. 病室开窗通风。

2. 出院患者床单位处理　护士应在患者离开病室后整理床单位，避免在患者未离开病室时撤去被服，从而给患者带来心理上的不舒适感。

（1）撤去病床上的污被服，放入污衣袋中。根据出院患者疾病种类决定清洗、消毒方法。

（2）用消毒液擦拭床旁桌、床旁椅及床。

（3）非一次性使用的痰杯、脸盆，需用消毒液浸泡。

（4）床垫、床褥、棉胎、枕芯等用紫外线灯照射消毒或使用臭氧机消毒，也可置于日光下暴晒。

（5）传染性疾病患者离院后，需按传染病终末消毒法进行处理。

3. 铺好备用床，准备迎接新患者。

（王春梅）

第五节　人体力学在护理工作中的应用

 ———————————— 导入情景与思考 ————————————

患者李某，男性，76 岁，慢性阻塞性肺部疾病（COPD）病史 20 余年。因"咳嗽、咳黄痰，气急加重，嗜睡 10 天"入院治疗。患者身高 170cm，体重 75kg，T 37.4℃，P 120 次/min，R 44 次/min，BP 130/80mmHg；意识清楚，双肺呼吸音粗，可闻及痰鸣音。实验室检查示血白细胞 $20×10^9$/L，中性粒细胞 88%；动脉血气分析示 PaO_2 50mmHg，$PaCO_2$ 80mmHg，pH 7.32，BE^+ 3.5mmol/L。入院初步诊断"肺感染，Ⅱ型呼吸衰竭"。护士遵医嘱给予吸氧（氧浓度 25%，氧流量 2L/min）、抗感染、超声雾化吸入，并进一步完善相关检查。在患者住院期间，护士协助患者行体位引流及翻身叩背，以促进痰液排出。

请思考：

1. 护士在为卧床患者进行更换床单时，应用了哪些人体力学原理？

2. 为促进该患者痰液排出，上述护士所采取的翻身、叩背、体位引流等措施的原理是什么？

人体力学（body mechanics）是利用力学原理研究维持和掌握身体的平衡，以及人体由一种姿势转换为另一种姿势时身体如何有效协调的一门学科。正确的姿势有利于维持人体正常的生理功能，并且只需消耗较少的能量，就能发挥较大的工作效能。不正确的姿势易使人体肌肉产生紧张和疲劳，影响人体健康。

　　护士在执行各项护理操作时，正确运用人体力学原理，维持良好的姿势，可减轻自身肌肉紧张及疲劳，提高工作效率。同时，运用人体力学原理协助患者维持正确的姿势和体位，避免肌肉过度紧张，可增进患者的舒适感，促进康复。

一、常用的力学原理

（一）杠杆作用

　　杠杆是利用直杆或曲杆在外力作用下能绕杆上一固定点转动的一种简单机械。杠杆的受力点称力点，固定点称支点，克服阻力（如重力）的点称阻力点（重点）。支点到动力作用线的垂直距离称动力臂（力臂），支点到阻力作用线的垂直距离称阻力臂（重臂）。当力臂大于重臂时，可以省力；力臂小于重臂时就费力；而支点在力点和阻力点之间时，可以改变用力方向。人体的活动主要与杠杆作用有关。在运动时，骨骼好比杠杆，关节是运动的支点，骨骼肌是运动的动力。它们在神经系统的调节和各系统的配合下，对身体起着保护、支持和运动的作用。根据杠杆上的力点、支点和阻力点的相互位置不同，杠杆可分为三类：平衡杠杆、省力杠杆和速度杠杆。

　　1. 平衡杠杆　支点在动力点和阻力点之间的杠杆称平衡杠杆。这类杠杆的动力臂与阻力臂可等长，也可不等长。例如，人的头部在寰枕关节上进行低头和仰头的动作。寰椎为支点，支点前后各有一组肌群产生作用力（F1，F2），头部重量为阻力（L）。当前部肌群产生的力（F2）与阻力（L）的力矩之和与后部肌群产生的力（F1）的力矩相等时，头部趋于平衡（图4-35）。

　　2. 省力杠杆　阻力点在动力点和支点之间的杠杆称省力杠杆。这类杠杆的动力臂总是比阻力臂长，所以省力。例如，人用足尖站立时，足尖是支点，足跟后的肌肉收缩为作用力（F），体重（L）落在两者之间的距骨上。由于力臂较大，所以用较小的力就可以支撑体重（图4-36）。

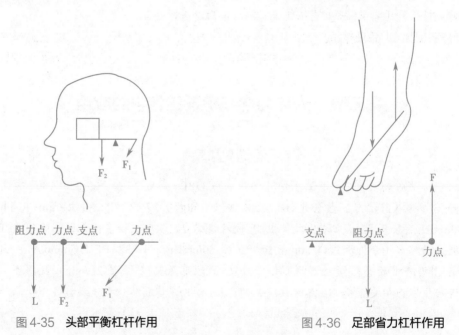

图4-35　头部平衡杠杆作用　　　　　　　图4-36　足部省力杠杆作用

　　3. 速度杠杆　动力点在阻力点和支点之间的杠杆称速度杠杆。这类杠杆的动力臂总比阻力臂短，因而费力，使用的目的在于工作方便。这类杠杆也是人体最常见的杠杆作用。例如，用手臂举起重物时的肘关节运动，肘关节是支点，手臂前肌群（肱二头肌）的力作用于支点和重物之间，由于力臂较短，就得用较大的力，但赢得了速度和运动的范围。手臂后肌群（肱三头肌）的力和手中的重物的力矩使手臂伸直，而肱二头肌的力矩使手臂向上弯曲，当二者相等时，手臂则处于平衡状态（图4-37）。

（二）摩擦力

互接触的两物体在接触面上发生的阻碍相对滑动的力为摩擦力。摩擦力的方向与运动方向相反。当物体有滑动的趋势但尚未滑动时，作用在物体上的摩擦力称为静摩擦力。静摩擦力与使物体发生滑动趋势的力的方向相反，它的大小与该力相同，并随力的增大而增大。当力加大到物体即将开始运动时，静摩擦力达到最大值，称为最大静摩擦力。物体在滑动时受到的摩擦力称为滑动摩擦力。物体滚动时受到的摩擦力称为滚动摩擦力。最大静摩擦力和滑动摩擦力与接触面上的正压力成正比，比例系数分别称为静摩擦系数和滑动摩擦系数，通称摩擦系数，其大小主要取决于接触面的材料、光洁程度、干湿程度和相对运动的速度等，通常与接触面的大小无关。

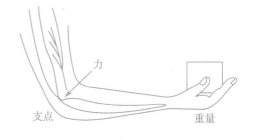

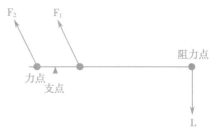

图 4-37　**手臂速度杠杆作用**

（三）平衡与稳定

为了使物体保持平衡，必须使作用于物体的一切外力相互平衡，也就是通过物体重心的各力的总和（合力）应等于零，并且不通过物体重心的各力矩的总和也等于零。人体局部平衡是整个人体平衡中不可缺少的一部分，而整个人体平衡也是通过各个局部平衡来实现的。物体或人体的平衡与稳定，是由其重量、支撑面的大小、重心的高低及重力线和支撑面边缘之间的距离决定的。

1. **物体的重量与稳定性成正比**　物体重量越大，稳定性越高。推倒一重物体所用的力比推倒一较轻物体所用的力要大。例如，在护理操作中，把患者移到较轻的椅子上，应注意用其他的力量支撑椅子，如扶住椅子的靠背或将椅子靠墙。

2. **支撑面的大小与稳定性成正比**　支撑面是人或物体与地面接触的各支点的表面构成的，并且包括各支点之间的表面积。各支点之间的距离越大，物体的支撑面积越大。支撑面小，则需付出较大的肌肉拉力，以保持平衡稳定。例如，用一只脚站立时，为了维持人体平衡稳定，肌肉必须用较大的拉力。扩大支撑面可以增加人或物体的稳定性，如人体平卧位比侧卧位稳定；老年人站立或行走时，用手杖扩大支撑面，可增加稳定性。

3. **物体的重心高度与稳定性成反比**　当物体的组成成分均匀时，重心位于它的几何中心。如物体的形状发生变化时，重心的位置也会随之变化。人体重心的位置随着躯干和四肢的姿势改变而改变。例如，人体在直立两臂下垂时，重心位于骨盆的第二骶椎前约 7cm 处（图 4-38）；如把手臂举过头顶，重心随之升高；当身体下蹲时，重心下降；甚至吸气时膈肌下降，重心也会下降。人或物体的重心越低，稳定性越高。

重力线必须通过支撑面才能保持人或物体的稳定：竖直向下的重力与竖直向上的支持力，二者大小相等、方向相反且作用在一条直线上，即处于平衡状态。人体只有在重力线通过支撑面时，才能保持动态平衡。例如，当人从椅子上站起时，应该先将身体向前倾，一只脚向后移，使重力线落在扩大的支撑面内，这样可以平稳地站起来（图 4-39）。如果重力线落在支撑面外，人体重量将会产生一个破坏力矩，使人易于倾倒。

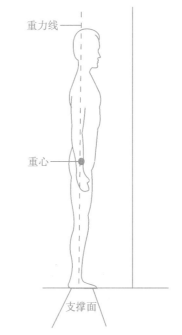

图 4-38　**人体直立时重心在骨盆中部**

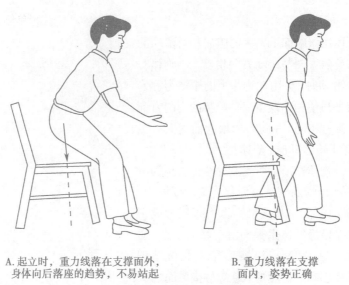

A.起立时，重力线落在支撑面外，　　　　　B.重力线落在支撑
身体向后落座的趋势，不易站起　　　　　　面内，姿势正确

图 4-39　人体从坐位变立位时，重力线改变

二、人体力学运用原则

（一）利用杠杆作用

护士在操作时，身体应靠近操作物体；两手臂托持物体时，两肘紧靠身体两侧，上臂下垂，前臂和所持物体靠近身体，使阻力臂缩短，从而省力。必须提取重物时，最好把重物分成相等的两部分，分别由两手提取。若重物由一只手臂提取，另一只手臂应向外伸展，以保持平衡。例如，协助患者做等张运动时遵循的大负荷、少重复次数、快速引起疲劳的原则，即是利用与省力杠杆相反的杠杆作用，从而达到对抗一定负荷做关节活动锻炼的目的。

（二）扩大支撑面

护士在操作时，应该根据实际需要将双下肢前后或左右分开，以扩大支撑面。例如，护士协助患者移动体位时，双下肢应前后或左右分开站立，尽量扩大支撑面；协助患者侧卧位时，应使患者两臂屈肘，一手放于枕旁，一手放于胸前，双下肢前后分开，上侧下肢屈膝屈髋在前，下侧下肢稍伸直，以扩大支撑面，增加患者的稳定性。

（三）降低重心

护士在提取位置较低的物体或进行低平面的护理操作时，双下肢应随身体动作的方向前后或左右分开站立，以增加支撑面；同时屈髋、屈膝，使身体呈下蹲姿势，降低重心，重力线在支撑面内。例如，核对床尾卡，观察患者的胸瓶、引流瓶、尿袋时，应下蹲，降低身体重心，使身体重力线在支撑面内，保持身体的稳定性。

（四）减少身体重力线的偏移

护士在提取物品时，应尽量将物品靠近身体；抱起或抬起患者移动时，应将患者靠近自己的身体，以使重力线落在支撑面内。例如，悬挂输液瓶于输液吊杆上，应先调整输液吊杆位置于靠近身体处，悬挂输液瓶时，保持身体直立，手臂上举略前伸，防止身体倾斜，减少身体重力线偏移。

（五）尽量使用大肌肉或多肌群

护士在进行护理操作时，能使用整只手时，避免只用手指进行操作；能使用躯干部和下肢肌肉的力量时，尽量避免使用上肢的力量。例如，端持治疗盘时，应五指分开，托住治疗盘并与手臂一起用力，使用多肌群用力，不易疲劳。

（六）使用最小肌力做功

护士在移动重物时，应注意平衡、有节律，并计划好重物移动的位置和方向。护士应掌握以直线方向移动重物,尽可能遵循推或拉代替提取的原则。例如,移动无脚轮的床单位时,可先行安装活动式脚轮后推行,避免抬床搬移,节省肌力。

将人体力学的原理正确运用到护理工作中,可节省护士体力,提高护理工作效率,有效预防和减少护士腰背等损伤(见附4-1);同时,运用力学原理保持患者良好的姿势和体位,可以增进患者的舒适,促进其康复。

附 4-1 护士腰背损伤的预防

由于职业关系,护士经常需要搬动重物,当身体负重过大或用力不合理时,容易导致肌肉、骨骼或关节的损伤。

(一)损伤的原因

临床护士工作强度较大,护士在进行护理操作时,弯腰、扭转动作较多,如为患者翻身、协助患者下床、搬运患者等,容易造成腰部受损。为了适应快节奏的临床工作,护士常处于高度紧张状态,随时准备处理突发事件,护士的身体负荷过重、用力不合理或不当,可使腰部受损,导致腰背痛。急性腰部损伤还可能引发腰椎间盘突出症。长期蓄积性腰部损伤可导致腰部负荷进一步加重,是腰椎间盘突出症重要的诱发因素。

(二)减少腰背损伤的措施

1. **加强锻炼,提高身体素质** 加强腰部锻炼是预防腰部损伤的重要措施。健美操、广播体操、太极拳、慢跑、游泳及瑜伽等形式的锻炼能够增加肌肉的柔韧性和骨关节活动度,提高机体免疫力,防止发生腰部损伤。

2. **保持正确的工作姿势** 在日常工作中,应注意保持正确的身体姿势,良好的身体姿势不仅可以预防职业性腰背痛的发生,还可延缓腰椎间盘突出症的发生。如站立或坐位时,尽可能保持腰椎伸直,使脊柱支撑力增大,避免因过度屈曲引起腰部韧带劳损,减少身体重力对腰椎的损伤。半弯腰或弯腰时,应两足分开使重力落在髋关节和两足处,降低腰部负荷。弯腰搬重物时,应先伸直腰部、再屈髋下蹲,然后髋及膝关节用力,随后挺腰将重物搬起。

3. **经常变换工作姿势** 护士在工作中,应避免长时间保持一种姿势或体位,要定时变换体位,以缓解肌肉、关节及骨骼疲劳,减轻脊柱负荷。另外,护士也要避免剧烈活动,以防腰部肌肉拉伤等。

4. **使用劳动保护用品** 在工作中,护士可以佩戴腰围等保护用品以加强腰部的稳定性。腰椎间盘突出症急性期疼痛加重时坚持佩戴腰围,卧床休息时解下。腰围只有在活动、工作时使用,以免长时间使用造成腰肌萎缩,产生腰背痛等。

5. **养成良好的生活习惯** 提倡躺卧硬板床休息,床垫的厚度要适宜;从事家务劳动时,应避免长时间弯腰活动或尽量减少弯腰次数。减少搬重物及持重物的时间,预防腰部损伤的发生。

6. **科学合理饮食** 多食富含钙、铁、锌的食物,如牛奶、菠菜、西红柿及骨头汤等;增加机体内蛋白质的摄入量,如多食用肉、蛋、鱼及豆制品等;多食富含维生素 B、维生素 E 的食物,如杂粮、花生及芝麻等。

(王春梅)

思 考 题

患者刘某,男性,35 岁,从高处坠落致腰椎骨折而急诊入院。

请思考:

(1)护士在将患者移至平车时应采取何种搬运方法?在运送至手术室的过程中需注意哪些问题?

（2）患者送至手术室后，护士应为其准备哪种床单位？准备此种床单位的目的是什么？

（3）术后患者病情趋向稳定，但仍需严格卧床，此时应对患者采用的护理级别是哪级？该级别的护理要点有哪些？

（4）术后5天，护士协助该患者移向床头时应注意哪些要点？

NURSING

第五章

患者的安全与护士的职业防护

05章 数字内容

知识目标:

1. 能正确解释下列概念:保护具、职业暴露、护理职业暴露、职业防护、护理职业防护、护理职业风险、血源性病原体、安全注射及锐器伤。

2. 能正确描述影响患者安全的因素。

3. 能正确陈述保护具、辅助器使用的目的及操作中的注意事项。

4. 能正确解释血源性病原体职业暴露、锐器伤、化疗药物职业暴露及汞泄漏职业暴露的原因及预防措施。

5. 能正确理解护理职业防护的意义。

6. 能正确说明职业暴露的有害因素及对人体的影响。

7. 能正确理解护理职业防护的管理要点。

技能目标：
1. 能针对医院内常见的不安全因素，采取有效的防范措施。
2. 能根据患者的病情及需要，正确选择和科学使用各种保护具及辅助器具，保证患者安全。
3. 能根据血源性病原体暴露的预防措施，在进行血液、体液暴露相关操作时采取有效的防护措施。
4. 能根据锐器伤的预防措施，在进行锐器相关操作时采取有效的防护措施，并能正确处理锐器伤。
5. 能根据化疗药物暴露的预防措施，在应用时采取有效的防护措施，并能正确处理化疗药物暴露。
6. 能根据汞泄漏暴露的预防措施，在应用含汞设备时采取有效的防护措施，并能正确处理汞泄漏。

素质目标：
1. 能自觉遵守患者安全、职业安全相关制度，树立依法行护、严谨求实的工作态度。
2. 能以患者为中心，具有安全意识，在护理工作中既要做好自身防护，也要确保患者的安全。

　　安全是人类的基本需要，保障患者安全是世界各国医疗行业共同关注的话题，也是评价医院优劣的核心标准之一。患者的安全与护士的职业安全，共同构成护理安全。护理安全管理是提高护理质量的首要保证。因此，护士在确保患者安全的同时，也应做好职业防护，保障自身的职业安全。

第一节　患者的安全

导入情景与思考

　　患者李某，女，77岁，农民，主诉"头晕2天"入院治疗。既往高血压病史，间断服用降压药，药物不详。患者入院前2天，无明显诱因出现头晕、天旋地转感伴恶心、呕吐（呕吐物为胃内容物）。检查无口角歪斜，无头痛，无耳鸣，肢体活动正常，在家未行特殊治疗。入院时 T 38.5℃，P 75 次/min，R 20 次/min，BP 150/95mmHg，神志清楚，双侧瞳孔等大等圆，对光反射灵敏，四肢肌力正常。当日上午10时，患者自行去卫生间，排便后站起时突感头晕、天旋地转，约2分钟后自行缓解。

　　请思考：
　　1. 影响该患者安全的因素有哪些？
　　2. 护士应采取哪些措施杜绝该患者的安全隐患？
　　3. 护士遵医嘱陪同该患者进行相关检查时，应注意什么？

　　患者的安全是医疗护理工作中的重要内容，是指在医疗保健过程中为预防或避免对患者造成不必要的伤害而采取的必要的防范措施。患者的安全是以患者为中心，从思想认识、管理制度、工作流程、医疗护理行为以及医院环境、设施、医疗仪器设备等方面是否存在安全隐患进行考虑，采取必要措施，防范患者在医疗护理的全过程中发生意外伤害。因此，护士应懂得安全护理的重要性，具有评估影响个体及环境安全的知识和能力，在护理工作的各个环节把好安全关，努力为患者提供一个安全的治疗和休养环境，以满足患者的安全需要。

一、影响患者安全的因素

（一）患者因素

1. 年龄　年龄会影响个体对周围环境的感知和理解能力，因而也影响个体采取相应的自我保护行为。如新生儿与婴幼儿均需依赖他人的保护；儿童正处于生长期，好奇心强，喜欢探索新事物，容易发生意外事件；老年人各种器官功能逐渐衰退，也容易受到伤害或发生意外事故。

2. 疾病状态　疾病可致个体身体虚弱、行动受限而发生跌伤，严重时影响人的意识，使之失去自我保护能力而更易受伤；免疫功能低下者易发生感染；任何一种感觉障碍，均会妨碍个体辨别周围环境中存在或潜在的危险因素而使其易受到伤害。如白内障患者因视物不清，易发生撞伤、跌倒等意外。

3. 心理行为因素　心理行为因素在一定程度上可影响患者的安全。如焦虑、抑郁或其他情绪、精神障碍时，个体因注意力不集中而无法警觉环境中的危险，易受到伤害或发生自伤、自残等情况。

（二）医务人员因素

通常是指医务人员素质或数量方面的因素。医务人员的素质包括思想政治素质、职业素质和业务素质等。例如，护士是护理措施的主要执行者，因而护士整体素质的高低、人员配备是否符合标准要求直接影响患者安全，充足的人员配备有利于及时满足患者的基本需求和病情监测，但当护士专业素质未达到护理职业的要求时，就有可能因行为不当或过失，造成患者身心伤害。

（三）医院环境因素

医院的基础设施、设备性能及物品配置是否完善规范，也是影响患者安全的因素。医院的患者安全文化是患者安全的重要组织行为保障。此外，熟悉的环境能使人较好地与他人进行交流和沟通，从而获得各种信息与帮助，增加安全感；反之，陌生的环境易使人产生焦虑、害怕、恐惧等心理反应，因而缺乏安全感。

（四）诊疗方面的因素

针对患者病情而采取的一系列检查与治疗，是帮助患者康复的医疗手段。但一些特殊的诊疗手段，在发挥协助诊断、治疗疾病及促进康复作用的同时，也可能会给患者带来一些不安全的因素，如各种侵入性的诊断检查与治疗、外科手术等均可能造成皮肤的损伤及潜在的感染等

知 识 拓 展

中国医院协会患者安全十大目标（2022版）

一、正确识别患者身份
二、确保用药与用血安全
三、强化围手术期安全管理
四、预防和减少医院相关性感染
五、加强有效沟通
六、防范与减少意外伤害
七、提升导管安全
八、加强医务人员职业安全与健康管理
九、加强孕产妇及新生儿安全
十、加强医学装备及医院信息安全管理

二、患者安全需要的评估

医院中可能存在物理性、生物性、化学性等各种影响安全的因素，如各种医用气体、电器设备、放射线、致病性微生物及化学药品等。因此，医务人员应及时评估医院中是否有现存的或潜在的影响患者安全的因素，同时还要评估患者的自我保护能力及其影响因素，及时采取防护措施，确保患者

处于安全状态。对患者安全需要的评估可分为以下三个方面:

（一）患者方面

1. 意识是否清楚,精神状态是否良好,是否有安全意识,警觉性如何。

2. 是否因年龄、身体状况或意识状况而需要安全协助或保护。

3. 感觉功能是否正常,是否舒适,是否能满足自己的需要。

4. 是否有影响安全的不良嗜好,如吸烟等。

5. 是否熟悉医院环境等。

（二）治疗方面

1. 患者是否正在使用影响精神、感觉功能的药物。

2. 患者是否正在接受氧气治疗或冷、热治疗。

3. 患者是否需要给予行动限制或身体约束。

4. 病房内是否使用电器设备,患者床旁是否有电器用品。

（三）环境方面

1. 医疗区域光线是否充足。

2. 地面是否干燥防滑。

3. 活动区域是否无障碍物。

4. 床单位及设施是否功能良好。

在评估患者的安全需要后,护士应针对具体情况采取预防保护措施,为患者建立和维护一个安全、舒适的环境。

三、医院常见的不安全因素及防范

（一）物理性损伤及防范

物理性损伤包括机械性、温度性、压力性及放射性损伤等。

1. 机械性损伤　常见有跌伤、撞伤等损伤。跌倒和坠床是医院最常见的机械性损伤原因。其防范措施如下:

（1）在患者入院或转科时,应用跌倒风险临床判定法（附 5-1）或使用 Morse 跌倒风险评估量表（附 5-2）对患者进行跌倒风险评估。住院期间若出现病情变化、使用高跌倒风险药物、跌倒后、跌倒高风险患者出院前,应再次评估。根据评估结果采取预防措施。

（2）昏迷、意识不清、躁动不安及婴幼儿患者易发生坠床等意外,应根据患者情况使用床挡或其他保护具加以保护。

（3）年老体弱、行动不便的患者行动时应给予搀扶或其他协助。日常用物、呼叫铃放在患者方便取用位置,以防取放物品时失去平衡而跌倒。

（4）病区地面要采用防滑地板,做好防滑警示,并注意保持整洁、干燥;室内物品应放置稳固,移开暂时不需要的器械,减少障碍物;通道和楼梯等进出口处应避免堆放杂物,防止磕碰、撞伤及跌伤。

（5）病区走廊、浴室及卫生间应设置扶手,供患者步态不稳时扶持。浴室和卫生间应设置呼叫系统,以便患者在需要时寻求援助,必要时使用防滑垫或安放塑料靠背椅。

（6）应用各种导管、器械进行操作时,应遵守操作规程,动作轻柔,防止损伤患者皮肤黏膜;妥善固定导管,注意保持引流通畅。

（7）对精神障碍者,应注意将剪刀等器械妥善放置,避免患者接触而发生危险。

2. 温度性损伤　常见有热水袋、热水瓶所致的烫伤;冰袋、制冷袋等所致的冻伤;各种电器,如烤灯、高频电刀等所致的灼伤;易燃易爆品,如氧气、乙醚及其他液化气体所致的各种烧伤等。其防

Note:

范措施如下：

（1）护士在应用冷、热疗法时，应严格遵守操作规程，注意听取患者的主诉及观察局部皮肤的变化，做好交接班，如有不适应及时处理。

（2）对于易燃易爆品应强化管理，并加强防火教育，制订防火措施，护士应熟练掌握各类灭火器的使用方法。

（3）医院内的电路及各种电器设备应定期进行检查、维修。对患者自带的电器设备，如收音机、电剃须刀等，使用前应进行安全检查，并对患者进行安全用电的知识教育。

3. 压力性损伤　常见有因躯体局部长期受压所致的压力性损伤；因石膏或夹板固定过紧形成的压力性损伤等。其防范措施见第六章第三节。

4. 放射性损伤　主要由放射性诊断或治疗过程中处理不当所致，常见有放射性皮炎、皮肤溃疡坏死，严重者可致死亡。其防范措施如下：

（1）在使用 X 线或其他放射性物质进行诊断或治疗时，应正确使用防护设备。

（2）尽量减少患者不必要的身体暴露，保证照射区域标记的准确。正确掌握放射性治疗的剂量和时间。

（3）保持接受放射部位皮肤的清洁干燥，且防止皮肤破损，应避免一切物理性刺激（用力擦拭、搔抓、摩擦、暴晒及紫外线照射等）和化学性刺激（外用刺激性药物、肥皂擦洗）等。

（二）化学性损伤及防范

化学性损伤通常是由于药物使用不当（如剂量过大、次数过多），药物配伍不当，甚至用错药物引起。其防范措施如下：

（1）护士应熟悉各种药物应用知识，严格执行药物管理制度和给药原则。

（2）给药时，严格执行"三查八对"，注意药物之间的配伍禁忌，及时观察患者用药后的反应。

（3）做好健康教育，向患者及家属讲解安全用药的有关知识。

（三）生物性损伤及防范

生物性损伤包括微生物和昆虫对人体的伤害。病原微生物侵入人体后会诱发各种疾病，直接威胁患者的安全。其防范措施如下：

（1）护士应严格执行消毒隔离制度，严格遵守无菌技术操作原则。

（2）加强对危重患者的护理，增强患者的免疫力。

（3）护士应采取有力措施消灭医院内各种昆虫并加强防范。

（四）心理性损伤及防范

心理性损伤是由各种原因所致的情绪不稳、精神受到打击而引起。如患者对疾病的认识和态度、患者与周围人群的情感交流、医务人员对患者的行为和态度等均可影响患者的心理，甚至会导致患者心理问题的发生。其防范措施如下：

（1）护士应重视患者的心理护理，注意自身的行为举止，避免传递不良信息，造成患者对疾病治疗和康复等方面的误解而引起情绪波动。

（2）应以高质量的护理行为取得患者的信任，提高其治疗信心。

（3）与患者建立良好的护患关系，并帮助患者与周围人群建立和睦的人际关系。

（4）对患者进行有关疾病知识的健康教育，并引导患者采取积极乐观的态度对待疾病。

四、保护患者安全的措施

临床护理工作中，在评估患者的安全需要后，对意识模糊、躁动、行动不便等具有安全隐患的患者，护士应综合考虑患者及其家属的生理、心理及社会等方面的需要，采取必要的安全措施，如使用保护具、辅助器等，确保患者的安全，提高患者的生活质量。

Note:

知 识 拓 展

预防住院患者跌倒的护理策略

1. 跌倒评估 对每位患者进行跌倒风险评估，从年龄、跌倒史、活动情况、精神状态、感觉功能、有无眩晕、使用药物方面评估患者的跌倒风险。

2. 根据评估情况给予针对性护理措施 对有跌倒风险的患者，应做好健康教育并签订安全告知书，强调下床前应做好充分的准备，遵守"三个半分钟"原则，即平卧半分钟、坐起半分钟、下肢垂下坐床边半分钟，无不适再站起，下床时需有人搀扶。对于长期卧床患者，应指导其家属协助其进行床上运动，以提高其活动耐力。

3. 防行走时跌倒 评估患者的活动耐力，和患者一起制订活动计划，循序渐进增加活动量，指导患者如行走时头晕应扶物站立，如身旁无扶持物时应下蹲，以防跌倒。

4. 防止洗澡时跌倒 浴室勿闩门，避免过热的水洗澡，避免洗澡时间过长，由他人协助洗澡，洗澡时注意观察面色、呼吸情况。

5. 指导患者正确服药 服降压药后休息半小时后再下床，避免长时间站立。

6. 加强环节管理，加强夜间巡视，卧床时拉起床挡，避免地面湿滑，走廊、卫生间装有扶手及紧急呼叫装置。

7. 对有跌倒风险的患者床头插"防跌倒"标识，以引起医护人员和家属的警觉和重视。

8. 加强对患者及家属的宣教，使患者家属熟悉住院环境，了解预防跌倒的重要性。

（一）保护具的应用

保护具（protective device）是用来限制患者身体或身体某部位自由活动，以达到维护患者安全与治疗效果的各种器具。

【适用范围】

1. **小儿患者** 因认知及自我保护能力尚未发育完善，尤其是未满6岁的儿童，易发生坠床、撞伤、抓伤等意外或不配合治疗等行为。

2. **坠床发生概率高者** 如麻醉后未清醒者、意识不清、躁动不安、失明、痉挛或年老体弱者。

3. **实施某些眼科特殊手术者** 如白内障摘除术后患者。

4. **精神病患者** 如躁狂发作、自伤及自残者。

5. **易发生压力性损伤者** 如长期卧床、极度消瘦、虚弱者。

6. **皮肤瘙痒者** 包括全身或局部瘙痒难忍者。

临床工作中，应评估患者是否需要约束（附5-3）。需要约束时，应遵循使用原则。

【使用原则】

1. **知情同意原则** 应告知患者、监护人或委托人约束的相关内容，共同决策并签署知情同意书。紧急情况下，可先实施约束，再行告知。

2. **最小化约束原则** 当约束替代措施无效时实施约束。

3. **患者有利原则** 保护患者隐私及安全，对患者提供心理支持。

4. **随时评价原则** 约束过程中应动态评估，医护患三方应及时沟通，调整约束决策。评价依据如下：

（1）能满足保护具使用患者身体的基本需要，患者安全、舒适，无血液循环障碍、皮肤破损、坠床、撞伤等并发症或意外发生。

（2）患者及家属了解保护具使用的目的，能够接受并积极配合。

（3）各项检查、治疗及护理措施能够顺利进行。

Note:

【常用保护具的使用方法】

1. **床挡**（bedside rail restraint）　主要用于预防患者坠床。常见有多功能床挡（图5-1）、半自动床挡（图5-2）及围栏式床挡（图5-3）。

2. **约束带**（restraint）　主要用于保护躁动的患者，限制身体或约束失控肢体活动，防止患者自伤或坠床。根据部位的不同，约束带可分为肩部约束带、手肘约束带（图5-4）或肘部保护器（图5-5）、约束手套（图5-6）、约束衣（图5-7）及膝部约束带等。

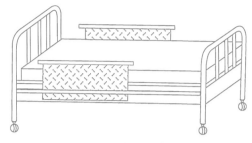

图5-1　多功能床挡

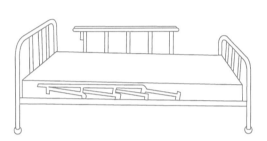

图5-2　半自动床挡

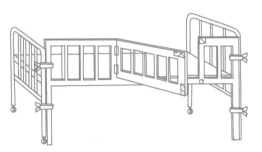

图5-3　围栏式床挡

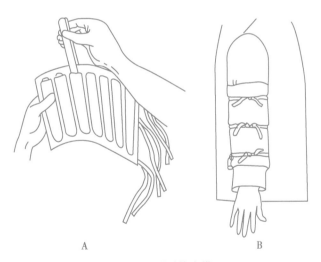

A   B

图5-4　手肘约束带

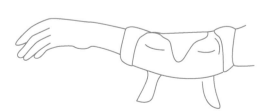

图5-5　肘部保护器

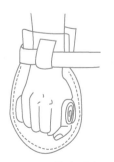

图5-6　约束手套

Note：

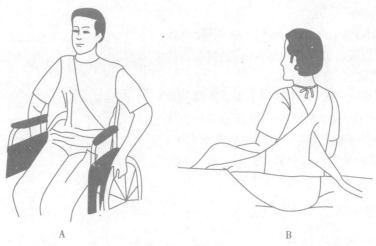

图 5-7　约束衣

（1）宽绷带：常用于固定手腕及踝部。使用时，先用棉垫包裹手腕部或踝部，再用宽绷带打成双套结（图 5-8），套在棉垫外，稍拉紧，确保肢体不脱出（图 5-9），松紧以不影响血液循环为宜，然后将绷带系于床沿。

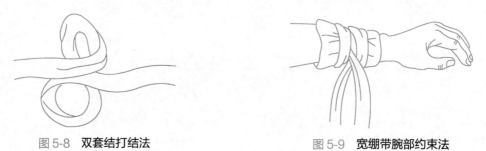

图 5-8　双套结打结法　　　　　　　　图 5-9　宽绷带腕部约束法

（2）肩部约束带：用于固定肩部，限制患者坐起。肩部约束带用宽布制成，宽 8cm，长 120cm，一端制成袖筒（图 5-10）。使用时，将袖筒套于患者两侧肩部，腋窝衬棉垫。两袖筒上的细带在胸前打结固定，将两条较宽的长带系于床头（图 5-11）。必要时亦可将枕横立于床头，将大单斜折成长条，作肩部约束（图 5-12）。

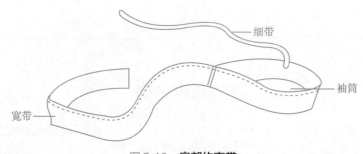

图 5-10　肩部约束带

（3）膝部约束带：用于固定膝部，限制患者下肢活动。膝部约束带用宽布制成，宽 10cm，长 250cm，宽带中部相距 15cm 分别钉两条双头带（图 5-13）。使用时，两膝之间衬棉垫，将约束带横放于两膝上，宽带下的两头带各固定一侧膝关节，然后将宽带两端系于床沿（图 5-14）。亦可用大单进行膝部固定（图 5-15）。

（4）尼龙搭扣约束带：用于固定手腕、上臂、踝部及膝部。操作简便、安全，便于洗涤和消毒。约束带由宽布和尼龙搭扣制成（图 5-16）。使用时，将约束带置于关节处，被约束部位衬棉垫，松紧适宜，对合约束带上的尼龙搭扣后将带子系于床沿。

Note:

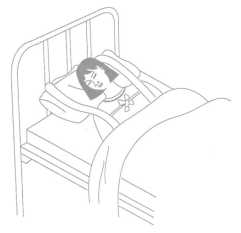

图 5-11　肩部约束带约束法

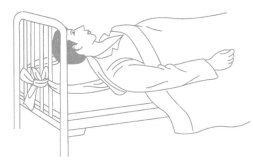

图 5-12　肩部大单约束法

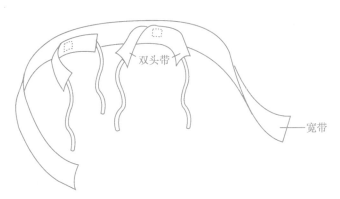

图 5-13　膝部约束带

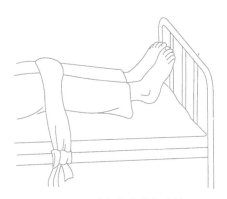

图 5-14　膝部约束带约束法

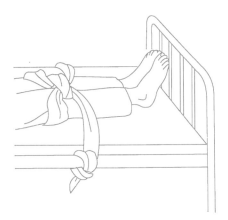

图 5-15　膝部大单约束法

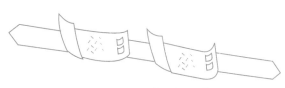

图 5-16　尼龙搭扣约束带

3. 支被架（overbed cradle）　主要用于肢体瘫痪或极度衰弱的患者，防止盖被压迫肢体而造成不舒适或足下垂等并发症。也可用于烧伤患者采用暴露疗法需保暖时。使用时，将支被架罩于防止受压的部位，盖好盖被（图5-17）。

【注意事项】

1. 约束时应执行查对制度，并进行身份识别。

2. 保护具的使用应遵循产品使用说明。

3. 使用保护具时，应保持肢体及各关节处于功能位及一定活动度，并协助患者经常更换体位，保证患者的安全、舒适。

Note：

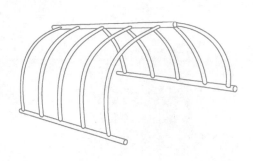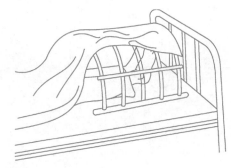

图 5-17 支被架

4. 使用约束带时，首先应取得患者及家属的知情同意。使用时，约束带下须垫衬垫，固定松紧适宜，松紧度以能容纳 1～2 横指为宜，并定时松解，每 2 小时放松约束带一次。应动态观察患者约束松紧度，局部皮肤颜色、温度、感觉、局部血运等情况。每 15 分钟观察一次，一旦出现并发症，及时通知医生。必要时进行局部按摩，促进血液循环。

5. 约束用具应固定在患者不可及处，不应固定于可移动物体上。

6. 约束中宜使用床挡，病床制动并降至最低位。

7. 确保患者能随时与医务人员取得联系，如呼叫器的位置适宜或有陪护人员监测等，保障患者的安全。

8. 约束解除指征 ①患者意识清楚，情绪稳定，精神或定向力恢复正常，可配合治疗及护理，无攻击、拔管行为或倾向；②患者深度镇静状态、昏迷、肌无力；③支持生命的治疗/设备已终止；④可使用约束替代措施。

9. 如多部位约束，宜根据患者情况逐一解除并记录，记录使用保护具的原因、部位、用具、执行时间、实施者等。

知 识 拓 展

住院患者身体约束护理

本标准规定了住院患者身体约束的基本要求，以及约束评估、实施和解除的具体内容。适用于各级各类医院的注册护士，其他医疗机构可参照执行。

约束方式和用具的选择

患者情况	约束方式	约束用具
患者有抓伤、自行拔管等行为	上肢约束	约束带、约束手套
患者躁动、有攻击性行为	四肢约束	约束带
患者使用支持生命的治疗/设备、且有躁动和攻击性行为	同时行四肢和躯体约束，禁止约束头、颈部	约束带、约束衣、约束背心

（中华护理学会团体标准 T/CNAS 04—2019）

（二）辅助器的应用

辅助器是为患者提供保持身体平衡与身体支持物的器材，是维护患者安全的护理措施之一。

【目的】

辅助身体残障或因疾病、高龄而行动不便者进行活动，以保障患者的安全。

【常用辅助器】

1. 腋杖（crutch） 是提供给短期或长期残障者离床时使用的一种支持性辅助用具（图 5-18）。

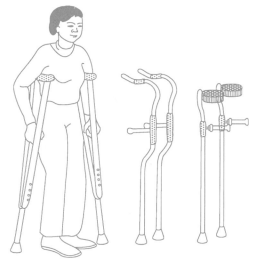

图 5-18　腋杖

使用腋杖最重要的是长度合适、安全稳妥。腋杖的长度包括腋垫和杖底橡胶垫,合适长度的简易计算方法为:使用者身高减去 40cm。使用时,使用者双肩放松,身体挺直站立,腋窝与拐杖顶垫间相距 2～3cm,腋杖底端应侧离足跟 15～20cm。握紧把手时,手肘应可以弯曲。腋杖底面应较宽并有较深的凹槽,且具有弹性。

患者使用腋杖走路的方法。①两点式:走路顺序为同时出右拐和左脚,然后出左拐和右脚。②三点式:两腋杖和患肢同时伸出,再伸出健肢。③四点式:为最安全的步法。先出右腋杖,而后左脚跟上,接着出左腋杖,右脚再跟上,始终为三点着地。④跳跃法:常为永久性残疾者使用。其方法为先将两侧腋杖向前,再将身体跳跃至两腋杖中间处。

2. 手杖(cane)　是一种手握式的辅助用具,常用于不能完全负重的残障者或老年人。手杖应由健侧手臂用力握住。

手杖长度的选择需符合以下原则:①肘部在负重时能稍微弯曲;②手柄适于抓握,弯曲部与髋部同高,手握手柄时感觉舒适。

手杖可为木制或金属制。木制手杖长短是固定的,不能调整;金属制手杖可依身高来调整。手杖的底端可为单脚或四脚型(图 5-19)。四脚形的手杖比单脚型的支持力和支撑面积要大得多,因而也较稳定,常用于步态极为不稳的患者或地面较不平时。手杖底端的橡胶底垫应有吸力、弹性好、宽面及有凹槽,这样,才能加强手杖的摩擦力和稳定性,以防跌倒。

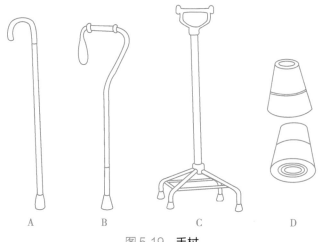

A　　　　B　　　　C　　　　D

图 5-19　手杖

3. 助行器（walking aid）　一般用铝合金材料制成，是一种四边形或三角形的金属框架，自身轻，可将患者保护其中，支撑体重，便于站立行走的工具（图 5-20）。有些配有脚轮。其支撑面积大，稳定性好，适用于上肢健康，下肢功能较差的患者。

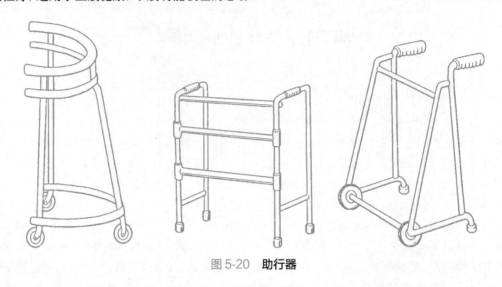

图 5-20　**助行器**

（1）步行式助行器：适用于下肢功能轻度损害的患者。无脚轮，自身轻，可调高度，稳定性好。使用时双手提起两侧扶手同时向前将其放于地面，然后双腿迈步跟上（图 5-21）。

（2）轮式助行器：适用于上下肢功能均较差的患者。有脚轮，易于推行移动。使用时不用将助行器提起、放下，行走步态自然，且用力下压可自动刹车（图 5-22）。

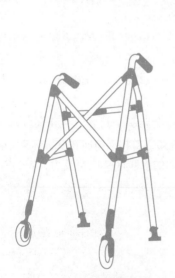

图 5-21　**步行式助行器**

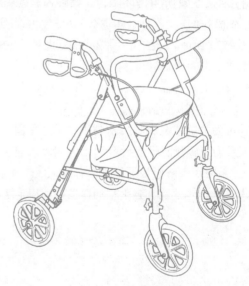

图 5-22　**轮式助行器**

选用时应先对患者进行评估，以确定助行器的种类。

【注意事项】

1. 使用者须意识清楚，身体状态良好、稳定。

2. 选择适合自身的辅助器。不合适的辅助器与错误的使用姿势可导致腋下受压造成神经损伤、腋下和手掌挫伤及跌倒，还会引起背部肌肉劳损和酸痛。

3. 使用者的手臂、肩部或背部应无伤痛，活动不受限制，以免影响手臂的支撑力。

4. 使用辅助器时，患者的鞋要合脚、防滑，衣服要宽松、合身。

5. 调整腋杖和手杖后，将全部螺钉拧紧，橡皮底垫紧贴腋杖与手杖底端，并应经常检查确定橡皮底垫的凹槽能否产生足够的吸力和摩擦力。

6. 选择较大的练习场地，避免拥挤和注意力分散。同时应保持地面干燥，无可移动的障碍物。必要时备一把椅子，供患者疲劳时休息。

第二节　护士的职业防护

 ———————————————— 导入情景与思考 ————————————————

某综合医院，1 周内发生了几起护理职业暴露事件。其一是一名呼吸内科的护士在为 HBsAg 阳性患者采血拔针时，因患者突然躁动，致使护士手指被采血针刺伤；其二是一名肿瘤科护士在为卵巢癌术后化疗患者配制静脉用化疗药物（紫杉醇等）时，药物喷溅到了其面部和眼睛；其三是一名门诊护士在为患者测量血压时，因意外致血压计内的汞漏出。针对短期内接连发生的职业暴露事件，医院领导高度重视，责成护理部、医院感染管理科、药剂科和设备科等，立即组织专题讲座，对全院医护人员进行了职业防护相关内容的培训。

请思考：

1. 临床常见的护理职业暴露有哪些？

2. 上述案例中每种护理职业暴露的原因是什么？其预防及处理措施有哪些？

医院是治疗患者的场所，医院环境中存在着多种职业性有害因素，在为患者提供各项检查、治疗和护理的过程中，护士有可能受到各种职业性有害因素的损害。因此，护士应增强对各种职业性有害因素的认识，掌握处理及防范各种职业性有害因素的基本知识和技能，以减少职业损害。既要关爱生命、全心全意为患者的健康做好服务，也要保护自身安全和维护自身健康。

一、职业防护的相关概念及意义

（一）职业防护的相关概念

1. **职业暴露**（occupational exposure）　是指从业人员由于职业关系而暴露在有害因素中，从而有可能损害健康或危及生命的一种状态。护理职业暴露（occupational exposure of nursing）是指护士在从事诊疗、护理工作过程中，接触有毒、有害物质或病原微生物，以及受到心理、社会等因素的影响，而损害健康或危及生命的职业暴露。

2. **护理职业风险**（nursing occupational risk）　是指护士在护理过程中可能发生的一切不安全事件。

3. **职业防护**（occupational protection）　是针对可能造成机体损害的各种职业性有害因素，采取的有效措施，以避免职业性损害的发生，或将损害降低到最低程度。护理职业防护（occupational protection of nursing）是指在护理工作中针对各种职业性有害因素采取的有效措施，以保护护士免受职业性有害因素的损害，或将损害降低到最低程度。

（二）护理职业防护的意义

1. **规避护理职业风险**　通过职业防护知识的学习及职业防护技能的规范化培训，可以提高护士职业安全意识，自觉履行职业规范要求，有效控制职业性有害因素，科学有效地规避护理职业风险。

2. **提高护理职业安全感**　良好安全的护理工作环境，不仅可使护士产生愉悦的心情，而且可以增加其职业满意度、安全感及成就感，使之形成对职业选择的认同感。同时，和谐安全的工作氛围可以缓解护士的心理压力，改善其精神卫生状况，提高其职业适应能力。

3. **提高护士职业生命质量**　护理职业防护不仅可以避免职业性有害因素对护士的损害，而且还可以控制由环境和行为不当引发的不安全因素。通过护理职业防护可以维护护士的身体健康，减轻

Note:

其心理压力,增强社会适应能力,从而提高护士的职业生命质量。

二、职业暴露的有害因素

（一）生物性因素

生物性因素主要是指医务人员在从事诊断、治疗、护理及检验等工作过程中,意外接触、吸入或食入的病原微生物或含有病原微生物的污染物。生物性因素是影响护理职业安全最常见的职业暴露的有害因素。护理工作环境中常见的生物性因素有细菌、病毒等。

1. **细菌**　护理工作环境中常见的致病菌有葡萄球菌、链球菌、肺炎球菌、大肠埃希菌等,以及存在于重症监护病房、新生儿室、血液科病房、呼吸科病房等重点科室的多重耐药菌,如耐甲氧西林的金黄色葡萄球菌、耐万古霉素的肠球菌等,这些细菌广泛存在于医务人员和患者频繁接触的物体表面,如心电监护仪、呼吸机、听诊器、计算机键盘和鼠标、电话机、床挡、床头桌、门把手等,以及患者的餐具、被服、生活垃圾中,可通过呼吸道、消化道、血液及皮肤等途径感染护士。细菌的致病作用取决于其侵袭力、毒素类型、侵入机体的数量及侵入途径。

2. **病毒**　护理工作环境中常见的病毒有乙型肝炎病毒(HBV)、丙型肝炎病毒(HCV)、人类免疫缺陷病毒(HIV)、冠状病毒(SARS-CoV)及新型冠状病毒(SARS-CoV-2)等,其传播途径以血液和呼吸道传播较为常见。护士因职业性损害感染的疾病中,最常见、最危险的乙型肝炎、丙型肝炎、艾滋病等,分别由 HBV、HCV、HIV 等病毒所致。

3. **其他**　如梅毒螺旋体(TP),属于血源性病原体,可引起血源性传播疾病梅毒。

（二）物理性因素

在日常护理工作中,常见的物理性有害因素有锐器伤、放射性损害、温度性损害等。

1. **锐器伤**　锐器伤是最常见的职业性有害因素之一,是导致血源性传播疾病的最主要因素,其中最常见、危害性最大的是艾滋病、梅毒、乙型肝炎和丙型肝炎。同时,锐器伤也可对护士造成极大的心理损害,产生焦虑和恐惧,甚至影响护理职业生涯。

2. **放射性损害**　随着现代医疗技术的迅猛发展,大量诊疗仪器被应用于临床医疗护理实践中,最常见的放射性损害是辐射。根据辐射的效应不同,分为电离辐射和非电离辐射。常见的电离辐射有 X 线、来自放射性物质的射线等;常见的非电离辐射有微波辐射、激光、紫外线等。在为患者进行放射性诊断和治疗过程中,如果护士自我防护不当,可造成机体免疫功能损伤,严重者可导致免疫系统功能障碍或致癌。在日常工作中,护士常接触到紫外线等放射性物质,如果防护不当,可导致不同程度的皮肤伤、眼睛损伤等损害。

3. **温度性损害**　常见的温度性损害有烫伤、烧伤及灼伤等。

（三）化学性因素

化学性因素是指医务人员在从事诊断、治疗、护理及检验等工作过程中,通过多种途径接触到的化学物质。在日常工作中,护士长期接触化疗药物、汞、多种消毒剂及麻醉废气等,可造成身体不同程度的损害。

1. **化疗药物**　常用化疗药物,如环磷酰胺、铂类药物、阿霉素、氟尿嘧啶、紫杉类等。长期接触化疗药物,在防护不当的情况下药物可通过皮肤、呼吸道等途径,给护士带来一些潜在损害。长期小剂量接触可因蓄积作用而产生远期影响,不但可引起白细胞数量下降和自然流产率增高,还有致癌、致畸、致突变及脏器损伤等风险。

2. **汞**　常用的医疗设备如汞式血压计、汞式体温计等,其中的汞是医院常见而又极易被忽视的化学性有害因素。如果对漏出的汞处理不当,泄漏汞可对人体产生神经毒性和肾毒性作用。

3. **消毒剂**　常用消毒剂有醛类(如甲醛、戊二醛)、过氧化物类(如过氧乙酸)及含氯消毒剂等。这些消毒剂可刺激皮肤、眼睛及呼吸道,引起皮肤过敏、流泪、恶心、呕吐及气喘等症状。经常接触还会引起结膜灼伤、上呼吸道炎症、喉头水肿和痉挛、化学性气管炎或肺炎等。长期接触该类消毒剂可造成肝脏损害和肺纤维化，甚至还可造成中枢神经系统损害，表现为头痛、记忆力减退等。

4. 麻醉废气　吸入麻醉药具有较好的可控性、安全性，已经在手术麻醉中广泛应用，但在使用过程中不可避免出现泄漏情况，成为手术室空气污染的重要隐患，常见麻醉废气有挥发性卤化物和氧化亚氮。麻醉废气暴露可引起疲劳、易怒、头痛、注意力不集中、应变能力差等症状，还可造成肝、肾功能及造血系统的损害。严重者可致癌、致突变或影响生育能力等。

（四）心理社会因素

目前，我国各级医院中护士数量与患者数量比例明显不足。随着医学模式和健康观念的转变，护理工作不再是单纯地执行医嘱，同时还承担着护理者、管理者、教育者、科研者及协调者等角色，护士常处于超负荷的工作状态。同时，由于人们观念的差异，某些患者及其家属对护理工作存在偏见，致使护患关系紧张。护士在处理护患矛盾时，会产生紧张情绪。长期超负荷工作以及紧张的工作气氛，使护士容易发生机体疲劳性疾病，极易产生心理疲惫，引发一系列心理健康问题。

三、护理职业防护的管理

为了维护护士的职业安全，规范护士的职业安全防护工作，预防护理工作中的职业暴露，且在发生职业暴露之后能够得到及时有效的处理，必须要依据和参照国家相关法律法规和行业标准，充分做好护士职业防护的管理工作。

1. 建立职业安全管理体系　医疗机构应建立与完善职业暴露的监测体系，职业安全管理分为三级管理，即医院职业安全管理委员会、职业安全管理办公室、科室职业安全管理小组三级管理，明确职责，系统开展职业安全管理工作。

2. 健全完善职业安全制度

（1）健全职业安全制度：建立与完善职业暴露后的保护与保障机制，如职业暴露风险评估标准、上报制度、处理程序等。并严格遵守职业安全制度，保障护士的职业安全。

（2）规范护理操作行为：制订与完善预防各种职业暴露的工作流程，并规范护理操作行为，如预防血源性病原体职业暴露、锐器伤及化疗药物暴露等操作流程。使护理职业防护工作有章可循，从而减少各种职业暴露的机会。

3. 增强护士职业安全意识

（1）安全知识培训：各级卫生行政管理部门要充分认识到护理职业暴露的危险性和严重性，以及做好护士职业防护的重要性和迫切性，提供一定的人力、物力、政策及技术支持，做好岗前培训和定期在职培训与考核，并把护理职业安全作为学校教育和毕业后教育的考核内容之一。

（2）安全文化建设：将护理职业安全纳入护理风险管理，营造安全文化氛围，将护理安全文化与人性化管理系统融合起来，建立和强化护士的安全文化观念和意识。

4. 提供护理职业防护设备　按照安全、有效、科学、方便、经济的原则，采取按需分配、分级防护的原则提供防护用品。

（1）配备安全防护设备用品

1）常用的防护设施及设备：层流净化设备、感应式洗手设施、生物安全柜等。

2）个人防护用品：医用外科口罩、医用防护口罩、全面型呼吸器、面罩、面屏、护目镜、手套、帽子、防水围裙、一次性防渗透隔离衣、防护服、鞋套、靴套等。

3）安全用具：如带自动激活装置的安全型针具、无针静脉输液系统和锐器回收器等。

（2）建立静脉药物调配中心：建立符合中华人民共和国国家标准《洁净室及相关受控环境性能及合理性评价》（GB/T 29469—2012）的操作环境，并配备经过培训的药师和护士。根据药物特性，采取有效的防护措施，严格按照操作程序配制化疗药物及抗生素等，保证临床用药的安全性和合理性，以减少药物对护士的损害和环境污染。

5. 积极推进实施标准预防　护理工作中应采取标准预防措施（见第三章第五节），既要预防和控制血源性传播疾病的损害，也要防止非血源性传播疾病的损害；既要保护医务人员，也要保护患者。护士必须正确掌握分级防护标准、防护措施及各种防护用品的使用方法，避免防护不足或防护过度。

6. 建立职业安全信息系统　建立职业安全信息化管理系统，根据暴露护士情况及时采取补救措施，并进行追踪、随访，同时加强关注护士的心理健康。

四、常见护理职业暴露及预防措施

在护理工作中，护士可能接触各种各样的有害因素，本处只介绍常见的护理职业暴露及预防措施。

（一）血源性病原体职业暴露

血源性病原体（blood born pathogen）是指存在于血液和某些体液中的能引起人体疾病的病原微生物，例如 HBV、HCV、HIV 及 TP 等。血源性病原体职业暴露是指护士在从事护理工作中，通过眼、口、鼻及其他黏膜、破损的皮肤或非胃肠道，接触含有血源性病原体的血液或其他潜在传染性物质的状态（破损皮肤包括皮炎、倒刺、割伤、擦伤、磨伤及痤疮等）。血液中的血源性病原体浓度最高，4μl 血液所含有的乙肝病毒足以使受伤者感染乙型肝炎；其他依次为伤口分泌物、精液、阴道分泌物、羊水等。目前已经证实有 20 余种病原体可通过破损的皮肤和黏膜进入体内。因此，必须通过采取综合性防护措施，减少护士感染 HBV、HCV、HIV 及 TP 等的机会。

1. 血源性病原体职业暴露的原因　按照暴露类型分为三类。

（1）锐器伤：锐器伤是导致护士血源性病原体职业暴露的主要原因，主要是被污染的针头刺伤或其他锐器伤。双手回套针帽、拔除注射针、整理用过的针头、采血是最常见的暴露环节。

（2）黏膜暴露：操作时发生意外，患者的血液、分泌物溅入护士的眼睛、鼻腔或口腔中；在为患者实施心肺复苏时直接对患者施行口对口人工呼吸。

（3）皮肤暴露：在进行接触血液、体液的操作时未戴手套；手部皮肤存在破损，在接触患者的血液或体液时，未戴双层手套等。

2. 血源性病原体职业暴露的预防措施　血源性病原体职业暴露的预防，要筑好两道防线，即预防暴露和暴露后的预防。

（1）强化职业安全意识

1）教育培训：医院和科室应定期对护士进行血源性传播疾病的流行病学知识，预防血源性病原体职业暴露的重要性，以及标准的安全工作流程等培训。

2）安全文化：把预防血源性病原体感染纳入护理风险管理；营造安全文化氛围，将护理安全文化与人性化管理系统融合起来；建立和强化护士安全文化观念和意识。

（2）加强职业暴露管理：①建立职业安全和预防血源性病原体职业暴露的管理制度；②制订预防血源性病原体职业暴露的发生和发生后的管理机制和措施，以及实施流程；③建立预防血源性病原体职业暴露的专项培训、考核和评价制度。

（3）做好个人安全防护：护士在执行可能发生血液、体液暴露的操作时，应做好个人防护，防止皮肤、黏膜与患者的血液、体液接触，包括手卫生，戴手套、防喷溅口罩、护目镜或面屏，穿隔离衣或防护服等。常见预期暴露风险的个人防护措施见表 5-1。

表 5-1　常见预期暴露风险的个人防护措施

预期暴露风险	个人防护措施
接触患者前后及周围环境后	手卫生
直接接触血液、体液、分泌物、排泄物、黏膜及破损皮肤	手卫生、外科口罩、手套
有体液喷溅到身体的风险	手卫生、外科口罩、手套、隔离衣或防护服
有体液喷溅到身体和面部的风险	手卫生、外科口罩、护目镜或面屏、手套、隔离衣或防护服

1）手卫生：护士在接触患者前后及周围环境后要行手卫生，特别是接触血液、排泄物、分泌物及污染物品后，无论是否戴手套均需洗手，必要时进行手消毒。

2）戴手套：当护士接触患者的血液、体液、有创伤的皮肤黏膜或进行体腔及血管的侵入性操作、接触和处理被患者体液污染的物品和锐器时，必须戴手套，手部有破损时应戴双层手套。

3）戴口罩和护目镜：在诊疗、护理操作过程中，有可能发生患者的血液、体液喷溅到护士面部时，如吸痰、气管内插管等操作时，应戴医用外科口罩、护目镜或面屏，以保护眼睛和面部。

4）穿隔离衣：在有可能发生血液、体液大面积喷溅或者有可能污染护士身体时，应穿具有防渗透性的隔离衣或防护服，以免受暴露风险。

（4）严格执行安全注射：安全注射（safe injection）是指注射时不伤及患者和护士，并且保障注射所产生的废弃物不对社会造成损害。因此，要确保提供安全注射所需要的条件，并严格遵守安全操作规程。

（5）做好医疗废物处理：按照医疗废物分类目录，将其分别置于符合中华人民共和国环境保护行业标准《医疗废物专用包装袋、容器和警示标志标准》（HJ 421-2008）的防渗漏、防锐器穿透的专用包装袋或者容器内。盛装的医疗废物达到包装袋或者容器的3/4时，应当使用有效的封口方式，使包装袋或者容器的封口紧实、严密，放到指定地点，并由专人运送处理。

（6）做好锐器伤的预防：见本节（二）锐器伤。

（二）锐器伤

锐器伤（sharp instrument injuries）是一种由医疗锐器，如注射器针头、各种穿刺针、缝合针、手术刀、剪刀及安瓿等造成的皮肤损伤。是常见的一种职业损害，污染锐器的损害是导致护士发生血源性传播疾病最主要的职业暴露因素。

1. 锐器伤的原因

（1）人员因素

1）自我防护意识薄弱：对锐器伤的危害性认识不足，缺乏必要的防护知识和技能，是发生锐器伤不可忽视的重要原因。

2）身心疲劳：护士由于各种原因导致的疲劳，工作匆忙，导致遵守标准预防措施程度低；焦虑等负性心理状态也是发生锐器伤的原因。

（2）防护用品因素：安全器具使用率低，防护用具不能就近获取；锐器回收器配备数量不足、规格不适宜、放置位置不合理；锐器回收器内的医疗废物过满等。

（3）工作环境因素

1）环境不符合要求：环境采光不良、拥挤、嘈杂等。

2）患者不合作：在护理工作中遇到一些极度不配合的患者（如酗酒者、精神病患者），护士在操作中易产生紧张情绪，导致操作失误而发生锐器伤。

3）发生意外：在操作过程中患者突然躁动也极易发生锐器伤。

（4）操作行为因素：如双手回套针帽；用手直接接触锐器；锐器传递不规范；处理各种针头及整理、清洗锐利医疗器械动作过大；将各种锐器随意丢弃；操作时未采取防护措施，注意力不集中，操作流程不规范等，都与锐器伤的发生有密切关系。

（5）职业防护培训因素：医院开展职业安全防护教育不到位，培训时间不足或培训形式单一。

（6）制度保障因素：预防锐器伤的相关制度、规范、流程、标准及预案等未建立、修订和完善。

2. 锐器伤的预防措施

（1）强化职业安全意识

1）教育培训：医院和科室应定期对护士进行预防锐器伤的重要性等安全意识培训，特别是新上岗护士和实习护士；每年对护士进行正确的、标准的安全工作流程培训；培训护士正确使用安全型护理用具；每年进行血源性传播疾病的流行病学知识培训。

2）安全文化：把预防锐器伤和预防血源性病原体感染纳入护理风险管理；营造安全文化氛围，将护理安全文化与人性化管理系统融合起来；组织多种形式的活动，建立和强化护士安全文化观念和意识。

（2）加强锐器使用管理

1）建立职业安全和预防锐器伤的管理制度。

2）制订各类预防锐器伤发生和发生后的管理机制和措施，以及实施流程。

3）建立各类预防锐器伤的专项培训、考核和评价制度。

（3）使用安全型穿刺针具：选择带自动激活装置的安全型针具，如无针静脉输液系统、安全型静脉留置针、安全型采血针、自毁式注射器等。

（4）保证工作环境安全

1）采光：操作时保证环境光线充足、明亮、舒适。

2）空间：操作台应平展、宽敞，物品摆放有序。

3）物品：操作前，应确保各种用具、工具、辅助用品在护士的可及范围内，避免手持锐器远距离移动。

4）评估：评估患者的合作程度，给不配合的患者进行穿刺操作时，应有他人协助；操作前评估所负责患者的血清学检测结果，穿刺时采取标准预防措施；为有明确血源性传播疾病的患者做穿刺操作时应戴双层手套。

（5）规范护理操作行为

1）护士应操作镇定，严格执行各项穿刺操作的规范和流程。

2）手术中需传递锐器时，应将锐器（缝合针、手术刀、手术剪等）置于弯盘或托盘中进行无接触式传递。

3）使用无菌穿刺针具过程中，如必须回套针帽，应单手或使用辅助工具回套针帽。

4）应将锐器回收器放置在操作可及区域内。

（6）正确处理污染锐器

1）穿刺针、注射器针头等锐器，一旦打开，无论是否使用均要按照损伤性废物处理；严禁将使用后的穿刺针故意弯曲、折断；严禁将使用后的针头回套针帽；严禁徒手分离注射器针头及刀片（手术刀、备皮刀等）；严禁二次分拣使用后的针头；严禁徒手接触使用后的刀片、安瓿等锐器。

2）应将使用后的穿刺针、安瓿、刀片等锐器直接放入防渗漏且防锐器穿透的锐器回收器，尺寸以能容纳各种锐器为宜，并加盖管理，只装 3/4 满，以减少刺伤的机会。封存好的锐器回收器要有清晰的标识。

3）严格执行医疗废物分类标准，锐器不应与其他医疗废物混放。

（7）建立信息管理系统

1）建立锐器伤预防信息管理系统。

2）在系统中建立预防锐器伤的相关制度和流程。

3）建立锐器伤的登记、报告制度和流程，准确收集、分析数据信息。

4）定期维护、升级系统，保障信息发布的及时性、同步性和全面性。

（8）加强护士健康管理

1）积极关心受伤护士，做好心理疏导，及时有效地采取预防补救措施。

2）对已发生锐器伤者，应定期进行血源性和体征性追踪检测与记录。

3）由于设备或工具等原因造成的锐器伤，及时向有关部门反馈，减少或避免再次发生损害。

4）适当调整护士工作强度和心理压力，实行弹性排班制，加强诊疗高峰期的人力配备，以减轻护士的工作压力，提高工作效率和质量，减少锐器伤的发生。

3. 锐器伤的应急处理流程　锐器伤后及时、正确、有效的处理极为关键，能极大地降低职业暴露后的感染率。

（1）立即停止操作，脱手套。

（2）处理伤口：①立即用手在伤口周边轻轻挤压，尽可能挤出伤口的血液，但禁止在伤口局部挤压，以免产生虹吸现象，把污染血液吸入血管，增加感染机会。②再用肥皂液和流动水进行反复冲洗；如有黏膜暴露用生理盐水反复冲洗。③用 75% 乙醇或 0.5% 聚维酮碘（碘伏）消毒伤口，并进行包扎。

（3）及时上报：及时在信息系统内填写锐器伤登记表，并尽早报告科室负责人及医院感染管理科。

（4）评估患者和受伤护士：根据患者血液中病原微生物（如病毒、细菌）的种类和受伤护士伤口的深度、范围及暴露时间进行评估。

（5）血清学检测与处理原则：被污染的锐器损害后，根据评估结果及时进行受伤者免疫状态的血清学检测，并于 24 小时内采取相应的处理措施。锐器伤后的血清学检测结果与处理原则见表 5-2。

表 5-2　锐器伤后的血清学检测结果与处理原则

检测结果	处理原则
患者 HBsAg（+），受伤护士已接种过乙肝疫苗且 Anti-HBs>10mIU/ml	不需要进一步处理
患者 HBsAg（+），受伤护士未接种疫苗或已接种过疫苗但 Anti-HBs <10mIU/ml	①应 24h 内注射乙型肝炎免疫球蛋白（HBIG），同时接种乙肝疫苗（未接种者为当天、第 1 个月、第 6 个月分别接种；已接种者应加强接种） ②于暴露当天检测 HBV-DNA、HBsAg、Anti-HBs、HBeAg、Anti-HBe、Anti-HBc 和肝功能，酌情在第 3 个月、第 6 个月复查
患者梅毒抗体（+），受伤护士梅毒血清学试验（-）	专家评估后首选青霉素治疗，连续用药 2~3 周，于暴露后 24h 内检测梅毒螺旋体抗体，在停药后第 1 个月、3 个月复查
患者 Anti-HCV（+），受伤护士 Anti-HCV（-）	于暴露当天检测 Anti-HCV 和 ALT，在第 3~6 周检测 Anti-HCV 和 HCV-RNA，第 4~6 个月复查
患者 Anti-HIV（+），受伤护士 Anti-HIV（-）	①尽早启动 HIV 暴露后预防（post-exposure prophylaxis，PEP，使用抗逆转录病毒 ARV 药物）的应急处理方案：请专家评估暴露级别及传染源的严重程度；如有需要，针刺伤后 1~2h 内采用 PEP 治疗，连续治疗 28d ②于暴露后 24h、4 周、8 周、12 周、6 个月、12 个月时检测 Anti-HIV ③给受伤护士提供心理疏导和社会支持，并做好保密工作 ④如果接受 PEP 治疗期间，一旦发现传染源的结果为 Anti-HIV（-），应停止 PEP 治疗

（三）化疗药物职业暴露

化疗药物在杀伤肿瘤细胞、延长肿瘤患者生存时间的同时，也可通过皮肤接触或吸入等方式，给护士造成生殖系统、泌尿系统、消化系统的毒害，还可致畸或损害生育功能等。

1. 化疗药物暴露的原因　护士接触化疗药物时，未采取有效的防护措施，在以下环节可发生暴露：

（1）配制药物：没有清洁密封瓶表面，研究证明，化疗药物外包装表面存在药物本身的污染；在溶解、抽取药物时操作不规范或安瓿出现破碎，而使药物溢出。

（2）输注药物：输液袋外层药物污染；静脉输注药物前的排气或输液管连接不紧密等导致药液溢出。

（3）处理废弃物：处理用过的密封瓶、注射器等废弃物不规范，导致其污染环境、物体表面或仪器设备。

（4）接触污染物：因患者的粪便、尿液、呕吐物、唾液及汗液中均含有低浓度的化疗药物，当其污染被服后，如果处理不当，也可使护士发生化疗药物暴露。

2. 化疗药物暴露的预防措施　化疗药物防护应遵循两个基本原则：①减少与化疗药物的接触；②减少化疗药物污染环境。

（1）强化职业安全意识

1）教育培训：医院和科室应定期对护士进行预防细胞毒性暴露的重要性，以及标准安全工作流程等培训；对从事化疗药物相关工作的护士必须经过药学基础、化疗药物操作规程及废弃物处理等专项培训，熟练掌握负压调配技术，通过专业理论和技术操作考核，并定期接受继续医学教育培训。

2）安全文化：把预防化疗药物暴露纳入护理风险管理，将护理安全文化与人性化管理系统融合起来，建立和强化护士安全文化观念和意识。

（2）加强药物安全管理：①建立预防化疗药物暴露的管理制度；②制订化疗药物暴露和暴露后的管理机制和措施；③建立预防化疗药物暴露的专项培训、考核和评价制度。

（3）建立安全操作环境：静脉药物调配中心内设有化疗药物配制专用洁净区。其环境、功能要求，洁净度等级及总体布局等，参照《洁净室及相关受控环境　性能及合理性评价》（GB/T29469-2012）实施与评价。

（4）配备专用防护设备：根据我国《静脉治疗护理技术操作规范》（WS/T 433-2013）规定，化疗药物配制室应配置符合要求的 AⅡ以上或 BⅡ以上级别垂直层流生物安全柜，有条件的医院可配备全自动化疗药物配制机器人和密闭式药物配制和转运系统。工作岗位旁配备防溢箱（内备有一次性防护服、N95 口罩、护目镜、面罩、乳胶或丁腈手套、鞋套、锐器盒、吸水纸、有化疗药物标识的医疗废弃物专用袋、一次性镊子或铲子、吸水介质、自封袋、警示牌、含氯消毒液、75% 乙醇、清水、创可贴等）。以防止含有药物微粒的气溶胶对护士造成损害，并避免环境污染，使之达到安全处理化疗药物的防护要求。

（5）药物配制防护要求：化疗药物配制时的防护措施与要求见表 5-3。

表 5-3　化疗药物配制时的防护措施与要求

防护措施	要求
穿戴防护用品	佩戴 N95 口罩、护目镜或面屏、一次性帽子，穿防渗透防护服、鞋套，戴双层无粉乳胶手套或丁腈手套，手套应每 30min 更换 1 次或被污染后随时更换
清洁药瓶	用 75% 乙醇清洁密封瓶或安瓿外表面
防止药物溢出	溶解药物时，应将溶媒沿瓶壁缓慢注入安瓿或密封瓶内，待药粉浸透后，在水平位置上摇匀，全面溶解混匀后无明显泡沫时，再抽取
规范配制药物	①抽取安瓿药物时，注射器针尖斜面或侧孔应朝下，紧靠安瓿颈口抽取药物；抽取瓶装药物时，应插入双针头，保证瓶内等压，禁止向密封瓶内补气和用力抽拉针栓。②抽取药液时以不超过注射器容量 3/4 为宜，抽取药液后，在瓶内进行排气或排液后再拔出针头，勿使药液排到空气中。将抽出药液核对无误后注入输液袋（瓶）内，清洁加药口和输液袋外表面，将输液袋单独包装后传出
操作后处理	操作结束后，用水冲洗和擦拭操作台。空密封瓶、安瓿及注射器置于自封袋，再弃于特定的医疗废物袋内。脱去手套后彻底冲洗双手并淋浴更衣。

（6）静脉给药防护要求：护士应佩戴医用外科口罩、双层无粉乳胶手套或丁腈手套，静脉给药时宜采用全密闭式无针输液系统，并在输液袋上挂"化疗药物"标识。

（7）药物溢出处理流程：打开化疗药物防溢箱，并放置警示牌。①护士应佩戴 N95 口罩、面罩，穿防护服、鞋套，戴双层无粉乳胶手套或丁腈手套。②将吸水介质覆盖于溢出区域上，迅速吸干药液防止扩散，封于自封袋中。再用一次性纱布或吸水介质依次蘸取含氯消毒液、清水和 75% 乙醇，由外向内擦拭溢出处，并将废弃物封于自封袋中，再装入有化疗药物标识的医疗废物专用袋。③脱去防护用品,先脱去第一层手套,再依次脱去面罩、防护服、口罩、鞋套、内层手套,置于医疗废物专用袋并封口,由专人处理。

(8)污染物品处理要求:在存储、配制和应用化疗药物的所有区域都应配备专用的废弃物收集容器;所有在接收、存储和应用过程中有可能接触化疗药物的一次性物品,包括防护用品,都应视为化疗药物废弃物。如一次性注射器、输液器、针头、废弃安瓿及密封瓶等,使用后必须放置在有化疗药物标识的专用容器中;被化疗药物污染的被服等应放入专用袋内,按照中华人民共和国卫生行业标准《医院医用织物洗涤消毒技术规范》(WS/T508-2016)进行处理。

3. 化疗药物暴露后的处理　①皮肤暴露:立即用肥皂和清水清洗暴露的部位。②黏膜暴露:应迅速用清水清洗;眼睛暴露时,应迅速用清水或等渗洁眼液冲洗眼睛。③记录暴露情况,必要时就医治疗。

知 识 拓 展

全自动化疗药物配制机器人

全自动化疗药物配制机器人是由药品配制区、装卸区和暂贮区、空气处理装置和HEPA过滤器、自动废弃物处理装置、电控舱5个部分组成。另外,还有1台与之连接的服务器电脑,负责录入并传递医嘱及标签打印等工作。药品的配制全程均在百级洁净密封舱内自动进行操作,设备启动后会自行对气流、压力等参数进行检测,确保设备运行正常,并接收与医院信息系统(HIS)连接的服务器电脑传递的医嘱。

全自动化疗药物配制机器人具有可控性、安全性、准确性等特点,既可对护士起到了良好的防护作用,又保证了化疗药物配制的安全性和准确性。

(四)汞泄漏职业暴露

汞是对人体健康损害极大,而且对环境污染持久的有毒物质,如临床常用的水银血压计、水银体温计等都含有汞。一支水银体温计含1g汞,一台水银血压计约含50g汞。1支破损的水银体温计外漏的汞全部蒸发后,可使$15m^2$房间的空气汞浓度达$22.2mg/m^3$,国家标准规定室内空气汞的最大允许浓度$0.01mg/m^3$,如果空气中汞含量大于$10\sim16mg/m^3$,可能危及人体健康。

1. 汞泄漏的原因

(1)血压计使用方法不当:如给血压计加压时,打气过快过猛;使用完毕忘记关闭汞槽的开关,关闭汞槽开关前,未使血压计右倾$45°$。血压计汞槽开关轴心和汞槽吻合不良等。这些因素均可导致汞泄漏。

(2)体温计使用方法不当:如盛放体温计的容器不合乎要求;未给患者详细讲解体温计的使用方法;未按时收回体温计,或在收回体温计时未按规范放入容器内;甩体温计方法不正确等。这些因素都可导致体温计破碎而致汞泄漏。

(3)体温计使用不当:患者不慎摔破或折断体温计而导致汞泄漏。

2. 汞泄漏的预防措施

(1)强化职业安全意识

1)教育培训:医院和科室应定期对护士进行预防汞泄漏的重要性及标准的安全工作流程等培训,培训护士正确使用含汞设备,特别是新上岗护士和实习护士。

2)安全文化:把预防汞泄漏纳入护理风险管理,将护理安全文化与人性化管理系统融合起来,建立和强化护士安全文化观念和意识。

(2)加强含汞设备管理:①建立预防汞泄漏的管理制度;②制订预防汞泄漏和泄漏后的管理机制和措施;③建立预防汞泄漏的专项培训、考核和评价制度。

（3）配备安全医疗设备：推荐使用电子血压计、电子体温计。使用含汞医疗设备的科室应配备体温计甩降器及汞泄漏处置包（内备有防护口罩、乳胶手套、防护围裙或防护服、鞋套、硫磺粉、三氯化铁、小毛笔及收集汞专用的密闭容器等）等。

（4）规范使用含汞设备

1）规范血压计的使用：①使用血压计前，需要检查汞槽开关有无松动，是否关闭，玻璃管有无裂缝、破损。在有汞泄漏的可能时，轻轻拍击盒盖顶端使汞液归至零位线以下。②在使用过程中，应平稳放置，切勿倒置，充气不可过猛过高，测量完毕，应将血压计右倾 45°，使汞全部进入汞槽后再关闭汞槽开关。③血压计要定期检查，每半年检测 1 次，如有故障及时送修。

2）规范体温计的使用：①盛放体温计的容器应放在固定的位置，容器应表面光滑无缝，垫多层塑料膜，不应该垫纱布，以便于观察和清理泄漏的汞。②使用前应检查体温计有无裂缝、破损，禁止将体温计放在热水中清洗，以免引起爆炸。③测量体温时应详细告知患者使用体温计的注意事项和汞泄漏的危害，用毕及时收回。甩体温计时勿碰触硬物，应使用体温计甩降器。④测量口温和肛温时不要用汞式体温计。⑤婴幼儿和神志不清患者禁止测量口温，测量时护士应守在床旁并及时收回体温计。

3. 汞泄漏暴露的处理

（1）暴露人员管理：①一旦发生汞泄漏，室内人员应转移到室外，如果有皮肤接触，立即用水清洗；②打开门窗通风，关闭室内所有热源。

（2）收集漏出汞滴：①穿戴防护用品，如戴防护口罩、乳胶手套、防护围裙或防护服、鞋套；②用一次性注射器抽吸泄漏的汞滴，也可用纸卷成筒回收汞滴，放入盛有少量水的容器内，密封好并注明"废弃汞"字样，送交医院专职管理部门处理。

（3）处理散落汞滴：对散落在地缝内的汞滴，取适量硫磺粉覆盖，保留 3 小时，硫和汞能生成不易溶于水的硫化汞；或用 20% 三氯化铁 5～6g 加水 10ml，使其呈饱和状态，然后用毛笔蘸其溶液在汞残留处涂刷，生成汞和铁的合金，消除汞的损害。

（4）处理污染房间：①关闭门窗；②用碘 $1g/m^3$ 加乙醇点燃熏蒸或用碘 $0.1g/m^3$ 撒在地面 8～12 小时，使其挥发的碘与空气中的汞生成不易挥发的碘化汞，可以降低空气中汞蒸气的浓度；③熏蒸结束后开窗通风。

（李云芳）

附 5-1　跌倒风险临床判定法

跌倒风险等级	患者情况
跌倒低风险	昏迷或完全瘫痪
跌倒中风险	存在以下情况之一： ——过去 24h 内曾有手术镇静史； ——使用 2 种及以上高跌倒风险药物
跌倒高风险	存在以下情况之一： ——年龄≥80 岁； ——住院前 6 个月内有 2 次及以上跌倒经历，或此次住院期间有跌倒经历； ——存在步态不稳、下肢关节和 / 或肌肉疼痛、视力障碍等； ——6h 内使用过镇静镇痛、安眠药物

当患者不符合附 5-1 中任何条目时，宜使用 Morse 跌倒风险评估量表（附 5-2）进行评估，根据总分判定为跌倒低风险、跌倒中风险、跌倒高风险。

（杨巧菊）

附 5-2 Morse 跌倒风险评估量表(Morse Fall Scale)

项目	评分标准	分值 / 分
跌倒史	无	0
	有	25
超过一个疾病诊断	无	0
	有	15
使用助行器具	没有需要 / 卧床休息 / 坐轮椅 / 护士帮助	0
	拐杖 / 手杖 / 助行器	15
	依扶家具	30
静脉输液	否	0
	是	20
步态	正常 / 卧床休息 / 轮椅	0
	虚弱	10
	受损	20
精神状态	正确评估自我能力	0
	高估 / 忘记限制	15

注：<25 分为跌倒低风险；25～45 分为跌倒中风险；>45 分为跌倒高风险。

（杨巧菊）

附 5-3 约束前评估内容

A1. 意识状态

评估内容	评分
运动能力	6 分 按吩咐运动
	5 分 对疼痛刺激产生定位反应
	4 分 对疼痛刺激产生屈曲反应
	3 分 异常屈曲（去皮层状态）
	2 分 异常伸展（去脑状态）
	1 分 无反应
语言能力	5 分 正常交谈
	4 分 胡言乱语
	3 分 只能说出单词（不适当的）
	2 分 只能发音
	1 分 不能发音
睁眼能力	4 分 自发睁眼
	3 分 能通过语言吩咐睁眼
	2 分 通过疼痛刺激睁眼
	1 分 不能睁眼

注：总分 15 分：正常清醒；12～14 分：轻度意识障碍；9～11 分：中度意识障碍；4～8 分：昏迷；3 分：深昏迷。

A2. 肌力

0 级：肌肉无任何收缩，完全瘫痪

1 级：肌肉轻微收缩，但不能产生动作

2 级：肢体收缩可引起关节活动，但不能对抗地心引力，即不能抬起

3 级：肢体能对抗重力抬离床面，但不能抵抗阻力

4 级：肢体能做对抗外界阻力的运动，但未达到正常

Note:

5 级：肌力正常，运动自如

注：肌无力指肌力分级≤3 级

A3. 行为

有攻击性（+4 分）：有暴力行为

非常躁动（+3 分）：试图拔出管道

躁动焦虑（+2 分）：身体剧烈移动，无法配合治疗

不安焦虑（+1 分）：焦虑紧张但身体轻微移动

清醒平静（0 分）：清醒自然状态

昏昏欲睡（-1 分）：没有完全清醒，但可保持清醒超过十秒

轻度镇静（-2 分）：无法维持清醒超过十秒

中度镇静（-3 分）：对声音有反应

重度镇静（-4 分）：对身体刺激有反应

昏迷（-5 分）：对声音及身体刺激都无反应

A4. 治疗 / 设备

治疗 / 设备类型	内容
支持生命的治疗 / 设备	颅内压监测或留置脑室引流管、胸腔导管、T 管、耻骨上导尿管（膀胱造瘘），气管插管 / 切开导管、机械通气，三腔二囊管，肺动脉导管、临时起搏器、主动脉球囊反搏，动脉导管、体外膜肺氧合管路、连续肾脏替代治疗管路、脉搏指数连续心排量监测导管、中心静脉导管、静脉滴注维持血流动力学稳定的药物（血管活性药物）等
非支持生命的治疗 / 设备	留置普通引流管、直肠造瘘袋 / 肛管、胃造口引流管，氧气面罩或鼻导管、监护导联、脉搏血氧仪、血压袖带，鼻胃管、气囊导尿管，外周静脉置管等

（杨巧菊）

思　考　题

1. 患者赵某，女，78 岁，冠心病 15 年，因股骨颈骨折而入院，入院后行右髋关节置换术，现术后第 3 天。

请思考：

（1）该患者可能存在的安全问题有哪些？

（2）护士应采取哪些措施预防这些安全问题？

2. 王护士，女，28 岁，在手术室工作，某日为一位子宫颈癌患者做手术时，不慎被缝合针扎伤，该患者 HIV 阳性。

请思考：

（1）在为该患者手术时应采取哪些防护措施？

（2）如何正确处理 HIV 暴露？

患者的清洁卫生

06章 数字内容

———— 学 习 目 标 ————

知识目标：

1. 能正确叙述口腔护理、头发护理、皮肤护理及会阴部护理的评估内容、操作目的和操作注意事项。
2. 能准确说出常用的口腔护理溶液及其作用。
3. 能准确说明压力性损伤发生的原因、高危人群及易患部位。
4. 能正确阐述晨晚间护理的目的和内容。
5. 能正确理解并解释下列概念：压力性损伤、剪切力。
6. 能正确举例说明压力性损伤发生的预防措施。
7. 能正确比较压力性损伤各期的临床表现。
8. 能正确理解预防压力性损伤的护理措施。

技能目标：

1. 能运用所学知识为患者进行口腔护理、头发护理、皮肤护理、会阴部护理及晨晚间护理。
2. 能运用所学知识对患者进行各种清洁卫生的健康教育。
3. 能运用所学知识指导患者采取有效措施预防压力性损伤的发生。
4. 能运用所学知识正确实施压力性损伤的治疗和护理措施。

素质目标：

1. 在临床工作中能够以患者为中心，设身处地为患者着想，将爱伤观念融入清洁卫生护理工作。
2. 在临床工作中能够具有慎独精神，认真做好患者的清洁卫生工作。

良好的清洁卫生是人类基本的生理需要之一，维持个体清洁卫生是确保个体舒适、安全及健康的重要保证。机体卫生状况不良会对个体的生理和心理产生负面影响，甚至诱发各种并发症。因此，为使患者在住院期间身心处于最佳状态，护士应及时评估患者的卫生状况，并根据患者自理能力、卫生需求及个人习惯协助患者进行卫生护理，确保患者清洁和舒适，预防感染和并发症的发生。

患者的清洁卫生内容包括口腔护理、头发护理、皮肤护理、会阴部护理及晨晚间护理。护士在为患者提供卫生护理时，通过与患者密切接触，有助于建立治疗性的护患关系；同时，护理时应尽可能确保患者的独立性，保护患者隐私，尊重患者并促进患者身心舒适。

第一节 口腔护理

———————————— 导入情景与思考 ————————————

患者张某，男性，72 岁，吸烟史 50 年，慢性阻塞性肺疾病（COPD）病史 40 余年。近 3 天出现急性上呼吸道感染，呼吸困难加重，咳大量脓痰。今晨家属发现患者神志恍惚，送医院就诊。患者入院后，T 38.9℃，昼睡夜醒，气促、不能平卧，痰液黏稠不易咳出；胸廓呈桶状，呼吸音弱，叩诊过清音，听诊双肺底可闻及散在干、湿啰音；动脉血气分析示 PaO_2 56mmHg，$PaCO_2$ 76mmHg，pH 7.30，HCO_3^- 34mmol/L，诊断"肺心病、呼吸衰竭、肺性脑病"。护士遵医嘱给患者吸氧、静脉输入大剂量抗生素。

请思考：

1. 护士如何应用"改良 Beck 口腔评分表"评估该患者目前的口腔状况？

2. 护士在为该患者行口腔护理时应注意哪些问题？

3. 患者意识清楚后，应选择哪种口腔护理液？

口腔由牙齿、牙龈、舌、颊、软腭及硬腭等组成，具有摄取、咀嚼和吞咽食物，以及发音、感觉、消化等重要功能。WHO 将"口腔健康的标准"定义为牙齿清洁，无齿洞，无疼痛感；牙龈颜色正常，无出血现象。口腔健康，既要具有良好的口腔卫生，又要具备健全的功能及没有口腔疾病。WHO 曾提出，人人享有卫生保健的目标，要保护牙齿，必须从预防牙病开始，养成良好的口腔卫生习惯。

口腔护理是临床护理工作的重要环节，护士应认真评估患者的口腔卫生状况，指导患者掌握正确的口腔清洁技术，维持口腔健康。对于机体衰弱和/或存在功能障碍的患者，护士需根据其病情及自理能力，协助完成口腔护理（oral care）。良好的口腔护理可保持口腔清洁，预防感染，促进口腔正常功能的恢复，从而提高患者生活质量。

一、评估

口腔评估的目的是确定患者现存或潜在的口腔卫生问题，以制订护理计划并提供恰当的护理措施，从而预防或减少口腔疾患的发生。

1. 口腔卫生状况 评估口唇、口腔黏膜、牙龈、牙齿、舌、腭、唾液及口腔气味等。此外，评估患者日常口腔清洁习惯，如刷牙、漱口或清洁义齿的方法、频率等。

2. 自理能力 评估患者完成口腔清洁活动的自理能力，分析和判断是否存在自理缺陷，由此制订协助其完成口腔清洁活动的护理方案。

3. 对口腔卫生保健知识的了解程度 评估患者对保持口腔卫生重要性的认识程度及预防口腔疾患等相关知识的了解程度，如刷牙方法、口腔清洁用具的选用、牙线使用方法、义齿的护理，以及口腔卫生的影响因素等。

为患者进行口腔护理前,应对患者的口腔健康状况进行全面评估。评估时可采用评分法,如改良 Beck 口腔评分表(表 6-1)。分值越高,表明患者口腔问题越多,健康状况越差,越需加强口腔卫生护理。

表6-1　改良 Beck 口腔评分表

项目	1分	2分	3分	4分
口唇	湿润、粉红、平滑、完整	轻度干燥发红	肿胀、干燥有独立水疱	溃烂水肿并有分泌物
黏膜及牙龈	湿润、粉红、平滑、完整	干燥、苍白、独立性病变及白斑	红、肿、非常干燥或水肿,存在溃疡发炎	干燥或水肿,舌尖及舌乳头发红且破溃
舌面	湿润、粉红、平滑、完整	干燥舌,乳头突起	干燥或水肿,舌尖及舌乳头发红且破溃	舌苔厚重,非常干燥或水肿,溃疡、破裂出血
牙齿	干净	少量牙垢、牙菌斑、碎屑	中量牙垢、牙菌斑、碎屑	被牙垢、牙菌斑、碎屑覆盖
口腔唾液	丰富、稀薄、水状	水状量增加	减少,黏液状	黏稠,丝状

4. 口腔特殊问题　评估患者是否存在特殊口腔问题。佩戴义齿者,取下义齿前观察义齿佩戴是否合适,有无连接过紧,说话时是否容易滑下;取下义齿后观察义齿内套有无结石、牙斑及食物残渣等,检查义齿表面有无破损和裂痕等。因口腔或口腔附近的治疗、手术等原因佩戴特殊装置或管道者,应注意评估佩戴状况、对口腔功能的影响及是否存在危险因素。

二、口腔的清洁护理

(一)口腔卫生指导

指导患者养成良好的口腔卫生习惯,定时检查患者口腔卫生情况,提高口腔保健水平。具体指导内容包括:

1. 正确选择和使用口腔清洁用具　牙刷是清洁口腔的必备工具,选择时应选用刷头小且表面平滑、刷柄扁平而直、刷毛质地柔软且疏密适宜的牙刷。避免使用已磨损的牙刷或硬毛牙刷,清洁效果欠佳,且易导致牙齿磨损及牙龈损伤。牙刷在使用间隔应保持清洁和干燥,至少每隔三个月更换一次。牙膏可根据需要选择含氟或药物等无腐蚀性牙膏,以免损伤牙齿。

2. 采用正确的刷牙方法　刷牙可清除食物残渣,有效减少牙齿表面与牙龈边缘的牙菌斑,而且具有按摩牙龈的作用,有助于减少口腔环境中的致病因素,增强组织抗病能力。刷牙通常于晨起和就寝前进行,每次餐后也建议刷牙。目前提倡的刷牙方法有颤动法和竖刷法。颤动法是将牙刷毛面与牙齿呈 45° 角,刷头指向牙龈方向,使刷毛嵌入龈沟和相邻牙缝内,做短距离的快速环形颤动(图 6-1A)。每次刷 2~3 颗牙齿,刷完一个部位再刷相邻部位。刷前排牙齿内面时,用刷毛顶部以环形颤动方式刷洗(图 6-1B);刷咬合面时,将刷毛压在咬合面上,使毛端深入裂沟区做短距离的前后来回颤动(图 6-1C)。竖刷法是将牙刷刷毛末端置于牙龈和牙冠交界处,沿牙齿方向轻微加压,沿牙缝纵向刷洗。刷牙时应避免采用横刷法,即刷牙时做左右方向拉锯式动作,此法会损害牙体与牙周组织。每次刷牙时间不应少于 3 分钟。刷完牙齿后,再由内向外刷洗舌面,以清除食物碎屑和减少致病菌(图 6-1D)。协助患者刷牙时,可嘱其伸出舌头,握紧牙刷并与舌面呈直角,轻柔刷向舌面尖端,再刷舌的两侧面。而后嘱患者彻底漱口,清除口腔内的食物碎屑和残余牙膏。必要时可重复刷洗和漱口,直至口腔完全清洁。最后用清水洗净牙刷,甩去多余水分后控干,待用。

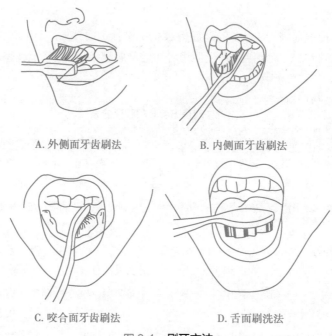

A. 外侧面牙齿刷法　　　　　　B. 内侧面牙齿刷法

C. 咬合面牙齿刷法　　　　　　D. 舌面刷洗法

图 6-1　**刷牙方法**

3. 正确使用牙线　牙线（dental floss）可清除牙间隙食物残渣，去除齿间牙菌斑，预防牙周病。尼龙线、丝线及涤纶线均可作牙线材料，分为叉式和卷轴式两种（图 6-2A、B）。建议每日使用牙线剔牙两次，餐后立即进行效果更佳。

具体操作方法是：拉动牙线向一侧使其呈 C 形，向咬合面做拉锯样动作提拉牙线，清洁牙齿侧面；同法换另一侧，反复数次直至清洁牙面或清除嵌塞食物（图 6-2C）。使用牙线后，彻底漱口以清除口腔内碎屑。对牙齿侧面施加压力时需注意施力要轻柔，切忌将牙线猛力下压而损伤牙龈。

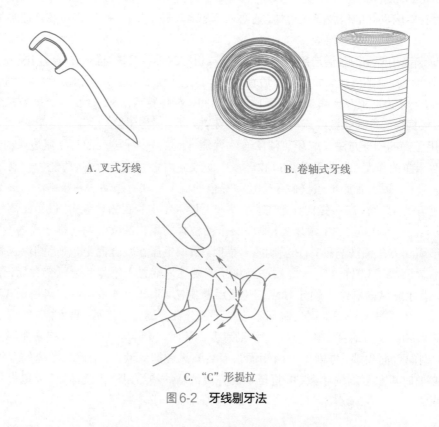

A. 叉式牙线　　　　　　　　　B. 卷轴式牙线

C. "C" 形提拉

图 6-2　**牙线剔牙法**

（二）义齿的清洁护理

牙齿缺失者通过佩戴义齿（denture）可促进食物咀嚼，便于交谈，维持良好的口腔外形和个人外观。日间佩戴义齿，餐后取下并进行清洗，其清洗方法与刷牙法相同。夜间休息时，取下义齿，使牙龈得到充分休息，防止细菌繁殖，并按摩牙龈。当患者不能自行清洁口腔时，护士应协助患者完成义齿的清洁护理。操作时护士戴手套，取下义齿，清洁义齿并进行口腔护理。取下的义齿应浸没于贴有标签的冷水杯中，每日换水一次。注意勿将义齿浸于热水或乙醇中，以免变色、变形及老化。佩戴义齿前，护士应协助患者进行口腔清洁，并保持义齿湿润以减少摩擦。

（三）特殊口腔护理

对于高热、昏迷、危重、禁食、鼻饲、口腔疾患、术后及生活不能自理的患者，护士应遵医嘱给予特殊口腔护理（special oral care），一般每日 2～3 次。如病情需要，应酌情增加次数。

【目的】

1. 保持口腔清洁、湿润，预防口腔感染等并发症。

2. 去除口腔异味，促进食欲，确保患者舒适。

3. 评估口腔变化（如黏膜、舌苔及牙龈等），提供患者病情动态变化的信息。

【操作前准备】

1. 评估患者并解释

（1）评估：患者的年龄、病情、意识、心理状态、自理能力、配合程度及口腔卫生状况。

（2）解释：向患者及家属解释口腔护理的目的、方法、注意事项及配合要点。

2. 患者准备

（1）了解口腔护理的目的、方法、注意事项及配合要点。

（2）取舒适、安全且易于操作的体位。

3. 环境准备　宽敞，光线充足或有足够的照明。

4. 护士准备　衣帽整洁，修剪指甲，洗手、戴口罩。

5. 用物准备

（1）治疗车上层：治疗盘内备口腔护理包（内有治疗碗或弯盘盛棉球、弯盘、弯止血钳或镊子 2 把、压舌板）、水杯（内盛漱口溶液）、吸水管、棉签、液体石蜡、手电筒、纱布数块、治疗巾及口腔护理液（表 6-2）。治疗盘外备手消毒液。必要时备开口器和口腔外用药（常用的有口腔溃疡膏、西瓜霜、维生素 B$_2$ 粉末等）。

表 6-2　常用口腔护理液

名称	浓度	作用及适用范围
生理盐水		清洁口腔，预防感染
氯己定溶液	0.02%	清洁口腔，广谱抗菌
甲硝唑溶液	0.08%	适用于厌氧菌感染
过氧化氢溶液	1%～3%	防腐、防臭，适用于口腔感染有溃烂、坏死组织者
复方硼酸溶液（朵贝尔溶液）		轻度抑菌、除臭
碳酸氢钠溶液	1%～4%	属碱性溶液，适用于真菌感染
呋喃西林溶液	0.02%	清洁口腔，广谱抗菌
醋酸溶液	0.1%	适用于铜绿假单胞菌感染
硼酸溶液	2%～3%	酸性防腐溶液，有抑制细菌的作用

（2）治疗车下层：生活垃圾桶、医疗垃圾桶。

除上述传统口腔护理液外，新型的口腔护理液包括口泰（即复方氯己定，其主要成分为葡萄酸氯己定和甲硝唑）、活性银离子抗菌液、含碘消毒剂以及中药口腔护理液等。选择适当的口腔护理液，对保持口腔清洁、湿润及减少口腔定植菌数量至关重要。但目前临床上口腔护理液种类繁多,效果评价尚不统一。在实际工作中,需要根据患者具体情况(如口唇有无干裂、黏膜有无溃疡、口腔气味等)和不同口腔护理液的作用进行合理选择。

口腔护理方法包括刷洗法、擦洗法和冲洗法等。传统擦洗法在我国临床应用最为广泛,冲洗法目前在临床上亦得到推广应用。

【操作步骤】

步骤	要点与说明
1. 核对 备齐用物,携至患者床旁,核对患者床号、姓名、腕带	• 便于操作 • 确认患者
2. 体位 协助患者侧卧或仰卧,头偏向一侧,面向护士	• 便于分泌物及多余水分从口腔内流出,防止反流造成误吸 • 使患者移近护士,利于护士操作时节力
3. 铺巾置盘 铺治疗巾于患者颈下,置弯盘于患者口角旁(图6-3)	• 防止床单、枕头及患者衣服被浸湿
4. 润湿并清点棉球 倒漱口液,润湿并清点棉球数量	• 便于操作后核对,以确保棉球不遗留在患者口腔中
5. 湿润口唇	• 防止口唇干裂者直接张口时破裂出血
6. 漱口 协助患者用吸水管吸水漱口	
7. 口腔评估 嘱患者张口,护士一手持手电筒,一手持压舌板观察口腔情况。昏迷患者或牙关紧闭者可用开口器协助张口	• 便于全面观察口腔内状况(溃疡、出血点及特殊气味) • 开口器应从臼齿处放入,牙关紧闭者不可使用暴力使其张口,以免造成损伤 • 有活动义齿者,取下义齿并用冷水刷洗,浸于冷水中备用
8. 按顺序擦拭 用弯止血钳夹取含有口腔护理液的棉球,拧干	• 棉球应包裹止血钳尖端,防止钳端直接触及口腔黏膜和牙龈
(1)嘱患者咬合上、下齿,用压舌板撑开左侧颊部,纵向擦洗牙齿左外侧面,由臼齿洗向门齿。同法擦洗牙齿右外侧面	• 止血钳须夹紧棉球,每次一个,防止棉球遗留在口腔内 • 擦洗动作应轻柔,特别是对凝血功能障碍的患者,应防止碰伤黏膜和牙龈
(2)嘱患者张开上、下齿,擦洗牙齿左上内侧面、左上咬合面、左下内侧面、左下咬合面,弧形擦洗左侧颊部。同法擦洗右侧牙齿	• 棉球不可重复使用,一个棉球擦洗一个部位 • 棉球不可过湿,以不能挤出液体为宜,防止因水分过多造成误吸
(3)擦洗舌面、舌下及硬腭部	• 勿过深,以免触及咽部引起恶心
(4)擦洗完毕,再次清点棉球数量	• 防止棉球遗留口腔
9. 再次漱口 协助患者再次漱口,纱布擦净口唇	• 维持口腔清爽 • 有义齿者,协助患者佩戴义齿
10. 再次评估口腔状况	• 确定口腔清洁是否有效
11. 润唇 口唇涂液体石蜡或润唇膏,酌情涂药	• 防止口唇干燥、破裂 • 如口腔黏膜有溃疡,局部用药
12. 操作后处理 (1)撤去弯盘及治疗巾	
(2)协助患者取舒适卧位,整理床单位	• 确保患者舒适、安全
(3)整理用物	• 弃口腔护理用物于医疗垃圾桶内
(4)洗手	• 减少致病菌传播
(5)记录	• 记录口腔异常情况及护理效果

【注意事项】

1. 昏迷患者禁止漱口，以免引起误吸。

2. 对长期使用抗生素和激素的患者，应注意观察口腔内有无真菌感染。

3. 传染病患者的用物需按消毒隔离原则进行处理。

【健康教育】

1. 向患者解释保持口腔卫生的重要性。

2. 介绍口腔护理相关知识，并根据患者存在的问题进行针对性指导。

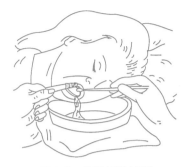

图 6-3　特殊口腔护理

知 识 拓 展

呼吸机相关性肺炎（ventilator associated pneumonia，VAP）防控最佳护理实践——口腔护理

　　研究表明，口腔菌群失调、机会病原体定植在口腔黏膜内并进行繁殖是导致机械通气患者医院内感染、并发医院获得性肺炎的重要原因。因此，加强对机械通气患者的口腔护理对预防 VAP 有重要意义。口腔护理防控建议包括：①气管插管后的患者应及时进行口腔护理，以预防 VAP 的发生；②有条件的医院采取改良 Beck 口腔评分表进行评估，以确定口腔护理的频次，或者参照《重症监护病房医院感染预防与控制规范》（WS/T 509-2016）相关要求，每 6～8 小时进行口腔护理 1 次；③使用葡萄糖氯己定溶液进行口腔护理仍存在争议，需进一步临床实践验证，但氯己定已明确不能有效灭活新型冠状病毒；④行气管插管的机械通气患者，可采用冲洗加擦洗法或冲洗加刷洗法进行口腔护理；⑤口腔护理前应抬高床头 30°～45°，使患者头偏向一侧，以预防 VAP 的发生；⑥口腔护理前后均应维持气囊压力在 20～30cmH$_2$O；⑦口腔护理前后均应评估气管插管的深度；⑧口腔护理前后均应进行声门下分泌物吸引；⑨口腔护理后应及时进行口腔内吸引。

第二节　头 发 护 理

导入情景与思考

　　患者吉某，女，66 岁，高血压病史 20 余年。1 周前，患者在家中如厕时突感头晕，伴右侧肢体无力，随即倒地，伴意识不清，小便失禁急诊就诊。T 37.0℃，P 130 次 /min，R 26 次 /min，BP 195/110mmHg；中度昏迷状态，大小便失禁，双眼球向右侧斜视，对光反射迟钝，双侧瞳孔等大，右侧肢体肌张力增高，巴宾斯基征（+）。头颅 CT 检查示左基底节高密度血肿，诊断"脑出血"入院治疗。两周后患者病情平稳，T 36.5℃，P 86 次 /min，R 20 次 /min，BP 130/85mmHg；意识清楚，右侧肢体瘫痪，肌力 5 级，言语表达不清。

　　请思考：

　　1. 头发护理的目的有哪些？

　　2. 护士如何评估该患者是否需要做头发的清洁护理？

　　3. 如果护士为该患者行床上洗发，其注意事项有哪些？

　　头发护理（hair care）是个体日常卫生护理的重要内容之一。有效的头发护理可维持良好外观，维护个人形象、保持良好心态及增强自信；而且梳理和清洁头发，可清除头皮屑和灰尘，保持头发清洁，减少感染机会。同时，梳头可按摩头皮，促进头部血液循环，增加上皮细胞营养，促进头发生长。

对于病情较重、自我完成头发护理受限的患者，护士应予以适当协助。

一、评估

1. 头发与头皮状况 观察头发的分布、疏密、长度、颜色、韧性与脆性、清洁状况，注意观察头发有无光泽、发质是否粗糙及尾端有无分叉；观察头皮有无头皮屑、抓痕、擦伤及皮疹等情况，并询问患者头皮有无瘙痒。健康的头发应清洁、有光泽、浓密适度、分布均匀；头皮应清洁、无头皮屑、无损伤。头发的生长和脱落与机体营养状况、内分泌状况、遗传因素、压力及某些药物的使用等因素有关。

2. 头发护理知识及自理能力 评估患者及家属对头发清洁护理相关知识的了解程度，患者的自理能力等。

3. 患者的病情及治疗情况 评估是否存在因患病或治疗妨碍患者头发清洁的因素。

二、头发的清洁护理

多数患者可自行完成头发的清洁护理，因患病或身体衰弱可妨碍个体进行日常头发清洁，导致头发清洁度降低。对于长期卧床、关节活动受限、肌肉张力降低或共济失调的患者，护士应协助完成头发的清洁和梳理。护士在协助患者进行头发护理时，应尊重患者的个人习惯，调整护理方法以适应患者需要。

（一）床上梳头（combing hair in bed）

【目的】

1. 去除头皮屑和污秽，保持头发清洁，减少感染机会。

2. 按摩头皮，促进头部血液循环，促进头发生长和代谢。

3. 维护患者自尊，增加患者自信，建立良好护患关系。

【操作前准备】

1. 评估患者并解释

（1）评估：患者的年龄、病情、意识、自理能力及配合程度；头发及头皮状态；日常梳洗习惯。

（2）解释：向患者及家属解释梳头的目的、方法、注意事项及配合要点。

2. 患者准备

（1）了解梳头的目的、方法、注意事项及配合要点。

（2）根据病情，采取平卧位、坐位或半坐卧位。

3. 环境准备 宽敞，光线充足或有足够的照明。

4. 护士准备 衣帽整洁，修剪指甲，洗手，戴口罩。

5. 用物准备

（1）治疗车上层：治疗盘内备梳子、治疗巾、纸袋。必要时备发夹、橡皮圈（套）、30% 乙醇。治疗盘外备手消毒液。

（2）治疗车下层：备生活垃圾桶、医疗垃圾桶。

【操作步骤】

步骤	要点与说明
1. 核对 备齐用物，携至床旁，核对患者床号、姓名、腕带	• 便于操作 • 确认患者
2. 体位 根据病情协助患者取平卧位、坐位或半坐卧位	• 若患者病情较重，可协助其取侧卧或平卧位，头偏向一侧
3. 铺巾 坐位或半坐卧位患者，铺治疗巾于患者肩上；卧床患者，铺治疗巾于枕上	• 避免碎发和头皮屑掉落在枕头或床单上，保护床单位

Note：

续表

步骤	要点与说明
4. 梳头　将头发从中间分成两股,护士一手握住一股头发,一手持梳子,由发根梳向发梢	● 梳头时尽量使用圆钝齿的梳子,以防损伤头皮;如发质较粗或烫成卷发,可选用齿间较宽的梳子 ● 如遇长发或头发打结不易梳理时,应沿发梢至发根方向梳理。可将头发缠绕于手指,并用 30% 乙醇湿润打结处,慢慢梳理;避免过度牵拉,使患者感到疼痛
5. 编辫　根据患者喜好,将长发编辫或扎成束	● 发辫不宜扎得太紧,以免引起疼痛
6. 操作后处理	
(1)将脱落头发置于纸袋中,撤去治疗巾	● 将纸袋弃于生活垃圾桶内
(2)协助患者取舒适卧位,整理床单位	● 促进患者舒适,保持病室整洁
(3)整理用物	
(4)洗手	● 减少致病菌传播
(5)记录	● 记录执行时间及护理效果

【注意事项】

1. 护士为患者进行头发护理时,应注意患者个人喜好,尊重患者习惯。

2. 对于将头发编成辫的患者,每天至少将发辫松开一次,梳理后再编好。

3. 头发梳理过程中,可用指腹按摩头皮,促进头部血液循环。

【健康教育】

1. 指导患者了解经常梳理头发的重要性及掌握正确梳理头发的方法,促进头部血液循环和头发生长代谢,保持头发整齐和清洁。

2. 维持良好的个人外观,改善心理状态,保持乐观心情。

(二)床上洗头(shampooing in bed)

洗头频率因人而异,以头发不油腻和不干燥为度。对于出汗较多、皮脂分泌旺盛或头发上沾有各种污渍的患者,应酌情增加洗头次数。

根据患者病情、体力和年龄,可采用多种方式为患者洗头。身体状况良好者,可在浴室内采用淋浴方法洗头;不能淋浴者,可协助其坐于床旁椅行床边洗头;卧床患者可行床上洗头。洗头时应以确保患者安全、舒适及不影响治疗为原则。长期卧床患者,应每周洗发一次。有头虱的患者,须经灭虱处理后再洗发。

目前临床工作中多采用洗头车床上洗头法(图6-4)。

【目的】

1. 去除头皮屑和污物,清洁头发,减少感染机会。

2. 按摩头皮,促进头部血液循环及头发生长代谢。

3. 促进患者舒适,增进身心健康,建立良好护患关系。

【操作前准备】

1. 评估患者并解释

(1)评估:患者的年龄、病情、意识、心理状态、自理能力及配合程度;头发卫生状况。

(2)解释:向患者及家属解释床上洗头的目的、方法、注意事项及配合要点;询问患者是否需要排便。

2. 患者准备

(1)了解床上洗头的目的、方法、注意事项及配合要点。

(2)按需给予便器,协助患者排便。

3. 环境准备　移开床头桌、椅,关好门窗,调节室温。

Note:

4. 护士准备　衣帽整洁，修剪指甲，洗手，戴口罩。

5. 用物准备　洗头车及如下操作用物

（1）治疗车上层：

1）治疗盘内备：橡胶单、浴巾、毛巾、别针、眼罩或纱布、耳塞或棉球（以不吸水棉球为宜）、量杯、洗发液、梳子。

2）治疗盘外备：洗头车、水壶（内盛热水，水温略高于体温，以不超过40℃为宜）、脸盆或污水桶、手消毒液，需要时可备电吹风。

（2）治疗车下层：生活垃圾桶、医疗垃圾桶。

【操作步骤】

步骤	要点与说明
1. 核对　备齐用物，携至床旁，核对患者床号、姓名、腕带	● 便于操作 ● 确认患者
2. 围毛巾　松开衣领向内折，毛巾围于颈下，别针固定	
3. 铺橡胶单　铺橡胶单和浴巾于枕上	● 保护床单、枕头及盖被不被沾湿
4. 体位　协助患者取仰卧位，上半身斜向床边，头部枕于洗头车头托上，接水盘置于患者头下	
5. 保护眼耳　棉球/耳塞塞好双耳，纱布或眼罩遮盖双眼	● 防止操作中水流入眼部和耳部
6. 洗发	
（1）松开头发，温水充分浸湿	● 确保水温合适，以患者感觉舒适为宜
（2）取适量洗发液于掌心，均匀涂抹于头发，由发际至脑后反复揉搓，同时用指腹轻轻按摩头皮	● 洗发液不宜直接涂抹于发后按摩头皮，防止洗发液中的原料渗入皮肤而造成头皮伤害 ● 揉搓力度适中，避免指甲搔抓，以防损伤头皮 ● 按摩可促进头部血液循环
（3）温水冲洗干净	● 若残留洗发液会刺激头发和头皮，并使头发变得干燥
7. 擦干头发　解下颈部毛巾，擦去头发水分。取下眼罩和耳内棉球/耳塞。毛巾包裹头发，擦干面部	● 及时擦干，避免患者着凉
8. 操作后处理	
（1）撤去洗发用物	
（2）将枕移向床头，协助患者取舒适体位	
（3）解下包头毛巾，浴巾擦干头发，梳理整齐。如有电吹风则吹干后梳理成型	
（4）协助患者取舒适卧位，整理床单位	● 确保患者舒适、整洁
（5）整理用物	
（6）洗手	● 减少致病菌传播
（7）记录	● 记录执行时间及护理效果

【注意事项】

1. 洗头过程中，随时观察患者病情变化，若面色、脉搏及呼吸出现异常，应立即停止操作。

2. 护士为患者洗头时，正确运用人体力学原理，身体尽量靠近床边，保持良好姿势，避免疲劳。

3. 病情危重和极度衰弱患者不宜洗发。

4. 洗发应尽快完成，避免引起患者头部充血或疲劳不适。

5. 洗发时注意调节室温和水温，避免打湿衣物和床铺，及时擦干头发，防止患者着凉。

6. 洗发时注意保持患者舒适体位，保护伤口及各种管路，防止水流入耳和眼内。

Note:

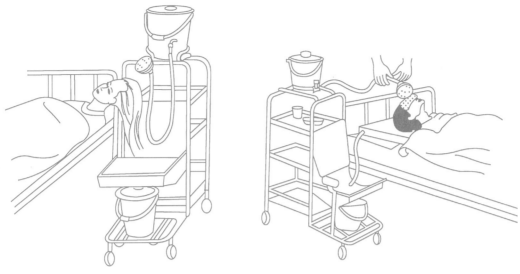

图 6-4 洗头车床上洗头法

【健康教育】

1. 告知患者经常洗头可保持头发卫生,促进头部血液循环和头发生长,并能保持良好的外观形象,维护自信。

2. 指导家属掌握卧床患者床上洗发的知识和技能。

(三)灭头虱、虮法

虱子是一类体形很小的昆虫,其产生与卫生不良、环境拥挤或接触感染者有关,可通过衣服、床单、梳子及刷子等传播。根据生长部位的不同,可分为头虱、体虱和阴虱。头虱生长于头发和头皮,呈卵圆形,浅灰色。其卵(虮)外观似头屑,实为固态颗粒,紧黏于头发,不易去掉。虱寄生于人体后导致皮肤瘙痒,抓伤后可导致感染,同时还可传播疾病,如流行性斑疹伤寒、回归热等。若发现患者感染虱、虮,应立即采取消灭虱、虮的措施。

灭头虱、虮法详见附 6-1。

第三节 皮肤护理

导入情景与思考

患者崔某,女,65 岁。因跌倒致髋关节骨折行髋关节置换术,术后卧床 3 个月。因家中护理不当,患者骶尾部出现 10cm×8cm 压力性损伤,创面基底部有焦痂覆盖,深度不可测。入院时 T 38.8℃,P 120 次 /min,R 22 次 /min,BP 150/95mmHg,查体:消瘦,营养不良。既往糖尿病病史 5 年,高血压病史数年。入院后对患者采取营养支持、抗感染以及控制血糖等对症治疗,局部创面给予药物治疗。三个月后,患者痊愈出院。

请思考:

1. 导致该患者发生压力性损伤的原因是什么?

2. 如何预防该压力性损伤的发生?

3. 除上述治疗措施外,还应采取哪些治疗和护理措施?

皮肤是人体最大的器官,由表皮、真皮及皮下组织组成。皮肤还包括由表皮衍生而来的附属器,如毛发、皮脂腺、汗腺和指(趾)甲等。皮肤与其附属物共同构成皮肤系统。完整的皮肤具有保护机

Note:

体、调节体温、感觉、吸收、分泌及排泄等功能。维护皮肤清洁是保障人体健康的基本条件。

皮肤的新陈代谢迅速，其代谢产物如皮脂、汗液及表皮碎屑等与外界细菌和尘埃结合形成污垢，黏附于皮肤表面，如清除不及时，可刺激皮肤，降低皮肤抵抗力，以致破坏其屏障作用，成为细菌入侵门户，造成各种感染。皮肤护理有助于维持身体的完整性，促进舒适，预防感染，防止压力性损伤及其他并发症的发生；同时还可维护患者自身形象，促进康复。

一、评估

皮肤状况可反映个体健康状态。健康皮肤温暖、光滑、柔嫩、不干燥、不油腻，且无发红、破损、肿块和其他疾病征象。自我感觉清爽、舒适，无任何刺激感，对冷、热及触摸等感觉良好。护士可通过视诊和触诊评估患者皮肤，作为患者一般健康资料和清洁护理的依据。护士在评估患者皮肤时，应仔细检查皮肤的颜色、温度、湿度、弹性及有无皮疹、出血点、紫癜、水肿和瘢痕等皮肤异常情况，以及皮肤的感觉和清洁度等。

（一）颜色

皮肤颜色与种族和遗传有关，受毛细血管分布、血红蛋白含量、皮肤厚度、皮下脂肪含量和皮肤色素含量等因素影响。因此，同一个体不同部位、不同生理及疾病状态、不同环境下，皮肤颜色也各不相同。临床上常见的异常皮肤颜色包括：

1. **苍白**　皮肤苍白由贫血、末梢毛细血管痉挛或充盈不足所致，如寒冷、惊恐、休克、虚脱以及主动脉瓣关闭不全等。

2. **发红**　皮肤发红由毛细血管扩张充血，血流加速、血量增加及红细胞含量增多所致。生理情况见于运动、饮酒后；病理情况见于发热性疾病，如肺炎球菌性肺炎、肺结核及猩红热等。

3. **发绀**　皮肤呈青紫色，由于单位容积血液中还原血红蛋白含量增高所致，常见于口唇、耳郭、面颊和肢端。

4. **黄染**　皮肤黏膜发黄称为黄染。常见原因如下：

（1）黄疸：由于血清内胆红素浓度增高致使巩膜、皮肤及黏膜黄染称为黄疸。当血清总胆红素浓度超过 34.2μmol/L 时，可出现黄疸。皮肤黄染特点：①首先出现于巩膜、硬腭后部及软腭黏膜上，随胆红素浓度的持续增高，黏膜黄染更明显时，方出现皮肤黄染；②巩膜黄染呈连续性，近角巩膜缘处黄染轻、黄色淡，远角巩膜处黄染重、黄色深。

（2）胡萝卜素增高：因过多食用胡萝卜、南瓜、橘子导致血中胡萝卜素增高，当超过 2.5g/L 时，可出现皮肤黄染。皮肤黄染特点：①首先出现于手掌、足底、前额及鼻部皮肤；②一般不出现巩膜和口腔黏膜黄染；③血中胆红素浓度不高；④停止食用富含胡萝卜素的蔬菜或果汁后，皮肤黄染逐渐消退。

（3）长期服用含有黄色素药物：如米帕林、呋喃类等药物可引起皮肤黄染。皮肤黄染特点：①首先出现于皮肤，严重者也可出现于巩膜。②巩膜黄染的特点是近角巩膜缘处黄染重，黄色深；离角巩膜缘越远，黄染越轻，黄色越淡，可用此点与黄疸相区别。

5. **色素沉着**　因皮肤基底层黑色素增多而导致局部或全身皮肤色泽加深。生理情况下，身体外露部分以及乳头、腋窝、生殖器官、关节、肛门周围等处皮肤色素较深。若上述部位色素明显加深或其他部位出现色素沉着，则提示为病理征象。常见于慢性肾上腺皮质功能减退症、肝硬化等。

6. **色素脱失**　正常皮肤均含有一定的色素，当酪氨酸酶缺乏致使体内酪氨酸转化为多巴胺发生障碍，进而影响黑色素形成时，即可发生色素脱失。临床上常见的色素脱失见于白癜风、白斑和白化病。

（二）温度

皮肤温度有赖于真皮层循环血量，可提示有无感染和循环障碍。如局部炎症或全身发热时，循环血量增多，局部皮温增高；休克时，末梢循环差，皮温降低。另外，皮肤温度受室温影响，并伴随皮肤颜色变化。皮肤苍白表明环境较冷或有循环障碍；皮肤发红表明环境较热或有炎症存在。

（三）湿度

皮肤湿度与皮肤排泌功能有关。排泌功能由汗腺和皮脂腺完成，其中汗腺起主要作用。出汗多者皮肤湿润，出汗少者皮肤干燥。病理情况下出汗增多或无汗具有一定的诊断价值。手足皮肤发凉而大汗淋漓称为冷汗，见于休克和虚脱患者。

（四）弹性

皮肤弹性与年龄、营养状态、皮下脂肪及组织间隙所含液体量有关。儿童及青年皮肤紧致，富有弹性；中年以后皮肤组织逐渐松弛，弹性减弱；老年人皮肤组织萎缩，皮下脂肪减少，弹性减退。

检查皮肤弹性时，常选择手背或上臂内侧部位，以拇指和示指将皮肤提起，松手后若皮肤皱褶迅速平复为弹性正常，若皱褶平复缓慢为弹性减弱。皮肤弹性减弱常见于老年人、长期消耗性疾病患者或严重脱水者。

（五）其他

其他的皮肤评估包括评估皮肤有无皮疹、皮下出血、皮下结节、水肿和瘢痕等皮肤异常情况，以及皮肤的感觉和清洁度等。

二、皮肤的清洁护理

（一）皮肤清洁卫生指导

1. 采用合理的清洁方法　清洁皮肤可去除皮肤污垢，刺激皮肤血液循环。同时，皮肤清洁可使个体感觉清新、放松，利于维持外观和增进自尊。因此，护士需指导患者采用合理的皮肤清洁方法。

（1）洗浴频率：需根据体力活动强度、是否出汗、个人习惯以及季节和环境变化特点适当调整。青壮年因体力活动强度大和皮脂分泌旺盛，可适当增加洗浴频率；老年人因代谢活动低下和皮肤干燥，洗浴不宜过于频繁。出汗较多者，经常洗浴并保持皮肤干燥可防止因皮肤潮湿而致的皮肤破损；皮肤干燥者，应酌情减少沐浴次数。

（2）洗浴方式：取决于患者的年龄、活动能力、健康状况及个人习惯等。1岁以下婴幼儿宜采用盆浴，独自站立行走后可采用淋浴。以清洁皮肤为目的，采用流动的水淋浴为佳；以放松或治疗为目的推荐盆浴。盆浴时一般先行淋浴，清除污垢后再入浴缸浸泡全身。妊娠7个月以上的孕妇禁用盆浴，淋浴时避免污水倒流而致感染。若患者活动受限，则护士为其进行床上擦浴。

（3）洗浴时间：控制在10分钟左右。空腹、饱食、酒后以及长时间体力或脑力活动后不宜马上洗浴，因上述情况可造成脑供血不足，严重时可引发低血糖，导致晕厥等意外发生。

（4）遵循原则：无论患者采取何种洗浴方式，护士均应遵循五项原则。

1）提供私密空间：关闭门窗或拉上隔帘。若为患者擦浴时，只暴露正在擦洗的部位，注意适时遮盖身体其他部位，保护患者隐私。

2）保证安全：洗浴区域采用必要安全设备和措施，如防滑地面、扶手等；离开患者床单位时，需妥善安放床挡（特别是不能自理或意识丧失患者）；临时离开病室时，应将呼叫器放于患者易取位置。

3）注意保暖：关闭门窗，控制室温，避免空气对流。皮肤潮湿时，空气对流易导致热量大量散失。洗浴过程中尽量减少患者身体暴露，避免患者着凉。

4）提高患者自理能力：鼓励患者尽可能参与洗浴过程，根据需要给予协助。

5）预测患者需求：事先将换洗的清洁衣服和卫生用品置于患者床边或浴室内。

2. 正确选择洗浴用品　洗浴用品包括浴液、浴皂、浴盐和啫喱等，护士应根据患者的皮肤状况、个人喜好及洗浴用品的性质选择。浴液、啫喱性质较温和，适合中、干性皮肤；浴皂、浴盐较适合偏油性皮肤。在考虑患者喜好时，对于患者不宜使用的洗浴用品需向患者解释原因，劝导患者避免使用，同时取得患者理解。

（二）淋浴和盆浴

病情较轻，能够自行完成洗浴的患者可采用淋浴或盆浴。根据患者年龄、需要和病情选择洗浴方式,确定洗浴频率和洗浴时间,并根据患者自理能力适当予以协助。

【目的】

1. 去除皮肤污垢,保持皮肤清洁,促进身心舒适,增进健康。

2. 促进皮肤血液循环,增强皮肤排泄功能,预防感染和压力性损伤等并发症发生。

3. 促进患者身体放松,增加患者活动机会。

4. 促进护患交流,增进护患关系。

【操作前准备】

1. 评估患者并解释

(1)评估:患者的年龄、病情、意识、心理状态、自理能力及配合程度;皮肤情况和日常洗浴习惯。

(2)解释:向患者及家属解释洗浴的目的、方法、注意事项。

2. 患者准备

(1)了解洗浴的目的、方法及注意事项。

(2)根据需要协助患者排便。

3. 环境准备　调节室温至 22℃以上,水温以皮肤温度为准,夏季可略低于体温,冬季可略高于体温。

4. 护士准备　衣帽整洁,修剪指甲,洗手,戴口罩。

5. 用物准备

(1)治疗车上层:治疗盘内放毛巾、浴巾、浴皂(根据皮肤情况选择酸碱度适宜的洗浴用品)、洗发液;治疗盘外放脸盆、清洁衣裤、拖鞋、手消毒液。

(2)治疗车下层:备生活垃圾桶、医疗垃圾桶。

【操作步骤】

步骤	要点与说明
1. 核对　备齐用物,携至床旁,核对患者床号、姓名、腕带,询问患者有无特殊用物需求	• 便于操作 • 确认患者
2. 备物　检查浴盆或浴室是否清洁,浴室放置防滑垫。协助患者准备洗浴用品,放于浴盆或浴室内易取处	• 防止致病菌传播 • 防止患者在取用物时出现意外性跌倒
3. 指导　协助患者进入浴室。嘱患者穿好浴衣和拖鞋。指导患者调节冷、热水开关及使用浴室呼叫器。嘱患者进、出浴室时扶好安全扶手。浴室勿闩门,将"正在使用"标记挂于浴室门外	• 防止患者出现意外性跌倒 • 避免患者受凉或意外性烫伤 • 防止患者滑倒或跌倒 • 发生意外时护士及时入内 • 在确保安全的前提下,保护患者隐私
4. 洗浴　患者洗浴时,护士应在可呼唤到的地方,并每隔5min 检查患者情况,观察患者在洗浴过程中的反应	• 必要时可在旁守护,防止患者发生意外 • 确保患者安全 • 当患者使用呼叫器时,护士应先敲门再进入浴室,以保护患者隐私
5. 操作后处理	
(1)根据情况协助患者擦干皮肤,穿好清洁衣裤和拖鞋	• 保暖,防止患者受凉 • 如患者采用盆浴,根据情况协助患者移出浴盆
(2)协助患者回病室,取舒适卧位	• 促进患者浴后身体放松
(3)清洁浴盆或浴室,将用物放回原处。将"未用"标记挂于浴室门外	• 防止致病菌通过潮湿物品传播
(4)洗手	• 减少致病菌传播
(5)记录	• 记录执行时间及护理效果

【注意事项】

1. 洗浴应在进食 1 小时后进行,以免影响消化功能。

2. 盆浴浸泡时间不应超过 10 分钟,浸泡过久易导致疲倦。

3. 向患者解释呼叫器的使用方法,嘱患者如在洗浴过程中感到虚弱无力、眩晕,应立即呼叫帮助。

4. 若遇患者发生晕厥,应立即将患者抬出,给予平卧、保暖,通知医生并配合处理。

5. 传染病患者应根据病情和隔离原则进行洗浴。

【健康教育】

1. 指导患者经常检查皮肤卫生情况,确定洗浴频率和方法。

2. 指导患者根据个人皮肤耐受情况选择洗浴用品。

3. 指导患者洗浴时预防意外跌倒和晕厥的方法。

（三）床上擦浴

床上擦浴适用于病情较重、长期卧床、制动或活动受限（如使用石膏、牵引）及身体衰弱而无法自行洗浴的患者。

【目的】

1～4. 同淋浴和盆浴。

5. 观察患者一般情况,活动肢体,防止肌肉挛缩和关节僵硬等并发症发生。

【操作前准备】

1. 评估患者并解释

（1）评估:患者的年龄、病情、意识、心理状态、自理能力及配合程度;皮肤完整性及清洁度;伤口及引流管情况。

（2）解释:向患者及家属解释床上擦浴的目的、方法、注意事项及配合要点。询问患者是否需要排便。

2. 患者准备

（1）了解床上擦浴的目的、方法、注意事项及配合要点。

（2）病情稳定,全身状况较好。

（3）根据需要排便。

3. 环境准备　调节室温在 24℃以上,关闭门窗,拉上窗帘或使用屏风遮挡。

4. 护士准备　衣帽整洁,修剪指甲,洗手,戴口罩。

5. 用物准备

（1）治疗车上层:浴巾 2 条、毛巾 2 条、浴皂、小剪刀、梳子、浴毯、按摩油 / 膏 / 乳、护肤用品（润肤剂、爽身粉）。脸盆 2 个、清洁衣裤和被服、手消毒液。

（2）治疗车下层:水桶 2 个（一桶盛热水,按患者年龄、个人习惯和季节调节水温;另一桶盛污水）、便盆及便盆巾、生活垃圾桶和医疗垃圾桶。

【操作步骤】

步骤	要点与说明
1. 核对　备齐用物,携至床旁,将用物置于易取、稳妥处。核对患者床号、姓名、腕带,询问患者有无特殊用物需求	● 便于操作 ● 确认患者
2. 按需要给予便器	● 温水擦洗时易引起患者排尿和排便反射
3. 关闭门窗,屏风遮挡	● 防止患者着凉 ● 保护患者隐私
4. 体位　协助患者移近护士,取舒适卧位,并保持身体平衡	● 确保患者舒适,同时避免操作中护士身体过度伸展,减少肌肉紧张和疲劳

续表

步骤	要点与说明
5. 盖浴毯 根据病情放平床头及床尾支架，松开盖被，移至床尾。浴毯遮盖患者 浴毯用于保暖和维护患者隐私	● 移去盖被可防止洗浴时弄脏或浸湿盖被
6. 备水 将脸盆和浴皂放于床旁桌上，倒入适量温水	● 温水可促进患者身体舒适和肌肉放松，避免受凉
7. 擦洗面部和颈部	
(1) 将一条浴巾铺于患者枕上，另一条浴巾盖于患者胸部。将毛巾叠成手套状，包于护士手上（图 6-5）。将包好的毛巾放入水中，彻底浸湿	● 避免擦浴时弄湿床单和盖被 ● 毛巾折叠可保持擦浴时毛巾温度，避免毛巾边缘过凉刺激患者皮肤
(2) 温水擦洗患者眼部，由内眦至外眦，使用毛巾不同部位轻轻擦干眼部	● 避免使用浴皂，以免引起眼部刺激症状 ● 避免交叉感染 ● 防止眼部分泌物进入鼻泪管
(3) 按顺序洗净并擦干前额、面颊、鼻翼、耳后、下颌直至颈部。根据患者情况和习惯使用浴皂	● 注意擦净耳郭、耳后及皮肤皱褶处 ● 面部皮肤比身体其他部位皮肤更容易暴露于外界，浴皂易使面部皮肤干燥 ● 除眼部外，其他部位一般采用清水和浴皂各擦洗一遍后，再用清水擦净及浴巾擦干的顺序擦洗
8. 擦洗上肢和手	
(1) 为患者脱去上衣，盖好浴毯。先脱近侧，后脱远侧。如有肢体外伤或活动障碍，应先脱健侧，后脱患侧	● 充分暴露擦洗部位，便于擦浴 ● 先脱健侧便于操作，避免患侧关节过度活动
(2) 移去近侧上肢浴毯，将浴巾纵向铺于患者上肢下面	
(3) 将毛巾涂好浴皂，擦洗患者上肢，直至腋窝，而后用清水擦净，浴巾擦干	● 从远心端向近心端擦洗 ● 擦洗皮肤时，力量适度，以能够刺激肌肉组织并促进皮肤血液循环为宜 ● 注意洗净腋窝等皮肤皱褶处 ● 碱性残留液可破坏皮肤正常菌群生长 ● 皮肤过湿可致皮肤变软，易引起皮肤破损
(4) 将浴巾对折，放于患者床边处。置脸盆于浴巾上。协助患者将手浸于脸盆中，洗净并擦干。根据情况修剪指甲。操作后移至对侧，同法擦洗对侧上肢	● 浸泡可软化皮肤角质层，便于清除指甲下污垢
9. 擦洗胸、腹部	
(1) 根据需要换水，测试水温	
(2) 将浴巾盖于患者胸部，将浴毯向下折叠至患者脐部。护士一手掀起浴巾一边，用另一只包有毛巾的手擦洗患者胸部。擦洗女性患者乳房时应环形用力，注意擦净乳房下皮肤皱褶处。必要时，可将乳房抬起以擦洗皱褶处皮肤。彻底擦干胸部皮肤	● 减少患者身体不必要的暴露，保护患者隐私，并避免着凉 ● 皮肤分泌物和污物易沉积于皱褶处 ● 临近分娩孕妇需用毛巾轻柔擦洗乳头，增强乳头皮肤的韧性，为哺乳做好准备。但应注意避免过度摩擦诱发刺激宫缩
(3) 将浴巾纵向盖于患者胸、腹部（可使用两条浴巾）。将浴毯向下折叠至会阴部。护士一手掀起浴巾一边，用另一只包有毛巾的手擦洗患者腹部一侧，同法擦洗腹部另一侧。彻底擦干腹部皮肤	● 保护患者隐私，防止身体受凉 ● 注意洗净脐部和腹股沟处的皮肤皱褶
10. 擦洗背部	
(1) 协助患者取侧卧位，背向护士。将浴巾纵向铺于患者身下	● 暴露背部和臀部，便于擦洗
(2) 将浴毯盖于患者肩部和腿部	● 保暖，减少身体不必要暴露
(3) 依次擦洗后颈部、背部至臀部	● 因臀部和肛门部位皮肤皱褶处常有粪便，易于细菌滋生，因此要注意擦净臀部和肛门部位皮肤皱褶

Note:

续表

步骤	要点与说明
（4）进行背部按摩（见背部按摩护理）	
（5）协助患者穿好清洁上衣。先穿对侧，后穿近侧。如有肢体外伤或活动障碍，先穿患侧，后穿健侧	● 确保患者温暖、舒适 ● 先穿患侧，可减少肢体关节活动，便于操作
（6）将浴毯盖于患者胸、腹部。换水	● 防止微生物从肛门传播到会阴部
11. 擦洗下肢、足部及会阴部	
（1）协助患者平卧	
（2）将浴毯撤至床中线处，盖于远侧腿部，确保遮盖会阴部位。将浴巾纵向铺于近侧腿部下面	● 减少身体不必要暴露，保护患者隐私
（3）依次擦洗踝部、膝关节、大腿，洗净后彻底擦干	● 由远心端向近心端擦洗，促进静脉回流
（4）移盆于足下，盆下垫浴巾	
（5）一手托起患者小腿部，将足部轻轻置于盆内，浸泡后擦洗足部。根据情况修剪趾甲。彻底擦干足部。若足部过于干燥，可使用润肤剂	● 确保足部接触盆底，以保持稳定 ● 浸泡可软化角质层 ● 注意洗净并擦干趾间部位 ● 润肤剂可保持皮肤湿润，软化皮肤
（6）护士移至床对侧。将浴毯盖于洗净腿，同法擦洗近侧下肢。擦洗后，浴毯盖好患者。换水	
（7）用浴巾盖好上肢和胸部，浴毯盖好下肢，只暴露会阴部。洗净并擦干会阴部（见本章第四节会阴部护理）	● 保护患者隐私
（8）协助患者穿好清洁裤子	
12. 梳头　协助患者取舒适体位，为患者梳头	● 维护患者个人形象，满足患者自尊需求
13. 操作后处理	
（1）整理床单位，按需更换床单	● 为患者提供清洁环境
（2）整理用物，放回原处	
（3）洗手	● 减少致病菌传播
（4）记录	● 记录执行时间及护理效果

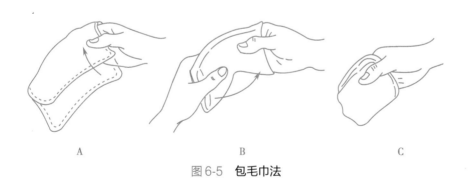

图 6-5　包毛巾法

【注意事项】

1. 擦浴时应注意患者保暖，控制室温，随时调节水温，及时为患者盖好浴毯。天冷时可在被内操作。

2. 操作时动作敏捷、轻柔，减少翻动次数。通常于 15～30 分钟内完成擦浴。

3. 擦浴过程中应注意观察患者病情变化及皮肤情况，如出现寒战、面色苍白、脉速等征象，应立即停止擦浴，并给予适当处理。

4. 擦浴时注意保护患者隐私，减少身体不必要的暴露。

5. 擦浴过程中，注意遵循节时省力原则。

6. 擦浴过程中，注意保护伤口和引流管，避免伤口受压、引流管打折或扭曲。

Note:

【健康教育】

1. 向患者及家属讲解皮肤护理的意义、方法及进行床上擦浴时的注意事项。

2. 教育并指导患者经常观察皮肤，预防感染和压力性损伤等并发症发生。

（四）背部按摩（back massage）

背部按摩通常于患者洗浴后进行。背部按摩可促进背部皮肤的血液循环，观察患者皮肤有无破损迹象，并增进护患关系。行背部按摩前应先了解患者病情，确定有无背部按摩禁忌证，如背部手术或肋骨骨折患者禁止进行背部按摩。行背部按摩时，可通过减少噪声和确保患者舒适的方法，促进患者放松。

【目的】

1. 促进皮肤血液循环，预防压力性损伤等并发症发生。

2. 观察患者一般情况、皮肤有无破损。

3. 满足患者身心需要，增进护患关系。

【操作前准备】

1. 评估患者并解释

（1）评估：患者的年龄、病情、意识、心理状态、合作程度及背部皮肤状况。

（2）解释：向患者及家属解释背部按摩的目的、方法、注意事项及配合要点。

2. 患者准备

（1）了解背部按摩的目的、方法、注意事项及配合要点。

（2）病情稳定，全身状况较好。

3. 环境准备　关闭门窗，调节室温在 24℃ 以上，拉上窗帘或使用屏风遮挡。

4. 护士准备　衣帽整洁，修剪指甲，洗手，戴口罩。

5. 用物准备

（1）治疗车上层：毛巾、浴巾、按摩油 / 膏 / 乳、脸盆（内盛温水）、手消毒。

（2）治疗车下层：生活垃圾桶、医疗垃圾桶。

【操作步骤】

操作步骤	要点与说明
1. 核对　备齐用物，携至床旁，核对患者床号、姓名、腕带	● 便于操作，确认患者
2. 备水　将盛有温水的脸盆置于床旁桌或床旁椅上	
3. 体位　协助患者取俯卧位或侧卧位，背向操作者	● 利于背部按摩。同时保护患者隐私，利于患者放松
4. 按摩 ▲俯卧位背部按摩 （1）铺浴巾：暴露患者背部、肩部、上肢及臀部，身体其他部位用盖被盖好。将浴巾纵向铺于患者身下	● 减少不必要的身体暴露 ● 防止液体浸湿床单
（2）清洁背部：用毛巾依次擦洗患者的颈部、肩部、背部及臀部	
（3）全背按摩：两手掌蘸少许按摩油 / 膏 / 乳，用手掌大、小鱼际以环形方式按摩。从骶尾部开始，沿脊柱两侧向上按摩至肩部，按摩肩胛部位时应用力稍轻；再从上臂沿背部两侧向下按摩至髂嵴部位（图6-6）。如此有节律地按摩数次	● 促进肌肉组织放松 ● 促进皮肤血液循环 ● 按摩持续至少 3min
（4）用拇指指腹蘸按摩油 / 膏 / 乳，由骶尾部开始沿脊柱旁按摩至肩部、颈部，再继续向下按摩至骶尾部	● 促进皮肤血液循环
（5）用手掌大、小鱼际蘸按摩油 / 膏 / 乳紧贴皮肤按摩其他受压处，按向心方向按摩，力度由轻至重，再重至轻	● 按摩 3～5min
（6）背部轻叩 3min	

续表

操作步骤	要点与说明
▲侧卧位背部按摩	
（1）同俯卧位背部按摩（1）～（6）	
（2）协助患者转向另一侧卧位，按摩另一侧髋部	
5．更换衣服　撤去浴巾，协助患者穿衣	
6．操作后处理	
（1）协助患者取舒适卧位	● 促进患者放松，增加背部按摩效果
（2）整理床单位	
（3）整理用物	
（4）洗手	● 减少致病菌传播
（5）记录	● 记录执行时间及护理效果

【注意事项】

1．操作过程中，注意监测患者生命体征，如有异常应立即停止操作。

2．护士在操作时，应遵循人体力学原则，注意节时省力。

3．按摩力量适中，避免用力过大造成皮肤损伤。

【健康教育】

1．向患者及家属进行健康宣教，讲解背部按摩对预防压力性损伤发生的重要性。

2．指导患者经常自行检查皮肤；于卧位或坐位时采用减压方法，对受压处皮肤进行合理按摩；并有计划、适度地活动全身。

3．教育患者保持皮肤及床褥的清洁卫生，鼓励患者及家属积极参与自我护理。

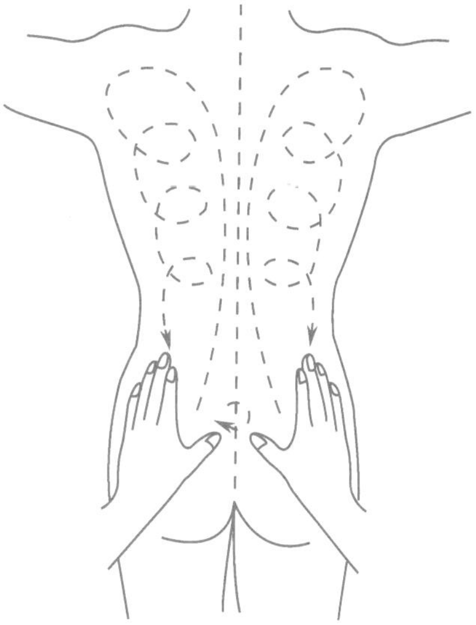

图 6-6　背部按摩

三、压力性损伤的预防与护理

压力性损伤是长期卧床患者或躯体移动障碍患者皮肤易出现的最严重问题，具有发病率高、病程发展快、难以治愈及治愈后易复发的特点，一直是医疗和护理领域的难题，引起医疗机构的广泛关注。

压力性损伤（pressure injury）是位于骨隆突处、医疗或其他器械下的皮肤和 / 或软组织的局部损伤。可表现为皮肤完整或开放性溃疡，可伴有疼痛。损伤因强烈和 / 或长期存在的压力或压力联合剪切力而导致。软组织对压力和剪切力的耐受性受微环境、营养、灌注、合并症以及软组织情况的影响。因用于诊断或治疗目的使用器械而产生的压力性损伤称为器械相关压力性损伤（devices related pressure injury，DRPI），其损伤形状与器械形状一致。

知 识 拓 展

压力性损伤概念与分期的演变

压力性损伤最早被称之为"压疮"，来源于拉丁文"decub"，意为"躺下"，认为是"由躺卧引起的溃疡"，因而俗称"褥疮（bed sore）"。事实上，压力性损伤不仅由久卧所致，还发生于长期坐位（如坐轮椅）的患者。随着对压力性损伤发生原因的深入研究，认为压力是形成溃疡的主要原因，由于压力造成局部组织缺血、缺氧，故命名为"压疮（pressure sore）"，也称为"压力性溃病（pressure ulcer）"。根据损伤程度将其分为四期，即淤血红润期，炎性浸润期，浅度溃疡期和深度溃疡期（坏死溃疡期）。然而当创面覆盖较多坏死组织或局部皮肤出现紫色、焦痂等改变时，难以准确划分。因而，美国国家压力性溃疡咨询委员会（National Pressure Ulcer Advisory Panel，NPUAP）于2007年首次提出在Ⅰ～Ⅳ期分期的基础上，增加可疑深部组织损伤期和不可分期两种特殊情况。新的分期进一步描述了局部组织损伤累及的深度和结构，澄清了临床上难以划分的损伤分期，有助于提高判断分期的准确性。但并非所有损伤均表现为表皮缺失的开放性伤口，皮肤可完好无破损。直至2016年，将"压力性溃疡"更名为"压力性损伤"，并对其分类重新进行修正与更新；同时将医疗器械相关性压力性损伤纳入定义范畴。

　　压力性损伤本身并不是原发疾病，大多是由于其他原发病未能很好地护理而造成的皮肤损伤。一旦发生压力性损伤，不仅增加患者痛苦、加重病情及延长疾病康复的时间，严重时还会因继发感染引起败血症而危及生命。因此，必须加强患者皮肤护理，预防和减少压力性损伤发生。虽然近年来医疗护理服务水平已有很大提高，但从全球范围看，压力性损伤的发生率并无下降趋势。目前将压力性损伤患病率和发生率作为监测压力性损伤预防干预效果的标准。

（一）压力性损伤发生的原因

　　压力性损伤的形成是一个复杂的病理过程，是局部和全身因素综合作用的结果。

　　1. 力学因素　　压力性损伤不仅由垂直压力引起，还可由摩擦力和剪切力引起，通常是由2～3种力联合作用所导致。

　　（1）垂直压力（pressure）：对局部组织的持续性垂直压力是引起压力性损伤的最重要原因。当持续性垂直压力超过毛细血管压（正常为16～32mmHg）时，即可阻断毛细血管对组织的灌注，致使氧和营养物质供应不足，代谢废物排泄受阻，导致组织发生缺血、溃烂或坏死。压力性损伤形成与压力强度和持续时间有密切关系。压力越大，持续时间越长，发生压力性损伤的概率越高。此外，压力性损伤发生与组织耐受性有关，肌肉和脂肪组织因代谢活跃，较皮肤对压力更为敏感，因此最先受累且较早出现变性和坏死。垂直压力常见于长时间采用某种体位，如卧位、坐位者。

　　（2）摩擦力（friction）：是由两层相互接触的表面发生相对移动而产生。摩擦力作用于皮肤可损害皮肤的保护性角质层而使皮肤屏障作用受损，增加皮肤对压力性损伤的敏感性。摩擦力主要来源于皮肤与衣、裤或床单表面逆行的阻力摩擦，尤其当床面不平整（如床单或衣裤有皱褶或床单有渣屑）时，皮肤受到的摩擦力会增加。患者在床上活动或坐轮椅时，皮肤随时可受到床单和轮椅表面的逆行阻力摩擦。搬运患者时，拖拉动作也会产生摩擦力而使患者皮肤受到损伤。皮肤擦伤后，受潮湿、污染而易发生压力性损伤。

　　（3）剪切力（shearing force）：是由两层组织相邻表面间的滑行而产生的进行性相对移位所引起，由压力和摩擦力协同作用而成，与体位有密切关系。如半坐卧位时，骨骼及深层组织由于重力作用向下滑行，而皮肤及表层组织由于摩擦力的缘故仍停留在原位，从而导致两层组织间产生牵张而形成剪切力。剪切力发生时，因由筋膜下及肌肉内穿出供应皮肤的毛细血管被牵拉、扭曲、撕裂，阻断局部皮肤、皮下组织、肌层等全层组织的血液供应，引起血液循环障碍而发生深层组织坏死，形成剪切力性溃疡（图6-7）。由剪切力造成的严重伤害早期不易被发现，且多表现为口小底大的潜行伤口。当剪切力与压力共同作用时，阻断血流的作用将更加显著。

　　2. 局部潮湿或排泄物刺激　　因大小便失

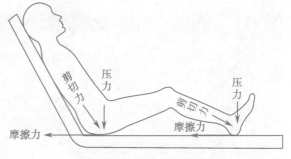

图6-7　剪切力形成图

禁、汗液、尿液及各种渗出引流液等引起的潮湿刺激导致皮肤浸渍、松软,削弱其屏障作用,致使皮肤易受剪切力和摩擦力等损伤。尤其是尿液和粪便中化学物质的刺激使皮肤酸碱度发生改变,致使表皮角质层的保护能力下降,皮肤组织破溃,容易继发感染。此外,过度擦洗可进一步清除保护皮肤的天然润滑剂,致使皮肤易损性增加。

3. 营养状况　营养状况是影响压力性损伤形成的重要因素。全身出现营养障碍时,营养摄入不足,蛋白质合成减少,出现负氮平衡,皮下脂肪减少,肌肉萎缩。一旦受压,骨隆突处皮肤要承受外界压力和骨隆突本身对皮肤的挤压力,受压处因缺乏肌肉和脂肪组织保护而容易引起血液循环障碍,出现压力性损伤。过度肥胖者卧床时体重对皮肤的压力较大,因而容易发生压力性损伤。

4. 年龄　老年人因老化过程导致皮肤在解剖结构、生理功能及免疫功能等方面均出现衰退现象,表现为皮肤松弛、干燥,缺乏弹性,皮下脂肪萎缩、变薄,皮肤抵抗力下降,对外部环境反应迟钝,皮肤血流速度下降且血管脆性增加,导致皮肤易损性增加。

5. 体温升高　体温升高时,机体新陈代谢率增高,组织细胞对氧的需求量增加。加之局部组织受压,使已有的组织缺氧更加严重。因此,伴有高热的严重感染患者存在组织受压情况时,压力性损伤发生的概率升高。

6. 器械使用　因长期使用医疗器械,如心电监护、吸氧面罩、呼吸机、气管切开导管、各种约束装置及矫正器等,可在医疗器械使用的部位产生压力和/或造成局部温湿度改变,导致局部皮肤组织耐受性下降,进而发生不同程度的压力性损伤。

7. 机体活动和/或感觉障碍　活动障碍多由神经损伤、手术麻醉或制动造成,自主活动能力减退或丧失使局部组织长期受压,血液循环障碍而发生压力性损伤。感觉受损可造成机体对伤害性刺激反应障碍,保护性反射迟钝,长时间受压后局部组织坏死而导致压力性损伤发生。

8. 急性应激因素　急性应激使机体对压力的敏感性增加,导致压力性损伤发生率增高。此外,急性应激引起体内代谢紊乱,应激激素大量释放,中枢神经系统和内分泌系统发生紊乱,机体内环境的稳定性被破坏,机体组织失去承压能力,从而引发压力性损伤。

(二)压力性损伤的分期

据美国国家压力性损伤咨询委员会(National Pressure Injury Advisory Panel,NPIAP)/欧洲压力性损伤咨询委员会(European Pressure Ulcer Advisory Panel,EPUAP)压力性损伤分类系统,压力性损伤分为1期~4期、深部组织损伤和不可分期(图6-8)。

1期:指压不变白的红斑,皮肤完整　局部皮肤完好,出现压之不褪色的局限性红斑,通常位于骨隆突处。与周围组织相比,该区域可有疼痛、坚硬或松软,皮温升高或降低。肤色较深者因不易观察到明显红斑而难以识别,可根据其颜色与周围皮肤不同来判断。

2期:部分皮层缺损　部分表皮缺损伴真皮层暴露,表现为浅表开放性溃疡,创面呈粉红色、无腐肉;也可表现为完整或破损的浆液性水疱。

3期:全层皮肤缺损　全层皮肤缺损,可见皮下脂肪,但无筋膜、肌腱/肌肉、韧带、软骨/骨骼暴露。可见腐肉和/或焦痂,但未掩盖组织缺失的深度。可有潜行或窦道。此期压力性损伤的深度依解剖学位置不同而表现各异,鼻、耳、枕骨和踝部因皮下组织缺乏可表现为表浅溃疡;臀部等脂肪丰富部位可发展成深部伤口。

4期:全层皮肤和组织缺损　全层皮肤或组织缺损,伴骨骼、肌腱或肌肉外露。创面基底部可有腐肉和焦痂覆盖,常伴有潜行或窦道。与3期类似,此期压力性损伤的深度取决于解剖位置,可扩展至肌肉和/或筋膜、肌腱或关节囊,严重时可导致骨髓炎。

深部组织损伤:皮肤完整或破损,局部出现持续的指压不变白,皮肤呈深红色、栗色或紫色,或表皮分离后出现暗红色伤口或充血性水疱。可伴疼痛、坚硬、糜烂、松软、潮湿、皮温升高或降低。肤色较深者难以识别深层组织损伤。

Note:

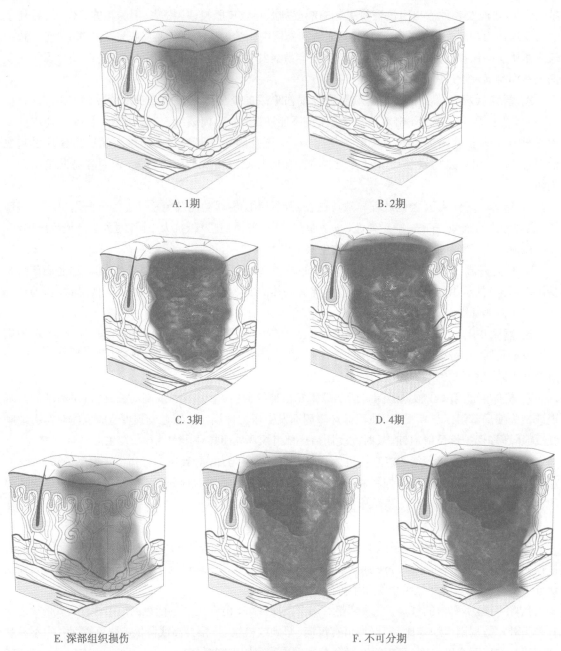

A. 1期
B. 2期
C. 3期
D. 4期
E. 深部组织损伤
F. 不可分期

图 6-8　**压力性损伤的病理分期**

不可分期：全层皮肤和组织缺损，因创面基底部被腐肉和 / 或焦痂掩盖而无法确认组织缺失程度。需去除腐肉和 / 或焦痂后方可判断损伤程度。

（三）压力性损伤的评估

及时、动态、客观、综合、有效地进行结构化风险评估，筛查危险因素、识别压力性损伤发生的高危人群及确定易患部位，从而对压力性损伤高危人群制订并采取个体化预防措施是有效预防压力性损伤的关键。

1. 风险因素与风险评估　评估压力性损伤风险时需考虑移动和活动受限情况、承受的摩擦力和剪切力情况，此外，还需考虑压力性损伤史、有无压力点疼痛、是否患有糖尿病、是否使用医疗器械，以及营养状态和皮肤潮湿度等。

评估时可使用风险评估工具对患者发生压力性损伤的危险因素进行定性和定量综合分析，由此判断发生压力性损伤的危险程度，降低压力性损伤预防护理工作的盲目性和被动性，提高压力性

Note:

损伤预防工作的有效性和针对性。常用压力性损伤风险评估工具包括 Braden 量表、Norton 量表、Waterlow 量表及 Andersen 危险指标记分法等。应用压力性损伤风险评估工具时需根据患者的具体情况进行动态评估，及时修正措施，实施重点预防。

（1）Braden 量表：是目前国内外用来预测压力性损伤发生的较为常用的方法之一（表 6-3），对压力性损伤高危人群具有较好的预测效果，且评估简便、易行。Braden 量表的评估内容包括感觉、潮湿、活动力、移动力、营养及摩擦和剪切力 6 个部分。总分值范围为 6～23 分，分值越小，提示发生压力性损伤的危险性越高。评分≤18 分，提示患者有发生压力性损伤的危险，建议采取预防措施。

表6-3 Braden 量表

项目	分值/分			
	1	2	3	4
感觉：对压力相关不适的感受能力	完全受限	非常受限	轻度受限	未受损
潮湿：皮肤暴露于潮湿环境的程度	持续潮湿	潮湿	有时潮湿	很少潮湿
活动力：身体活动程度	限制卧床	坐位	偶尔行走	经常行走
移动力：改变和控制体位的能力	完全无法移动	严重受限	轻度受限	未受限
营养：日常食物摄取状态	非常差	可能缺乏	充足	丰富
摩擦力和剪切力	有问题	有潜在问题	无明显问题	—

（2）Norton 量表：也是目前公认用于预测压力性损伤发生的有效评分方法（表 6-4），特别适用于老年患者的评估。Norton 量表评估五个方面的压力性损伤危险因素：身体状况、精神状态、活动能力、灵活程度及失禁情况。总分值范围为 5～20 分，分值越小，表明发生压力性损伤的危险性越高。评分≤14 分，提示易发生压力性损伤。由于此评估表缺乏营养状态的评估，故临床使用时需补充相关内容。

表6-4 Norton 量表

身体状况		精神状态		活动能力		灵活程度		失禁情况	
良好	4	思维敏捷	4	可以走动	4	行动自如	4	无失禁	4
一般	3	无动于衷	3	需协助	3	轻微受限	3	偶有失禁	3
不好	2	不合逻辑	2	坐轮椅	2	非常受限	2	经常失禁	2
极差	1	昏迷	1	卧床	1	不能活动	1	二便失禁	1

2. 高危人群 压力性损伤发生的高危人群包括：①慢性神经系统疾病患者；②脊髓损伤患者；③老年人；④姑息治疗患者；⑤肥胖患者；⑥转运途中患者；⑦长时间手术患者；⑧新生儿和儿童；⑨糖尿病患者；⑩使用医疗器械患者。对上述高危人群需加强压力性损伤预防与管理。

3. 易患部位 压力性损伤好发于长期受压及缺乏脂肪组织保护、无肌肉包裹或肌层较薄的骨隆突处。卧位不同，受压点不同，好发部位亦不同（图6-9）。

（1）仰卧位：好发于枕骨粗隆、肩胛部、肘部、脊椎体隆突处、骶尾部及足跟部。

（2）侧卧位：好发于耳郭、肩峰、肋骨、肘部、髋部、膝关节内外侧及内外踝处。

（3）俯卧位：好发于面颊部、耳郭、肩部、女性乳房、男性生殖器、髂嵴、膝部及足尖处。

（4）坐位：好发于坐骨结节处。

器械相关压力性损伤多发生于器械与皮肤长期接触处，即器械直接压迫的皮肤之下，尤其以脂肪组织较少的部位最为严重，颜面部和颈部因皮下脂肪较少，更容易造成器械相关压力性损伤。器械相关压力性损伤常因医疗器械固定使接触部位皮肤破损隐秘而难以被及时发现。常见器械如呼吸面罩、外周中心静脉置管、吸氧管等管路、石膏和夹板等矫形器械设备。

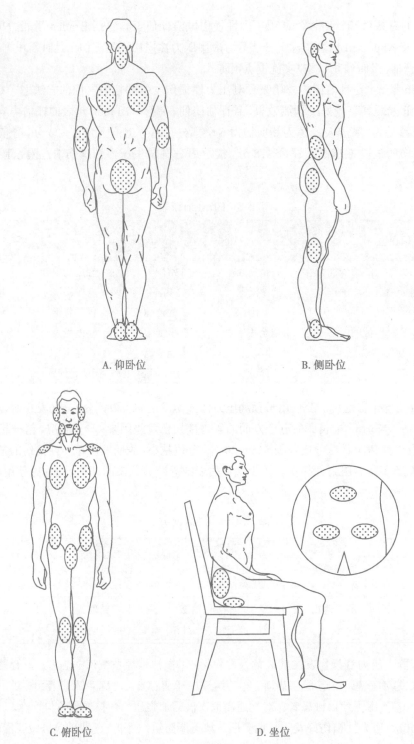

A. 仰卧位　　　　　　　　　　　　　　B. 侧卧位

C. 俯卧位　　　　　　　　　　　　　　D. 坐位

图 6-9　压力性损伤好发部位

（四）压力性损伤的预防

压力性损伤预防的关键在于加强管理，消除危险因素。压力性损伤一旦发生，会对患者及其家庭乃至社会产生不利影响，因而压力性损伤的预防尤为重要。精心、科学的护理可将压力性损伤的发生率降到最低程度。为此，要求护士在工作中做到"六勤"，即勤观察、勤翻身、勤按摩、勤擦洗、勤整理及勤更换。交接班时，护士应严格、细致地交接患者的局部皮肤情况和护理措施的执行情况。

但是，并非所有的压力性损伤均可预防。某些患者由于特殊的自身条件使压力性损伤在所难免，如严重负氮平衡的恶病质患者，因软组织过度消耗失去保护作用，损伤后自身修复亦困难，难以预防压力性损伤的发生。另外,因某些疾病限制翻身,也难以预防压力性损伤的发生。如神经外科患者需要镇静剂以减少颅内压增高的危险,翻身不利于颅内压稳定。

1. 进行皮肤和组织评估 皮肤和组织评估对于压力性损伤的预防、分期、诊断及治疗至关重要。评估时需检查有无红斑,若有红斑需鉴别红斑范围和分析红斑产生原因。此外,评估时还应评估皮肤温度、水肿、硬度和疼痛情况。评估时除采用直接观察方法外,还可使用水分测量装置及超声、激光多普勒血流测定等多种皮肤评估新技术作为辅助手段。

2. 采取预防性皮肤护理措施 保护皮肤、预防皮肤损伤的措施包括:①保持皮肤清洁,避免局部不良刺激;②使用隔离产品,保护皮肤不受潮;③避免用力按摩或用力擦洗易患部位皮肤,防止造成皮肤损伤;④失禁患者使用高吸收性失禁产品,并定期检查失禁情况,及时处理排泄物;⑤使用硅胶泡沫敷料等皮肤保护用品,保护易患部位皮肤;⑥摆放体位时避免红斑区域受压。

3. 进行营养评估 营养不良与压力性损伤的发生、严重程度及愈合时间有关。因此,对于压力性损伤高危人群可采用营养筛选工具进行全面营养评估,制订个体化营养治疗计划。合理膳食是改善患者营养状况、促进创面愈合的重要措施。在病情允许情况下,给予压力性损伤高危人群高热量、高蛋白及高维生素饮食,增强机体抵抗力和组织修复能力,并促进创面愈合。维生素 C 和锌对伤口愈合具有重要作用,对于压力性损伤高危人群可适当给予补充。

4. 进行体位变换 体位变换可间歇性解除压力或使压力再分布,避免局部组织长期受压,从而减轻受压程度。

经常翻身是长期卧床患者最简单而有效地解除压力的方法。翻身频率需个体化,根据患者的移动和活动能力、皮肤和组织耐受度、病情、皮肤状况、整体治疗目标、舒适感和疼痛感而确定。一般每 2 小时翻身一次,必要时每 30 分钟翻身一次。变换体位时需掌握翻身技巧或借助辅助装置,避免推、拉、推等动作,避免皮肤受到摩擦力和剪切力作用。

体位变换后需合理摆放体位,使骨隆突处压力最小化,并使压力得到最大限度重新分配,尤其需注意足跟处的减压,注意镇静中的新生儿或婴儿头部受压部位的改变,以及避免皮肤与医疗设备直接接触。手术患者需注意不同手术体位压力点的变化。

长期卧床患者可采用 30° 斜侧卧位,避免骶尾部和大转子受压;且在病情允许情况下床头抬高角度限制于 30° 内,避免身体下滑而形成剪切力;长期坐位患者,除需注意维持其稳定性及全范围活动性外,还应注意保持合适坐姿以减轻剪切力和压力对皮肤和软组织的作用。

变换体位的同时,评估患者皮肤情况,建立床头翻身记录卡(表 6-5),记录翻身时间、卧位变化及皮肤情况。

表 6-5 **翻身记录卡**

姓名: 床号:

日期 / 时间	卧位	皮肤情况及备注	执行者

5. 选择和使用合适的支撑面 支撑面是指用于压力再分布的装置,可调整组织负荷和微环境情况,如泡沫床垫、气垫床、减压坐垫、医用级羊皮垫等。选择支撑面时需考虑患者制动的程度、对微环境控制和剪切力降低的需求、患者的体型和体重,以及压力性损伤发生的危险程度等因素。需要注意的是,尽管使用支撑面,仍需不断进行体位变换以预防压力性损伤发生。

6. 鼓励患者早期活动 早期活动可降低因长期卧床造成患者临床情况恶化的风险,活动频率和活动强度需根据患者耐受程度和发生压力性损伤危险程度决定。在病情允许情况下,协助患者进行

Note:

肢体功能练习,鼓励患者尽早离床活动,预防压力性损伤发生。

7. 实施健康教育 确保患者和家属的知情权,使其了解自身皮肤状态及压力性损伤的风险与危害,指导其掌握预防压力性损伤的知识和技能,如营养知识、翻身技巧及预防皮肤损伤的技巧等,从而鼓励患者及家属有效参与或独立采取预防压力性损伤的措施。

对于器械相关压力性损伤,采取如下预防措施:

(1)合理选择和正确使用医疗器械:选择尺寸大小及形状合适的器械,使用时佩戴合适,定期监测医疗器械固定装置的松紧度,避免过度受压,在不造成额外压力的情况下防止脱落。

(2)定期评估皮肤,做好皮肤护理:每天至少检查医疗器械下方或周围皮肤两次,观察有无压力相关损伤迹象,并注意保持医疗器械下方皮肤清洁。

(3)采取压力再分布措施:通过调整体位、交替使用或重新放置医疗器械,使医疗器械所致压力得以再分布。新指南提出,在对儿童和成年人进行氧疗时,在保障安全的情况下,建议采用面罩和鼻塞交替给氧的方式以降低鼻、面部压力性损伤程度。

(4)使用预防性敷料,降低压力性损伤相关风险。

知 识 拓 展

足跟压力性损伤的预防

足跟部是压力性损伤最常见的部位之一,临床工作中应予以重视。对于足跟有压力性损伤风险和/或已发生压力性损伤的患者,可使用专门设计的足跟悬挂装置、枕头或泡沫垫悬置足跟,使足跟完全减压,使压力沿小腿分散,从而避免对跟腱和腘静脉产生压力。使用枕头或泡沫垫是最简单抬高足跟的方法。此外,可采用预防性敷料以预防足跟压力性损伤。

(五)压力性损伤的治疗与护理

压力性损伤的治疗采取局部治疗和全身治疗相结合的综合性治疗措施。

1. 全身治疗与护理 积极治疗原发病,补充营养和进行全身抗感染治疗等。良好的营养是创面愈合的重要条件,因此应给予患者平衡饮食,增加蛋白质、维生素及微量元素的摄入。对长期不愈的压力性损伤,可静脉滴注复方氨基酸溶液。低蛋白血症患者可静脉输入血浆或人血清蛋白,提高血浆胶体渗透压,改善皮肤血液循环。胃肠道摄入、消化和吸入营养障碍者可采用全胃肠外营养治疗,保证营养物质供给以满足机体代谢需要(见第十一章 饮食与营养)。此外,遵医嘱给予抗感染治疗,预防败血症发生。同时加强心理护理,消除不良心境,促进身体早日康复。

2. 局部治疗与护理 除可采取上述压力性损伤预防措施用于局部治疗和护理外,还需根据压力性损伤创面的特点和伤口情况,采取针对性的治疗和护理措施。

(1)压力性损伤评估及愈合监测:全面的压力性损伤评估是制订压力性损伤治疗和护理方案的前提。初始评估后,需每周进行压力性损伤评估至少一次,评估内容包括压力性损伤的部位、分期、大小(长、宽、深)、颜色、组织类型、创缘、窦道、潜行、瘘管、渗出、气味及伤口周围情况等。更换敷料时需根据创面情况、渗出液变化和有无感染迹象等判断压力性损伤是否改善或恶化。若伤口面积增大、组织类型改变、伤口渗液增多或出现临床感染等其他迹象,提示压力性损伤恶化,需及时调整治疗方案;若渗液减少、伤口面积缩小和创面组织好转提示压力性损伤愈合良好。

压力性损伤的愈合监测由医疗专业人员辅以压力性损伤评估工具和数字成像得以完成,对压力性损伤愈合过程进行精确测量和描述有助于评价伤口的愈合趋势,为进一步治疗提供依据。常用于评估压力性损伤愈合过程的量表包括 Bates-Jensen 伤口评价工具(Bates-Jensen Wound Assessment Tool,BWAT)、压力性损伤愈合评价量表(Pressure Ulcer Scale for Healing,PUSH)和压力性损伤状态工具(Pressure Sore Status Tool,PSST)等。

（2）疼痛评估与处理：压力性损伤会产生痛感，无论在静息状态和进行治疗和护理操作时均可出现。因而，做好压力性损伤相关性疼痛的评估、预防和管理，尤其是预防和减轻治疗和护理操作所致的疼痛至关重要。如为患者变换体位时可使用吊带或转运床单以减少摩擦力和剪切力，同时保持床单平整无皱褶；摆放体位时避开压力性损伤部位和避免采用导致压力增加的体位；选择敷料时选择更换频率低、容易去除的敷料，避免对皮肤产生机械性损伤。在伤口治疗和护理操作开始前需采取充分的疼痛控制手段，具体措施详见"第十六章　疼痛患者的护理"。

（3）使用伤口敷料：湿性伤口愈合理论提出，适度湿润、密闭、微酸（接近于皮肤 pH）、低氧或无氧且接近于体温的伤口环境为创面愈合的适宜环境。随着湿性伤口愈合理论的提出及创面愈合病理生理过程的深入研究，湿性敷料不断改进并发展，目前已广泛用于压力性损伤的临床治疗。常用的湿性敷料包括水胶体敷料、透明膜敷料、水凝胶敷料、藻酸盐类敷料、泡沫敷料、高吸收性敷料等。每种类型敷料具有各自的优缺点和临床适应证，需根据压力性损伤的分期、伤口渗出物的性质和量、创面基底组织状况、压力性损伤周围情况、压力性损伤大小、深度和部位，以及是否存在瘘管和 / 或潜行等因素进行选择。

（4）伤口护理：包括清洗和清创。

1）清洗：每次更换敷料时需进行伤口清洗，以清除表面残留物和敷料残留物。伤口清洗液需根据伤口类型进行选择，创面无感染时多采用对健康组织无刺激的生理盐水进行冲洗，对确诊感染、疑似感染或疑似严重细菌定植的压力性损伤，需根据创面细菌培养及药物敏感试验结果选择带有表面活性剂和 / 或抗菌剂的清洗液。清洗时需避免交叉感染，并注意窦道、潜行或瘘管的处理。

2）清创：指清除压力性损伤创面或创缘无活力的坏死组织。常用的清创方法包括外科清创、保守锐性清创、自溶性清创、生物性清创和机械性清创，清创方法需根据患者的病情和耐受性、局部伤口坏死组织情况和血液循环情况选择。对于免疫缺陷、供血障碍和全身败血症期间未采用抗生素治疗的患者，清创应慎重。

（5）药物治疗：为控制感染和增加局部营养供给，可于局部创面采用药物治疗，如碘伏、胰岛素等，或采用具有清热解毒、活血化瘀、去腐生肌的中草药治疗。

（6）其他措施：如生物敷料、生长因子、生物物理方法和手术治疗等用于压力性损伤治疗。

压力性损伤是全身、局部因素综合作用所引起的皮肤组织变性、坏死的病理过程。护士只有认识到压力性损伤的危害性，了解其病因和发生发展规律，综合考虑压力性损伤的危险因素，掌握其防治技术，才能自觉、有效地做好压力性损伤防治工作。护理中应强化"预防为主，立足整体，重视局部"的观念，使压力性损伤护理走向科学化、制度化、程序化和人性化。

第四节　会阴部护理

 ────────────────── 导入情景与思考 ──────────────────

患者李某，女，28 岁，初孕 39 周，腹部阵痛并逐渐增强 10 小时生产一名女婴，女婴体重 3 500g，李某会阴侧切缝 7 针。现患者产后 2 天，身体比较虚弱，卧床状态；T 38.3℃，P 84 次 /min，R 20 次 /min，BP 120/80mmHg；自诉下腹部阵发性坠痛，哺乳时加剧；子宫底脐下 2 指，收缩良好，恶露为红色、量少；会阴切口红肿；乳房无胀痛。

请思考：

1. 如果该患者使用床上便器或床旁便器，应注意什么问题？

2. 护士遵医嘱每天 2 次为该患者做会阴部清洁护理，其注意事项有哪些？

会阴部护理（perineal care）包括清洁会阴部位及其周围皮肤。会阴部因其特殊的生理结构，有许多孔道，成为病原微生物侵入人体的主要途径。此外，会阴部温暖、潮湿，通风较差，且会阴部阴毛

Note：

生长较密，易于致病菌繁殖。当个体患病时，机体抵抗力减弱，且因长期卧床而致会阴部空气流通不畅，易导致感染发生。因此，会阴部清洁护理对预防感染及增进患者舒适十分必要，特别是对于生殖系统及泌尿系统炎症、二便失禁、留置导尿、产后及会阴部术后患者尤为重要。

有自理能力的患者可自行完成会阴部护理；对于自理能力受限的患者，护士在为其进行会阴部护理时，特别是面对异性患者时会感到困窘，患者也会感到局促不安，但不能因此而忽视患者的卫生需求。护士严谨的科学作风和敏捷的操作技术可缓解患者不安情绪。

一、评估

1. **病情**　评估患者有无二便失禁、留置尿管、泌尿生殖系统炎症或手术等情况。

2. **自理能力**　评估患者日常会阴部清洁情况，根据患者自理能力确定患者自行完成还是需要他人协助完成，以及需要他人协助的程度。

3. **会阴部卫生状况**　观察患者会阴部有无感染症状、破损、异味及分泌物情况。

4. **会阴部卫生知识的了解程度及技能**　评估患者对会阴部清洁卫生重要性的认识程度，会阴部清洁方法是否正确。

二、会阴部的清洁护理

（一）便器使用法

当患者因疾病限制无法如厕，需要床上排便时，护士需要指导患者正确使用便器，并给予适当协助，促进患者舒适，并保证患者安全。若患者不习惯于躺卧姿势排便，在病情允许时可适当抬高床头，以促进排便。常用便器包括便盆（bedpan）、尿壶，便器的材质有搪瓷、塑料和金属3种。临床上，便盆使用较为广泛（图6-10），尿壶多用于卧床男性患者。

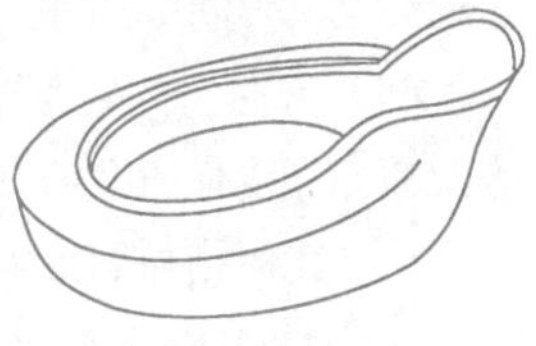

【目的】

满足患者排便需要，促进患者舒适。

【操作前准备】

1. 评估患者并解释

（1）评估：患者的年龄、病情、意识、心理状态、配合程度及自理能力。

（2）解释：向患者及家属解释便盆的使用方法、注意事项及配合要点。

2. 患者准备　了解便盆的使用方法、注意事项及配合要点。

3. 环境准备　关闭门窗，屏风遮挡。

4. 护士准备　衣帽整洁，修剪指甲，洗手，戴口罩。

5. 用物准备

（1）治疗车上层：卫生纸、手消毒液。

（2）治疗车下层：便盆、便盆巾、生活垃圾桶和医疗垃圾桶。

图6-10　便盆

【操作步骤】

操作步骤	要点与说明
1. 核对　携便盆至患者床旁，核对患者床号、姓名、腕带	● 确认患者
2. 屏风遮挡	● 保护患者隐私
3. 铺单　铺橡胶单和中单于患者臀下，协助患者脱裤，屈膝	● 保护床单位，防止排泄物污染
4. 置便盆　能配合的患者，嘱其双脚向下蹬床，抬起背部和臀部，护士一手协助患者，托起其腰骶部，一手将便盆置于臀下（图6-11A）。若患者不能配合，先协助患者侧卧，放置便盆于患者臀部后，护士一手紧按便盆，另一手帮助患者恢复平卧位（图6-11B）；或二人协力抬起患者臀部后放置便盆	● 不可强行塞、拉便盆，以免损伤患者骶尾部皮肤 ● 便盆开口端朝向患者足部 ● 注意保护患者安全，防止坠床

Note:

续表

操作步骤	要点与说明
5. 检查　检查患者是否坐于便盆中央	
6. 保护患者隐私与安全　尊重患者意愿,酌情守候床旁或暂离病室。离开病室前,将卫生纸、呼叫器等放于患者身边易取处	● 尊重患者隐私需要
7. 擦肛门　排便完毕,协助患者擦净肛门	
8. 取出便盆　嘱患者双腿用力,将臀部抬起,护士一手抬高患者的腰和骶尾部,一手取出便盆,盖便盆巾	
9. 操作后处理	
(1) 协助患者穿裤、洗手、取舒适卧位	
(2) 整理床单位	
(3) 撤去屏风,开窗通风	● 保证良好的病室环境
(4) 及时倒掉排泄物,冷水冲洗盆器。必要时留取标本送检	● 热水清洗易使蛋白质凝固而不易洗净
(5) 洗手	● 减少致病菌传播
(6) 记录	● 记录执行时间和排泄情况

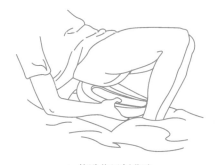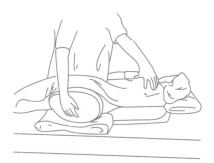

A. 仰卧位置便盆法　　　　　　　　　　B. 侧卧位置便盆法

图 6-11　**便盆使用法**

【注意事项】

1. 尊重并保护患者隐私。

2. 便盆应清洁,且不可使用破损便盆,防止皮肤损伤。

3. 金属便盆使用前需倒入少量热水加温,尤其是气候寒冷时,避免太凉而引起患者不适。

【健康教育】

指导患者及家属正确使用便盆,切忌硬塞或硬拉便器,以免损伤骶尾部皮肤。

（二）会阴部清洁护理

对于泌尿生殖系统感染、大小便失禁、会阴部分泌物过多或尿液浓度过高导致皮肤刺激或破损、留置导尿、产后及各种会阴部术后的患者,护士应协助其进行会阴部清洁护理,以保持会阴部清洁,促进舒适,从而预防生殖系统、泌尿系统的逆行感染。因会阴部各个孔道彼此接近,故操作时应防止发生交叉感染。

【目的】

1. 保持会阴部清洁、舒适,预防和减少感染。

2. 为导尿术、留取中段尿标本和会阴部手术做准备。

3. 保持有伤口的会阴部清洁,促进伤口愈合。

【操作前准备】

1. 评估患者并解释

（1）评估:①患者的年龄、病情、意识、心理状态、配合程度;②有无失禁或留置导尿管;③会阴

Note:

部清洁程度、皮肤黏膜情况、有无伤口、流血及流液情况。

（2）解释：向患者及家属解释会阴部护理的目的、方法、注意事项及配合要点。

2. 患者准备

（1）了解会阴部护理的目的、方法、注意事项及配合要点。

（2）患者取仰卧位，双腿屈膝外展。

3. 环境准备　拉上窗帘或使用屏风遮挡，操作时予以遮挡，减少暴露。

4. 护士准备　衣帽整洁，修剪指甲，洗手，戴口罩。

5. 用物准备

（1）治疗车上层：治疗盘内备清洁棉球、无菌溶液、大量杯、镊子、一次性手套；治疗盘外备橡胶单、中单、毛巾、浴巾、浴毯、卫生纸、手消毒液和水壶（内盛温水，温度与体温相近，以不超过40℃为宜）。

（2）治疗车下层：便盆和便盆巾、生活垃圾桶和医疗垃圾桶。

【操作步骤】

步骤	要点与说明
1. 核对　备齐用物，携至床旁。核对患者床号、姓名、腕带	• 便于操作 • 确认患者
2. 遮挡　关闭门窗，屏风遮挡	• 保护患者隐私
3. 垫巾脱裤　将橡胶单和中单置于患者臀下；协助患者脱对侧裤腿，盖在近侧腿部，对侧腿用盖被遮盖	• 防止患者受凉
4. 体位　协助患者取屈膝仰卧位，两腿外展	• 充分暴露会阴区
5. 备水　脸盆内放温水，将脸盆和卫生纸放于床旁桌上，毛巾置于脸盆内	• 确保水温合适，避免会阴部烫伤 • 用物置于易取处，防止操作中水溢出
6. 戴一次性手套	• 预防交叉感染
7. 擦洗会阴部 ▲男性 （1）擦洗大腿内侧1/3：由外向内擦洗至阴囊边缘 （2）擦洗阴茎头部：轻轻提起阴茎，手持纱布将包皮后推露出冠状沟，由尿道口向外环形擦洗阴茎头部（图6-12）。更换毛巾，反复擦洗，直至擦净 （3）擦洗阴茎体部：沿阴茎体由上向下擦洗，特别注意阴茎下皮肤 （4）擦洗阴囊部：擦洗阴囊及阴囊下皮肤皱褶处 ▲女性 （1）擦洗大腿内侧1/3：由外向内擦洗至大阴唇边缘 （2）擦洗阴阜 （3）擦洗阴唇部位 （4）擦洗尿道口和阴道口：分开阴唇，暴露尿道口和阴道口。由上到下从会阴部向肛门方向轻轻擦洗各个部位，彻底擦净阴唇、阴蒂及阴道口周围部分 （5）置便盆于患者臀下 （6）冲洗：护士一手持装有温水的大量杯，一手持夹有棉球的大镊子，边冲水边擦洗会阴部。从会阴部冲洗至肛门部，冲洗后，将会阴部彻底擦干（图6-13） （7）撤去便盆	• 保暖，并保护患者隐私 • 擦洗顺序为先对侧后近侧 • 擦洗方向为从污染最小部位至污染最大部位，防止细菌向尿道口传播 • 力量柔和、适度，避免过度刺激 • 力量柔和、适度，避免过度刺激 • 擦洗顺序为对侧→上方→近侧→下方 • 动作轻柔，防止阴囊受压引起患者疼痛 • 保暖，并保护患者隐私 • 擦洗顺序为由上到下，由对侧至近侧 • 擦洗顺序为由上到下，由对侧至近侧 • 注意皮肤皱褶处 • 减少致病菌向尿道口传播 • 每擦一处，更换毛巾的不同部位 • 女性月经期或留置导尿时，可用棉球清洁 • 为女性进行会阴冲洗 • 将用过的棉球弃于便盆中

续表

步骤	要点与说明
8. 擦洗肛周及肛门　协助患者取侧卧位,擦洗肛周及肛门部位	<ul><li>便于护理肛门部位</li><li>特别注意肛门部位的皮肤情况。必要时在擦洗肛门前,可先用卫生纸擦洗</li></ul>
9. 局部用药　大、小便失禁者,可在肛门和会阴部位涂凡士林或氧化锌软膏	<ul><li>防止皮肤受到尿液和粪便中有毒物质浸润,保护皮肤</li></ul>
10. 操作后处理	
(1) 脱手套,撤除橡胶单和中单	
(2) 协助患者穿好衣裤,取舒适卧位	
(3) 整理床单位	<ul><li>促进患者舒适,减轻对操作的应激</li></ul>
(4) 整理用物	
(5) 洗手	<ul><li>减少致病菌传播</li></ul>
(6) 记录	<ul><li>记录执行时间及护理效果</li></ul>

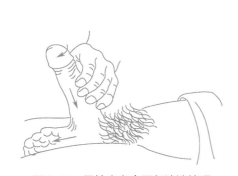

图 6-12　男性患者会阴部清洁护理

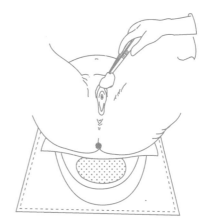

图 6-13　女性患者会阴部清洁护理

【注意事项】

1. 会阴部擦洗时,每擦洗一处需变换毛巾部位。如用棉球擦洗,每擦洗一处应更换一个棉球。

2. 擦洗时动作轻稳,顺序清楚,从污染最小部位至污染最大部位清洁,避免交叉感染。

3. 操作时正确运用人体力学原则,注意节时省力。

4. 对于行会阴部或直肠手术的患者,应使用无菌棉球擦净手术部位及会阴部周围皮肤。

5. 操作中减少暴露,注意保暖,并保护患者隐私。

6. 擦洗溶液温度适中,减少刺激。

7. 留置导尿者,需做好留置导尿管的清洁与护理　①清洁尿道口和尿管周围,擦洗顺序由尿道口向远端依次擦洗尿管的对侧→上方→近侧→下方;②检查留置尿管及尿袋开始使用日期;③操作过程中尿管置于患者腿下并妥善固定;④操作后注意导尿管是否通畅,避免脱落或打结。

8. 女性患者月经期宜采用会阴冲洗。

9. 注意观察会阴部皮肤黏膜情况。有伤口者需注意观察伤口有无红肿、分泌物的性状、伤口愈合情况。如发现异常,及时向医生汇报,并配合处理。

【健康教育】

1. 教育患者经常检查会阴部卫生情况,及时做好清洁护理,预防感染。

2. 指导患者掌握会阴部清洁方法。

Note：

第五节 晨晚间护理

———————— 导入情景与思考 ————————

患者江某，女，32岁。主诉"多食、多汗、易饥，劳累后心慌、气短2个月"门诊就诊。为进一步检查和治疗，该患者入住内分泌病房。患者T 37℃，P 110次/min，R 26次/min，BP 110/60mmHg；怕热多汗，易激惹，失眠，双眼球突出，闭合障碍；劳累后心慌、气短明显，夜间常有憋醒；甲状腺Ⅱ度肿大、质软，无结节，可闻血管杂音；HR 150次/min，律不齐，心尖部可闻及Ⅱ级收缩期杂音。诊断"甲状腺功能亢进"。

请思考：

1. 根据该患者的疾病特点，夜班护士应实施哪些护理措施？

2. 为得到患者的配合，护士应如何向患者解释所采取护理措施的目的？

晨晚间护理是优质护理服务的重要组成内容，是根据人们的日常生活习惯，为满足患者日常清洁和舒适需要而于晨起和就寝前执行的护理措施。危重、昏迷、瘫痪、高热、大手术后或年老体弱等自理能力受限的患者，护士需要根据患者病情协助其进行晨晚间护理，以满足患者身心需要，促进舒适。

一、晨间护理

晨间护理（morning care）是基础护理的重要工作内容，一般于患者晨间醒来后、诊疗工作前完成，促进患者身心舒适，预防并发症。对于能离床活动、病情较轻的患者，应鼓励其自行完成以增强疾病康复的信心；对于病情较重、不能离床活动的患者，护士应予以协助完成。

（一）晨间护理目的

1. 促进患者清洁、舒适，预防压力性损伤、肺炎等并发症的发生。

2. 观察和评估病情，为诊断、治疗及调整护理计划提供依据。

3. 进行心理和卫生指导，满足患者心理需求，促进护患沟通。

4. 保持病室和床单位的整洁、美观。

（二）晨间护理内容

1. 采用湿式扫床法清洁并整理床单位，必要时更换被服。

2. 根据患者病情和自理能力，协助患者排便、洗漱及进食等。

3. 根据患者病情合理摆放体位。检查全身皮肤有无受压变红，进行背部及受压骨隆突处皮肤的按摩。

4. 根据需要给予叩背、协助排痰，必要时给予吸痰，指导有效咳嗽。

5. 检查各种管道的引流、固定及治疗完成情况，维护管道安全和通畅。

6. 进行晨间交流，询问夜间睡眠、疼痛、呼吸情况、肠功能恢复情况和活动能力。

7. 酌情开窗通风，保持病室内空气清新。

二、晚间护理

晚间护理（evening care）指晚间入睡前为患者提供的护理，可创造良好的睡眠条件，促进患者舒适入睡。同时，了解患者的病情变化，鼓励其战胜疾病的信心。

（一）晚间护理目的

1. 确保病室安静、清洁，为患者创造良好的夜间睡眠条件，促进患者入睡。

2. 观察和了解病情变化,满足患者身心需要,促进护患沟通。

3. 预防压力性损伤的发生。

（二）晚间护理内容

1. 整理床单位,必要时予以更换。

2. 根据患者病情和自理能力,协助患者排便、洗漱等,女性患者给予会阴冲洗。

3. 协助患者取舒适卧位,并检查患者全身皮肤受压情况,观察有无早期压力性损伤迹象,按摩背部及骨隆突部位。

4. 进行管道护理,检查导管有无打折、扭曲或受压,妥善固定并保持导管通畅。

5. 疼痛患者遵医嘱给予镇痛措施。

6. 保持病室安静,病室内电视机应按时关闭,督促家属离院。夜间巡视时,护士要注意做到"四轻"（走路轻、说话轻、操作轻及关门轻）。

7. 保持病室光线适宜,危重病室保留廊灯,便于观察患者夜间病情变化。

8. 保持病室空气流通,调节室温,根据情况增减盖被。

9. 经常巡视病室,了解患者睡眠情况,对于睡眠不佳的患者应按失眠给予相应的护理;同时观察病情变化,并酌情处理。

附6-1　灭头虱、虮法

【目的】

消灭头虱和虮,预防患者间传染和疾病传播。

【操作前准备】

1. 评估患者并解释

(1) 评估:患者的年龄、病情、意识、心理状态、合作程度及头虱、虮情况。

(2) 解释:向患者及家属解释灭头虱、虮的目的、方法、注意事项及配合要点。

2. 患者准备

(1) 了解灭头虱、虮的目的、方法、注意事项及配合要点。

(2) 必要时动员患者剪短头发,剪下的头发应用纸袋包裹焚烧。

3. 环境准备　同床上洗头法。

4. 护士准备　穿好隔离衣,修剪指甲,洗手,戴口罩、手套。

5. 用物准备

(1) 治疗车上层:洗头用物、治疗巾2~3块、篦子（齿内嵌少许棉花）、治疗碗（用于盛灭虱药液）、纱布数块、塑料帽子、隔离衣、布口袋（或枕套）、纸袋、清洁衣裤、清洁大单、被套、枕套,手消毒液以及常用灭虱、虮药液。常用灭虱、虮药液包括:

1）30%含酸百部酊剂:取百部30g放入瓶中,加50%乙醇100ml,再加入纯乙酸1ml,盖严,48小时后方可使用。

2）30%百部含酸煎剂:取百部30g,加水500ml煎煮30分钟,以双层纱布过滤,将药液挤出。将药渣再加水500ml煎煮30分钟,再以双层纱布过滤,挤出药液。将两次药液合并浓缩至100ml,冷却后加入纯乙酸1ml,即制得30%百部含酸煎剂。

百部草外用有杀虫、止痒、灭虱的功能。其有效成分为多种生物碱,游离的生物碱一般不溶或难溶于水,同乙酸生成的盐能溶于水及含水乙醇。将乙酸或醋加入百部酊剂和煎剂中,能提高百部的溶解度,破坏虮的黏附性,并可使虮蛋白变性。50%乙醇对百部的有效成分提取较多,且对虮外膜渗透力较强。温度在35℃时虮的发育最快,故以35℃药液处理虮,可加快虮中毒。

(2) 治疗车下层:生活垃圾桶、医疗垃圾桶。

Note:

【操作步骤】

操作步骤	要点与说明
1. 核对　携用物至患者床旁,核对患者床号、姓名和腕带	● 便于操作 ● 确认患者
2. 擦拭药液　按洗头法做准备。将头发分成若干小股,用纱布蘸灭虱药液,按顺序擦遍头发,并反复揉搓10min,使之浸透全部头发	● 彻底发挥灭虱药的作用
3. 戴帽子包住头发	● 避免挥发,保证作用
4. 篦虱和虮　24h后取下帽子,用篦子篦去死虱和虮卵,并清洗头发	● 如发现仍有活虱须重复用药
5. 消毒　灭虱完毕,协助患者更换衣裤、被服,将污衣裤和被服放入布口袋内,扎好袋口,按隔离原则处理	● 防止虱虮传播
6. 操作后处理 (1) 整理床单位,整理用物 (2) 除去篦子上的棉花,用火焚烧,将梳子和篦子消毒后用刷子刷净 (3) 洗手 (4) 记录	● 彻底消灭虱、虮,避免传播 ● 减少致病菌传播 ● 记录执行时间及护理效果

【注意事项】

1. 操作中注意防止药液溅入患者面部及眼部。
2. 用药过程中注意观察患者局部及全身反应。
3. 操作过程中,护士应注意保护自己,免受传染。

【健康教育】

1. 指导患者经常检查头部卫生情况,观察头发有无虱、虮,一旦发现立即采用灭虱、虮法去除。
2. 指导患者日常生活中避免与虱、虮感染者接触。如本身感染虱、虮,个人用物应单独使用,并注意清洁和消毒,避免交叉感染。

（吕　岩）

思 考 题

1. 患者陈某,男性,40岁,因肺炎应用抗生素数周。近日发现口腔黏膜和舌苔出现乳白色片状分泌物,不易拭去。

请思考:

(1) 护士在为其进行口腔护理时需评估哪些内容?

(2) 该患者出现了什么问题?

(3) 护士应为其选择何种口腔护理溶液? 其作用是什么?

(4) 护士在为其进行口腔护理时应注意什么问题?

2. 患者吴某,男性,72岁,因脑出血卧床2个月,二便失禁,不能自行翻身。近日骶尾部皮肤呈紫红色,压之不褪色。此后,此处皮肤出现大小不等的水疱。

请思考:

(1) 该患者骶尾部皮肤出现了什么并发症?

(2) 导致吴某发生此并发症的原因是什么?

(3) 如何预防此并发症的发生?

(4) 目前应采取何种治疗和护理措施?

URSING

第七章

休息与活动

07章 数字内容

学习目标

知识目标:

1. 能正确解释休息的意义和条件。

2. 能正确描述睡眠各时相的特点。

3. 能正确描述失眠的原因及诊断标准。

4. 能正确解释住院患者睡眠的特点。

5. 能正确理解活动的意义。

6. 能正确描述关节活动练习的目的。

技能目标:

1. 能运用正确的方法收集患者的睡眠资料,并保证收集的资料全面、准确。

2. 能运用正确的工具对患者的睡眠情况进行科学评估。

3. 能运用正确的方法评估患者的活动情况,并保证评估的内容全面、准确。

4. 能正确判断患者活动受限的原因及对机体的影响。

5. 能正确判断肌力和机体活动能力的级别。

6. 能采取有效的护理措施促进患者睡眠。

7. 能采取恰当、有效的护理措施协助患者活动。

素质目标:

1. 在评估患者的睡眠及活动过程中,能尊重患者的隐私和个体需要。

2. 采用有效的方式与患者进行沟通和交流,提高患者对休息与活动相关护理措施的依从性。

休息与活动是人类生存和发展的基本需要之一,适当的休息与活动对健康人来说,可以消除疲劳、促进身心健康;对患者来说,是减轻病痛、促进康复的基本条件。护士应掌握协助患者休息与活动的意义、条件及方法,并在实际工作中根据患者的具体情况,发现并解决患者休息与活动方面存在的问题,满足患者的需要,促进患者的康复。

第一节 休息与睡眠

 ———————————————— 导入情景与思考 ————————————————

20世纪30年代,由于劳动力缺乏,某些工厂决定延长工人工作时间,每周工作70小时。开始的1~2周,产品数量稳步增长,第3周后发现随着产量的增加,废品率也随之上升,最后每小时生产的合格产品远远低于加班之前,结果只能减少加班时间,直到每周工作54小时,产品的合格率才又达到高峰。还有研究发现,经常性工作时间每周高于60小时或者高于50小时,可能会增加心血管等慢性疾病的发生;经常性每周工作时间过长也会导致工人职业压力上升,工作满意度下降以及增加罹患心理疾病的风险。

请思考:

1. 为什么会出现这种情况?

2. 休息时间的多少与工作效率之间的关系是什么?

3. 应如何合理安排工作与休息的时间以提高工作效率?

休息对维持人体健康非常重要,有效的休息不仅可以使身体放松,恢复精力和体力,还可以减轻心理压力,使人感到轻松愉快。休息不足会导致人体出现一系列躯体和精神反应,如疲乏、困倦、注意力分散,甚至出现紧张、焦虑、急躁、易怒等情绪体验,严重时造成机体免疫力下降,导致身心疾病的出现。尤其在患病期间,休息显得更为重要。一方面,由于疾病本身造成患者生理和心理状态的失衡和能量的消耗,充分的休息有利于组织的修复和器官功能的恢复,帮助缩短病程,促进患者康复。另一方面,由于住院带来的环境变化和角色变化进一步加重了患者的精神压力和负担,直接或间接地影响了患者的休息和疾病的康复。因此,护士应充分认识休息与睡眠的作用和意义,并努力为患者创造良好的休息环境,协助其得到充足的、适当的和有效的休息,以达到减轻病痛、促进康复的目的。

一、休息

休息(rest)是指通过改变当前的活动方式,使身心放松,处于一种没有紧张和焦虑的松弛状态。休息包括身体和心理两方面的放松,通过休息,可以减轻疲劳和缓解精神紧张。

（一）休息的意义

根据马斯洛的需求层次理论,休息是人类的基本需要之一,充足的休息是维持机体身心健康的必要条件;对患者来说,充足的休息是促进康复的重要措施。休息对维护健康具有重要的意义,具体表现为:①休息可以减轻或消除疲劳,缓解精神紧张和压力;②休息可以维持机体生理调节的规律性;③休息可以促进机体正常的生长发育;④休息可以减少能量的消耗;⑤休息可以促进蛋白质的合成及组织修复。休息的方式因人而异,取决于个体的年龄、健康状况、工作性质和生活方式等因素。无论采取何种方式,只要达到缓解疲劳、减轻压力、促进身心舒适和精力恢复的目的,就是有效的休息。

（二）休息的条件

1. 身体方面 身体舒适是保证有效休息的重要条件,各组织器官功能良好,功能正常;皮肤完整、无破损；关节肌肉活动正常；身体各部位清洁、无异味、无疼痛、无感觉异常，卧位舒适才能得到真正的休息。任何一方面出现异常或不适，都会直接影响休息的方式和质量。

2. 心理方面 个体的心理和情绪状态同样会影响休息的质量。个体患病时通常会伴有情绪、行为及日常生活形态方面的变化，难以适应疾病给自身及家庭带来的各种问题，患者会出现害怕、焦虑、烦躁不安、抑郁、沮丧、依赖等情绪变化和精神压力，这些都会直接影响患者的休息和睡眠型态。

3. 环境方面 医院的物理环境是影响患者休息的重要因素，环境性质可以决定患者的心理状态。环境中的空间、温度、湿度、光线、色彩、空气、声音等对患者的休息、疾病康复均有不同程度的影响。医疗卫生服务机构在设计病区时应全面考虑这些因素，积极为患者创造一个和谐、舒适的环境。

4. 睡眠方面 睡眠的数量和质量是影响休息的重要因素，无论患者属于原发性睡眠障碍或住院后的继发性睡眠障碍，都可以引起睡眠数量的不足或质量的下降，影响患者的休息和康复。

（三）协助患者休息的措施

1. 增加身体的舒适 身体舒适对促进休息非常重要，在休息之前应当把患者身体方面的不适降低至最小程度。因此，及时评估并减轻身体的不适，包括疼痛、恶心、呕吐、咳嗽、饥饿、口渴、姿势与体位、个人卫生等方面，是保证患者休息的基础。在协助患者休息时，护士应帮助患者调整姿势和体位，减轻或消除各种原因造成的不适，协助患者得到有效的休息。对重症患者、老年人、儿童等存在沟通障碍时，护士应细心观察，及时发现并消除影响患者休息的因素。

2. 促进心理的放松 心情愉快、精神放松是保证休息质量的关键，护士可以从引起患者焦虑和紧张的因素入手，调动患者家庭和社会支持系统，如家人、朋友、同事等，帮助患者排解心中的苦闷和压抑，指导患者以积极的心态正确面对疾病，也可以帮助患者在病友中建立新的支持网络，及时调节不良情绪，保持健康的心理状态。建立良好的护患关系，根据患者的年龄、性别、文化程度、个人爱好、性格特征、健康需求的不同，尊重、保护患者的权益，尤其是老年人、妇女和儿童患者，更要重视他们对亲情的需要。只有真诚地理解、同情、关心、支持和帮助每一个患者，才能真正解决患者的心理问题。

3. 保证环境的和谐 医疗环境的安排、布置、工作程序都要以患者为中心，充分考虑患者的舒适与方便，以协助患者得到良好的休息。应保持环境的安全、安静、整洁和舒适，为患者提供舒适的病床、合理的空间、适宜的光线、必要的遮挡，并保持适当的温度和湿度及空气的清新流动。医务人员需做到走路轻、说话轻、关门轻、操作轻。对患者的医疗及护理活动应相对集中，除特殊情况外，各种治疗及护理项目应集中在白天进行，尽量避免占用患者的休息时间。多位患者居住的大房间应提示每位患者注意保持安静，尊重其他患者的正当权利和生活习惯，合理安排探视及陪伴时间。危重患者的抢救应尽可能安排在单间，以免影响其他患者的休息。需要绝对卧床的患者，护士应及时协助患者进食及排泄，保持患者适当的体位，为患者提供舒适的休息条件。另外，护士还应充分认识到长期卧床对患者的潜在危险，如运动系统功能障碍、静脉血栓、坠积性肺炎、压力性损伤并发症，以及由于长期卧床引起的焦虑和烦躁情绪。因此在疾病允许的情况下，护士应辩证地认识休息和活动的关系，合理安排患者的休息与床上活动，保证患者在生理和心理上同时获得真正的休息。

4. 保证足够的睡眠 护士在协助患者休息的过程中，要全面评估影响患者睡眠的因素及患者个人的睡眠习惯，综合制订促进睡眠的措施，保证患者睡眠的时间和质量，以达到有效的休息。

二、睡眠

觉醒和睡眠是一种昼夜节律性的生理活动，是人类生存的必要条件。睡眠（sleep）是一种周期发生的知觉的特殊状态，由不同时相组成，对周围环境可相对地不作出反应。睡眠是休息的一种重要形式,任何人都需要睡眠,通过睡眠可以使人的精力和体力得到恢复,可以保持良好的觉醒状态,这样人才能精力充沛地从事劳动或其他活动。睡眠对于维持人类的健康,尤其是促进患者的康复,具有十分重要的意义。

（一）睡眠的生理

1. 睡眠的发生机制　睡眠中枢位于脑干尾端,研究发现,脑干尾端与睡眠有非常密切的关系,此部位各种刺激性病变可引起过度睡眠,而破坏性病变可引起睡眠减少。睡眠中枢向上传导冲动作用于大脑皮层(或称上行抑制系统),与控制觉醒状态的脑干网状结构上行激动系统的作用相拮抗,从而调节睡眠与觉醒的相互转化。大量的研究结果表明,睡眠并非人脑活动的简单抑制,而是一个主动过程。另外还发现睡眠时有中枢神经介质的参与,部分研究结果认为,在人脑内,腺苷、前列腺素 D2 促进睡眠,而 5- 羟色胺则可抑制睡眠。

知 识 拓 展

2020 年中国人睡眠质量报告

2020 年,中国人入睡时间延迟了 2～3 小时,中国人越睡越晚,平均睡眠时间 6.82 小时。疫情发生,焦虑情绪使得中国人"睡前拖延症"迅速增长,晚上 11 点以后入睡占 76.56%,零点入睡占 33.62%,76.56% 的人出现睡前拖延症;26% 的中国人拥有正常深睡时间;近 3 亿中国人睡眠质量差,55.37% 的人认为睡眠质量一般,17.51% 的人认为睡眠质量差,2020 年睡眠问题网络搜索量增长 43%;67.24% 的人出现失眠症状,18.93% 的人经常失眠,48.31% 的人偶尔失眠,正常入睡时间仅占 27.12%,1 小时以上才入睡的占 15.82%;67.4% 的中国人购买过助眠产品,其中 62% 是"90 后"。

2. 睡眠的生理特点　睡眠是一种周期现象,是循环发生的,一般每天一个周期。睡眠时人的视、触、嗅、听等感觉减退,骨骼肌反射和肌肉紧张度减弱,自主神经功能可出现一系列改变,如血压下降、心率减慢、呼吸变慢、瞳孔缩小、尿量减少、代谢率降低、胃液分泌增多、唾液分泌减少、发汗增强等。

3. 睡眠的时相(sleep phase)　根据睡眠发展过程中脑电波变化和机体活动功能的表现,将睡眠分为正相睡眠(orthodox sleep)和异相睡眠(paradoxical sleep)两个时相。正相睡眠又称慢波睡眠(slow-wave sleep, SWS)或非快速眼球运动睡眠(non-rapid eye movement sleep, NREM sleep);异相睡眠又称快波睡眠(fast-wave sleep, FWS)或快速眼球运动睡眠(rapid eye movement sleep, REM sleep)。睡眠过程中两个时相互相交替进行。成人进入睡眠后,首先是正相睡眠,持续 80～120 分钟后转入异相睡眠,维持 20～30 分钟后,又转入正相睡眠。整个睡眠过程中约有 4～5 次交替,越近睡眠的后期,异相睡眠持续时间越长。两种睡眠时相状态均可直接转为觉醒状态,但在觉醒状态下,一般只能进入正相睡眠,而不能进入异相睡眠。

（1）正相睡眠:正相睡眠为正常人所必需。在正相睡眠中,机体的耗氧量下降,但脑的耗氧量不变;同时,腺垂体分泌生长激素明显增多。因此,正相睡眠有利于促进生长和体力恢复。长期睡眠不足后,如果任其自然睡眠,则正相睡眠,尤其是深度睡眠将明显增加,以补偿前阶段的睡眠不足。

慢正相睡眠分为四个时期。①入睡期(I 期):此期为清醒与睡眠之间的过渡时期,只维持几分钟,是所有睡眠期中睡得最浅的一期,很容易被唤醒。在这一期,生理活动速度开始降低,生命体征与新陈代谢逐渐减慢。②浅睡期(II 期):此期仍可听到声音,仍然容易被唤醒,身体功能活动继续减慢,肌肉逐渐放松。此期大约持续 10～20 分钟。③中度睡眠期(III 期):此期肌肉完全放松,生命体征数值下降,但仍然规则,身体很少移动,很难被唤醒。此期大约持续 15～30 分钟。④深度睡眠期

（Ⅳ期）：此期身体完全松弛且无法移动，极难被唤醒，腺垂体分泌生长激素，人体组织愈合加快。此期大约持续15～30分钟。

（2）异相睡眠：此期的睡眠特点是眼球转动很快，脑电波活跃，与觉醒时很难区分。其表现与正相睡眠相比，各种感觉进一步减退，唤醒阈提高，骨骼肌反射和肌肉紧张度进一步减弱，肌肉几乎完全松弛，可有间断的阵发性表现，如眼球快速运动、部分躯体抽动、血压升高、心率加快、呼吸加快且不规则等。做梦是异相睡眠的特征之一。异相睡眠也为正常人所必需，在异相睡眠中，脑的耗氧量增加，脑血流量增多且脑内蛋白质合成加快，但生长激素分泌减少。异相睡眠与幼儿神经系统的成熟有密切的关系，可能有利于建立新的突触联系，能够促进学习记忆和精力恢复。异相睡眠对精神和情绪上的平衡最为重要，因为充满感情色彩的梦境可以舒缓精神压力，让人们面对内心深处的事情和感受，消除意识中令人忧虑的事情。但某些疾病容易在夜间发作，如心绞痛、哮喘、阻塞性肺气肿缺氧发作等，可能与异相睡眠期出现间断的阵发性表现有关。睡眠各阶段的变化见表7-1。

表 7-1　睡眠各阶段变化

睡眠分期		特点	生理表现	脑电图特点
正相睡眠期	第Ⅰ期	可被外界的声响或说话声惊醒	全身肌肉松弛，呼吸均匀，脉搏减慢	低电压α节律，频率为8～12次/s
	第Ⅱ期	进入睡眠状态，但仍易被惊醒	全身肌肉松弛，呼吸均匀，脉搏减慢，血压、体温下降	出现快速、宽大的睡眠纺锤波，频率为14～16次/s
	第Ⅲ期	睡眠逐渐加深，需要巨大的声响才能使之觉醒	肌肉十分松弛，呼吸均匀，心跳缓慢，血压、体温继续下降	梭睡眠纺锤波与δ波交替出现
	第Ⅳ期	为沉睡期，很难唤醒，可出现梦游和遗尿	全身松弛，无任何活动，脉搏、体温继续下降，呼吸缓慢均匀，体内分泌大量生长激素	缓慢而高的δ波，频率为1～2次/s
异相睡眠期		眼肌活跃，眼球迅速转动，梦境往往在此时期出现	心率、血压、呼吸大幅度波动，肾上腺素大量分泌。除眼肌外，全身肌肉松弛，很难唤醒	呈不规则的低电压波形，与第Ⅰ期相似

4. **睡眠周期（sleep cycle）**　在正常状况下，睡眠周期是正相睡眠与异相睡眠不断重复的形态。每一个睡眠周期都含有60～120分钟不等的有顺序的睡眠时相，平均是90分钟。在成人每次6～8小时的睡眠中，平均包含4～6个睡眠时相周期（图7-1）。

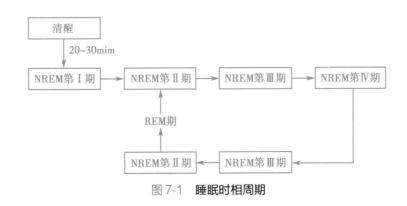

图 7-1　睡眠时相周期

正常睡眠时，在入睡后最初的 20～30 分钟，从正相睡眠的入睡期进入浅睡期和中度睡眠期，再经深度睡眠期返回到中度睡眠期和浅睡期，再从浅睡期进入异相睡眠，大约持续 10 分钟后，又进入浅睡期。每一时相所用的时间也会发生变化，刚入睡时，正相睡眠的中度和深度睡眠占 90 分钟，异相睡眠持续不超过 30 分钟；进入深夜，异相睡眠会延长到 60 分钟，而正相睡眠的中度和深度睡眠时间会相应地缩短。越接近睡眠后期，异相睡眠持续时间越长。睡眠周期在白天小睡时也会出现，但各期睡眠时间长短依小睡的时间而定。上午小睡，是后半夜睡眠的延续，异相睡眠所占的比例较大；下午小睡，正相睡眠所占的比例增大，会影响晚上睡眠时正相睡眠时间的长短。

在睡眠周期的交替进行中，如果在任何一期将个体唤醒，再继续睡眠时，不会回到将其唤醒的那个睡眠时相中，而是从睡眠最初状态开始。在夜间，若患者的睡眠经常被中断，患者将整夜无法获得深度睡眠和异相睡眠，患者正常的睡眠型态受到干扰，睡眠质量大大下降，因此患者就不得不通过增加睡眠总时数来补充缺乏的深度睡眠和异相睡眠，以至于造成睡眠型态发生紊乱。因此，为了帮助患者获得最佳的睡眠，护士应在了解睡眠规律和特点的基础上，全面评估患者睡眠的需要以及影响睡眠的因素，从而保证患者睡眠的质量和连续性。

（二）睡眠的需要

对睡眠的需要因人而异。睡眠量受年龄、个体健康状况、职业等因素的影响。新生儿 24 小时中大多处于睡眠状态，1 周以后为 16～20 小时；婴儿为 14～15 小时；幼儿为 12～14 小时；学龄儿童为 10～12 小时；青少年为 8～9 小时；成人一般为 7～8 小时；50 岁以上平均 7 小时。疲劳、怀孕、术后或患病状态时，个体的睡眠需要量会明显增加；体力劳动者比脑力劳动者需要的睡眠时间长；劳动强度大、工作时间长的人需要的睡眠时间也长；肥胖者对睡眠的需要多于瘦者。各睡眠时相所占时间的比例也随年龄的变化而变化。异相睡眠的比例在婴儿期大于儿童期，青年期和老年期逐渐减少。深度睡眠的时间随年龄增长而减少，入睡期和浅睡期的时间随年龄的增长而增加。老年人睡眠的特点是早睡、早醒且中途觉醒较多，与年龄增长睡眠深度逐渐降低有关。总之，随着年龄的增长，总的睡眠时间减少，首先是正相睡眠中的第 Ⅳ 期时间的减少；睡眠过程中醒来的次数增多；正相睡眠第 Ⅰ、Ⅱ 期所占的睡眠时间增加。

（三）睡眠的评估

1. 影响睡眠因素的评估

（1）年龄因素：通常睡眠时间与年龄成反比，即随着年龄的增长，个体的睡眠时间逐渐减少。

（2）生理因素：睡眠是一种周期性现象，一般发生在昼夜节律的最低期，与人的生物钟保持一致。昼夜节律（circadian rhythm）是指人体根据内在的生物性规律，在 24 小时内规律地运行它的活动，相当于一个人的生物时钟，每天 24 小时周期规律运转，形成一个人的日常生活节奏，反映出人体在生理与心理方面的起伏变化，如激素分泌的变化、体温的变化、代谢的变化等，并随个体疾病和情绪的不同而改变。如果人的睡眠不能与昼夜节律协同一致，长时间频繁地夜间工作或航空时差，会造成生物节律失调，产生疲劳与不适。适度的疲劳有助于入睡，但是过度疲劳反而会使入睡困难，通常需要 3～5 天才能恢复。内分泌的变化会影响睡眠，女性在月经期会通过增加睡眠时间来缓解疲劳，补充体力。绝经期女性由于内分泌的变化会引起睡眠紊乱，补充激素可以改善睡眠质量。

（3）病理因素：几乎所有的疾病都会影响原有的睡眠型态。患病的人需要更多的睡眠时间，然而，因躯体疾病造成的不适、疼痛、心悸、呼吸困难、瘙痒、恶心、发热、尿频等症状均会影响正常的睡眠。伴有失眠的疾病有高血压、心脏病、哮喘、睡眠呼吸暂停综合征、消化性溃疡、甲状腺功能亢进、关节炎、癌症及过度肥胖等。此外，80% 的失眠与精神障碍、精神疾病有关，如神经衰弱、精神分裂症、焦虑症、抑郁症等，同时可伴有中枢交感和胆碱能活动平衡紊乱，影响大脑对睡眠的调节功能。

（4）环境因素：环境的改变直接影响人的睡眠状况，大多数人在陌生的环境下难以入睡。医院是为特定人群进行防病治病的场所，其工作性质的昼夜连续性、环境的复杂性和特殊性是影响患者睡眠的重要因素之一。研究发现，在新环境中正相睡眠和异相睡眠的比例会发生变化，入睡时间延长，异相睡眠减少，觉醒次数增加等。另外，患者睡眠时的体位、持续静脉输液治疗、身体的各种插管，以及所处环境中的光线、声音、温度、湿度、空气质量等均会直接影响患者的睡眠质量。

（5）药物因素：药物影响睡眠过程的作用机制非常复杂，某些神经系统用药、抗高血压药、抗组胺药、平喘药、镇痛药、镇静药、激素等均对睡眠有一定的影响。如应用 β 受体阻滞剂可以出现失眠、睡眠中断及噩梦等不良反应；利尿剂的应用会导致夜尿增多而影响睡眠；安眠药能够加速睡眠，但只能在短时间内（一周）增加睡眠量，长期使用会产生白天嗜睡、疲乏、精神症状等不良反应。长期不适当地使用安眠药，可产生药物依赖或出现戒断反应，加重原有的睡眠障碍。

（6）情绪因素：任何强烈的情绪变化及不良的心理反应，如焦虑、紧张、喜悦、愤怒、悲哀、恐惧、抑郁等均可能影响正常睡眠。患者由于生病及住院产生的情绪及心理变化，如对疾病的担忧、经济压力、角色转变等都可能造成睡眠障碍。

（7）饮食因素：一些食物及饮料的摄入也会影响睡眠状况。含有较多 L- 色氨酸的食物，如肉类、乳制品和豆类能促进入睡，缩短入睡时间，是天然的催眠剂。少量饮酒，因酒精可加速入睡时间，故能促进放松和睡眠，但大量饮酒会抑制脑干维持睡眠的功能，干扰睡眠结构，使睡眠变浅。浓茶、咖啡及可乐中含有咖啡因，饮用后使人兴奋难以入睡，即使入睡也容易中途醒来，且总睡眠时间缩短，睡眠不好的人应限制摄入，尤其在睡前 4～5 小时应避免饮用。

（8）个人习惯：睡前的一些习惯如洗热水澡、喝牛奶、阅读报纸、听音乐等均有助于睡眠。任何影响睡眠的不健康的睡前习惯，如处于饥饿、进食过度、饮水过多等状态都会影响睡眠的质量。另外，睡前任何种类的身心强烈刺激，如看恐怖电影或听恐怖故事、严厉的责备、剧烈的活动、过度的兴奋、悲伤、恐惧等也会影响睡眠。

（9）生活方式：长期处于紧张忙碌的工作状态，生活无规律，缺乏适当的运动和休息，或者长期处于单调乏味的生活环境中，缺少必要的刺激，都会影响睡眠的质量。

知 识 拓 展

世界睡眠日（World Sleep Day）

为引起人们对睡眠重要性和睡眠质量的关注，国际精神卫生和神经科学基金会于 2001 年发起了一项全球睡眠和健康计划，并将每年的 3 月 21 日，即春季的第一日定为"世界睡眠日"。之所以定在这一天，是因为季节变换的周期性和睡眠的昼夜交替规律都与我们的日常生活息息相关。2003 年，中国睡眠研究会将"世界睡眠日"正式引入中国。

历届世界睡眠日主题：

2001 年：睁开眼睛睡（注：不是让我们真的瞪大眼睛入睡，而是提醒我们：要学习去熟悉、关注我们的睡眠）

2002 年：开启心灵之窗，共同关注睡眠

2003 年：睡出健康来

2004 年：睡眠，健康的选择

2005 年：睡眠与女性

2006 年：健康睡眠进社区

2007 年：科学的睡眠消费

2008 年：健康生活，良好睡眠

2009 年：科学管理睡眠

2010 年：良好睡眠，健康人生

2011 年：关注中老年睡眠

2012 年：科学管理睡眠

2013 年：关注睡眠，关爱心脏

2014 年：健康睡眠，平安出行

2015 年：健康心理，良好睡眠

2016 年：美好睡眠，放飞梦想

2017 年：健康睡眠，远离慢病

2018 年：规律作息，健康睡眠

2019 年：规律睡眠，益智护脑

2020 年：良好睡眠，健康中国

2021 年：规律睡眠，健康未来

2022 年：良好睡眠，健康同行

2. 睡眠障碍的评估　睡眠障碍（sleep disorder）是指睡眠量及质的异常，或在睡眠时出现某些临床症状，也包括影响入睡或保持正常睡眠能力的障碍，如睡眠减少或睡眠过多，以及异常的睡眠相关行为。睡眠障碍分为器质性睡眠障碍和非器质性睡眠障碍。按照世界卫生组织编写的精神与行为障碍分类（ICD-10）对非器质性睡眠障碍的诊断，非器质性睡眠障碍包括睡眠失调（失眠、嗜睡和睡眠觉醒节律障碍）和睡眠失常（睡行症、睡惊症和梦魇）一组障碍。其中失眠症在人群中最为常见。

（1）失眠（insomnia）：失眠是以入睡及睡眠维持困难为主要表现的一种临床上最常见的睡眠障碍，是睡眠质量或数量不能满足正常需求的一种主观体验。失眠可分为入睡困难、维持睡眠困难和早醒等几种类型。实际上多数失眠患者均为混合性失眠，即上述 2～3 种表现往往同时存在。

根据引起的原因不同，失眠可分为原发性失眠与继发性失眠。原发性失眠，即失眠症；继发性失眠是由心理、生理或环境的因素引起的短暂失眠，可见于五种情况：①精神因素所致的失眠，如焦虑。②躯体因素引起的失眠，如疼痛。③环境因素引起的失眠，如噪音、室温过高。④药物因素引起的失眠：如利血平、苯丙胺、甲状腺素、氨茶碱等可引起失眠，停药后失眠即可消失。此外，长期不适当地使用安眠药会造成药物依赖性失眠。⑤大脑弥散性病变引起的失眠，如脑血管疾病。

我国根据目前国际上对失眠症诊断标准及国内实际情况，在《中国精神障碍分类与诊断标准》（第三版）（CCMD-3）中对原发性失眠的诊断标准是：一种以失眠为主的睡眠质量不满意状况，其他心理及身体的不适症状均继发于失眠，包括难以入睡、睡眠不深、易醒、多梦、早醒、醒后不易再睡、醒后不适感、疲乏或白天困倦。失眠可引起患者焦虑、抑郁或恐惧心理，并导致精神活动效率下降，妨碍其社会功能。失眠的诊断须符合以下条件：

1）存在以下症状：入睡困难、睡眠维持障碍、早醒、睡眠质量下降或日常睡眠晨醒后无恢复感。

2）在有条件睡眠且环境适合睡眠的情况下仍然出现上述症状。

3）患者主诉至少下述 1 种与睡眠相关的日常功能损害：①疲劳或全身不适；②注意力、注意维持能力或记忆力减退；③学习、工作和 / 或社交能力下降；④情绪波动或易激惹；⑤日间思睡；⑥兴趣、精力减退；⑦工作或驾驶过程中出现错误倾向增加；⑧紧张、头痛、头晕或与睡眠缺失有关的其他躯体症状；⑨对睡眠过度关注。

（2）发作性睡病（narcolepsy）：是指不可抗拒的突然发生的睡眠，并伴有发作性猝倒、睡眠瘫痪和入睡前幻觉，是一种特殊的睡眠障碍，特点是不能控制的短时间嗜睡，发作时患者可由清醒状态直接进入异相睡眠，睡眠与正常睡眠相似，脑电图亦呈正常的睡眠波形。一般睡眠程度不深，易唤醒，但醒后又入睡。一天可发作数次至数十次不等，持续时间一般为十余分钟。单调的工作，安静的环境以及餐后更易发作。猝倒症是发作性睡病最危险的并发症，约有 70% 的发作性睡病患者会出现猝倒现象，发作时意识清晰，躯干及肢体肌张力突然低下而猝倒，导致严重的跌伤，一般持续 1～2 分钟。

猝倒的发作常因情绪急剧变化,如过度兴奋或悲伤而引起。约有25%的发作性睡病患者会出现生动的、充满色彩的幻觉和幻听。发作性睡病属于异相睡眠障碍,医护人员应正确地认识和处理发作性睡病,不应将患者视为懒惰、不负责任或情绪不稳定。对发作性睡病患者,应选择药物治疗,护士应指导患者学会自我保护,注意发作前兆,减少意外发生,告诫患者禁止从事高空、驾车及水上作业等工作,避免发生危险。

(3)睡眠过度(hypersomnia):表现为过多的睡眠,可持续几小时或几天,难以唤醒。睡眠过度可发生于多种脑部疾病,如脑血管疾病、脑外伤、脑炎、第三脑室底部和蝶鞍附近的脑瘤等,也可见于糖尿病、镇静剂过量等,还可见于严重的忧郁、焦虑等心理疾病,患者通过睡眠逃避日常生活的紧张和压力。

(4)睡眠呼吸暂停(sleep-related apnea):是以睡眠中呼吸反复停顿为特征的一组综合征,每次停顿≥10秒,通常每小时停顿次数>20次,临床上表现为时醒时睡,并伴有动脉血氧饱和度降低、低氧血症、高血压及肺动脉高压。睡眠呼吸暂停可分为中枢性和阻塞性睡眠呼吸暂停两种类型。目前认为中枢性呼吸暂停是由于中枢神经系统功能不良造成的,可能是与异相睡眠有关的脑干呼吸机制的失调所致。阻塞性睡眠呼吸暂停发生在严重、频繁、用力地打鼾或喘息之后。睡眠呼吸暂停的危险因素包括肥胖、颈围增加、颅面部畸形、甲状腺功能减退和肢端肥大症等。研究表明,睡眠呼吸暂停是心血管疾病的危险因素,与高血压之间存在因果关系。对于睡眠呼吸暂停的患者,护士应指导其采取正确的睡眠姿势,以保证呼吸道通畅。

(5)睡眠剥夺(sleep deprivation,SD):是睡眠时间和睡眠时相的减少或损失。一般成年人持续觉醒15~16小时,便可称为睡眠剥夺,此时极易转为睡眠状态。在实际生活中,睡眠剥夺是许多人尚未认识到的一种常见公共健康问题,研究发现,可能有1/3或1/3以上的人因睡眠剥夺而罹患嗜睡。睡眠剥夺可引起睡眠不足综合征,出现心理、认知、行为等方面的异常表现。在行为方面,睡眠剥夺对行为速度的影响比对行为准确性的影响更为明显;对情绪的影响比对认知的影响大,并反过来对行为造成影响。根据对睡眠时相和时间剥夺的程度不同将睡眠剥夺分为总睡眠剥夺、部分性睡眠剥夺、选择性睡眠剥夺和睡眠片断化。能够逆转睡眠剥夺的唯一方式是恢复性睡眠,其时间远远低于睡眠剥夺的时间。

(6)睡行症(sleep walking):又称梦游症。主要见于儿童,以男性多见,随着年龄的增长症状逐渐消失,提示该症系中枢神经延缓成熟所致。发作时患者于睡眠中在床上爬动或下地走动,甚至到室外活动,面无表情,动作笨拙,走路不稳,喃喃自语,偶可见较复杂的动作如穿衣,每次发作持续数分钟,又复上床睡觉,在活动过程中可含糊回答他人的提问,也可被强烈的刺激惊醒,醒后对所进行的活动不能回忆。对睡行症的患者,应采取各种防护措施,将室内危险物品移开,锁门,避免发生危险。

(7)梦魇(nightmare):表现为睡眠时出现噩梦,梦中见到可怕的景象或遇到可怕的事情。如被猛兽追赶、突然跌落悬崖等,因而呼叫呻吟,突然惊醒,醒后仍有短暂的意识模糊,情绪紧张、心悸、面色苍白或出冷汗等。对梦境中的内容能回忆片断,发作后依然入睡。常由于白天受到惊吓、过度兴奋或胸前受压、呼吸道不畅,晚餐过饱引起胃部膨胀感等所致,梦魇发生于异相睡眠期睡眠,长期服用抑制异相睡眠期睡眠的镇静安眠剂突然停药后亦可出现。梦魇多为暂时性的,一般不会带来严重后果,但若梦魇为持续性的,则常为精神疾病的症状,应予以重视。

(8)夜惊(night terrors):表现为睡眠中突然惊醒,两眼直视,表情紧张、恐惧,呼吸急促,心率增快,伴有大声喊叫、骚动不安,发作历时1~2分钟,发作后又复入睡,晨醒后对发作不能回忆。研究发现夜惊在睡眠开始后15~30分钟内出现,即发生在正相睡眠期,脑电图上显示觉醒的α节律,是一种觉醒障碍。

(9)遗尿(enuresis):指5岁以上的儿童仍不能控制排尿,在日间或夜间反复出现不自主的排尿。遗尿可分为原发性遗尿和继发性遗尿,前者指从婴儿期以来未建立排尿控制,家族中常有遗尿者;后者指一度能自行控制排尿，形成正常排尿习惯后，又出现遗尿。引起遗尿的因素主要有四种。①遗传因素：遗尿患者常在同一家族中发病，其发生率为 20%～50%；②睡眠机制障碍：异常的熟睡抑制了间脑排尿中枢的功能；③泌尿系统解剖或功能障碍：泌尿通路狭窄梗阻、膀胱发育变异、尿道感染、膀胱容量及内压改变等均可引起遗尿；④控制排尿的中枢神经系统功能发育迟缓。

3. 住院患者睡眠状况的评估 协助患者获得最佳的休息与睡眠，以达到康复的目的是护士的重要职责之一，护士应全面运用休息和睡眠的知识，对患者的睡眠情况进行综合评估，制订适合患者需要的护理计划，指导和帮助患者达到休息与睡眠的目的。明确评估患者睡眠状况的重点，掌握收集睡眠资料的方法和内容，获得准确的睡眠资料是护士完成护理计划的基础和关键。

（1）睡眠评估的重点：①患者对睡眠时间和质量的个体化需要；②睡眠障碍的症状、类型、持续时间、对患者身心的主要影响；③引起睡眠障碍的原因。

（2）睡眠评估的方法：包括问诊、观察、量表测量和辅助检查。通过询问患者的个人睡眠特征、观察患者有无睡眠不足或异常睡眠行为的表现，必要时应用量表或睡眠脑电图测量，以明确患者的睡眠问题。

睡眠状况自评量表（Self-Rating Scale of Sleep, SRSS）由中国心理卫生协会编制，并在全国协作组构建了中国常模。此量表适用于筛选不同人群中有睡眠问题者，也可用于睡眠问题者治疗前后评定效果对比研究（见附 7-1）。

（3）睡眠评估的内容：①每天需要的睡眠时间及就寝的时间；②是否需要午睡及午睡的时间；③睡眠习惯，包括对食物、饮料、个人卫生、放松形式（阅读、听音乐等）、药物、陪伴、卧具、光线、声音及温度等的需要；④入睡持续的时间；⑤睡眠深度；⑥是否打鼾；⑦夜间醒来的时间、次数和原因；⑧睡眠中是否有异常情况（失眠、呼吸暂停、梦游等），其严重程度、原因以及对机体的影响；⑨睡眠效果；⑩睡前是否需要服用睡眠药物及药物的种类和剂量。

（四）住院患者的睡眠特点

住院患者的身心状态较健康时发生了不同程度的变化，加之住院事件本身对患者来说就是一个应激源，因此，患者原有的睡眠型态会受到影响，主要表现为以下两方面：

1. 睡眠节律改变 表现为昼夜节律去同步化，又称节律移位，是指患者正常的昼夜节律遭到破坏，睡眠与昼夜节律不协调。

根据疾病的发展和变化，临床住院患者的各项诊疗活动可能会在一天 24 小时内的任何时间进行。作为睡眠的重要干扰因素，诊疗活动发生的时间、频率、强度以及对患者的影响程度与患者的睡眠有着密切的关系。昼夜节律去同步化的具体表现为白天昏昏欲睡，夜间失眠，觉醒阈值明显降低，极易被惊醒，继而出现焦虑、沮丧、不安、烦躁等症状。当睡眠节律改变时，机体会发生"再同步"来适应新的睡眠型态，重新获得同步化的时间通常要 3 天以上，同时会伴有倦怠和不适。

2. 睡眠质量改变 睡眠质量是各睡眠时相持续的时间、睡眠深度及睡眠效果三方面协调一致的综合体现。对住院患者睡眠质量的影响主要是睡眠剥夺、睡眠中断和诱发补偿现象。具体表现为：①入睡时间延长、睡眠持续时间缩短、睡眠次数增多、总睡眠时数减少，尤其是异相睡眠减少。②睡眠中断、睡眠时相转换次数增多，不能保证睡眠的连续性。睡眠中转换次数增多，会造成交感神经和副交感神经刺激的改变，尤其在异相睡眠期间，容易出现致命性的心律失常。异相睡眠的突然中止会造成心室纤颤，同时还会影响正常的呼吸功能。③正相睡眠的第Ⅲ、Ⅳ期和异相睡眠减少时，会在下一个睡眠周期中得到补偿，特别是正相睡眠的第Ⅳ期优先得到补偿，同时分泌大量生长激素，以弥补因觉醒时间增加造成的能量消耗。但异相睡眠不足时症状更为严重，患者会出现知觉及人格方面的紊乱，称为诱发补偿现象。

（五）促进睡眠的护理措施

1. 满足患者身体舒适的需要 人只有在舒适和放松的前提下才能保持正常的睡眠。因此，护士应积极采取措施从根本上消除影响患者身体舒适和睡眠的因素。在睡前帮助患者完成个人卫生护

Note:

理、避免衣服对患者身体的刺激和束缚、避免床褥对患者舒适的影响、选择合适的卧位、放松关节和肌肉、保证呼吸的通畅、控制疼痛及减轻各种躯体症状等。

2. 减轻患者的心理压力　轻松愉快的心情有助于睡眠；相反，焦虑、不安、恐惧、忧愁等情绪会影响睡眠。护士要善于观察并掌握观察的方法和技巧，及时发现和了解患者的心理变化，与患者共同讨论影响睡眠的原因，解决患者的睡眠问题。当患者感到焦虑、不安或失望时，不要强迫其入睡，这样会加重原有的失眠。如果患者入睡困难，护士应尽量转移患者对失眠问题的注意力，指导患者做一些放松活动来促进睡眠。针对不同年龄患者的心理特点给予个体化的护理措施。

3. 创造良好的睡眠环境　控制病区的温度、湿度、空气、光线及声音，减少外界环境对患者感官的不良刺激。病室内保持适宜的温度，一般冬季为18~22℃，夏季为25℃左右。湿度保持在50%~60%。护士应将影响睡眠的噪音降低到最小限度，包括治疗及处置的声音、器械碰撞声、卫生间流水声、开关门声等，并降低电话铃声、监护仪器报警声的音量，尽量关闭其他容易产生噪音的仪器设备，避免在夜间搬动病床或其他物品，工作人员应避免穿硬底鞋，降低说话及走路的声音，保证病室门的紧密性并在患者睡眠时关闭。危重、夜间需进行治疗处置、需严密观察、严重打鼾的患者应与其他患者分开，每个床单位应备有床头灯，避免造成对其他患者睡眠的影响。夜间应拉上病室的窗帘，尽量熄灯或使用地灯，避免光线直接照射患者眼部而影响睡眠。保证空气的清新和流动，及时清理病室中的血、尿、便、呕吐物、排泄物等，避免异味对患者睡眠的影响。

床铺应当安全、舒适，有足够的宽度和长度，被褥及枕头的厚度及软硬度合适。老人、儿童及意识障碍的患者要加床挡，以保证睡眠安全。睡前整理病室空间环境，保持地面清洁、干燥，避免因物品摆放不当或地面湿滑造成患者起夜时发生危险。

合理安排护理工作的时间，尽量减少对患者睡眠的影响。常规护理工作应安排在白天，并应避免在患者午睡时进行。夜间执行护理措施时，应尽量间隔90分钟，以避免患者在一个睡眠周期中发生睡眠中断的现象。

4. 合理使用药物　对使用安眠药的患者，护士必须掌握安眠药的种类、性能、应用方法、对睡眠的作用及副作用，并注意观察患者在服药期间的睡眠情况及身心反应，一旦出现反应必须及时报告医生予以处理。目前，常用的安眠药有下列几种：

（1）苯二氮䓬类：如地西泮（安定）、氯氮（利眠宁）、硝西泮（硝基安定）、艾司唑仑（舒乐安定）等，是目前临床最常用的镇静、催眠、抗焦虑药。地西泮可明显缩短入睡时间，延长睡眠持续时间，减少觉醒次数。由于其安全范围较大，副作用较小，而广泛地应用于失眠症的临床治疗。但长期服用可产生耐受性和依赖性，停用后会出现戒断症状，如失眠、焦虑、兴奋、感冒样症状、心动过速、呕吐、出汗、震颤、感觉障碍，甚至引起惊厥。因此不宜长期服用，并尽可能应用控制症状的最低剂量，疗程在4周之内。老年人应慎用苯二氮䓬类药物，以防产生共济失调、意识模糊、反常运动、幻觉、呼吸抑制以及肌无力等。

在患者服用苯二氮䓬类药物过程中，护士应注意以下问题：①服药期间，患者不宜饮酒或同时服用中枢抑制药，否则会导致中枢抑制加重；②茶叶和咖啡中含有咖啡因，与地西泮同时服用可发生药理拮抗作用而降低药效；③吸烟可使苯二氮䓬类药物在体内的半衰期缩短，镇静作用减弱，吸烟越多，疗效越差。

（2）巴比妥类：如苯巴比妥（鲁米那）、戊巴比妥、异戊巴比妥等，可选择性地阻断脑干网状结构上行激活系统，使大脑皮层细胞兴奋性降低，从而达到镇静、催眠、抗惊厥的作用。与苯二氮䓬类药物相比，巴比妥类药物的安全范围窄，耐受性及成瘾性强，因此，已不作为镇静催眠药的首选。

（3）其他类：如水合氯醛口服或直肠给药均能迅速吸收，临床上主要用于顽固性失眠或用其他催眠药效果不佳的患者。由于水合氯醛刺激性强，应用时必须稀释，口服时与水或食物同服可以避免胃部不适，直肠炎或结肠炎的患者不可直肠给药。

唑吡坦，仅有镇静催眠作用，能缩短睡眠潜伏期，延长睡眠的第Ⅱ、第Ⅲ和第Ⅳ期，减少夜间清醒次数,增加总的睡眠时间,提高睡眠质量,短期服用唑吡坦副作用较少,不会产生药物依赖性及戒断反应,主要用于失眠症的短期治疗。但下列情况禁用本药:①呼吸功能不全患者;②睡眠呼吸暂停综合征患者;③重症肌无力患者;④15岁以下儿童;⑤哺乳期妇女;⑥与酒精同时使用。

5. 建立良好的睡眠习惯 护士应与患者共同讨论分析影响睡眠的生理、心理、环境、生活方式等因素,鼓励患者建立良好的生活方式和睡眠习惯,帮助患者消除影响睡眠的自身因素。良好的睡眠习惯包括:①根据人体生物节律性调整作息时间,合理安排日间活动,白天应适当锻炼,避免在非睡眠时间卧床,晚间固定就寝时间和卧室,保证人体需要的睡眠时间,不要熬夜;②睡前可以进食少量易消化的食物或热饮料,防止饥饿影响睡眠,但应避免饮用咖啡、浓茶、可乐以及含酒精的刺激性饮料,或摄入大量不易消化的食物;③睡前可以根据个人爱好选择短时间的阅读、听音乐或做放松操等方式促进睡眠,视听内容要轻松、柔和,避免身心受到强烈刺激而影响睡眠。

6. 做好晚间护理 为促进患者舒适入睡,就寝前护士应为患者做好晚间护理。包括协助患者洗漱、排便、更衣、整理床单位等,帮助患者采取舒适的卧位,注意检查身体各部位引流管、伤口、牵引、敷料等可能引起患者不舒适的情况,并及时给予处理。对主诉疼痛的患者,护士应根据医嘱给予止痛药物。对住院患者尽可能保持其平常的睡前习惯,减少病室环境与治疗活动对患者睡眠的干扰。

第二节 活　动

 ————————————————— 导入情景与思考 —————————————————

　　患者王某,男性,65岁,退休工人,高血压病史20年,身高170cm,体重85kg。由于缺血性脑卒中导致偏瘫、活动障碍,已经卧床一个月,近期出现腰背痛、肌肉萎缩、肢体能在床面上移动但不能抬起、关节僵硬,活动受限更加严重,患者的行走、穿衣、修饰、如厕等活动需要他人帮助或设备辅助。护士在与其交流沟通时发现,因偏瘫、活动障碍,王某存在焦虑和自卑心理。由于担心预后身体的活动能力以及活动后疼痛及疲劳,导致脾气急躁、情绪易激动,对治疗及康复训练的依从性较差。

　　请思考:

　　1. 该患者存在哪些护理问题?

　　2. 导致这些问题的原因或相关因素有哪些?

　　3. 护士应如何帮助和指导患者及其家属进行康复训练?

活动也是人的基本需要之一,对维持健康非常重要。人们通过穿衣、行走、进食、排泄等活动来满足基本生理需要;通过身体活动来维持呼吸、循环、消化及骨骼肌肉的正常功能;通过思维活动维持意识和智力的发展;通过学习和工作满足自我实现的需要。活动对维持健康的意义具体表现在以下三方面:首先,适当的活动可以保持良好的肌张力,增强运动系统的强度和耐力,保持关节的弹性和灵活性,增强全身活动的协调性,控制体重,避免肥胖;其次,适当的活动可以加速血液循环,提高机体氧和能力,增强心肺功能,同时还可以促进消化、预防便秘;另外,活动还有助于缓解心理压力,促进身心放松,有助于睡眠,并能减慢老化过程和慢性疾病的发生。

运动作为活动的一种重要方式,分类方法很多,根据运动方式将运动分为被动运动和主动运动;根据运动时机体耗氧情况将运动分为有氧运动和无氧运动;根据运动时肌肉收缩方式将运动分为等长运动、等张运动和等速运动。正常人可以根据身体条件、个人爱好和环境条件等因素,结合不同年龄阶段的身心发育特点来选择合适的运动方式。如婴儿期活动以学习爬、坐、走及双手握力为主;幼儿期以跑、跳等活动为主,并表现出运动的协调性;青少年期则以户外和较剧烈的活动为主;成年期身心发育成熟,社会活动增加,常选择散步、慢跑、游泳等作为活动项目;老年期身体各系统逐渐老化,活动的种类和量都明显减少,并需要提供帮助。

如果一个人的活动能力因疾病的影响而发生改变,不仅直接影响机体各系统的生理功能,还会影响患者的心理状态。一个丧失活动能力的人,躯体方面会产生压力性损伤、关节僵硬、挛缩、肌张力下降、肌肉萎缩、便秘等并发症;心理方面会产生焦虑、自卑、抑郁等问题。从日常生活能力、社交能力、自我概念等方面来说,缺乏人的完整性。因此,护士应从满足患者身心发展需要和机体康复的角度来协助患者选择并进行适当的活动。

一、活动受限的原因及对机体的影响

(一)活动受限的原因

对患者而言,由于疾病带来的疼痛与不适,以及运动系统及支配其血管、神经的结构或功能的完整性受损,均会影响正常的活动功能。活动受限的常见原因有以下几方面:

1. **疼痛**　许多疾病引起的疼痛都会限制患者的活动,最常见的是手术后,患者因切口疼痛而主动或被动地限制活动以减轻疼痛。还有类风湿关节炎患者,为避免活动时关节疼痛,会被动地减少活动,特别是某种姿势的改变。

2. **运动、神经系统功能受损**　可造成暂时或永久的运动功能障碍,如脑血管意外、脊髓损伤造成的中枢性神经功能损伤,导致受损神经支配部分的身体出现运动障碍。另外,重症肌无力、肌肉萎缩的患者也会出现明显的活动受限,甚至不能活动。

3. **运动系统结构改变**　肢体的先天畸形或残障等,直接或间接地限制了正常活动。另外,由于疾病造成的关节肿胀、增生、变形等也会影响机体的活动。

4. **营养状态改变**　由于疾病造成严重营养不良的患者,因不能提供身体活动所需的能量而限制了活动。反之,过度肥胖的患者也会出现身体活动受限。

5. **损伤**　肌肉、骨骼、关节的器质性损伤,如扭伤、挫伤、骨折等,都伴有身体活动能力的下降。

6. **精神心理因素**　极度忧郁或某些精神病患者,在思维异常的同时伴有活动能力下降,正常活动明显减少。

7. **医疗护理措施的实施**　为治疗某些疾病而采取的医护措施有时也会限制患者的活动。如为预防患者因躁动而出现意外,按照相关程序采用必要的约束;骨科患者在牵引和使用石膏绷带过程中,会限制其活动范围,甚至需要制动;心肌梗死早期的患者需要绝对卧床休息,也限制了患者的活动。

(二)活动受限对机体的影响

1. **对皮肤的影响**　活动受限或长期卧床患者,对皮肤最主要的影响是形成压力性损伤(详见第六章第三节)。

2. **对运动系统的影响**　对某些患者来说,限制活动的范围和强度是必要的,但如果骨骼、关节和肌肉组织长期处于活动受限的状态,会导致下列情况的出现:①腰背痛;②肌张力减弱、肌肉萎缩;③骨质疏松、骨骼变形,严重时会发生病理性骨折;④关节僵硬、挛缩、变形,出现垂足、垂腕、髋关节外旋及关节活动范围缩小。

3. **对心血管系统的影响**　长期卧床对心血管系统的影响主要有以下两方面:

(1)体位性低血压(postural hypotension):是患者从卧位到坐位或直立位时,或长时间站立出现血压突然下降超过 20mmHg,并伴有头昏、头晕、视力模糊、乏力、恶心等表现。长期卧床的患者,第一次起床时常常会感到眩晕、心悸、虚弱无力。发生这种现象的原因,一是由于长期卧床造成的肌肉无力;二是患者长期卧床,血液循环量下降,头部供血不足,由卧位突然直立时,小动脉尚未收缩,造成血压的突然下降,导致患者出现眩晕等低血压的症状。

(2)深静脉血栓形成(deep venous thrombosis):是指血液在深静脉内不正常地凝结,阻塞管腔,导致静脉血液回流障碍,并伴有继发性血管腔内血栓形成的疾病。全身主干静脉均可发病,以左下肢多见，原因是左下肢静脉回流时在小腹部受到髂动脉压迫，使血管管腔狭窄、血流速度减慢。患者卧床的时间越长，发生深静脉血栓的危险性越高，特别是肥胖、脱水、贫血及休克的卧床患者发生的概率则更高。深部静脉血栓形成的主要原因是静脉壁损伤、血流缓慢和血液高凝状态。长期卧床的患者，由于机体活动量减少，血容量相对不足，其中血浆的减少比血细胞减少得多，因此出现血液黏稠度增高，血液流速减慢，形成血栓的危险性增加。同时因为缺少肢体活动，引起下肢深静脉血流缓慢，影响了深静脉的血液循环，如果血液循环不良的时间超过机体组织受损的代偿时间，就会发生血管内膜受损，进一步促进血栓的形成。血栓的整体或部分可以脱落，形成栓子，随血流运行，引起栓塞。最主要的危险是血栓脱落栓塞于肺部血管，导致肺动脉栓塞。

4. 对呼吸系统的影响　　长期卧床对呼吸系统的影响，主要表现为限制有效通气和影响呼吸道分泌物的排出，最终导致坠积性肺炎的发生。原因是患者长期卧床，肺底部长期处于充血、淤血状态，肺部扩张受限，有效通气减少，影响氧气的正常交换，导致二氧化碳潴留，严重时会出现呼吸性酸中毒。此外，长期卧床患者大多处于衰弱状态，全身肌肉无力，呼吸肌运动能力减弱，胸廓与横膈运动受限，无力进行有效的深呼吸，加之患者无力咳嗽，不能将痰液咳出，致使呼吸道内分泌物排出困难，痰液大量堆积，并因重力作用流向肺底，如果不及时处理，将会造成肺部感染，导致坠积性肺炎。

5. 对消化系统的影响　　由于活动量的减少和疾病的消耗，患者常出现食欲下降、厌食，摄入的营养物质减少，不能满足机体需要量，导致负氮平衡，甚至会出现严重的营养不良。长期卧床还会减慢胃肠道的蠕动，加之患者摄入的水分和纤维素减少，患者经常出现便秘，并且因腹肌和提肛肌无力而进一步加重，出现头痛、头晕、腹胀、腹痛等症状，严重时出现粪便嵌塞，使排便更加困难。

6. 对泌尿系统的影响　　正常情况下，当处于站姿或坐姿时，能使会阴部肌肉放松，同时肌肉下压刺激排尿。长期卧床的患者，由于其排尿姿势的改变，会影响正常的排尿活动。平躺时，上述情况改变，出现排尿困难，若长期存在，膀胱膨胀造成逼尿肌过度伸展，机体对膀胱胀满的感觉性变差，形成尿潴留。由于机体活动量减少，尿液中的钙磷浓度增加，因同时伴有尿潴留，进而可形成泌尿道结石。另外，由于尿潴留，正常排尿对泌尿道的冲洗作用减少，大量细菌繁殖，致病菌可由尿道口进入，上行到膀胱、输尿管和肾，造成泌尿系统感染。

7. 对心理状态的影响　　长期卧床，往往会给患者带来一些社会心理方面的问题。患者常出现焦虑、恐惧、失眠、自尊的改变、愤怒、挫折感等。此外，有些制动患者容易出现情绪波动，甚至会在行为上处于敌对好斗的状态，还有一些患者会变得胆怯畏缩，或出现定向力障碍，不能辨别时间和地点。由于疾病的影响，部分患者会造成身体残疾无法就业，面临经济困难。这些都会对其心理产生重要影响。

二、患者活动的评估

患者活动量的减少，对疾病的恢复有一定的益处，但同时也会给机体带来不利的影响，特别是长期卧床的患者，会引起许多系统的并发症，不仅影响正常的生理活动，而且还加重了原有疾病。因此，指导患者进行适当的活动，对促进机体康复、减少长期卧床出现的并发症是非常重要的。在指导活动前，护士应明确评估的重点，并采用适当的方法对患者的活动进行正确的评估，并根据患者的实际情况制订相应的活动计划。

（一）评估的重点

护士对患者活动的评估重点包括：患者对日常生活活动、康复运动的个体化需要；患者生活自理能力；患者的活动耐力；影响患者活动的主要因素；患者活动受限对患者的主要影响。

（二）评估的方法

评估活动的方法包括问诊、体格检查和辅助检查。通过询问患者的日常活动能力、活动耐力的情况及影响因素,以及对患者肌力、机体活动功能、心肺功能的体格检查,辅助实验室检查结果,综合判断患者的活动需要和活动能力。

评估活动的方法还可以运用研究工具,如日常生活活动能力(Activity of Daily Living,ADL)量表等相关的测评工具,其中广泛应用的主要有 Katz 指数、Barthel 指数(Barthel index,BI)、Pfeffer 功能活动问卷、日常生活活动能力量表等。上述测评工具在测量内容、评价标准以及适用领域方面各有侧重,例如 Barthel 指数和日常生活活动能力量表(附 7-2),常用于脑卒中患者、临床患者生活自理能力及伤残等级评定等。

(三)评估的内容

1. 患者的一般资料　包括患者的年龄、性别、文化程度、职业及日常活动习惯等。对于患者活动状况的评估,首先应考虑患者的年龄,年龄是决定机体对活动的需要及耐受程度的重要因素之一;性别使运动方式及运动强度产生区别;文化程度和职业可以帮助护士分析患者对活动的态度和兴趣并指导其活动计划的实施。护士在制订活动计划时应全面考虑以上因素,选择适合患者的活动方式,提高护理措施的针对性。

2. 心肺功能状态　活动会增加机体对氧的需要量,机体出现代偿性心率及呼吸加快、血压升高,给呼吸和循环系统带来压力和负担,当患者有循环系统或呼吸系统疾病时,不恰当的活动会加重原有疾病,甚至会发生心搏骤停。因此活动前应评估血压、心率、呼吸等指标,根据心肺功能确定活动负荷量的安全范围,根据患者的反应及时调整活动量。

3. 骨骼肌肉状态　机体进行活动要具有健康的骨骼组织和良好的肌力。肌力是指肌肉的收缩力量,可以通过机体收缩特定肌肉群的能力来判断肌力。肌力一般分为6级:

0级:完全瘫痪、肌力完全丧失

1级:可见肌肉轻微收缩但无肢体活动

2级:肢体可移动位置但不能抬起

3级:肢体能抬离但不能对抗阻力

4级:能做对抗阻力的运动,但肌力减弱

5级:肌力正常

4. 关节功能状态　在评估关节的功能状况时,要根据疾病和卧床对关节的具体影响进行评估,通过患者自己移动关节的主动运动和护士协助患者移动关节的被动运动,观察关节是否有肿胀、僵硬、变形,关节活动范围有无受限,活动时关节有无声响或疼痛、不适等症状。

5. 机体活动能力　通过对患者日常活动情况的评估来判断其活动能力,可通过观察患者的行走、穿衣、修饰、如厕等活动的完成情况进行综合评价。机体活动功能可分为5级:

0级:完全能独立,可自由活动

1级:需要使用设备或器械

2级:需要他人的帮助、监护和教育

3级:既需要帮助,也需要设备和器械

4级:完全不能独立,不能参加活动

6. 活动耐力(activity tolerance)　是指个体对活动与运动的生理和心理耐受力。当活动的数量和强度超过耐受力时,机体会出现疲劳、心悸、胸闷、呼吸困难、头昏、四肢和腰背痛等症状。内脏、骨骼、肌肉、神经系统疾病,以及应用 β 受体阻滞剂、降压药等均可使机体活动耐力降低。

7. 目前的患病情况　疾病的性质和严重程度决定机体活动受限的程度。对患者目前的患病情况进行全面的评估有助于合理安排患者的活动量及活动方式,同时也有利于患者的康复。如截瘫、昏迷、骨折等患者的活动完全受限,应采取由护士协助为主的被动运动方式,并要及早预防因长期卧床可能对机体造成的并发症。如果为慢性病或疾病的恢复期,病情对活动的影响较小,护士应鼓励患者坚持进行主动运动,促进机体康复。另外,在评估患者疾病的同时,护士还要考虑到疾病治疗方案对运动的特殊要求,正确处理肢体活动与制动的关系,制订合理的护理计划。

8. 社会心理状况 心理状况对活动的完成具有重要影响。如果患者情绪低落、焦虑,对活动缺乏热情,甚至产生厌倦或恐惧心理时,会严重影响活动的进行及预期效果。因此,评估患者的心理状态,帮助患者保持愉快的心情,以及对活动的兴趣,是完成高质量活动的必要条件。另外,患者家属的态度和行为也会影响患者的心理状态,因此,护士还应教育家属给予患者充分的理解和支持,帮助患者建立广泛的社会支持系统,共同完成护理计划。

三、协助患者活动

根据患者的不同年龄、身心发育特点和疾病情况选择适宜的活动方式是促进康复的重要环节,尽管对大多数人来说活动是有益于健康的,但如果缺乏科学的依据和正确的方法则对健康不利,甚至会对身体造成伤害。

(一)协助患者变换体位

长期卧床的患者,由于缺乏活动,或长时间采取不适当的被动体位或强迫体位,会影响脊柱、关节及肌肉组织的活动,患者可能出现局部疼痛、肌肉僵硬等症状。因此,卧床患者如病情允许,应经常变换体位,并给予背部护理,按摩受压肌肉,并协助患者进行关节和肌肉的功能活动,促进局部血液循环,帮助放松,减轻疼痛,保持关节和肌肉的正常生理功能和活动范围。

另外,长期卧床和缺乏活动是发生压力性损伤重要危险因素,如果不能采取积极有效的预防措施,患者受压部位则会出现血液循环障碍,引起局部组织缺血、缺氧,发生皮肤的破损和坏死。因此,护士应定时为患者更换体位,活动和按摩受压部位,避免压力性损伤发生(具体措施详见第六章第三节)。

(二)关节活动范围练习

关节活动范围(range of motion,ROM)是指关节运动时所通过的运动弧,常以度数表示,亦称关节活动度。关节活动范围练习(range of motion exercises)简称为 ROM 练习,是指根据每一特定关节可活动的范围,通过应用主动或被动的练习方法,维持关节正常的活动度,恢复和改善关节功能的锻炼方法。由个体独立完成的称为主动性 ROM 练习;依靠医务人员协助完成的称为被动性 ROM 练习。对于活动受限的患者应根据病情尽快进行 ROM 练习,开始可由医务人员完全协助或部分协助完成,随后逐渐过渡到患者能独立完成。被动性 ROM 练习可于护士为患者进行清洁护理、翻身和更换卧位时完成,既节省时间,又可观察患者的病情变化。本节主要介绍被动性 ROM 练习的具体方法。

1. 目的

(1)维持关节活动度。

(2)预防关节僵硬、粘连和挛缩。

(3)促进血液循环,有利于关节营养的供给。

(4)恢复关节功能。

(5)维持肌张力。

2. 操作方法

(1)护士运用人体力学原理,帮助患者采取自然放松姿势,面向操作者,并尽量靠近操作者。

(2)根据各关节的活动形式和范围,依次对患者的颈部、肩、肘、腕、手指、髋、踝、趾关节作屈曲、伸展、过伸、外展、内收、内旋、外旋等关节活动练习。①屈曲(flection):关节弯曲或头向前弯;②伸展(extension):关节伸直或头向后仰;③伸展过度(过伸)(hyperextension):伸展超过一般的范围;④外展(abduction):远离身体中心;⑤内收(adduction):移向身体中心;⑥内旋(internal rotation):旋向中心;⑦外旋(external rotation):自中心向外旋转。并注意观察患者的身心反应。各关节的活动形式和范围参照表 7-2,图 7-2、图 7-3。

表7-2　各关节的活动形式和范围

关节	活动度	关节	活动度
颈椎		旋转	0°～45°
屈曲	0°～45°	**肩**	
伸展	0°～45°	屈曲	0°～170°
侧屈	0°～45°	后伸	0°～60°
旋转	0°～60°	外展	0°～170°
胸腰椎		水平外展	0°～40°
屈曲	0°～80°	水平内收	0°～130°
伸展	0°～30°	内旋	0°～70°
侧屈	0°～40°	外旋	0°～90°
旋转	0°～45°	指间关节屈曲	0°～(80°～90°)
肩		外展	0°～50°
屈曲	0°～170°	**髋**	
后伸	0°～60°	屈曲	0°～120°
外展	0°～170°	伸展	0°～30°
水平外展	0°～40°	外展	0°～40°
水平内收	0°～130°	内收	0°～35°
内旋	0°～70°	内旋	0°～45°
外旋	0°～90°	外旋	0°～45°
肘和前臂		**膝**	
屈曲	0°～(135°～150°)	屈曲	0°～135°
旋后	0°～(80°～90°)	**踝**	
旋前	0°～(80°～90°)	背屈	0°～15°
腕		跖屈	0°～50°
掌屈	0°～80°	内翻	0°～35°
背伸	0°～70°	外翻	0°～20°
尺偏	0°～30°		

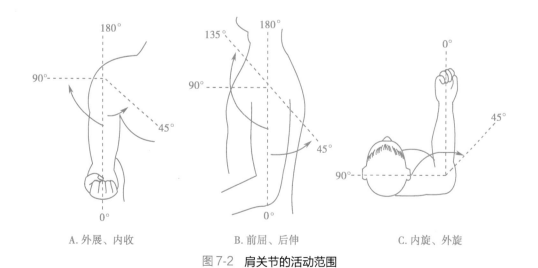

A. 外展、内收　　　B. 前屈、后伸　　　C. 内旋、外旋

图7-2　肩关节的活动范围

（3）活动关节时操作者的手应作环状或支架支撑关节远端的身体（图7-4）。

（4）每个关节每次做5～10次完整的ROM练习，当患者出现疼痛、疲劳、痉挛或抵抗反应时，应停止操作。

Note:

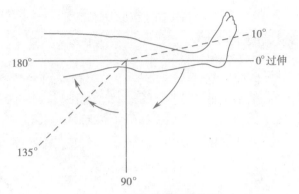

图 7-3　膝关节的活动范围

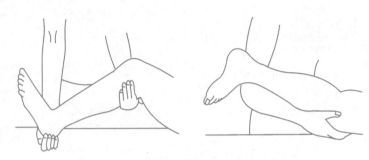

图 7-4　以手做成环状或支架来支托腿部

（5）关节活动结束后，测量生命体征，协助患者采取舒适的卧位，整理床单位。

（6）记录每日关节活动的项目、次数、时间以及关节活动度的变化。

3. 注意事项

（1）活动前要全面评估患者的疾病情况、机体活动能力、心肺功能状态、关节的现存功能，根据康复目标和患者的具体情况制订运动计划。

（2）活动前保持病室安静、空气清新、温湿度适宜，帮助患者更换宽松、舒适的衣服，以便于活动，注意保护患者的隐私。

（3）活动过程中，要注意观察患者对活动的反应及耐受性，注意观察有无关节僵硬、疼痛、痉挛及其他不良反应，出现异常情况及时报告医生给予处理。

（4）对急性关节炎、骨折、肌腱断裂、关节脱位的患者进行 ROM 练习时，应在临床医生和康复医生的指导下完成，避免出现再次损伤。

（5）对有心脏病的患者，在 ROM 练习时应特别注意观察患者有无胸痛、心律、心率、血压等方面的变化，避免因剧烈活动诱发心脏病的发作。

（6）护士应结合患者病情，向患者及家属介绍关节活动的重要性，鼓励患者积极配合锻炼，并最终达到由被动转变为主动的运动方式。

（7）活动后，应及时、准确地记录活动的时间、内容、次数、关节的活动变化及患者的反应，为制订下一步护理计划提供依据。

（三）肌肉练习

1. 等长运动（isometric exercise）　可增加肌肉张力而不改变肌肉长度的运动称为等长运动，因不伴有明显的关节运动，又称静力性运动。如固定膝关节的股四头肌锻炼就属于等长运动。等长运动的主要优点是不引起明显的关节运动，故可在肢体被固定的早期应用，以预防肌肉萎缩；也可在关节内损伤、积液、炎症时应用；并可利用较大负荷增强练习效果等。主要缺点是以增加静态肌力为主，并有关节角度的特异性，即因在某一关节角度下练习，只对增强关节处于该角度时的肌力有效。因此，现提出多点（角度）的等长运动方法，即在整个运动弧度中，每隔 20° 做一组等长运动（避开引起疼痛的角度），以全面增强肌肉力量。一般认为，等长运动中，肌肉收缩的维持时间应在6秒以上，所增加的静力负荷可视参加锻炼者的具体情况而定。

2. 等张运动（isotonic exercise）　指对抗一定的负荷做关节的活动锻炼，同时也锻炼肌肉收缩。因伴有大幅度关节运动，又称动力性运动。等张运动的优点是肌肉运动符合大多数日常活动的肌肉运动方式，同时有利于改善肌肉的神经控制。等张运动可遵循大负荷、少重复次数、快速引起疲劳的原则进行，也可采用渐进性抗阻训练法（progressive resistance exercise），逐渐增加肌肉阻力进行练习，即先找出10RM的重量（测定肌肉做连续10次运动的最大负荷），分三组循序渐进地采用10RM的50%、75%、100%进行运动练习，每组各做10次抗阻训练，每组运动的间隔休息时间一般为1分钟（也可视参加锻炼者的体力而定），每日练习一次，每周复测10RM值，以调整负荷重量。

进行肌肉锻炼时应注意以下几点：

（1）以患者的病情及运动需要为依据，制订适合患者的运动计划，帮助患者认识活动与疾病康复的关系，使患者能够积极配合练习，达到运动的目的。对患者在练习过程中取得的进步和成绩，应及时给予赞扬和鼓励，以增强其康复的信心。

（2）肌肉锻炼前后应做充分的准备及放松运动，避免出现肌肉损伤。

（3）严格掌握运动的量与频率，以达到肌肉适度疲劳而不出现明显疼痛为原则。每次练习中间有适当的间歇让肌肉得到放松和复原，一般每日一次或隔日练习一次。

（4）如锻炼中出现严重疼痛、不适，或伴有血压、脉搏、心律、呼吸、意识、情绪等方面的变化，应及时停止锻炼，并报告医生给予必要的处理。

（5）注意肌肉等长收缩引起的升压反应及增加心血管负荷的作用，高血压、冠心病及其他心血管疾病的患者慎用肌力练习，严重者禁做肌肉练习。

附7-1　睡眠状况自评量表（SRSS）

姓名：　　　　　　性别：　　　　　　年龄：　　　　　职业：

1	您觉得平时睡眠足够吗？	①睡眠过多了	②睡眠正好	③睡眠欠一些	④睡眠不够	⑤睡眠时间远远不够
2	您在睡眠后是否已觉得充分休息过了？	①觉得充分休息过了	②觉得休息过了	③觉得休息了一点	④不觉得休息过了	⑤觉得一点儿也没休息
3	您晚上已睡过觉，白天是否打瞌睡？	①0～5d	②很少（6～12d）	③有时（13～18d）	④经常（19～24d）	⑤总是（25～31d）
4	您平均每个晚上大约能睡几小时？	①≥9小时	②7～8小时	③5～6小时	④3～4小时	⑤1～2小时
5	您是否有入睡困难？	①0～5d	②很少（6～12d）	③有时（13～18d）	④经常（19～24d）	⑤总是（25～31d）
6	您入睡后中间是否易醒？	①0～5d	②很少（6～12d）	③有时（13～18d）	④经常（19～24d）	⑤总是（25～31d）
7	您在醒后是否难于再入睡？	①0～5d	②很少（6～12d）	③有时（13～18d）	④经常（19～24d）	⑤总是（25～31d）
8	您是否多梦或常被噩梦惊醒？	①0～5d	②很少（6～12d）	③有时（13～18d）	④经常（19～24d）	⑤总是（25～31d）
9	为了睡眠，您是否吃安眠药？	①0～5d	②很少（6～12d）	③有时（13～18d）	④经常（19～24d）	⑤总是（25～31d）
10	您失眠后心情（心境）如何？	①无不适	②无所谓	③有时心烦、急躁	④心慌、气短	⑤乏力、没精神、做事效率低

注：上面10个问题是了解您睡眠情况的，请您在最符合自己的每个问题上选择一个答案（√），时间限定在近1个月内。

项目和评定标准：SRSS共有10个项目，每个项目分5级评分（1～5），评分愈高，说明睡眠问题愈严重。此量表最低分为10分（基本无睡眠问题），最高分为50分（最严重）。

Note：

附 7-2 **Barthel 指数**

Barthel 指数评定简单,可信度、灵敏度较高,是应用较广、研究最多的一种 ADL 评定方法,我国自 20 世纪 80 年代后期在日常生活活动能力评定时,也普遍采用这种评定方法。Barthel 指数共 10 个条目,每个条目根据需要帮助的程度计分为 0、5、10、15 分不等,总分范围 0~100 分,得分越高表示自理能力越好。

	评定项目	评分标准	得分
1	大便	0 分=失禁或昏迷 5 分=偶尔失禁(每周一次) 10 分=能控制	
2	小便	0 分=失禁或昏迷或由他人导尿 5 分=偶尔失禁(每 24h 时 1 次,或每周 1 次) 10 分=能控制	
3	修饰	0 分=需要帮助 5 分=独立洗脸、梳头、刷牙、剃须	
4	如厕	0 分=依赖他人 5 分=部分需要帮助 10 分=全面自理	
5	吃饭	0 分=依赖他人 5 分=部分需要帮助 10 分=全面自理	
6	转移(轮椅)	0 分=依赖他人 5 分=能做,需要大量(2 人)辅助 10 分=需要少量(1 人)帮助或指导 15 分=全面自理	
7	活动(步行) (在病房及其周围,不包括走远路)	0 分=不能步行 5 分=在轮椅上能独立行动 10 分=需要 1 人辅助步行(体力活语言) 15 分=独立步行,可用辅助器	
8	穿衣	0 分=依赖他人 5 分=需一般辅助 10 分=自理	
9	上楼梯(上下一段楼梯,用手杖也算独立)	0 分=不能 5 分=需帮助(体力活语言指导) 10 分=全面自理	
10	洗澡	0 分=依赖他人 5 分=全面自理	
总分			
ADL 能力缺陷程度			
评定者			

ADL 能力缺陷程度:0~20 分=极严重功能缺陷;25~45 分=严重功能缺陷;50~70 分=中度功能缺陷;75~95 分=轻度功能缺陷;100 分=能自理。

(吕冬梅)

思 考 题

1. 患者王某,女,42 岁,半年前丈夫因病去世。王某主诉入睡困难,难以维持睡眠,睡眠质量差。这种情况已经持续了 3 个月,并出现头晕目眩、心悸气短、体倦乏力、急躁易怒、注意力不集中、健忘等症状,工作效率明显下降。

请思考:

(1)王某目前的主要问题是什么?

(2)出现该问题的主要原因是什么?

(3)护士应采取哪些护理措施帮助王某解决该问题?

2. 患者张某,男性,70 岁,因脑梗死发作住院治疗已经一周,偏瘫、失语症状已经得到改善,患者下肢无力,肢体可移动位置和抬起,关节活动范围缩小。

请思考:

(1)张某目前的机体活动能力为几级?如何评估?

(2)张某目前的状况对机体的主要影响有哪些?

(3)护士应该采取哪些护理措施提高张某的活动能力?

3. 患者赵某,女,50 岁,胃大部切除术后 3 天,医生建议她下床活动,但患者因身体虚弱、惧怕切口疼痛而不愿意接受。

请思考:

(1)如果你是责任护士,你将如何帮助赵某接受医生的建议?

(2)护士应该采取哪些护理措施协助赵某活动?

(3)在协助赵某活动中应注意哪些问题?

URSING

第八章

医疗与护理文件

08章 数字内容

学 习 目 标

知识目标：

1. 能正确描述医疗与护理文件的记录原则及管理要求。

2. 能正确区分医嘱的种类。

3. 能正确叙述医嘱处理的注意事项。

4. 能正确陈述病区交班报告书写顺序及要求。

技能目标：

1. 根据所提供的资料，正确绘制体温单和处理各种医嘱。

2. 能准确书写出入液记录单、特殊护理记录单、病区交班报告。

3. 结合临床实践，完成一份完整的护理病历。

素质目标：

1. 能够树立以患者为中心的理念，关心患者、尊重患者。

2. 能够正确认识医疗与护理文件记录的重要性，规范、认真记录相关文件。

医疗与护理文件包括医疗文件和护理文件两部分,是医院和患者重要的档案资料,也是教学、科研、管理以及法律上的重要资料。医疗文件记录了患者疾病发生、诊断、治疗、发展及转归的全过程,其中一部分由护士负责书写。护理记录是护士对患者进行病情观察和实施护理措施的原始文字记载,是临床护理工作的重要组成部分。因此,医疗和护理文件必须书写规范并妥善保管,以保证其正确性、完整性和原始性。目前全国各医院医疗与护理文件记录的方式不尽相同,但遵循的基本原则是一致的。

第一节　医疗与护理文件的记录和管理

 导入情景与思考

患者于某,女,36 岁,因贫血半年余入院治疗。护士遵医嘱予以输血,输血后护士的记录如下:于女士血常规回报单 RBC 2.3×10^{12}/L,Hb 65g/L,遵医嘱给予静脉输入 A 型红细胞 200ml。输血前测 T 36.6℃,由护士林某与李某双人核对无误后于 2:10pm 输入,滴速为 20 滴/min,15 分钟后患者主诉无不适,调整滴速为 50 滴/min,3:25pm 时输血完毕,患者无特殊不适。

请思考:

1. 护理文件记录的意义是什么?

2. 护士做护理文件记录时,应注意的事项有哪些?

3. 记录后的护理文件应如何妥善保管?

医疗与护理文件包括病历(case file)、医嘱单、体温单、护理记录单、病区交班报告、特别护理记录单等内容。护士在医疗与护理文件的记录和管理中必须明确准确记录的重要意义,做到认真、细致、负责,并遵守专业技术规范。

一、医疗与护理文件的记录

(一)记录的意义

1. **提供信息**　医疗与护理文件是关于患者病情变化、诊疗护理以及疾病转归全过程的客观全面、及时动态的记录,是医护人员进行正确诊疗、护理的依据,同时也是加强各级医护人员之间交流与合作的纽带。护理记录内容如体温、脉搏、呼吸、血压、出入量、危重患者观察记录等,常是医生了解患者的病情进展、进行明确诊断并制订和调整治疗方案的重要参考依据。

2. **提供教学与科研资料**　标准、完整的医疗护理记录体现出理论在实践中的具体应用,是最好的教学资料。一些特殊病例还可以作为进行个案教学分析与讨论的良好素材。

完整的医疗护理记录也是科研的重要资料,尤其是对回顾性研究具有重要的参考价值。同时,它也为流行病学研究、传染病管理、防病调查等提供了统计学方面的资料,是卫生管理机构制订和调整政策的重要依据。

3. **提供评价依据**　各项医疗与护理记录,如特别护理记录单等的书写可在一定程度上反映出一个医院的医疗护理服务质量,医院管理、学术及技术水平,它既是医院护理管理的重要信息资料,又是医院进行等级评定及对护理人员考核的参考资料。

4. **提供法律依据**　医疗与护理记录是具有法律效应的文件,是为法律所认可的证据。其内容反映了患者在住院期间接受治疗与护理的具体情形,在法律上可作为医疗纠纷、人身伤害、保险索赔、犯罪刑事案件及遗嘱查验的证明。凡涉及以上诉讼案件,调查处理时都要将病案、护理记录作为依据加以判断,以明确医院及医护人员有无法律责任。因此,只有认真对待各项记录的书写,对患者住院期间的病情、治疗、护理做好及时、完整、准确地记录,才能为法律提供有效的依据并保护医务人员自身的合法权益。

Note:

（二）记录的原则

及时、准确、完整、简要、清晰是书写各项医疗与护理记录的基本原则。

1. 及时　医疗与护理记录必须及时，不得拖延或提早，更不能漏记、错记，以保证记录的时效性，维持最新资料。如因抢救急重症患者未能及时记录的，有关医护人员应当在抢救结束后 6 小时内据实补记，并注明抢救完成时间和补记时间。

2. 准确　是指记录的内容必须在时间、内容及可靠程度上真实、无误，尤其对患者的主诉和行为应进行详细、真实、客观的描述，不应是护理人员的主观解释和有偏见的资料，而应是临床患者病情进展的科学记录，必要时可成为重要的法律依据。记录者必须是执行者。记录的时间应为实际给药、治疗、护理的时间，而不是事先安排的时间。有书写错误时应在错误处划线删除或修改，并在上面签全名以及修改时间。

3. 完整　眉栏、页码须填写完整。各项记录，尤其是护理表格应按要求逐项填写，避免遗漏。记录应连续，不留空白。每项记录后签全名，以示负责。如患者出现病情恶化、拒绝接受治疗护理或有自杀倾向、请假外出、并发症先兆等特殊情况，应详细记录并及时汇报、交接班等。

4. 简要　记录内容应重点突出、简洁、流畅。应使用医学术语和公认的缩写，避免笼统、含糊不清或过多修辞，以方便医护人员快速获取所需信息。此外，护理文件均可以采用表格式，以节约书写时间，使护理人员有更多时间和精力为患者提供直接护理服务。

5. 清晰　字迹清楚，字体端正，保持表格整洁，不得涂改、剪贴和滥用简化字。

二、医疗与护理文件的管理

医疗与护理文件是医院重要的档案资料。由门诊病历和住院病历两部分组成。门诊病历包括首页、副页和各种检查报告单；住院病历包括医疗记录、护理记录、检查记录和各种证明文件等。由于医疗与护理文件是医护人员临床实践的原始文件记录，对医疗、护理、教学、科研、执法等方面都至关重要，所以无论是在患者住院期间还是出院后均应妥善管理。门诊病历一般由患者自行保管。

（一）管理要求

1. 各种医疗与护理文件按规定放置，记录和使用后必须放回原处。

2. 必须保持医疗与护理文件的清洁、整齐、完整，防止污染、破损、拆散、丢失。

3. 患者及家属不得随意翻阅医疗与护理文件，不得擅自将医疗护理文件带出病区；因医疗活动或复印、复制等需要带离病区时，应当由病区指定专门人员负责携带和保管。

4. 医疗与护理文件应妥善保存。各种记录保存期限为：

（1）体温单、医嘱单、护理记录单、特别护理记录单作为病历的一部分随病历放置，患者出院后送病案室长期保存。

（2）门（急）诊病历档案的保存时间自患者最后一次就诊之日起不少于 15 年。

5. 患者本人或其代理人、死亡患者近亲属或其代理人、保险机构有权复印或复制患者的门（急）诊病历、住院志、体温单、医嘱单、化验单（检验报告）、医学影像检查资料、特殊检查（治疗）同意书、手术同意书、手术及麻醉记录单、病理报告、护理记录、出院记录以及国务院卫生行政部门规定的其他病历资料。

6. 发生医疗事故纠纷时，应于医患双方同时在场的情况下封存或启封死亡病例讨论记录、疑难病例讨论记录、上级医生查房记录、会诊记录、病程记录、各种检查报告单、医嘱单等，封存的病历资料可以是复印件，封存的病历由医疗机构负责医疗服务质量监控的部门或者专（兼）职人员保管。

（二）病历排列顺序

1. 住院期间病历排列顺序

（1）体温单（按时间先后倒排）

（2）医嘱单（按时间先后倒排）

（3）入院记录

（4）病史及体格检查

（5）病程记录（手术、分娩记录单等）

（6）会诊记录

（7）各种检验和检查报告

（8）护理记录单

（9）长期医嘱执行单

（10）住院病历首页

（11）门诊和 / 或急诊病历

2. 出院（转院、死亡）后病历排列顺序

（1）住院病历首页

（2）出院或死亡记录

（3）入院记录

（4）病史及体格检查

（5）病程记录

（6）各种检验及检查报告单

（7）护理记录单

（8）医嘱单（按时间先后顺排）

（9）长期医嘱执行单

（10）体温单（按时间先后顺排）

第二节 医疗与护理文件的书写

 ──────────── 导入情景与思考 ────────────

患者余某，男性，69 岁，因"反复双下肢水肿 10 余年，加重伴胸闷 1 月余"于当日 11：00am 由门诊坐轮椅转入病房。患者 T 36.3℃，P 108 次 /min，R 26 次 /min，BP 180/100mmHg；呼吸困难，半坐卧位，口唇发绀，颈静脉怒张，听诊两肺呼吸音粗，散在湿啰音，未闻及哮鸣音；全身皮肤完好，无破损，双下肢凹陷性水肿明显。护士遵医嘱给予鼻导管吸氧 3L/min，应用降压药、利尿剂治疗。此外，护士指导患者记录尿量等出入液量的正确方法，并告知其重要性；讲解了预防压力性损伤等相关知识。

请思考：

1. 如何绘制入院患者的体温单？

2. 记录患者出入液量时应注意哪些问题？

3. 针对该患者，护士交班报告中应重点书写的内容是什么？

医疗与护理文件的书写，包括填写体温单、处理医嘱、记录护理记录单、特别护理记录单和书写病区交班报告等。随着我国经济建设的迅速发展和现代医学模式的转变，以及人们对医疗保健需求的日益增长，认真、客观地填写各类护理文件已成为护理人员必须掌握的基本技能。

一、体温单

体温单（temperature sheet）主要用于记录患者的生命体征及其他情况，内容包括患者的出入院、手术、分娩、转科或死亡时间，体温、脉搏、呼吸、血压、大便次数、出入量、身高、体重等（附 8-1）。

（一）记录内容和要求

1. 眉栏

（1）用蓝（黑）笔填写患者姓名、年龄、性别、科别、床号、入院日期及住院病历号等项目。

（2）填写"日期"栏时，每页第一日应填写年、月、日，其余六天只写日。如在 6 天中遇到新的年度或月份开始，则应填写年、月、日或月、日。

（3）填写"住院天数"栏时，从患者入院当天为第一日开始填写，直至出院。

（4）填写"手术（分娩）后天数"栏时，用红笔填写，以手术（分娩）次日为第一日，依次填写至第十四天为止。若在十四天内进行第二次手术，则将第一次手术日数作为分母，第二次手术日数作为分子进行填写。

2. 40～42℃横线之间

（1）用红笔在 40～42℃横线之间相应的时间格内纵向填写患者入院、转入、手术、分娩、出院、死亡等，除了手术不写具体时间外，其余均采用 24 小时制，精确到分钟。

（2）填写要求

1）入院、转入、分娩、出院、死亡等项目后写"于"或划一竖线，其下用中文书写时间。如"入院于十时二十分"。

2）手术不写具体手术名称和具体手术时间。

3）转入时间由转入病区填写，如"转入于二十时三十分"。

3. 体温、脉搏曲线的绘制和呼吸的记录

（1）体温曲线的绘制

1）体温符号：口温以蓝点"●"表示，腋温以蓝叉"×"表示，肛温以蓝圈"○"表示。

2）每一小格为 0.2℃，将实际测量的度数，用蓝笔绘制于体温单 35～42℃的相应时间格内，相邻温度用蓝线相连，相同两次体温间可不连线。

3）物理或药物降温 30 分钟后，应重测体温，测量的体温以红圈"○"表示，划在物理降温前温度的同一纵格内，并用红虚线与降温前的温度相连，下次测得的温度用蓝线仍与降温前温度相连。

4）体温低于 35℃时，为体温不升，应在 35℃线以下相应时间纵格内用红笔写"不升"，不再与相邻温度相连。

5）若患者体温与上次温度差异较大或与病情不符时，应重新测量，重测相符者在原体温符号上方用蓝笔写上一小写英文字母"v"（verified，核实）。

6）若患者因拒测、外出进行诊疗活动或请假等原因未能测量体温时，则在体温单 40～42℃横线之间用红笔在相应时间纵格内填写"拒测""外出"或"请假"等，并且前后两次体温断开不相连。

7）需每两小时测一次体温时，应记录在 q.2h. 体温专用单上。

（2）脉搏、心率曲线的绘制

1）脉搏、心率符号：脉率以红点"●"表示，心率以红圈"○"表示。

2）每一小格为 4 次 /min，将实际测量的脉率或心率，用红笔绘制于体温单相应时间格内，相邻脉率或心率以红线相连，相同两次脉率或心率间可不连线。

3）脉搏与体温重叠时，先画体温符号，再用红笔在外画红圈"○"。如系肛温，则先以蓝圈表示体温，其内以红点表示脉搏。

4）脉搏短绌时，相邻脉率或心率用红线相连，在脉率与心率之间用红笔画线填满。

（3）呼吸的记录

1）将实际测量的呼吸次数，以阿拉伯数字表示，免写计量单位，用红笔填写在相应的呼吸栏内，相邻的两次呼吸上下错开记录，每页首记呼吸从上开始写。

2）使用呼吸机的患者，呼吸以Ⓡ表示，在体温单相应时间内顶格用黑笔画Ⓡ。

4. 底栏　底栏的内容包括血压、入量、尿量、大便次数、体重、身高及其他等。数据以阿拉伯数字记录,免写计量单位,用蓝(黑)笔填写在相应栏内。

（1）血压：以毫米汞柱（mmHg）为单位填入。新入院患者应记录血压,根据患者病情及医嘱测量并记录。

1）记录方式：收缩压/舒张压。

2）一日内连续测量血压时,则上午血压写在前半格内,下午血压写在后半格内；术前血压写在前面,术后血压写在后面。

3）如为下肢血压应当标注。

（2）入量：以毫升（ml）为单位,记前一日24小时的总入量在相应的日期栏内,每天记录1次。也有的体温单中入量和出量合在一栏内记录,则将前一日24小时的出入总量填写在相应日期栏内,分子为出量、分母为入量。

（3）尿量

1）以毫升（ml）为单位,记前一日24小时的尿液总量,每天记录1次。

2）排尿符号：导尿以"C"表示；尿失禁以"※"表示。例如："1 500/C"表示导尿患者排尿1 500ml。

（4）大便次数

1）记前一日的大便次数,每天记录1次。

2）大便符号：未解大便以"0"表示；大便失禁以"※"表示；人工肛门以"☆"表示；灌肠以"E"表示,灌肠后排便以E作分母、排便作分子表示,例如,"$^1/_E$"表示灌肠后排便1次；"$1^2/_E$"表示自行排便1次,灌肠后又排便2次；"$^4/_{2E}$"表示灌肠2次后排便4次。

（5）体重：以千克（kg）为单位填入。一般新入院患者当日应测量体重并记录,根据患者病情及医嘱测量并记录。病情危重或卧床不能测量的患者,应在体重栏内注明"卧床"。

（6）身高：以厘米（cm）为单位填入,一般新入院患者当日应测量身高并记录。

（7）"其他"栏作为机动,根据病情需要填写,如特殊用药、腹围、药物过敏试验、记录管路情况等。

（8）页码：用蓝(黑)笔逐页填写。

（二）记录方法

随着现代科学技术的飞速发展,医院信息化的普及,医院陆续开始使用电子体温单。电子体温单采用信息录入、储存、查询、打印等一系列电子信息自动化程序,只要键入的信息准确无误,则版面清晰、完整、美观,绘制准确规范,而且具有预警系统,最大限度地帮助护理人员及时采取护理措施并认真记录；也避免了手绘体温单出现的画图不准确、字迹潦草、涂改、错填、漏填、信息不符、续页时间序号错误等问题。

绘制体温单时,护士通过录入工作代码及个人密码,进入护士工作站系统后,选择患者体温单绘制界面,在相应的栏内填入准确的信息,保存后自动完成绘制。

二、医嘱单

医嘱（doctor's order）是医生根据患者病情的需要,为达到诊治的目的而拟定的书面嘱咐,由医护人员共同执行。医嘱的内容包括：日期、时间、床号、姓名、护理常规、护理级别、饮食、体位、药物（注明剂量、用法、时间等）、各种检查及治疗、术前准备以及医生和护士的签名。一般由医生开写医嘱,护士负责执行。

（一）与医嘱相关的表格

1. 医嘱记录单 是医生开写医嘱所用,包括长期医嘱单（附8-2）和临时医嘱单（附8-3）,存于病历中,作为整个诊疗过程的记录之一和结算依据,也是护士执行医嘱的依据。

2. 各种执行单 包括服药单、注射单、治疗单、输液单、饮食单等,护士确认医嘱后直接生成并

Note:

打印执行单,以便于指导治疗和护理的实施。

（二）医嘱的种类

1. 长期医嘱（long term doctor's order）　指自医生开写医嘱起,至医嘱停止,有效时间在24小时以上的医嘱。如"一级护理、心内科护理常规、低盐饮食、硝酸异山梨酯10mg p.o. t.i.d."。当医生注明停止时间后医嘱失效。

2. 临时医嘱（temporary doctor's order）　有效时间在24小时以内,应在短时间内执行,有的需立即执行（st.）,通常只执行一次,如"0.1%盐酸肾上腺素1ml H st.";有的需在限定时间内执行,如会诊、手术、检查、X线摄片及各项特殊检查等。另外,出院、转科、死亡等也列入临时医嘱。

3. 备用医嘱（alternative doctor's order）　根据病情需要分为长期备用医嘱和临时备用医嘱两种。

（1）长期备用医嘱（prn order）:指有效时间在24小时以上,必要时用,两次执行之间有时间间隔,由医生注明停止日期后方失效。如"哌替啶50mg i.m. q.6h. p.r.n."。

（2）临时备用医嘱（sos order）:指自医生开写医嘱起12小时内有效,必要时用,过期未执行则失效,如"索米痛0.5g p.o. s.o.s"。需一日内连续用药数次者,可按临时医嘱处理,如"奎尼丁0.2g q.2h.×5"。

（三）医嘱的处理

1. 医嘱的录入　医生通过医生工作站直接录入医嘱,并下达护士工作站。

2. 医嘱的处理程序与方法

（1）提取医嘱:处理医嘱护士需录入工作代码及个人密码,进入护士工作站系统后提取录入医嘱。

（2）核对医嘱:处理医嘱前先双人核对医嘱,核对内容包括医嘱类别、内容及执行时间等。核对无误后进行医嘱确认。对有疑问的医嘱应及时向医生查询,严防盲目执行医嘱。

（3）生成医嘱:医嘱确认汇总生成后,中心药房根据网络信息摆药,分发针剂等;处理医嘱护士通过各自的终端机直接打印当天各种药物治疗单,包括注射、口服、输液等长期、临时医嘱执行单,并由执行医嘱护士执行。

（4）执行医嘱:执行医嘱护士再次核对医嘱无误后,按执行单要求进行医嘱的执行。执行后,注明执行时间,并签全名。

1）长期医嘱的执行:长期医嘱确认生成后,直接打印各种执行单（如服药单、注射单、治疗单、输液单、饮食单等）,定期执行的长期医嘱应在执行单上注明具体的执行时间。如"硝苯地平10mg p.o. t.i.d.",在服药单上则应注明"硝苯地平10mg 8a.m.、12n.、4p.m."。护士执行长期医嘱后,应在长期医嘱执行单上注明执行的时间,并签全名。

2）临时医嘱的执行:需立即执行的医嘱,护士执行后,在临时医嘱执行单上注明执行时间并签上全名。有限定执行时间的临时医嘱,护士应及时转录至临时治疗本或交班记录本上。会诊、手术、检查等各种申请单应及时送到相应科室。

3）备用医嘱的执行:①长期备用医嘱,护士每次执行后,在临时医嘱单内记录执行时间并签全名,以供下一班参考。②临时备用医嘱,临时备用医嘱12小时内有效,过时未执行,则自行失效。

（5）停止医嘱:停止医嘱时,由医生在医嘱单原医嘱后,注明停止日期、时间;护士核对确认后,把相应执行单上的有关项目注销,同时注明停止日期和时间。

（6）重整医嘱:当患者手术、分娩或转科后,需重整医嘱,由医生在原医嘱最后一项下面录入"术后医嘱""分娩医嘱""转入医嘱"等,然后再开写新医嘱,原医嘱自行停止。

（四）医嘱处理的监控

1. 在医嘱录入、核对、汇总、生成、查对、删除等每一个处理环节中,实行操作码管理。操作码与操作人员一一对应,由操作人员自行管理,操作人员只有凭借操作码才能进入计算机医嘱处理系统,操作人员的姓名可在总台显示。

2. 职能部门可通过监控系统浏览、查对住院患者或出院患者的全部医嘱;浏览、查阅全院(包括出院)患者的某一项医嘱等,从而监控各个科室医嘱处理的过程质量和终末质量。

（五）注意事项

1. 医嘱必须经医生签名后方为有效。在一般情况下不执行口头医嘱,在抢救或手术过程中医生下口头医嘱时,执行护士应先复诵一遍,双方确认无误后方可执行,事后应及时据实补写医嘱。

2. 处理医嘱时,应先急后缓,即先执行临时医嘱,再执行长期医嘱。

3. 对有疑问的医嘱,必须核对清楚后方可执行。

4. 医嘱需每班、每日核对,核对后签全名。

5. 凡需下一班执行的临时医嘱要交班,并在护士交班记录上注明。

6. 凡开具在医嘱单上而又不需执行的医嘱,由医生登入医生工作站后直接做删除或停止。

三、出入液量记录单

正常人体每日液体的摄入量和排出量之间保持着动态的平衡。当摄入水分减少或是由于疾病导致水分排出过多,都可引起机体不同程度的脱水,应及时经口或其他途径(静脉或皮下等)补液以纠正脱水;相反,如果水分过多积聚在体内,则会出现水肿,应限制水分摄入。为此,护理人员有必要掌握正确地测量和记录患者每日液体的摄入量和排出量,以作为了解病情、作出诊断、决定治疗方案的重要依据。常用于休克、大面积烧伤、大手术后或心脏病、肾脏疾病、肝硬化腹水等患者。出入液量记录单(附8-4)。

（一）记录内容和要求

1. 每日摄入量 包括每日的饮水量、食物中的含水量、输液量、输血量等。患者饮水时应使用固定的饮水容器,并测定其容量;固体食物应记录单位数量或重量,如米饭1中碗(约100g)、苹果1个(约100g)等,再根据医院常用食物含水量(表8-1)及各种水果含水量(表8-2)核算其含水量。

表8-1 医院常用食物含水量

食物	单位	原料重量/g	含水量/ml	食物	单位	原料重量/g	含水量/ml
米饭	1中碗	100	240	藕粉	1大碗	50	210
大米粥	1大碗	50	400	鸭蛋	1个	100	72
大米粥	1小碗	25	200	馄饨	1大碗	100	350
面条	1中碗	100	250	牛奶	1大杯	250	217
馒头	1个	50	25	豆浆	1大杯	250	230
花卷	1个	50	25	蒸鸡蛋	1大碗	60	260
烧饼	1个	50	20	牛肉		100	69
油饼	1个	100	25	猪肉		100	29
豆沙包	1个	50	34	羊肉		100	59
菜包	1个	150	80	青菜		100	92
水饺	1个	10	20	大白菜		100	96
蛋糕	1块	50	25	冬瓜		100	97
饼干	1块	7	2	豆腐		100	90
煮鸡蛋	1个	40	30	带鱼		100	50

Note:

表 8-2　各种水果含水量

水果	重量 /g	含水量 /ml	水果	重量 /g	含水量 /ml
西瓜	100	79	葡萄	100	65
甜瓜	100	66	桃	100	82
西红柿	100	90	杏	100	80
萝卜	100	73	柿子	100	58
李子	100	68	香蕉	100	60
樱桃	100	67	橘子	100	54
黄瓜	100	83	菠萝	100	86
苹果	100	68	柚子	100	85
梨	100	71	广柑	100	88

2. 每日排出量　主要为尿量,此外其他途径的排出液,如大便量、呕吐物量、咯出物量(咯血、咳痰)、出血量、引流量、创面渗液量等,也应作为排出量加以测量和记录。除大便记录次数外,液体以毫升(ml)为单位记录。为了保证记录的准确性,昏迷患者、尿失禁患者或需密切观察尿量的患者,最好留置导尿;婴幼儿测量尿量可先测量干尿布的重量,再测量湿尿布的重量,两者之差即为尿量;对于不易收集的排出量,可依据定量液体浸润棉织物的情况进行估算。

（二）记录方法

1. 填写眉栏各项,包括患者姓名、科别、床号、住院病历号、诊断及页码。

2. 记录同一时间的摄入量和排出量,在同一横格上开始记录;对于不同时间的摄入量和排出量,应各自另起一行记录。

3. 12 小时或 24 小时就患者的出入量做一次小结或总结。12 小时做小结,将 12 小时小结的液体出入量记录在划好的格子上;24 小时做总结,将 24 小时总结的液体出入量记录在划好的格子上,需要时应分类总结,并将结果分别填写在体温单相应的栏目上。

4. 不需继续记录出入液量后,记录单无需保存。

四、特别护理记录单

凡危重、抢救、大手术后、特殊治疗或需严密观察病情者,须做好特别护理观察记录(附 8-5),以便及时了解和全面掌握患者情况,观察治疗或抢救后的效果。

（一）记录内容

记录内容包括患者生命体征、出入量、病情动态、护理措施、药物治疗效果及反应等。

（二）记录方法

1. 填写眉栏各项,包括患者姓名、年龄、性别、科别、床号、住院病历号、入院日期、诊断等。

2. 及时准确地记录患者的体温、脉搏、呼吸、血压、出入量等。计量单位写在标题栏内,记录栏内只填数字。记录出入量时,除填写量外,还应将颜色、性状记录于病情栏内,并将 24 小时总量填写在体温单的相应栏内。

3. 病情及处理栏内要详细记录患者的病情变化,治疗、护理措施以及效果,并签全名。

4. 12 小时或 24 小时就患者的总出入量、病情、治疗护理做一次小结或总结。

5. 患者出院或死亡后,特别护理记录单应随病历留档保存。

此外,除了特别护理记录单外,护理观察记录单还包括一般护理记录单和手术护理记录单。一般护理记录单是护士遵照医嘱和患者的病情,对一般患者住院期间护理过程的客观记录;手术护理记录单是巡回护士对手术患者手术中护理情况及所用器械、敷料的记录。护理观察记录单是护理人员在向患者实施护理过程中的原始有力的证据，应当规范、认真、客观地书写，患者出院或死亡后，随病历留档保存。

五、病区交班报告

病区交班报告是由值班护士书写的书面交班报告，其内容为值班期间病区的情况及患者病情的动态变化。通过阅读病区交班报告，接班护士可全面掌握整个病区的患者情况、明确需继续观察的问题和实施的护理。

（一）交班内容

1. **出院、转出、死亡患者**　出院者写明离开时间；转出者注明转往的医院、科别及转出时间；死亡者简要记录抢救过程及死亡时间。

2. **新入院及转入患者**　应写明入院或转入的原因、时间、主诉、主要症状、体征、既往重要病史（尤其是过敏史），存在的护理问题以及下一班需观察及注意的事项，给予的治疗，护理措施及效果。

3. **危重患者、有异常情况以及做特殊检查或治疗的患者**　应写明主诉、生命体征、神志、病情动态、特殊抢救及治疗护理，下一班需重点观察和注意的事项。

4. **手术患者**　准备手术的患者应写明术前准备和术前用药情况等。当天手术患者需写明麻醉种类，手术名称及过程，麻醉清醒时间，回病房后的生命体征、伤口、引流、排尿及镇痛药使用情况。

5. **产妇**　应报告胎次、产式、产程、分娩时间、会阴切口或腹部切口及恶露情况等；自行排尿时间；新生儿性别及评分。

6. **老年、小儿及生活不能自理的患者**　应报告生活护理情况，如口腔护理、压力性损伤护理及饮食护理等。

此外，还应报告上述患者的心理状况和需要接班者重点观察及完成的事项。夜间记录还应注明患者的睡眠情况。

（二）书写顺序

1. 填写眉栏各项，如病区、日期、时间、患者总数和入院、出院、转出、转入、手术、分娩、病危及死亡患者数等。

2. 先写离开病区的患者（出院、转出、死亡），再写进入病区的患者（入院、转入），最后写本班重点患者（手术、分娩、危重及有异常情况的患者）。同一栏内的内容，按床号先后顺序书写报告。

（三）书写要求

1. 应在经常巡视和了解患者病情的基础上认真书写。

2. 书写内容应全面、真实、简明扼要、重点突出。

3. 字迹清楚、不得随意涂改、粘贴，日间可用蓝（黑）色字体书写，夜间用红色字体书写。

4. 填写时，先写姓名、床号、住院病历号、诊断，再简要记录病情、治疗和护理。

5. 对新入院、转入、手术、分娩患者，在诊断的右下角分别用注明"新""转入""手术""分娩"，危重患者用注明"危"或做标记"※"。

6. 书写完毕后，注明页数并签全名。

7. 护士长应对每班的病区交班报告进行检查，确认符合书写要求后签全名；对于不符合要求的病区交班报告，护士长应告知交班护士按要求补充完善。

六、护理病历

在临床应用护理程序的过程中，有关患者的健康资料、护理诊断、护理目标、护理措施、护理记

Note:

录和效果评价等,均应有书面记录,这些记录构成护理病历。

目前,各医院护理病历的设计不尽相同,一般包括入院评估表、住院评估表、护理计划单、护理记录单、出院指导和健康教育等。

1. 入院评估表 用于对新入院患者进行初步的护理评估,并通过评估找出患者的健康问题,确立护理诊断。主要内容包括患者的一般资料、现在健康状况、既往健康状况、心理状况、社会状况等。

2. 住院评估表 为及时、全面掌握患者病情的动态变化,护士应对其分管的患者视病情每班、每天或数天进行评估。评估内容可根据病种、病情不同而有所不同。

3. 护理计划单 即护理人员对患者实施整体护理的具体方案。主要内容包括护理诊断、护理目标、护理措施和效果评价等。

为节约时间,以"标准护理计划"的形式预先编制每种疾病的护理诊断及相应的护理措施、预期目标等,护士可参照它为自己负责的每一位患者实施护理。使用标准护理计划最大的优点是可减少常规护理措施的书写,使护士将更多的时间和精力用于对患者的直接护理上。但容易使护士只顾按标准计划实施护理,而忽略了患者的个体差异性。因此,使用时一定要根据患者需要恰当选择并进行必要的补充。

4. 护理记录单 护理记录单是护士运用护理程序的方法为患者解决问题的记录。其内容包括患者的护理诊断/问题、护士所采取的护理措施及执行措施后的效果等。常采用的记录格式有两种:P(problem)、I(intervention)、O(outcome)格式和 S(subjective data)、O(objective data)、A(assessment)、P(plan)、E(evaluation)格式。

5. 健康教育计划 健康教育计划是为恢复和促进患者健康并保证患者出院后能获得有效的自我护理能力而制订和实施的帮助患者掌握健康知识的学习计划与技能训练计划。主要内容包括:

(1)住院期间的健康教育计划:①入院须知、病区环境介绍、医护人员概况;②疾病的诱发因素、发生与发展过程及心理因素对疾病的影响;③可采取的治疗护理方案;④有关检查的目的及注意事项;⑤饮食与活动的注意事项;⑥疾病的预防及康复措施等。

(2)出院指导:出院指导是对患者出院后的活动、饮食、服药、伤口护理、复诊等方面进行指导。教育和指导的方式可采用讲解、示范、模拟、提供书面或视听材料等。

对于需要患者及家属了解或掌握的有关知识和技能,护理专家已经编制成标准健康教育计划和标准出院指导。护理人员可参照其进行健康教育和出院指导。护士使用时应根据患者的文化程度、理解能力让患者自己阅读,有针对性地解答问题或给患者边读边讲解边示范,直至患者掌握。同时,对处于不同疾病阶段的患者,护士应给予重点不同的、能体现个体差异的有针对性的指导。

知 识 拓 展

AI 语音临床护理数据采集系统

AI 语音临床护理数据采集系统是通过对人工智能语音技术、自然语言处理技术融合集成为临床一线提供智能、高效的数据采集录入、智能提醒、数据实时质控的 AI 护理创新型系统,系统可以帮助医护人员在任一时间、地点,对不同患者实现护理数据采集录入、数据智能处理。在日常护理工作中,该系统支持护理人员在普通病区的护士站、病房、走廊以及感染性隔离病区的护士站、病房、走廊等不同区域,均可通过单手按键语音操作即可实现患者生命体征信息、观察问诊信息、病情变化、护理措施、治疗效果等护理数据的采集与智能结构化的录入生成。

附 8-1 体温单(范例)

| 姓名 张某 | 年龄 56 | 性别 女 | 科别 普外科 | 床号 12 | 入院日期 2022-3-26 | 住院病历号 5336626 |

日 期	2022-03-26	27	28	29	30	31	04-01
住院天数	1	2	3	4	5	6	7
手术后天数			1	2	3	4	5

| 时 间 | | 2 6 10 14 18 22 | 2 6 10 14 18 22 | 2 6 10 14 18 22 | 2 6 10 14 18 22 | 2 6 10 14 18 22 | 2 6 10 14 18 22 | 2 6 10 14 18 22 |

脉搏(次/分) 体温(℃)

180 — 42　入院—九时四十分
160 — 41
140 — 40
120 — 39
100 — 38
80 — 37
60 — 36
40 — 35

(手术 标记于 27 日)

呼吸(次/分)	18/18	20	18 20 25	18 20 18	18	18 20 18	18	20	18
血压(mmHg)	130/80	135/85	130/75	125/75	140/90	130/85	125/80
入量(ml)	2 000	1 900	0	2 600	2 200	2 200	2 000
出量(ml)	1 000	1 000	1 200	1 100	1 300	1 400	1 400
大便(次/日)	1	0	0	1/E	0	1	1
体重(kg)	68	卧床					
身高(cm)	166						

附 8-2 长期医嘱单（范例）

姓名 　　　　　床号 　　　　　科别 　　　　　病房 　　　　　住院号

起始		长期医嘱	医生签字	护士签字	停止		医生签字	护士签字
日期	时间				日期	时间		

附 8-3　临时医嘱单（范例）

姓名　　　　　　　　床号　　　　　　　　科别　　　　　　　　病房　　　　　　　　住院号

| 起始 | | 临时医嘱 | 医生签字 | 执行 | | 护士签字 |
日期	时间			日期	时间	

附 8-4 出入液量记录单(范例)

姓名　　　　床号　　　　诊断　　　　科别　　　　病房　　　　住院号

| 日期 | 时间 | 入量 | | 出量 | | 签名 |
		项目	量/ml	项目	量/ml	

附 8-5 特别护理记录单（范例）

姓名　　　　　　床号　　　　　　诊断　　　　　　科别　　　　　　病房　　　　　　住院号

日期	时间	生命体征				入量		出量		病情观察及处理	签名
		体温 /℃	脉搏 /（次 /min）	呼吸 /（次 /min）	血压 /mmHg	项目	ml	项目	ml		

（金晓燕）

思 考 题

1. 患者刘某,女,20岁,于2天前淋雨受凉后高热,最高达40℃,服用退烧药后出汗多,体温下降,但不久体温又开始升高,并有咳嗽,偶尔咳痰,痰不多,白色黏液,咳时伴胸痛,急诊收入院。查体:T 39.5℃,P 96次/min,R 21次/min,BP 120/80mmHg,两肺底可闻及干湿啰音,心(-),腹(-)。医嘱:急查血常规,胸部X线检查,青霉素皮试,青霉素400万U静脉滴注,b.i.d.。

请思考:

(1)上述医嘱各属于哪一类?

(2)各类医嘱有何特点?

(3)如何处理各类医嘱?

2. 患者李某,男性,66岁,因肝硬化腹水入院,医嘱要求准确记录患者出入液量。

请思考:

(1)出入液量的记录内容包括哪些?

(2)如何正确记录出入液量?

生命体征的评估与护理

09章 数字内容

学 习 目 标

知识目标：

1. 能正确说出体温、脉搏、呼吸、血压的正常值。

2. 能正确阐述体温、脉搏、呼吸、血压的生理变化。

3. 能正确描述体温过低及脉搏、呼吸、血压异常的护理。

4. 能正确理解并解释下列概念：体温、脉搏、呼吸、血压、体温过高、体温过低、稽留热、弛张热、间歇热、不规则热、心动过速、心动过缓、间歇脉、脉搏短绌、洪脉、细脉、交替脉、水冲脉、奇脉、高血压、低血压、呼吸增快、呼吸减慢、深度呼吸、潮式呼吸、间断呼吸、胸叩击、体位引流、吸痰法及氧气疗法。

5. 能正确识别异常体温、脉搏、呼吸、血压。

技能目标：

1. 能正确测量和记录体温、脉搏、呼吸、血压。

2. 能运用所学知识，为体温过高患者制订护理措施。

3. 能运用所学知识，对缺氧患者实施正确的氧气疗法。

素质目标：

在生命体征测量和护理操作过程中，具备慎独精神，保证测量数值的客观准确，并能够体现出对患者的尊重和关爱。

生命体征（vital signs）是体温、脉搏、呼吸及血压的总称。生命体征受大脑控制，是机体内在活动的一种客观反映，是衡量机体身心状况的可靠指标。正常人生命体征在一定范围内相对稳定，变化很小且相互之间存在内在联系。而在病理情况下，其变化极其敏感。护士通过认真仔细地观察生命体征，可以获得患者生理状态的基本资料，了解机体重要脏器的功能活动情况，了解疾病的发生、发展及转归，为预防、诊断、治疗及护理提供依据。因此，正确掌握生命体征的观察技能与护理是临床护理中极为重要的内容之一。

第一节　体温的评估与护理

───────── 导入情景与思考 ─────────

患者车某，男性，35 岁。1 周前因工作繁忙，每天熬夜至凌晨 2～3 点钟，3 天前患者自感全身发冷、寒战，T 39.9℃，伴有咳嗽、咳痰，咳较多黄色黏痰，自行服用感冒药后未见明显好转，门诊就诊并收入呼吸病房。入院后，责任护士每日定时为患者测量生命体征。每日 9:00am 测口腔温度在 39.2～39.5℃，4:00pm 测口腔温度在 39.6～39.8℃，持续高热至今。

请思考：

1. 该患者的热型是哪一种？其发热为哪种程度？

2. 患者发热期间，护士应实施的护理措施有哪些？

────────────────────────────

体温（body temperature）分为体核温度和体表温度。体核温度（core temperature），指机体深部组织（如胸腔、腹腔或盆腔）的温度，相对稳定且高于体表温度。正常的体核温度是一定范围内的温度。体表温度（surface temperature）是皮肤、皮下组织以及脂肪的温度，可受环境温度和衣着情况的影响且低于体核温度。基础体温（basal body temperature，BBT）指人体在（持续）较长时间（6～8 小时）的睡眠后醒来，尚未进行任何活动之前所测量到的体温。

一、正常体温及生理变化

（一）体温的形成

体温是人体产热与散热平衡的动态反映。人体热量由三大营养物质糖、脂肪、蛋白质氧化分解而产生。三大营养物质在体内氧化时释放能量，其总能量的 50% 以上迅速转化为热能，以维持体温，并不断地散发到体外；其余不足 50% 的能量贮存于三磷酸腺苷（ATP）内，供机体利用，最终仍转化为热能散发到体外。

（二）产热与散热

1. 产热方式　分为战栗产热和非战栗产热（也称代谢产热）。非战栗产热是维持生命的各种活动产生热量。这种产热与基础代谢成正比，且不会因为身体内部体温调节的需求而改变。战栗产热发生在机体突然暴露于寒冷环境中。通过增加肾上腺素和甲状腺素提高机体细胞代谢率以及骨骼肌发生不随意的节律性收缩产热，以应对机体遇冷的情况。

2. 散热方式　人体的散热方式有辐射、传导、对流和蒸发四种。

（1）辐射（radiation）：指热由一个物体表面以红外线的形式传至另一个与它不接触的物体表面。辐射散热量同皮肤与外界环境的温差及机体有效辐射面积等有关。皮肤温度高于外界环境温度时，向外界环境散热，皮肤温度低于外界环境温度时反而会吸收环境中的热量。而辐射面积越大，散热量越多。

（2）传导（conduction）：指机体热量传给同它接触的温度较低的物体的一种散热方式。传导散热量与物体接触面积、温差大小及导热性有关。由于水的导热性能好，故临床上常采用冰袋、冰帽、冷湿敷等方式为高热患者物理降温。

（3）对流（convection）：是指通过气体或液体的流动来交换热量的一种散热方式。机体通过传导使周围少量空气温度升高，而后较低温度的空气对流替代温热空气从而散走热量。因此，机体总是通过对流散走小部分热量。对流散热量受气体或液体的流动速度、温差、有效热面积等影响。

（4）蒸发（evaporation）：指水由液态变为气态，同时带走大量热量（1g 水蒸发可带走 2.43kJ 的热量）的一种散热方式。人体会持续从呼吸道、口腔黏膜以及皮肤通过蒸发散热。根据皮肤内的汗腺活动情况可分为不感蒸发（不显汗）和发汗。皮肤水分蒸发与汗腺活动无关称为不感蒸发。通过汗腺分泌汗液散热称为发汗。发汗的蒸发散热量受环境温度和湿度的影响。环境温度高，发汗散热快，但湿度过高时汗液反而不易蒸发。临床上为高热患者进行温水或乙醇拭浴，就是通过水分或乙醇的蒸发，起到降温作用。

当外界温度低于体表温度时，机体大部分热量可通过辐射、传导、对流等方式散热，当外界温度等于或高于体表温度时，蒸发成为人体唯一的散热方式。

（三）体温的生理变化

1. 正常体温　由于体核温度不易测试，临床上常以口腔、直肠、腋窝等处的温度来代表体温，其中直肠温度（即肛温）最接近于人体深部温度。正常体温的范围见表 9-1。

表 9-1　成人体温平均值及正常范围

部位	平均温度	正常范围
腋温	36.5℃（97.7℉）	36.0～37.0℃（96.8～98.6℉）
口温	37.0℃（98.6℉）	36.3～37.2℃（97.3～99.0℉）
肛温	37.5℃（99.5℉）	36.5～37.7℃（97.7～99.9℉）

温度可用摄氏温度（℃）和华氏温度（℉）来表示。摄氏温度与华氏温度的换算公式为：
$$℉ = ℃ × 9/5 + 32；℃ = （℉ - 32）× 5/9$$

2. 生理变化　体温受多种因素影响会出现生理性变化，但其变化的范围很小，一般不超过 0.5～1.0℃。在测量体温时，应加以考虑。

（1）昼夜：正常人体温在 24 小时内呈周期性波动，清晨 2～6 时最低，午后 2～6 时最高。体温的这种昼夜周期性波动称为昼夜节律。老年人体温的昼夜节律可因衰老过程中自主神经功能的改变而变小。

（2）年龄：由于基础代谢水平的不同，各年龄段的体温也不同。儿童、青少年的体温高于成年人，而老年人的体温低于青、壮年。新生儿尤其是早产儿，体温调节功能尚未发育完善，其体温易受环境温度的影响，因此新生儿应加强护理，做好防寒保暖措施。老年人由于体温调节功能下降等因素的影响，对外界极端温度更为敏感。75 岁以上的老年人发生低体温的风险增高。

（3）性别：成年女性的体温平均比男性高 0.3℃，可能与女性皮下脂肪层较厚，散热减少有关。女性的基础体温随月经周期呈规律性的变化，在排卵前体温较低，排卵日最低，排卵后体温升高，这与体内孕激素水平周期性变化有关，孕激素具有升高体温的作用，因此在临床上可通过连续测量基础体温了解月经周期中有无排卵和确定排卵日期。

（4）肌肉活动：剧烈肌肉活动（劳动或运动）可使骨骼肌强烈收缩，产热增加，导致体温升高。因此，测量体温应在患者安静状态下测量。

（5）压力和情绪：情绪激动或压力增加可使体内的肾上腺素和去甲肾上腺素释放增加，新陈代谢

Note：

增加,产热增加。

(6)饮食:进食后体温会升高,而饥饿、禁食时体温会下降。

此外,环境温度和药物等都会影响体温。例如:麻醉药物可抑制体温调节中枢或影响传入路径的活动并扩张血管,增加散热,降低机体对寒冷环境的适应能力。因此手术患者在术中和术后应注意保暖。

二、异常体温的评估及护理

(一)体温过高

1. 定义　体温过高(hyperthermia)指机体体温升高超过正常范围。

病理性体温过高包括发热和过热。发热(fever)指机体在致热原作用下,体温调节中枢的调定点上移而引起的调节性体温升高。发热可分为感染性发热和非感染性发热两大类。感染性发热由病原体引起;非感染性发热由病原体以外的各种原因引起,例如,恶性肿瘤引起的发热。过热(superheat),也称超热,是指调定点未发生移动,而是由于体温调节障碍、散热障碍、产热器官功能异常等原因,造成体温调节中枢不能将体温控制在与调定点相适应的水平上,是被动性的体温升高。例如,大面积烧伤后瘢痕形成造成皮肤散热障碍引起的体温过高,外界环境温度过高引起的中暑。

一般而言,当腋下温度超过37℃或口腔温度超过37.3℃,一昼夜体温波动在1℃以上可称为发热。

2. 临床分级　以口腔温度为例,发热程度可划分为:

低热:37.3~38.0℃

中等热:38.1~39.0℃

高热:39.1~41.0℃

超高热:41℃以上

3. 发热过程及表现　一般将发热过程分为三个时期。

(1)体温上升期:此期产热大于散热,体温上升。患者主要表现为疲乏无力、皮肤苍白、干燥无汗、畏寒,甚至寒战。体温上升可有骤升和渐升两种方式,骤升是指体温突然升高,在数小时内升至高峰,常见于肺炎球菌肺炎、疟疾等。渐升是指体温逐渐上升,数日内达高峰,常见于伤寒等。

(2)高热持续期:此期产热和散热在高于正常的水平上保持相对平衡。患者主要表现为面色潮红、皮肤灼热、口唇干燥、呼吸脉搏加快、头痛头晕、食欲缺乏、全身不适、软弱无力。

(3)退热期:此期散热大于产热,体温恢复至正常水平。患者主要表现为大量出汗、皮肤潮湿。体温下降可有骤退和渐退两种方式。骤退者体温突然下降,在数小时内恢复正常,常见于肺炎球菌肺炎、疟疾。渐退者体温逐渐下降,在2~3天内恢复正常,常见于伤寒等。体温骤退者由于大量出汗,体液丧失较多,特别是年老体弱及心血管疾病患者,易出现血压下降、脉搏细速、四肢厥冷等虚脱或休克现象,护理中应加强观察。

4. 常见热型　各种体温曲线的形态称为热型(fever type)。某些发热性疾病具有独特的热型,加强观察有助于对疾病的诊断。但须注意,由于目前抗生素的广泛使用(甚至滥用)或由于应用(包括不适当使用)解热药、肾上腺皮质激素等,使热型变得不典型。常见热型有以下四种(图9-1)。

(1)稽留热(continued fever):体温持续在39~40℃,达数天或数周,24小时波动范围不超过1℃。常见于伤寒、大叶性肺炎高热期等。

(2)弛张热(remittent fever):体温常在39℃以上,24小时内温差达2℃以上,体温最低时仍高于正常水平。常见于败血症、风湿热、化脓性感染等。

Note:

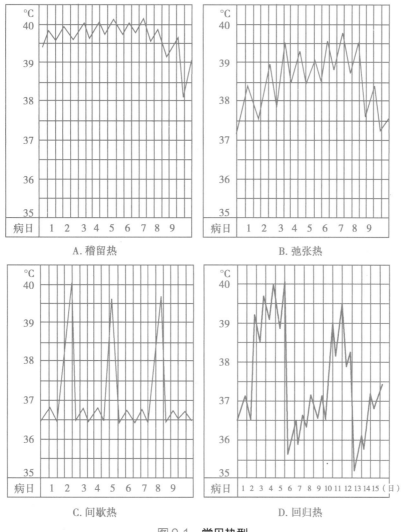

图 9-1　**常见热型**

（3）间歇热（intermittent fever）：体温骤然升高至 39℃以上，持续数小时，然后下降至正常，经过一个间歇期，体温又升高，高热期和无热期交替出现。常见于疟疾等。

（4）回归热（relapsing fever）：体温升至正常范围以上数天后再降至正常 1~2 天后再升高，如此交替出现。常见于回归热、霍奇金病等。

（5）不规则热（irregular fever）：发热无一定规律，且持续时间不定。常见于结核病、风湿热、癌性发热等。

5. 护理措施

（1）降低体温：可选用物理降温或药物降温方法。物理降温有局部和全身冷疗两种方法。体温超过 39℃时，可采用冷湿敷、冰袋等局部冷疗方法；体温超过 39.5℃时，可采用温水拭浴、乙醇拭浴等全身冷疗方法达到降温目的（见第十章　第二节）。药物降温是通过降低体温调节中枢的兴奋性及血管扩张、出汗等方式促进散热而达到降温目的。使用药物降温时应注意药物的剂量，尤其对年老体弱及心血管疾病者应防止退热时大量出汗导致的虚脱或休克现象。实施降温措施 30 分钟后应测量体温，并做好记录和交班。

（2）加强病情观察：①观察生命体征，定时测体温。一般每日测量 4 次，高热时应每 4 小时测量一次，待体温恢复正常 3 天后，改为每日 1~2 次。注意发热类型、程度及经过，及时注意呼吸、脉搏和血压的变化。②观察是否出现寒战，淋巴结肿大，出血，肝、脾大，结膜充血，关节肿痛及意识障碍等伴随症状。③观察发热的原因及诱因是否消除,发热的诱因可有受寒、饮食不洁、过度疲劳;服用某些药物(如抗肿瘤药物、免疫抑制剂、抗生素等);老人、婴幼儿、术后患者等。④观察治疗效果,比较治疗前后全身症状及实验室检查结果的变化。⑤观察饮水量、饮食摄取量、尿量及体重变化。⑥观察四肢末梢循环情况,高热而四肢末梢厥冷、发绀等提示病情加重。⑦观察是否出现抽搐,并给予对症处理。

（3）补充营养和水分:给予高热量、高蛋白、高维生素、易消化的流质或半流质食物。注意食物的色、香、味,鼓励少量多餐,以补充高热的消耗,提高机体的抵抗力。鼓励患者多饮水,每日3 000ml 为宜,以补充高热消耗的水分,并促进毒素和代谢产物的排出。

（4）促进患者舒适:①休息。休息可减少能量的消耗,有利于机体康复。高热者需卧床休息,低热者可酌情减少活动,适当休息。为患者提供室温适宜、环境安静、空气流通的休息环境。②口腔护理。发热时由于唾液分泌减少,口腔黏膜干燥,且抵抗力下降,有利于病原体生长、繁殖,易出现口腔感染。应在晨起、餐后、睡前协助患者漱口,保持口腔清洁。③皮肤护理。退热期,往往大量出汗,应及时擦干汗液,更换衣服和床单,防止受凉,保持皮肤清洁、干燥。对长期持续高热者,应协助其改变体位,防止压力性损伤、肺炎等并发症出现。

（5）心理护理:①体温上升期,患者突然发冷、发抖、面色苍白,此时易产生紧张、不安、害怕等心理反应。应经常巡视患者,耐心解答患者的问题,尽量满足患者的合理需要,给予心理安慰。②高热持续期,尽量减轻高热带给患者的身心不适,尽量满足患者的合理要求。③退热期,满足患者舒适的需求,注意清洁卫生,及时补充营养。

（二）体温过低

1. 定义　体温过低(hypothermia)指体温低于正常范围。

2. 原因

（1）散热过多:长时间暴露在低温环境中,使机体散热过多、过快;在寒冷环境中大量饮酒,使血管过度扩张热量散失。

（2）产热减少:重度营养不良导致机体产热不足;或由于疾病影响使机体代谢率降低,产热减少。

（3）体温调节中枢受损:中枢神经系统损伤,如颅脑外伤、脊髓受损或药物中毒,如麻醉剂、镇静剂过量,导致体温调节中枢障碍。

3. 临床分级　体温过低一般分为四级。

轻度:32.1～35.0℃

中度:30.0～32.0℃

重度:<30.0℃瞳孔散大,对光反射消失

致死温度:23.0～25.0℃

4. 临床表现　体温下降,呼吸、脉搏、血压降低,发抖,皮肤苍白冰冷,肢端可出现冻伤,尿量减少,意识障碍,嗜睡甚至出现昏迷。

5. 护理措施

（1）环境温度:提供合适的环境温度,维持室温在22～24℃左右。

（2）保暖措施:给予毛毯、棉被、电热毯、热水袋,添加衣服,防止体热散失。给予热饮,提高机体温度。

（3）加强监测:持续监测体温的变化,至少每小时测量一次,直至体温恢复至正常且稳定。同时注意呼吸、脉搏、血压的变化。

（4）病因治疗:去除引起体温过低的原因,使体温恢复正常。

（5）健康指导:教会患者避免导致体温过低的因素,如营养不良、衣服穿着过少、供暖设施不足等。

三、体温的测量

（一）体温计的种类

1. 水银体温计（mercury-in-glass thermometer） 分口表、肛表、腋表 3 种（图 9-2）。它是一根真空毛细管外带有刻度的玻璃管。玻璃管末端的球部装有水银，口表和腋表的球部较细长，有助于测温时扩大接触面；肛表的球部较粗短，可防止插入肛门时折断或损伤黏膜。体温表毛细管的下端和球部之间有一狭窄部分，使水银遇热膨胀后不能自动回缩，从而保证体温测试值的准确性。

体温计有摄氏体温计和华氏体温计两种（图 9-3）。临床主要使用的是摄氏体温计。摄氏体温计（centigrade thermometer）的刻度是 35～42℃，每 1℃ 之间分成 10 小格，每小格为 0.1℃，在 0.5℃ 和 1℃ 的刻度处用较粗的线标记。在 37℃ 刻度处则以红色表示，以示醒目。

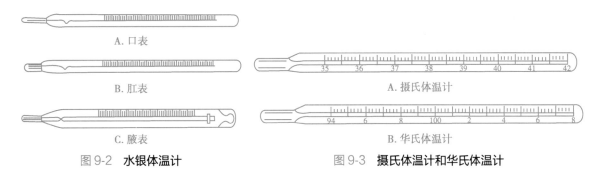

A. 口表

B. 肛表

C. 腋表

图 9-2 **水银体温计**

A. 摄氏体温计

B. 华氏体温计

图 9-3 **摄氏体温计和华氏体温计**

2. 电子体温计（electrothermometer） 利用热敏电阻的特性进行体温测量。电子体温计一般由感温头、量温棒、显示屏、开关按键等结构组成。电子体温计测温迅速，读数直观、灵敏度高。市场上的电子体温计有棒式及奶嘴式等多个类型（图 9-4）。棒式电子体温计可测量口温、腋温及肛温。奶嘴式电子体温计适合婴幼儿使用。

3. 红外线体温仪（infrared thermometer） 通过红外传感器吸收人体辐射的红外线进行体温测量，具有测温迅速、简单、安全等优点。可分为接触式和非接触式两大类（图 9-5）。红外线体温仪常用于测量额温及耳温。额温测量时需将红外线体温仪的探头置于额头中心处。若使用非接触式红外线额温仪，额温仪的探头需距离额头中心 1～3cm。额温测量时还需确保无头发、汗水、帽子等遮挡。耳道内温度接近人体体核温度且受影响因素少，故耳温较额温更稳定。3 岁以上患者测量耳温时需将耳郭向上向后牵拉，3 岁以下婴幼儿需将耳郭向下向后牵拉，使耳道平直，易于测量。正常耳温在 35.6～37.4℃。

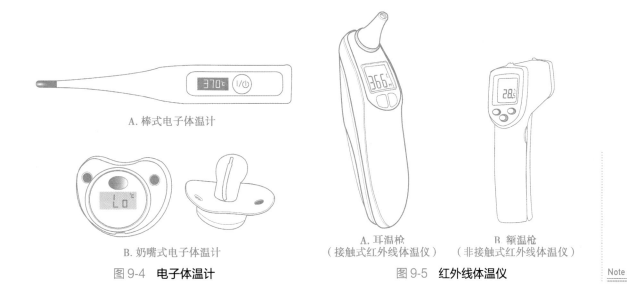

A. 棒式电子体温计

B. 奶嘴式电子体温计

图 9-4 **电子体温计**

A. 耳温枪
（接触式红外线体温仪）

B. 额温枪
（非接触式红外线体温仪）

图 9-5 **红外线体温仪**

Note:

（二）体温计的消毒与检查

1. 体温计的消毒 体温计应一人一用，用后消毒，防止交叉感染。

（1）水银体温计的消毒：将使用后的体温计放入消毒液中浸泡，清水冲洗擦干后放入清洁容器中备用。注意口表、肛表、腋表应分别消毒和存放。

（2）电子体温计及红外线体温仪的消毒：可参考相关产品的说明书，根据材质不同选择适当的消毒方法，其中感温头部分是消毒的重点。红外线耳温枪多配有探头保护套，探头保护套使用后按一次性用物处理。

2. 体温计的检查 新体温计在使用前应进行检查，已使用的体温计也应定期检查，以保证测量的准确性。

（1）水银体温计的检查：将消毒后的体温计水银柱甩至35℃以下，之后将所有体温计同一时间放入已测好的40℃以下的水中，3分钟后取出检查。若误差在0.2℃以上、玻璃管有裂痕或水银柱自行下降，则不能使用。合格体温计擦干，放入清洁容器内备用。

（2）电子体温计及红外线体温仪的检查方法：参考相关产品说明书。

（三）体温测量的方法（以水银体温计为例）

【目的】

1. 判断体温有无异常。

2. 动态监测体温变化，分析热型及伴随症状。

3. 协助诊断，为预防、治疗、康复和护理提供依据。

【操作前准备】

1. 评估患者并解释

（1）评估：患者的年龄、病情、意识、治疗情况，心理状态及合作程度。

（2）解释：向患者及家属解释体温测量的目的、方法、注意事项及配合要点。

2. 患者准备

（1）了解体温测量的目的、方法、注意事项及配合要点。

（2）体位舒适，情绪稳定。

（3）测温前20~30分钟若有运动、进食、冷热饮、冷热敷、洗澡、坐浴、灌肠等，应休息30分钟后再测量。

3. 环境准备 室温适宜、光线充足、环境安静。

4. 护士准备 衣帽整洁，修剪指甲，洗手，戴口罩。

5. 用物准备

（1）治疗车上层：容器2个（一为清洁容器盛放已消毒的体温计，另一为盛放测温后的体温计）、含消毒液纱布、表（有秒针）、记录本、笔、手消液。

（2）若测肛温，另备润滑剂、棉签、卫生纸。

【操作步骤】

步骤	要点与说明
1. 核对 携用物至患者床旁，核对患者床号、姓名、腕带、住院号	● 清点、检查体温计（无破损、水银柱在35℃以下）
2. 测量 选择测量体温的方法	
▲口温	● 测量方法方便
（1）部位：舌下热窝（sublingual pocket）（图9-6）	● 舌下热窝是口腔中温度最高的部位，在舌系带两侧，左右各一，由舌动脉供血
（2）方法：将口表水银端斜放于舌下热窝，闭口勿咬，用鼻呼吸	● 避免体温计被咬碎，造成损伤
（3）时间：3min	● 获得正确的测量结果

续表

步骤	要点与说明
▲腋温	• 测量方法安全,用于婴儿或其他无法测量口温者
(1)部位:腋窝正中	
(2)方法:擦干汗液,将体温计水银端放于腋窝正中,并紧贴皮肤,屈臂过胸,夹紧(图9-7)	• 腋下有汗会导致散热增加,影响所测体温的准确性 • 形成人工体腔,保证测量准确性 • 不能合作者,应协助完成
(3)时间:10min	• 需较长时间,才能使腋下人工体腔内的温度接近机体内部的温度
▲肛温	• 测量方法准确但不方便,用于婴儿、幼儿、昏迷、精神异常者
(1)体位:侧卧、俯卧、屈膝仰卧位,暴露测温部位	• 便于测量
(2)方法:润滑肛表水银端,插入肛门3～4cm;婴幼儿可取仰卧位,护士一手握住患儿双踝,提起双腿;另一手将已润滑的肛表插入肛门(婴儿1.25cm,幼儿2.5cm,图9-8)并握住肛表用手掌根部和手指将双臀轻轻捏拢,固定	• 便于插入,避免擦伤或损伤肛门及直肠黏膜
(3)时间:3min	
3.取表　取出体温计,用消毒纱布擦拭	• 若测肛温,用卫生纸擦净患者肛门处
4.读数　读取体温表上的数值后,将使用后的体温表置于容器中	• 评估体温是否正常,若与病情不符应重新测量,有异常及时处理
5.协助　协助患者穿衣、裤,取舒适体位	• 关爱患者
6.整理　洗手,记录	• 将体温数值记录在记录本上
7.消毒　体温计消毒,清洗,擦干后放入清洁容器中	• 备用
8.绘制或录入　洗手后绘制体温单或将体温数值录入到移动护理信息系统的终端设备	• 绘制或录入体温单时,要注明测定的部位。体温曲线的绘制(见第八章 第二节)

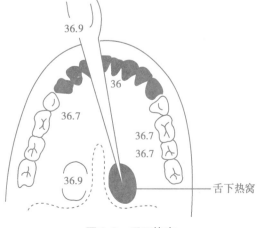

图9-6　**舌下热窝**

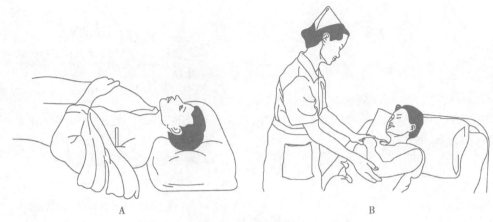

图9-7 腋温测量法

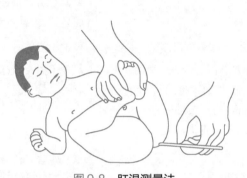

图9-8 肛温测量法

知识拓展

红外线耳温仪的使用

随着测温设备的普及,红外线耳温仪在临床的使用日益广泛。尽管红外线耳温仪测温迅速便捷,但在使用过程中也需避免某些因素的干扰,以获得准确体温读数。规范操作是获得准确读数的重要条件。耳道内的温度存在差异,靠近外耳郭的耳道内温度较低,而鼓膜处的温度较高。不准确的测量可导致测得的温度比实际温度低近2℃。因此,测量耳温时必须拉直耳道。此外,耳温枪探头保护套反复使用也会影响读数的准确性,因此,探头保护套不能反复使用。

【注意事项】

1. 测量体温前应清点体温计数量,并检查有无破损。定期检查体温计的准确性。

2. 婴幼儿、精神异常、昏迷、口腔疾患、口鼻手术、张口呼吸者禁忌口温测量。腋下有创伤、手术、炎症,腋下出汗较多者,肩关节受伤或消瘦夹不紧体温计者禁忌腋温测量。直肠或肛门手术、腹泻、禁忌肛温测量;心肌梗死患者不宜测肛温,以免刺激肛门引起迷走神经反射,导致心动过缓。

3. 婴幼儿、危重患者、躁动患者、精神异常患者,应设专人守护,防止意外。

4. 婴幼儿除了肛门、腋窝可作为测量体温的部位外,还可使用奶嘴式的电子体温计或红外线耳温枪进行体温测量。

5. 测口温时,若患者不慎咬破体温计,首先应及时清除玻璃碎屑,以免损伤唇、舌、口腔、食管、胃肠道黏膜,再口服蛋清或牛奶,以延缓汞的吸收。若病情允许,可食用粗纤维食物,加速汞的排出。

6. 测量时注意避免影响体温改变的各种因素。如运动、进食、冷热饮、冷热敷、洗澡、坐浴、灌肠等。

7. 发现体温与病情不符合时,要查找原因,予以复测。

8. 汞泄漏处理的应急程序(详见第五章 第二节)。

【健康教育】

1. 向患者及家属解释体温监测的重要性,指导其正确测量体温的方法,以保证测量结果的准确性。

2. 介绍体温的正常值及测量过程中的注意事项。

3. 教会患者对体温的动态观察,提供体温过高、体温过低的护理指导,增强自我护理能力。

4. 鼓励患者穿着宽松、棉质、通风的衣物,以利于排汗。

5. 指导患者切忌滥用退热药及抗生素。

(来小彬)

第二节　脉搏的评估与护理

 ─────────── 导入情景与思考 ───────────

患者凌某,女,35 岁,风湿性心脏瓣膜病病史 8 年。3 天前因受凉后感冒,呼吸困难加重,夜间憋醒,不能平卧,今天中午开始咳粉红色泡沫痰,急诊入院。患者 T 38.9℃,P 98 次/min,R 28 次/min,BP 120/78mmHg,HR 300 次/min;半卧位,口唇发绀,面颊潮红;两肺布满湿啰音,心界向左下扩大,心律绝对不齐,心音强弱不等,心率快慢不一;心尖部可闻及 3 级全收缩期吹风样杂音,向左腋前线传导,同时可闻及舒张期隆隆样杂音伴震颤。

请思考:

1. 该患者脉搏属于什么脉?常见于什么疾病?

2. 护士应如何为该患者进行脉搏的测量并记录?

─────────────────────────

在每个心动周期中,由于心脏的收缩和舒张,动脉内的压力和容积也发生周期性的变化,导致动脉管壁产生有节律的搏动,称为动脉脉搏(arterial pulse),简称脉搏(pulse)。

一、正常脉搏及生理变化

（一）脉搏的产生

心脏节律性的收缩与舒张是脉搏产生的原因。心脏收缩时,左心室将血液射入动脉,动脉管壁随之扩张。当心脏舒张时,动脉管壁弹性回缩。动脉管壁随着心脏的舒缩产生的周期性的起伏搏动即为动脉脉搏。

（二）脉搏的生理变化

1. 脉率（pulse rate）　指每分钟脉搏搏动的次数(频率)。正常成年人在安静状态下脉率为 60～100 次/min。正常情况下,脉率和心率是一致的。脉率受诸多因素影响而引起变化。

（1）年龄:脉率随年龄增长而逐渐降低,老年阶段又轻度增加(表 9-2)。

表 9-2　脉率的正常范围与平均脉率

年龄	性别	正常范围	平均脉率
出生～1 个月		70～170 次/min	120 次/min
1～12 个月		80～160 次/min	120 次/min
1～3 岁		80～120 次/min	100 次/min
3～6 岁		75～115 次/min	100 次/min
6～12 岁		70～110 次/min	90 次/min

Note:

续表

年龄	性别	正常范围	平均脉率
12～14岁	男	65～105次/min	85次/min
	女	70～110次/min	90次/min
14～16岁	男	60～100次/min	80次/min
	女	65～105次/min	85次/min
16～18岁	男	55～95次/min	75次/min
	女	60～100次/min	80次/min
18～65岁		60～100次/min	72次/min
65岁以上		70～100次/min	75次/min

（2）性别：女性脉率比男性稍快。

（3）体型：体表面积越大，脉搏越慢，故身材高大者常比矮小者的脉率慢。

（4）活动、情绪：运动、兴奋、恐惧、愤怒、焦虑时脉率增快；休息、睡眠时脉率减慢。

（5）饮食：进食、饮用浓茶或咖啡能使脉率增快；禁食能使脉率减慢。

（6）体位：站位或坐位时的脉率比卧位时的脉率略快。

（7）药物：使用兴奋剂、肾上腺素等能使脉率增快；使用镇静剂、洋地黄类药物能使脉率减慢。

（8）病理情况：血液流失或脱水造成的低血容量会使脉率增快。某些疾病也会导致脉率改变。

2. 脉律（pulse rhythm） 指脉搏的节律性。它反映了左心室的收缩情况，正常脉律跳动均匀规则，间隔时间相等。但正常小儿、青年和一部分成年人中，可出现吸气时增快，呼气时减慢，称为窦性心律不齐，一般无临床意义。

3. 脉搏的强弱 指血流冲击血管壁强度的大小，可通过触诊感受到。正常情况下每搏强弱相同。脉搏的强弱与心搏输出量、脉压、周围血管阻力有关。

4. 动脉壁的情况 正常动脉管壁光滑、柔软、富有弹性。可通过触诊感知动脉壁的性质。

二、异常脉搏的评估及护理

（一）异常脉搏的评估

1. 脉率异常

（1）心动过速（tachycardia）：指成人脉率超过100次/min，又称速脉。常见于发热、疼痛、甲状腺功能亢进、心力衰竭、血容量不足等，是机体的一种代偿机制，以增加心排量、满足机体新陈代谢的需要。一般体温每升高1℃，成人脉率约增加10次/min，儿童则增加15次/min。

（2）心动过缓（bradycardia）：指成人脉率少于60次/min，又称缓脉。常见于颅内压增高、房室传导阻滞、甲状腺功能减退、低温、血钾过高等。生理性的缓脉多见于运动员。脉率小于40次/min时，需注意有无完全性房室传导阻滞。

2. 节律异常

（1）间歇脉（intermittent pulse）：在一系列正常规则的脉搏中，出现一次提前而较弱的脉搏，其后有一较正常延长的间歇（代偿间歇），称间歇脉。如每隔一个或两个正常搏动后出现一次期前收缩，则前者称二联律（bigeminy），后者称三联律（trigeminy）。常见于各种器质性心脏病，正常人在过度疲劳、精神兴奋、体位改变时偶尔也会出现间歇脉。发生机制是心脏异位起搏点过早发生冲动而引起心脏搏动提早出现。

（2）脉搏短绌（pulse deficit）：在同一单位时间内脉率少于心率，称为脉搏短绌，简称绌脉。其特点是心律完全不规则，心率快慢不一，心音强弱不等。发生机制是由于心肌收缩力强弱不等，有些心输出量少的搏动可发生心音，但不能引起周围血管的搏动，造成脉率低于心率。常见于心房纤颤的患者。绌脉越多，心律失常越严重，病情好转，绌脉可以消失。

3. 强弱异常

（1）洪脉（bounding pulse）：当心输出量增加，周围动脉阻力较小，动脉充盈度和脉压较大时，则脉搏强而大，称为洪脉。常见于高热、甲状腺功能亢进、主动脉瓣关闭不全等。

（2）丝脉（thready pulse）：丝脉又称细脉，当心输出量减少，周围动脉阻力较大，动脉充盈度降低时，则脉搏弱而小，扪之如细丝，称细脉。常见于心功能不全、大出血、休克、主动脉瓣狭窄等。

（3）交替脉（alternating pulses）：指节律正常而强弱交替出现的脉搏。主要由于心室收缩强弱交替出现而引起，为心肌损害的一种表现，常见于高血压性心脏病、急性心肌梗死、主动脉瓣关闭不全等。是左心衰竭的重要体征之一。

（4）水冲脉（water-hammer pulse）：脉搏骤起骤降，急促而有力。主要由于收缩压偏高，舒张压偏低使脉压增大所致。常见于主动脉瓣关闭不全、甲状腺功能亢进、严重贫血等。检查方法为将患者手臂抬高过头，护士紧握患者手腕掌面桡动脉处，可感知到急促有力如潮水般的冲击。

（5）奇脉（paradoxical pulse）：指吸气时脉搏明显减弱或消失，常见于心包积液和缩窄性心包炎，是心脏压塞的重要体征之一。奇脉的产生主要与左心室搏出量减少有关。正常人吸气时肺循环血容量增加，使循环血液向右心的灌注量亦相应地增加，因此肺循环向左心回流的血液量无明显改变。在病理情况下，由于心脏受束缚，体循环向右心回流的血量不能随肺循环血量的增加而相应地增加，结果使肺静脉血液流入左心室的量较正常时减少，左心室搏出量减少，所以脉搏变弱甚至不能触及。明显的奇脉在测量脉搏时可感知到，不明显的奇脉可在血压听诊时发现吸气时的收缩压比呼气时的收缩压低10mmHg以上。

4. 动脉壁异常　早期动脉硬化，表现为动脉壁变硬，失去弹性，呈条索状；严重时则动脉迂曲甚至有结节。其原因为动脉壁的弹力纤维减少，胶原纤维增多，使动脉管壁变硬，呈条索、迂曲状。

（二）异常脉搏的护理

1. 休息与活动　指导患者增加卧床休息的时间，适当活动，以减少心肌耗氧量。必要时给予氧疗。

2. 加强观察　观察脉搏的脉率、节律、强弱等；观察药物的治疗效果和不良反应；有起搏器者应做好相应的护理。

3. 准备急救物品和急救仪器　准备抗心律失常药物，并保证除颤器处于完好状态。

4. 心理护理　稳定患者情绪，消除其紧张、恐惧感。

5. 健康教育　指导患者进清淡易消化的饮食；注意劳逸结合，规律生活；保持情绪稳定；戒烟限酒；勿用力排便；学会自我监测脉搏及观察药物的不良反应。指导患者服用抗心律失常药物期间，不可自行随意调整药物剂量。

三、脉搏的测量

（一）脉搏测量的部位

浅表、靠近骨骼的大动脉均可作为测量脉搏的部位。常用诊脉部位见图9-9。临床上最常选择的诊脉部位是桡动脉。

（二）脉搏测量的方法（以桡动脉为例）

【目的】

1. 判断脉搏有无异常。

2. 动态监测脉搏变化，间接了解心脏状况。

3. 协助诊断，为预防、治疗、康复、护理提供依据。

【操作前准备】

1. 评估患者并解释

（1）评估：患者的年龄、病情、治疗情况，心理状态及合作程度。

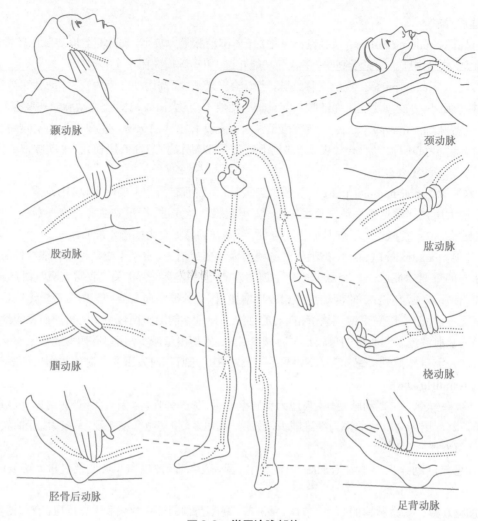

颞动脉

颈动脉

股动脉

肱动脉

腘动脉

桡动脉

胫骨后动脉

足背动脉

图9-9　常用诊脉部位

（2）解释：向患者及家属解释脉搏测量的目的、方法、注意事项及配合要点。

2. 患者准备

（1）了解脉搏测量的目的、方法、注意事项及配合要点。

（2）体位舒适，情绪稳定。

（3）测量前若有剧烈运动、情绪激动、哭闹等，应休息20~30分钟后再测量。

3. 环境准备　室温适宜、光线充足、环境安静。

4. 护士准备　衣帽整洁，修剪指甲，洗手，戴口罩。

5. 用物准备

（1）治疗车上层：表（有秒针）、记录本、笔、手消毒液。

（2）必要时备听诊器。

【操作步骤】

步骤	要点与说明
1. 核对　携用物至患者床旁，核对患者床号、姓名、腕带、住院号	● 确认患者
2. 体位　卧位或坐位；手腕伸展，手臂置于舒适位置	● 患者舒适，护士便于测量 ● 选择健侧手臂

Note:

续表

步骤	要点与说明
3. 测量　护士以示指、中指、无名指的指端按压在桡动脉处,按压力量适中,以能清楚测得脉搏搏动为宜(图9-10)	● 压力太大阻断脉搏搏动,压力太小感觉不到脉搏搏动
4. 计数　正常脉搏测30s,乘以2	● 测量时须注意脉律、脉搏强弱等情况 ● 异常脉搏测量1min ● 脉搏细弱难以触及时可用听诊器测心率1min。心脏听诊部位可选择第5肋间左锁骨中线稍内侧处 ● 脉搏短绌者,应由2名护士同时测量,一人听心率,另一人测脉率,由听心率者发出"起"或"停"口令,测量1min(图9-11)
5. 洗手	
6. 记录	● 将脉率数值记录在记录本上 ● 脉搏短绌以分数式记录,记录方式为心率/脉率。如心率200次/min,脉率为60次/min,则应写成200/60次/min
7. 绘制或录入　绘制体温单或将脉搏数值输入到移动护理信息系统的终端设备	● 脉搏曲线绘制(详见第八章　第二节)

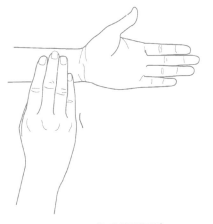

图9-10　桡动脉测量法

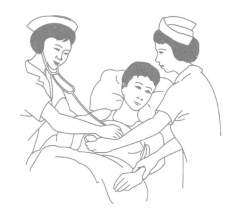

图9-11　脉搏短绌测量法

【注意事项】

1. 勿用拇指诊脉,因拇指小动脉的搏动较强,易与患者的脉搏相混淆。

2. 测量婴幼儿的脉搏应于测量体温和血压之前,避免婴幼儿哭闹引起脉率增加。

【健康教育】

1. 向患者及家属解释脉搏监测的重要性及正确的测量方法,并指导其对脉搏进行动态观察。

2. 教会患者自我护理的技巧,提高患者对异常脉搏的判断能力。

（来小彬）

第三节　血压的评估与护理

导入情景与思考

　　患者张某,男性,32岁,公司经理。10个月前体检时BP 185/115mmHg,连续3次测量的结果都显示血压升高。患者身高176cm,体重95kg,长期工作繁忙,应酬较多,长期饮酒、高盐高脂饮食,缺乏规律的日常生活活动和运动。近日患者头痛、头晕加重,休息后无明显好转,自感乏力,数次夜间因憋气而惊醒,眼睑水肿,视物模糊,于门诊就诊。

Note：

请思考：

1. 如何判断该患者的血压是否正常？该患者的血压属于几级？

2. 护士为患者测量血压时的注意事项有哪些？

3. 护士应如何指导该患者持续监测血压变化？

血压（blood pressure，BP）是血管内流动着的血液对单位面积血管壁的侧压力（压强）。在不同血管内，血压被分别称为动脉血压、毛细血管压和静脉血压，而一般所说的血压是指动脉血压。

在一个心动周期中，动脉血压随着心室的收缩和舒张而发生规律性的波动。在心室收缩时，动脉血压上升达到的最高值称为收缩压（systolic pressure）。在心室舒张末期，动脉血压下降达到的最低值称为舒张压（diastolic pressure）。收缩压与舒张压的差值称为脉搏压，简称脉压（pulse pressure）。在一个心动周期中，动脉血压的平均值称为平均动脉压（mean arterial pressure），约等于舒张压加 1/3 脉压。

一、正常血压及生理变化

（一）血压的形成

心血管系统是一个封闭的管道系统，在这个系统中足够量的血液充盈是形成血压的前提，心脏射血与外周阻力是形成血压的基本因素，同时大动脉的弹性储器作用对血压的形成也有重要的作用。

产生动脉血压的前提条件是心血管内有足够量的血液充盈，血液的充盈度可用循环系统平均充盈压（mean circulatory filling pressure）表示，在成人约为 0.93kPa（7mmHg）。心脏射血是形成动脉血压的能量来源。心室肌收缩所释放的能量可分为两部分：一部分是动能，用于推动血液在血管中流动；另一部分是势能，形成对血管壁的侧压，并使血管壁扩张，暂贮血液。心室舒张时，被扩张的大血管弹性回缩，将部分势能又转化为推动血流的动能，使血液继续向前流动。如果只有心室肌收缩而无外周阻力，心室收缩释放的能量将全部表现为动能，迅速向外周流失，动脉血压不能形成，只有在存在外周阻力的情况下，左心室射出的血量（60～80ml/次）仅 1/3 流向外周，其余 2/3 暂时贮存于主动脉和大动脉内，形成较高的收缩压。心室舒张，主动脉和大动脉管壁弹性回缩，将贮存的势能转化为动能，推动血液继续流动，维持一定的舒张压高度。大动脉的弹性对动脉血压的变化有缓冲作用，同时使心室的间断射血变为动脉内持续的血流。因此动脉血压的形成是多种因素相互作用的结果。

（二）血压的生理变化

1. 正常血压 测量血压，一般以肱动脉为标准。正常成人安静状态下的血压范围比较稳定，其正常范围为收缩压 90～139mmHg，舒张压 60～89mmHg，脉压 30～40mmHg。

按照国际标准计量单位规定，压强的单位是帕（Pa），即牛顿/米²（N/m²），但帕的单位较小，故血压的单位通常用千帕（kPa），由于人们长期以来使用水银血压计测量血压，因此习惯上用水银柱的高度即毫米汞柱（mmHg）来表示血压数值。其换算公式为 1mmHg=0.133kPa，1kPa=7.5mmHg。

2. 生理变化

（1）年龄：随年龄的增长，收缩压和舒张压均有逐渐增高的趋势，但收缩压的升高比舒张压的升高更为显著（表9-3）。

（2）性别：女性在更年期前，血压低于男性；更年期后，血压升高，差别较小。

表9-3　各年龄组的血压平均值

年龄	血压 /mmHg	年龄	血压 /mmHg
1 个月	84/54	14～17 岁	120/70
1 岁	95/65	成年人	120/80
6 岁	105/65	老年人	140～160/80～90
10～13 岁	110/65		

（3）昼夜和睡眠：血压呈明显的昼夜波动。表现为夜间血压最低，清晨起床活动后血压迅速升高。大多数人的血压凌晨 2～3 时最低，在上午 6～10 时及下午 4～8 时各有一个高峰，晚上 8 时后血压呈缓慢下降趋势，表现为"双峰双谷"，这一现象称动脉血压的日节律。在老年人动脉血压的日高夜低现象更为显著，有明显的低谷与高峰。睡眠不佳血压也可略有升高。

（4）环境：寒冷环境，由于末梢血管收缩，血压可略有升高；高温环境，由于皮肤血管扩张，血压可略下降。

（5）体型：高大、肥胖者血压较高。

（6）体位：立位血压高于坐位血压，坐位血压高于卧位血压，这与重力引起的代偿机制有关。对于长期卧床或使用某些降压药物的患者，若由卧位改为立位时，可出现头晕、心慌、站立不稳甚至晕厥等体位性低血压的表现。

（7）身体不同部位：一般右上肢血压高于左上肢，其原因是右侧肱动脉来自主动脉弓的第一大分支无名动脉，而左侧肱动脉来自主动脉的第三大分支左锁骨下动脉，由于能量消耗，右侧血压比左侧高 10～20mmHg。下肢血压高于上肢 20～40mmHg，其原因与股动脉的管径较肱动脉粗，血流量大有关。

（8）运动：运动时血压的变化与肌肉运动的方式有关，以等长收缩为主的运动，如持续握拳时，血压升高；以等张收缩为主的运动，如步行、骑自行车，在运动开始时血压有所升高，继而由于血流量重新分配和有效循环血量的改变，血压可逐渐恢复正常。

此外，激动、紧张、恐惧、兴奋等情绪，排泄、吸烟等活动都有可能使血压升高。饮酒、摄盐过多、药物对血压也有影响。

二、异常血压的评估及护理

（一）异常血压的评估

1. 高血压（hypertension）　指在未使用降压药物的情况下，非同日 3 次测量诊室血压，18 岁以上成年人收缩压≥140mmHg 和 / 或舒张压≥90mmHg。根据引起高血压的原因不同，将高血压分为原发性高血压与继发性高血压两大类。95% 患者的高血压病因不明称为原发性高血压，约 5% 患者血压升高是其某种疾病的一种临床表现，称为继发性高血压。由于高血压患病率高，且常引起心、脑、肾等重要脏器的损害，因此它是医学界重点防治的疾病之一。目前临床高血压分类标准参考《中国高血压防治指南（2018 年修订版）》，见表 9-4。

表9-4　中国高血压分类标准（2018 版）

分级	收缩压 /mmHg	舒张压 /mmHg
正常血压	<120 和	<80
正常高值	120～139 和 / 或	80～89
高血压	≥140 和 / 或	≥90
1 级高血压（轻度）	140～159 和 / 或	90～99
2 级高血压（中度）	160～179 和 / 或	100～109
3 级高血压（重度）	≥180 和 / 或	≥110
单纯收缩期高血压	≥140 和	<90

注：当收缩压和舒张压分属于不同级别时，以较高的分级为准。

2. 低血压（hypotension）　指血压低于 90/60mmHg。常见于大量失血、休克、急性心力衰竭等。

3. 脉压异常

（1）脉压增大：常见于主动脉硬化、主动脉瓣关闭不全、动静脉瘘、甲状腺功能亢进。

（2）脉压减小：常见于心包积液、缩窄性心包炎、末梢循环衰竭。

（二）异常血压的护理

1. 良好环境　提供适宜温湿度、通风良好、合理照明的整洁、安静、舒适的环境。

2. 合理饮食 选择易消化、低脂、低胆固醇、低盐、高维生素、富含纤维素的食物。高血压患者应减少钠盐摄入，逐步降至 WHO 推荐的每人每日食盐 6g 的要求。

3. 规律生活 良好的生活习惯是保持健康、维持正常血压的重要条件。如保证足够的睡眠、养成定时排便的习惯、注意保暖，避免冷、热刺激等。

4. 控制情绪 精神紧张、情绪激动、烦躁、焦虑、忧愁等都是诱发高血压的精神因素，因此高血压患者，应加强自我修养，随时调整情绪，保持心情舒畅。

5. 坚持运动 积极参加力所能及的体力劳动和适当的体育运动，以改善血液循环，增强心血管功能。鼓励高血压患者采用每周 3～5 次、每次持续 30 分钟左右中等强度的运动，如步行、快走、慢跑、游泳、气功、太极拳等，应注意量力而行，循序渐进。

6. 加强监测 对需密切观察血压者应做到"四定"，即定时间、定部位、定体位、定血压计；合理用药，注意药物治疗效果和不良反应的监测；观察有无并发症的发生。

7. 健康教育 教会患者测量和判断异常血压的方法；生活有度、作息有时、修身养性、合理营养、戒烟限酒。

三、血压的测量

血压测量可分为直接测量和间接测量两种方法。直接测量法是将溶有抗凝剂的长导管经皮插入动脉内，导管与压力传感器连接，显示实时的血压数据，可连续监测动脉血压的动态变化。直接测量法得到的血压值数值精确、可靠，但它属于一种创伤性检查，临床仅限于急危重患者、特大手术及严重休克患者的血压监测。间接测量法是应用血压计间接测量血压，它是根据血液通过狭窄的血管形成涡流时发出响声而设计，是目前临床上广泛应用的方法。

（一）血压计的工作原理

1. 收缩压的判断 血压计的工作原理是向缠缚于测量部位的袖带加压，使动脉完全闭塞，然后缓缓放气，当袖带内的压力与心脏收缩压相等时，血液将通过袖带，便能听到血液流过的声响，此时对应的血压值称之为收缩压。

2. 舒张压的判断 测量得出收缩压后，继续放气，当袖带内压力低于心脏收缩压，但高于心脏舒张压这一段时间内，心脏每收缩一次，均可听到一次声音；当袖带压力降低到等于或稍低于舒张压时，血流恢复通畅，伴随心跳所发出的声音便突然变弱或消失，此时血压计所指的刻度即为舒张压。

（二）血压计的种类与构造

1. 血压计的种类 主要有水银血压计（立式和台式两种，立式血压计可随意调节高度，图 9-12）、无液血压计（图 9-13）、电子血压计（图 9-14）三种。

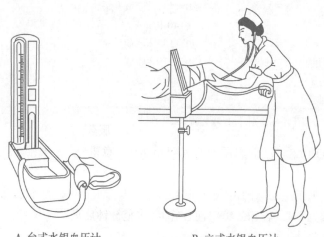

A. 台式水银血压计　　　　　　　　B. 立式水银血压计

图 9-12　水银血压计

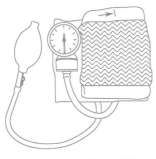

图 9-13　无液血压计

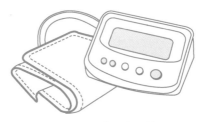

图 9-14　电子血压计

2. 血压计的构造　由三部分组成。

（1）加压气球和压力活门：加压气球可向袖带气囊充气；压力活门可调节压力大小。全自动电子血压计没有加压气球和压力活门，由一个按钮来启动加压过程。

（2）袖带：由内层长方形扁平的橡胶气囊和外层布套组成。选用大小合适的气囊袖带，气囊至少应包裹 80% 上臂。大多数成年人的臂围 25～35cm，可使用气囊长 22～26cm、宽 12cm 的标准规格袖带（目前国内商品水银柱血压计的气囊的规格：长 22cm，宽 12cm）。肥胖者或臂围大者应使用大规格气囊袖带；儿童应使用小规格气囊袖带。袖带太窄，因须加大力量才能阻断动脉血流，因而测得的数值偏高；袖带太宽，因大段血管受阻，测得的数值则偏低。袖带上有两根橡胶管，一根与加压气球相连，另一根与压力表相通。

（3）血压计

1）水银血压计（mercury sphygmomanometer）：又称汞柱血压计。由玻璃管、标尺、水银槽三部分组成。在血压计盒盖内面固定一根玻璃管，管面上标有双刻度（标尺）0～300mmHg（0～40kPa），最小分度值分别为 2mmHg 或 0.5kPa，玻璃管上端盖以金属帽与大气相通，玻璃管下端和水银槽（贮有水银 60g）相连。水银血压计的优点是测得数值准确可靠，但较笨重且玻璃管部分易破裂。

2）无液血压计（aneroid manometer）：又称弹簧式血压计、压力表式血压计。外形呈圆盘状，正面盘上标有刻度，盘中央有一指针提示血压数值。其优点是携带方便，但可信度差。

3）电子血压计（electro sphygmomanometer）：电子血压计包括手动式数字电子血压计和全自动数字电子血压计。手动式数字电子血压计是指要自己往气袋中打气，测量过程则是自动的。全自动数字电子血压计只需要按动开关键，一切就都可以自动完成。在电子血压计的袖带内有一换能器，有自动采样、电脑控制数字运算及自动放气程序。数秒内可得到收缩压、舒张压、脉搏数值。

（三）血压测量的方法

【目的】

1. 判断血压有无异常。

2. 动态监测血压变化，间接了解循环系统的功能状况。

3. 协助诊断，为预防、治疗、康复、护理提供依据。

【操作前准备】

1. 评估患者并解释

（1）评估：患者的年龄、病情、治疗情况、既往血压状况、服药情况、心理状态及合作程度。

（2）解释：向患者及家属解释血压测量的目的、方法、注意事项及配合要点。

2. 患者准备

（1）体位舒适，情绪稳定。

（2）测量前有吸烟、运动、情绪变化等，应休息 15～30 分钟后再测量。

（3）了解血压测量的目的、方法、注意事项及配合要点。

3. 环境准备　室温适宜、光线充足、环境安静。

4. 护士准备 衣帽整洁,修剪指甲,洗手,戴口罩。

5. 用物准备 治疗车上层:血压计、听诊器(stethoscope)、记录本(体温单)、笔。

【操作步骤】

步骤	要点与说明
1. 核对 携用物至患者床旁,核对患者床号、姓名、腕带、住院号	• 确认患者
2. 测量血压	• 测血压前,患者应至少坐位安静休息5min,30min内禁止吸烟或饮咖啡,排空膀胱
▲肱动脉测量法	
(1)体位:手臂位置(肱动脉)与心脏呈同一水平。坐位:平第四肋;仰卧位:平腋中线	• 若肱动脉高于心脏水平,测得血压值偏低;肱动脉低于心脏水平,测得血压值偏高
(2)手臂:卷袖,露臂,手掌向上,肘部伸直	• 必要时脱袖,以免衣袖过紧影响血流,影响血压测量值的准确性
(3)血压计:打开,垂直放妥,开启水银槽开关	• 避免倾倒
(4)缠袖带:驱尽袖带内空气,平整置于上臂中部,下缘距肘窝2~3cm,松紧以能插入一指为宜	• 袖带缠得太松,充气后呈气球状,有效面积变窄,使血压测量值偏高;袖带缠得太紧,未注气已受压,使血压测量值偏低
(5)充气:触摸肱动脉搏动,将听诊器胸件置于肱动脉搏动最明显处(图9-15),一手固定,另一手握加压气球,关气门,充气至肱动脉搏动消失再升高20~30mmHg	• 避免听诊器胸件塞在袖带下,以免局部受压较大和听诊时出现干扰声 • 肱动脉搏动消失表示袖带内压力大于心脏收缩压,血流被阻断 • 充气不可过猛、过快,以免水银溢出和患者不适 • 充气不足或充气过度都会影响测量结果
(6)放气:缓慢放气,速度以水银柱下降4mmHg/s为宜,注意水银柱刻度和肱动脉声音的变化	• 放气太慢,使静脉充血,舒张压值偏高;放气太快,未注意到听诊间隔,猜测血压值
(7)判断:听诊器出现的第一声搏动音,此时水银柱所指的刻度,即为收缩压;当搏动音突然变弱或消失,水银柱所指的刻度即为舒张压	• 眼睛视线保持与水银柱弯月面同一水平。视线低于水银柱弯月面读数偏高,反之,读数偏低 • 第一声搏动音出现表示袖带内压力降至与心脏收缩压相等,血流能通过受阻的肱动脉 • WHO规定成人应以动脉搏动音的消失作为判断舒张压的标准
▲腘动脉测量法	
(1)体位:仰卧、俯卧、侧卧	• 一般不采用屈膝仰卧位
(2)患者:卷裤,卧位舒适	• 必要时脱一侧裤子,暴露大腿,以免过紧影响血流,影响血压测量值的准确性
(3)缠袖带:袖带缠于大腿下部,其下缘距腘窝3~5cm,听诊器置于腘动脉搏动最明显处(图9-12B)	• 袖带松紧适宜
(4)其余操作步骤同肱动脉测量法	
3. 整理血压计 排尽袖带内余气,扣紧压力活门,整理后放入盒内;血压计盒盖右倾45°,使水银全部流回槽内,关闭水银槽开关,盖上盒盖,平稳放置	• 避免玻璃管破裂,水银溢出
4. 恢复体位	• 必要时协助穿衣、穿裤
5. 洗手、记录 洗手后将所测血压值按收缩压/舒张压 mmHg(kPa)记录在记录本上或者输入到移动护理信息的终端设备上。如:120/84mmHg	• 当变音与消失音之间有差异时,两读数都应记录,方式是收缩压/变音/消失音 mmHg,如:120/84/60mmHg

【注意事项】

1. 定期检测、校对血压计。测量前,检查血压计:玻璃管无裂损,刻度清晰,加压气球和橡胶管无老化、不漏气,袖带宽窄合适,水银充足、无断裂;检查听诊器:橡胶管无老化、衔接紧密,听诊器传导正常。

2. 对需持续观察血压者,应做到"四定",即定时间、定部位、定体位、定血压计,有助于测定的准确性和对照的可比性。

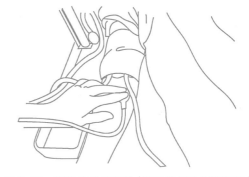

图9-15　听诊器放置部位(肱动脉搏动最明显处)

3. 发现血压听不清或异常,应重测。重测时,待水银柱降至"0"点,稍等片刻后再测量。必要时,作双侧对照。

4. 注意测压装置(血压计、听诊器)、测量者、受检者、测量环境等因素引起血压测量的误差,以保证测量血压的准确性。

5. 对血压测量的要求　来自《中国高血压防治指南(2018年修订版)》

(1) 推荐使用经过验证的上臂式医用电子血压计。

(2) 使用标准规格的袖带(气囊长22~26cm,宽12cm),肥胖者或臂围大者(>32cm)应使用大规格气囊袖带。

(3) 首诊时应测量两上臂血压,以血压读数较高的一侧作为测量的上臂。

(4) 测量血压时,应相隔1~2分钟重复测量,取2次读数的平均值记录。如果收缩压或舒张压的2次读数相差5mmHg以上,应再次测量,取3次读数的平均值记录。

【健康教育】

1. 向患者及家属解释血压的正常值及测量过程中的注意事项。

2. 教导患者正确使用血压计和测量血压,帮助患者创造在家中自测血压的条件,以便患者能够及时掌握自己血压的动态变化。

3. 教会患者正确判断降压效果,为医生及时调整用药提供参考。

4. 指导患者采用合理的生活方式,提高自我保健能力。

知识拓展

家庭血压监测

家庭血压测量(home blood pressure measurement, HBPM)由被测量者自我测量,也可由家庭成员协助完成,又称自测血压或家庭血压测量。HBPM可用于评估数日、数周、数月,甚至数年的降压治疗效果和长时血压变异,有助于增强患者健康参与意识,改善患者治疗依从性,适合患者长期血压监测。随着血压遥测技术和设备的进展,基于互联网的家庭血压远程监测和管理可望成为未来血压管理新模式,但还需要更多的研究提供有效性和费效比证据。HBPM用于一般高血压患者的血压监测,以便鉴别白大衣高血压、隐蔽性高血压和难治性高血压,评价血压长时变异,辅助评价降压疗效,预测心血管风险及预后等。家庭血压监测需要选择合适的血压测量仪器,并对患者进行血压自我测量知识、技能和方案的指导。

(1) 使用经过国际标准方案认证的上臂式家用自动电子血压计,不推荐腕式血压计、手指血压计、水银血压计进行家庭血压监测。电子血压计使用期间应定期校准,每年至少1次。

(2) 测量方案:对初诊高血压患者或血压不稳定高血压患者,建议每天早晨和晚上测量血压,每次测2~3遍,取平均值;建议连续测量家庭血压7天,取后6天血压平均值。血压控制平稳且达标者，可每周自测 1～2 天血压，早晚各 1 次；最好在早上起床后，服降压药和早餐前，排尿后，固定时间自测坐位血压。

（3）详细记录每次测量血压的日期、时间以及所有血压读数，而不是只记录平均值。应尽可能向医生提供完整的血压记录。

（4）精神高度焦虑患者，不建议家庭自测血压。

（岳　鹏）

第四节　呼吸的评估与护理

导入情景与思考

患者商某，男性，69 岁，慢性阻塞性肺部疾病（COPD）病史 30 余年。3 天前因受凉后咳嗽，咳痰加重，为黄色黏液痰，气短。患者 T 38℃，BP 130/70mmHg，R 30 次 /min，P 102 次 /min，神志清楚，轻度紫绀；气管居中，桶状胸，双肺叩诊呈过清音，呼吸音低，两侧肺底可闻及湿啰音。心尖搏动不明显，叩诊浊音界缩小，HR 102 次 /min，律齐，听诊未闻及病理性杂音；肝脾肋下未触及，双下肢无明显水肿。WBC $12.1×10^9$/L，中性 80%；胸部 X 线检查示两肺透亮度增加，肺下界下移，左下肺有片絮状阴影；PaO_2 75mmHg，$PaCO_2$ 40mmHg。

请思考：

1. 该患者呼吸困难的特点是什么？如何有效测量呼吸？

2. 该患者发生呼吸困难可能会产生什么后果，应如何处理？

3. 护士遵医嘱给患者吸氧，其氧浓度和氧流量是多少？

机体在新陈代谢过程中，需要不断地从外界环境中摄取氧气，并把自身产生的二氧化碳排出体外，机体与环境之间所进行的气体交换过程，称为呼吸（respiration）。呼吸是维持机体新陈代谢和生命活动所必需的基本生理过程之一，一旦呼吸停止，生命也将终结。

呼吸系统由呼吸道（鼻腔、咽、喉、气管、支气管）和肺两部分组成。

一、正常呼吸及生理变化

（一）呼吸过程

呼吸的全过程由三个互相关联的环节组成（图 9-16）。

1. 外呼吸（external respiration） 即肺呼吸，是指外界环境与血液之间在肺部进行的气体交换，包括肺通气和肺换气两个过程。

（1）肺通气：指通过呼吸运动使肺与外界环境之间进行的气体交换。实现肺通气的相关结构包括呼吸道、肺泡和胸廓等。呼吸道是气体进出的通道，肺泡是气体交换的场所，胸廓的节律性运动则是实现肺通气的原动力。

（2）肺换气：指肺泡与肺毛细血管之间的气体交换。其交换方式通过分压差扩散进行，即气体从高分压处向低分压处扩散。如肺泡内氧分压高于静脉血氧分压，而二氧化碳分压则低于静脉血的二氧化碳分压。交换的结果使静脉血变成动脉血，肺循环毛细血管的血液不断地从肺泡中获得氧，释放出二氧化碳。

2. 气体运输（gas transport） 通过血液循环将氧由肺运送到组织细胞，同时将二氧化碳由组织细胞运送至肺。

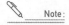

3. 内呼吸（internal respiration）　即组织换气。指血液与组织、细胞之间的气体交换。交换方式同肺换气，交换的结果使动脉血变成静脉血，体循环毛细血管的血液不断地从组织中获得二氧化碳，释放出氧气。

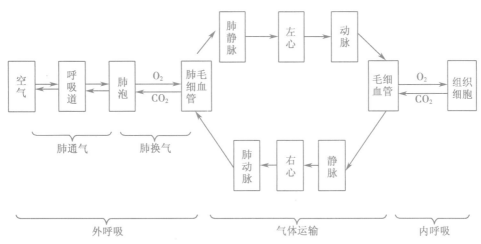

图 9-16　**呼吸过程三环节**

（二）呼吸的生理变化

1. 正常呼吸　正常成人安静状态下呼吸频率为 16～20 次 /min，节律规则，呼吸运动均匀无声且不费力（表 9-5）。呼吸与脉搏的比例为 1:4。男性及儿童以腹式呼吸为主，女性以胸式呼吸为主。

表 9-5　**正常和异常呼吸**

呼吸名称	呼吸形态	特点
正常呼吸		规则、平稳
呼吸过速		规则、快速
呼吸过缓		规则、缓慢
深度呼吸		深而大
潮式呼吸		潮水般起伏
间断呼吸		呼吸和呼吸暂停交替出现

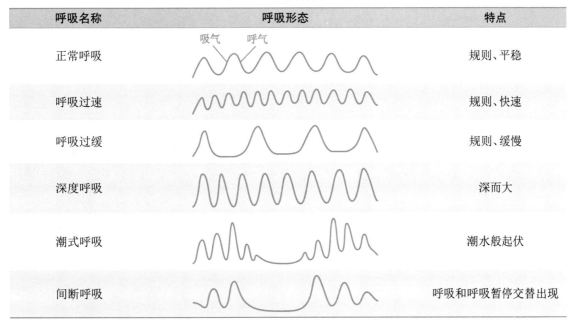

2. 生理变化

（1）年龄：年龄越小，呼吸频率越快。如新生儿呼吸约为 44 次 /min。

（2）性别：同年龄的女性呼吸比男性稍快。

（3）活动：剧烈运动可使呼吸加深加快；休息和睡眠时呼吸减慢。

（4）情绪：强烈的情绪变化，如紧张、恐惧、愤怒、悲伤、害怕等可刺激呼吸中枢，引起呼吸加快或屏气。

（5）血压：血压大幅度变动时，可以反射性地影响呼吸，血压升高，呼吸减慢减弱；血压降低，呼吸加快加强。

（6）其他：如环境温度升高，可使呼吸加深加快。

二、异常呼吸的评估及护理

（一）异常呼吸的评估

1. 频率异常

（1）呼吸过速（tachypnea）：也称气促（polypnea），指呼吸频率超过 24 次 /min（表 9-5）。见于发热、疼痛、甲状腺功能亢进等。一般体温每升高 1℃，呼吸频率约增加 3～4 次 /min。

（2）呼吸过缓（bradypnea）：指呼吸频率低于 12 次 /min（表 9-5）。见于颅内压增高、巴比妥类药物中毒等。

2. 深度异常

（1）深度呼吸：又称库斯莫尔呼吸（Kussmaul respiration），指一种深而规则的大呼吸（表 9-5）。见于糖尿病酮症酸中毒和尿毒症酸中毒等，以便机体排出较多的二氧化碳，调节血中的酸碱平衡。

（2）浅快呼吸：是一种浅表而不规则的呼吸，有时呈叹息样。可见于呼吸肌麻痹、某些肺与胸膜疾病，也可见于濒死的患者。

3. 节律异常

（1）潮式呼吸：又称陈 - 施呼吸（Cheyne-Stokes respiration）。是一种呼吸由浅慢逐渐变为深快，然后再由深快转为浅慢，再经一段呼吸暂停（5～20 秒）后，又开始重复以上过程的周期性变化，其形态犹如潮水起伏（表 9-5）。潮式呼吸的周期可长达 30 秒至 2 分钟。多见于中枢神经系统疾病，如脑炎、脑膜炎、颅内压增高及巴比妥类药物中毒。产生机制是由于呼吸中枢的兴奋性降低，只有当缺氧严重，二氧化碳积聚到一定程度，才能刺激呼吸中枢，使呼吸恢复或加强，当积聚的二氧化碳呼出后，呼吸中枢又失去有效的兴奋，呼吸又再次减弱继而暂停，从而形成了周期性变化。

（2）间断呼吸（cogwheel breathing）：又称比奥呼吸（Biot respiration）。表现为规律呼吸几次后，突然停止呼吸，间隔一个短时间后又开始呼吸，如此反复交替（表 9-5）。即呼吸和呼吸暂停现象交替出现。其产生机制同潮式呼吸，但比潮式呼吸更为严重，预后更为不良，常在临终前发生。

4. 声音异常

（1）蝉鸣样呼吸：表现为吸气时产生一种极高的似蝉鸣样音响，产生机制是由于声带附近阻塞，使空气吸入发生困难。常见于喉头水肿、喉头异物等。

（2）鼾声呼吸：表现为呼吸时发出一种粗大的鼾声，由于气管或支气管内有较多的分泌物积蓄所致。多见于昏迷患者。

5. 形态异常

（1）胸式呼吸减弱，腹式呼吸增强：正常女性以胸式呼吸为主。由于肺、胸膜或胸壁的疾病，如肺炎、胸膜炎、肋骨骨折、肋间神经痛等产生剧烈的疼痛，均可使胸式呼吸减弱，腹式呼吸增强。

（2）腹式呼吸减弱，胸式呼吸增强：正常男性及儿童以腹式呼吸为主。如由于腹膜炎、大量腹水、肝脾极度肿大，腹腔内巨大肿瘤等，使膈肌下降受限，造成腹式呼吸减弱，胸式呼吸增强。

6. 呼吸困难（dyspnea） 是一个常见的症状及体征，患者主观上感到空气不足，客观上表现为呼吸费力，可出现发绀、鼻翼扇动、端坐呼吸，辅助呼吸肌参与呼吸活动，造成呼吸频率、深度、节律的异常。临床上可分为三种。

（1）吸气性呼吸困难：其特点是吸气显著困难，吸气时间延长，有明显的"三凹征"（吸气时胸骨上窝、锁骨上窝、肋间隙出现凹陷）。由于上呼吸道部分梗阻，气流不能顺利进入肺，吸气时呼吸肌收缩，肺内负压极度增高所致。常见于气管阻塞、气管异物、喉头水肿等。

（2）呼气性呼吸困难：其特点是呼气费力，呼气时间延长。由于下呼吸道部分梗阻，气流呼出不畅所致。常见于支气管哮喘、阻塞性肺气肿。

（3）混合性呼吸困难：其特点是吸气、呼气均感费力，呼吸频率增加。由于广泛性肺部病变使呼吸面积减少，影响换气功能所致。常见于重症肺炎、广泛性肺纤维化、大面积肺不张、大量胸腔积液等。

（二）异常呼吸的护理

1. 提供舒适环境　保持环境整洁、安静、舒适，室内空气流通、清新，温度、湿度适宜，有利于患者放松和休息。

2. 加强观察　观察呼吸的频率、深度、节律、声音、形态有无异常；有无咳嗽、咳痰、咯血、发绀、呼吸困难及胸痛表现。观察药物的治疗效果和不良反应。

3. 提供营养和水分　选择营养丰富、易于咀嚼和吞咽的食物，注意水分的供给，避免过饱及产气食物，以免膈肌上升影响呼吸。

4. 吸氧　必要时给予氧气吸入。

5. 心理护理　维持良好的护患关系，稳定患者情绪，保持良好心态。

6. 健康教育　戒烟限酒，减少对呼吸道黏膜的刺激；培养良好的生活方式；教会患者呼吸训练的方法，如缩唇呼吸（图9-17）、腹式呼吸等。

三、呼吸的测量

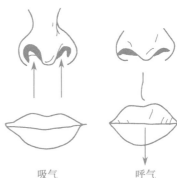

图9-17　缩唇呼吸

【目的】

1. 判断呼吸有无异常。

2. 动态监测呼吸变化，了解患者呼吸功能情况。

3. 协助诊断，为预防、治疗、康复、护理提供依据。

【操作前准备】

1. 评估患者并解释

（1）评估：患者的年龄、病情、治疗情况、心理状态及合作程度。

（2）解释：向患者及家属解释呼吸测量的目的、方法、注意事项。

2. 患者准备

（1）了解呼吸测量的目的、方法、注意事项。

（2）体位舒适，情绪稳定，保持自然呼吸状态。

（3）测量前如有剧烈运动、情绪激动等，应休息20～30分钟后再测量。

3. 环境准备　室温适宜、光线充足、环境安静。

4. 护士准备　衣帽整洁，修剪指甲，洗手，戴口罩。

5. 用物准备

（1）治疗车上层：表（有秒针）、记录本、笔。

（2）必要时备棉花。

【操作步骤】

步骤	要点与说明
1. 核对　携用物至患者床旁，核对患者床号、姓名、腕带、住院号	● 确认患者
2. 体位　舒适	● 精神放松，避免引起患者的紧张
3. 方法　护士将手放在患者的诊脉部位似诊脉状，眼睛观察患者胸部或腹部的起伏（图9-18）	● 女性以胸式呼吸为主；男性和儿童以腹式呼吸为主
4. 观察　呼吸频率（一起一伏为一次呼吸）、深度、节律、音响、形态及有无呼吸困难	
5. 计数　正常呼吸测30s，乘以2	● 异常呼吸患者或婴儿应测1min
6. 洗手、记录　洗手，将所测呼吸数值记录在记录本或者输入到移动护理信息系统的终端设备	

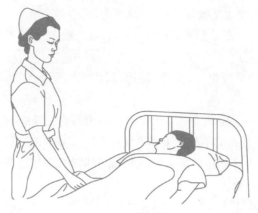

图9-18　测量呼吸

【注意事项】

1. 呼吸受意识控制,因此测量呼吸前不必解释,在测量过程中不使患者察觉,以免紧张,影响测量的准确性。

2. 危重患者呼吸微弱,可用少许棉花置于患者鼻孔前,观察棉花被吹动的次数,计时应1分钟(图9-19)。

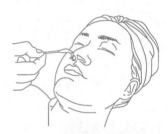

【健康教育】

1. 向患者及家属解释呼吸监测的重要性,学会正确测量呼吸的方法。

2. 指导患者精神放松,并使患者具有识别异常呼吸的判断能力。

3. 教会患者对异常呼吸进行自我护理。

图9-19　危重患者呼吸测量

四、促进呼吸功能的护理技术

(一)清除呼吸道分泌物的护理技术

1. **有效咳嗽(effective cough)**　咳嗽是一种防御性呼吸反射,可排出呼吸道内的异物、分泌物,具有清洁、保护和维护呼吸道通畅的作用。适用于神志清醒尚能咳嗽的患者。护士应对患者进行指导,帮助患者学会有效咳嗽的方法。促进有效咳嗽的主要措施:①改变患者姿势,使分泌物流入大气道内便于咳出。②鼓励患者做缩唇呼吸,即鼻吸气,口缩唇呼气,以引发咳嗽反射。③在病情许可情况下,增加患者活动量,有利于痰液的松动。④双手稳定地按压胸壁下侧,提供一个坚实的力量,有助于咳嗽。有效咳嗽的步骤为:患者取坐位或半卧位,屈膝,上身前倾,双手抱膝或在胸部和膝盖上置一枕头并用两肘夹紧,深吸气后屏气3秒(有伤口者,护士应将双手压在切口的两侧),然后患者腹肌用力,两手抓紧支持物(脚和枕),用力做爆破性咳嗽,将痰液咳出(图9-20)。

2. **叩击(percussion)**　指用手叩打胸背部,借助振动,使分泌物松脱而排出体外。适用于长期卧床、久病体弱、排痰无力的患者。叩击的手法是:患者取坐位或侧卧位,操作者将手固定呈背隆掌空状,即手背隆起,手掌中空,手指弯曲,拇指紧靠示指,有节奏地从肺底自下而上,由外向内轻轻叩打(图9-21)。边叩边鼓励患者咳嗽。注意不可在裸露的皮肤、肋骨上下、脊柱、乳房等部位叩击。

3. **体位引流(postural drainage)**　置患者于特殊体位,将肺与支气管所存积的分泌物,借助重力作用使其流入大气管并咳出体外,称体位引流。适用于痰量较多、呼吸功能尚好的支气管扩张、肺脓肿等患者,可起到重要的治疗作用。对严重高血

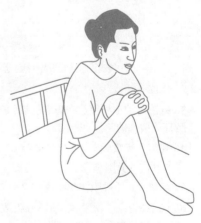

图9-20　有效咳嗽

压、心力衰竭、高龄、极度衰弱、意识模糊等患者应禁忌。其实施要点为：

（1）患者体位要求是患肺处于高位，其引流的支气管开口向下，便于分泌物顺体位引流而咳出。临床上应根据病变部位不同采取相应的体位进行引流。

（2）嘱患者间歇深呼吸并尽力咳痰，护士轻叩相应部位，提高引流效果。

（3）痰液黏稠不易引流时，可给予蒸汽吸入、超声雾化吸入、祛痰药，有利排出痰液。

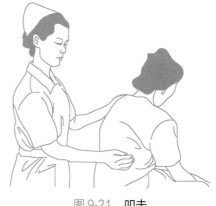

图 9-21　叩击

（4）宜选择空腹时体位引流，每日 2～4 次，每次 15～30 分钟。

（5）体位引流时应监测：① 患者的反应，如出现头晕、面色苍白、出冷汗、血压下降等，应停止引流。② 引流液的色、质、量，并予以记录。如引流液大量涌出，应注意防止窒息。如引流液每日小于 30ml，可停止引流。

叩击与体位引流后，随即进行深呼吸和咳嗽，有利于分泌物的排出。

4. 吸痰法（aspiration of sputum）　指经口、鼻腔、人工气道将呼吸道的分泌物吸出，以保持呼吸道通畅，预防吸入性肺炎、肺不张、窒息等并发症的一种方法。临床上主要用于年老体弱、危重、昏迷、麻醉未清醒前等各种原因引起的不能有效咳嗽、排痰者。

吸痰装置有中心吸引器（中心负压装置）、电动吸引器两种，它们利用负压吸引原理，连接导管吸出痰液。医院设有中心负压装置，吸引器管道连接到各病室床单位，使用时只需连接吸痰导管，开启开关，即可吸痰，十分便利（图 9-22）。

电动吸引器由马达、偏心轮、气体过滤器、负压表、安全瓶、贮液瓶组成（图 9-23）。安全瓶和贮液瓶可贮液 1 000ml，瓶塞上有两个玻璃管，并通过橡胶管相互连接。接通电源后马达带动偏心轮，从吸气孔吸出瓶内空气，并由排气孔排出，不断循环转动，使瓶内产生负压，将痰液吸出。

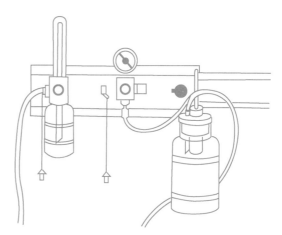

图 9-22　氧气管道化装置和中心负压吸引装置

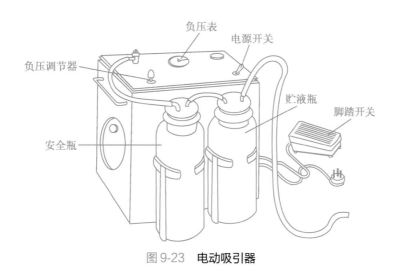

图 9-23　电动吸引器

Note:

在紧急状态下,可用注射器吸痰和口对口吸痰。前者用 50～100ml 注射器连接导管进行抽吸;后者由操作者托起患者下颌,使其头后仰并捏住患者鼻孔,口对口吸出呼吸道分泌物,解除呼吸道梗阻症状。

【目的】

1. 清除呼吸道分泌物,保持呼吸道通畅。

2. 促进呼吸功能,改善肺通气。

3. 预防并发症发生。

【操作前准备】

1. 评估患者并解释

(1) 评估:患者的年龄、病情、意识、治疗情况,有无将呼吸道分泌物排出的能力,心理状态及合作程度,目前患者的血氧饱和度。

(2) 解释:向患者及家属解释吸痰的目的、方法、注意事项及配合要点。

2. 患者准备

(1) 了解吸痰的目的、方法、注意事项及配合要点。

(2) 体位舒适,情绪稳定。

3. 环境准备　室温适宜、光线充足、环境安静。

4. 护士准备　衣帽整洁,修剪指甲,洗手,戴口罩。

5. 用物准备

(1) 治疗车上层:有盖罐 2 只(试吸罐和冲洗罐,内盛无菌生理盐水)、一次性无菌吸痰管数根、无菌纱布、无菌血管钳或镊子、无菌手套、弯盘、医嘱单。

(2) 治疗车下层:电动吸引器或中心吸引器。

(3) 必要时备压舌板、张口器、舌钳、电插板等。

【操作步骤】

步骤	要点与说明
1. 核对　携用物至患者床旁,核对患者床号、姓名、腕带、住院号	● 确认患者
2. 调节　接通电源,打开开关,检查吸引器性能,调节负压	一般成人 40.0～53.3kPa(300～400mmHg);儿童 <40.0kPa
3. 检查　患者口、鼻腔,取下活动义齿	● 若口腔吸痰有困难,可由鼻腔吸引;昏迷患者可用压舌板或张口器帮助张口
4. 体位　患者头部转向一侧,面向操作者	● 方便操作
5. 试吸　连接吸痰管,在试吸罐中试吸少量生理盐水	● 检查吸痰管是否通畅,同时润滑导管前端
6. 吸痰　一手反折吸痰导管末端,另一手用无菌血管钳(镊)或者戴手套持吸痰管前端,插入口咽部(10～15cm),然后放松导管末端,先吸口咽部分泌物,再吸气管内分泌物	● 插管时不可有负压,以免引起呼吸道黏膜损伤 ● 若气管切开吸痰,注意无菌操作,先吸气管切开处,再吸口(鼻)部 ● 采取左右旋转并向上提管的手法,以利于呼吸道分泌物的充分吸尽,每次吸痰时间<15s
7. 抽吸　吸痰管退出时,在冲洗罐中用生理盐水抽吸	● 以免分泌物堵塞吸痰导管 ● 一根吸痰导管只使用一次
8. 观察　气道是否通畅;患者的反应,如面色、呼吸、心率、血压等;吸出液的色、质、量	● 动态评估患者
9. 安置患者　拭净脸部分泌物,体位舒适,整理床单位	● 使患者舒适
10. 整理用物　吸痰管按一次性用物处理,吸的玻璃接管插入盛有消毒液的试管中浸泡	● 吸痰用物根据吸痰操作性质每班更换或每日更换1～2次
11. 记录　洗手后记录	● 记录痰液的量、颜色、黏稠度、气味、患者的反应等

【注意事项】

1. 吸痰前,检查电动吸引器性能是否良好,连接是否正确。

2. 严格执行无菌操作,每次吸痰应更换吸痰管。

3. 每次吸痰时间<15秒,以免造成缺氧。

4. 吸痰动作轻稳,防止呼吸道黏膜损伤。

5. 痰液黏稠时,可配合叩击、蒸汽吸入、雾化吸入,提高吸痰效果。

6. 电动吸引器连续使用时间不宜过久;贮液瓶内液体达 2/3 满时,应及时倾倒,以免液体过多吸入马达内损坏仪器。贮液瓶内应放少量消毒液,使吸出液不致黏附于瓶底,便于清洗消毒。

7. 如果给患者吸痰时,临床上有明显的血氧饱和度下降的问题,建议吸痰前提高氧浓度;建议在吸痰前的 30～60 秒,向儿童和成人提供 100% 的氧。

8. 建议成人和儿童使用的吸痰管(直径)要小于他们使用的气管插管的直径的 50%,婴儿则要小于 70%。

【健康教育】

1. 教会清醒患者吸痰时正确配合的方法。

2. 向患者及患者家属讲解呼吸道疾病的预防保健知识。

3. 指导患者呼吸道有分泌物时应及时吸出,确保气道通畅,改善呼吸,纠正缺氧。

（二）氧气疗法

氧是生命活动所必需的物质,如果组织得不到足够的氧或不能充分利用氧,组织的代谢、功能甚至形态结构都可能发生异常改变,这一过程称为缺氧。氧气疗法(oxygen therapy)指通过给氧,提高动脉血氧分压(PaO_2)和动脉血氧饱和度(SaO_2),增加动脉血氧含量(CaO_2),纠正各种原因造成的缺氧状态,促进组织的新陈代谢,维持机体生命活动的一种治疗方法。

1. 缺氧分类和氧疗适应证

（1）低张性缺氧:主要特点为动脉血氧分压降低,使动脉血氧含量减少,组织供氧不足。由于吸入气体氧分压过低,外呼吸功能障碍,静脉血分流入动脉血所致。常见于高山病、慢性阻塞性肺部疾病、先天性心脏病等。

（2）血液性缺氧:由于血红蛋白数量减少或性质改变,造成血氧含量降低或血红蛋白结合的氧不易释放所致。常见于贫血、一氧化碳中毒、高血红蛋白血症等。

（3）循环性缺氧:由于组织血流量减少使组织供氧量减少所致。其原因为全身性循环性缺氧和局部性循环性缺氧。常见于休克、心力衰竭、栓塞等。

（4）组织性缺氧:由于组织细胞利用氧异常所致。其原因为组织中毒、细胞损伤、呼吸酶合成障碍。常见于氰化物中毒、大量放射线照射等。

以上四类缺氧中,低张性缺氧(除静脉血分流入动脉外)由于患者 PaO_2 和 SaO_2 明显低于正常,吸氧能提高 PaO_2、SaO_2、CaO_2,使组织供氧增加,因而疗效最好。氧疗对于心功能不全、心输出量严重下降、大量失血、严重贫血及一氧化碳中毒,也有一定的治疗作用。

2. 缺氧程度判断　根据临床表现及动脉血氧分压(PaO_2)和动脉血氧饱和度(SaO_2)来确定。

（1）轻度低氧血症:PaO_2>6.67kPa(50mmHg),SaO_2>80%,无发绀,一般不需氧疗。如有呼吸困难,可给予低流量、低浓度(氧流量·1～2L/min)氧气。

（2）中度低氧血症:PaO_2 4～6.67kPa(30～50mmHg),SaO_2 60%～80%,有发绀、呼吸困难,需氧疗。

（3）重度低氧血症:PaO_2<4kPa(30mmHg),SaO_2<60%,显著发绀、呼吸极度困难、出现"三凹征",是氧疗的绝对适应证。

血气分析检查是监测用氧效果的客观指标,当患者 PaO_2 低于 50mmHg(6.6kPa)时,应给予吸氧。

3. 供氧装置　供氧装置有氧气筒及氧气压力表和管道氧气装置(中心供氧装置)两种。

（1）氧气筒及氧气压力表装置（图9-24）

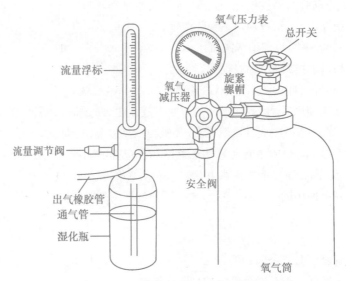

图9-24 **氧气筒及氧气压力表装置**

1）氧气筒：氧气筒是一圆柱形无缝钢筒，筒内可耐高压达 14.7MPa（150kg/cm²）的氧，容纳氧气 6 000L。氧气筒的顶部有一总开关，控制氧气的进出。氧气筒颈部的侧面，有一气门与氧气表相连，是氧气自筒中输出的途径。

2）氧气表：由压力表、减压器、流量表、湿化瓶及安全阀组成。压力表可测知氧气筒内的压力，以 MPa 或 kg/cm² 表示，压力越大，表明氧气筒内氧气越多。减压器是一种弹簧自动减压装置，将来自氧气筒内的压力减至 0.2～0.3MPa（2～3kg/cm²），使流量平稳，保证安全。流量表用来测量每分钟氧气的流出量，流量表内有浮标，可得知每分钟氧气的流出量。湿化瓶具有湿化氧气及观察氧气流量的作用，可选用一次性或内装 1/3～1/2 灭菌蒸馏水的湿化瓶，通气管浸入水中，湿化瓶出口和鼻导管相连。安全阀的作用是当氧流量过大、压力过高时，安全阀内部活塞自行上推，过多的氧气由四周小孔流出，以确保安全。

3）装表法：氧气表装在氧气筒上，以备急用。方法是：将氧气筒置于氧气架上，打开总开关（逆时针转 1/4 周），使少量气体从气门处流出，随即迅速关上（顺时针），达到避免灰尘吹入氧气表、清洁气门的目的；然后将氧气表稍向后倾置于氧气筒气门上，用手初步旋紧，再用扳手拧紧，使氧气表直立于氧气筒旁；连接湿化瓶；确认流量开关呈关闭状态，打开总开关，再打开流量开关，检查氧气装置无漏气、流出通畅，关紧流量开关，推至病室待用。因此装表法可简单归纳为一吹（尘）、二上（表）、三紧（拧紧）、四查（检查）。

氧气筒内的氧气供应时间可按下列公式计算：

$$可供应时间 = \frac{[压力表压力 - 5(kg/cm^2)] \times 氧气筒容积(L)}{1kg/cm^2 \times 氧流量(L/min) \times 60min}$$

氧气浓度与流量的关系：

$$吸氧浓度(\%) = 21 + 4 \times 氧流量(L/min)$$

（2）氧气管道装置（中心供氧装置）：医院氧气集中由供应站负责供给，设管道至病区、门诊、急诊。供应站有总开关控制，各用氧单位配氧气表，打开流量表即可使用（图9-22）。此法迅速、方便。

装表法：①将流量表安装在中心供氧管道氧气流出口处，接上湿化瓶；②打开流量开关，调节流量，检查指示浮标能达到既定流量（刻度），全套装置无漏气后备用。

4. 氧疗方法

鼻氧管给氧法：将鼻氧管前端插入鼻孔内约 1cm，导管环固定稳妥即可（图9-25）。此法比较简单,患者感觉比较舒适,容易接受,因而是目前临床上常用的给氧方法之一。

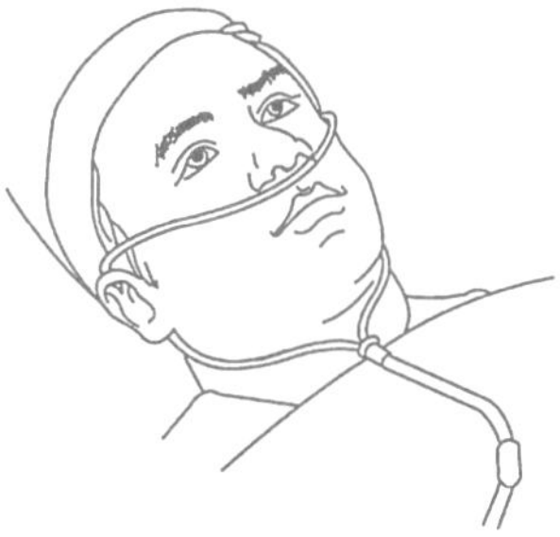

【目的】

(1)纠正各种原因造成的缺氧状态,提高动脉血氧分压(PaO_2)和动脉血氧饱和度(SaO_2),增加动脉血氧含量(CaO_2)。

(2)促进组织的新陈代谢,维持机体生命活动。

【操作前准备】

(1)评估患者并解释

图 9-25 **鼻氧管给氧法**

1)评估:患者的年龄、病情、意识、治疗情况、心理状态及合作程度。

2)解释:向患者及家属解释吸氧法的目的、方法、注意事项及配合要点。

(2)患者准备

1)了解吸氧法的目的、方法、注意事项及配合要点。

2)体位舒适,情绪稳定,愿意配合。

(3)环境准备:室温适宜、光线充足、环境安静、远离火源。

(4)护士准备:衣帽整洁,修剪指甲,洗手,戴口罩。

(5)用物准备

1)治疗盘内备:治疗盘内备小药杯(内盛冷开水)、纱布、弯盘、鼻氧管、棉签、扳手。

2)治疗盘外备:管道氧气装置或氧气筒及氧气压力表装置、用氧记录单、笔、标志。

【操作步骤】

步骤	要点与说明
1. 核对 携用物至患者床旁,核对患者床号、姓名、腕带、住院号	● 确认患者
2. 清洁检查 用湿棉签清洁双侧鼻腔并检查	● 检查鼻腔有无分泌物堵塞及异常
3. 连接 将鼻导管与湿化瓶的出口相连接	
4. 调节 氧流量	● 根据病情遵医嘱调节氧流量
5. 湿润 鼻氧管	● 鼻氧管前端放入小药杯中的冷开水中湿润,并检查鼻氧管是否通畅
6. 插管 将鼻氧管插入患者鼻孔 1cm	● 动作轻柔,以免造成黏膜损伤
7. 固定 将导管环绕患者耳部向下放置并调节松紧度	● 松紧适宜,防止因导管太紧引起皮肤受损
8. 洗手、记录	● 记录给氧时间、氧流量、患者反应,便于对照
9. 观察	● 缺氧症状、实验室指标、氧气装置无漏气并通畅、有无氧疗不良反应,如有异常及时处理
10. 停止用氧 先取下鼻氧管	● 防止操作不当,引起组织损伤
11. 安置患者 体位舒适	● 整理床单位
12. 卸表 ▲氧气筒 关闭总开关,放出余气后,关闭流量开关,再卸表 ▲中心供氧 关流量开关,取下流量表	
13. 用物处理	● 一次性用物消毒后集中处理 ● 氧气筒上悬挂空或满标志
14. 洗手、记录	● 记录停止用氧时间及效果

【注意事项】

(1)用氧前,检查氧气装置有无漏气,是否通畅。

Note:

（2）严格遵守操作规程，注意用氧安全，切实做好"四防"，即防震、防火、防热、防油。氧气瓶搬运时要避免倾倒撞击。氧气筒应放阴凉处，周围严禁烟火及易燃品，距明火至少 5m，距暖气至少 1m，以防引起燃烧。氧气表及螺旋口勿上油，也不用带油的手装卸。

（3）使用氧气时，应先调节流量后应用。停用氧气时，应先拔出导管，再关闭氧气开关。中途改变流量，先分离鼻氧管与湿化瓶连接处，调节好流量再接上。以免一旦开关出错，大量氧气进入呼吸道而损伤肺部组织。

（4）常用湿化液灭菌蒸馏水。急性肺水肿用 20%～30% 乙醇，具有降低肺泡内泡沫的表面张力，使肺泡泡沫破裂、消散，改善肺部气体交换，减轻缺氧症状的作用。

（5）氧气筒内氧勿用尽，压力表至少要保留 0.5MPa（5kg/cm²），以免灰尘进入筒内，再充气时引起爆炸。

（6）对未用完或已用尽的氧气筒，应分别悬挂"满"或"空"的标志，既便于及时调换，也便于急用时搬运，提高抢救速度。

（7）用氧过程中，应加强监测。

【健康教育】

（1）向患者及家属解释氧疗的重要性。

（2）指导患者及家属正确使用氧疗的方法及注意事项。

（3）积极宣传呼吸道疾病的预防保健知识。

中华护理学会团体标准 T/CNAS 08—2019《成人氧气吸入疗法护理》（2019-11-10 发布，2020-01-01 实施）中介绍了不同氧疗装置及其特点，见表 9-6。

表 9-6 不同氧疗装置及其特点

氧疗装置	提供氧流量	使用人群	优点	缺点
鼻导管	1～5L/min	无高碳酸血症风险的低氧血症患者	1. 简便，快捷，价廉 2. 满足大部分轻症患者需要 3. 耐受性相对好，不影响患者进食和语言表达	1. 吸入氧浓度不稳定，受潮气量、呼吸频率等因素影响 2. 不能提供高浓度氧 3. 长时间或 5L/min 流量以上时湿化不足，耐受性变差
普通面罩	5～10L/min	严重的单纯低氧血症患者，不宜用于伴高碳酸血症的低氧血症患者	1. 简便，经济 2. 能利用呼出的气体的湿热提供较好的湿化，适用于缺氧严重而无 CO_2 潴留的患者	1. 幽闭感，影响进食和语言表达，有误吸风险 2. 氧流量<5L/min 会导致重复吸入
储氧面罩	6～15L/min	高氧疗需求的患者。不宜用于伴高碳酸血症的低氧血症患者	提供更高浓度氧，适用于严重缺氧患者	1. 幽闭感，影响进食和语言表达，有误吸风险 2. 若氧流量不足，非重复呼吸面罩会增加吸气负荷 3. 部分重复呼吸面罩可能导致 CO_2 重复吸入，加重 CO_2 潴留
文丘里面罩	2～15L/min	低氧血症伴高碳酸血症的患者	1. 精准给氧 2. 患者呼吸模式不影响吸入氧浓度 3. 基本无 CO_2 重复吸入	1. 费用高，湿化效果一般，吸入氧浓度有限 2. 氧流量与吸入氧浓度之间需匹配
经鼻高流量湿化氧疗装置	空氧混合气流量 8～80L/min，氧浓度 21%～100%	需高浓度氧疗的患者，高碳酸血症患者慎用	1. 精准给氧，良好湿化和温化，舒适性、依从性好 2. 应用范围广泛，效果、舒适度优于普通氧疗	需要专门设备和导管

5. 家庭供氧方法　随着便携式供氧装置的面世和家庭用氧源的发展，一些慢性呼吸系统疾病和持续低氧血症的患者可以在家中进行氧疗。家庭氧疗一般采用制氧器、小型氧气瓶及氧气枕等方法，对改善患者的健康状况，提高他们的生活质量和运动耐力有显著疗效。

（1）便携式制氧器：于1990年问世。原理为制氧剂A和催化剂B在反应仓中与水产生化学反应制造出氧气。其优点有以下四点。

1）纯度高：制氧纯度高，完全符合医用标准，纯度>99.0%。

2）供氧快：立用立得，方便快捷。

3）易操作：制氧器结构简单，易学易会。

4）易携带：制氧器小巧轻灵（加水后仅500g），便于携带。

便携式制氧器的缺点是：维持时间短（一次反应制出氧气仅维持20分钟），因此患者如需反复用氧，要不断更换制剂。

（2）小型氧气瓶：小型瓶装医用氧，同医院用氧一样，系天然纯氧。具有安全、小巧、经济、实用、方便等特点。有各种不同容量的氧气瓶，如2L、2.5L、4L、8L、10L、12L、15L等。尤其适用于冠心病、肺心病、哮喘、支气管炎、肺气肿等慢性疾病患者的家庭氧疗。

6. 氧疗监护

（1）缺氧症状：患者由烦躁不安变为安静、心率变慢、血压上升、呼吸平稳、皮肤红润温暖、发绀消失，说明缺氧症状改善。

（2）实验室检查：实验室检查指标可作为氧疗监护的客观指标。主要观察氧疗后 PaO_2（正常值12.6～13.3kPa 或 95～100mmHg）、$PaCO_2$（正常值4.7～5.0kPa 或 35～45mmHg）、SaO_2（正常值95%）等。

（3）氧气装置：有无漏气，管道是否通畅。

（4）氧疗的副作用：当氧浓度高于60%、持续时间超过24小时，可出现氧疗副作用。常见的副作用有：

1）氧中毒：其特点是肺实质的改变，表现为胸骨下不适、疼痛、灼热感，继而出现呼吸增快、恶心、呕吐、烦躁、断续的干咳。预防措施是避免长时间、高浓度氧疗，经常做血气分析，动态观察氧疗的治疗效果。

2）肺不张：吸入高浓度氧气后，肺泡内氮气被大量置换，一旦支气管有阻塞时，其所属肺泡内的氧气被肺循环血液迅速吸收，引起吸入性肺不张。表现为烦躁，呼吸、心率增快，血压上升，继而出现呼吸困难、发绀、昏迷。预防措施是鼓励患者做深呼吸，多咳嗽和经常改变卧位、姿势，防止分泌物阻塞。

3）呼吸道分泌物干燥：氧气是一种干燥气体，吸入后可导致呼吸道黏膜干燥，分泌物黏稠，不易咳出，且有损纤毛运动。因此，氧气吸入前一定要先湿化再吸入，以此减轻刺激作用，并定期雾化吸入。

4）晶状体后纤维组织增生：仅见于新生儿，以早产儿多见。由于视网膜血管收缩、视网膜纤维化，最后出现不可逆转的失明，因此新生儿应控制氧浓度和吸氧时间。

5）呼吸抑制：见于Ⅱ型呼吸衰竭者（PaO_2 降低、$PaCO_2$ 增高），由于 $PaCO_2$ 长期处于高水平，呼吸中枢失去了对二氧化碳的敏感性，呼吸的调节主要依靠缺氧对外周化学感受器的刺激来维持，吸入高浓度氧，解除缺氧对呼吸的刺激作用，使呼吸中枢抑制加重，甚至呼吸停止。因此对Ⅱ型呼吸衰竭患者应给予低浓度、低流量（1～2L/min）持续吸氧，维持 PaO_2 在8kPa即可。

知 识 拓 展

高压氧治疗

高压氧疗法是指在高气压（大于一个标准大气压）环境下呼吸纯氧或混合氧以达到治疗各种疾病的方法。一般而言，凡是机体全身性或局部性缺氧、急性或慢性缺氧引起的各种缺氧性疾病

Note：

都属于高压氧治疗的对象。如急性 CO 中毒及其迟发性脑病、心脏呼吸骤停复苏后、各种意外事故造成的急性缺氧(溺水、窒息、自缢、触电等)、高原反应等。它具有治疗范围广、治疗病种多及疗效可靠等特点。目前高压氧疗法已向康复医学、潜水医学、航空医学、保健医学、高原医学、运动医学及军事医学等方面发展。

知 识 拓 展

YYX型一次性使用吸氧管

目前,很多医院使用 YYX 型一次性使用吸氧管,用于患者吸氧过程中氧气的湿化和通过。有研究证明,YYX 型一次性使用吸氧管湿化气道的效果明显优于传统吸氧管。现介绍其使用方法和注意事项:

1. 使用方法

(1)氧气流量计处于关闭状态,将流量计插入设备带。

(2)拔除加湿通路瓶体进口密封帽或撕下密封膜后,将加湿通路瓶体进气口插入流量计快插接头内,听到"咔"声并略用力向下拉动不脱离即为连接成功。

(3)拔下加湿通路瓶体出气口密封帽或撕下密封膜,接通氧气调至所需流量。

(4)10 秒后,将输送管路与加湿通路瓶体出气口连接,即可吸氧。

(5)卸载时,应确保流量计处于关闭状态,握持加湿通路瓶体的同时将快插接头压套上提即可取下产品。

2. 注意事项

(1)包装及内容物破损,零部件缺失、形成或连接部位分离,严禁使用。

(2)包装开启,立即使用。

(3)使用时严禁上提流量计快插接头压套,以免产品坠落。

(4)加湿通路瓶体使用时应保持竖直,倾斜不得超过 30°。

(5)当湿化液液面下降至最低液位线时须更换产品。

(6)除急救必须外,严禁向加湿通路瓶体内添加任何物质。

(7)加湿通路瓶体无破损的情况下,瓶体因外部温湿度变化偶有水汽凝结,不影响氧气湿化。

(8)除正常悬挂使用外,氧气流量计与加湿通路瓶体分开放置,以免倾倒致湿化液进入流量计内。

(9)严禁挤压加湿通路瓶体,以免形变漏液。

(10)氧气装置一人一用,需在瓶签上写明开瓶时间。

(岳 鹏)

思 考 题

1. 患者李某,女,40 岁,体温在 39～40℃波动,持续 2 周,日差不超过 1℃。P 106 次 /min,R 28 次 /min。患者神志清,面色潮红,口唇干裂,精神不振,食欲差。

请思考:

(1)患者属于何种热型?

Note:

（2）患者发热的程度？

（3）可采取哪些护理措施？

2. 患者王某，女，30岁，因心房纤颤而入院。入院时测 R 200 次/min，P 100 次/min，且心律完全不规则、心率快慢不一、心音强弱不等。

请思考：

（1）此患者的情况属于哪一种脉搏异常？

（2）对此患者应如何测量脉搏？

（3）测量后应如何记录？

3. 患者赵某，女，70岁，因脑外伤入院。体检：T 38.6℃，P 90 次/min，R 18 次/min，BP 140/90mmHg，意识模糊，并有痰鸣音且无力咳出。

请思考：

（1）可采用哪项护理措施帮助患者去除分泌物？

（2）实施此护理措施的目的是什么？

（3）实施时应注意哪些问题？

4. 患者李某，女，45岁，自感胸闷不适，嘴唇青紫，呼吸困难，查 PaO_2 40mmHg，SaO_2 65%。

请思考：

（1）此患者缺氧的程度？

（2）患者使用氧疗应如何进行监护？

（3）如何保证用氧安全？

URSING

第十章

冷、热疗法

10章 数字内容

学 习 目 标

● 知识目标：

1. 能正确理解和解释冷、热疗法的概念。

2. 能正确理解冷、热疗法的目的。

3. 能正确理解冷、热疗法的生理效应和继发效应的含义及特点。

4. 能正确识别冷、热疗法的禁忌证。

5. 能正确分析影响冷、热疗法实施效果的因素。

6. 能正确陈述冰袋、冰帽、冷湿敷等常用冷疗法的目的、注意事项、健康教育等内容。

7. 能陈述热水袋、红外线灯及烤灯、热湿敷、热水坐浴、温水浸泡等常用热疗法的目的、注意事项、健康教育等内容。

● 技能目标：

1. 能运用所学知识，正确选择并实施常用冷疗法。

2. 能运用所学知识，正确选择并实施常用热疗法。

● 素质目标：

在为患者实施冷、热疗法过程中能密切观察患者局部和全身反应，加强与患者沟通交流，关心患者，保护隐私，避免因实施冷、热疗法给患者带来不必要的伤害。

冷、热疗法是通过用冷或热作用于人体的局部或全身,达到止血、止痛、消炎、退热和增进舒适的作用,是临床上常用的物理治疗方法。作为冷、热疗法的实施者,护士应了解冷、热疗法的效应,掌握正确的使用方法,密切观察患者的反应,并对治疗效果进行及时评价,以达到实现最佳疗效、减少损伤发生的目的。

第一节　概　　述

 导入情景与思考

患者王某,女,45岁,农民。2天前在田里干农活时淋雨,当晚出现咳嗽、咳痰,今日病情加重,表现为寒战、高热,全身肌肉酸痛、右胸疼痛且深呼吸时加重,咳嗽咳痰加剧、痰呈铁锈色,遂入院治疗。目前患者神志清楚,呼吸急促,呈急性面容,T 39.9℃,P 105次/min,R 30次/min,BP 100/70mmHg;右肺触觉语颤增强,叩诊呈浊音,可闻及支气管呼吸音、右下肺闻及散在湿啰音。血常规检查示 WBC 25×10^9/L;X线胸片示右肺下叶片状阴影,诊断为"右下肺炎"。护士遵医嘱为患者实施物理降温。

请思考:

1. 可为该患者采取的物理降温方法有哪些?

2. 影响该患者物理降温效果的因素有哪些?

3. 实施物理降温时,如何才能达到最佳的生理效应?

冷热物质作用于人体后,机体将产生一系列效应,其效果也受到多种因素影响。在实施冷、热疗法前应了解相关知识,确保机体产生最佳的生理效果,避免发生副作用。

一、冷、热疗法的概念

冷、热疗法(cold and heat therapy)是利用低于或高于人体温度的物质作用于体表皮肤,通过神经传导引起皮肤和内脏器官血管的收缩或舒张,从而改变机体各系统体液循环和新陈代谢,达到治疗目的的方法。

人体皮肤能产生多种感觉,因为皮肤分布着多种感受器,如冷感受器(cold receptor)、温感受器(warm receptor)、痛觉感受器(pain receptor)等。冷感受器位于真皮上层,温感受器位于真皮下层,痛觉感受器广泛分布于皮肤的表层。冷感受器比较集中于躯干上部和四肢,数量较温感受器多4~10倍。因此机体对冷刺激的反应比热刺激敏感。当温感受器及冷感受器受到强烈刺激时,痛觉感受器也会兴奋,使机体产生疼痛感觉。

当皮肤感受器感受温度或疼痛刺激后,神经末梢发出冲动,经过传入神经纤维传导到大脑皮层感觉中枢,感觉中枢对冲动进行识别,再通过传出神经纤维发出指令,机体产生行动。当温度或疼痛刺激强烈时,神经冲动可不经过大脑,只通过脊髓反射使整个反射过程更迅速,以免机体受损。

二、冷、热疗法的效应

冷、热疗法虽然是作用于皮肤表面,但会使机体产生局部或全身的反应,包括生理效应和继发效应。

1. **生理效应**　冷、热疗法的应用使机体产生不同的生理效应(表10-1)。

2. **继发效应(secondary effect)**　指用冷或用热超过一定时间,产生与生理效应相反作用的现象。如热疗可使血管扩张,但持续用热30~45分钟后,则血管收缩;同样持续用冷30~60分钟后,则血管扩张,这是机体为避免长时间用冷或用热对组织造成损伤而引起的防御反应。因此,冷、

Note:

热治疗应有适当的时间，以 20~30 分钟为宜，如需反复使用，中间必须给予 1 小时的休息时间，让组织有一个复原过程，防止产生继发效应而抵消生理效应。

表 10-1　冷、热疗法的生理效应

生理指标	生理效应	
	用热	用冷
血管扩张 / 收缩	扩张	收缩
细胞代谢率	增加	减少
需氧量	增加	减少
毛细血管通透性	增加	减少
血液黏稠度	降低	增加
血液流动速度	增快	减慢
淋巴流动速度	增快	减慢
结缔组织伸展性	增强	减弱
神经传导速度	增快	减慢
体温	上升	下降

三、影响冷、热疗法效果的因素

1. **方式**　冷、热应用方式不同产生的效果也不同。冷、热疗法分为干法（干冷及干热）和湿法（湿冷及湿热）两大类。以热疗为例，将湿法和干法进行比较，湿热法具有穿透力强（因为水是一种良好的导体，其传导力及渗透力比空气强）、不易使皮肤干燥、体液丢失较少等特点，而干热法具有保温时间较长、不会浸软皮肤、烫伤危险性较小等特点。因此，在同样的温度条件下，湿冷、湿热的效果强于干冷、干热。在临床应用中，应根据病变部位和病情特点选择冷、热疗法的方式，同时注意防止冻伤、烫伤。

2. **面积**　冷、热疗法的效果与应用面积的大小有关。面积越大，冷、热疗法的效果就越强；反之，则越弱。但须注意使用面积越大，患者的耐受性越差，且会引起全身反应，如大面积热疗法，导致广泛性周围血管扩张，血压下降，若血压急剧下降，患者容易发生晕厥；而大面积冷疗法，导致外周血管收缩，并且周围皮肤的血液分流至内脏血管，使患者血压升高。

3. **时间**　冷、热应用的时间对治疗效果有直接影响，在一定时间内其效应是随着时间的增加而增强。但如果使用的持续时间过长，会产生继发效应而抵消治疗效应，甚至还可引起不良反应，如疼痛、皮肤苍白、冻伤、烫伤等。

4. **温度**　冷、热疗法的温度与机体治疗前体表的温度相差越大，机体对冷、热刺激的反应越强；反之，则越弱。其次，环境温度也影响冷热效应，如环境温度高于或等于身体温度时用热，传导散热被抑制，热效应会增强；而在干燥冷环境中用冷，散热会增加，冷效应会增强。

5. **部位**　不同厚度的皮肤对冷、热刺激的反应不同，皮肤较厚的区域，如脚、手，对冷、热的耐受性大，冷、热疗法效果比较差；而皮肤较薄的区域，如前臂内侧、颈部，对冷、热的敏感性强，冷、热疗法效果比较好。皮肤的不同层次对冷、热反应也不同，皮肤浅层的冷感受器较温感受器浅表且数量也多，故浅层皮肤对冷刺激较敏感。血液循环也影响冷、热疗法的效果，血液循环良好的部位，可增强冷、热应用的效果。因此，临床上为高热患者物理降温时，多将冰袋、冰囊放置在颈部、腋下、腹股沟等体表大血管流经处，以增加散热。

6. **个体差异**　不同年龄、性别、身体状况、居住习惯、肤色的个体对冷、热疗法的反应不同。婴幼儿由于神经系统发育尚未成熟,对冷、热刺激的耐受性较低;老年人由于感觉功能减退,对冷、热刺激的敏感性降低,反应比较迟钝。女性比男性对冷、热刺激更为敏感。昏迷、血液循环障碍、血管硬化、感觉迟钝等患者,其对冷、热的敏感性降低,尤要注意防止烫伤与冻伤。长期居住在热带地区者对热的耐受性较高,而长期居住寒冷地区者对冷的耐受性较高。浅肤色者比深肤色者对冷、热的反应更强烈,而深肤色者对冷、热刺激更为耐受。

第二节　冷、热疗法的应用

 导入情景与思考

患者殷某,女,53 岁。主诉"右侧肢体活动不便 2 年多,加重并伴右肩关节疼痛 5 天"门诊就诊。头颅 CT 示"左侧基底节区脑软化灶"形成,诊断为"脑出血后遗症"入院治疗。患者一般情况尚可,双侧肢体肌力均为 5 级,右肩关节疼痛明显,且右上肢上举或外展时右肩关节疼痛加重,被动屈曲也可引起剧痛。患者入院后经改善循环、营养脑细胞等药物治疗及湿热敷等物理治疗,其右肩关节疼痛程度减轻约 60%,右侧肢体活动度明显增加。

请思考:

1. 护士为该患者实施热湿敷的目的是什么?

2. 热敷缓解患者肩关节疼痛的作用机制有哪些?

3. 护士为患者实施热敷的过程中,应注意哪些问题?

冷、热疗法是临床中常用的护理技术,根据实施的面积及应用方式的不同,冷、热疗法可分为局部冷、热疗法和全身冷、热疗法。局部冷疗法包括冰袋、冰囊、冰帽、冷湿敷法等,全身冷疗法包括温水拭浴、乙醇拭浴等;局部热疗法包括热水袋、烤灯的使用及热湿敷、热水坐浴等。

在临床护理工作中,应了解各种冷、热疗法的特点,熟悉冷、热疗法的目的、方法、禁忌,确保安全有效地使用冷、热疗法。

一、冷疗法

(一) 目的

1. 减轻局部充血或出血　冷疗可使局部血管收缩,毛细血管通透性降低,减轻局部充血;同时冷疗还可使血流减慢,血液的黏稠度增加,有利于血液凝固而控制出血。适用于局部软组织损伤的初期、扁桃体摘除术后、鼻出血等患者。

2. 减轻疼痛　冷疗可抑制细胞的活动,减慢神经冲动的传导,降低神经末梢的敏感性而减轻疼痛;同时冷疗使血管收缩,毛细血管的通透性降低,渗出减少,从而减轻由于组织肿胀压迫神经末梢所引起的疼痛。适用于急性损伤初期、牙痛、烫伤等患者。

3. 控制炎症扩散　冷疗可使局部血管收缩,血流减少,细胞的新陈代谢和细菌的活力降低,从而限制炎症的扩散。适用于炎症早期的患者。

4. 降低体温　冷直接与皮肤接触,通过传导与蒸发的物理作用,使体温降低。适用于高热、中暑等患者。

(二) 禁忌

1. 血液循环障碍　大面积组织受损、全身微循环障碍、休克、周围血管病变、动脉硬化、糖尿病、神经病变、水肿等患者,因循环不良、组织营养不足,若使用冷疗,将进一步使血管收缩,加重血液循环障碍,导致局部组织因缺血缺氧而变性坏死。

2. 慢性炎症或深部化脓病灶　冷疗可使局部血流减少,妨碍炎症的吸收。

3. 组织损伤、破裂或有开放性伤口处 冷疗可降低血液循环，增加组织损伤的风险，影响伤口愈合，尤其是大范围组织损伤，应禁止用冷疗。

4. 对冷过敏 对冷过敏者使用冷疗可出现红斑、荨麻疹、关节疼痛、肌肉痉挛等过敏症状。

5. 慎用冷疗法的情况 昏迷、感觉异常、关节疼痛、心脏病、哺乳期产妇胀奶、婴幼儿、年老体弱者等应慎用冷疗法。

6. 冷疗的禁忌部位

（1）枕后、耳郭、阴囊处：用冷易引起冻伤。

（2）心前区：冷疗可导致反射性心率减慢、心房纤颤、心室纤颤、房室传导阻滞等。

（3）腹部：用冷易引起腹泻。

（4）足底：用冷可导致反射性末梢血管收缩影响散热或引起一过性冠状动脉收缩。

（三）方法

冰袋（ice bag）

【目的】

降温、止血、镇痛、消炎。

【操作前准备】

1. 评估患者并解释

（1）评估：患者的年龄、病情、体温、治疗情况、局部皮肤状况、活动能力、合作程度及心理状态。

（2）解释：向患者或家属解释使用冰袋的目的、方法、注意事项及配合要点。

2. 患者准备

（1）了解冰袋使用的目的、方法、注意事项及配合要点。

（2）体位舒适、愿意合作。

3. 环境准备 室温适宜，酌情关闭门窗，避免对流风直吹患者，保护患者隐私。

4. 护士准备 衣帽整洁，修剪指甲，洗手，戴口罩。

5. 用物准备

（1）治疗车上层：治疗盘内备冰袋或冰囊（图 10-1）、布套、毛巾；治疗盘外备冰块、帆布袋、木槌、脸盆及冷水、勺、手消毒液。

（2）治疗车下层：生活垃圾桶、医疗垃圾桶。

【操作步骤】

步骤	要点与说明
1. 准备冰袋	
（1）备冰：从冰箱或制冰机中取出冰块，放入盆内用冷水冲去棱角	• 避免棱角引起患者不适及损坏冰袋 • 如冰块较大，可将冰块装入帆布袋，用木槌敲碎成小块，再放入盆内用冷水冲去棱角
（2）装袋：将去棱角的冰块装袋至 1/2~2/3 满	• 便于冰袋与皮肤接触
（3）排气：排出冰袋内空气并夹紧袋口	• 空气可加速冰的融化，且使冰袋无法与皮肤完全接触，影响治疗效果
（4）检查：用毛巾擦干冰袋，倒提，检查	• 检查冰袋有无破损、漏水
（5）加套：将冰袋装入布套	• 避免冰袋与患者皮肤直接接触，也可吸收冷凝水汽
2. 核对 携用物至患者床旁，核对患者床号、姓名、腕带、住院号	• 确认患者

Note:

续表

步骤	要点与说明
3. 放置位置 高热降温时可置冰袋于前额、头顶部和体表大血管流经处（颈部两侧、腋窝、腹股沟等）；扁桃体摘除术后可将冰囊置于颈前颌下（图10-2）	● 放置前额时，应将冰袋悬吊在支架上，以减轻局部压力，但冰袋必须与前额皮肤接触（图10-3）
4. 放置时间 不超过30min	● 以防产生继发效应
5. 观察 效果与反应	● 如局部皮肤出现发紫、麻木感，则停止使用
6. 操作后处理 撤去治疗用物，协助患者取舒适体位，整理床单位，对用物进行处理	● 冰袋内冰水倒空，倒挂晾干，吹入少量空气，夹紧袋口备用；布袋送洗
7. 洗手、记录	● 记录用冷的部位、时间、效果、反应，便于评价

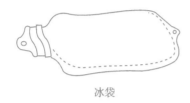 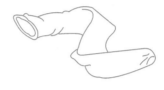

冰袋 　　　　　　　　　　　　冰囊

图 10-1　冰袋、冰囊

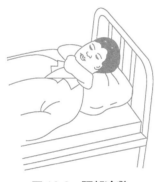 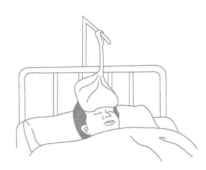

图 10-2　颈部冷敷　　　　　　　　　图 10-3　前额冷敷

【注意事项】

1. 随时观察，检查冰袋有无漏水，是否夹紧。冰块融化后应及时更换，保持布袋干燥。

2. 观察用冷局部的皮肤色泽等情况，防止冻伤。倾听患者主诉，有异常立即停止用冷。

3. 如为降温，冰袋使用后30分钟需测体温，当体温降至39℃以下，应取下冰袋，并在体温单上做好记录。

【健康教育】

1. 向患者及家属介绍使用冰袋的目的、作用及正确的使用方法。

2. 说明使用冰袋的注意事项及应达到的治疗效果。

冰帽（ice cap）

冰帽常用于头部降温，是临床上最常见的物理降温方法之一。

【目的】

头部降温，预防脑水肿。

【操作前准备】

1. 评估患者并解释

（1）评估：患者的年龄、病情、意识、治疗情况、头部皮肤状况、合作程度及心理状态。

（2）解释：向患者或家属解释使用冰帽的目的、方法、注意事项及配合要点。

2. 患者准备

（1）了解冰帽使用的目的、方法、注意事项及配合要点。

（2）体位舒适、愿意合作。

3. 环境准备　室温适宜，酌情关闭门窗。

4. 护士准备　衣帽整洁，修剪指甲，洗手，戴口罩。

5. 用物准备

（1）治疗车上层：治疗盘内备冰帽（图 10-4）、肛表、海绵；治疗盘外备冰块、帆布袋、木槌、盆及冷水、勺、手消毒液。

（2）治疗车下层：水桶、医疗垃圾桶、生活垃圾桶。

【操作步骤】

步骤	要点与说明
1. 备冰（同冰袋法）	
2. 核对　携用物至患者床旁，核对患者床号、姓名、腕带、住院号	● 确认患者
3. 放置冰帽　将头部置于冰帽中，后颈部、双耳郭垫海绵；排水管放水桶内	● 防止枕后、外耳冻伤
4. 放置时间　不超过 30min	● 维持肛温在 33℃左右，不可低于 30℃，以防心室纤颤等并发症出现
5. 观察　效果与反应	● 以防产生继发效应
6. 操作后处理　撤去治疗用物，协助患者取舒适体位，整理床单位，对用物进行处理	● 处理方法同冰袋
7. 洗手、记录	● 记录时间、效果、反应，便于评价

【注意事项】

1. 密切观察冰帽有无破损、漏水，冰帽内的冰块融化后应及时更换或添加。

2. 密切观察局部皮肤色泽，注意监测肛温，肛温不得低于 30℃。

【健康教育】

1. 向患者及家属解释使用冰帽的目的、作用、方法。

2. 说明使用冰帽的注意事项及应达到的治疗效果。

冷湿敷（cold moist compress）

【目的】

止血、消炎、消肿、止痛。

【操作前准备】

1. 评估患者并解释

（1）评估：年龄、病情、体温、治疗情况、局部皮肤状况、活动能力、合作程度及心理状态。

（2）解释：向患者或家属解释使用冷湿敷的目的、方法、注意事项及配合要点。

2. 患者准备

（1）了解冷湿敷使用的目的、方法、注意事项及配合要点。

（2）体位舒适、愿意合作。

3. 环境准备　室温适宜，酌情关闭门窗，必要时床帘遮挡。

4. 护士准备　衣帽整洁，修剪指甲，洗手，戴口罩。

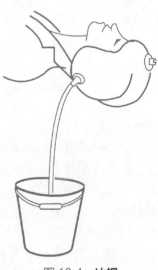

图 10-4　冰帽

5. 用物准备

（1）治疗车上层：治疗盘内备敷布 2 块、纱布、一次性治疗巾、手套；治疗盘外备盛放冰水的容器，手消毒液。必要时备换药用物。

（2）治疗车下层：医疗垃圾桶、生活垃圾桶。

【操作步骤】

步骤	要点与说明
1. 核对　携用物至患者床旁，核对患者床号、姓名、腕带、住院号	• 确认患者
2. 患处准备　患者取舒适卧位，暴露患处，垫一次性治疗巾于受敷部位下	• 必要时床帘遮挡，保护患者隐私 • 保护皮肤及床单位
3. 冷敷	
（1）戴上手套，将敷布浸入冰水中后拧至半干	• 敷布须浸透，拧至不滴水为度
（2）抖开敷布敷于患处	
（3）每 3～5min 更换一次敷布，持续 15～20min	• 确保冷敷效果，以防产生继发效应
4. 观察　局部皮肤变化及患者反应	
5. 操作后处理	
（1）擦干冷敷部位，脱去手套。协助患者取舒适体位，整理床单位	
（2）用物处理	• 用物消毒后备用
6. 洗手、记录	• 记录冷敷的部位、时间、效果、患者的反应等，便于评价

【注意事项】

1. 若冷敷部位为开放性伤口，须按无菌技术处理伤口。

2. 若为降温，则使用冷湿敷 30 分钟后应测量体温，并将体温记录在体温单上。

【健康教育】

1. 向患者及家属解释使用冷湿敷的目的、作用、方法。

2. 说明使用冷湿敷的注意事项及应达到的治疗效果。

温水拭浴（tepid sponge bath）或乙醇拭浴（alcohol sponge bath）

温水拭浴和乙醇拭浴是常用的全身冷疗法，常用于高热患者的物理降温。乙醇是一种挥发性的液体，拭浴时在皮肤上迅速蒸发，吸收和带走机体大量的热，而且乙醇又具有刺激皮肤使血管扩张的作用，因而散热能力较强。

【目的】

为高热患者降温。

【操作前准备】

1. 评估患者并解释

（1）评估：患者的年龄、病情、体温、意识、治疗情况、有无乙醇过敏史、皮肤状况、活动能力、合作程度及心理状态。

（2）解释：向患者或家属解释温水拭浴或乙醇拭浴的目的、方法、注意事项及配合要点。

2. 患者准备

（1）了解温水拭浴或乙醇拭浴的目的、方法、注意事项及配合要点。

（2）体位舒适、愿意合作，按需排尿。

3. 环境准备　调节室温，关闭门窗，必要时床帘遮挡。

4. 护士准备　衣帽整洁，修剪指甲，洗手，戴口罩。

5. 用物准备

（1）治疗车上层：治疗盘内备大毛巾、小毛巾、热水袋及套、冰袋及套；治疗盘外备脸盆（内盛放32～34℃温水 2/3 满或盛放 30℃、25%～35% 乙醇 200～300ml），手消毒液。必要时备干净衣裤。

（2）治疗车下层：医疗垃圾桶、生活垃圾桶。必要时备便器。

【操作步骤】

步骤	要点与说明
1. 核对 携用物至患者床旁，核对患者床号、姓名、腕带、住院号	• 确认患者
2. 松被尾、脱衣 松开床尾盖被，协助患者脱去上衣	• 拉上床帘遮挡，保护患者隐私 • 便于擦拭
3. 置冰袋、热水袋 冰袋置于头部，热水袋置于足底	• 头部置冰袋，以助降温并防止因头部充血而致头痛发生；热水袋置于足底，以促进足底血管扩张而减轻头部充血，并使患者感到舒适
4. 拭浴 （1）方法：脱去衣裤，大毛巾垫擦拭部位下，小毛巾浸入温水或乙醇中，拧至半干，缠于手上成手套状，以离心方向拭浴，拭浴毕，用大毛巾擦干皮肤 （2）顺序 1）双上肢：患者取仰卧位，按顺序擦拭： ①颈外侧→肩→上臂外侧→前臂外侧→手背 ②侧胸→腋窝→上臂内侧→前臂内侧→手心 2）腰背部：患者取侧卧位，从颈下肩部→臀部。擦拭毕，穿好上衣 3）双下肢：患者取仰卧位，按顺序擦拭： ①外侧：髂骨→下肢外侧→足背 ②内侧：腹股沟→下肢内侧→内踝 ③后侧：臀下→大腿后侧→腘窝→足跟 （3）时间：每侧（四肢、背腰部）3min，全过程 20min 以内	• 毛巾套成手套状可以保护床单位不受潮，也可增加患者舒适感 • 擦至腋窝、肘窝、手心处稍用力并延长停留时间，以促进散热 • 擦至腹股沟、腘窝处稍用力并延长停留时间，以促进散热 • 以防产生继发效应
5. 观察 患者有无出现寒战、面色苍白、脉搏和/或呼吸异常等情况	• 如有异常，停止拭浴，及时处理
6. 操作后处理 （1）拭浴毕，取下热水袋，根据需要更换干净衣裤，协助患者取舒适体位 （2）整理床单位，开窗，拉开床帘 （3）用物处理	 • 用物处理后备用
7. 洗手、记录	• 记录拭浴时间、效果、反应，便于评价 • 拭浴后 30min 测量体温，若低于 39℃，取下头部冰袋，在体温单上记录降温后的体温

【注意事项】

1. 拭浴过程中，注意观察局部皮肤情况及患者反应。

2. 因心前区用冷可导致反射性心率减慢、心房纤颤、心室纤颤、房室传导阻滞等，腹部用冷易引起腹泻，足底用冷可导致反射性末梢血管收缩影响散热或引起一过性冠状动脉收缩，故心前区、腹部、后颈、足底为拭浴的禁忌部位。因儿童用乙醇拭浴皮肤易造成中毒、甚至导致昏迷和死亡，血液病患者用乙醇拭浴易导致或加重出血，故儿童及血液病高热患者禁用乙醇拭浴。

3. 拭浴时,以拍拭(轻拍)方式进行,避免用摩擦方式,因摩擦易生热。

【健康教育】

1. 向患者及家属解释全身降温的目的、作用、方法。

2. 说明全身降温应达到的治疗效果。

其他冷疗法

1. **化学制冷袋(chemical cold pack)** 可代替冰袋,维持时间约为 2 小时,具有方便、实用的特点。化学制冷袋有两种:一种是一次性的,它是将两种化学制剂分成两部分装在特制密封的聚乙烯塑料袋内,使用时将两种化学制剂充分混合后便可使用。在使用过程中,需观察有无破损、漏液现象,如有异常,需立即更换,以防损伤皮肤。另一种可反复使用,又称超级冷袋。它是内装凝胶或其他冰冻介质的冷袋,将其放入冰箱内 4 小时,其内容物由凝胶状态变为固态,使用时取出,在常温下吸热,又由固态变为凝胶状态(为可逆过程),使用后,冷袋外壁用消毒液擦拭,置冰箱内,可再次使用。

2. **冰毯机(ice blanket machine)** 即医用冰毯全身降温仪,简称冰毯机。分为单纯降温法和亚低温治疗法两种。前者用于高热患者降温,后者用于重型颅脑损伤患者。冰毯机是利用半导体制冷原理,将水箱内蒸馏水冷却后通过主机与冰毯内的水进行循环交换,促进与毯面接触的皮肤进行散热,达到降温目的。使用时,在毯面上覆盖中单,助患者脱去上衣,整个背部贴于冰毯上。冰毯机上连有肛温传感器,可设置肛温上、下限,根据肛温变化自动切换"制冷"开关,将肛温控制在设定范围。冰毯机使用过程中应注意监测肛温、传感器是否固定在肛门内、水槽内水量是否足够等。

3. **半导体降温帽** 是利用半导体温差电制冷技术,造成帽内局部的低温环境,从而降低脑代谢率。多用于脑外伤、脑缺氧、脑水肿、颅内压增高等情况。该机由冰帽和整流电源两部分组成;帽内温度由整流电源输出电流调节,在环境温度不高于 35℃时,帽内温度在 0～25℃范围内连续可调。与传统冰帽比较,具有降温时间持久,操作简便、能随意控制温度等特点。

> ### 知 识 拓 展
>
> #### 雾化冷疗技术
>
> 雾化冷疗是将无菌蒸馏水通过发生器转化为微小雾珠,均匀地作用于皮肤的一种技术。雾化可通过低温降低治疗局部的温度,起到舒缓肌肉痉挛,减轻疼痛;促进局部血管收缩,减少局部充血量,改善红肿反应;促进局部毛孔打开,软化深层角质层,改善皮肤新陈代谢等作用。与传统冰敷比较,雾化冷疗时操作者能自由调控冷疗时长及作用区域,喷射均匀,规避了因冰块温度过低或硬度过高对皮肤造成的二次损害,且治疗过程中患者可采用舒适的仰卧或坐姿即可进行,无需自行手握冰块调整位置,大大降低了治疗的不适感。

二、热疗法

(一)目的

1. **促进炎症的消散和局限** 热疗使局部血管扩张,血液循环速度加快,促进组织中毒素、废物的排出;同时使血量增多,白细胞数量增多,吞噬能力增强和新陈代谢增加,因而机体局部或全身的抵抗力和修复力增强。炎症早期用热,可促进炎性渗出物吸收与消散,炎症后期用热,可促进白细胞释放蛋白溶解酶,使炎症局限。适用于睑腺炎(麦粒肿)、乳腺炎等患者。

2. **减轻疼痛** 热疗可降低痛觉神经兴奋性,又可改善血液循环,加速致痛物质排出和炎性渗出物吸收,解除对神经末梢的刺激和压迫,因而可减轻疼痛。同时热疗可使肌肉松弛,增强结缔组织伸展性,增加关节的活动范围,减轻肌肉痉挛、僵硬,减轻关节强直所致的疼痛。适用于腰肌劳损、肾绞痛、胃肠痉挛等患者。

3. 减轻深部组织的充血　热疗使皮肤血管扩张，平时大量呈闭锁状态的动静脉吻合支得以开放，皮肤血流量增多，使得全身循环血量的重新分布，从而减轻深部组织的充血。

4. 保暖与舒适　热疗可使局部血管扩张，促进血液循环，将热带至全身，使体温升高，患者感到舒适。适用于年老体弱、危重、末梢循环不良等患者及早产儿。

（二）禁忌

1. 未明确诊断的急性腹痛　热疗虽能减轻疼痛，但易掩盖病情真相，贻误诊断和治疗，有引发腹膜炎的危险。

2. 面部危险三角区的感染　因该处血管丰富，静脉无静脉瓣，且与颅内海绵窦相通，热疗可使血管扩张，血流增多，导致细菌和毒素进入血液循环，促进炎症扩散，易造成颅内感染和败血症。

3. 各种脏器出血、出血性疾病　热疗可使局部血管扩张，增加脏器的血流量和血管通透性而加重出血。血液凝固障碍的患者，用热会增加出血的倾向。

4. 软组织损伤或扭伤的初期（48小时内）　热疗可促进血液循环，加重皮下出血、肿胀、疼痛。

5. 其他

（1）心、肝、肾功能不全者：大面积热疗使皮肤血管扩张，减少对内脏器官的血液供应，加重病情。

（2）皮肤湿疹：热疗可加重皮肤受损，也使患者痒感增加而不适。

（3）急性炎症：牙龈炎、中耳炎、结膜炎等热疗时可使局部温度升高，有利于细菌繁殖及分泌物增多，加重病情。

（4）孕妇：胚胎在发育过程中对高温较为敏感，孕妇热疗可增加胎儿先天畸形、流产、死胎的发生率。

（5）金属移植物部位、人工关节：金属是热的良好导体，用热易造成局部烫伤。

（6）恶性病变部位：热疗可使正常与异常细胞加速新陈代谢而加重病情，同时又促进血液循环而使肿瘤扩散、转移。

（7）睾丸：用热会抑制精子发育、破坏精子。

（8）麻痹、感觉异常者，婴幼儿，老年人慎用热疗。

（三）方法

热水袋（hot water bag）

【目的】

保暖、解痉、镇痛、舒适。

【操作前准备】

1. 评估患者并解释

（1）评估：患者的年龄、病情、体温、意识、治疗情况、局部皮肤状况、活动能力、合作程度及心理状态。

（2）解释：向患者或家属解释使用热水袋的目的、方法、注意事项及配合要点。

2. 患者准备

（1）了解热水袋使用的目的、方法、注意事项及配合要点。

（2）体位舒适、愿意合作。

3. 环境准备　调节室温，酌情关闭门窗。

4. 护士准备　衣帽整洁，修剪指甲，洗手，戴口罩。

5. 用物准备

（1）治疗车上层：治疗盘内备热水袋及套、水温计、毛巾；治疗盘外备：盛水容器、热水，手消毒液。

（2）治疗车下层：医疗垃圾桶、生活垃圾桶。

【操作步骤】

步骤	要点与说明
1. 测量、调节水温	● 成人 60～70℃，昏迷、感觉迟钝、循环不良等患者及老人、婴幼儿，水温应低于 50℃
2. 备热水袋 （1）灌水：放平热水袋、去塞、一手持袋口边缘，一手灌水（图10-5）。灌水 1/2～2/3 满	● 边灌边提高热水袋，使水不致溢出 ● 灌水过多，使热水袋膨胀变硬，柔软舒适感下降
（2）排气：热水袋缓慢放平，排出袋内空气并拧紧塞子	● 以防气体影响热的传导
（3）检查：用毛巾擦干热水袋，倒提，检查	● 检查热水袋有无破损，以防漏水
（4）加套：将热水袋装入布套	● 可避免热水袋与患者皮肤直接接触，防止烫伤
3. 核对 携用物至患者床旁，核对患者床号、姓名、腕带、住院号	● 确认患者
4. 放置 放置所需部位，袋口朝身体外侧	● 避免不慎漏水时烫伤身体
5. 时间 不超过 30min	● 以防产生继发效应
6. 观察 效果与反应、热水温度等	● 如皮肤出现潮红、疼痛，应停止使用，并在局部涂凡士林以保护皮肤 ● 使用过程保证热水温度，以达到最佳治疗效果
7. 操作后处理 撤去治疗用物，协助患者取舒适体位，整理床单位，对用物进行处理	● 热水倒空，倒挂，晾干，吹气，旋紧塞子，放阴凉处；布袋洗净，备用
8. 洗手、记录	● 记录部位、时间、效果、患者反应，便于评价

【注意事项】

1. 使用前检查热水袋有无破损，热水袋与塞子是否配套、旋紧，以防漏水。

2. 炎症部位热敷时，热水袋灌水 1/3 满，以免压力过大，引起疼痛。

3. 特殊患者（如老年人、婴幼儿、意识障碍和局部失去知觉者等）使用热水袋时，应在布套外再包一块大毛巾或将热水袋放于两层毯子之间，以防烫伤。

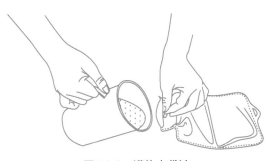

图 10-5 灌热水袋法

4. 加强巡视，定期检查局部皮肤情况，必要时床旁交班。

【健康教育】

1. 向患者及家属解释使用热水袋的目的、作用、方法。

2. 说明使用热水袋的注意事项及应达到的治疗效果。

红外线灯及烤灯（infrared lamp & hot lamp）

临床上常用红外线灯或鹅颈型烤灯（普通灯泡）提供辐射热，用于婴儿红臀、会阴部伤口及植皮供皮区等的照射治疗。

【目的】

消炎、镇痛、解痉、促进创面干燥结痂及肉芽组织生长。

【操作前准备】

1. 评估患者并解释

（1）评估：患者的年龄、病情、意识、治疗情况、局部皮肤状况、活动能力、合作程度及心理状态。

（2）解释：向患者解释使用红外线灯（烤灯）的目的、方法、注意事项及配合要点。

2. 患者准备

（1）了解红外线灯（烤灯）使用的目的、方法、注意事项及配合要点。

（2）体位舒适、愿意合作。

3. 环境准备 调节室温,酌情关闭门窗,必要时床帘遮挡。

4. 护士准备 衣帽整洁,修剪指甲,洗手,戴口罩。

5. 用物准备

（1）治疗车上层:手消毒液,必要时备有色眼镜。

（2）另备红外线灯或鹅颈灯。

【操作步骤】

步骤	要点与说明
1. 核对 携用物至患者床旁,核对患者床号、姓名、腕带、住院号	• 确认患者
2. 暴露 暴露患处,体位舒适,用温水清洁局部治疗部位	• 必要时床帘遮挡,以维护患者隐私
3. 调节 调节灯距、温度,一般灯距为30～50cm(图10-6)	• 严格按照仪器说明书要求进行操作,防止烫伤
4. 照射 时间20～30min,注意对治疗局部的保护	• 前胸、面、颈照射时应佩戴有色眼镜或用纱布遮盖,以保护眼睛 • 以防产生继发效应
5. 观察 每5min观察治疗效果与反应	• 密切观察有无过热、心慌、头昏感觉及皮肤有无发红、疼痛等,如果出现异常则停止使用,并报告医生 • 皮肤出现红斑为照射后的正常反应
6. 操作后处理 协助患者取舒适体位、整理床单位,将红外线灯(烤灯)擦拭整理后备用	
7. 洗手、记录	• 记录部位、时间、效果、患者反应,便于评价

【注意事项】

1. 由于眼内含有较多的液体,对红外线吸收较强,一定强度的红外线直接照射可引发白内障。因此前胸、面、颈照射时,应佩戴有色眼镜或用纱布遮盖眼睛。

2. 意识障碍、局部感觉障碍、血液循环障碍、瘢痕者,治疗时应适当加大灯距,防止烫伤。

3. 红外线多次治疗后,治疗部位皮肤可出现网状红斑、色素沉着等现象,一旦出现网状红斑,应立即停止照射。红斑一般不需特殊处理,停止治疗后会自然消退。

4. 使用时避免触摸灯泡或用布覆盖烤灯,以免发生烫伤、火灾等。

【健康教育】

1. 向患者及家属解释使用烤灯的目的、作用、方法。

2. 说明使用烤灯的注意事项及治疗效果。

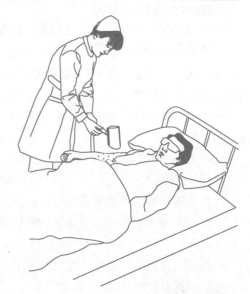

图 10-6 **烤灯的使用**

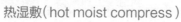

热湿敷（hot moist compress）

【目的】

解痉、消炎、消肿、止痛。

【操作前准备】

1. 评估患者并解释

（1）评估:患者的年龄、病情、治疗情况,局部皮肤、伤口状况,活动能力、合作程度及心理状态。

（2）解释:向患者或家属解释热湿敷的目的、方法、注意事项及配合要点。

2. 患者准备

（1）了解热湿敷使用的目的、方法、注意事项及配合要点。

（2）体位舒适、愿意合作。

3. 环境准备 调节室温，酌情关闭门窗，必要时床帘遮挡。

4. 护士准备 衣帽整洁，修剪指甲，洗手，戴口罩。

5. 用物准备

（1）治疗车上层：治疗盘内备敷布2块、纱布、一次性治疗巾、棉垫、水温计、手套。治疗盘外备：热水瓶，脸盆（内盛放热水），手消毒液，一次性手套。必要时备大毛巾、热水袋、换药用物。

（2）治疗车下层：医疗垃圾桶、生活垃圾桶。

【操作步骤】

步骤	要点与说明
1. 核对 携用物至患者床旁，核对患者床号、姓名、腕带、住院号	● 确认患者
2. 患处准备 暴露患处，垫一次性治疗巾于受敷部位下	● 必要时床帘遮挡，维护患者隐私 ● 保护皮肤及床单位
3. 热湿敷	
（1）戴手套，将敷布浸入热水中后拧至半干	● 水温为50～60℃，拧至不滴水为度，放在于腕内侧试温，以不烫手为宜
（2）抖开，折叠敷布敷于患处，上盖棉垫	● 及时更换盆内热水维持水温，若患者感觉过热，可掀起敷布一角散热 ● 若热敷部位有伤口，须按无菌技术处理伤口
（3）每3～5min更换一次敷布，持续15～20min	● 以防产生继发效应
4. 观察 效果及反应	● 观察皮肤颜色，全身情况，以防烫伤
5. 操作后处理	
（1）敷毕，轻轻拭干热敷部位，脱去手套。协助患者取舒适体位，整理床单位	● 勿用摩擦方法擦干，因皮肤长时间处于湿热气中容易破损
（2）用物处理	● 消毒后备用
6. 洗手、记录	● 记录湿热敷部位、时间、效果及患者反应，便于评价

【注意事项】

1. 若患者热敷部位无压力禁忌，可用热水袋放置在敷布上再盖以大毛巾，以维持温度。

2. 面部热敷者，应间隔30分钟后方可外出，以防感冒。

【健康教育】

1. 向患者及家属解释热湿敷的目的、作用、方法。

2. 说明热湿敷使用的注意事项及治疗效果。

温水坐浴（warm site bath）

【目的】

消炎、消肿、止痛，促进引流，用于会阴部、肛门疾病及手术后。

【操作前准备】

1. 评估患者并解释

（1）评估：患者的年龄、病情、治疗情况、局部皮肤及伤口状况、活动能力、合作程度及心理状态。

（2）解释：向患者或家属解释热水坐浴的目的、方法、注意事项及配合要点。

2. 患者准备

（1）了解温水坐浴的目的、方法、注意事项及配合要点。

（2）排尿、排便，并用温水清洗局部皮肤。

3. **环境准备**　调节室温，关闭门窗，必要时床帘遮挡。

4. **护士准备**　衣帽整洁，修剪指甲，洗手，戴口罩。

5. **用物准备**

（1）治疗车上层：治疗盘内备水温计、药液（遵医嘱配制）、毛巾、无菌纱布；治疗盘外备消毒坐浴盆、热水瓶、手消毒液。必要时备换药用物。

（2）治疗车下层：医疗垃圾桶、生活垃圾桶。

（3）另备坐浴椅。

【操作步骤】

步骤	要点与说明
1. 配药、调温　遵医嘱配制药液制于浴盆内 1/2 满，调节水温	● 水温 40～45℃，避免烫伤
2. 核对　携用物至患者床旁，核对患者床号、姓名、腕带、住院号	● 确认患者
3. 置浴盆于坐浴椅上（图 10-7）	
4. 坐浴	
（1）协助患者将裤子脱至膝部后取坐姿	● 拉上床帘遮挡，保护患者隐私
（2）嘱患者将臀部和外阴部全部浸泡于药液中	● 保证治疗疗效
（3）持续 15～20min	● 随时调节水温，尤其冬季注意室温与保暖，防止患者着凉
5. 观察　效果与反应	● 若出现面色苍白、脉搏加快、眩晕、软弱无力，应停止坐浴
6. 操作后处理	
（1）坐浴毕，用毛巾擦干臀部，协助穿裤，卧床休息	
（2）整理床单位，拉开床帘、开窗，用物处理	● 用物消毒后备用
7. 洗手、记录	● 记录坐浴的时间、药液、效果、患者反应，便于评价

【注意事项】

1. 温水坐浴前患者应先排尿、排便，因热水可刺激会阴部、肛门易引起排尿、排便反射。

2. 坐浴部位若有伤口，坐浴盆、溶液及用物必须无菌；坐浴后用无菌技术处理伤口。

3. 女性患者经期、妊娠后期、产后 2 周内、阴道出血和盆腔急性炎症不宜坐浴，以免引起感染。

4. 坐浴过程中，注意观察患者的面色、脉搏、呼吸，倾听患者主诉，有异常时应停止坐浴，并及时报告医生。

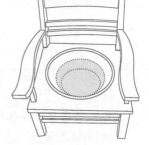

图 10-7　坐浴椅

【健康教育】

1. 向患者及家属解释温水坐浴的目的、作用、方法。

2. 说明温水坐浴的注意事项及治疗效果。

温水浸泡（warm soak）

【目的】

清洁、消毒、消炎、镇痛，用于手、足、前臂、小腿部感染的治疗等。

【操作前准备】

1. **评估患者并解释**

（1）评估：患者的病情、治疗情况，局部皮肤、伤口状况，活动能力、合作程度及心理状态。

（2）解释：向患者或家属解释温水浸泡的目的、方法、注意事项及配合要点。

2. 患者准备

（1）了解温水浸泡的目的、方法、注意事项及配合要点。

（2）坐姿舒适、愿意合作。

3. 环境准备　调节室温，酌情关闭门窗。

4. 护士准备　衣帽整洁，修剪指甲，洗手，戴口罩。

5. 用物准备

（1）治疗车上层：治疗盘内备长镊子、纱布。治疗盘外备热水瓶、药液（遵医嘱准备）、浸泡盆，手消毒液。必要时备换药用物。

（2）治疗车下层：医疗垃圾桶、生活垃圾桶。

【操作步骤】

步骤	要点与说明
1. 配药、调温　配制药液置于浸泡盆内 1/2 满，调节水温	● 水温 43～46℃
2. 核对　携用物至患者床旁，核对患者床号、姓名、腕带、住院号	● 确认患者
3. 暴露患处　患者取舒适体位后，暴露患处	● 便于操作，使患者舒适
4. 浸泡　将肢体慢慢放入浸泡盆。必要时用长镊子夹纱布轻擦创面（图 10-8）	● 使患者逐渐适应 ● 使治疗局部充分接触药液，保证治疗效果
5. 持续时间　约 30min	● 以防发生继发效应
6. 观察　效果与反应	● 观察局部皮肤有无发红、疼痛等 ● 如水温不足，应先移开肢体后加热水，以免烫伤
7. 操作后处理	
（1）浸泡毕擦干浸泡部位	
（2）撤去治疗用物，协助患者取舒适体位，整理床单位，对用物进行处理	● 如有伤口应按无菌技术进行处理 ● 用物消毒后备用
8. 洗手、记录	● 记录浸泡时间、药液、效果、患者反应，便于评价

【注意事项】

1. 浸泡部位若有伤口，浸泡盆、药液及用物必须严格无菌；浸泡后应用无菌技术处理伤口。

2. 浸泡过程中，注意观察局部皮肤状况，倾听患者主诉，随时调节水温。

【健康教育】

1. 向患者及家属解释温水浸泡的目的、作用、方法。

2. 说明温水浸泡的注意事项及治疗效果。

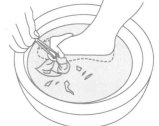

图 10-8　温水浸泡

其他热疗法

1. **化学加热袋（chemical hot pack）**　化学加热袋是一种密封的塑料袋，内盛两种化学物质。使用时，将袋内的两种化学物质充分混合，使之发生反应而产热。化学物质反应初期温度不高，之后逐渐升温达到高峰，最高温度可达 76℃，平均温度约为 56℃，可持续使用 2 小时左右。化学加热袋使用方法与热水袋相同，一定要加布套方可使用，必要时可加双层布套包裹使用，避免烫伤。

2. **透热法（diathermy）**　透热法是利用高频电流使组织深部产生强热，主要应用于类风湿关节炎、变形性关节疾病、创伤、肌肉痉挛、筋膜炎等的物理治疗。应用时注意机体内不可有金属物等，以免烫伤。

Note：

知识拓展

低温烫伤

低温烫伤是指温度为43~60℃的致热源长时间与皮肤接触，造成热蓄积和渗透，引发从真皮浅层向真皮深层及皮下各层组织的渐进损伤和坏死。低温烫伤疼痛感不十分明显，常常仅皮肤出现红肿、水疱、脱皮或者皮肤变白等现象，一般烫伤面积不大，但创面深。随着暖宝宝、热水袋、电热毯、取暖器等保暖设备及红外线灯、频谱仪等理疗设备的逐渐普及，中药热敷、艾灸、拔火罐等中医疗法的使用广泛，低温烫伤的发病率呈上升趋势。老年人、婴幼儿、意识障碍和局部失去知觉者是低温烫伤的好发人群。公众应选择质量有保障的取暖产品，按正确方法来使用：使用电热毯时，温度不要设得过高，也不要整夜使用；使用热水袋时，要用毛巾把热水袋包上，时间不宜过长；控制好理疗设备的温度及与治疗局部皮肤的距离；不要长时间地贴近暖气片等热源。

（林　婷）

思考题

1. 患者张某，男性，58岁。因肛周皮肤反复流脓1周入院，入院后诊断为肛瘘并行肛瘘切开术，现为术后第4日，护士遵医嘱指导患者进行肛周高锰酸钾溶液坐浴。

请思考：

（1）配制高锰酸钾溶液时温度应控制在多少为宜？

（2）坐浴前患者应做好哪些准备工作？为什么？

2. 患者李某，女性，46岁。因左耳后、颈部皮肤出现阵发性刺痛2天就诊皮肤科。患处皮肤触之有明显痛觉，局部散发丘疹和水疱。诊断为带状疱疹。护士遵医嘱为患者实施局部红外线照射治疗。

请思考：

（1）照射时红外线灯距皮肤合适的距离是多少？

（2）照射后应怎样评估照射的效果？

3. 患者陈某，男性，35岁。因运动不慎致左踝关节扭伤2小时入院。查体：T 36.3℃，P 83次/min，R 19次/min，BP 108/77mmHg。护士遵医嘱用冰袋为患者进行患处冷敷。

请思考：

（1）此时患者用冰袋冷敷的目的有哪些？为什么？

（2）一次冷敷应控制多长时间为宜？为什么？

URSING

第十一章

饮食与营养

11章 数字内容

学 习 目 标

知识目标：

1. 能正确理解和解释下列基本概念：营养素、体重指数、治疗饮食、试验饮食、肠内营养、鼻饲法、肠外营养。
2. 能正确说明饮食、营养与健康的关系。
3. 能正确说出医院饮食的类别及各类饮食的种类、原则与适用范围。
4. 能正确阐述肠内营养的制剂、并发症及注意事项。
5. 能正确说明肠外营养的并发症及注意事项。

技能目标：

1. 能根据临床具体情境初步判断患者营养状况。
2. 能按照正确操作规程，规范地进行鼻饲法管饲饮食操作，并正确检查胃管是否在胃内。
3. 能根据临床具体情境对患者进行一般或特殊饮食护理。

素质目标：

1. 能遵守营养及食品卫生相关法律法规要求，树立依法行护、严谨求实的工作态度。
2. 能加强慎独修养，树立关爱生命、全心全意为护理对象的健康服务的专业精神。

饮食与营养（diet and nutrition）和健康与疾病有非常重要的关系。合理的饮食与营养可以保证机体正常生长发育，维持机体各种生理功能，促进组织修复，提高机体免疫力。而不良的饮食与营养可以引起人体各种营养物质失衡，甚至易导致各种疾病的发生。此外，当机体患病时，通过适当的途径给予患者均衡的饮食以及充足的营养也是促进患者康复的有效手段。因此，护士应掌握饮食与营养的相关知识，正确评估患者的饮食、营养状况等，制订科学合理的饮食治疗计划，并采取适宜的供给途径实施饮食治疗计划，以促进患者尽快康复。

第一节 概 述

 导入情景与思考

患者李某，女性，20 岁。半年前入某大学学习，因离家在外，自律性差，日常生活没有规律，经常吃冰激凌、蛋糕等高热量食物。假期回家时体重比入学时增加了 10kg，家人及同学都说她"太胖了""超重"。为了减肥，追求苗条身材，她开始节食，每日仅摄入一餐，且量少、不吃主食。1 个月后，虽然体重减轻了 12kg，但每天总觉得无精打采、提不起精神，上课时注意力不能集中，反应能力减慢，记忆力也明显下降。因此，到校医院就诊。

请思考：

1. 引起李某体重增加的主要营养素是什么？

2. 李某节食后健康状况明显减退的原因是什么？

3. 护士对该同学进行健康教育时，应如何指导其合理的日常膳食？

为了维持生命与健康、预防疾病及促进疾病康复，人体必须从食物中获取一定量的能量及营养素。护士必须掌握人体对营养的需要，饮食、营养与健康的关系及与疾病痊愈的关系，才能采取有效的措施，满足患者在疾病康复过程中的营养需求，从而达到恢复健康和促进健康的目的。

一、人体对营养的需要

（一）能量

能量（energy）是一切生物维持生命和生长发育及从事各种活动所必需的能量，由食物内的化学潜能转化而来。人体的主要能量来源是碳水化合物，其次是脂肪、蛋白质，因此，这些物质又称为产能营养素（energy-yielding nutrient）。它们的能量卡价分别为：碳水化合物 4kcal/g，脂肪 9kcal/g，蛋白质 4kcal/g。

人体对能量的需要量受年龄、性别、生理特点及劳动强度等因素的影响。根据中国营养学会的推荐标准，我国成年男子的能量供给量为 9.41～12.55MJ/d，成年女子为 7.53～10.04MJ/d。

（二）营养素

营养素（nutrient）是能够在生物体内被利用，具有供给能量、构成机体及调节和维持生理功能的物质。人体所需的营养素有六大类：蛋白质、脂肪、碳水化合物、矿物质和微量元素、维生素和水。各种营养素的生理功能、主要来源及每日供给量见附 11-1。

知 识 拓 展

国际最新饮用水健康标准

1. 干净，不含有害人体健康的物理性、化学性及生物性污染。

2. 水的分子团小（5～6 个小分子团组成），溶解力和渗透力强。

3. 应呈现弱碱性（pH 在 7.0～8.0）。

4. 水的溶解氧量要达到≥7mg/L，含有碳酸根离子；呈负电位，可以迅速、有效地清除体内的酸性代谢产物和多余的自由基及各种有害物质。

5. 水的软硬度适中，介于 50～200mg/L（以碳酸钙计）。

6. 含有适量的有益于人体健康，并呈离子状态的矿物质和微量元素（钾、镁、钙等含量在 100mg/L）。

7. 符合人体生理活动的需要（溶解力、渗透力、扩散力、乳化力、洗净力）。

二、饮食营养与健康的关系

食物是人类赖以生存的物质基础，合理的饮食及平衡的营养是维持健康的基本条件之一，不合理的饮食不利于健康，甚至有害于健康而产生疾病。

（一）合理饮食与健康

合理的饮食对于维持及促进机体健康有非常重要的作用。

1. **促进生长发育** 营养素是维持生命活动的重要物质基础，对人体的发育起着决定性作用。某些营养素的缺乏可影响人体的身心生长发育，如维生素 D、钙、磷缺乏可导致骨骼合成异常，进而影响身体生长。

2. **构成机体组织** 蛋白质是构成机体的重要成分；糖类参与构成神经组织；脂类参与构成细胞膜；维生素参与合成酶和辅酶；钙、磷是构成骨骼的主要成分。

3. **提供能量** 碳水化合物、蛋白质、脂肪在体内氧化可提供能量，供给机体进行各种生命活动。

4. **调节机体功能** 神经系统、内分泌系统及各种酶类共同调节人体的活动，这些调节系统也是由各种营养素构成的。另外，适量的蛋白质及矿物质中的各种离子对维持机体内环境的稳定也具有重要的调节作用。

（二）不合理饮食与健康

不平衡的饮食会造成营养失调，某些营养素的过多、过少或饮食不当都可能损害健康，并影响某些疾病的发生与发展。

1. **营养不足** 食物单调或短缺可造成营养缺乏性疾病，如缺铁性贫血、佝偻病等。

2. **营养过剩** 营养过剩可造成某些营养失调性疾病，如肥胖、心脑血管疾病、恶性肿瘤等。

3. **饮食不当** 多种因素，如食品处理不当、食品搁置过久、生熟食品交叉污染、暴饮暴食等均可引起一些食源性疾病，如胃肠炎。不卫生的饮食或食入有毒食物时可引起食物中毒。一些人对特定食物还可发生过敏反应。

（三）合理日常膳食

人们可通过平衡膳食、合理摄入营养物质来减少与膳食有关的疾病。在日常生活中应做到：食物多样，合理搭配；吃动平衡，健康体重；多吃蔬菜、奶类、全谷、大豆；适量吃鱼、禽、蛋、瘦肉；少盐少油，控糖限酒；规律进餐，足量饮水；会烹会选，会看标签；公筷分餐，杜绝浪费。为了帮助人们合理搭配日常膳食，我国根据中国居民膳食的特点提出了中国居民平衡膳食宝塔（图 11-1）。

三、饮食营养与疾病痊愈的关系

人体患病时常伴有不同程度的代谢变化，需要特定的饮食及营养来辅助治疗疾病，促进康复。

（一）补充额外损失及消耗的营养素

疾病和创伤可引起代谢的改变、能量的过度消耗以及某些特定营养素的损失。若能及时、合理地调整营养素的摄入，补充足够的营养，则可使机体内糖原分解、蛋白质消耗减少，从而提高患者的抵抗力、促进创伤组织的修复及疾病的痊愈。

Note:

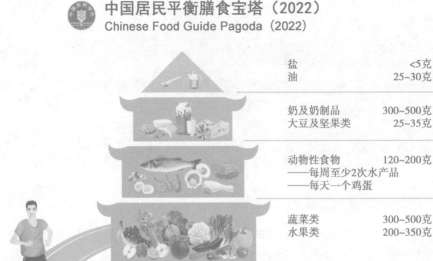

中国居民平衡膳食宝塔（2022）
Chinese Food Guide Pagoda（2022）

盐	<5克
油	25~30克
奶及奶制品	300~500克
大豆及坚果类	25~35克
动物性食物	120~200克
——每周至少2次水产品	
——每天一个鸡蛋	
蔬菜类	300~500克
水果类	200~350克
谷类	200~300克
——全谷物和杂豆	50~150克
薯类	50~100克
水	1 500~1 700毫升

每天活动6 000步

图 11-1　中国居民平衡膳食宝塔

（二）辅助诊断及治疗疾病

特定的饮食能够辅助诊断或治疗某些疾病，促进疾病的痊愈。特定的饮食可作为辅助诊断方法，如肌酐试验饮食可辅助诊断肾小球疾病。对于某些疾病，饮食治疗已经成为重要的治疗手段之一。控制能量可使肥胖患者体重减轻；增加营养可以纠正营养不良。调整食物组成，减少某种营养素的摄入量可以减轻特定脏器的负荷，如肾衰竭时控制蛋白质的摄入可减轻肾脏的负担。控制某些营养成分的摄取可以控制疾病的发展，如 1 型糖尿病、高血压等。某些情况下需要特殊的饮食营养支持，如肠内营养、肠外营养。根据疾病的病理生理特点，相应的饮食治疗方案和特定的饮食配方，可以增强机体抵抗力，促进组织修复和恢复代谢功能。

知 识 拓 展

药膳

药膳是根源于药食同源的思想，在中医辨证配膳理论指导下，把中药与食物结合精制而成的一种既有药物功效、又有食物美味，既能把药物当食物，也可将食物赋予药用，药借食力、食助药威，以达到防病治病、康复保健、强身益寿的特殊食品。药膳既能满足人们对食物的追求，又具有显著疗效，变良药苦口为良药可口，更易为患者所接受。它是传统中医学与饮食文化相结合的产物，是中华文化史上一个重要的瑰宝。

第二节　营养状况的评估

导入情景与思考

患者孙某，男性，46 岁，主诉"胸闷、胸痛 3 天"，诊断"高血压、冠心病"入院治疗。既往高血压病史 6 年。该患者自诉,从幼儿时期就体型偏胖,成年之后体重一直在 120kg 以上,曾尝试过多种减肥方法,都没有明显效果。饮食稍油腻或量偏多一点,体重就会增加明显,平时也不喜运动。现患者T 36.5℃,P 80 次 /min,R 18 次 /min,BP 160/90mmHg,身高 172cm,体重 130kg。

请思考:

1. 如何计算该患者的体重指数?

2. 如何评价该患者的营养状况?

3. 在评估患者营养状况的影响因素时,应注意评估哪些内容?

4. 若想进一步了解患者的营养状况,还需进行哪些测量及生化学检查?

营养评估是健康评估中的重要组成部分。通过与患者及其家属的密切接触,护士可以及时正确地检查患者营养状况、评估膳食组成、了解和掌握患者现存的或潜在的营养问题,这对于护士选择恰当的饮食治疗与护理方案、改善患者的营养状况及促进患者的康复具有重要的指导意义。

一、影响因素的评估

影响饮食与营养的因素有身体因素、心理因素及社会因素等。

(一)身体因素

1. 生理因素

(1)年龄:人在生长发育过程中的不同阶段对能量及营养素的需要量有所不同。婴幼儿生长速度快,需要高蛋白、高维生素、高矿物质及高热量饮食;母乳喂养的婴儿还需要补充维生素 D、维生素 K、铁等营养素。幼儿及学龄前期儿童应确保摄入充足的脂肪酸,以满足大脑及神经系统的发育。青少年需摄入足够的蛋白质、维生素和微量元素,如钙、铁、碘等。老年人新陈代谢慢,每日所需的热量减少,但对钙的需求增加。不同年龄的患者对食物质地的选择也有差异,如婴幼儿咀嚼及消化功能尚未完善、老年人咀嚼及消化功能减退,应给予软质易消化食物。另外,不同年龄的患者可有不同的饮食喜好。

(2)活动量:各种活动是能量代谢的主要因素,活动强度、工作性质、工作条件不同,能量消耗也不同。活动量大的个体对能量及营养素的需求大于活动量小的个体。

(3)特殊生理状况:处于妊娠期、哺乳期的女性对营养的需求显著增加,同时会有饮食习惯的改变。妊娠期女性摄入营养素的比例应均衡,同时需要增加蛋白质、铁、碘、叶酸的摄入量,在孕期的后三个月尤其要增加钙的摄入量。哺乳期女性在每日的饮食基础上需再加 500kcal 热量,对蛋白质等物质的需要量增加到 65g/d,同时应注意维生素 B 及维生素 C 的摄入。

2. 病理因素

(1)疾病及药物影响:许多疾病可影响患者对食物及营养的摄取、消化、吸收及代谢。口腔、胃肠道疾患可直接影响食物的摄取、消化和吸收。当患有高代谢性疾患如发热、烧伤、甲状腺功能亢进等或慢性消耗性疾病时,机体对热量的需求量较正常增加。伤口愈合与感染期间,患者对蛋白质的需求较大。若从尿液或引流液中流失大量的蛋白质、体液和电解质,则患者需要增加相应营养素的摄入。若某种原因引起患者味觉、嗅觉异常,可能影响其食欲,导致营养摄入不足。若身体不适引起焦虑、悲哀等不良情绪,也可影响患者食欲。

患病后的用药也会影响患者的饮食及营养。有的药物可增进食欲,如盐酸赛庚啶、胰岛素、类固醇类药物等;有的药物可降低食欲,如非肠溶性阿司匹林、氯贝丁酯等;有的药物可影响营养素的吸收,如长期服用苯妥英钠可干扰叶酸和维生素 C 的吸收、考来烯胺可阻止胆固醇的吸收、利尿剂及抗酸剂容易造成矿物质缺乏;有的药物可影响营养素的排泄,如异烟肼使维生素 B_6 排泄增加;有的药物可杀灭肠内正常菌群,使一些维生素的来源减少,如磺胺类药物可使维生素 B 及维生素 K 在肠内的合成发生障碍。

(2)食物过敏:某些人对特定的食物如牛奶、海产品等过敏,服用后可出现腹泻、哮喘、荨麻疹等过敏反应,影响营养的摄入和吸收。

（二）心理因素

一般情况下，焦虑、忧郁、恐惧、悲哀等不良情绪可引起交感神经兴奋，抑制胃肠道蠕动及消化液的分泌，使人食欲减退，引起进食过少、偏食、厌食等。愉快、轻松的心理状态则会促进食欲。有些患者在不正常的心理状态下进食，如在孤独、焦虑时就想吃食物。

（三）社会因素

1. 经济状况　经济情况直接影响人们的购买力，影响人们对食物的选择，从而影响其营养状况。经济状况良好者应注意有无营养过剩，而经济状况较差者应防止营养不良。

2. 饮食习惯　每个人都会有自己的饮食习惯，包括食品的选择、烹调方法、饮食方式、饮食嗜好、进食时间等。饮食习惯受民族、宗教信仰、社会背景、文化习俗、地理位置、生活方式等的影响。不同民族及宗教的人可能有不同的饮食禁忌，如素食者通常不摄入动物性食物，可能会引起特定营养素的缺乏。饮食习惯不佳，如偏食、吃零食等，可造成某些营养素的摄取量过多或过少，导致营养不平衡。嗜好饮酒者，长期大量饮酒可使食欲减退，并影响肝脏代谢功能，导致营养不良。

3. 饮食环境　进食时周围的环境，食具的洁净，食物的色、香、味等都可影响人们对食物的选择及摄入。

4. 生活方式　现代高效率、快节奏的生活方式使食用快餐、速食食品的人越来越多。

5. 营养知识　正确地理解和掌握营养知识有助于人们摄入均衡的饮食和营养。如果患者不了解营养素的每日需要量和食物的营养成分等基本知识，生活中存在关于饮食营养知识方面的误区，就可能出现不同程度的营养失调。

二、饮食营养的评估

（一）饮食状况评估

对患者饮食状况的评估可明确患者是否存在影响营养状况的饮食问题。

1. 用餐情况　注意评估患者用餐的时间、频次、方式、规律等。

2. 摄食种类及摄入量　食物种类繁多，不同食物中营养素的含量不同。注意评估患者摄入食物的种类、数量及相互比例是否适宜，是否易被人体消化吸收。

3. 食欲　注意评估患者食欲有无改变，若有改变，注意分析原因。

4. 其他　应注意评估患者是否服用药物、补品并注意其种类、剂量、服入时间，有无食物过敏史、特殊喜好，有无咀嚼不便、口腔疾患等可影响其饮食状况的因素。

（二）体格检查

通过对患者的外貌、皮肤、毛发、指甲、骨骼和肌肉等方面的评估可初步确定患者的营养状况（表 11-1）。

表 11-1　不同营养状况的身体征象

项目	营养良好	营养不良
外貌	发育良好、精神、有活力	消瘦、发育不良、缺乏兴趣、倦怠、疲劳
皮肤	皮肤有光泽、弹性良好	无光泽、干燥、弹性差、肤色过淡或过深
毛发	浓密、有光泽	缺乏自然光泽，干燥稀疏
指甲	粉色、坚实	粗糙、无光泽、易断裂
口唇	柔润、无裂口	肿胀、口角裂、口角炎症
肌肉和骨骼	肌肉结实、皮下脂肪丰满、有弹性、骨骼无畸形	肌肉松弛无力、皮下脂肪菲薄、肋间隙、锁骨上窝凹陷，肩胛骨和骶骨突出

（三）人体测量

人体测量通过对人体有关部位的长度、宽度、厚度及围度的测量，以达到根据个体的生长发育情况了解其营养状况的目的。临床最常用的是身高、体重、皮褶厚度和上臂围。

1. **身高、体重** 身高和体重是综合反映生长发育及营养状况的最重要的指标。由于身高、体重除受营养因素影响外，还受遗传、种族等多方面因素影响，因此在评价营养状况时需要测量身高、体重并用测得的数值与人体正常值进行比较。目前最常用的指标为身体质量指数（body mass index，BMI），即体重（kg）/［身高（m）］²。按照中国营养学会的标准，BMI 正常值为 18.5～24。BMI≥28 为肥胖，28＞BMI≥24 为超重，BMI＜18.5 为消瘦。

另外，还可计算标准体重，并采用实测体重占标准体重的百分数来评价。百分数在 100%±10% 之内为正常范围，增加 10%～20% 为超重，超过 20% 为肥胖，减少 10%～20% 为消瘦，低于 20% 为明显消瘦。

标准体重的计算公式：我国常用的标准体重的计算公式为 Broca 公式的改良公式，如下：

男性：标准体重（kg）＝身高（cm）−105

女性：标准体重（kg）＝身高（cm）−105−2.5

实测体重占标准体重的百分数计算公式：$\dfrac{实测体重-标准体重}{标准体重}\times100\%$

2. **皮褶厚度** 又称皮下脂肪厚度，反映身体脂肪含量，对判断消瘦或肥胖有重要意义。常用测量部位有：肱三头肌部，即右上臂肩峰与尺骨鹰嘴连线中点处；肩胛下部，即右肩胛下角处；髂脊上部：即右髂前上棘处。测量时选用准确的皮褶计，测定 3 次后取平均值。三头肌皮褶厚度最常用，其正常参考值为：男性 12.5mm，女性 16.5mm。所测数据可与同年龄的正常值相比较，较正常值少35%～40% 为重度消耗，25%～34% 为中度消耗，24% 以下为轻度消耗。

3. **上臂围** 上臂围是测量上臂中点位置的周长。可反映肌蛋白贮存和消耗程度，是快速而简便的评价指标，也可反映能量代谢的情况。我国男性上臂围平均为 27.5cm。测量值＞标准值 90% 为营养正常，80%～90% 为轻度营养不良，60%～80% 为中度营养不良，＜60% 为严重营养不良。

（四）生化指标及免疫功能的评估

生化检验可以测定人体内各种营养素水平，是评价人体营养状况的较客观指标，可以早期发现亚临床型营养缺乏病。生化指标检测常用方法有测量血、尿中某些营养素或排泄物中代谢产物的含量，如血、尿、粪常规检验，血清蛋白、血清运铁蛋白、血脂、血清钙、电解质、pH 等的测定，亦可进行营养素耐量试验或负荷试验，或根据体内其他生化物质的检查间接推测营养素水平等。目前常用的检查包括血清蛋白质水平、氮平衡试验。

免疫功能测定可了解人体的免疫功能状况，间接反映机体营养状况，主要包括淋巴细胞总数及细胞免疫状态测定。

第三节 医院饮食

导入情景与思考

患者李某，女性，42 岁，因"反复右上腹疼痛 4 年，加重 1 个月"入院。4 年前因进食鸡肉后右上腹持续性绞痛，向右腰背部放射，难以忍受，伴有恶心、呕吐、腹泻，到当地医院就诊，经抗感染治疗后好转，此后反复发作多次。近 1 个月来，上腹部明显胀痛，可忍受，纳差，大小便无异常，无发热。入院诊断为"慢性胆囊炎，胆囊结石"，预行手术治疗。

请思考：

1. 该患者术前需行胆囊 B 超检查，其饮食应注意什么？

2. 该患者术后，饮食逐渐由流食过渡到半流食，这两种饮食的原则及用法是什么？

3. 出院时，护士嘱患者应低脂饮食，该饮食的要求是什么？

医院饮食可分为三大类：基本饮食、治疗饮食和试验饮食，分别适应不同病情的需要。

一、基本饮食

基本饮食（basic diet）包括普通饮食、软质饮食、半流质饮食和流质饮食四种（表11-2）。

表11-2　医院基本饮食

类别	适用范围	饮食原则	用法	可选食物
普通饮食（general diet）	消化功能正常；无饮食限制；体温正常；病情较轻或恢复期的患者	营养平衡；美观可口；易消化，无刺激的一般食物；与健康人饮食相似	每日总能量应达2 200~2 600kcal；蛋白质1~1.2g/kg，达70~90g；脂肪0.8~1.0g/kg，达60~70g；碳水化合物275~350g左右；水分2 500~3 000ml左右。每日3餐，各餐按比例分配	一般食物都可采用
软质饮食（soft diet）	消化吸收功能差；咀嚼不便者；低热；消化道术后恢复期的患者	营养平衡；易消化、易咀嚼；食物碎、烂、软；少油炸、少油腻、少粗纤维及强烈刺激性调料	每日总能量为2 200~2 400kcal，蛋白质60~80g。每日3~4餐	软饭、面条、切碎煮熟的菜、肉等
半流质饮食（semi-liquid diet）	口腔及消化道疾病；中等发热；体弱；手术后患者	食物呈半流质；无刺激性；易咀嚼、吞咽和消化；纤维少，营养丰富；少食多餐；胃肠功能紊乱者禁用含纤维素或易引起胀气的食物，痢疾患者禁用牛奶、豆浆及过甜食物	每日总能量为1 500~2 000kcal，蛋白质50~60g，脂肪40~50g，碳水化合物250g，必要时补充维生素和矿物质。每日5~6餐	泥、末、粥、面条、羹等
流质饮食（liquid diet）	口腔疾患、各种大手术后；急性消化道疾患；高热；病情危重患者	食物呈液状，易吞咽、易消化，无刺激性；所含热量与营养素不足，只能短期使用；通常辅以肠外营养以补充能量和营养素	每日总能量为800kcal左右，蛋白质40~50g。每日6~7餐，每2~3小时一次，每次200~300ml	乳类、豆浆、米汤、稀藕粉、菜汁、果汁等

二、治疗饮食

治疗饮食（therapeutical diet）是指在基本饮食的基础上，适当调节能量和营养素，以达到治疗或辅助治疗的目的，从而促进患者的康复（表11-3）。

表11-3　医院治疗饮食

饮食种类	适用范围	饮食原则及用法
高热量饮食（high calorie diet）	用于能量消耗较高的患者，如甲状腺功能亢进、结核、大面积烧伤、肝炎、胆道疾病、体重不足患者及产妇等	基本饮食基础上加餐2次，可进食牛奶、豆浆、鸡蛋、藕粉、蛋糕、巧克力及甜食等。总热量约为3 000kcal/d
高蛋白饮食（high protein diet）	用于高代谢性疾病，如烧伤、结核、恶性肿瘤、贫血、甲状腺功能亢进、大手术后等患者；低蛋白血症患者；孕妇、乳母等	基本饮食基础上增加富含蛋白质的食物，尤其是优质蛋白。供给量为1.5~2.0g/(d·kg)，总量不超过120g/d。总热量为2 500~3 000kcal/d

续表

饮食种类	适用范围	饮食原则及用法
低蛋白饮食 （low protein diet）	用于限制蛋白摄入的患者，如急慢性肾功能不全、肝昏迷或肝昏迷前期等患者	应多补充蔬菜和含糖高的食物，以维持正常热量。成人饮食中每日蛋白质含量不超过 0.8g/kg。肾功能不全者应摄入优质动物性蛋白，忌用豆制品；若肾功能严重衰竭，甚至需摄入无蛋白饮食，并静脉补充氨基酸；肝性脑病者应以植物性蛋白为主
低脂肪饮食 （low fat diet）	用于肝胆胰疾患、高脂血症、动脉硬化、冠心病、肥胖症及腹泻等患者	饮食清淡、少油，禁用肥肉、蛋黄、动物脑等；脂肪含量少于 50g/d，肝胆胰病患者少于 40g/d，尤其应限制动物脂肪的摄入
低胆固醇饮食 （low cholesterol diet）	用于高胆固醇血症、高脂血症、动脉硬化、高血压、冠心病等患者	胆固醇摄入量少于 300mg/d，禁用或少用含胆固醇高的食物，如动物内脏、脑、鱼子、蛋黄、肥肉、动物油等
低盐饮食 （low salt diet）	用于心脏病、肾小球疾病、肝硬化腹水、重度高血压但水肿较轻患者	每日食盐量<2g，不包括食物内自然存在的氯化钠。禁用腌制食品，如咸菜、皮蛋、火腿、香肠、咸肉、虾米等
无盐低钠饮食 （non salt low sodium diet）	同低盐饮食，但一般用于水肿较重患者	无盐饮食除食物内自然含钠量外，不放食盐烹调，饮食中含钠量<0.7g/d 低钠饮食需控制摄入食品中自然存在的含钠量，一般应<0.5g/d 二者均禁食腌制食品、含钠食物和药物，如油条、挂面、汽水、碳酸氢钠药物等
高纤维素饮食 （high cellulose diet）	用于便秘、肥胖症、高脂血症、糖尿病等患者	饮食中应多含食物纤维，如韭菜、芹菜、卷心菜、粗粮、豆类、竹笋等
低渣饮食 （low residue diet）	用于伤寒、痢疾、腹泻、肠炎、食管-胃底静脉曲张、咽喉部及消化道手术的患者	饮食中应少含食物纤维，不用强刺激调味品及坚硬、带碎骨的食物；肠道疾患少用油脂

三、试验饮食

试验饮食（test diet）是指在特定的时间内，通过对饮食内容的调整来协助诊断疾病和确保实验室检查结果正确性的一种饮食（表 11-4）。

表 11-4 医院试验饮食

饮食种类	适用范围	饮食原则及用法
肌酐试验饮食 （creatinine test diet）	用于协助检查、测定肾小球的滤过功能	试验期为 3d，试验期间禁食肉类、禽类、鱼类，忌饮茶和咖啡，全日主食在 300g 以内，限制蛋白质的摄入（每日蛋白质供给量<0.8g/kg），以排除外源性肌酐的影响；蔬菜、水果、植物油不限，热量不足可添加藕粉或含糖的点心等，第 3d 测内生肌酐清除率及血肌酐含量
尿浓缩功能试验饮食 （干饮食） （urine concentration function test diet）	用于检查肾小管的浓缩功能	试验期 1d，控制全天饮食中的水分，总量在 500～600ml。可进食含水分少的食物，如米饭、馒头、面包、炒鸡蛋、土豆、豆腐干等，烹调时尽量不加水或少加水；避免食用过甜、过咸或含水量高的食物，蛋白质供给量为 1g/（kg·d）
甲状腺 ^{131}I 试验饮食 （^{131}I thyroid test diet）	用于协助测定甲状腺功能	试验期为 2 周，试验期间禁用含碘食物，如海带、海蜇、紫菜、海参、虾、鱼、加碘食盐等；禁用碘做局部消毒；2 周后作 ^{131}I 功能测定

Note:

续表

饮食种类	适用范围	饮食原则及用法
胆囊 B 超检查饮食（gallbladder B ultrasonic examination diet）	用于需行 B 超检查有无胆囊、胆管、肝胆管疾病患者	检查前 3d 最好禁食牛奶、豆制品、糖类等易于发酵产气食物，检查前 1d 晚应进食无脂肪、低蛋白、高碳水化合物的清淡饮食。检查当日早晨禁食。若胆囊显影良好，还需要了解胆囊收缩功能，则在第一次 B 超检查后，进食高脂肪餐（如油煎荷包蛋 2 只或高脂肪的方便餐，脂肪含量约 25～50g）；30～45min 后第二次 B 超检查观察，若效果不明显，可再等待 30～45min 后再次检查
葡萄糖耐量试验饮食（glucose tolerance test diet）	用于糖尿病的诊断	试验前食用碳水化合物量≥300g 的饮食共 3d。同时停用一切能升降血糖的药物。试验前晚餐后禁食（禁食 10～12h）直至翌晨试验。试验日晨采血后将葡萄糖 75g 溶于 300ml 水中顿服。糖餐后 0.5h、1h、2h 和 3h 分别采血测定血糖

第四节　一般饮食护理

—— 导入情景与思考 ——

　　患者钱某，男性，23 岁，主诉"发热，转移性右下腹痛 12 小时"入院，入院诊断为"急性阑尾炎"，当日在局麻下行急诊阑尾切除术，术后放置腹腔引流管。术后 3 天更换辅料时，可见伤口愈合良好，无炎症反应，并拔除引流管。现患者已排气，无恶心、呕吐、腹痛等不适，听诊肠鸣音活跃。考虑到患者胃肠道蠕动恢复，可进少量流质饮食，并逐渐增加至全量流食。

　　请思考：

　　1. 该患者进餐前，护士应如何协助其做好相应的准备工作？

　　2. 该患者进食时，护士应如何协助患者进食？

　　3. 该患者进食后，护士应进行哪些护理？

　　根据对患者营养状况的评估，结合疾病的特点，护士可以为患者制订有针对性的营养计划，并根据计划对患者进行相应的饮食护理，可帮助患者摄入足量、合理的营养素，促进患者康复。

一、病区的饮食管理

　　患者入院后，由病区负责医生根据患者病情开出饮食医嘱，确定患者所需的饮食种类。护士根据医嘱填写入院饮食通知单，送交营养室，并填写在病区的饮食单上，同时在患者的床尾或床头注上相应标记，作为分发饮食的依据。

　　因病情需要而更改饮食时，如半流质饮食改为软质饮食、手术前需要禁食或病愈出院需要停止饮食等，需由医生开出医嘱。护士按医嘱填写饮食更改通知单或饮食停止通知单，送交订餐人员或营养室，由其做出相应处理。

二、患者的饮食护理

（一）患者进食前的护理

　　1. 饮食教育　由于饮食习惯不同、缺乏营养知识，患者可能对于医院的某些饮食不理解，难以接受。护士应根据患者所需的饮食种类对患者进行解释和指导，说明意义，明确可选用和不宜选用的食物及进餐次数等，取得患者的理解和配合。饮食指导时应尽量符合患者的饮食习惯，根据具体情况指导和帮助患者摄取合理的饮食，尽量用一些患者容易接受的食物代替所限制的食物，使用替代的调味品或佐料，以使患者适应饮食习惯的改变。良好的饮食教育能使患者理解并愿意遵循饮食计划。

2. 进食环境准备　舒适的进食环境可使患者心情愉快,促进食欲。患者进食的环境应以清洁、整齐、空气清新、气氛轻松愉快为原则。

(1)进食前暂停非紧急的治疗及护理工作。

(2)病室内如有危重或呻吟的患者,应以屏风遮挡。

(3)整理床单位,收拾床旁桌椅及床上不需要的物品,去除不良气味,避免不良视觉印象,如饭前半小时开窗通风、移走便器等。对于病室内不能如厕的患者,饭前半小时给予便器排尿或排便,使用后应及时撤除,开窗通风,防止病室内残留不良气味影响食欲。

(4)多人共同进餐可促进患者食欲。如条件允许,应鼓励患者在病区餐厅集体进餐,或鼓励同病室患者共同进餐。

3. 患者准备　进食前患者感觉舒适会有利于患者进食。因此,在进食前,护士应协助患者做好相应的准备工作。

(1)减轻或去除各种不舒适因素:疼痛患者给予适当的镇痛措施;高热者给予降温;敷料包扎固定过紧、过松者给予适当调节;因固定的特定姿势引起疲劳时,应帮助患者更换卧位或给相应部位按摩。

(2)减少患者的不良心理状态:对于焦虑、忧郁者给予心理指导;条件许可时,可允许家人陪伴患者进餐。

(3)协助患者洗手及清洁口腔:对病情严重的患者给予口腔护理,以促进食欲。

(4)协助患者采取舒适的进餐姿势:如病情许可,可协助患者下床进食;不便下床者,可安排坐位或半坐位,并于床上摆放小桌进餐;卧床患者可安排侧卧位或仰卧位(头转向一侧)并给予适当支托。

(5)征得患者同意后将治疗巾或餐巾围于患者胸前,以保持衣服和被单的清洁,并使患者做好进食准备。

（二）患者进食中的护理

1. 及时分发食物　护士洗净双手,衣帽整洁。根据饮食单上的饮食要求协助配餐员及时将热饭、热菜准确无误地分发给每位患者。

2. 鼓励并协助患者进食　患者进食期间应巡视患者,同时鼓励或协助患者进食。

(1)检查治疗饮食、试验饮食的实施情况,并适时给予督促,随时征求患者对饮食制作的意见,并及时向营养室反映。对访客带来的食物,需经护士检查,符合治疗、护理原则的方可食用,必要时协助加热。

(2)进食期间,护士可及时地、有针对性地解答患者在饮食方面的问题,逐渐纠正其不良饮食习惯。

(3)鼓励卧床患者自行进食,并将食物、餐具等放在患者易于取到的位置,必要时护士应给予帮助。

(4)对不能自行进食者,应根据患者的进食习惯如进食的次序与方法等耐心喂食,每次喂食的量及速度可按患者的情况和要求而定,不要催促患者,以便于其咀嚼和吞咽。进食的温度要适宜,防止烫伤。饭和菜、固体和液体食物应轮流喂食。进流质饮食者,可用吸管吸吮。

(5)对双目失明或眼睛被遮盖的患者,除遵守上述喂食要求外,应告诉患者喂食内容以增加其进食的兴趣。若患者要求自己进食,可按时钟平面图放置食物,并告知方向、食品名称,利于患者按顺序摄取,如6点钟方向放饭,12点钟方向放汤,3点钟及9点钟方向放菜等(图11-2)。

(6)对禁食或限量饮食者,应告知患者原因,

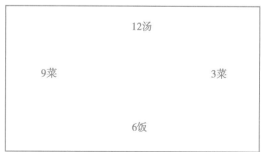

图11-2　**食物放置平面图**

以取得配合,同时在床尾挂上标记,做好交接班。

(7)对于需要增加饮水量者,应向患者解释大量饮水的目的及重要性。督促患者在白天饮入一天总饮水量的3/4,以免夜间饮水多,增加排尿次数而影响睡眠。患者无法一次大量饮水时,可少量多次饮水,并注意改变液体种类,以保证液体的摄入。

(8)对限制饮水量者,护士应向患者及家属说明限水的目的及饮水量,以取得合作。若患者口干,可用湿棉球湿润口唇或滴水湿润口腔黏膜。口渴严重时若病情允许可采用含冰块、酸梅等方法刺激唾液分泌而止渴。

3. 特殊问题的处理　护士在巡视患者时应及时处理进食过程中的特殊问题。

(1)恶心:若患者在进食过程中出现恶心,可鼓励其做深呼吸并暂时停止进食。

(2)呕吐:若患者发生呕吐,应及时给予帮助。将患者头偏向一侧,防止呕吐物进入气管内;给患者提供盛装呕吐物的容器;尽快清除呕吐物并及时更换被污染的被服等;开窗通风,去除室内不良气味;帮助患者漱口或给予口腔护理,以去除口腔异味;询问患者是否愿意继续进食,对不愿意继续进食者,可帮助其保存好剩下的食物待其愿意进食时给予;观察呕吐物的性质、颜色、量和气味等并做好记录。

(3)呛咳:告诉患者在进食过程中应细嚼慢咽,不要边进食边说话,以免发生呛咳。若患者发生呛咳,应帮助患者拍背;若异物进入喉部,应及时在腹部剑突下、肚脐上用手向上、向后推挤数次,使异物排出,防止发生窒息。

(三)患者进食后的护理

1. 及时撤去餐具,清理食物残渣,整理床单位,督促和协助患者饭后洗手、漱口或为患者做口腔护理,以保持餐后的清洁和舒适。

2. 餐后根据需要做好记录,如进食的种类、数量、患者进食时和进食后的反应等,并评价患者的进食是否达到营养需求。

3. 对暂需禁食或延迟进食的患者应做好交接班。

第五节　特殊饮食护理

 ———————————— 导入情景与思考 ————————————

患者王某,男性,69岁,高血压病史20年。3小时前用力排便后出现头痛,呈持续性胀痛,随后呕吐,伴有意识障碍、小便失禁,家属拨打急救电话,转运医院急诊就诊。行CT检查显示"右侧基底节区脑出血",护士遵医嘱立即对该患者实施制动、吸氧、止血、脱水降颅压等处理措施。经抢救,现患者生命体征恢复正常,神志清楚,但仍有吞咽困难,以及运动、感觉障碍。为满足患者的营养需求,护士遵医嘱给予鼻饲。

请思考:

1. 在疾病的不同阶段,插鼻饲管有什么不同?

2. 鼻饲操作过程中的注意事项有哪些?

3. 为该患者鼻饲时可使用的营养制剂有哪些种类?

4. 在患者鼻饲过程中,护士应该注意观察的并发症有哪些?

对于病情危重、存在消化道功能障碍、不能经口或不愿经口进食的患者,为保证营养素的摄取、消化、吸收,维持细胞的代谢,保持组织器官的结构与功能,调控免疫、内分泌等功能并修复组织,促进康复,临床上常根据患者的不同情况采用不同的特殊饮食护理,包括肠内营养和肠外营养。

一、肠内营养

肠内营养（enteral nutrition，EN）是采用口服或管饲等方式经胃肠道提供一些仅需化学性消化或不需消化即能被肠黏膜吸收的营养配方的营养支持方式。

（一）肠内营养制剂

肠内营养制剂根据其组成成分，可以分为要素制剂、非要素制剂、组件制剂和特殊应用制剂等四类。

1. 要素制剂　也称为要素饮食（elemental diet），是一种化学组成明确的低聚或单体物质的混合物，含有氨基酸或蛋白水解物、葡萄糖、脂肪、矿物质和维生素，与水混合后可以形成溶液或较为稳定的悬浮液。适用于严重烧伤及创伤等超高代谢、消化道瘘、手术前后需营养支持、非感染性严重腹泻、消化吸收不良、营养不良等患者。在临床营养治疗中可保证危重患者的能量及氨基酸等营养素的摄入，促进伤口愈合，改善患者营养状况。

（1）特点：要素饮食营养供给全面，可满足人体生长发育需求；无需经过消化即可直接被肠道吸收和利用，为人体提供能量及营养素；成分明确，便于使用时对其进行选择，并可根据生理需要增减某些成分或改变比例，以达到治疗效果；不含残渣或残渣极少，可使粪便量显著减少。

（2）用法：根据患者的病情需要，将粉状要素饮食按比例添加水，配制成适宜浓度和剂量的要素饮食后，可通过口服、管饲的方法供给患者。因一般要素饮食渗透压高、口味欠佳，口服时患者不易耐受，故临床较少应用。也有一些要素饮食添加适量调味料以改善口感，用于口服。

2. 非要素制剂　是以整蛋白或蛋白质游离物为氮源的一类肠内营养制剂，包括匀浆制剂和整蛋白为氮源的非要素制剂。其渗透压接近于等渗，口感较好，适于口服，也可管饲。适用于胃肠道功能较好的患者。

（1）匀浆制剂：是采用天然食物捣碎并搅拌后制成，其价格较低，制备方便灵活，可根据患者需要进行调整。但其固体成分易于沉降，因此应注意预防管道堵塞。

（2）整蛋白为氮源的非要素制剂：包括含牛奶配方、不含乳糖配方、含膳食纤维配方等。

3. 组件制剂　也称为不完全制剂，是以某种或某类营养素为主的肠内营养制剂。它可以对完全制剂进行补偿或强化，以弥补完全制剂在适应个体差异方面的不足，也可以采用两种或两种以上组件制剂构成组件配方，以适合患者的特殊需求。组件制剂主要包括蛋白质组件、脂肪组件、糖类组件、维生素组件和矿物质组件。

4. 特殊应用制剂　为满足各种疾病或功能障碍患者的特殊营养需求而调整营养素成分或比例，以达到治疗目的的肠内营养制剂。如高支链氨基酸与低芳香族氨基酸的肝功能衰竭用制剂、以必需氨基酸为主的肾衰竭用制剂等。

（二）肠内营养实施途径

根据实施途径（图 11-3），肠内营养可分为口服和管饲。管饲（tube feeding）是将导管插入胃肠道，给患者提供必需的食物、营养液、水及药物的方法，是临床中提供或补充营养的极为重要的方法之一。根据导管插入的途径，可分为：①口胃管，导管由口插入胃内；②鼻胃管，导管经鼻腔插入胃内；③鼻肠管，导管由鼻腔插入小肠，包括鼻十二指肠管和鼻空肠管；④胃造口管，导管经胃造瘘口插入胃内，也可经胃造口管插入十二指肠或空肠；⑤空肠造口管，导管经空肠造瘘口插至空肠内。在临床进行管饲时，应根据胃肠道的病理情况、预计管饲时间和患者情况确定具体途径（本节主要以鼻胃管为例讲解管饲法的操作方法）。

鼻饲法（nasogastric feeding）是将导管经鼻腔插入胃内，从管内灌注流质食物、水分和药物的方法。

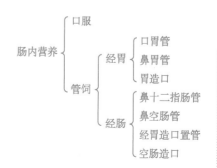

图 11-3　**肠内营养的实施途径**

【目的】

对下列不能自行经口进食患者以鼻胃管供给食物和药物,以维持患者营养和治疗的需要。

1. 昏迷患者。

2. 口腔疾患或口腔手术后患者,上消化道肿瘤等引起吞咽困难患者。

3. 不能张口的患者,如破伤风患者。

4. 其他患者,如早产儿、病情危重者、拒绝进食者等。

【操作前准备】

1. 评估患者并解释

(1)评估:患者的年龄、病情、意识、鼻腔的通畅性、心理状态及合作程度。

(2)解释:向患者及家属解释操作目的、过程及操作中配合方法。

2. 患者准备　了解管饲饮食的目的、操作过程及注意事项,愿意配合,鼻腔通畅。

3. 环境准备　环境宽敞、清洁,无异味。

4. 护士准备　衣帽整洁,修剪指甲,洗手,戴口罩。

5. 用物准备

(1)治疗车上层:无菌鼻饲包(内备:治疗碗、镊子、止血钳、压舌板、纱布、胃管、50ml注射器、治疗巾)。胃管可根据鼻饲持续时间、患者的耐受程度选择橡胶胃管、硅胶胃管或新型胃管,液体石蜡、棉签、胶布、别针、夹子或橡皮圈、手电筒、听诊器、弯盘、鼻饲流食(38～40℃)、温开水适量(也可取患者饮水壶内的水)、按需准备漱口或口腔护理用物及松节油、手消毒液、医嘱单、一次性清洁手套。采用滴注方式灌注流食者还需要准备带有输注管的肠内营养容器。

(2)治疗车下层:生活垃圾桶、医疗垃圾桶。

【操作步骤】

步骤	要点与说明
▲插管	
1. 核对并解释　护士备齐用物携至患者床旁,核对患者床号、姓名、腕带、住院号	• 认真执行查对制度,确认患者,避免差错事故发生;取得患者的理解和配合
2. 摆体位　有义齿者取下义齿,清醒患者取半坐位或坐位,昏迷患者取去枕平卧位,头向后仰	• 取下义齿,防止脱落、误咽 • 坐位利于减轻患者咽反射,利于胃管插入 • 头向后仰有利于昏迷患者胃管插入(图11-4A)
3. 保护床单位　将治疗巾围于患者颌下,弯盘置于便于取用处	
4. 戴一次性清洁手套	• 护士自身保护
5. 鼻腔准备　观察鼻腔是否通畅,选择通畅一侧,用棉签清洁鼻腔	• 鼻腔通畅,便于插管
6. 标记胃管　测量胃管插入的长度,并标记	• 插入长度一般为前额发际至胸骨剑突处或由鼻尖经耳垂至胸骨剑突处的距离 • 一般成人插入长度为45～55cm,应根据患者的身高等确定个体化长度。为防止反流、误吸,插管长度可在55cm以上;若需经胃管注入刺激性药物,可将胃管再向深部插入10cm
7. 润滑胃管　将少许液体石蜡倒于纱布上,润滑胃管前端	• 润滑胃管可减少插入时的摩擦阻力
8. 开始插管	
(1)一手持纱布托住胃管,一手持镊子夹住胃管前端,沿选定侧鼻孔轻轻插入	• 插管时动作轻柔,镊子尖端勿碰及患者鼻黏膜,以免造成损伤

Note:

续表

步骤	要点与说明
（2）插入胃管约 10～15cm（咽喉部）时，根据患者具体情况进行插管	
1）清醒患者：嘱患者做吞咽动作，顺势将胃管向前推进，至预定长度	● 吞咽动作可帮助胃管迅速进入食管，减轻患者不适，护士应随患者的吞咽动作插管。必要时，可让患者饮少量温开水
2）昏迷患者：左手将患者头托起，使下颌靠近胸骨柄，缓缓插入胃管至预定长度	● 下颌靠近胸骨柄可增大咽喉通道的弧度，便于胃管顺利通过咽部（图 11-4B） ● 若插管中出现恶心、呕吐，可暂停插管，并嘱患者做深呼吸。深呼吸可分散患者注意力，缓解紧张 ● 如胃管误入气管，应立即拔出胃管，休息片刻后重新插管 ● 插入不畅时应检查口腔，了解胃管是否盘在口咽部，或将胃管抽出少许，再小心插入
9. 确认　确认胃管是否在胃内	● 确认胃管插入胃内的方法有：①在胃管末端连接注射器抽吸，能抽出胃液；②置听诊器于患者胃部，快速经胃管向胃内注入 10ml 空气，听到气过水声；③将胃管末端置于盛水的治疗碗中，无气泡逸出
10. 固定　确定胃管在胃内后，将胃管用胶布在鼻翼及颊部采用高举平台法固定	● 防止胃管移动或滑出
11. 灌注食物	
（1）连接注射器于胃管末端，抽吸见有胃液抽出，再注入少量温开水	● 每次灌注食物前应抽吸胃液以确定胃管在胃内及胃管是否通畅 ● 温开水可润滑管腔，防止鼻饲液黏附于管壁
（2）根据患者具体情况以不同方式缓慢注入鼻饲液或药液	● 每次灌注前应先用水温计测试温度，以 38～40℃为宜
1）分次推注：连接胃管与注射器	● 每日 4～6 次，每次 250～400ml ● 推注的速度不能快于 30ml/min ● 每次抽吸鼻饲液后应反折胃管末端，避免灌入空气，引起腹胀
2）间歇滴注：将配制好的营养液放入肠内营养容器内，排空气体后连接胃管与输注管	● 总量在 24h 内循环滴注，但其间隙给予休息。如输注 3h 后休息 2h，如此不断重复
3）连续滴注：同间歇滴注	● 在 12～24h 内持续滴入营养液，或用肠内营养泵保持恒定滴速
（3）鼻饲完毕后，再次注入少量温开水	● 冲净胃管，防止鼻饲液积存于管腔中变质造成胃肠炎或堵塞管腔
12. 处理胃管末端　将胃管盖好，用纱布包好，用橡皮筋扎紧或用夹子夹紧，用别针固定于大单、枕旁或患者衣领处	● 防止食物反流 ● 防止胃管脱落
13. 操作后处理	
（1）协助患者清洁鼻腔、口腔	
（2）整理床单位	
（3）嘱患者维持原卧位 20～30min	● 维持原卧位有助于防止呕吐
（4）洗净鼻饲用的注射器，放于治疗盘内，用纱布盖好备用	● 鼻饲用物应每次更换消毒
（5）脱下一次性手套	
（6）洗手	
（7）记录	● 记录鼻饲的时间，鼻饲物的种类、量，患者反应等

续表

步骤	要点与说明
▲拔管 1. 戴一次性手套	● 用于停止鼻饲或长期鼻饲需要更换胃管时 ● 长期鼻饲应定期更换胃管,晚间拔管,次晨再从另一侧鼻孔插入
2. 拔管前准备 置弯盘于患者颌下,夹紧胃管末端,轻轻揭去固定的胶布	● 夹紧胃管,以免拔管时管内液体反流
3. 拔出胃管 用纱布包裹近鼻孔处的胃管,嘱患者深呼吸,在患者吸气结束后屏气或呼气时拔管,边拔边用纱布擦胃管,到咽喉处快速拔出	● 到咽喉处快速拔出,以免管内残留液体滴入气管
4. 操作后处理 (1) 将胃管放入弯盘,移出患者视线 (2) 清洁患者口鼻、面部,擦去胶布痕迹,协助患者漱口,采取舒适卧位 (3) 整理床单位,清理用物 (4) 脱下一次性手套 (5) 洗手 (6) 记录	● 避免污染床单位,减少患者不良的视觉刺激 ● 可用松节油等消除胶布痕迹 ● 记录拔管时间和患者反应

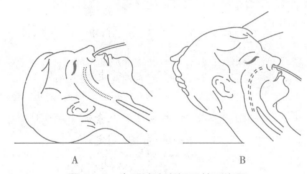

图 11-4 为昏迷患者插胃管示意图

【注意事项】

1. 插管时动作应轻柔,避免损伤食管黏膜,尤其是通过食管 3 个狭窄部位(环状软骨水平处,平气管分叉处,食管通过膈肌处)时。

2. 插入胃管至 10~15cm(咽喉部)时,若为清醒患者,嘱其做吞咽动作;若为昏迷患者,则用左手将其头部托起,使下颌靠近胸骨柄,以利插管。

3. 插入胃管过程中如果患者出现呛咳、呼吸困难、发绀等,表明胃管误入气管,应立即拔出胃管,协助患者休息后再行插入。

4. 每次鼻饲前应证实胃管在胃内且通畅,并用少量温水冲管后再进行喂食,鼻饲完毕后再次注入少量温开水,防止鼻饲液凝结。

5. 鼻饲液温度应保持在 38~40℃左右,避免过冷或过热;新鲜果汁与奶液应分别注入,防止产生凝块;药片应研碎溶解后注入。

6. 分次推注主要用于经胃内喂养的非危重患者。优点是操作方便,费用低廉。缺点是较易引起恶心、呕吐、腹胀、腹泻等胃肠道症状。多数患者可耐受间歇滴注。连续滴注多用于经十二指肠或空肠喂养的危重患者。

7. 食管梗阻的患者禁忌使用鼻饲法;食管静脉曲张为鼻饲法的相对禁忌证。

8. 长期鼻饲者应每天进行 2 次口腔护理,并定期更换胃管,普通胃管每周更换一次,硅胶胃管每月更换一次。

Note:

知识拓展

胃管种类

1. 橡胶胃管　由橡胶制成,管壁厚,管腔小,质量重,对鼻咽黏膜刺激性强。可重复灭菌使用,价格便宜。可用于留置时间短于7天,经济困难的一般胃肠道手术患者。

2. 硅胶胃管　由硅胶制成,质量轻,弹性好,无异味,与组织相容性好;管壁柔软,刺激性小;管壁透明,便于观察管道内情况;管道前端侧孔较大。价格较低廉。可用于留置胃管时间较长的患者。

3. DRW胃管　是由无毒医用高分子材料精制而成,前端钝化,经硅化处理,表面光滑,无异味,易顺利插入,不易损伤食管及胃黏膜;管壁显影、透明,刻度明显,易于掌握插入深度。尾端有多用接头,可与注射器、吸引器等紧密连接,置管时间可达15天。

知识拓展

检查胃管在胃内的其他方法

研究报道成人胃管的置管位置错误率为1.3%~50%。胃管置入太浅、太深或误入气道均可影响治疗,甚至导致并发症发生。因此在进行管饲喂食前,护士必须采取有效的方法检查胃管是否在胃内。除传统方法外,还有以下方法:

1. X线检查法　通过X线摄片,可以清晰显示胃管走行及是否在胃内,是判断胃管在胃内的金标准。

2. 抽吸物检测　对抽吸物进行pH检测,或进行胆红素和pH相结合的方法检测。但用此方法判断的干扰因素较多,通常需结合其他检查方法再做判定。

3. CO_2测定法　用CO_2比色计在鼻胃管头端测定CO_2浓度来排除胃管误入呼吸道。

4. 电磁探查　通过电磁探查,实时确认胃管位置。

5. 内镜检查　通过内镜观察,准确率高,但检查具有侵入性,费用高,因此临床应用受限。

【健康教育】

1. 为患者讲解管饲饮食的目的、操作过程,减轻患者焦虑。

2. 为患者讲解鼻饲液的温度、时间、量,胃管的冲洗、患者卧位等。

3. 向患者介绍更换胃管的知识。

4. 告诉患者若鼻饲后有不适,应及时告知医护人员。

(三)肠内营养泵

当给患者通过管饲注入营养液时,可以应用注射器将管饲物注入导管,也可应用肠内营养泵注入。肠内营养泵是一种可供管饲用的营养输注系统,是通过管饲管连接泵管及其附件,以微电脑精确控制输注的速度、剂量、温度、输注总量等的一套完整、封闭、安全、方便的系统。应用于处于昏迷状态或需要准确控制营养输入的管饲饮食患者。该系统可以按照需要定时、定量对患者进行肠道营养液输入,达到维持患者生命、促进术后康复的目的。

1. 肠内营养泵的功能

(1)调节:可以根据要求设定输入营养液的总量、流速、温度等参数,并且在运行过程中可以根据需要随时修改。

(2)检测:根据指令,自动检测和控制营养液的流量和流速;根据设定营养液的温度,自动检测和控制营养液的温度。

（3）报警：在营养液的温度、流量和流速出现异常时，发出报警信号。

（4）显示：动态显示已经输入营养液的数量、温度、流量和流速，便于随时查看。

2. 肠内营养泵使用中可能出现的问题及处理

（1）管道堵塞：多因营养液黏附管壁所致，应在持续滴注时，每 2～4 小时用 37℃ 左右的生理盐水或温开水冲洗管道。

（2）营养泵报警：其原因除管道堵塞外，还可能是滴管内液面过高或过低、液体滴空、电源不足等，应及时排除引起营养泵报警的原因，以使输注畅通。

3. 肠内营养泵使用的注意事项

（1）一位患者使用一套设备。

（2）输注管定时冲洗，每 24 小时更换一次。肠内营养容器每 24 小时彻底清洗消毒一次。

（3）营养制剂应在推荐时间内输完。

（四）肠内营养并发症

肠内营养是一种相对较为安全的营养支持方法。但患者应用过程中，也可因营养制剂选择不当、配制不合理、营养液污染、输注速度不当或护理不当等因素引起各种并发症。

1. 胃肠道并发症　胃肠道并发症是肠内营养最常见的并发症，主要包括恶心、呕吐、腹胀、腹痛、便秘、腹泻等。

（1）恶心、呕吐、腹胀：营养液气味不良、渗透压过高、速度过快，以及胃排空延迟均可引起患者恶心、呕吐及腹胀。

（2）腹泻：患者对肠内营养不耐受、肠道内菌群失调、营养液输注速度及温度不当、营养液污染均可引起腹泻。但腹泻不是肠内营养固有的并发症，可通过合理使用避免其发生。

（3）便秘：患者长期卧床、水分摄入不足及缺乏膳食纤维可引起便秘。

2. 机械性并发症　主要与喂养管的放置及护理有关。

（1）喂养管相关损伤：主要有鼻咽部和食管、胃、十二指肠黏膜的损伤、坏死、溃疡、穿孔和脓肿。同时接受经食管喂养和气管内插管的患者可因局部压迫引起食管气管瘘。

（2）管道阻塞：多继发于营养液凝固或喂饲后不及时冲洗。

3. 感染性并发症　营养液误吸可导致吸入性肺炎；肠道造瘘患者的营养管滑脱入腹腔可导致急性腹膜炎。

4. 代谢性并发症　有的患者可出现高血糖或水电解质代谢紊乱。

（五）肠内营养注意事项

1. 根据患者的具体病情，正确估计患者营养需要量，选择合适的肠内营养设备、喂养途径及方式。

2. 营养液现配现用。配制过程中，应注意防止污染。若配好后无法立即使用，应放在 4℃ 以下的冰箱内保存。配制好的溶液应于 24 小时内用完，防止放置时间过长而变质。

3. 应用过程中应注意营养液的使用一般是由低、少、慢开始，逐渐增加。

（1）浓度：使用时应从低浓度逐渐增至所需浓度，以防止腹胀、腹泻等症状出现。

（2）温度：可适当加温，过冷或过热均可引起患者不适。其口服温度一般为 37℃ 左右，鼻饲及经造瘘口注入时的温度宜为 38～40℃。

（3）速度：根据患者耐受情况调节滴注速度，可以由 30 滴 /min 逐渐增加至 60～70 滴 /min。

（4）营养液中不可加入药物。

4. 营养液输注过程中经常巡视患者，如出现并发症的表现，应及时查明原因，反应严重者可暂停使用。

5. 应用肠内营养期间需定期记录体重，观察尿量、大便次数及性状，检查血糖、尿糖、血尿素氮、电解质、肝功能等指标,做好营养评估。

二、肠外营养

肠外营养(parenteral nutrition,PN)是按照患者的需要,通过周围静脉或中心静脉输入患者所需的全部能量及营养素,包括氨基酸、脂肪、各种维生素、电解质和微量元素的一种营养支持方法。

(一)肠外营养目的

肠外营养用于各种原因引起的不能从胃肠道摄入营养、胃肠道需要充分休息、消化吸收障碍以及存在超高代谢等的患者,保证热量及营养素的摄入,从而维持机体新陈代谢,促进患者康复。

(二)肠外营养分类

根据补充营养的量,肠外营养可分为部分肠外营养(partial parenteral nutrition,PPN)和全肠外营养(total parenteral nutrition,TPN)两种。根据应用途径不同,肠外营养又可分为周围静脉营养及中心静脉营养。短期、部分营养支持或中心静脉置管困难时,可采用周围静脉营养;长期、全量补充营养时宜采取中心静脉营养。

(三)肠外营养用法

肠外营养液体在输注时,主要有全营养混合液输注及单瓶输注两种。

1. 全营养混合液输注 即将每天所需的营养物质在无菌条件下按次序混合输入由聚合材料制成的输液袋或玻璃容器后再输注的方法。这种方法热氮比例平衡、多种营养素同时进入体内而增加节氮效果;同时简化输液过程,节省时间;另外可减少污染并降低代谢性并发症的发生。

2. 单瓶输注 在无条件进行全营养混合液输注时,可单瓶输注。此方法由于各营养素非同步进入机体而造成营养素的浪费,另外易发生代谢性并发症。

(四)肠外营养禁忌证

1. 胃肠道功能正常,能获得足够的营养。

2. 估计应用时间不超过 5 天。

3. 患者伴有严重水电解质紊乱、酸碱失衡、出凝血功能紊乱或休克时应暂缓使用,待内环境稳定后再考虑肠外营养。

4. 已进入临终期、不可逆昏迷等患者不宜应用肠外营养。

(五)肠外营养并发症

在患者应用肠外营养的过程中,可能发生的并发症有:

1. 机械性并发症 在中心静脉置管时,可因患者体位不当、穿刺方向不正确等引起气胸、皮下气肿、血肿甚至神经损伤。若穿破静脉及胸膜,可发生血胸或胸腔积液。输注过程中,若大量空气进入输注管道可发生空气栓塞,甚至死亡。

2. 感染性并发症 若置管时无菌操作不严格、营养液污染以及导管长期留置可引起穿刺部位感染、导管性脓毒症等感染性并发症。长期肠外营养也可发生肠源性感染。

3. 肝功能损害 长期肠外营养也可引起肠黏膜萎缩、胆汁淤积等并发症。

(六)肠外营养注意事项

1. 加强配制营养液及静脉穿刺过程中的无菌操作。

2. 配制好的营养液储存于 4℃ 冰箱内备用,若存放超过 24 小时,则不宜使用。

3. 输液导管及输液袋每 12~24 小时更换一次;导管进入静脉处的敷料每 24 小时应更换一次。更换时严格无菌操作,注意观察局部皮肤有无异常征象。

4. 输液过程中加强巡视,注意输液是否通畅,开始时缓慢,逐渐增加滴速,保持输液速度均匀。一般成人首日输液速度 60ml/h,次日 80ml/h,第三日 100ml/h。输液浓度也应由较低浓度开始,逐渐增加。输液速度及浓度可根据患者年龄及耐受情况加以调节。

5. 输液过程中应防止液体中断或导管拔出,防止发生空气栓塞。

6. 静脉营养导管严禁输入其他液体、药物及血液，也不可在此处采集血标本或测中心静脉压。

7. 使用前及使用过程中要对患者进行严密的实验室监测，每日记录出入液量，观察血常规、电解质、血糖、氧分压、血浆蛋白、尿糖、酮体及尿生化等情况，根据患者体内代谢的动态变化及时调整营养液配方。

8. 密切观察患者的临床表现，注意有无并发症的发生。若发现异常情况应及时与医生联系，配合处理。

9. 停用肠外营养时应在 2～3 天内逐渐减量。

附 11-1　各种营养素的功能、来源及供给

营养素	生理功能	主要来源	每日推荐摄入量
蛋白质	构成、更新及修复人体组织；构成人体内的酶、激素、抗体、血红蛋白、尿纤维蛋白等，以调节生理功能；维持血浆渗透压；提供能量	肉、蛋、乳及豆类	男性：65g 女性：55g
脂肪	提供及储存能量；构成身体组织；供给必需脂肪酸；促进脂溶性维生素的吸收；维持体温，保护脏器；增加饱腹感	动物性食品、食用油、坚果类等	占总能量的 20%～30%
碳水化合物	提供能量；参与构成机体组织；保肝解毒；抗生酮作用	谷类和根茎类食品（如粮食和薯类），各种食糖（蔗糖、麦芽糖等）	占总能量的 50%～65%
矿物质			
钙	构成骨骼与牙齿的主要成分；调节心脏和神经的正常活动；维持肌肉紧张度；参与凝血过程；激活多种酶；降低毛细血管和细胞膜的通透性	奶及奶制品、海带、小虾米皮、芝麻酱、豆类、绿色蔬菜、骨粉、蛋壳粉	800mg
磷	构成骨骼、牙齿、软组织的重要成分；促进物质活化；参与多种酶、辅酶的合成；调节能量释放；调节酸碱平衡	广泛存在于动、植物食品中	720mg
镁	多种酶的激活剂；维持骨骼生长和神经肌肉的兴奋性；影响胃肠道功能；影响甲状旁腺分泌等	大黄米、大麦、黑米、麦皮、黄豆等	330mg
铁	组成血红蛋白与肌红蛋白，参与氧的运输；构成某些呼吸酶的重要成分，促进生物氧化还原反应	动物肝脏、动物全血、肉蛋类、豆类、绿色蔬菜	男性：12mg 女性：20mg
锌	促进机体发育和组织再生；参与构成多种酶；促进食欲；促进维生素 A 的正常代谢和生理功能；促进性器官与性功能的正常发育；参与免疫过程	动物食品、海产品、奶、蛋、坚果类等	男性：12.5mg 女性：7.5mg
碘	参与甲状腺素的合成	海产品、海盐	120μg
维生素			
脂溶性维生素			
维生素 A	维持正常夜视功能；保持皮肤与黏膜的健康；增强机体免疫力；促进生长发育	动物肝脏、鱼肝油、奶制品、禽蛋类、有色蔬菜及水果等	男性：800μgRAE 女性：700μgRAE（视黄醇当量[①]）
维生素 D	调节钙磷代谢，促进钙磷吸收	海鱼及动物肝脏、蛋黄、奶油；体内转化	10μg
维生素 E	抗氧化作用，保持红细胞完整性，改善微循环；参与 DNA、辅酶 Q 的合成	植物油、谷类、坚果类、绿叶蔬菜等	14mg α-TE（α 生育酚当量[②]）

续表

营养素	生理功能	主要来源	每日推荐摄入量
维生素 K	合成凝血因子,促进血液凝固	肠内细菌合成;绿色蔬菜、肝脏	80μg
水溶性维生素			
维生素 B_1	构成辅酶 TPP;参与糖代谢过程;影响某些氨基酸与脂肪的代谢;调节神经系统功能	动物内脏、肉类、豆类、花生、未过分精细加工的谷类	男性:1.4mg 女性:1.2mg
维生素 B_2	构成体内多种辅酶,参加人体内多种生物氧化过程;促进生长、维持健康;保持皮肤和黏膜完整性	动物内脏、禽蛋类、奶类、豆类、花生、新鲜绿叶蔬菜等	男性:1.4mg 女性:1.2mg
维生素 B_6	构成多种辅酶,参加物质代谢	畜禽肉及其内脏、鱼类等	1.4mg
维生素 B_{12} 及叶酸	为细胞的核酸和核蛋白合成代谢过程中所必需的物质;促进红细胞发育与成熟	动物内脏、发酵豆制品、新鲜绿叶蔬菜	维生素 B_{12}:2.4μg 叶酸:400μg DFE(叶酸当量③)
维生素 C	保护细胞膜,防治坏血病;促进铁吸收和利用;促进胶原、神经递质、抗体合成;参与胆固醇代谢	新鲜蔬菜和水果	100mg
水	构成人体组织;调节体温;溶解并运送营养素和代谢产物;维持消化、吸收功能;润滑作用;直接参加体内氧化还原反应	饮用水、食物中水、体内代谢水	1 500~1 700ml

注:表中营养素供给量采用中华人民共和国卫生行业标准 WST578-2017《中国居民膳食营养素参考摄入量》18~49 岁成年居民参考摄入量。

①1μg 视黄醇当量(RAE)=膳食或补充剂来源全反式视黄醇(μg)+1/2 补充剂纯品全反式 β-胡萝卜素(μg)+1/2 膳食全反式 β-胡萝卜素(μg)。

②膳食总 α 生育酚当量(α-TE, mg)=1×α 生育酚(mg)+0.5×β 生育酚(mg)+0.1×γ 生育酚(mg)+0.02×δ 生育酚(mg)+0.3×α 三烯生育酚(mg)。

③膳食叶酸当量(DFE, μg)=天然食物来源叶酸 90(μg)+1.7×合成叶酸(μg)。

(高 睿)

思 考 题

1. 患者李某,女性,42 岁,因"消瘦、烦躁 3 个月"主诉入院,入院诊断为"甲状腺功能亢进?"

请思考:

(1)患者入院后应给予哪种饮食?为什么?

(2)若患者需要进一步做 [131]I 试验,则患者在试验前应禁食哪些食物?

(3)若患者行甲状腺大部切除术治疗,麻醉清醒后患者应采用哪种饮食?这种饮食有什么要求?

2. 患者王某,男性,35 岁,昏迷 5 天。需鼻饲饮食以维持其营养需要。

请思考:

(1)鼻饲插胃管前,应将患者摆放为何种体位?

(2)标记胃管时,插入长度如何测量?

(3)插管至 15~20cm 时,应注意什么?

(4)灌注食物时,注意事项有哪些?

Note:

NURSING

第十二章

排　泄

12章　数字内容

学习目标

- 知识目标：
  1. 能正确理解并解释下列概念：多尿、少尿、无尿、膀胱刺激征、尿潴留、尿失禁、导尿术、便秘、腹泻、排便失禁、灌肠法及肛管排气。
  2. 能正确解释导致排尿、排便异常的原因。
  3. 能正确描述尿液、粪便观察的主要内容。
- 技能目标：
  1. 能准确判断异常排尿、排便的情况。
  2. 能根据病情规范完成导尿术、留置导尿、大量不保留灌肠和保留灌肠的操作技术。
  3. 能正确指导患者实施口服清洁肠道法。
  4. 能根据病情针对性地选择恰当的护理措施对排尿、排便异常患者进行护理。
- 素质目标：
  在实施排便、排尿护理过程中，能体现人文关怀，操作中尊重关爱患者、保护患者隐私、确保患者安全舒适。

排泄是机体将新陈代谢所产生的不能再利用、过剩的终产物排出体外的生理过程,是人体的基本生理需要之一,也是维持生命的必要条件之一。人体排泄可通过皮肤、呼吸道、消化道及泌尿道,其中主要的排泄途径为消化道和泌尿道。许多因素可直接或间接地影响人体的排泄活动和形态,而每个个体的排泄形态及影响因素也不尽相同。因此,护士应掌握与排泄有关的护理知识和技术,帮助或指导患者维持正常的排泄功能,满足其排泄的需要,使之获得最佳的健康和舒适状态。

第一节 排 尿 护 理

 —————————————— 导入情景与思考 ——————————————

赵女士,35 岁,"车祸伤 1 小时、主诉右上腹疼痛"急诊就诊。护士接诊后,该患者烦躁不安、面色苍白、口唇干燥、急性面容,T 36.5℃,P 118 次 /min,R 24 次 /min,BP 75/50mmHg;可见上腹部青紫;右上腹压痛明显,反跳痛(+),移动性浊音(+),肝浊音界缩小、肝区叩击痛。腹部彩超示腹腔内积液;腹部穿刺抽出不凝血。患者既往无其他病史。护士遵医嘱立即建立双通道静脉补液,并积极配合完善相关检查和术前准备,安置留置导尿管。

请思考:

1. 该患者安置留置导尿管的主要目的是什么?

2. 护士为该患者进行留置导尿时的注意事项有哪些?

3. 预防尿路感染的护理措施有哪些?

泌尿系统产生的尿液可将人体代谢的最终产物、过剩盐类、有毒物质和药物排出体外,同时调节水电解质及酸碱平衡,维持人体内环境的相对稳定。当排泄功能受损、发生障碍时,个体身心健康将会受到不同程度的影响。因此在日常护理中护士要密切观察患者的排泄状况,了解患者的身心需要,提供适宜的护理措施,解决患者存在的排尿问题,促进其身心健康。

一、排尿的生理

肾脏、输尿管、膀胱、尿道构成了人体泌尿系统。每个肾脏由约 100 万(80 万～110 万)个肾单位组成,主要生理功能是产生尿液;除了排泄,肾脏还是一个内分泌器官,可合成和分泌促红细胞生成素、前列腺素和激肽类物质等。血液通过肾单位中肾小球的滤过作用生成原尿,再通过肾小管和集合管的重吸收和分泌作用产生终尿,经肾盂流向输尿管,输尿管将尿液运输到膀胱进行储存。肾脏生成尿液是一个连续不断的过程,而膀胱的排尿则是间歇进行的。只有当尿液在膀胱内储存并达到一定量时,才能引起反射性的排尿,使尿液经尿道排出体外。

排尿活动是一种受大脑皮层控制的反射活动。膀胱受人体副交感神经紧张性冲动的影响通常处于轻度收缩的状态,其内压往往保持在 $10cmH_2O$。由于膀胱平滑肌具有较大的伸展性,故在尿量开始增加时,肌肉舒张、膀胱容积变大,内压并无明显升高。当膀胱内尿量充盈至 400～500ml、内压超过 $10cmH_2O$ 时,膀胱平滑肌的牵张感受器受到压力的刺激而兴奋,冲动沿盆神经传入脊髓骶段的排尿反射初级中枢(S2～S4);同时冲动也到达脑干(脑桥)和大脑皮层的排尿反射高位中枢,产生排尿欲,这时大脑会感受到尿意。如果尿量继续增加,至 700ml 时,膀胱内压会随之升高至 $35cmH_2O$,膀胱逼尿肌则出现节律性收缩,但此时,大脑还可有意识地控制排尿。当膀胱内压达 $70cmH_2O$ 以上时,便出现明显的痛感,产生强烈的尿意。

如果外界条件允许,排尿反射进行,冲动沿盆神经传出,引起逼尿肌收缩,内括约肌松弛,尿液进入后尿道。此时,尿液刺激尿道感受器,冲动再次沿盆神经传至脊髓骶段初级排尿中枢,以加强排尿并反射性抑制阴部神经,使膀胱外括约肌松弛,于是尿液被强大的膀胱内压驱出。在排尿时,腹肌、膈肌的收缩均有助于尿液的排出。如果环境不适宜，排尿反射将受到抑制。通常儿童处于大脑生长发育阶段，神经功能不完善，对初级排尿中枢的控制能力较弱，加之小儿排尿次数多，且易发生夜间遗尿现象。

二、排尿的评估

（一）排尿的评估内容

1. 排尿次数　排尿次数与年龄、寒暑季节变化、饮食及饮水量多少相关。通常冬季天气冷、出汗少，排尿次数会多一些；夏季气候炎热、出汗多，排尿次数会少一点。进食流质饮食或者有利尿作用的食物时排尿次数比进普通饮食时多一些；一般成人白天排尿4～6次，夜间0～2次。

2. 尿量　尿量是反映人体肾脏功能的重要指标之一。肾脏功能正常的情况下，一般成人每次尿量约200～400ml，24小时的尿量约1 000～2 000ml，平均在1 500ml左右。通常尿量和排尿次数可受饮水量、进食量、活动、排尿环境等多因素影响，需要结合患者的情况进行全面的评估。

3. 尿液的性状

（1）颜色：正常新鲜尿液受尿胆原和尿色素的作用和影响，呈淡黄色或深黄色。当尿液浓缩时，可出现量少色深的情况。此外，尿的颜色还可受某些食物、药物的影响，如当患者进食大量胡萝卜或服用维生素B_2时，尿的颜色可呈深黄色。在病理情况下，尿的颜色还有可能会出现以下几点变化：

1）血尿：一般认为新鲜尿离心后，尿沉渣每高倍镜视野红细胞≥3个，则表示尿液中红细胞异常增多，被称为血尿。血尿颜色的深浅与尿液中所含红细胞量的多少有关，血尿轻者尿色可正常，仅在显微镜下才能发现红细胞增多，被称为镜下血尿；出血量多者尿色常呈洗肉水色、浓茶色或红色，被称为肉眼血尿。一般来说，血尿常见于急性肾小球肾炎、输尿管结石、泌尿系统肿瘤、结核及感染等。

2）血红蛋白尿：尿液中含有血红蛋白。常见于各种原因导致的大量红细胞在血管内被破坏，血红蛋白经肾脏排出形成血红蛋白尿，一般尿液呈浓茶色、酱油样色。常发生在血型不合所致的溶血、恶性疟疾和阵发性睡眠性血红蛋白尿。

3）胆红素尿：尿液中含有胆红素。胆红素尿常呈深黄色或黄褐色，振荡尿液后泡沫也呈黄色。见于阻塞性黄疸和肝细胞性黄疸。

4）乳糜尿：尿液中含有淋巴液，排出的尿液呈乳白色。见于丝虫病。

（2）透明度：正常新鲜尿液清澈透明，放置后可出现微量絮状沉淀物，这是由于黏蛋白、核蛋白、盐类及上皮细胞发生凝结而形成的。新鲜尿液发生混浊主要原因是尿液内含有大量尿盐时，尿液冷却后可出现混浊；若将尿液加热、加酸或加碱后，则尿盐溶解，尿液即可澄清。当泌尿系统感染时，尿液中含有大量的脓细胞、红细胞、上皮细胞、细菌或炎性渗出物，排出的新鲜尿液即呈白色絮状混浊，此种尿液在加热、加酸或加碱后，其混浊度不会发生变化。通常，蛋白尿不会影响尿液的透明度，但振荡尿液时可产生较多且不易消失的泡沫。

（3）酸碱反应：正常人的尿液呈弱酸性，pH为4.5～7.5，平均为6。饮食的种类可影响尿液的酸碱性，如进食大量蔬菜时，尿液可呈碱性；进食大量肉类时，尿液可呈酸性。酸中毒患者的尿液可呈强酸性，严重呕吐患者的尿液可呈强碱性。

（4）比重：尿比重的高低主要取决于肾脏的浓缩功能。成人在正常情况下，尿比重波动于1.015～1.025。一般情况下，尿比重与尿量成反比，若尿比重经常固定于1.010左右，则提示该患者肾功能严重障碍。

（5）气味：正常尿液的气味来自尿内的挥发性酸。将尿液久置后，因尿液中的尿素发生分解、产生氨，故有氨臭味。当泌尿道发生感染时，新鲜尿液也有可能出现氨臭味。患者发生糖尿病酮症酸中毒时，因尿液中含有大量丙酮，可闻到烂苹果气味。

（二）影响排尿因素的评估

正常情况下，个体排尿活动受人体中枢神经系统的控制，无痛苦，无障碍。但诸多因素可影响人体正常的排尿。

1. 疾病因素　神经系统的损伤和病变会使人体排尿反射的神经传导和排尿的意识控制发生障碍，出现尿失禁；肾脏的病变会使尿液的生成发生障碍，出现少尿或无尿；泌尿系统的肿瘤、结石或狭窄也可导致排尿障碍，出现尿潴留。老年男性常因前列腺增生肥大压迫尿道，可发生排尿困难。

2. 治疗及检查　外科手术、外伤可导致人体失血、失液，外周循环低灌注，若补液不足，机体长时间处于脱水状态，则可出现尿量减少。手术中使用麻醉剂可干扰人体正常的排尿反射，改变排尿形态，导致尿潴留。因外科手术或外伤，一旦损伤输尿管、膀胱、尿道肌肉，患者将失去正常排尿功能，不能控制排尿，会发生尿潴留或尿失禁。此外，某些诊断性检查前要求患者禁食禁水，也会出现因体液减少而影响尿量的情况。有些侵入性检查（如膀胱镜检查）有可能造成患者尿道损伤、水肿与不适，导致排尿形态的改变。某些药物会直接影响排尿，如利尿剂可使尿量增加，止痛剂、镇静剂会影响神经传导而干扰排尿。

3. 液体和饮食摄入　排除其他影响体液的因素干扰，液体的摄入量将直接影响尿量和排尿的频率。排尿量和排尿次数与液体的摄入量成正比，液体摄入多时，排尿量和排尿次数均会增加，反之亦然。此外，摄入液体的种类也会影响排尿，如咖啡、茶、酒类饮料，有利尿作用，可增加排尿量和排尿次数；有些食物的摄入也会影响排尿，如含水量多的水果（西瓜）、蔬菜（冬瓜）等可增加液体摄入量，同样也能增加尿量。摄入含盐较高的饮料或食物则会造成水钠潴留，使尿量减少。

4. 心理因素　心理因素对正常排尿有很大的影响，压力会影响会阴部肌肉和膀胱括约肌的放松或收缩，如当个体处于过度的焦虑和紧张的情形下，有时会出现尿频、尿急，有时也会抑制排尿出现尿潴留。排尿还会受心理暗示的影响，任何听觉、视觉或其他身体感觉的刺激均可诱发排尿，如有的人听见流水声也会产生尿意，这也是临床上常采用让患者听流水声的方法解决其排尿困难的原因。

5. 环境因素　排尿一般在隐蔽、安全的场所进行。当个体处于缺乏隐蔽的环境时，就会产生许多压力，而影响正常的排尿。

6. 个人习惯　大多数人在潜意识里会形成一些排尿时间的习惯，如早晨起床第一件事是排尿，晚上就寝前也要排空膀胱。并且，儿童期的排尿训练对成年后的排尿形态也有影响。排尿的姿势、时间是否充裕及环境是否合适也会影响排尿的完成。

7. 气候变化　夏季炎热，身体大量出汗，体内水分减少，血浆晶体渗透压升高，可引起抗利尿激素分泌增多，促进肾脏的重吸收，导致尿液浓缩和尿量减少；冬季寒冷，身体外周血管收缩，循环血量增加，体内水分相对增加，反射性地抑制抗利尿激素的分泌，而使尿量增加。

8. 其他因素　妇女在妊娠时，可因子宫增大压迫膀胱致使排尿次数增多。在月经周期中排尿形态也有改变，月经前，大多数妇女有液体潴留、尿量减少的现象，行经开始，尿量增加。老年人因膀胱肌肉张力减弱，出现尿频。婴儿因大脑发育不完善，其排尿由反射作用产生，不受意识控制，2～3岁后才能自我控制排尿。

（三）异常排尿的评估

1. 多尿（polyuria）　指24小时尿量超过2 500ml。原因：正常情况下饮用大量液体、妊娠时；病理情况下多由于内分泌代谢障碍或肾小管浓缩功能不全引起，常见于糖尿病、尿崩症、急性肾功能不全（多尿期）等患者。

2. 少尿（oliguria）　指24小时尿量少于400ml或每小时尿量少于17ml。主要原因与发热、液体摄入过少、休克等可导致患者体内血液循环不足的病症有关。常发生于心脏、肾脏、肝脏功能衰竭患者。

3. 无尿（anuria）或尿闭（uroschesis）　指24小时尿量少于100ml或12小时内无尿液产生者。常见于严重休克、急性肾衰竭及药物中毒等患者。

4. 膀胱刺激征（irritation sign of bladder）　患者同时出现尿频、尿急、尿痛的症状，则被称为膀胱刺激征。常见原因为膀胱及尿道感染和机械性刺激。

（1）尿频（frequent micturition）：单位时间内排尿次数增多，常由膀胱炎症或机械性刺激引起，严重时几分钟排尿一次，每次尿量仅几毫升。

（2）尿急（urgent micturition）：患者突然有强烈尿意，不能控制需立即排尿，由于膀胱三角或后尿道的刺激，造成排尿反射活动异常强烈而引起。每次尿量很少，常与尿频同时存在。

（3）尿痛（dysuria）：排尿时患者感到尿道疼痛，可以发生在排尿初、中、末或排尿后。疼痛呈烧灼感，与膀胱、尿道或前列腺感染有关。由于尿道解剖结构差异，男性多发生于尿道远端，女性发生于整个尿道。

5. 尿潴留（urinary retention）　指尿液大量存留在膀胱内而不能自主排出。当尿潴留时，膀胱容积可增至 3 000~4 000ml，膀胱高度膨胀，可至脐部。患者主诉下腹胀痛，排尿困难。查体可见耻骨上膨隆，扪及囊样包块，叩诊呈实音，有压痛。产生尿潴留的常见原因有：

（1）机械性梗阻：指参与排尿的神经及肌肉功能正常，但在膀胱颈部至尿道外口的某一部位存在梗阻性病变。①膀胱颈梗阻：如前列腺增生、肿瘤，膀胱内结石、血块，子宫肌瘤等膀胱颈邻近器官病变；②尿道梗阻：如炎症或损伤后的尿道狭窄，尿道结石、结核、肿瘤等。

（2）动力性梗阻：患者尿路不存在机械性梗阻，排尿困难是由于各种原因引起控制排尿的中枢或周围神经受到损害，导致膀胱逼尿肌无力或尿道括约肌痉挛。常见的原因有以下四种：

1）神经系统病变：如颅脑或脊髓肿瘤、脑炎等可引起控制排尿的周围神经损伤。

2）手术因素：如麻醉、中枢神经手术或骨盆手术导致控制排尿的骨盆神经损伤或功能障碍。

3）药物作用：如抗胆碱药、抗抑郁药、抗组胺药和阿片制剂等

4）精神因素：如精神紧张、不习惯排尿环境或排尿方式等。

6. 尿失禁（incontinence of urine）　指患者排尿失去意识控制或不受意识控制，尿液不自主地流出。根据临床表现，尿失禁一般分为四种类型：

（1）持续性尿失禁：即尿液持续地从膀胱或尿道瘘中流出，膀胱处于空虚状态。常见原因有外伤、手术或先天性疾病引起的膀胱颈和尿道括约肌的损伤。多见于妇科手术、产伤所造成的膀胱阴道瘘。

（2）充溢性尿失禁：由于各种原因使膀胱排尿出口梗阻或膀胱逼尿肌失去正常张力，引起尿潴留，膀胱过度充盈，造成尿液从尿道不断溢出。常见原因有两种。①神经系统病变：如脊髓损伤早期的脊髓休克阶段、脊髓肿瘤等导致的膀胱瘫痪等；②下尿路梗阻：如前列腺增生、膀胱颈梗阻及尿道狭窄等，查体常有膀胱充盈，神经系统有脊髓病变或周围神经炎的体征，排尿后膀胱残余尿量常增加。

（3）急迫性尿失禁：由于膀胱局部炎症、出口梗阻的刺激，使患者反复的低容量不自主排尿，常伴有尿频和尿急；或由于大脑皮质对脊髓排尿中枢的抑制减弱，引起膀胱逼尿肌不自主收缩或反射亢进，使膀胱收缩不受限制。主要原因包括：①膀胱局部炎症或激惹致膀胱功能失调：如下尿路感染、前列腺增生症及子宫脱垂等；②中枢神经系统疾病：如脑血管意外、脑瘤及帕金森病等。

（4）压力性尿失禁：膀胱逼尿肌功能正常，但由于尿道括约肌张力减低或骨盆底部尿道周围肌肉和韧带松弛，导致尿道阻力下降，患者平时尚能控制排尿，但当腹内压骤然增高（如咳嗽、喷嚏、大笑、举重等）时，使膀胱内压超过尿道阻力，少量尿液不自主地由尿道口溢出。常见于多次自然分娩或绝经后的妇女，因为阴道前壁和盆底支持组织张力减弱或缺失所致。也常见于根治性前列腺切除术的患者，因该手术可能会损伤尿道外括约肌。通常，这类尿失禁多发生在直立体位时。

三、排尿异常的护理

（一）尿潴留患者的护理

1. 提供隐蔽的排尿环境　关闭房间门窗，用屏风遮挡形成隐蔽空间，请无关人员回避。适当调整治疗和护理时间，尽量保证患者能够安心排尿。

2. 调整体位和姿势　在病情允许的情况下，协助卧床患者取利于排尿的体位，如扶卧床患者略抬高上身或坐起，尽可能使者以习惯姿势排尿。对需绝对卧床休息或某些特殊手术的患者，应事先有计划地训练其在床上排尿，以免术后因不适应排尿姿势的改变而导致尿潴留。

3. 诱导排尿　利用条件反射如听流水声或用温水冲洗会阴诱导患者排尿；此外，亦可采用针刺中极、曲骨、三阴交穴或艾灸关元、中极穴等中医针灸的方法，刺激排尿。

4. 热敷、按摩　对患者进行局部热敷、按摩，可放松肌肉，促进排尿。如果患者病情允许，可用手轻轻地按压膀胱协助排尿。需要注意的是，切忌强力按压，以防膀胱破裂。

5. 心理护理　与患者加强沟通，建立相互信任、良好的护患关系，及时发现患者心理问题，安慰患者，消除其焦虑和紧张情绪。

6. 健康教育　讲解尿潴留有关知识，指导患者养成定时排尿的习惯。

7. 行导尿术　如果上述方法不能奏效，可根据医嘱实施导尿术。

（二）尿失禁患者的护理

1. 皮肤护理　注意保持会阴部皮肤的清洁干燥。床上铺橡胶单和中单，或使用一次性尿垫或一次性纸尿裤。可用温水清洗或弱酸性免洗清洁剂清洁会阴部皮肤，有条件者可应用皮肤保护膜保护局部，勤换衣裤、床单、尿垫。根据皮肤情况，定时按摩受压部位，防止压力性损伤的发生。

2. 外部引流　必要时应用接尿装置引流尿液。女性患者可用女式尿壶紧贴外阴部接取尿液；男性患者可用尿壶接尿，也可用阴茎套连接集尿袋，接取尿液，但此方法不宜长时间使用，每天要定时取下阴茎套和尿壶，清洗会阴部和阴茎，并将局部暴露于空气中，避免发生失禁性皮炎和局部压力性损伤。

3. 重建正常的排尿功能

（1）如病情允许，指导患者每日白天摄入液体 2 000～3 000ml。因多饮水可以促进排尿反射，达到预防泌尿系统感染的目的。但需要注意，入睡前应限制饮水，减少夜间尿量，以免影响患者休息。

（2）观察排尿反应，定时使用便器，建立规则的排尿习惯，刚开始时每 1～2 小时使用便器一次，以后间隔时间可以逐渐延长，以促进排尿功能的恢复。使用便器时，可用手轻压膀胱，协助排尿，注意用力要适度，不可暴力。

（3）指导患者进行骨盆底部肌肉的康复锻炼，以增强控制排尿的能力。具体方法是患者取立位、坐位或卧位，试做排尿（排便）动作，先慢慢收紧盆底肌肉，再缓缓放松，每次 10 秒左右，连续 10 次，每日进行数次。以不觉疲乏为宜。

（4）对长期尿失禁的患者，可行导尿术留置导尿，避免尿液长时间浸渍皮肤，发生破溃。根据患者的情况进行膀胱功能训练，锻炼膀胱壁肌肉张力，重建膀胱储存尿液的功能，但注意，通常情况下不推荐通过夹闭尿管的方式训练膀胱功能。

4. 心理护理　无论什么原因引起的尿失禁，都会给患者造成心理压力，患者有可能会因尿失禁出现精神苦闷、忧郁、丧失自尊等。他们期望得到他人的理解和帮助，同时尿失禁也给患者的生活带来许多不便。医务人员应尊重和理解患者，给予安慰、开导和鼓励，使其树立恢复健康的信心，积极配合治疗和护理。

> ### 知 识 拓 展
>
> #### 孙思邈与导尿术
>
> 相传曾有一位患者因其腹胀难受找到孙思邈，他的尿脬（膀胱）都快要胀破了，十分痛苦。孙思邈仔细观察该患者，只见他双手捂着高高隆起的腹部，呻吟不止。孙思邈见状心里非常难过，他想"尿液流不出来的原因大概是排尿不畅引起，尿脬盛不下这么多尿，服药恐怕来不及了。

Note：

如果想办法从尿道插进一根软管，尿液也许就能排出来。"于是，孙思邈决定试一试。可是，尿道很窄，到哪儿去找这种又细又软、能插进尿道的管子呢？正为难时，他忽然瞥见邻居家的孩子正拿着一根葱管吹着玩。孙思邈眼睛一亮，"葱管细软而中空，我不妨用它来试试。"于是，他找来一根细葱管，切下尖头，小心翼翼地插入患者的尿道，并像那小孩一样，鼓足两腮，用劲一吹。果然，患者的尿液从葱管里缓缓流了出来。待尿液放得差不多后，他将葱管拔了出来。患者转危为安，并将用葱管导尿成功的消息传遍古镇。孙思邈崇高的医德和高超的技术让人为之钦佩。

四、与排尿有关的护理技术

（一）导尿术

导尿术（urethral catheterization）是指在严格无菌操作下，用导尿管经尿道插入膀胱引流尿液的方法。导尿技术是侵入性操作，易引起医源性感染，如在导尿过程中因操作不当可造成膀胱、尿道黏膜的损伤；使用的导尿物品若被污染；操作过程中违反无菌原则等原因均可导致泌尿系统的感染。因此为患者导尿时必须严格遵守无菌技术操作原则及操作规程。

【目的】

1. 为尿潴留患者引流出尿液，以减轻痛苦。

2. 协助临床诊断　留取未受污染的尿标本进行尿液检查，如尿常规；细菌培养；测量膀胱容量、压力及检查残余尿液；进行尿道或膀胱造影等。

3. 为膀胱肿瘤患者进行膀胱化疗。

【操作前准备】

1. 评估患者并解释

（1）评估：患者的年龄、性别、病情、临床诊断、导尿的目的、意识状态、生命体征、合作程度、心理状况、生活自理能力、膀胱充盈度、会阴部皮肤黏膜情况及清洁度。

（2）解释：向患者及家属解释有关导尿术的目的、方法、注意事项和配合要点。根据患者的自理能力，协助其清洁外阴。

2. 患者准备

（1）患者和家属了解导尿的目的、意义、过程、注意事项及配合操作的要点。

（2）清洁外阴，做好导尿的准备。若患者无自理能力，应协助其进行外阴清洁。

3. 环境准备　酌情关闭门窗，床帘或屏风遮挡患者。保持合适的室温。光线充足或有足够的照明。

4. 护士准备　着装整洁，修剪指甲，洗手，戴口罩。

5. 用物准备

（1）治疗车上层：一次性导尿包（为生产厂商提供的灭菌导尿用物包，包括初步消毒、再次消毒和导尿用物。初步消毒用物有：小方盘，内盛数个消毒液棉球袋，镊子，纱布，手套。再次消毒及导尿用物有：手套，孔巾，弯盘，气囊导尿管，内盛4个消毒液棉球袋，镊子2把，自带无菌液体的10ml注射器，润滑油棉球袋，标本瓶，纱布，集尿袋，方盘，外包治疗巾）、手消毒液、弯盘、一次性垫巾或小橡胶单和治疗巾1套、浴巾。

导尿管的种类与选择：

1）导尿管一般分为单腔导尿管（用于一次性导尿）、双腔导尿管（用于留置导尿）、三腔导尿管（用于膀胱冲洗或向膀胱内滴药）三种。其中双腔导尿管和三腔导尿管均有一个气囊，以达到将尿管头端固定在膀胱内防止脱落的目的。根据患者情况选择合适大小的导尿管，通常建议在允许范围内使用最小直径的导尿管。成年女性一般选用F12～16导尿管，成年男性一般选用F14～18导尿管，小儿宜选用F6～10导尿管,重度血尿时,需要使用F20～24的三腔导尿管进行膀胱持续冲洗。

　　2)不同材料的导尿管具有不同的特点:由天然橡胶制成的乳胶导尿管因其易引起不适和快速结痂的缺点,局限用于短期留置;100%硅胶制作的导尿管对组织刺激小、舒适性好、不易过敏,并且与相同型号的乳胶导尿管相比,其内径更大,具有降低结痂的倾向,适宜长期留置,可用于预期留置导尿管超过2周的患者。此外,还有银离子和抗菌涂层、水凝胶涂层、硅胶涂层等不同材质的导尿管;银离子涂层具有降低住院患者短期导管置入期间(少于1周)导管相关性尿路感染的风险、抗菌涂层可降低短期导管置入期间(少于1周)无症状菌尿风险、水凝胶涂层柔软且具有高度生物相容性,可减少摩擦和尿道刺激,适合长期使用。

　　3)不同头端的导尿管:气囊顶端平展开放式导尿管能够有效避免膀胱黏膜损伤,但需注意的是男性尿道直接置入易导致尿道黏膜损伤,需给予导管引导置入;对于常规导尿应使用直头的导尿管;插管困难的男性患者导尿时可以使用弯头尖端导管(插入时注意尖端朝上)。

　　(2)治疗车下层:生活垃圾桶、医疗垃圾桶。

　　(3)其他:根据环境情况酌情准备屏风;根据患者需求准备麻醉剂,如利多卡因/利诺卡因的水溶性润滑剂以减轻插管时的疼痛。

【操作步骤】

步骤	要点与说明
1. 核对　携用物至患者床旁,核对患者姓名、床号、腕带、住院号	● 确认患者
2. 解释操作目的	● 告知操作目的,取得配合
3. 准备	
(1)移床旁椅至操作同侧的床尾,将便盆放床尾床旁椅上	● 方便操作,节省时间、体力
(2)松开床尾盖被,帮助患者脱去对侧裤腿,盖在近侧腿部,并盖上浴巾,对侧腿用盖被遮盖	● 防止受凉
4. 准备体位　协助患者取屈膝仰卧位,两腿略外展,暴露外阴	● 方便护士操作
5. 垫巾　将小橡胶单和治疗巾或一次性垫巾垫于患者臀下,弯盘置于近会阴处,消毒双手,核对检查并在治疗车上层打开导尿包,取出初步消毒用物,操作者一只手戴上手套,将消毒液棉球倒入小方盘内	● 保护床单不被污染 ● 保证操作的无菌性,预防感染的发生
6. 根据男、女患者尿道的解剖特点进行消毒、导尿	● 女性尿道短,3～5cm,尿道外口位于阴蒂下方,阴道上方,呈矢状裂 ● 男性尿道长,18～20cm,男性尿道有两个弯曲即耻骨前弯和耻骨下弯,三个狭窄即尿道内口、尿道膜部和尿道外口,三个扩张即前列腺部、球部及舟状窝
▲女性患者	
(1)初步消毒:操作者一手持镊子夹取消毒液棉球初步消毒阴阜、大阴唇,另一戴手套的手垫纱布分开大阴唇,消毒小阴唇和尿道口;污棉球置弯盘内;消毒完毕脱下手套置弯盘内,将弯盘及小方盘移至床尾处	● 每个棉球限用一次 ● 平镊不可接触肛门区域 ● 消毒顺序是由外向内、自上而下 ● 消毒尿道口时停留片刻,使消毒液与尿道口黏膜充分接触,达到消毒目的
(2)打开导尿包:将导尿包放在患者两腿之间,按无菌技术操作原则打开治疗巾	● 嘱患者勿动肢体,保持安置的体位,避免无菌区域污染
(3)铺孔巾:取出无菌手套、并戴好,取出孔巾,对准并将孔巾铺在患者的外阴处,暴露会阴部并遮盖肛门	● 孔巾和治疗巾内层形成一连续无菌区,扩大无菌区域,利于无菌操作,避免污染

步骤	要点与说明
（4）整理用物，润滑尿管：按操作顺序整理好用物，取出导尿管，用润滑液棉球润滑导尿管前段，根据需要将导尿管和集尿袋的引流管连接，打开消毒液棉球包装，将其放于弯盘内	● 方便操作 ● 润滑尿管可减轻尿管对黏膜的刺激和插管时的阻力
（5）再次消毒：弯盘置于外阴处，一手垫纱布分开并固定小阴唇，一手持镊子夹取消毒液棉球，分别消毒尿道口、两侧小阴唇、尿道口。污棉球、弯盘、镊子放床尾弯盘内	● 再次消毒顺序是内→外→内，自上而下。每个棉球限用一次，避免已消毒的部位再污染 ● 消毒尿道口时稍停片刻，充分发挥消毒液的消毒效果
（6）导尿：将方盘置于孔巾口旁，嘱患者缓慢深呼吸，用另一镊子夹持导尿管对准尿道口轻轻插入至尿液流出，再插入 5～7cm（约至导尿管长度的 50%）（图 12-1），确保气囊进入膀胱，松开固定小阴唇的手，下移固定导尿管，将尿液引入集尿袋内	● 缓慢深呼吸可使患者肌肉和尿道括约肌松弛，有助于插管 ● 插管前，找准尿道口的位置，避免误插入阴道 ● 插管时，动作要轻柔，避免损伤尿道黏膜
▲男性患者	
（1）初步消毒：操作者一手持镊子夹取消毒棉球进行初步消毒，依次为阴阜、阴茎、阴囊。另一戴手套的手取无菌纱布裹住阴茎将包皮向后推暴露尿道口，自尿道口向外向后旋转擦拭尿道口、龟头及冠状沟。污棉球、纱布置弯盘内；消毒完毕将小方盘、弯盘移至床尾，脱下手套	● 每个棉球限用一次 ● 自阴茎根部向尿道口消毒 ● 包皮和冠状沟易藏污垢，应注意仔细擦拭，预防感染
（2）打开导尿包：用洗手消毒液消毒双手后，将导尿包放在患者两腿之间，按无菌技术操作原则打开治疗巾	● 嘱患者勿动肢体，保持安置的体位，避免无菌区域污染
（3）戴无菌手套，铺孔巾：取出无菌手套，戴好无菌手套，取出孔巾，铺在患者的外阴处并暴露阴茎	● 孔巾和治疗巾内层形成一连续无菌区，扩大无菌区域，利于无菌操作，避免污染
（4）整理用物，润滑尿管：按操作顺序整理好用物，取出导尿管，用润滑液棉球润滑导尿管前段，根据需要将导尿管和集尿袋的引流管连接，放于方盘内，取消毒液棉球放于弯盘内	● 方便操作 ● 避免尿液污染环境
（5）再次消毒：弯盘移至近外阴处，一手用纱布包住阴茎将包皮向后推，暴露尿道口。另一只手持镊子夹消毒棉球再次消毒尿道口、龟头及冠状沟。污棉球、镊子放床尾弯盘内	● 由内向外，每个棉球限用一次，避免已消毒的部位再污染
（6）导尿：一手继续持无菌纱布固定阴茎并提起，使之与腹壁成 60° 角（图 12-2），将方盘置于孔巾口旁，嘱患者张口缓慢深呼吸，用另一镊子夹持导尿管对准尿道口轻轻插入尿道，直至导尿管 Y 形处，将尿液引入集尿袋内	● 使耻骨前弯消失，利于插管 ● 插管时，动作要轻柔，男性尿道有三个狭窄，切忌用力过快过猛而损伤尿道黏膜 ● 插管时，如因膀胱颈部肌肉收缩而产生阻力，可稍停片刻，嘱患者张口缓慢深呼吸，再缓慢插入导尿管
7. 夹管、倒尿　将尿液引流入集尿袋内至合适量	● 注意观察患者的反应并询问其感觉
8. 取标本　若需做尿培养，用无菌标本瓶接取中段尿液 5ml，盖好瓶盖，放置合适处	● 避免碰洒或污染
9. 操作后处理	
（1）导尿完毕，轻轻拔出导尿管，撤下孔巾，擦净外阴，收拾导尿用物弃于医疗垃圾桶内，撤出患者臀下的小橡胶单和治疗巾。脱去手套，用手消毒液消毒双手，协助患者穿好裤子。整理床单位	● 使患者舒适 ● 保护患者隐私 ● 小橡胶单放治疗车下层；治疗巾弃于医疗垃圾桶内
（2）清理用物，测量尿量，尿标本贴标签后送检	● 标本及时送检，避免污染
（3）洗手，记录	● 记录导尿的时间、导出尿量、患者的情况及反应

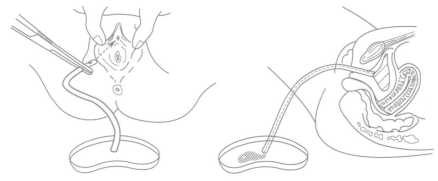

图 12-1　女性患者导尿

【注意事项】

1．严格执行查对制度和无菌技术操作原则。

2．在操作过程中注意保护患者的隐私，并采取适当的保暖措施，防止患者着凉。

3．对膀胱高度膨胀且极度虚弱的患者，第一次放尿不得超过 1 000ml，因为大量放尿可使腹腔内压急剧下降，血液人量滞留在腹腔内，导致血压下降而虚脱；另外膀胱内压突然降低，还可导致膀胱黏膜急剧充血，发生血尿。

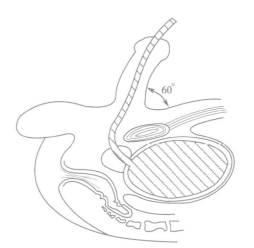

图 12-2　男性患者导尿

4．老年女性尿道口回缩，插管时应仔细观察、辨认，避免误入阴道。

5．为女性患者插尿管时，如导尿管误入阴道，应更换无菌导尿管，重新插管。

6．为避免损伤和导致泌尿系统的感染，必须掌握男性和女性尿道的解剖特点。

7．导尿毕，撤下孔巾，擦净外阴，对于男性患者注意将包皮退回原处，避免发生龟头水肿。

【健康教育】

1．向患者讲解导尿的目的和意义。

2．教会患者如何配合操作，减少污染。

3．介绍相关疾病的知识。

（二）留置导尿管术

留置导尿管术（retention catheterization）是在导尿后，将导尿管保留在膀胱内，引流尿液的方法。

【目的】

1．抢救危重、休克患者时正确记录每小时尿量、测量尿比重，以密切观察患者的病情变化。

2．为盆腔手术排空膀胱，使膀胱持续保持空虚状态，避免术中误伤。

3．某些泌尿系统疾病手术后留置导尿管，便于引流和冲洗，并减轻手术切口的张力，促进切口的愈合。

4．为尿失禁或会阴部有伤口的患者引流尿液，保持会阴部的清洁干燥。

5．为尿失禁患者行膀胱功能训练。

【操作前准备】

1．评估患者并解释

（1）评估：患者的年龄、性别、病情、临床诊断、导尿的目的、意识状态、生命体征、合作程度、心理状况、生活自理能力、膀胱充盈度及会阴部皮肤黏膜情况。

（2）解释：向患者及家属解释留置导尿的目的、方法、注意事项和配合要点。

Note：

2. 患者准备

（1）患者及家属了解留置导尿的目的、过程和注意事项，学会在活动时防止导尿管脱落的方法等，如患者不能配合时，请他人协助维持适当的姿势。

（2）清洁外阴，做好导尿的准备。

3. 环境准备　同导尿术。

4. 护士准备　着装整洁，修剪指甲，洗手，戴口罩。

5. 用物准备　同导尿术。

【操作步骤】

步骤	要点与说明
1. 核对　携用物至患者床旁，核对患者姓名、床号、腕带、住院号	● 确认患者
2. 解释操作目的	● 告知操作目的，取得配合
3. 消毒、导尿　同导尿术初步消毒、再次消毒会阴部及尿道口步骤，插入导尿管	● 严格按无菌操作进行，防止泌尿系统感染
4. 固定 ▲女性患者 导尿管轻轻插入尿道口至尿液流出后，再插入 5～7cm（约至导尿管长度的 50%），确保气囊进入膀胱，松开固定小阴唇的手，下移固定导尿管，将尿液引入集尿袋内，夹住导尿管尾端或连接集尿袋，连接注射器根据导尿管上注明的气囊容积向气囊注入等量的无菌溶液（通常为 10～15ml），轻拉导尿管有阻力感，即证实导尿管固定于膀胱内	● 缓慢深呼吸可使患者肌肉和尿道括约肌松弛，有助于插管 ● 插管前，找准尿道口的位置，避免误插入阴道 ● 插管时，动作要轻柔，避免损伤尿道黏膜 ● 插管后，见到尿液再插 5～7cm，确保气囊进入膀胱才能注水，避免尿道损伤
▲男性患者 导尿管对准尿道口轻轻插入尿道，插至导尿管 Y 形处，将尿液引入集尿袋内，夹住导尿管尾端或连接集尿袋，连接注射器根据导尿管上注明的气囊容积向气囊注入等量的无菌溶液（通常为 10～15ml），轻拉导尿管有阻力感，即证实导尿管固定于膀胱内（图 12-3）	● 气囊导尿管：因导尿管前端有一气囊，当向气囊注入一定量的液体后，气囊膨大可将导尿管头端固定于膀胱内，防止尿管滑脱 ● 插管至足够深度且见到尿液流出后方可往气囊中注入无菌液
5. 固定集尿袋　导尿成功后，夹闭引流管，撤下孔巾，擦净外阴，用安全别针将集尿袋的引流管固定在床单上，集尿袋固定于床沿下，开放导尿管	● 集尿袋妥善地固定在低于膀胱的高度 ● 别针固定要稳妥，既避免伤害患者，又不能使引流管滑脱 ● 引流管要留出足够的长度，防止因翻身牵拉，使尿管脱出 ● 防止尿液逆流造成泌尿系感染
6. 操作后处理 （1）整理导尿用物弃于医疗垃圾桶内，撤出患者臀下的小橡胶单和治疗巾，脱去手套	● 小橡胶单放治疗车下层；治疗巾弃于医疗垃圾桶内
（2）协助患者穿好裤子，取舒适卧位，整理床单位	● 使患者舒适 ● 保护患者隐私
（3）洗手，记录	● 记录留置导尿管的时间、患者的反应等 ● 在集尿袋上黏贴有导尿管安置时间的标签，以便及时更换

Note:

【注意事项】

1. 同导尿术 1~7。

2. 使用无菌技术插入导尿管,连接好导尿管与集尿袋,不要轻易脱开连接装置,因为密闭引流系统可将导管相关尿路感染的风险降至最低。

3. 气囊导尿管固定时要注意不能过度牵拉尿管,以防膨胀的气囊卡在尿道内口,压迫膀胱壁或尿道,导致黏膜组织的损伤;可以使用高举平台法再进行合理妥善的固定,能够有效预防导尿管的移动和膀胱颈及尿道的牵拉和摩擦。

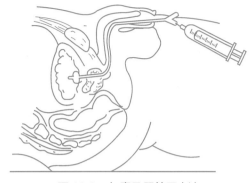

图 12-3　气囊导尿管固定法

【健康教育】

1. 向患者及家属解释留置导尿的目的和护理方法,并鼓励其主动参与护理。

2. 向患者及家属说明摄取足够的水分和进行适当的活动对预防泌尿道感染的重要性,每天尿量应维持在 2 000ml 以上,达到自然冲洗尿道的作用,以减少尿道感染的机会,同时也可预防尿结石的形成。

3. 注意保持引流通畅,避免因导尿管受压、扭曲、堵塞等导致泌尿系统的感染。

4. 在离床活动时,应将导尿管远端固定在大腿上,以防导尿管脱出。集尿袋不得超过膀胱高度并避免挤压,防止尿液反流,导致感染的发生。

【留置导尿管患者的护理】

1. 防止泌尿系统逆行感染

(1) 保持尿道口清洁:女性患者用消毒棉球擦拭尿道口及外阴,男性患者擦拭尿道口、龟头及包皮,每天 1~2 次。排便后及时清洗肛门及会阴部皮肤。

(2) 集尿袋的更换:注意观察并及时排空集尿袋内尿液,并记录尿量。通常每周更换集尿袋 1~2 次,若有尿液性状、颜色改变,需及时更换。

(3) 尿管的更换:定期更换导尿管,尿管的更换频率通常根据导尿管的材质决定,一般为 1~4 周更换 1 次。

2. 留置尿管期间,若病情允许应鼓励患者每日摄入 2 000ml 以上水分(包括口服和静脉输液等),达到冲洗尿道的目的。

3. 训练膀胱反射功能。对长期留置导尿管的患者,拔出导尿管前无需夹闭导尿管,但护士应根据病情指导患者训练膀胱功能,指导患者盆底肌收缩运动,促进膀胱功能的恢复。

4. 每周检查尿常规 1 次,注意患者的主诉并观察尿液情况。监测尿液 pH,若 pH>6.8,每 2 周更换导尿管;若 pH<6.7,每 4 周更换导尿管;发现尿液混浊、沉淀、有结晶时,每 3 周更换导管,可以减少导尿管伴随性菌尿和导尿管伴随性尿路感染的发生。

(三)膀胱冲洗

膀胱冲洗(bladder irrigation)是利用三通的导尿管,将无菌溶液灌入到膀胱内,再利用虹吸原理将灌入的液体引流出来的方法。

【目的】

1. 对留置导尿的膀胱出血患者,保持尿液引流通畅。

2. 清洁膀胱　清除膀胱内的血凝块、黏液及细菌等,预防感染。

3. 治疗某些膀胱疾病,如膀胱炎,膀胱肿瘤。

【操作前准备】

1. 评估患者并解释

(1) 评估:患者的年龄、性别、病情、临床诊断、膀胱冲洗的目的、意识状态、生命体征、合作程度

Note:

和心理状况。

（2）解释：向患者及家属解释有关膀胱冲洗的目的、方法、注意事项和配合要点。

2. 患者准备　患者及家属了解膀胱冲洗的目的、过程和注意事项，学会在操作时如何配合。

3. 环境准备　酌情屏风遮挡。

4. 护士准备　着装整洁，修剪指甲，洗手，戴口罩。

5. 用物准备（密闭式膀胱冲洗术）

（1）治疗车上层：按导尿术准备的导尿用物，遵医嘱准备的冲洗液，无菌膀胱冲洗器 1 套，消毒液，无菌棉签，医嘱执行本，手消毒液。

（2）治疗车下层：便盆及便盆巾，生活垃圾桶、医疗垃圾桶。

（3）其他：根据医嘱准备的药液，常用冲洗溶液有生理盐水、0.02% 呋喃西林溶液等。灌入溶液的温度约为 38～40℃。

【操作步骤】

步骤	要点与说明
1. 核对　携用物至患者床旁，核对患者姓名、床号、腕带、住院号等信息	● 确认患者
2. 导尿、固定　按留置导尿术安置并固定导尿管	
3. 排空膀胱	● 便于冲洗液顺利滴入膀胱。有利于药液与膀胱壁充分接触，并保持有效浓度，达到冲洗的目的
4. 准备冲洗膀胱	
（1）连接冲洗液体与膀胱冲洗器，将冲洗液倒挂于输液架上，排气后关闭导管	
（2）分开导尿管与集尿袋引流管接头连接处，消毒导尿管尾端开口和引流管接头，将导尿管和引流管分别与 Y 形管的两个分管相连接，Y 形管的主管连接冲洗导管	● 膀胱冲洗装置类似静脉输液导管，其末端与 Y 形管的主管连接，Y 形管的一个分管连接引流管，另一个分管连接导尿管。应用三腔管导尿时，可免用 Y 形管
5. 冲洗膀胱	
（1）关闭引流管，开放冲洗管，使溶液滴入膀胱，调节滴速。待患者有尿意或滴入溶液 200～300ml 后，关闭冲洗管，放开引流管，将冲洗液全部引流出来后，再关闭引流管（图 12-4）	● 瓶内液面距床面约 60cm，以便产生一定的压力，使液体能够顺利滴入膀胱 ● 滴速一般为 60～80 滴 /min，滴速不宜过快，以免引起患者强烈尿意，迫使冲洗液从导尿管侧溢出尿道外
（2）按需要如此反复冲洗	● 若患者出现不适或有出血加重情况，立即停止冲洗，并与医生联系 ● 在冲洗过程中，询问患者感受，观察患者的反应及引流液性状
6. 冲洗后处理	
（1）冲洗完毕，取下冲洗管，消毒导尿管口和引流接头并连接	
（2）清洁外阴部，固定好导尿管	● 减少外阴部细菌的数量
（3）协助患者取舒适卧位，整理床单位，清理物品	
（4）洗手，记录	● 记录冲洗液名称、冲洗量、引流量、引流液性质、冲洗过程中患者反应等

【注意事项】

1. 严格执行无菌技术操作。

2. 避免用力回抽造成黏膜损伤。若引流的液体少于灌入的液体量，应考虑是否有血块或脓液阻塞，可增加冲洗次数或更换导尿管。

3. 冲洗时嘱患者深呼吸，尽量放松，以减少疼痛。若患者出现腹痛、腹胀、膀胱剧烈收缩等情形，应暂停冲洗。

4. 冲洗后如出血较多或血压下降，应立即报告医生给予处理，并注意准确记录冲洗液量及性状。

【健康教育】

1. 向患者及家属解释膀胱冲洗的目的和护理方法，并鼓励其主动配合。

2. 向患者说明摄取足够水分的重要性，每天饮水量应维持在 2 000ml 左右，以产生足够的尿量冲洗尿路，达到预防感染发生的目的。

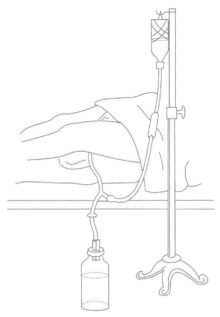

图 12-4　膀胱冲洗术

知 识 拓 展

间歇性清洁导尿术

间歇性导尿术（intermittent catheterization, IC）指不将导尿管留置于膀胱内，仅在需要时置入导尿管，排空后即拔除，是国际尿控协会推荐的协助膀胱排空的有效方法和金标准。

1972 年，美国的 Lapides 教授首次提倡采用清洁间歇自家导尿术（clean intermittent self-catheterization, CIC）治疗脊髓损伤等神经源性膀胱患者，从此神经膀胱尿道功能障碍的治疗有了根本的改变。清洁间歇自家导尿术的出现最初是为治疗一位多发硬化的女性患者。该患者既有逼尿肌反射亢进所致的急迫性尿失禁，同时存在逼尿肌排空障碍。Lapides 教授采用抗胆碱能药物抑制患者的逼尿肌反射，同时采用无菌间歇导尿。结果患者不但排尿控制良好，也无明显感染。后来随访发现其并未一直采用无菌导尿管，而是反复使用清洗干净的导尿管，并无明显的感染发生。CIC 的普及有两个重要的临床意义，一是对膀胱排空障碍，但是膀胱顺应性良好（储尿压力不应超过 40cmH₂O），无膀胱输尿管反流，有足够的容量（>400ml），具备良好的控尿功能的患者来说解决了尿液安全排出的问题，有效地保护了肾功能，这也是脊髓损伤后生存期明显缩短的重要原因之一；二是对于上肢活动功能正常可自理且无尿道狭窄、假性尿道的患者，只有清洁间断导尿，患者不需要消毒操作，也不需要消毒尿管，这样患者才可能自己真正掌握和随时随地进行导尿，才能自己护理自己，才能为回归社会创造条件。

（刘春娟）

第二节　排 便 护 理

导入情景与思考

患者吴某，男性，60 岁。3 年前开始，每 3～4 天排便 1 次，排便前下腹痛，便后症状减轻；排便时间长、便量不多，大便干、硬，偶有羊尿样便或肛门流血状况。患者每日饮水量较少，喜食油炸食品，

Note：

很少进食水果蔬菜,不爱运动。近 5 天,无明显诱因未解大便,伴有腹胀,偶有少量排气,患者焦虑不安。既往高血压病史。

请思考:

1. 患者出现何种排便异常情况? 目前应采取何种方法协助患者排便?

2. 如护士需遵医嘱给患者灌肠,应采取何种灌肠方法?

3. 护士为该患者灌肠时,灌肠溶液(种类、量、温度)、患者体位、灌肠袋高度及肛管插入肛门的深度等,各有何要求?

4. 护士应如何指导患者建立良好的生活习惯、改善目前排便异常的状况?

当食物由口进入胃和小肠消化吸收后,残渣贮存于大肠内,其中除一部分水分被大肠吸收外,其余均经细菌发酵和腐败作用后形成粪便。通常情况下,粪便的性质与形状可以反映整个消化系统的功能状况。因此护士通过对患者排便活动及粪便的观察,可以及早发现和鉴别消化道疾患,有助于诊断和选择适宜的治疗、护理措施。

一、与排便有关的解剖与生理

(一)大肠的解剖

人体参与排便运动的主要器官是大肠。大肠全长 1.5m,起自回肠末端,止于肛门,分盲肠、结肠、直肠和肛管四个部分。

1. **盲肠** 盲肠为大肠与小肠的衔接部分,其内有回盲瓣,起括约肌的作用,既可控制回肠内容物进入盲肠的速度,又可防止大肠内容物逆流。

2. **结肠** 结肠分升结肠、横结肠、降结肠和乙状结肠,围绕在小肠周围。

3. **直肠** 直肠全长约 16cm,从矢状面上看,有两个弯曲,骶曲和会阴曲。会阴曲是直肠绕过尾骨尖形成的凸向前方的弯曲,骶曲是直肠在骶尾骨前面下降形成的凸向后方的弯曲。

4. **肛管** 肛管上续直肠下止于肛门,长约 4cm,为肛门内外括约肌包绕。肛门内括约肌为平滑肌,有协助排便的作用;肛门外括约肌为骨骼肌,是控制排便的重要肌束。

(二)大肠的生理功能

1. 吸收水分、电解质和维生素。

2. 形成粪便并排出体外。

3. 利用肠内细菌制造维生素。

(三)大肠的运动

大肠的运动少而慢,对刺激的反应也较迟缓。大肠的运动形式有以下几种:

1. **袋状往返运动** 是空腹时最常见的一种运动形式,主要是由环行肌无规律的收缩引起。使结肠袋中内容物向前后两个方向做短距离移动,并不向前推进。

2. **分节或多袋推进运动** 是进食后较多见的一种运动形式,由一个结肠袋或一段结肠收缩推移肠内容物至下一结肠段。

3. **蠕动** 是一种推进运动,由一些稳定的收缩波组成,波前面的肌肉舒张,波后面的肌肉则保持收缩状态,使肠管闭合排空。蠕动对肠道排泄起重要作用。

4. **集团蠕动** 是一种行进很快,向前推进距离很长的强烈蠕动。起源于横结肠,强烈的蠕动波可将肠内容物从横结肠推至乙状结肠和直肠。此蠕动每天发生 3～4 次,最常发生在早餐后的 60 分钟内。它由两种反射刺激引起:胃 - 结肠反射和十二指肠 - 结肠反射。当食物进入胃、十二指肠后,通过内在神经丛的传递,反射性地引起结肠的集团蠕动而推动大肠内容物至乙状结肠和直肠,引发排便反射。胃 - 结肠反射和十二指肠 - 结肠反射对于肠道排泄有重要的意义,可利用此反射来训练排便习惯。

（四）排便

从大肠排出废物的过程称为排便。

正常人的直肠腔内除排便前和排便时通常无粪便。当肠蠕动将粪便推入直肠时，刺激直肠壁内的感受器，其兴奋冲动经盆神经和腹下神经传至脊髓腰骶段的初级排便中枢，同时上传到大脑皮层，引起便意和排便反射。如果环境许可，皮层发出下行冲动到脊髓初级排便中枢，通过盆神经传出冲动，使降结肠、乙状结肠和直肠收缩，肛门内括约肌不自主地舒张，同时，阴部神经冲动减少，提肛肌收缩，肛门外括约肌舒张。此外，由于支配腹肌和膈肌的神经兴奋，腹肌、膈肌收缩，腹内压增加，共同促进粪便排出体外。

排便活动受大脑皮层的控制，意识可以促进或抑制排便。个体经过一段时间的排便训练后，便可以自主控制排便。正常人的直肠对粪便的压力刺激有一定的阈值，达到此阈值时即可产生便意。如果个体经常有意识遏制便意，便会使直肠渐渐失去对粪便压力刺激的敏感性，加之粪便在大肠内停留过久，水分被吸收过多而干结，造成排便困难，这是产生便秘最常见的原因之一。

二、排便的评估

（一）排便的评估内容

1. 排便次数　排便是人体的基本生理需要，排便次数因人而异。一般成人每天排便 1～3 次，婴幼儿每天排便 3～5 次。每天排便超过 3 次（成人）或每周少于 3 次，应视为排便异常，前者为腹泻，后者为便秘。

2. 排便量　每日排便量与膳食的种类、数量、摄入的液体量、大便次数及消化器官的功能有关。正常成人每天排便量约 100～300g。进食低纤维、高蛋白质等精细食物者粪便量少而细腻。进食大量蔬菜、水果等粗粮者粪便量较多。当消化器官功能紊乱时，也会出现排便量的改变如肠道梗阻、腹泻等。

3. 粪便的性状

（1）形状与软硬度：正常人的粪便为成形软便不粘连。便秘时粪便坚硬，呈栗子样；消化不良或急性肠炎时可为稀便或水样便；肠道部分梗阻或直肠狭窄，粪便常呈扁条形或带状。

（2）颜色：正常成人的粪便颜色呈黄褐色或棕黄色。婴儿的粪便呈黄色或金黄色。因摄入食物或药物种类的不同，粪便颜色会发生变化，如食用大量绿叶蔬菜，粪便可呈暗绿色；摄入动物血或铁制剂，粪便可呈无光样黑色。如果粪便颜色改变与上述情况无关，表示消化系统有病理变化存在。如柏油样便提示上消化道出血；白陶土色便提示胆道梗阻；暗红色血便提示下消化道出血；果酱样便见于肠套叠、阿米巴痢疾；粪便表面粘有鲜红色血液见于痔疮或肛裂。

（3）内容物：粪便内容物主要为食物残渣、脱落的大量肠上皮细胞、细菌以及机体代谢后的废物，如胆色素衍生物和钙、镁、汞等盐类。粪便中混入少量黏液，肉眼不易查见。当消化道有感染或出血时粪便中可混有血液、脓液或肉眼可见的黏液。肠道寄生虫感染患者的粪便中可检出蛔虫、蛲虫、绦虫节片等。

（4）气味：正常时粪便气味因膳食种类而异，强度由腐败菌的活动性及动物蛋白质的量而定。肉食者味重，素食者味轻。严重腹泻患者因未消化的蛋白质与腐败菌作用，粪便呈碱性反应，气味极恶臭；下消化道溃疡、恶性肿瘤患者粪便呈腐败臭；上消化道出血的柏油样粪便呈腥臭味；消化不良、乳儿因糖类未充分消化或吸收脂肪酸产生气体，粪便呈酸性反应，气味为酸败臭。

（二）影响排便因素的评估

生理、心理、社会文化、饮食与活动、病理等因素均可影响排便，护士必须完整地收集资料，作出正确的评估，并提供合理有效的护理措施，满足患者排便的需要。

1. 生理因素

（1）年龄：年龄可影响人对排便的控制。3 岁以下的婴幼儿，神经肌肉系统发育不全，不能控制排便。老年人随年龄增加，腹壁肌肉张力下降，胃肠蠕动减慢，肛门括约肌松弛等导致肠道控制能力下降而出现排便功能的异常。

（2）个人排泄习惯：在日常生活中，许多人都有自己固定的排便时间，使用某种固定的便具。当这些生活习惯由于环境的改变无法维持时，就可能影响正常排便。

2. 心理因素 心理因素是影响排便的重要因素。精神抑郁时，身体活动减少，肠蠕动减少可导致便秘；而情绪紧张、焦虑可导致迷走神经兴奋，肠蠕动增加而引起吸收不良、腹泻。有部分患者自我诊断为便秘，滥用泻剂以确保每日排便，易导致药物依赖性便秘。

3. 社会文化因素 社会的文化教育影响个人的排便观念和习惯。在现代社会，排便是个人隐私的观念已被大多数社会文化所接受。当个体因排便问题需要他人帮助而丧失隐私时，个体就可能抑制排便的需要而造成排便功能异常。

4. 饮食与活动

（1）食物与液体摄入：均衡饮食与足量的液体摄入是维持正常排便的重要条件。富含纤维的食物可提供必要的粪便容积，加速食糜通过肠道，减少水分在大肠内的再吸收，使大便柔软而易于排出。每日摄入足量液体，可以液化肠内容物使食物能顺利通过肠道。当摄食量过少、食物中缺少纤维或水分不足时，无法产生足够的粪便容积和液化食糜，食糜通过回肠速度减慢、时间延长，水分的再吸收增加，导致粪便变硬、排便减少而发生便秘。

（2）活动：活动可维持肌肉的张力，刺激肠道蠕动，有助于维持正常的排便功能。各种原因所致长期卧床、缺乏活动的患者，可因肌肉张力减退而导致排便困难。

5. 与疾病有关的因素

（1）疾病：肠道本身的疾病或身体其他系统的病变均可影响正常排便。如大肠癌、结肠炎可使排便次数增加；脊髓损伤、脑卒中等可致大便失禁。

（2）药物：有些药物能治疗或预防便秘和腹泻，如缓泻药可刺激肠蠕动，减少肠道水分吸收，促使排便；但是如果药物剂量掌握不正确，可能会导致相反的结果。有些药物则可能干扰排便的正常形态，如长时间服用抗生素，可抑制肠道正常菌群生长而导致腹泻；服用麻醉剂或止痛药，可使肠运动能力减弱而导致便秘。

（3）治疗和检查：某些治疗和检查会影响个体的排便活动，例如腹部、肛门部位手术，会因为肠壁肌肉的暂时麻痹或伤口疼痛而造成排便困难；胃肠 X 线检查常需灌肠或服用钡剂，也可影响排便。

（三）异常排便的评估

1. 便秘（constipation） 指一种（组）临床症状，表现为排便困难和 / 或排便次数减少、粪便干硬。排便困难包括排便费力、排出困难、肛门直肠堵塞感、排便不尽感、排便费时以及需手法辅助排便。排便次数减少指每周排便<3 次。

（1）原因：某些器质性病变；排便习惯不良；中枢神经系统功能障碍；排便时间或活动受限制；强烈的情绪反应；各类直肠、肛门手术；某些药物的不合理使用；饮食结构不合理，饮水量不足；生活节奏加快、工作环境改变；滥用缓泻剂、栓剂、灌肠；长期卧床或活动减少等，以上原因均可抑制肠道功能而导致便秘的发生。

（2）症状和体征：腹胀、腹痛、食欲缺乏、消化不良、疲乏无力，头晕、烦躁、焦虑、失眠等。另外，便秘者粪便干结、量少，触诊腹部较硬实且紧张，有时可触及包块，肛诊可触及粪块。

2. 粪便嵌塞（fecal impaction） 指粪便持久滞留堆积在直肠内，坚硬不能排出。常发生于慢性便秘的患者。

（1）原因：便秘未能及时解除，粪便滞留在直肠内，水分被持续吸收而乙状结肠排下的粪便又不断加入，最终使粪块变得又大又硬不能排出，发生粪便嵌塞。

（2）症状和体征：患者有排便冲动、腹部胀痛、直肠肛门疼痛，肛门处有少量液化的粪便渗出，但不能排出粪便。

Note:

3. **腹泻(diarrhea)** 是指正常排便形态改变,频繁排出松散稀薄的粪便甚至水样便。腹泻时肠蠕动增加,肠黏膜吸收水分功能发生障碍,胃肠内容物迅速通过胃肠道,水分不能在肠道内被及时吸收。又因肠黏膜受刺激,肠液分泌增加,进一步增加了粪便的水分。因此,当粪便到达直肠时仍然呈液体状态,并排出体外,形成腹泻。短时的腹泻可以帮助机体排出刺激物质和有害物质,是一种保护性反应。但是,持续严重的腹泻,可使机体内的大量水分和胃肠液丧失,导致水电解质和酸碱平衡紊乱。长期腹泻者还会因机体无法吸收营养物质而导致营养不良。

(1)原因:饮食不当或使用泻剂不当;情绪紧张焦虑;消化系统发育不成熟;胃肠道疾患;某些内分泌疾病如甲亢等均可导致肠蠕动增加,发生腹泻。

(2)症状和体征:腹痛、肠痉挛、疲乏、恶心、呕吐、肠鸣、有急于排便的需要和难以控制的感觉。粪便松散或呈液体样。

4. **大便失禁(fecal incontinence)** 是指肛门括约肌不受意识的控制而不自主地排便。

(1)原因:神经肌肉系统的病变或损伤,如瘫痪;胃肠道疾患;精神障碍、情绪失调等。

(2)症状和体征:患者不自主地排出粪便。

5. **肠胀气(flatulence)** 是指胃肠道内有过量气体积聚,不能排出。一般情况下,胃肠道内的气体只有 150ml 左右。胃内的气体可通过口腔嗳出,肠道内的气体部分在小肠被吸收,其余的可通过肛门排出,不会产生不适。

(1)原因:食入过多产气性食物;吞入大量空气;肠蠕动减少;肠道梗阻及肠道手术后。

(2)症状和体征:患者表现为腹部膨隆,叩诊呈鼓音、腹胀、痉挛性疼痛、呃逆、肛门排气过多。当肠胀气压迫膈肌和胸腔时,可出现气急和呼吸困难。

三、排便异常的护理

(一)便秘患者的护理

1. **提供适当的排便环境** 为患者提供单独隐蔽的环境及充裕的排便时间。如拉上围帘或用屏风遮挡,避开查房、治疗、护理和进餐时间,以消除紧张情绪,保持心情舒畅,利于排便。

2. **选取适宜的排便姿势** 床上使用便盆时,除非有特别禁忌,最好采取坐姿或抬高床头,利用重力作用增加腹内压促进排便。病情允许时让患者下床排便。对手术患者,在手术前应有计划地训练其在床上使用便盆。

3. **腹部环形按摩** 排便时用手沿结肠解剖位置自右向左环行按摩,可促使降结肠的内容物向下移动,并可增加腹内压,促进排便。指端轻压肛门后端也可促进排便。

4. **遵医嘱给予口服缓泻药物** 缓泻剂可使粪便中的水分含量增加,加快肠蠕动,加速肠内容物的运行,而起到导泻的作用。但使用缓泻剂时应根据患者的特点及病情选用。对于老年人、儿童应选择作用缓和的泻剂,慢性便秘的患者可选用蓖麻油、番泻叶、酚酞(果导)、大黄等接触性泻剂。

使用缓泻剂可暂时解除便秘,但长期使用或滥用又常成为慢性便秘的主要原因。其机制是服用缓泻剂后结肠内容物被彻底排空,随后几天无足量粪便刺激不能正常排便,没有排便又再次使用缓泻剂,如此反复,使结肠的正常排便反射失去作用,反射减少造成结肠扩张弛缓,这样结肠就只对缓泻剂、栓剂、灌肠等强烈刺激作出反应,产生对缓泻剂的生理依赖,失去正常排便功能,导致慢性便秘。

5. **使用简易通便剂** 常用的有开塞露、甘油栓等。其作用机制是软化粪便,润滑肠壁,刺激肠蠕动促进排便。

6. **必要时灌肠** 以上方法均无效时,遵医嘱给予灌肠。

7. **健康教育** 帮助患者及家属正确认识维持正常排便习惯的意义和获得有关排便的知识。健康教育的内容包括:

Note:

（1）帮助患者重建正常的排便习惯：指导患者选择一个适合自身排便的时间，结肠活动在晨醒和餐后最为活跃，建议患者在晨起或餐后 2 小时内尝试排便，每天固定时间排便，即使无便意，亦可稍等，以形成条件反射；排便时集中注意力，不宜分散注意力如看手机、看书等；每次大便时间不宜过长（<10min/ 次）；不随意使用缓泻剂及灌肠等方法。

（2）合理安排膳食：多摄取可促进排便的食物和饮料。增加纤维素（25～35g/d）和水分（1 500～2 000ml/d）的摄入，尤其是每日晨起或餐前饮一杯温开水，可促进肠蠕动，刺激排便反射；多食蔬菜、水果、豆类、粗粮等高纤维食物，如芹菜、香蕉等；少食辛辣刺激食物；此外，可食用一些具有润肠通便作用的食物，如黑芝麻、蜂蜜、香蕉、梅子汁等。

（3）鼓励患者适当运动：鼓励患者参加力所能及的运动，尤其对久病卧床、运动少的老年患者更有益，按个人需要拟订规律的活动计划并协助患者进行，如散步、做操、打太极拳等或每日双手按摩腹部，以肚脐为中心顺时针方向转圈按摩腹部，力度适中，每次不少于 30 圈，以增强胃肠蠕动能力。对长期卧床患者应勤翻身，并进行环形按摩腹部或热敷。此外，还应指导患者进行增强腹肌和盆底部肌肉的运动，以增加肠蠕动和肌张力，促进排便。

（二）粪便嵌塞患者的护理

1. **润肠**　早期可使用栓剂、口服缓泻剂来润肠通便。

2. **灌肠**　必要时先行油类保留灌肠，2～3 小时后再做清洁灌肠。

3. **人工取便**　通常在清洁灌肠无效后按医嘱执行。具体方法为：术者戴上手套，将涂润滑剂的示指慢慢插入患者直肠内，触到硬物时注意大小、硬度，然后机械地破碎粪块，一块一块地取出。操作时应注意动作轻柔，避免损伤直肠黏膜。用人工取便易刺激迷走神经，故心脏病、脊椎受损者须慎重使用。操作中如患者出现心悸、头昏时须立刻停止。

4. **健康教育**　向患者及家属讲解有关排便的知识，建立合理的膳食结构。协助患者建立并维持正常的排便习惯，防止便秘的发生。

（三）腹泻患者的护理

1. **去除原因**　如肠道感染者，应遵医嘱给予抗生素治疗。

2. **休息保暖**　卧床休息，减少肠蠕动，注意腹部保暖。对不能自理的患者应及时给予便盆，消除焦虑不安的情绪，使之达到身心充分休息的目的。

3. **膳食调理**　鼓励患者饮水，少量多次，可酌情给予淡盐水，饮食以清淡的流质或半流质食物为宜，避免油腻、辛辣、高纤维食物。严重腹泻时可暂禁食。

4. **防治水和电解质紊乱**　按医嘱给予止泻剂、口服补盐液或静脉输液。

5. **维持皮肤完整性**　特别是婴幼儿、老年人、身体衰弱者，每次便后用软纸轻擦肛门，温水清洗，并在肛门周围涂油膏以保护局部皮肤。

6. **密切观察病情**　记录排便的性质、次数、量等，注意有无脱水指征，必要时留取标本送检。病情危重者，注意生命体征变化。如疑为传染病则按肠道隔离原则护理。

7. **心理支持**　因粪便异味及污染的衣裤、床单、被套、便盆均会给患者带来不适，因此要协助患者更换衣裤、床单、被套和清洗沐浴，使患者感到舒适。便盆清洗干净后，置于易取处，以方便患者取用。

8. **健康教育**　向患者讲解有关腹泻的知识，指导患者注意饮食卫生，家居卫生，养成良好的卫生习惯。

（四）大便失禁患者的护理

1. **心理护理**　大便失禁的患者心情紧张而窘迫，常感到自卑和忧郁，期望得到理解和帮助。护士应尊重和理解患者，给予心理安慰与支持。帮助其树立信心，配合治疗和护理。

2. **保护皮肤**　床上铺橡胶（或塑料）单和中单或一次性尿布，每次便后用温水洗净肛门周围及臀部皮肤，保持皮肤清洁干燥。必要时，肛门周围涂搽软膏以保护皮肤，避免破损感染。注意观察骶尾部皮肤变化,定时按摩受压部位,预防压力性损伤的发生。

3. 重建控制排便的能力 了解患者排便时间,掌握排便规律,定时给予便盆,促使患者按时自己排便;与医生协调定时应用导泻栓剂或灌肠,以刺激定时排便;教会患者进行肛门括约肌及盆底部肌肉收缩锻炼。指导患者取立、坐或卧位,试做排便动作,先慢慢收缩肌肉,然后再慢慢放松,每次10秒左右,连续10次,每次锻炼20～30分钟,每日数次,以患者感觉不疲乏为宜。

4. 摄入足够水分 如无禁忌,保证患者每天摄入足量的液体,一般1 500～2 000ml/d。

5. 保持清洁、空气清新 保持床褥、衣服清洁,室内空气清新,及时更换污湿的衣裤被单,定时开窗通风,除去不良气味。

（五）肠胀气患者的护理

1. 指导患者养成良好的饮食习惯(细嚼慢咽)。

2. 去除引起肠胀气的原因。如勿食产气食物和饮料,积极治疗肠道疾患等。

3. 鼓励患者适当活动。协助患者下床活动如散步,卧床患者可做床上活动或变换体位,以促进肠蠕动,减轻肠胀气。

4. 轻微胀气时,可行腹部热敷或腹部按摩、针刺疗法。严重胀气时,遵医嘱给予药物治疗或行肛管排气。

知 识 拓 展

特殊人群的便秘治疗

1. 老年人 老年人便秘主要与缺乏运动、因病服用相关药物有关,治疗主要为改变生活方式、尽量停用致便秘的药物。容积性、渗透性泻药为首选,严重者可短期适量应用刺激性泻药。

2. 妊娠妇女 以适当运动、多饮水、增加膳食纤维为主要治疗措施,可选用安全性好的乳果糖、聚乙二醇、容积性泻药。比沙可啶少见致畸的报道,但会引起肠痉挛。应避免使用蒽醌类泻药和蓖麻油。

3. 儿童 基础治疗包括家庭教育、合理饮食和排便习惯训练,对于粪便嵌塞者,可选用开塞露或温生理盐水灌肠。乳果糖、聚乙二醇、容积性泻药证实有效,安全性好。

4. 糖尿病患者 便秘是糖尿病患者最常见的消化道症状,可尝试使用容积性泻药、渗透性泻药和刺激性泻药。

5. 终末期患者 终末期患者发生便秘与运动和进食减少、使用阿片类药物等有关。预防性使用泻药极为重要,推荐刺激性泻药或联合渗透性泻药或灌肠药。

四、与排便有关的护理技术

（一）口服溶液清洁肠道法

1. 电解质等渗溶液清洁肠道法 电解质等渗清肠口服液口服后几乎不吸收、不分解,有效增加肠道体液成分,从而软化粪便,刺激肠蠕动,加速排便,达到清洗肠道的目的。适用于直肠、结肠检查和手术前肠道准备。常用溶液有复方聚乙二醇电解质散(Ⅱ)(和爽)等。和爽主要成分为聚乙二醇4000、氯化钠、氯化钾、无水硫酸钠、碳酸氢钠。

（1）配制方法(每1 000ml):取药品1盒(内含A、B、C各1小包),将盒内各包药粉一并倒入带有刻度的杯(瓶)中,加温开水至1 000ml,搅拌使完全溶解。

（2）服用方法

1)大肠手术前:患者手术前日午餐后禁食(可以饮水),午餐3小时后开始给药。

2) 大肠内窥镜检查前：检查当日给药，当日早餐禁食（可以饮水），预定检查时间 4 小时前给药；检查前日给药，前日晚餐后禁食（可以饮水），晚餐后 1 小时给药，患者前日的早餐、午餐应食残渣少的食物，晚餐进流质饮食。

（3）用量：3 000～4 000ml，首次服用 600～1 000ml，以后每隔 10～15 分钟服用 1 次，每次 250ml，直至服完或直至排出水样清便，总给药量不能超过 4L。

（4）观察：口服清洁肠道溶液后护士应观察患者的一般情况。①排便次数、粪便性质：先为软便，后为水样便，待排出液为清水样时即说明已达到清洁肠道的目的。②服药后症状：服药后约 1 小时，肠道蠕动加快。③排便后感觉：无腹痛，无直肠下坠感。如口服溶液清洁肠道效果差，应在术前晚、术日晨清洁灌肠。及时记录。常见不良反应有恶心、饱胀感，少见有腹痛、呕吐、肛门不适等一过性消化道反应。

（5）禁忌：肠道梗阻、肠穿孔、胃潴留、消化道出血、中毒性肠炎、中毒性巨结肠患者禁用。对本品各组分过敏者禁用。

2. 高渗溶液清洁肠道法 高渗溶液进入肠道后在肠道内形成高渗环境，使肠道内水分大量增加，从而软化粪便、刺激肠蠕动、加速排便，达到清洁肠道的目的。适用于直肠、结肠检查和手术前肠道准备。常用溶液有甘露醇、硫酸镁。

（1）甘露醇法：患者术前 3 天进半流质饮食，术前 1 天进流质饮食，术前 1 天下午 2：00～4：00 口服甘露醇溶液 1 500ml（20% 甘露醇 500ml+5% 葡萄糖 1 000ml 混匀）。一般服用后 15～20 分钟即反复自行排便。

（2）硫酸镁法：患者术前 3 天进半流质饮食，每晚口服 50% 硫酸镁 10～30ml。术前 1 天进流质饮食，术前 1 天下午 2：00～4：00，口服 25% 硫酸镁 200ml（50% 硫酸镁 100ml+5% 葡萄糖盐水 100ml）后再口服温开水 1 000ml。一般服后 15～30 分钟即可反复自行排便，2～3 小时内可排便 2～5 次。

（二）简易通便法

通过简便、经济而有效的措施，帮助患者解除便秘。适用于体弱、老年人和久病卧床便秘者。常用方法有以下几种：

1. 开塞露法 开塞露是用甘油或山梨醇制成，装在塑料容器内。使用时将封口端剪去，先挤出少许液体润滑开口处。患者取左侧卧位，放松肛门外括约肌。护士将开塞露的前端轻轻插入肛门后将药液全部挤入直肠内（图 12-5），嘱患者保留 5～10 分钟后排便。

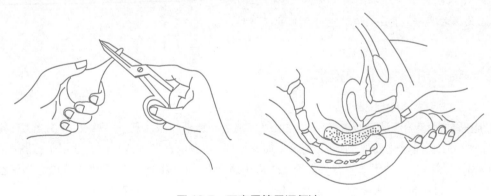

图 12-5 开塞露简易通便法

2. 甘油栓法 甘油栓是用甘油和明胶制成的栓剂。操作时，护士戴手套，一手捏住甘油栓底部，轻轻插入肛门至直肠内，抵住肛门处轻轻按摩，嘱患者保留 5～10 分钟后排便。

知 识 拓 展

益生菌及益生元

慢性便秘患者存在肠道微生态失衡。补充含双歧杆菌、乳杆菌、枯草杆菌等益生菌制剂,尤其是双歧杆菌四联活菌、枯草杆菌二联活菌等复活制剂,可通过调节肠道菌群失衡,促进肠道蠕动和胃肠动力恢复改善便秘症状。目前推荐其作为慢性便秘的长期辅助用药。

益生元是一类不被吸收,但可促进肠道优势菌生长的寡糖类物质。以乳果糖为代表,其一方面可作为渗透性泻剂治疗便秘,同时又作为益生元促进肠道优势菌的生长,通过双重机制治疗便秘。

（三）灌肠法

灌肠法(enema)是将一定量的液体由肛门经直肠灌入结肠,以帮助患者清洁肠道、排便、排气或由肠道供给药物或营养,达到确定诊断和治疗目的的方法。

根据灌肠的目的可分为保留灌肠和不保留灌肠。根据灌入的液体量又可将不保留灌肠分为大量不保留灌肠和小量不保留灌肠。如为了达到清洁肠道的目的,而反复使用大量不保留灌肠,则为清洁灌肠。

大量不保留灌肠

【目的】

1. 解除便秘、肠胀气。

2. 清洁肠道　为肠道手术、检查或分娩做准备。

3. 减轻中毒　稀释并清除肠道内的有害物质,减轻中毒。

4. 降低温度　灌入低温液体,为高热患者降温。

【操作前准备】

1. 评估患者并解释

(1)评估:患者的年龄、病情、临床诊断、意识状态、心理状况、排便情况、理解配合能力。

(2)解释:向患者及家属解释灌肠的目的、操作方法、注意事项和配合要点。

2. 患者准备

(1)了解灌肠的目的、方法和注意事项,并配合操作。

(2)排尿。

3. 护士准备　衣帽整洁,修剪指甲,洗手,戴口罩。

4. 用物准备

(1)治疗车上层:一次性灌肠器包(包内有灌肠筒、引流管、肛管一套,孔巾,垫巾,纸巾数张,手套),医嘱执行本,弯盘,水温计,手消毒液。根据医嘱准备的灌肠液。

(2)治疗车下层:便盆,便盆巾,生活垃圾桶,医疗垃圾桶。

(3)其他:输液架。

(4)灌肠溶液:常用 0.1%～0.2% 的肥皂液,生理盐水。成人每次用量为 500～1 000ml,小儿 200～500ml。溶液温度一般为 39～41℃,降温时用 28～32℃,中暑时 4℃。

5. 环境准备　酌情关闭门窗,屏风遮挡患者。保持合适的室温。光线充足或有足够的照明。

【操作步骤】

步骤	要点与说明
1. 核对　携用物至患者床旁,核对患者床号、姓名、腕带、住院号及灌肠溶液	● 确认患者 ● 正确选用灌肠溶液,掌握溶液的温度、浓度和量。肝昏迷患者禁用肥皂液灌肠;充血性心力衰竭和水钠潴留患者禁用 0.9% 氯化钠溶液灌肠

续表

步骤	要点与说明
2．准备体位　协助患者取左侧卧位，双膝屈曲，褪裤至膝部，臀部移至床沿	● 该姿势使降结肠、乙状结肠处于下方，利用重力作用使灌肠液顺利流入降结肠和乙状结肠 ● 不能自我控制排便的患者可取仰卧位，臀下垫便盆
3．及时盖被，暴露臀部，消毒双手	● 保暖，维护患者隐私，使其放松
4．垫巾　检查灌肠器包并打开。取出并将垫巾铺于患者臀下，孔巾铺在患者臀部，暴露肛门，弯盘置于患者臀部旁边，纱布（纸巾）放治疗巾上	● 保护床单位 ● 方便操作
5．准备灌肠筒　取出灌肠筒，关闭引流管上的开关，将灌肠液倒入灌肠筒内，测量温度，灌肠筒挂于输液架上，筒内液面高于肛门约40～60cm	● 保持一定灌注压力和速度，灌肠筒过高，压力过大，液体流入速度过快，不易保留，而且易造成肠道损伤。伤寒患者灌肠时灌肠筒内液面不得高于肛门30cm，液体量不得超过500ml
6．戴手套	
7．润管、排气　润滑肛管前端，排尽管内气体，关闭开关	● 防止气体进入直肠
8．插管　一手垫卫生纸分开臀部，暴露肛门口，嘱患者深呼吸，一手将肛管轻轻插入直肠7～10cm。固定肛管	● 使患者放松，便于插入肛管 ● 顺应肠道解剖，勿用力，以防损伤肠黏膜。如插入受阻，可退出少许，旋转后缓缓插入。小儿插入深度约4～7cm
9．灌液　打开开关，使液体缓缓流入（图12-6）	
10．观察　灌入液体过程中，密切观察筒内液面下降速度和患者的情况	● 如液面下降过慢或停止，多由于肛管前端孔道被阻塞，可移动肛管或挤捏肛管，使堵塞管孔的粪便脱落 ● 如患者感觉腹胀或有便意，可嘱患者张口深呼吸，放松腹部肌肉，并降低灌肠筒的高度以减慢流速或暂停片刻，以便转移患者的注意力，减轻腹压，同时减少灌入溶液的压力 ● 如患者出现脉速、面色苍白、大汗、剧烈腹痛、心慌气促，此时可能发生肠道剧烈痉挛或出血，应立即停止灌肠，与医生联系，给予及时处理
11．拔管　待灌肠液即将流尽时夹管，用卫生纸包裹肛管轻轻拔出，弃于医疗垃圾桶内。擦净肛门，脱下手套，消毒双手	● 避免拔管时空气进入肠道及灌肠液和粪便随管流出
12．保留灌肠液　协助患者取舒适的卧位，嘱其尽量保留5～10min后再排便	● 使灌肠液在肠中有足够的作用时间，以利粪便充分软化容易排出 ● 降温灌肠时液体要保留30min，排便30min后，测量体温并记录
13．协助排便　对不能下床的患者，给予便盆，将卫生纸、呼叫器放于易取处。扶助能下床的患者上厕所排便	
14．操作后处理	
（1）整理用物：排便后及时取出便盆，擦净肛门，协助患者穿裤，整理床单位，开窗通风	● 保持病房的整齐，去除异味
（2）采集标本：观察大便性状，必要时留取标本送检	
（3）按相关要求处理用物	● 防止病原微生物传播
（4）洗手，记录	● 在体温单大便栏目处记录灌肠结果，如灌肠后解便一次为$1/E$，灌肠后无大便记为$0/E$ ● 记录灌肠时间，灌肠液的种类、量，患者的反应

Note：

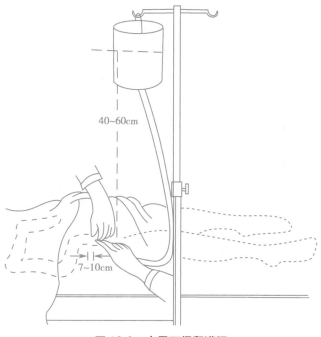

图 12-6　大量不保留灌肠

【注意事项】

1. 妊娠、急腹症、严重心血管疾病等患者禁忌灌肠；患者伴有系统肠道疾病或肛门疾病不适宜灌肠。

2. 伤寒患者灌肠时溶液不得超过 500ml，压力要低（液面不得超过肛门 30cm）。

3. 肝昏迷患者灌肠，禁用肥皂水，以减少氨的产生和吸收；充血性心力衰竭和水钠潴留患者禁用 0.9% 氯化钠溶液灌肠。

4. 准确掌握灌肠溶液的温度、浓度、流速、压力和溶液的量。

5. 灌肠时患者如有腹胀或便意时，应嘱患者做深呼吸，以减轻不适。

6. 灌肠过程中应随时注意观察患者的病情变化，如发现脉速、面色苍白、出冷汗、剧烈腹痛、心慌气急时，应立即停止灌肠并及时与医生联系，采取急救措施。

【健康教育】

1. 向患者及家属讲解维持正常排便习惯的重要性。

2. 指导患者及家属保持健康的生活习惯以维持正常排便。

3. 指导患者掌握灌肠时的配合方法。

小量不保留灌肠

【目的】

1. 软化粪便，解除便秘。

2. 排除肠道内的气体，减轻腹胀。

3. 适用于腹部或盆腔手术后的患者、危重患者、年老体弱患者、小儿及孕妇等。

【操作前准备】

1. 评估患者并解释

（1）评估：患者的年龄、病情、临床诊断、意识状态、心理状况、排便情况、理解配合能力。

（2）解释：向患者及家属解释灌肠的目的、操作的程序和配合要点。

2. 患者准备　同大量不保留灌肠。

3. 护士准备　衣帽整洁，修剪指甲，洗手，戴口罩。

Note:

4. 用物准备

（1）治疗车上层：一次性灌肠包（或注洗器，量杯，肛管，温开水 5～10ml，止血钳，一次性垫巾或橡胶单和治疗巾，手套，润滑剂，卫生纸）、遵医嘱准备灌肠液、水温计、棉签、弯盘、手消毒液。

（2）治疗车下层：便盆和便盆巾，生活垃圾桶、医疗垃圾桶。

（3）其他：常用灌肠液："1、2、3"溶液（50% 硫酸镁 30ml、甘油 60ml、温开水 90ml）；甘油 50ml 加等量温开水；各种植物油 120～180ml。溶液温度为 38℃。

5. 环境准备　同大量不保留灌肠。

【操作步骤】

步骤	要点与说明
1. 核对　携用物至患者床旁，核对患者姓名、床号、腕带、住院号及灌肠溶液	● 确认患者
2. 准备体位　协助患者取左侧卧位，双腿屈膝，褪裤至膝部，臀部移至床沿。臀下垫橡胶单与治疗巾	● 利用重力作用使灌肠溶液顺利流入乙状结肠 ● 保护床单位
3. 连接、润滑肛管　测量灌肠液温度，将弯盘置于臀边，戴手套，用注洗器抽吸灌肠液，连接肛管，润滑肛管前段，排气，夹管	● 减少插管时的阻力和对黏膜的刺激
4. 插管　左手垫卫生纸分开臀部，暴露肛门，嘱患者深呼吸，右手将肛管从肛门轻轻插入 7～10cm	● 使患者放松，便于插入肛管
5. 注入灌肠液　固定肛管，松开血管钳，缓缓注入溶液，注毕夹管，取下注洗器再吸取溶液，松夹后再行灌注。如此反复直至灌肠溶液全部注入完毕（图12-7）	● 注入速度不得过快过猛，以免刺激肠黏膜，引起排便反射 ● 如用小容量灌肠筒，液面距肛门不能超过30cm ● 注意观察患者反应
6. 拔管　血管钳夹闭肛管尾端或反折肛管尾端，用卫生纸包住肛管轻轻拔出，放入弯盘内	
7. 保留灌肠液　擦净肛门，脱手套，协助患者取舒适卧位。嘱其尽量保留溶液 10～20min 再排便	● 充分软化粪便，利于排便
8. 协助排便　对不能下床的患者，给予便盆，将卫生纸、呼叫器放于易取处。扶助能下床的患者上厕所排便	
9. 操作后处理 （1）整理床单位，清理用物 （2）洗手，记录	● 在体温单大便栏目处记录灌肠结果，如灌肠后解便一次为 $\frac{1}{E}$，灌肠后无大便记为 $\frac{0}{E}$ ● 记录灌肠时间，灌肠液的种类、量，患者的反应

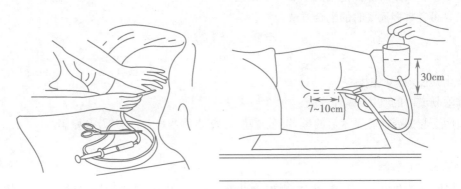

图 12-7　小量不保留灌肠

【注意事项】

1. 灌肠时插管深度为 7～10cm，压力宜低，灌肠液注入的速度不得过快。

Note:

2. 每次抽吸灌肠液时应反折肛管尾段,防止空气进入肠道,引起腹胀。

【健康教育】

1. 向患者及家属讲解维持正常排便习惯的重要性。

2. 向患者及家属解释灌肠的意义。

3. 指导患者及家属保持健康的生活习惯以维持正常排便。

保留灌肠

保留灌肠是将药液灌入到直肠或结肠内,通过肠黏膜吸收达到治疗疾病的目的。

【目的】

1. 镇静、催眠　在小儿 CT、彩超、磁共振等辅助检查中广泛应用。

2. 肠道感染、慢性盆腔炎、肝性脑病等的配合治疗。

【操作前准备】

1. 评估患者并解释

(1) 评估:患者的年龄、病情、临床诊断、意识状态、心理状况、排便情况、理解配合能力。

(2) 解释:向患者及家属解释保留灌肠的目的、操作程序和配合要点。

2. 患者准备　了解保留灌肠的目的、过程和注意事项,排尽大小便,配合操作。

3. 护士准备　衣帽整洁,修剪指甲,洗手,戴口罩。

4. 用物准备

(1) 治疗车上层:注洗器,治疗碗(内盛遵医嘱备的灌肠液)、肛管(20 号以下)、温开水 5～10ml、止血钳、润滑剂、棉签、手套、弯盘、卫生纸、橡胶或塑料单、治疗巾、小垫枕、手消毒液。

(2) 治疗车下层:便盆和便盆巾,生活垃圾桶、医疗垃圾桶。

(3) 其他

常用溶液:药物及剂量遵医嘱准备,灌肠溶液量不超过 200ml。溶液温度 38℃。①镇静、催眠用 10% 水合氯醛,剂量按医嘱准备;②抗肠道感染用 2% 小檗碱,0.5%～1% 新霉素或其他抗生素溶液。

5. 环境准备　同大量不保留灌肠。

【操作步骤】

步骤	要点与说明
1. 核对　携带用物至患者床旁,核对患者姓名、床号、腕带、住院号及灌肠溶液	● 确认患者 ● 保留灌肠以晚间睡前 30～60min 灌肠为宜,因为此时活动减少,药液易于保留吸收
2. 准备体位　灌肠前排空大小便,患者取左侧卧位,下肢弯曲	● 慢性细菌性痢疾,病变部位多在直肠或乙状结肠,取左侧卧位。阿米巴痢疾病变多在回盲部,取右侧卧位,以提高疗效
3. 抬高臀部　床尾及臀部抬高 10cm	● 抬高臀部防止药液溢出
4. 插管　戴手套,润滑肛管前段,排气后成人轻轻插入肛门 15～20cm,幼儿 5～7.5cm,婴儿 2.5～4cm,缓慢注入药	
5. 拔管　药液注入完毕,再注入温开水 5～10ml,抬高肛管尾端,使管内溶液全部注完,拔出肛管,擦净肛门,脱手套,消毒双手,嘱患者尽量保留药液在 1h 以上	● 注意观察患者反应
6. 操作后处理 (1) 整理床单位,清理用物 (2) 洗手,记录	● 记录灌肠时间,灌肠液的种类、量,患者的反应

【注意事项】

1. 保留灌肠前嘱患者排便,肠道排空有利于药液吸收。了解灌肠目的和病变部位,以确定患者的卧位和插入肛管的深度。

2. 保留灌肠时，应选择稍细、头端光滑有侧孔的肛管并且插入要深，液量不宜过多，压力要低，灌入速度宜慢，以减少刺激，使灌入的药液能保留较长时间，利于肠黏膜吸收。

3. 保留药液期间可变换体位，增加药液与肠黏膜的接触面积，提高药物吸收利用率。

4. 肛门、直肠、结肠手术的患者及大便失禁的患者，不宜做保留灌肠。

【健康教育】

向患者及家属讲解有关疾病的知识和保留灌肠的方法，正确配合治疗。

肛管排气

肛管排气是指将肛管从肛门插入直肠，以排出肠腔内积气的方法。

【目的】

1. 帮助患者解除肠腔积气，减轻腹胀。

2. 直肠或低位结肠切除吻合术后短期促进排气。

【操作前准备】

1. 评估患者并解释

（1）评估：患者的年龄、病情、临床诊断、意识状态、心理状况、理解配合能力。

（2）解释：向患者及家属解释肛管排气的目的、操作程序和配合要点。

2. 患者准备　了解肛管排气的目的、过程和注意事项，配合操作。

3. 护士准备　衣帽整洁，修剪指甲，洗手，戴口罩。

4. 用物准备

（1）治疗车上层：肛管、玻璃接头、橡胶管、玻璃瓶（内盛水 3/4 满，瓶口系带）、润滑油、棉签、胶布（1cm×15cm）、清洁手套、卫生纸适量、手消毒液。

（2）治疗车下层：生活垃圾桶、医疗垃圾桶。

5. 环境准备　同大量不保留灌肠。

【操作步骤】

步骤	要点说明
1. 核对　携用物至患者床旁，核对患者姓名、床号、腕带、住院号	• 确认患者
2. 准备体位　协助患者取左侧卧位，暴露肛门，注意及时遮盖	• 此体位有利于肠腔内气体排出 • 保暖，保护患者隐私
3. 连接排气装置　将玻璃瓶系于床边，橡胶管一端插入玻璃瓶液面下，另一端与肛管相连	• 防止空气进入直肠内，加重腹胀 • 观察气体排出量的情况
4. 插管　戴手套，润滑肛管，嘱患者张口呼吸，将肛管轻轻插入直肠 15～18cm，用胶布将肛管固定于臀部，橡胶管留出足够长度用别针固定在床单上（图12-8）	• 减少肛管对直肠的刺激 • 便于患者翻身
5. 观察　观察排气情况，如排气不畅，帮助患者更换体位或按摩腹部	• 若有气体排出，可见瓶内液面下有气泡逸出 • 变换体位或按摩腹部可以促进排气
6. 拔管　保留肛管不超过 20min，拔出肛管，擦净肛门，脱下手套	• 长时间留置肛管，会降低肛门括约肌的反应，甚至导致肛门括约肌永久性松弛 • 需要时，2～3h 后再行肛管排气

7. 操作后处理

（1）协助患者取舒适的体位，并询问患者腹胀有无减轻

（2）整理床单位，清理用物

（3）洗手，记录 　　　　　　　　　　　　　　　　• 记录排气时间及效果，患者的反应

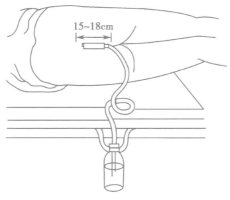

图 12-8 肛管排气

【健康教育】

1. 向患者及家属讲解避免腹胀的方法,如增加活动、正确选择饮食种类等。

2. 向患者及家属解释肛管排气的意义。

3. 指导患者保持健康的生活习惯。

（黄谨耘）

思 考 题

1. 患者张某,男性,85 岁,骨盆骨折后出现尿液持续从尿道中流出的情况,腹部彩超见膀胱处于空虚状态。现遵照医嘱为该患者进行留置导尿术。

请思考:

（1）该患者的尿失禁属于哪种类型?

（2）为该患者留置导尿的目的是什么?

（3）留置导尿过程中应注意什么?

2. 患者刘某,男性,65 岁,主诉腹胀、腹痛,在无明显诱因下近 4 天未解大便,偶有少量排气,期间饮食正常,既往有高血压病史,触诊腹部较硬实且紧张,可触及包块,肛诊可触及粪块。医嘱大量不保留灌肠 1 次。

请思考:

（1）灌肠筒内液面距离肛门高度应为多少? 肛管插入直肠的深度应为多深?

（2）当液体灌入 100ml 时患者感觉腹胀并有便意难忍,正确的护理措施是什么?

（3）灌肠中如果患者出现脉速、面色苍白、出冷汗、剧烈腹痛、心慌气促,说明患者可能发生什么情况? 如何正确处理?

（4）为帮助患者有效预防便秘,护士应从哪些方面对患者进行健康教育?

N URSING 第十三章

给　药

13章　数字内容

─── 学 习 目 标 ───

● **知识目标：**

1. 能正确列出常用药物的种类和常用给药医嘱的外文缩写词。

2. 能正确说出给药途径。

3. 能正确阐述给药原则。

4. 能举例说明药物领取及保管的要求。

5. 能举例说明影响药物作用的因素。

6. 能举例说明不同性能药物口服时的注意事项。

7. 能正确理解并解释下列概念：注射给药法、皮内注射法、皮下注射法、肌内注射法、静脉注射、雾化吸入法、超声雾化吸入法、射流雾化吸入法、过敏反应、破伤风抗毒素脱敏注射法。

8. 能正确阐述注射原则。

9. 能正确描述各种注射方法的目的、常用部位及注意事项。

10. 能举例说明静脉注射失败的原因。

11. 能正确说出常用过敏试验液的配制浓度、注入剂量和试验结果判断。

12. 能正确说出青霉素过敏反应的原因和预防措施。

13. 能正确理解破伤风抗毒素脱敏注射的原理。

● 技能目标：

1. 能根据不同药物性质等，正确领取并保管药物。

2. 能运用口服给药法，为不同病情的患者提供安全用药。

3. 能以正确的方法进行抽吸药液的操作。

4. 能以正确的方法完成各种注射法的操作。

5. 能正确进行超声雾化吸入法、射流雾化吸入法的操作。

6. 能正确指导患者使用定量吸入器进行雾化吸入。

7. 能准确配制青霉素、头孢菌素类药物、普鲁卡因、链霉素皮内试验液，并能正确判断试验结果。

8. 能准确识别青霉素过敏性休克的临床表现，并采取有效的措施实施对青霉素过敏性休克患者的抢救。

9. 针对注射给药的突发情况，能进行及时有效的处理。

● 素质目标：

1. 具有尊重患者的用药知情权等法律意识。

2. 在执行用药医嘱时，具有慎独精神，避免用药差错对患者造成的身心损害。

3. 在注射给药过程中，能善于沟通、动作轻柔、注意隐私保护，体现人文关怀意识。

4. 能时刻关注雾化吸入患者的生理、心理感受。

5. 能够保持严谨、细致的工作态度，准确配制药物。

6. 能够以患者为中心，关心、尊重患者，密切观察病情，及时识别病情变化，体现护理专业素养。

给药（drug administration）即药物治疗，是临床最常用的一种治疗方法，在预防、诊断和治疗疾病过程中起着重要的作用。临床护理工作中，护士是执行各种给药治疗的直接实施者，亦是用药过程的监护者，同时承担着给药的法律责任。为了科学、准确、安全、有效地完成给药，护士必须了解相关的药理学知识，熟练掌握正确的给药方法和技术，正确评估患者用药后的疗效与不良反应，指导患者合理用药，使药物治疗达到最佳效果。

第一节　给药的基本知识

 —————————— 导入情景与思考 ——————————

患者刘某，男性，62 岁，诊断肺癌（晚期）。近 2 周来，咳嗽，咳痰，以干咳为主，偶见痰中带血丝。患者一般状态可，右锁骨上可触及一枣核大小的肿大淋巴结，质硬、活动差、无压痛；双侧胸廓对称，呼吸节律规整，触觉语颤双侧一致，无明显增强及减弱，双肺叩诊清音，双侧呼吸音清，未闻及干湿啰音及胸膜摩擦音。今晨护士查房时，患者告知胸部、后背疼痛剧烈，不能忍受，与昨日比较，疼痛明显加重，夜间无法睡眠。现患者 T 36.5℃，P 98 次 /min，R 20 次 /min，BP 132/72mmHg，心情焦虑。护士执行医嘱"哌替啶 50mg i.m. st"，在治疗室打开带锁的柜子，取出药物，准备为患者实施给药护理。

请思考：

1. 医嘱中的英文代表什么含义？

2. 从药物的领取、保管到给药原则等方面，该药品的管理要求有哪些？

护士在给药的过程中，为保证患者安全有效的药疗效果，必须根据患者的具体情况进行全面评估，严格遵守给药原则，执行给药护理程序。在熟悉药物的药理学知识基础上，还必须掌握医院药物的领取与保管方法、给药的时间和途径等给药的基本知识。

一、药物的种类、领取和保管

（一）药物的种类

依据给药途径，常用药物可分为：

1. 胃肠道给药剂型　片剂、胶囊剂、散剂、颗粒剂、溶液剂、混悬剂、乳剂等。

2. 非胃肠道给药剂型

（1）注射给药剂：溶液剂、混悬剂、乳剂、固体剂等。

（2）呼吸道给药剂型：气雾剂、喷雾剂、粉雾剂等。

（3）皮肤给药剂型：搽剂、软膏剂、洗剂、贴剂等。

（4）黏膜给药剂型：滴眼剂、滴鼻剂、舌下片剂等。

（5）腔道给药剂型：栓剂、气雾剂、泡腾片剂等。

（二）药物的领取

医院内设有药房，包括门诊药房、急诊药房及中心药房。药房的人员负责按医嘱摆药及发放。药物必须凭医生的处方领取。根据患者就诊情况，领取药物方式包括：

1. 门诊药房　门诊患者凭医生处方于门诊药房自行领取药物。

2. 急诊药房　通常患者或家属凭处方到急诊药房领取药物；特殊治疗或者患者无法自行领取者，由急诊科护士协助领取使用。

3. 中心药房　病区用药包括常规用药、急救药物、高危药物、特殊用药及贵重药物等，置于病区内的药柜及急救车内。设专人负责，按时到中心药房核对、领取，进行药物补充及管理。

特别是急诊及病区均有剧毒药和麻醉药（如吗啡、盐酸哌替啶）等高危药品，数量固定，使用后须凭处方及时领取和补充。

（三）药物的保管

1. 药柜放置　药柜应置于光线明亮处，但避免阳光直射。要求通风、干燥，保持整洁。由专人负责，定期检查药品质量，以确保药品安全。

2. 药品放置　通常药品按内服、外用、注射等放置，先领先用，以防失效。应特别注意高危药品（包括麻醉药、剧毒药等）的放置要求：①单独集中存放于专用药柜。根据药物性质、毒副作用及适用疾病等，实施分级管理。②使用醒目的标识，不能与其他药品混放。③调配、发放要实行双人复核。④专人负责，加锁保管。⑤使用专本登记，且执行严格交班制度。

3. 标签明显　药物标签明显，标签字迹清楚，标签上应标明药名、浓度、剂量及有效日期等。无标签或标签模糊的药物不能使用。

4. 定期检查　药物要定期检查，如有沉淀、混浊、异味、潮解、霉变等现象，或标签脱落、辨认不清，应立即停止使用。

5. 妥善保存　根据药物的性质妥善保存。

（1）易挥发、潮解或风化的药物：如乙醇、过氧乙酸、碘酊、糖衣片等，应装瓶、盖紧瓶盖。

（2）易氧化和遇光易变质的药物：如维生素 C、氨茶碱、盐酸肾上腺素等，应装在棕色瓶内或避光容器内，放于阴暗处保存。如肾上腺素类、硝普钠、环丙沙星注射液等，用药期间应遮光或避光。

（3）易被热破坏的某些生物制品和药品：如蛋白制剂、疫苗、益生菌、干扰素等，应置于 $2\sim10\,^{\circ}\!C$ 低温处保存。

（4）易燃易爆的药物：如乙醇、环氧乙烷等，应单独存放，密闭瓶盖置于阴凉处，并远离明火。

（5）易过期的药物：如各种抗生素、胰岛素等用量比较大的药物，应按有效期先后，有计划地使用,避免药物过期造成浪费。

(6)患者个人专用的贵重或特殊药物:应单独存放,并注明床号、姓名、药物开封日期、时间,并执行交班制度。

二、给药的原则

给药原则是一切用药的总则,在执行药疗时必须严格遵守。

(一)根据医嘱准确给药

给药属于非独立性的护理行为,必须严格根据医嘱给药。护士应熟悉常用药物的剂量、用法、作用、副作用及毒性反应。对有疑问的医嘱,应及时向医生提出,切不可盲目执行,也不可擅自更改医嘱。

(二)严格执行查对制度

护士在执行给药操作时,必须遵守给药原则:要将准确的药物(right drug),按准确的剂量(right dose),用准确的途径(right route),在准确的时间(right time)内,给予准确的患者(right client)。另外,要认真检查药物的质量及有效期,对疑有变质或已超过有效期的药物,应立即停止使用。因此,执行给药操作时,护士必须做好"三查八对"。

三查:指操作前、操作中、操作后查(查八对的内容,其中必须以两种以上方式核对患者,如床号、姓名、腕带等)。

八对:对床号、姓名、药名、浓度、剂量、用法、时间、药品有效期。

(三)安全正确用药

备好药物后应及时使用,避免久置后引起药物污染或药效降低;准确掌握给药时间、方法;给药前应评估患者的病情、治疗方案、所用的药物,对易发生过敏反应的药物,使用前应了解过敏史,按要求做过敏试验,结果阴性方可使用;向患者解释,取得合作,并给予相应的用药指导,增加患者用药知识,提高患者的用药依从性。

(四)密切观察用药反应

给药后护士应及时监测患者的病情变化,动态评估药物疗效和不良反应,并做好记录。如用硝酸甘油等治疗心绞痛时,应观察心绞痛发作的次数、强度、心电图等情况。

三、给药的途径

依据药物的性质、剂型、机体组织对药物的吸收情况和治疗需要等,选择不同的给药途径。常用

Note:

的给药途径有口服给药、舌下给药、直肠给药、皮肤黏膜给药、吸入给药、注射给药(皮内、皮下、肌内、静脉)等。给药后,除动、静脉注射药液直接进入血液循环外,其他药物在体内均有一个吸收过程,吸收速度的顺序依次为:气雾吸入>舌下含服>直肠给药>肌内注射>皮下注射>口服给药>皮肤给药。

四、给药的次数与时间

为维持药物在血液中的有效浓度,应选择最佳给药次数与时间。给药次数与时间主要取决于药物的半衰期。同时,还应考虑药物的特性及机体的生物节律性。临床工作中常用外文缩写来描述给药方法、给药时间、给药次数、给药部位及给药剂型等,医院常见外文缩写见表13-1。

表 13-1　医院常用给药的外文缩写与中文译意

缩写	拉丁文 / 英文	中文译意
R, Rp.	recipe / prescription	处方
ID/i.c.	injectio intradermica/intradermic(injection)	皮内注射
H/i.h/s.c.	injectio hypodermica / hypodermic(injection)	皮下注射
IM / i.m.	injectio muscularis /intramuscular(injection)	肌内注射
IV / i.v.	injection venosa / intravenous(injection)	静脉注射
i.v.gtt./i.v.drip.	injectio venosa gutta / intravenous drip	静脉滴注
Stat./St.	statim / immediately	立即
a.c.	ante cibum / before meals	饭前
p.c.	post cibum / after meals	饭后
h.s.	hora somni / at bed time	临睡前
a.m.	ante meridiem / before noon	上午
p.m.	post meridiem / afternoon	下午
12n.	/ 12 clock at noon	中午 12 时
12m.n.	/ midnight	午夜
q.h.	quaque hora / every hour	每小时一次
q.2h.	quaque secundo hora / every 2 hours	每 2 小时一次
q.4h.	quaque quarta hora / every 4 hours	每 4 小时一次
q.6h.	quaque sexta hora / every 6 hours	每 6 小时一次
q.d.	quaque die / every day	每日一次
b.i.d.	bis in die / twice a day	每日二次
t.i.d.	ter in die / three times a day	每日三次
q.i.d.	quater in die / four times a day	每日四次
q.m.	quaque mane / every morning	每晨一次
q.n.	quaque nocte / every night	每晚一次
q.o.d.	quaque omni die / every other day	隔日一次
s.o.s.	si opus sit / one dose if necessary	需要时(限用一次,12 小时内有效)
P.r.n.	pro re nata / as necessary	需要时(长期)
DC	discontinue	停止
OD	oculus dexter / right eye	右眼
OS	oculus sinister / left eye	左眼
OU	oculus unitus / both eyes	双眼
AD	auris dextra / right ear	右耳

Note:

续表

缩写	拉丁文 / 英文	中文译意
AS	auris sinistra / left ear	左耳
AU	arues unitas / both ears	双耳
gtt	gutta / drip	滴
g	/ gram	克
ml	/ milliliter	毫升
a.a.	ana / of each	各
a.d.	ad / up to	加至
p.o.	per os / oral medication	口服
Inj.	injectio / injection	注射剂
Tab.	taballa / tablet	片剂
Co./Comp.	compositus / compound	复方
Pil.	pilula / pill	丸剂
Lot.	lotio / lotion	洗剂
Mist.	mistura / mixture	合剂
Tr.	tinctura / tincture	酊剂
Pulv.	pulvis / powder	粉剂 / 散剂
Ext.	extractum / extract	浸膏
Cap.	capsula / capsule	胶囊
Sup.	suppositorium / suppository	栓剂
Syr.	syrupus / syrup	糖浆剂
Ung.	unguentum / ointment	软膏剂

五、影响药物作用的因素

每种药物都有各自的理化性质及药理作用，其药物疗效还受机体因素（包括患者的年龄等生理因素、病理因素及心理行为因素）和药物因素（包括剂量、剂型与给药途径、给药时间、配伍用药等）的影响而出现不同程度的差异。为保证患者在用药过程中能达到最佳的治疗效果，避免药物的不良反应，护士必须掌握影响药物作用的各种因素，保证准确、安全有效给药。

（一）机体因素

1. 生理因素

（1）年龄与体重：一般来说，药物用量与体重成正比。但儿童和老年人对药物的反应与成人不同，除体重因素外，还与生长发育和机体的功能状态有关。儿童的各项生理功能及调节机制尚未发育完善，与成人的差别较大，对药物的反应比较敏感。如小儿对影响水盐代谢和酸碱平衡的药物较为敏感，使用利尿药后容易出现严重的血钾和血钠降低。老年人各种器官，尤其是肝、肾功能的减退也会影响药物的代谢、排泄，因而对药物的耐受性降低。另外，老年人用药的依从性较差，应注意健康教育，并鼓励其按医嘱服药。

（2）性别：除性激素外，性别不同对药物的反应一般无明显的差别。但女性在月经期、妊娠期、分娩期和哺乳期时用药要特别注意。如月经期慎用或禁用抗凝药、泻药和刺激性药物，以免引起盆腔充血、月经过多；妊娠期应特别注意有些药物可以通过胎盘进入胎儿体内，引起中毒或造成胎儿畸形；分娩期使用镇静药应注意用药时机，避免吗啡等镇静药对新生儿呼吸产生抑制作用；哺乳期用药应考虑有些药物可以通过乳汁排泄，进入乳儿体内影响其发育或引起中毒。

2. 病理因素　疾病可影响机体对药物的敏感性，也可改变药物在体内吸收、代谢、排泄等过程，从而增强或减弱药物的效应。在病理因素中，应特别注意肝肾功能受损程度。肝功能不良时肝药酶

Note：

活性降低,使药物代谢速度变慢,造成药物作用增强,半衰期延长。如地西泮(安定)的正常半衰期为46.6小时,肝硬化患者可使该药半衰期延长达105.6小时。因此,如地西泮、苯巴比妥、洋地黄等主要在肝脏代谢的药物应注意减量、慎用或禁用。同样,肾功能不良时,药物排泄减慢、半衰期延长,某些主要经肾脏代谢的药物如氨基糖苷类抗生素、头孢唑林等应减少剂量或适当延长给药间隔时间,避免引起蓄积中毒。

3. 心理行为因素　心理行为因素在一定程度上可影响药物的效应,其中患者的情绪、对药物的信赖程度、对治疗的配合程度、医护人员的语言及暗示作用等为常见影响因素。在治疗期间,若患者认为药物疗效不高,情绪消极,可能出现治疗不配合、甚至拒绝服用或弃掉药物的现象。反之,若患者情绪乐观、主动配合治疗、对药物依从性高等,则能发挥最佳的药物效应,甚至使某些本无活性的药物起到一定的治疗作用,如安慰剂的疗效正是心理因素影响的作用。

(二)药物因素

1. 药物剂量　药物剂量大小与效应强弱之间呈一定关系,药物必须达到一定的剂量才能产生效应。在一定范围内,药物剂量增加,其药效相应增强;剂量减少,药效减弱。当剂量超过一定限度时则会产生中毒反应。在使用安全范围小的药物,如洋地黄类药物时,护士应特别注意监测其中毒反应情况。有些药物,如氯化钾溶液,静脉用药时要严格控制静脉输液速度,速度过快会造成单位时间内进入体内的药量过大,引起毒性反应,甚至心搏骤停。

2. 药物剂型与给药途径　不同药物剂型的起效时间、药效强度及维持作用时间均不同。多数情况下,剂型改变时,药物作用的性质不变。但有些药物不同的剂型可产生不同药效,如硫酸镁口服剂型用于缓泻和利胆作用,而5%硫酸镁注射液静脉滴注时,具有镇静、抗痉挛作用。不同剂型可改变药物的毒副作用,如静脉滴注氨茶碱对治疗哮喘很有效,但可引起心跳加快等不良反应,若改成栓剂,则可消除该不良反应。而不同的给药途径,也可改变药物的作用速度,从而产生不同的疗效,如注射剂、气雾剂、舌下含服片等起效快,常用于急救;丸剂、缓释及控释制剂等起效慢。此外,含微粒体系的剂型如脂质体、微球、微囊等,经静脉注射,被巨噬细胞吞噬,可产生靶向作用,主要集中在特定的组织、细胞和靶点,从而达到精准治疗目的。因此,临床上应根据患者的具体病情,选择恰当的药物剂型及给药途径,充分发挥药物的治疗作用,减少不良反应的发生。

3. 给药时间　为了维持药物在血中的有效浓度,应根据患者的不同病情、药物的半衰期决定给药的次数与间隔时间,给药时间还应综合考虑药物性质、吸收情况、对消化道的刺激性、需要药物发挥作用的时间等因素。医院常用给药时间与安排见表13-2。

表13-2　医院常用给药时间与安排(外文缩写)

给药时间	安排	给药时间	安排
q.m.	6a.m.	q.2h.	6a.m.,8a.m.,10a.m.,12n.,2p.m.…
q.d.	8a.m.	q.3h.	6a.m.,9a.m.,12n.,3p.m.,6p.m.…
b.i.d.	8a.m.,4p.m.	q.4h.	8a.m.,12n.,4p.m.,8p.m.,12m.n.…
t.i.d.	8a.m.,12n.,4p.m.	q.6h.	8a.m.,2p.m.,8p.m.,2a.m.
q.i.d.	8a.m.,12n.,4p.m.,8p.m.	q.n.	8p.m.

4. 配伍用药　临床上习惯称之为联合用药。临床中常将两种或多种药物制剂配伍使用,由于不同药物的物理、化学性质及药理作用,配伍过程中药物间常相互影响。这种由多种药物或其制剂配伍使用,引起的物理、化学和药效效应等方面产生的变化称为配伍变化。治疗过程中,药物配伍的目的是利用某些药物协同作用,增强疗效;减少副作用,减少或延缓耐药性的发生;预防和治疗并发症等。如复方枸橼酸铋与雷尼替丁配伍使用,可提高消化性溃疡的治愈率。头孢哌酮钠和舒巴坦钠联用,可增强抗菌效果。如异烟肼和乙胺丁醇合用能增强抗结核作用,乙胺丁醇还可延缓异烟肼耐药性的产生。长期使用糖皮质激素,需常规补充维生素D及钙剂,以防骨质疏松等。然而,多种药物配

Note:

伍使用时，有的可引起药物的作用减弱或消失，甚至引起药物毒副作用增强，而药物不能配伍使用称为配伍禁忌，如维生素 C 若与磺胺类合用，会使药效降低；静脉点滴青霉素的患者不能同时口服琥乙红霉素片，因为后者可干扰青霉素的杀菌效能。又如庆大霉素若与依他尼酸和呋塞米配伍，可致永久性耳聋；若与阿米卡星、链霉素配伍可导致肾功能损害、神经性耳聋等。临床静脉滴注药物时，混合使用注射剂的配伍量、配伍时间、杂质、温度等因素均对注射剂的配伍变化有一定影响。另外，有些药物因混合顺序不同，也可发生理化性配伍变化，如变色、混浊、沉淀、产生气体等。但若改变药物加入顺序，则可避免上述情况的发生。临床药剂师及医护人员应根据不同药物的物理、化学性质及药理作用，或通过"配伍变化表"或"配伍禁忌表"，判断配伍用药是否合理，正确实施配伍用药，保证患者用药安全。

（三）其他因素

饮食与药物的相互作用，可发生在药物的吸收、分布、代谢和排泄等环节，从而影响药物的疗效。多数情况下，饮食可延缓药物的吸收，但吸收总量不一定改变。少数情况下，饮食可促进药物吸收。饮食对药物作用的影响包括以下三种：

（1）干扰药物的吸收，降低疗效：在补钙时不宜同食菠菜，因菠菜中含有大量的草酸，草酸与钙结合成草酸钙而影响钙的吸收。服铁剂时不能与茶水、高脂饮食同时服用，因茶叶中的鞣酸与铁结合形成铁盐妨碍吸收；脂肪抑制胃酸分泌，也影响铁的吸收。

（2）促进药物的吸收，增加疗效：高脂饮食可以促进脂溶性维生素 A、维生素 D、维生素 E 的吸收，因此，宜在餐后服用；酸性食物可增加铁剂的溶解度，促进铁的吸收。

（3）饮食能改变尿液的 pH 而影响药物疗效：鱼、肉等在体内代谢产生酸性物质，豆制品、蔬菜等素食在体内代谢产生碳酸氢盐，它们排出时会影响尿的 pH，进而影响药物疗效。如氨苄西林在酸性尿液中杀菌力强，在治疗泌尿系统感染时，应多食荤食，使尿液呈酸性，增强抗菌作用。磺胺类药物在碱性尿液中抗菌力较强，应多食素食，以碱化尿液增加疗效。

（卢建文）

第二节 口服给药法

导入情景与思考

患者王某，女性，82 岁，高血压病史 8 年、糖尿病 10 年。昨日晨起时突然摔倒，其后背靠在椅子上，但头未着地。患者自觉左侧肢体无力、发麻，说话不清楚，无头晕、头疼、视物不清、恶心、呕吐，以及无意识障碍、肢体抽搐、二便失禁表现。家人发现后急诊就诊，测 BP 160/90mmHg，行头颅 CT 平扫示"多发腔隙性脑梗死，脑萎缩"。为进一步诊治，收入神经内科。患者 T 36.2℃，P 76 次 /min，R 18 次 /min，BP 158/88mmHg；神清，反应迟钝，时间、地点、人物定向力尚可，查体合作，口齿不清，对答切题。医嘱为替米沙坦片 40mg p.o. q.d.；阿托伐他汀钙 40mg p.o. q.n.；阿司匹林肠溶片 100mg p.o. q.n.；丁苯酞氯化钠注射 25mg i.v. gtt. t.i.d.。

请思考：

1. 护士给该患者口服药时，应向患者及家属解释用药的注意事项是什么？

2. 如果护士发药时患者或家属质疑，应如何处理？

口服给药（oral administration），即药物经口服后被胃肠道吸收入血液循环，从而达到局部治疗和全身治疗目的的方法。在临床上适用范围广，是最常用、安全、经济、方便的给药方法。然而，由于口服给药吸收较慢、不完全且不规则，易受胃内容物的影响，药物产生效应的时间较长，因此不适用于急救、意识障碍、呕吐不止、禁食等患者。

【目的】

1. 协助患者遵照医嘱安全、正确地服用药物。

2. 治疗疾病、减轻症状、维持正常生理功能。

3. 协助诊断、预防疾病。

【操作前准备】

1. 评估患者并解释

(1) 评估:① 患者的病情(尤其肝、肾功能)、年龄、意识状态及治疗情况;② 患者饮食时间与用药时间、患者的吞咽能力,有无口腔、食管疾患,有无恶心、呕吐状况;③ 患者的用药遵医行为;④ 患者对药物的相关知识了解程度。

(2) 解释:向患者及家属解释给药目的和服药的注意事项。

2. 药物及用物准备

(1) 药物准备:中心药房按医嘱处方准备药物,药物置于药袋中并有明显标识(包括床号、姓名、药名、浓度、剂量、用法、时间、药品有效期等),药袋按床号顺序摆放。病房护士负责去药房取药,根据医嘱双人核对药物并检查药物质量等。

(2) 用物准备:药车、服药本、水壶(内盛温开水),速干手消毒液等。必要时备饮水管。

3. 患者准备 了解服药目的、方法、注意事项和配合要点。

4. 环境准备 环境清洁、安静、光线充足。

5. 护士准备 衣帽整齐,修剪指甲,洗手,戴口罩。

【操作步骤】

步骤	要点与说明
1. 备齐用物	
2. 发药	
(1) 按规定时间送药至患者床前	
(2) 核对患者姓名、床号、腕带及药物	• 依据服药本核对药物,准确无误后才能发药 • 询问患者名字时须得到准确应答 • 如同时为多人发药,则须按床号顺序发药
(3) 协助患者取舒适体位	
(4) 取药袋并打开,解释给药目的及注意事项	
(5) 提供温开水,患者自行服药或协助患者服药,并确认服药到口	• 如患者提出疑问,应重新核对、解释,再发药 • 如为危重患者及不能自行服药的患者,应协助喂药,或报告医生,必要时更改给药途径 • 如为鼻饲患者,须将药物碾碎,用温开水溶解后,自胃管注入,再用少量温开水冲净胃管 • 如果患者呕吐,则不宜发药,应通知医生 • 如患者不在或因故暂不能服药,不能将药物放在床边,应将药物收回保管,适时再发或交班
(6) 药袋收回,再次查对	
(7) 发药完毕后,药袋按要求作相应处理,清洁发药车	• 防止交叉感染
(8) 洗手,观察与记录	• 观察患者服药情况及疗效。若有不遵医行为或用药异常,及时酌情处理,并联系医生;记录药名、剂量、服药的时间、药物疗效及不良反应等

【注意事项】

1. 严格按医嘱给药、执行查对制度和无菌操作原则。

2. 对于生活不能自理的患者,应取半卧位喂药,切勿让患者平躺喂药,以防药液进入气管,发生呛咳或误吸。

3. 通常饮用 40～60℃温开水行口服用药,禁用茶水、咖啡、饮料等服药。

4. 婴幼儿、上消化道出血患者服用固体药时,需研碎再口服。

5. 对于肠溶片、控释片、缓释片、舌下含片,切忌研碎或嚼碎。

6. 遵医嘱增加或停用某种药物时,应及时告知患者。

7. 服用多种药物时,注意药物间的配伍禁忌。

【健康教育】

根据药物的特性,对患者进行正确的用药指导。

1. 对牙齿有腐蚀作用或使牙齿着色的药物,如酸类和铁剂,应用吸水管吸服后漱口,以保护牙齿。

2. 缓释片、肠溶片、胶囊吞服时不可嚼碎;舌下含片应放于舌下或两颊黏膜与牙齿之间。

3. 健胃药宜在饭前服;助消化药及对胃黏膜有刺激性的药物宜在饭后服;催眠药在睡前服;驱虫药宜在空腹或半空腹服用。

4. 抗生素及磺胺类药物应注意准时服药,以保证有效的血药浓度。磺胺类药物主要经肾脏排出,尿少时易析出结晶堵塞肾小管,损害肾脏,服药后宜多饮水。

5. 服用对呼吸道黏膜起安抚作用的药物,如止咳糖浆后不宜立即饮水。

6. 发口服强心苷类药物前,需监测心率及节律变化,当脉率低于每分钟 60 次或节律不齐时应暂停发药,并告知医生。用药期间需加强对血压、心率、心律、心电图及电解质等监测,及时发现毒性反应。

(卢建文)

第三节　注射给药法

 ———————————— 导入情景与思考 ————————————

患者李某,男性,54 岁,主诉"无明显诱因出现口干、多饮,伴全身乏力,1 月内体重下降 5kg"入院治疗。患者 T 36.5℃,P 90 次/min,R 18 次/min,BP 100/80mmHg,身高 175cm,体重 65kg;神志清楚,精神尚可,自主体位,双肺呼吸音清,未闻及干湿性啰音;心律齐,心脏听诊未闻及明显病理性杂音,既往健康。实验室检查示空腹血糖 10.1mmol/L,餐后 2 小时血糖 14.8mmol/L,糖化血红蛋白11.6%。临床诊断为 2 型糖尿病,其医嘱为门冬胰岛素 6U,H,ac 30min。

请思考:

1. 胰岛素的注射部位有哪些?

2. 注射胰岛素时应注意什么?

3. 护士如何指导患者学会正确注射胰岛素的方法?

注射给药法(injection administration)是将无菌药液注入体内,以达到预防和治疗疾病的目的的方法,适用于需要药物迅速发生作用或因各种原因不能经口服药的患者。注射给药法具有药物吸收快、血药浓度升高迅速、进入体内的药量准确等优点,但注射给药法也会造成一定程度的组织损伤,引起疼痛及潜在并发症。另外,因药物吸收快,某些药物的不良反应出现迅速,处理也相对困难。常用的注射给药法包括皮内注射、皮下注射、肌内注射及静脉注射。

一、注射原则

在实施注射时,必须强化安全注射意识,确保操作对接受注射者无害、实施注射操作的医护人员不暴露于可避免的危险、注射的废弃物不对他人造成危害。

（一）严格执行查对制度

1. 做好"三查八对",确保准确无误给药。

2. 检查药物质量，药物出现混浊、沉淀、变色、变质或药物外包装存在瓶口松动、瓶身裂痕、漏液漏气等现象，不得使用。

3. 同时注射多种药物，应检查药物有无配伍禁忌。

（二）严格遵守无菌操作原则

1. 注射前护士必须洗手、戴口罩，衣帽整洁。

2. 注射器空筒内壁、活塞体、乳头、针梗、针尖及针栓内壁必须保持无菌。

3. 注射部位皮肤按要求进行消毒。目前临床常用以下两种方法：①用棉签蘸取 0.5% 碘伏，以注射点为中心，由内向外螺旋式消毒两遍，直径在 5cm 以上；②用棉签蘸取碘酊，同法消毒，待碘酊干后，用 75% 乙醇以同法脱碘，范围大于碘酊消毒面积，待乙醇干后即可注射。皮肤消毒应完全待干后方可注射。

4. 加强无菌观念，一次性使用注射用具应当一人一针一管一用一废弃，可重复使用注射用具应当一人一针一管一用一清洗灭菌，杜绝注射用具及注射药品的共用、复用等不规范使用，注射相关用具（如止血带、治疗巾等）应当一人一用一更换。

（三）选择合适的注射器及针头

1. 根据药物剂量、黏稠度和刺激性的强弱选择注射器和针头。

2. 注射器应完整无损，不漏气；针头锐利、无钩、不弯曲、不生锈；注射器和针头衔接紧密；一次性注射器包装密封，在有效期内使用。

（四）注射药液现配现用

药液在规定注射时间临时抽取，即刻注射，以防药物效价降低或被污染。

（五）选择合适的注射部位

1. 注射部位应避开神经、血管（动、静脉注射除外）、感染、瘢痕、硬结、皮肤受损或患病处进针。

2. 对需长期注射的患者，应经常更换注射部位。

3. 静脉注射时，除非急救，应有计划地由远心端到近心端选择静脉。

（六）注射前排尽空气

1. 注射前必须排尽注射器内空气，特别是静脉注射，以防气体进入血管形成空气栓塞。

2. 排气时避免药液浪费。

（七）注射前检查回血

进针后、注射药液前，务必检查有无回血。静脉注射必须见回血后方可注入药物。皮下、肌内注射无回血方可注射，如有回血，须拔出针头重新进针注射。

（八）掌握合适的进针角度和深度

1. 严格按照各种注射法的进针角度和深度操作。

2. 进针时不可将针梗全部刺入注射部位，以防不慎断针增加处理的难度。

（九）掌握无痛注射技术

1. 解除患者思想顾虑，分散其注意力，取合适体位，使肌肉松弛，便于进针。

2. 注射时做到"二快一慢匀速"，即进针、拔针快，推药速度缓慢并均匀。

3. 注射刺激性较强的药物时，应选用细长针头，进针要深；同时注射多种药物，一般应先注射刺激性弱的药物，再注射刺激性强的药物。

（十）严格遵守锐器伤职业防护制度

提供数量充足、符合规范的个人防护用品和锐（利）器盒；指导、监督护士正确处置使用后的注射器具。

（十一）严格遵守医疗废物处置制度

加强对注射前准备、实施注射操作和注射操作完成后医疗废物处置等的全过程风险管理、监测与控制。

Note:

二、注射前准备

（一）用物准备

1. 治疗车上层

（1）治疗盘：也称基础治疗盘。常规放置：①无菌持物镊，放于灭菌后的干燥容器内；② 0.5% 碘伏或 2% 碘酊、75% 乙醇等皮肤消毒液；③无菌棉签、无菌纱布或棉球；④弯盘、砂轮、启瓶器，静脉注射时备止血带、一次性治疗巾、垫枕等。

（2）注射器及针头：普通注射器包含乳头、空筒（包含刻度线）、活塞、活塞轴、活塞柄。针头包括针尖、针梗、针栓（图 13-1）。常用注射器规格和针头型号有多种（表 13-3）。

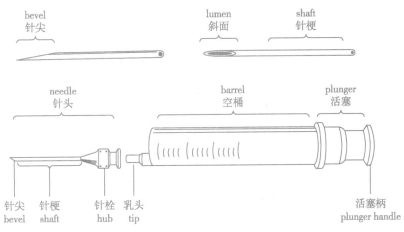

图 13-1 注射器与针头结构图

表 13-3 各种注射法所用注射器和针头

注射器规格	针头型号	主要用途
1ml	$4\frac{1}{2}$～5 号	皮内注射，注射小剂量药液
2ml、2.5ml、5ml	$5\frac{1}{2}$～6 号	皮下注射、肌内注射、静脉注射
10ml、20ml、30ml、50ml、100ml	$6\frac{1}{2}$～9 号	静脉注射、各种穿刺、抽吸药液

（3）注射药液：按医嘱准备。

（4）无菌盘。

（5）注射执行单：作为注射给药的依据。

（6）手消毒液。

2. 治疗车下层 锐器收集盒、医疗垃圾桶、生活垃圾桶。

知 识 拓 展

无针注射器

无针注射又称射流注射，是利用动力源产生的瞬时高压使注射器内药物（液体或冻干粉）通过喷嘴形成高速、高压的喷射流（流速一般大于 100m/s），从而使药物穿透皮肤外层到皮下、皮内等组织层释放药效的医疗器械装置。由于注射原理的改变，药液在皮下弥散分布，起效时间更

Note:

快,药物吸收率更高。

1866 年,法国科学家 Beclard 首次提出"无针注射"的概念,之后无针注射的研究进入了相对停滞期,直到 1933 年,美国的 Robert Hingson 医生发现,液体经过输油管道外部小孔中的高压喷射,可以穿透皮肤摄入体内,并以此原理研制了最早的无针注射器。2012 年 3 月,我国首个拥有自主知识产权的胰岛素无针注射器通过国家食品药品监督管理局的注册审批,获得上市资格。2015 年 12 月在中华医学会糖尿病学分会年会上,中国证据证实中国无针注射胰岛素技术已经成熟,注射后血糖控制效果优于传统胰岛素笔。

(二)抽吸药液

【目的】

用注射器抽吸适量药液,为注射做准备。

【操作前准备】

1. 环境准备 清洁、安静、光线适宜。

2. 护士准备 衣帽整洁,修剪指甲,洗手,戴口罩。

3. 用物准备 同上。

【操作步骤】

操作步骤	要点与说明
1. 查对药物	• 严格执行查对制度
2. 铺无菌盘	• 建立无菌区
3. 抽吸药液	
▲自安瓿内抽吸药液	
(1)消毒折断:将安瓿尖端药液弹至体部,在安瓿颈部划一锯痕,75% 乙醇消毒颈部后,垫无菌纱布或棉球折断安瓿。安瓿颈部若有蓝色标记,则无需划痕,消毒颈部后,垫无菌纱布或棉球直接折断(图 13-2)	• 垫无菌纱布或棉球折断安瓿,以防止锐器伤
(2)抽吸药液:持注射器,将针头斜面向下置入安瓿内的液面下,持活塞柄,抽动活塞,抽吸药液(图 13-3、图 13-4)	• 针头不可触及安瓿外口,针尖斜面向下,利于抽吸药液 • 针栓不要进入安瓿内,防止污染药液 • 抽药时不可触及活塞体部,以免污染空筒内壁和药液
▲自密封瓶内抽吸药液	
(1)消毒瓶塞:除去密闭瓶盖中心部分,常规消毒瓶塞,待干	
(2)注入空气:注射器内吸入与所需药液等量的空气,手指固定针栓,将针头插入瓶内,注入空气(图 13-5A)	• 增加瓶内压力,利于吸药
(3)抽吸药液:倒转药瓶,使针头在液面下,抽吸药液至所需量(图 13-5B),以示指固定针栓,拔出针头(图 13-5C)	
4. 排尽空气 将针头垂直向上,轻拉活塞,使针头内的药液流入注射器,并使气泡集于乳头根部,轻推活塞,驱出气体	• 排气时不可浪费药液,以免影响药量的准确
5. 保持无菌 再次核对无误后,套上安瓿、密闭瓶或护针帽,放在无菌盘内备用	• 注意防止锐器伤

【注意事项】

1. 严格执行无菌操作原则和查对制度。

2. 抽药时不能握住活塞体部,以免污染空筒内壁和药液;排气时不可浪费药液以免影响药量的准确性。

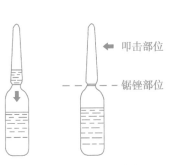

图 13-2 安瓿使用前处理

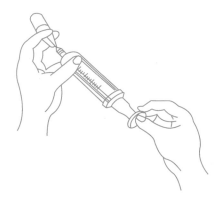

图 13-3 自小安瓿内抽吸药液

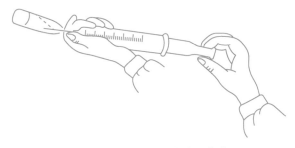

图 13-4 自大安瓿内抽吸药液

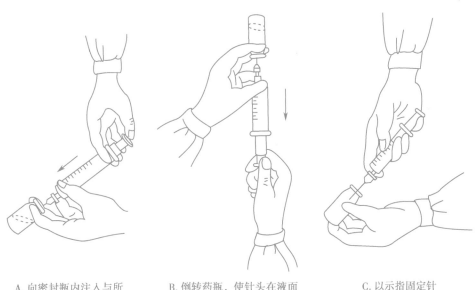

A. 向密封瓶内注入与所需药液等量的空气 | B. 倒转药瓶，使针头在液面下，吸取药液至所需量 | C. 以示指固定针栓，拔出针头

图 13-5 自密封瓶内抽吸药液

3. 据药液的性质抽吸药液：混悬剂摇匀后立即抽吸；抽吸结晶、粉剂药物时，用无菌生理盐水、注射用水或专用溶媒将其充分溶解后抽吸；油剂可稍加温或双手对搓药瓶（药液遇热易破坏者除外）后，用稍粗针头抽吸。

4. 药液需现用现配，避免药液污染和效价降低。

5. 用尽药液的安瓿或密封瓶不可立即丢弃，以备注射时查对。

三、常用注射法

常用注射方法有皮内注射、皮下注射、肌内注射、静脉注射（图 13-6）。临床工作中，除了上述常用注射法外,也可以使用动脉注射法输入药物(见附13-1)。

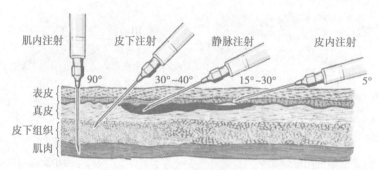

图13-6 **常用注射法**

(一)皮内注射法

皮内注射法(intradermal injection,ID)是将少量药液或生物制品注射于表皮与真皮之间的方法。

【目的】

1. 进行药物过敏试验,以观察有无过敏反应。

2. 预防接种,如卡介苗。

3. 局部麻醉的起始步骤。

【操作前准备】

1. 评估患者并解释

(1)评估:①患者的病情、治疗情况、用药史、过敏史、家族史,如患者对需要注射的药物有过敏史,则不可做皮试,应及时与医生联系,更换其他药物;②患者的意识状态、心理状态、合作程度及对用药的认知;③注射部位的皮肤状况;④患者是否有饥饿、头晕、心悸、气短等身体不适。

(2)解释:向患者及家属解释皮内注射的目的、方法、注意事项、配合要点、药物作用及副作用。

2. 患者准备

(1)了解皮内注射的目的、方法、注意事项、配合要点、药物作用及副作用。

(2)取舒适体位,暴露注射部位。

3. 环境准备 清洁、安静、光线适宜。

4. 护士准备 衣帽整洁,修剪指甲,洗手,戴口罩。

5. 用物准备

(1)治疗车上层

1)注射盘:无菌持物镊、皮肤消毒液(0.5% 碘伏或 2% 碘酊、75% 乙醇,药物过敏试验准备 75% 乙醇)、无菌棉签、无菌纱布或棉球、砂轮、弯盘、启瓶器。

2)无菌盘、1ml 注射器、药液(按医嘱准备)、做药物过敏试验时应备皮试急救盒(0.1% 盐酸肾上腺素 1mg、地塞米松磷酸钠 5mg、盐酸异丙嗪注射液 25mg,1ml 注射器、5ml 注射器)。

3)注射执行单。

4)手消毒液。

(2)治疗车下层:锐器盒、医疗垃圾桶、生活垃圾桶。

【操作步骤】 以药物过敏试验为例:

操作步骤	要点与说明
1. 抽吸药液 遵医嘱抽吸药液,置于无菌盘内	● 严格执行查对制度和无菌操作原则
2. 核对解释 携用物至患者床旁,核对患者床号、姓名、腕带、住院号,解释操作的目的与注意事项	● 操作前查对 ● 取得患者的理解和配合

Note:

续表

操作步骤	要点与说明
3. 定位消毒　选择注射部位,用 75% 乙醇消毒皮肤,待干	• 根据皮内注射的目的选择部位:如药物过敏试验常选用前臂掌侧下段,因该处皮肤较薄,易于注射,且易辨认局部反应;卡介苗预防接种常选用上臂三角肌中部略下处;局部麻醉则选择麻醉处 • 若患者乙醇过敏,可选择其他无色消毒剂(季铵盐类、胍类等)进行皮肤消毒
4. 核对排气　二次核对,排尽空气	• 操作中查对:床号、姓名、药名、浓度、剂量、用法、时间、药品有效期 • 排气时不可浪费药液,以免影响药量的准确性
5. 进针推药　左手绷紧局部皮肤,右手以平执式持注射器(图 13-7),针头斜面向上,与皮肤呈 5° 进针。待针头斜面完全进入皮内后,放平注射器,左手拇指固定针栓,注入药液 0.1ml,使局部隆起形成一半球状皮丘,皮肤变白并显露毛孔(图 13-8)	• 注入剂量要准确 • 进针角度不能过大,否则会刺入皮下,影响结果的观察和判断 • 若为卡介苗预防接种,与皮肤呈 10°～15° 角刺入皮内
6. 拔针观察　注射完毕,迅速拔出针头,勿按压针眼	• 嘱患者勿按揉注射部位,勿离开病室或注射室,20min 后观察局部反应,作出判断
7. 再次核对	• 操作后查对:床号、姓名、药名、浓度、剂量、用法、时间、药品有效期
8. 操作后处理 (1) 协助患者取舒适卧位 (2) 清理用物 (3) 洗手 (4) 记录	 • 所用物品须按医疗废物处置制度处理 • 记录注射时间、药物名称、浓度、剂量、给药方式、患者的反应 • 将过敏试验结果记录在病历上,阳性用红笔标记"+",阴性用蓝笔或黑笔标记"-"

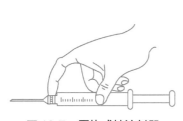

图 13-7　平执式持注射器

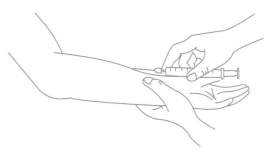

图 13-8　皮内注射

【注意事项】

1. 严格执行查对制度和无菌操作制度。

2. 做药物过敏试验前,护士应详细询问患者的用药史、过敏史及家族史,如患者对需要注射的药物有过敏史,则不可做皮试,应及时与医生联系,更换其他药物。

3. 做药物过敏试验消毒皮肤时忌用含碘消毒剂,以免着色影响对局部反应的观察及与碘过敏反应相混淆。

4. 在为患者做药物过敏试验前,要备好急救药品,以防发生意外。

5. 药物过敏试验结果如为阳性反应,告知患者或家属,不能再用该种药物,并记录在病历上。

6. 如结果不能确认或怀疑假阳性时,应采取对照试验。方法为:另备注射器及针头,在另一前臂相应部位注入 0.1ml 生理盐水,20 分钟后对照观察反应。

Note:

【健康教育】

1. 药物过敏试验后，嘱患者勿离开病室或注射室，20分钟后观察结果。同时告知患者，如有不适应立即通知护士，以便及时处理。

2. 拔针后指导患者勿按揉局部，以免影响结果的观察。

3. 将药物过敏试验结果告知患者或家属，如为阳性反应，强调不能使用该种药物。

（二）皮下注射法

皮下注射法（hypodermic injection, H）是将少量药液或生物制剂注入皮下组织的方法。

【目的】

1. 注入小剂量药物，用于不宜口服给药且需在一定时间内发生药效时，如胰岛素注射。

2. 预防接种疫苗，如麻疹疫苗、麻风疫苗、麻腮风疫苗、乙脑疫苗、A群流脑多糖疫苗、A群C群流脑多糖疫苗、甲肝减毒活疫苗、钩体疫苗等。

3. 局部麻醉用药。

【操作前准备】

1. 评估患者并解释

（1）评估：①患者的病情、治疗情况、用药史、过敏史；②患者的意识状态、心理状态、合作程度及对用药的认知；③注射部位的皮肤及皮下组织状况、肢体活动能力；④患者是否有饥饿、头晕、心悸、气短等身体不适。

（2）解释：向患者及家属解释皮下注射的目的、方法、注意事项、配合要点、药物的作用及副作用。

2. 患者准备

（1）了解皮下注射的目的、方法、注意事项、配合要点、药物作用及其副作用。

（2）取舒适体位，暴露注射部位。

3. 环境准备 清洁、安静、光线适宜，必要时用屏风遮挡患者。

4. 护士准备 衣帽整洁，修剪指甲，洗手，戴口罩。

5. 用物准备

（1）治疗车上层

1）注射盘：无菌持物镊、皮肤消毒液（0.5%碘伏或2%碘酊、75%乙醇）、无菌棉签、无菌纱布或棉球、砂轮、弯盘、启瓶器。

2）无菌盘、1～2ml注射器、药液（按医嘱准备）。

3）注射执行单。

4）手消毒液。

（2）治疗车下层：锐器盒、医疗垃圾桶、生活垃圾桶。

【操作步骤】

操作步骤	要点与说明
1. 抽吸药液 按医嘱抽吸药液，置于无菌盘内	● 严格执行查对制度和无菌操作原则
2. 核对解释 携用物至患者床旁，核对患者床号、姓名、腕带、住院号，解释操作的目的与注意事项	● 操作前查对 ● 取得患者的理解和配合
3. 定位消毒 选择注射部位，常规消毒皮肤，待干	● 可选择的注射部位有上臂三角肌下缘、双侧腹部（耻骨联合以上约1cm、最低肋缘以下约1cm、脐周2.5cm以外区域）、大腿前外侧的上1/3、臀部外上侧、背部等部位（图13-9）
4. 核对排气 二次核对，排尽空气	● 操作中查对：床号、姓名、药名、浓度、剂量、用法、时间、药品有效期 ● 对于特殊药物如低分子肝素钙注射液，为了保证注射剂量的准确性，不用排出注射器内预留气体。注射时，针尖向下，将气体弹至药液上方，直接注射即可

续表

操作步骤	要点与说明
5. 进针推药 一手绷紧局部皮肤,一手持注射器,以示指固定针栓,针头斜面向上,与皮肤呈 30°～40°,将针梗的 1/2～2/3 快速刺入皮下(图 13-10)。松开绷紧皮肤的手,抽动活塞,如无回血,缓慢注射药液	● 进针角度不宜超过 45°,以免刺入肌层 ● 对于特殊药物如低分子肝素钙注射液、短针头的胰岛素注射等,可捏起局部皮肤,以 90° 角进针注射 ● 确保针头未刺入血管内
6. 拔针按压 注射毕,用无菌干棉签轻压针刺处,快速拔针后按压至不出血为止	
7. 再次核对	● 操作后查对:床号、姓名、药名、浓度、剂量、用法、时间、药品有效期
8. 操作后处理 (1)协助患者取舒适卧位 (2)清理用物 (3)洗手 (4)记录	 ● 所用物品须按医疗废物处置制度处理 ● 记录注射时间、药物名称、浓度、剂量、给药方式、患者的反应

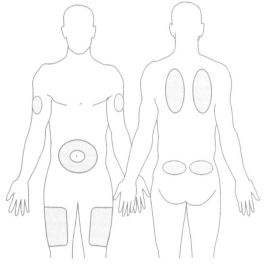

图 13-9 皮下注射部位

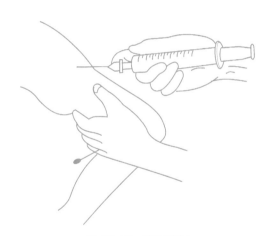

图 13-10 皮下注射

【注意事项】

1. 严格执行查对制度和无菌操作原则。

2. 刺激性强的药物不宜用皮下注射。

3. 长期皮下注射者,应有计划地经常更换注射部位,防止局部产生硬结。

4. 过于消瘦者,护士可捏起局部组织,适当减小进针角度。

【健康教育】

对长期自行皮下注射的患者,如胰岛素注射,应叮嘱患者有计划轮流更换注射部位,以促进药物的充分吸收。

此外胰岛素皮下注射还可以使用胰岛素笔,胰岛素笔注射方法见附 13-2。

（三）肌内注射法

肌内注射法(intramuscular injection,IM)是将一定量药液注入肌肉组织的方法。注射部位一般选择肌肉丰厚且距大血管及神经较远处。其中最常用的部位为臀大肌,其次为臀中肌、臀小肌、股外侧肌及上臂三角肌。

1. 臀大肌注射定位法 臀大肌起自髂后上棘与尾骨尖之间,肌纤维平行向外下方止于股骨上部。坐骨神经起自骶丛神经，自梨状肌下孔出骨盆至臀部，在臀大肌深部，约在坐骨结节与大转子之间中点处下降至股部，其体表投影为自大转子尖至坐骨结节中点向下至腘窝。注射时注意避免损伤坐骨神经。臀大肌注射的定位方法有两种：

（1）十字法：从臀裂顶点向左侧或向右侧划一水平线，然后从髂嵴最高点作一垂线，将一侧臀部分为四个象限，其外上象限并避开内角（从髂后上棘至股骨大转子连线），即为注射区（图 13-11A）。

（2）连线法：从髂前上棘至尾骨作一连线，其外 1/3 处为注射部位（图 13-11B）。

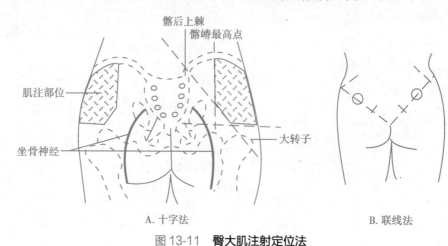

A. 十字法　　　　　　　　　　B. 联线法

图 13-11　臀大肌注射定位法

2. 臀中肌、臀小肌注射定位法

（1）以示指尖和中指尖分别置于髂前上棘和髂嵴下缘处，在髂嵴、示指、中指之间构成一个三角形区域，其示指与中指构成的内角为注射区（图 13-12）。

（2）髂前上棘外侧三横指处（以患者的手指宽度为准）。

3. 股外侧肌注射定位法　大腿中段外侧。一般成人可取髋关节下 10cm 至膝关节上 10cm，宽约 7.5cm 的范围。此处大血管、神经干很少通过，且注射范围较广，可供多次注射，尤适用于 2 岁以下幼儿（图 13-13）。

4. 上臂三角肌注射定位法　上臂外侧，肩峰下 2～3 横指处（图 13-14）。此处肌肉较薄，只可作小剂量注射。

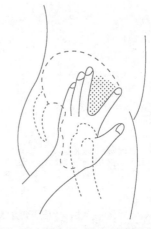

图 13-12　臀中肌、臀小肌注射定位法

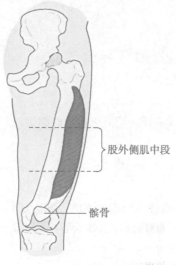

图 13-13　股外侧肌注射定位法

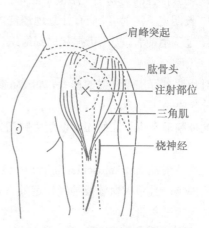

图 13-14　上臂三角肌注射定位法

知 识 拓 展

三角肌九区划分法

将三角肌的长和宽均分为三等分,使三角肌成为九个区,分别为三角肌上、中、下 1/3 部的前、中、后区(图 13-15)。

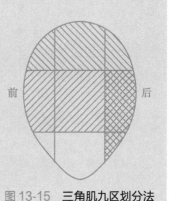

1. 三角肌的上 1/3 部的前、中、后区为三角肌肌内注射的绝对安全区。

2. 三角肌的中 1/3 部的前、中区为相对安全区。

3. 三角肌的中、下 1/3 部的后区,因有桡神经通过,为三角肌注射的危险区。

4. 三角肌的下 1/3 部的前、中区因肌肉太薄不能作肌内注射。

图 13-15 三角肌九区划分法

【目的】

1. 用于不宜或不能静脉注射,且要求比皮下注射更快发生药效时。

2. 预防接种疫苗,如百白破疫苗、白破疫苗、乙肝疫苗、脊髓灰质炎灭活疫苗、甲肝灭活疫苗、出血热疫苗等。

【操作前准备】

1. 评估患者并解释

(1)评估:①患者的病情、治疗情况、用药史、过敏史;②患者的意识状态、心理状态、合作程度及对用药的认知;③注射部位的皮肤及肌肉组织状况,肢体活动能力;④患者是否有饥饿、头晕、心悸、气短等身体不适。

(2)解释:向患者及家属解释肌内注射的目的、方法、注意事项、配合要点、药物作用及其副作用。

2. 患者准备

(1)了解肌内注射的目的、方法、注意事项、配合要点、药物作用及其副作用。

(2)取舒适体位,暴露注射部位。

3. 环境准备 清洁、安静、光线适宜,必要时用屏风遮挡患者。

4. 护士准备 衣帽整洁,修剪指甲,洗手,戴口罩。

5. 用物准备

(1)治疗车上层

1)注射盘:无菌持物镊、皮肤消毒液(0.5% 碘伏或 2% 碘酊、75% 乙醇)、无菌棉签、无菌纱布或棉球、砂轮、弯盘、启瓶器。

2)无菌盘、2~5ml 注射器、药液(按医嘱准备)。

3)注射执行单。

4)手消毒液。

(2)治疗车下层:锐器盒、医疗垃圾桶、生活垃圾桶。

【操作步骤】

操作步骤	要点与说明
1. 抽吸药液 按医嘱抽吸药液,置于无菌盘内	● 严格执行查对制度和无菌操作原则
2. 核对解释 携用物至患者床旁,核对患者床号、姓名、腕带、住院号,解释操作的目的与注意事项	● 操作前查对 ● 取得患者的理解和配合

续表

操作步骤	要点与说明
3．安置体位　可采取侧卧位、俯卧位、仰卧位或坐位	● 为使局部肌肉放松，患者侧卧位时上腿伸直，下腿稍弯曲；俯卧位时足尖相对，足跟分开，头偏向一侧；坐位时椅子稍高，便于操作；仰卧位常用于危重及不能翻身患者
4．定位消毒　选择注射部位，常规消毒皮肤，待干	● 根据患者病情、年龄、药液性质选择注射部位
5．核对排气　二次核对，排尽空气	● 操作中查对：床号、姓名、药名、浓度、剂量、用法、时间、药品有效期
6．进针推药　左手拇指、示指绷紧局部皮肤，右手以执笔式持注射器，中指固定针栓，将针梗的 1/2～2/3 迅速垂直刺入皮肤，松开绷紧皮肤的手，抽动活塞，如无回血，缓慢注射药液（图 13-16）	● 消瘦者及患儿进针深度酌减 ● 切勿将针头全部刺入，以防针梗从根部衔接处折断，难以取出 ● 确保针头未刺入血管，方可推药
7．拔针按压　注射毕，用无菌干棉签轻压针刺处，快速拔针后按压至不出血为止	
8．再次核对	● 操作后查对：床号、姓名、药名、浓度、剂量、用法、时间、药品有效期
9．操作后处理 （1）协助患者取舒适卧位 （2）清理用物 （3）洗手 （4）记录	● 所用物品须按医疗废物处置制度处理 ● 记录注射时间、药物名称、浓度、剂量、给药方式、患者的反应

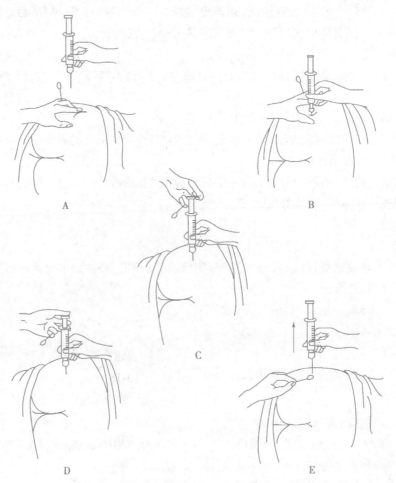

图 13-16　肌内注射

【注意事项】

1. 严格执行查对制度和无菌操作原则。

2. 两种或两种以上药物同时注射时，注意配伍禁忌。

3. 对 2 岁以下婴幼儿不宜选用臀大肌注射，因其臀大肌尚未发育好，注射时有损伤坐骨神经的危险，最好选择股外侧肌、臀中肌和臀小肌注射。

4. 注射中若针头折断，应先稳定患者情绪，并嘱其保持原位不动，固定局部组织，以防断针移位，同时尽快用无菌血管钳夹住断端取出；如断端全部埋入肌肉，应速请外科医生处理。

5. 对需长期注射者，应交替更换注射部位，并选用细长针头，以避免或减少硬结的发生。

【健康教育】

如因长期多次肌内注射出现局部硬结时，教会患者热敷、理疗等处理方法。

（四）静脉注射法

静脉注射法（intravenous injection，IV）是自静脉注入药液的方法。常用的静脉包括以下几条：

1）四肢浅静脉：上肢常用肘部浅静脉（贵要静脉、肘正中静脉、头静脉）、手背静脉；下肢常用大隐静脉、小隐静脉及足背静脉（图 13-17）。但下肢浅静脉不作为成人静脉注射首选部位，因为下肢静脉有静脉瓣，损伤后容易形成血栓。

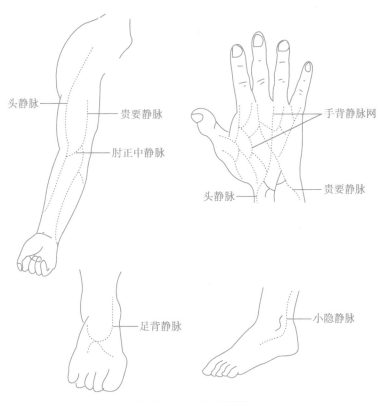

图 13-17　四肢浅静脉

2）头皮静脉：小儿头皮静脉极为丰富，分支甚多，互相沟通交错成网且静脉表浅易见，易于固定，方便患儿肢体活动，故患儿静脉注射多采用头皮静脉（图 13-18）。

3）股静脉：股静脉位于股三角区，在股神经和股动脉的内侧（图 13-19）。

【目的】

1. 注入药物，用于药物不宜口服、皮下注射、肌内注射或需迅速发挥药效时。

2. 药物因浓度高、刺激性大、量多而不宜采取其他注射方法。

3. 注入药物做某些诊断性检查。

Note：

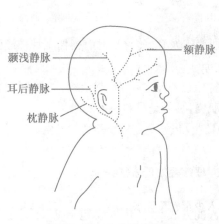

图13-18 小儿头皮静脉

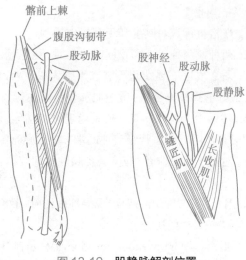

图13-19 股静脉解剖位置

【操作前准备】

1. 评估患者并解释

（1）评估：①患者的病情、治疗情况、用药史、过敏史；②患者的意识状态、心理状态、合作程度及对用药的认知；③穿刺部位的皮肤状况、静脉充盈度及管壁弹性、肢体活动能力；④患者是否有饥饿、头晕、心悸、气短等身体不适。

（2）解释：向患者及家属解释静脉注射的目的、方法、注意事项、配合要点、药物的作用及副作用。

2. 患者准备

（1）了解静脉注射的目的、方法、注意事项、配合要点、药物作用及其副作用。

（2）取舒适体位，暴露注射部位。

3. 环境准备 清洁、安静、光线适宜，必要时用屏风遮挡患者。

4. 护士准备 衣帽整洁，修剪指甲，洗手，戴口罩，戴手套。

5. 用物准备

（1）治疗车上层

1）注射盘：无菌持物镊、皮肤消毒液（0.5%碘伏或2%碘酊、75%乙醇）、无菌棉签、无菌纱布或棉球、砂轮、弯盘、启瓶器、止血带、一次性治疗巾、垫枕、胶布。

2）无菌盘、注射器（规格视药量而定）、一次性使用静脉输液针（头皮针）、药液（按医嘱准备）。

3）注射执行单。

4）一次性橡胶手套（股静脉注射时备一次性无菌手套）、手消毒液。

（2）治疗车下层：锐器盒、医疗垃圾桶、生活垃圾桶。

【操作步骤】

操作步骤	要点与说明
1. 抽吸药液 按医嘱抽吸药液，置于无菌盘内	• 严格执行查对制度和无菌操作原则
2. 核对解释 携用物至患者床旁，核对患者床号、姓名、腕带、住院号，解释操作的目的与注意事项	• 操作前查对 • 取得患者的理解和配合
3. 实施注射 ▲四肢浅静脉注射 （1）定位消毒：选择合适静脉，在穿刺部位下方放置垫枕、一次性治疗巾，在穿刺部位上方（近心端）约6cm处扎紧止血带，常规消毒皮肤，待干	• 选择粗直、弹性好、易于固定的静脉，避开关节和静脉瓣 • 以手指探明静脉走向及深浅 • 对需长期注射者，应有计划地由小到大、由远心端到近心端选择静脉

续表

操作步骤	要点与说明
（2）核对排气：二次核对，排尽空气	● 操作中查对：床号、姓名、药名、浓度、剂量、用法、时间、药品有效期
（3）进针穿刺：嘱患者轻握拳，以左手拇指绷紧静脉下端皮肤，使其固定，右手持注射器，示指固定针栓（若使用头皮针，手持头皮针小翼），针头斜面向上，与皮肤呈15°～30°自静脉上方或侧方刺入皮下，再沿静脉走向刺入静脉（图13-20），见回血，可再沿静脉走行进针少许	● 穿刺时一旦出现局部血肿，立即拔出针头，按压局部，另选其他静脉重新穿刺
（4）两松一固定：松开止血带，嘱患者松拳，固定针头（如为头皮针，用胶布固定）	
（5）推注药液：缓慢推注药液，注药过程中要试抽回血，以确保针头仍在静脉内（图13-21）	● 注射对组织有强烈刺激性的药物，穿刺时应使用抽有生理盐水的注射器及针头，注射穿刺成功后，先注入少量生理盐水，证实针头确在静脉内，再换上抽有药液的注射器进行推药（针头不换），以免药液外溢而致组织坏死 ● 根据患者年龄、病情及药物性质，掌握推药速度，并随时听取患者主诉，观察局部情况及病情变化
（6）拔针按压：注射毕，用无菌干棉签轻压针刺处，快速拔针后按压至不出血为止 ▲小儿头皮静脉注射 （1）安置体位：患儿取仰卧或侧卧位	
（2）定位消毒：选择合适头皮静脉，常规消毒皮肤，待干	● 必要时剃去注射部位毛发
（3）核对排气：二次核对，排尽空气	● 操作中查对：床号、姓名、药名、浓度、剂量、用法、时间、药品有效期
（4）穿刺注射：由助手固定患儿头部。操作者左手拇指、示指固定静脉两端，右手持头皮针小翼，沿静脉向心方向平行刺入，见回血后推药少许。如无异常，用胶布固定针头，缓慢注射药液	● 注射过程中注意约束患儿，防止其抓拽注射部位 ● 注药过程中要试抽回血，以检查针头是否仍在静脉内。如有局部疼痛或肿胀隆起，回抽无回血，提示针头滑出静脉，应拔出针头，更换部位，重新穿刺
（5）拔针按压：注射毕，用无菌干棉签轻压针刺处，快速拔针后按压至不出血为止 ▲股静脉注射 （1）安置体位：协助患者取仰卧位，下肢伸直略外展外旋 （2）定位消毒：在腹股沟中内1/3交界处，用左手触及股动脉搏动最明显处，股静脉位于股动脉内侧0.5cm处，常规消毒局部皮肤，左手戴无菌手套	
（3）核对排气：二次核对，排尽空气	● 操作中查对：床号、姓名、药名、浓度、剂量、用法、时间、药品有效期
（4）穿刺注射：左手再次扪及股动脉搏动最明显部位并予固定。右手持注射器，针头与皮肤呈90°或45°，在股动脉内侧0.5cm处刺入，抽动活塞见有暗红色回血，提示针头已进入股静脉，固定针头，注入药液	● 如抽出血液为鲜红色，提示针头进入股动脉，应立即拔出针头，用无菌纱布紧压穿刺处5～10min，直至无出血为止
（5）拔针按压：注射毕，拔出针头。局部用无菌纱布加压止血至不出血为止	● 以免引起出血或形成血肿
4. 再次核对	● 操作后查对：床号、姓名、药名、浓度、剂量、用法、时间、药品有效期
5. 操作后处理 （1）协助患者取舒适卧位	
（2）清理用物	● 所用物品须按医疗废物处置制度处理
（3）洗手	
（4）记录	● 记录注射时间、药物名称、浓度、剂量、给药方式、患者的反应

Note:

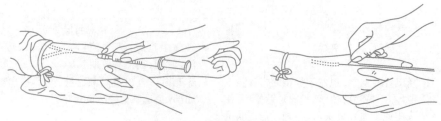

图 13-20 **静脉注射进针法**

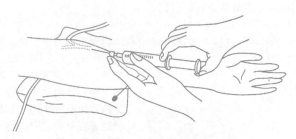

图 13-21 **静脉注射推药法**

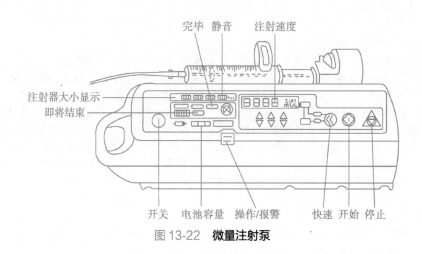

图 13-22 **微量注射泵**

【注意事项】

1. 严格执行查对制度和无菌操作制度。

2. 长期静脉注射者要保护血管,应有计划地由远心端向近心端选择静脉。

3. 注射对组织有强烈刺激性的药物,一定要确认针头在静脉内后方可推注药液,以免药液外溢导致组织坏死。

4. 股静脉注射时如误入股动脉,应立即拔出针头,用无菌纱布紧压穿刺处 5~10 分钟,直至无出血为止。

5. 若需要长时间、微量、均匀、精确地注射药物,有条件的医院可选用微量注射泵(图 13-22),更为安全可靠。微量注射泵的使用见附 13-3。

【健康教育】

静脉穿刺时,皮肤和血管壁存在两处穿刺点,且两穿刺点之间有一定距离。若拔针后按压不当,极易造成皮肤穿刺点出血或血管壁穿刺点渗血引起皮下淤血。护士可指导患者将大拇指沿着血管的纵行方向进行按压(大拇指与血管平行),可有效同时压迫两处穿刺点。

【静脉注射失败的常见原因】

1. 针头未刺入血管内。临床判断:无回血,穿刺部位局部隆起,主诉疼痛(图 13-23A)。

Note:

2. 针头斜面未全部进入血管内，部分药液溢出至皮下。临床判断：有回血，穿刺部位局部隆起，主诉疼痛（图13-23B）。

3. 针头刺破对侧血管壁，针头斜面一部分在血管内，另一部分在对侧血管壁外。临床判断：可有回血，因药液溢出至深层组织局部无隆起，主诉疼痛（图13-23C）。

4. 针头刺穿对侧血管壁。临床判断：无回血，穿刺部位无隆起，主诉疼痛（图13-23D）。

【特殊患者的静脉穿刺要点】

1. **肥胖患者** 肥胖者皮下脂肪较厚，静脉位置较深，不明显，但相对固定，注射时，在摸清血管走向后由静脉上方进针，进针角度稍加大（30°～40°）。

2. **水肿患者** 可沿静脉解剖位置，用手按揉局部，以暂时驱散皮下水分，使静脉充分显露后再行穿刺。

3. **脱水患者** 血管充盈不良，穿刺困难。可作局部热敷、按摩，待血管充盈后再穿刺。

4. **老年患者** 老年人皮下脂肪较少，静脉易滑动且脆性较大，针头难以刺入或易穿破血管对侧。注射时，可用手指分别固定穿刺段静脉上下两端，再沿静脉走向穿刺。

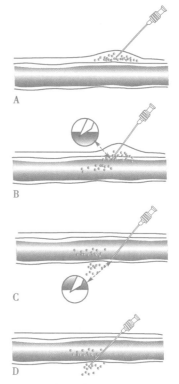

图 13-23　静脉穿刺失败原因示意图

（霍　苗）

第四节　雾化吸入法

---- 导入情景与思考 ----

患者李某，男性，19岁，2周前受凉后出现干咳、发热，口服感冒药后咳嗽症状仍未减轻，5天前出现喘息，常于夜间憋醒，现入院治疗。患者 T 36.1℃，P 84 次/min，R 24 次/min，BP 110/80mmHg，神志清楚，精神欠佳，口唇无发绀，呼吸音粗，双肺可闻及散在干湿性啰音，心脏听诊未闻及明显病理性杂音。患者主诉对花粉、粉尘、海鲜等过敏。血常规检查示白细胞 $11.2×10^9/L$，中性粒细胞85%，嗜酸性粒细胞7%，胸部X线片未见异常。临床诊断为支气管哮喘急性发作，其医嘱为吸入用布地奈德混悬液 2mg，雾化吸入，b.i.d.。

请思考：

1. 护士如何指导患者正确使用氧气驱动的射流雾化器？

2. 患者进行雾化吸入时应注意什么？

雾化吸入法（nebulization therapy inhalation）是一种以呼吸道和肺为靶器官，应用雾化吸入装置将药液分散成细小的雾滴，经鼻或口吸入呼吸道，达到预防和治疗疾病目的的直接给药方法。它具有起效快、局部药物浓度高、用药量少、应用方便及全身不良反应少等优点，已作为呼吸系统相关疾病重要的治疗手段。雾化吸入装置能使药液形成粒径 0.01～10μm 的气溶胶微粒，被吸入并沉积于气道和肺部，发挥治疗作用。雾化颗粒直径对药物沉积位置有直接影响，有效雾化颗粒直径应在 0.5～10μm，其中粒径 5～10μm 的雾粒主要沉积于口咽部，粒径 3～5μm 的雾粒主要沉积于肺部，粒径<3μm 的雾粒 50%～60% 沉积于肺泡。常用雾化吸入装置有超声雾化器、射流雾化器、振动筛孔雾化器、定量吸入器、干粉吸入器等。本节重点介绍超声雾化吸入法、射流雾化吸入法及定量吸入器吸入法。

Note：

一、超声雾化吸入法

超声雾化吸入法（ultrasonic atomizing inhalationultrasonic nebulization）是应用超声波将药液转化为细微的气雾，由呼吸道吸入，以预防和治疗呼吸道疾病的方法。超声雾化吸入的特点为雾量大小可以调节、释雾量大、患者感觉温暖舒适（雾化器电子部分产热，对雾化液起轻度加温的作用）等特点。但超声雾化器也存在不足之处，如药物容量大、超声雾化器产生的热能影响糖皮质激素类药物的活性、药物微粒输出效能较低。例如对于混悬液类药物，药物微粒并不能完全到达能形成雾粒的液面顶层，大部分药物留存在雾化残留液中。

超声雾化器由四部分组成（图 13-24）。① 超声波发生器：通电后可输出高频电能，其面板上有电源和雾量调节开关、指示灯及定时器；② 水槽与晶体换能器：水槽内盛冷蒸馏水，其底部有一晶体换能器，接收发生器输出的高频电能，并将其转化为超声波声能；③ 雾化罐与透声膜：雾化罐盛药液，其底部为一半透明的透声膜，声能可透过此膜与罐内药液作用，产生雾滴喷出；④ 螺纹管和口含嘴（或面罩）。

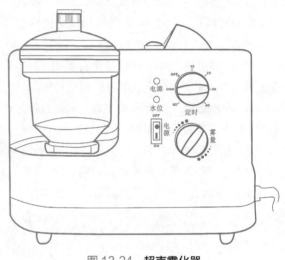

图 13-24　超声雾化器

超声雾化器的作用原理：超声波发生器通电后输出的高频电能通过水槽底部晶体换能器转换为超声波声能，声能震动并透过雾化罐底部的透声膜作用于罐内的药液，使药液表面张力破坏而成为细微雾滴，在患者深吸气时吸入呼吸道。

【目的】

1. **湿化气道**　常用于呼吸道湿化不足、长期使用人工呼吸机者等。
2. **控制感染**　消除炎症，常用于支气管、肺部感染治疗。
3. **改善通气**　解除支气管痉挛。
4. **祛痰镇咳**　稀释痰液，帮助祛痰。

【操作前准备】

1. 评估患者并解释

（1）评估：① 患者的病情、治疗情况、用药史、过敏史；② 患者的意识状态、心理状态、合作程度及对用药的认知；③ 呼吸道是否通畅、口腔情况。

（2）解释：向患者及家属解释超声雾化吸入法的目的、方法、注意事项及配合要点。

2. 患者准备

（1）了解超声雾化吸入法的目的、方法、注意事项及配合要点。

（2）取舒适体位接受雾化治疗。

3. 环境准备　环境清洁、安静，光线、温湿度适宜。

4. 护士准备　衣帽整洁，修剪指甲，洗手，戴口罩。

5. 用物准备

（1）治疗车上层

1）超声雾化器一套。

2）水温计、弯盘、冷蒸馏水。

3）药液：目前临床常用的雾化吸入药物有四类，但需要根据药液的性质选择合适的雾化吸入装置,以防影响药效。①吸入性糖皮质激素(不推荐超声雾化吸入):常用药物有吸入用布地奈德混悬液、丙酸倍氯米松混悬液、丙酸氟替卡松混悬液;②支气管舒张剂:常用药物有吸入用硫酸沙丁胺醇溶液、硫酸特布他林雾化液等短效 β₂ 受体激动剂,异丙托溴铵雾化吸入溶液、复方异丙托溴铵雾化吸入溶液等短效胆碱 M 受体拮抗剂;③黏液溶解剂:常用药物有 N- 乙酰半胱氨酸;④抗菌药物:抗感染药物的雾化吸入剂型尚未在我国上市,我国目前仅有部分厂家的注射用两性霉素 B 被批准用于雾化吸入治疗严重的系统性真菌感染。

知 识 拓 展

不推荐使用的雾化吸入疗法的药物

非雾化吸入制剂用于雾化吸入治疗,安全隐患较大,根据《雾化吸入疗法合理用药专家共识(2019 版)》,以下几种情况不推荐使用:①不推荐以静脉制剂替代雾化吸入制剂使用,如抗感染药物注射剂型、盐酸氨溴索注射液等;②不推荐传统"呼三联"方案(地塞米松、庆大霉素、α- 糜蛋白酶);③不推荐雾化吸入中成药;④因无雾化吸入剂型而不推荐的药物有抗病毒药物、干扰素、低分子肝素、氟尿嘧啶、顺铂、羟喜树碱、生物反应调节剂等。

---

(2)治疗车下层:锐器盒、医疗垃圾桶、生活垃圾桶。

【操作步骤】

操作步骤	要点与说明
1. 检查 使用前检查雾化器各部件是否完好,有无松动、脱落等异常情况	
2. 连接 连接雾化器主件与附件	
3. 加水 加冷蒸馏水于水槽内,水量要求浸没雾化罐底部的透声膜	● 水槽和雾化罐内切忌加温水或热水 ● 水槽内无水时,不可开机,以免损坏仪器
4. 加药 将药液用生理盐水稀释至 30~50ml 倒入雾化罐内,将雾化罐放入水槽,盖紧水槽盖	● 水槽底部的晶体换能器和雾化罐底部的透声膜薄而脆,易破碎,操作中注意不要损坏
5. 雾化	
(1)核对解释:携用物至患者床旁,核对患者床号、姓名、腕带、住院号,解释操作的目的与注意事项	● 操作前查对 ● 取得患者的理解和配合
(2)安置体位:根据患者情况,协助患者取舒适体位,铺治疗巾于患者颌下	● 可采取坐位、半坐位,更有利于吸入药物沉积至肺
(3)清洁口腔:漱口,清除口腔分泌物及食物残渣	● 口腔分泌物、食物残渣会增加阻力,妨碍雾滴深入,同时还可能在雾化过程中,将口腔内的细菌带入呼吸道内继发或加重呼吸道感染
(4)二次核对	● 操作中查对:床号、姓名、药名、浓度、剂量、用法、时间、药品有效期
(5)调节雾量:接通电源,打开电源开关,调整定时开关至所需时间,打开雾化开关,调节雾量	● 大挡雾量 3ml/min,中挡雾量 2ml/min,小挡雾量 1ml/min ● 一般每次使用时间为 15~20min
(6)雾化吸入:将口含嘴放入患者口中(也可用面罩),紧闭嘴唇,用口深吸气,用鼻呼气,如此反复,直至药液吸完为止	● 水槽内须保持有足够的冷水,如发现水温超过 50℃或水量不足,应关机,更换或加入冷蒸馏水 ● 治疗过程需加入药液时,不必关机,直接从盖上小孔内添加即可

Note:

续表

操作步骤	要点与说明
（7）再次核对	• 操作后查对：床号、姓名、药名、浓度、剂量、用法、时间、药品有效期
（8）结束雾化：治疗完毕，取下口含嘴，关雾化开关，再关电源开关	
6. 操作后处理	
（1）协助患者漱口、清洁面部，取舒适卧位，整理床单位	• 雾化吸入治疗完成后应漱口，防止药物在咽部聚积 • 使用面罩雾化治疗者应注意洗脸，清除残留在面部的药物
（2）清理用物，倒掉水槽内的水，擦干水槽。将口含嘴（面罩）、螺纹管、雾化罐浸泡于消毒液内 1h，再洗净晾干备用	• 忌用硬物擦、刮水槽底部的晶体换能器 • 所用物品须按医疗废物处置制度处理
（3）洗手，记录	• 记录雾化药物名称、剂量、雾化方式、雾化时间、患者的反应及效果

【注意事项】

1. 当患者呼吸道分泌物多时，可先拍背咳痰，让呼吸道尽可能保持通畅，减少阻碍，提高雾化治疗的效果。

2. 密切关注患者雾化吸入治疗中潜在的药物不良反应。出现急剧频繁咳嗽及喘息加重，如是雾化吸入过快或过猛导致，应放缓雾化吸入的速度；出现震颤、肌肉痉挛等不适，不必恐慌，及时停药，如为短效 β_2 受体激动剂类药物，如特布他林引起，一般停药后即可恢复，及时告知医生。若出现呼吸急促、感到困倦或突然胸痛，应停止治疗并立即报告医生。

3. 观察患者痰液排出是否困难，若因黏稠的分泌物经湿化后膨胀致痰液不易咳出时，应予以拍背以协助痰液排出，必要时吸痰。

【健康教育】

1. 指导患者雾化吸入治疗前 1 小时尽量避免进食，以免因气雾刺激出现恶心、呕吐等症状导致误吸，特别是小儿和老年人。

2. 告知患者雾化吸入治疗前洗脸，不抹油性面霜，以免药物吸附在皮肤上。

3. 教给患者用嘴深吸气，鼻呼气的方式进行呼吸。

4. 雾化吸入后，使用面罩者嘱其及时洗脸，或用湿毛巾擦净口鼻部的雾珠，以防残留雾滴刺激口鼻皮肤引起皮肤过敏或受损。婴幼儿面部皮肤薄、血管丰富，残留药液更易被吸收，需及时洗脸。雾化吸入治疗完成后应漱口，年幼者可用棉球蘸水擦拭口腔后，再适量喂水，特别是使用激素类药物后，以减少口咽部的激素沉积，减少真菌感染等不良反应的发生。

5. 指导家属协助患者及时翻身拍背，有助于使粘附于气管、支气管壁上的痰液脱落，保持呼吸道通畅。

二、射流雾化吸入法

射流雾化吸入法（jet nebulization）是以压缩空气或氧气为驱动力，利用高速运动气体造成的压力直接将液体药物撞击成微小颗粒，使药液雾化并推动雾化后的颗粒进入气道深部的方法。

射流雾化器的构造：吸嘴、T 形接头、贮药瓶、喷嘴、输气管等部分组成（图 13-25）。

射流雾化器的作用原理：利用高速气体流通过毛细管口并在管口产生负压，将药液由相邻的管口吸出，所吸出的药液又被毛细管口高速的氧气流撞击成细小的雾滴，成气雾状喷出。

【目的】

1. 控制感染　尤其适用于下呼吸道病变或感染。

Note：

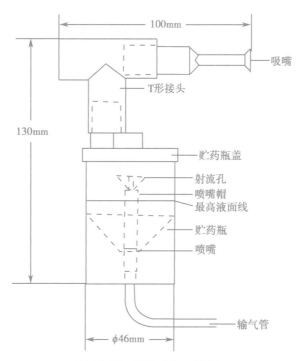

图 13-25　射流式氧气雾化器

2. **改善通气**　适用于有小气道痉挛倾向、低氧血症患者、气管插管患者。

3. **祛痰镇咳**　适用于气道分泌物较多患者。

【操作前准备】

1. **评估患者并解释**

（1）评估：①患者的病情、治疗情况、用药史、过敏史；②患者的意识状态、心理状态、合作程度及对用药的认知；③呼吸道是否通畅、口腔情况；④如采用氧气驱动的射流雾化吸入法，评估者是否存在Ⅱ型呼吸衰竭（PaO_2 降低，$PaCO_2$ 增高），防止因吸入高浓度氧气，使呼吸中枢抑制加重。

（2）解释：向患者及家属解释射流雾化吸入法的目的、方法、注意事项及配合要点。

2. **患者准备**

（1）了解射流雾化吸入法的目的、方法、注意事项及配合要点。

（2）取舒适体位接受雾化治疗。

3. **环境准备**　环境清洁、安静，光线、温湿度适宜。

4. **护士准备**　衣帽整洁，修剪指甲，洗手，戴口罩。

5. **用物准备**

（1）治疗车上层：射流雾化器、氧气装置一套（湿化瓶勿放水）、弯盘、药液（遵医嘱准备）。

（2）治疗车下层：锐器盒、医疗垃圾桶、生活垃圾桶。

【操作步骤】

操作步骤	要点与说明
1. **核对解释**　携用物至患者床旁，核对患者床号、姓名、腕带、住院号，解释操作的目的与注意事项	● 操作前查对 ● 取得患者的理解和配合
2. **安置体位**　根据患者情况，协助患者取舒适体位，铺治疗巾于患者颌下	● 可采取坐位、半坐位，更有利于吸入药物沉积至肺
3. **清洁口腔**　漱口，清除口腔分泌物及食物残渣	● 口腔分泌物、食物残渣会增加阻力，妨碍雾滴深入，同时还可能在雾化过程中，将口腔内的细菌带入呼吸道内继发或加重呼吸道感染

Note：

续表

操作步骤	要点与说明
4. 检查装置　使用前检查雾化器各部件是否完好，有无松动、脱落、漏气等异常情况	
5. 加入药液　遵医嘱按照比例将药液稀释，注入雾化器的药杯内	• 不超过规定刻度
6. 连接装置　将雾化器的接气口连接于氧气筒或中心吸氧装置的输氧管上	• 氧气湿化瓶内勿放水，以免液体进入雾化吸入器内使药液稀释
7. 二次核对	• 操作中查对：床号、姓名、药名、浓度、剂量、用法、时间、药品有效期
8. 调节流量　调节氧流量，一般为 6～8L/min	• 氧气流量勿过小。雾化效果和气雾粒直径大小、单位时间内的释雾量等因素有关，较高的氧气流量可以产生更多量和更小粒径的气雾
9. 雾化吸入　指导患者手持雾化器，保持与地面垂直，将口含嘴放入口中，紧闭嘴唇，用口深吸气，用鼻呼气，如此反复，直至药液吸完为止	• 喷雾器保持与地面垂直，防止药液倾斜流出 • 深吸气，使药液充分到达终末细支气管及肺泡，可提高治疗效果
10. 再次核对	• 操作后查对：床号、姓名、药名、浓度、剂量、用法、时间、药品有效期
11. 结束雾化　取出雾化器，关闭氧气开关	
12. 操作后处理	
(1) 协助患者漱口、清洁面部，取舒适卧位，整理床单位	• 雾化吸入治疗完成后应漱口，防止药物在咽部聚积 • 使用面罩雾化治疗者应注意洗脸，清除残留在面部的药物
(2) 清理用物　将口含嘴（面罩）、螺纹管、雾化器浸泡于消毒液内 1h，再洗净晾干备用	• 所用物品须按医疗废物处置制度处理
(3) 洗手，记录	• 记录雾化药物名称、剂量、雾化方式、雾化时间、患者的反应及效果

【注意事项】

1. 当患者呼吸道分泌物多时，可先拍背咳痰，让呼吸道尽可能保持通畅，减少阻碍，提高雾化治疗的效果。

2. 正确使用供氧装置，注意用氧安全，室内应避免火源。

3. 氧气湿化瓶内勿盛水，以免液体进入雾化器内使药液稀释影响疗效。

4. 密切关注患者雾化吸入治疗中潜在的药物不良反应。

5. 观察及协助排痰，注意观察患者痰液排出情况，如痰液仍未咳出，可予以拍背、吸痰等方法协助排痰。

【健康教育】

同超声雾化吸入法。

三、定量吸入器吸入法

定量吸入器（metered-dose inhaler）吸入法是指含药溶液、混悬液与合适的抛射剂或液化混合抛射剂共同封装于具有定量阀门系统和一定压力的耐压容器中，使用时借助抛射剂的压力，将内容物呈雾状物喷出，经口吸入进入呼吸道，起到治疗作用的方法（图 13-26）。

【目的】

改善通气功能，适用于支气管哮喘、喘息性支气管炎的对症治疗。

Note:

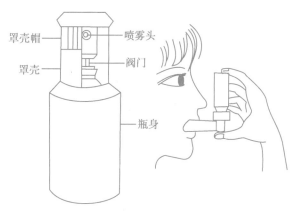

图 13-26 定量吸入器

【操作前准备】

1. 评估患者并解释

（1）评估：①患者的病情、治疗情况、用药史、过敏史；②患者的意识状态、心理状态、合作程度及对用药的认知；③呼吸道是否通畅、口腔情况。

（2）解释：向患者及家属解释定量吸入器吸入法的目的、方法、注意事项及配合要点。

2. 患者准备

（1）了解定量吸入器吸入法的目的、方法、注意事项及配合要点。

（2）取舒适体位接受雾化治疗。

3. 护士准备 衣帽整洁，修剪指甲，洗手，戴口罩。

4. 用物准备 按医嘱准备定量吸入器（内含药物）。

5. 环境准备 环境清洁、安静，光线、温湿度适宜。

【操作步骤】

操作步骤	要点与说明
1. 核对解释 携用物至患者床旁，核对患者床号、姓名、腕带、住院号，解释操作的目的与注意事项	● 操作前查对 ● 取得患者的理解和配合
2. 安置体位 协助患者取坐位、半坐位	● 有利于吸入药物沉积至肺
3. 清洁口腔 漱口，清除口腔分泌物及食物残渣	● 口腔分泌物、食物残渣会增加阻力，妨碍雾滴深入，同时还可能在雾化过程中，将口腔内的细菌带入呼吸道内继发或加重呼吸道感染
4. 二次核对	● 操作中查对：床号、姓名、药名、浓度、剂量、用法、时间、药品有效期
5. 摇匀药液 取下定量吸入器防尘帽，充分摇匀药液	
6. 雾化吸入 将喷嘴放入口中，平静呼气，将肺内气体呼出。吸气开始时，按压吸入器开关，使之喷药，同时深吸气，药物经口吸入，吸气末尽可能延长屏气时间，再呼气，反复1~2次	● 深吸气、屏气，使药液充分到达终末细支气管及肺泡，提高治疗效果
7. 再次核对	● 操作后查对：床号、姓名、药名、浓度、剂量、用法、时间、药品有效期
8. 操作后处理 （1）协助患者漱口，取舒适卧位，整理床单位	● 雾化吸入治疗完成后应漱口，防止药物在咽部聚积
（2）清理用物，擦净吸入器喷嘴，盖上防尘帽	● 塑料外壳定期温水清洁 ● 雾化器使用后放在阴凉处保存
（3）洗手，记录	● 记录雾化药物名称、剂量、雾化方式、雾化时间、患者的反应及效果

【注意事项】

1. 喷雾器使用后放在阴凉处（30℃以下）保存。其塑料外壳应定期用温水清洁。

2. 使用前检查雾化器各部件是否完好，有无松动、脱落等异常情况。

3. 每次 1～2 喷，两次使用间隔时间不少于 3～4 小时。

【健康教育】

1. 指导患者或家属正确使用定量吸入器。

2. 教会患者评价疗效，当疗效不满意时，不随意增加或减少用量或缩短用药间隔时间，以免加重不良反应。

除上述雾化吸入法之外，临床上也可使用压缩空气雾化吸入法治疗呼吸系统疾病，相关内容见附 13-4。

（霍　苗）

第五节　药物过敏试验法

导入情景与思考

患者陈某，男性，40 岁，主诉"咳嗽、咽痛、发热 3 天"入院治疗。患者 T 38.8℃，P 96 次 /min，R 20 次 /min，BP 130/85mmHg，神志清楚，精神萎靡，纳差，乏力；无药物过敏史、家族过敏史。根据血常规等检查结果，医生诊断为"急性上呼吸道感染、化脓性扁桃体炎"，其医嘱为青霉素试敏；0.9% 氯化钠注射液 250ml+ 青霉素钠 320 万 U i.v. gtt. b.i.d.。

请思考：

1. 护士如何配制青霉素皮试液？

2. 如何正确判断青霉素试敏结果？

3. 患者皮试后 5 分钟，出现胸闷、气急，伴有濒危感，皮肤瘙痒，面色苍白，出冷汗，脉细速，测量 BP 70/50mmHg，烦躁不安。陈先生可能出现了什么问题？首选抢救药物是什么？

4. 如何预防青霉素过敏反应的发生？

药物过敏反应是指有特异性过敏体质的人接触某种药物后产生的不良反应。通常只发生于少数人。药物过敏反应的临床表现可有发热、皮疹、血管神经性水肿、血清病综合征等，严重者可发生过敏性休克而危及生命。

药物过敏反应由免疫反应（即变态反应或超敏反应）所致，基本原因在于抗原抗体的相互作用，与药物的药理作用及用药剂量无关。

药物过敏反应按照发生时间可分为两种。①速发型过敏反应：发生在给药后数分钟至 1 小时内；②迟发型过敏反应：发生在用药后数小时甚至几天后。按照发生机制可分为四种。① I 型变态反应：又称速发型过敏反应，是指已致敏的机体再次接触相同抗原后在数分钟内所发生的超敏反应，由 IgE 介导触发，主要引起过敏性休克、荨麻疹、喉头水肿和支气管哮喘等；② II 型变态反应：又称细胞毒性抗体反应，主要引起溶血性贫血、粒细胞缺乏、血小板减少等；③ III 型变态反应：又称免疫复合物型变态反应，主要引起血清病、药物热等；④ IV 型变态反应：又称迟发型过敏反应，一般需经 48～72 小时，主要引起接触性皮炎、大疱性表皮松解症和间质性肾炎等。

为防止药物过敏反应的发生，在使用致敏性高的药物前，除应详细询问患者用药史、药物过敏史、家族过敏史，仔细阅读药品说明书，了解药物化学性质外，对特殊药物还应做药物过敏试验。护理人员应掌握药物过敏试验的方法，正确判断过敏试验的结果，同时掌握过敏反应的处理方法。

Note:

药物过敏试验的方法包括皮内注射法、皮肤划痕法、静脉注射法、口服试验法、眼结膜试验法等，可根据药物的性质选用。皮内注射法是最常用的药物过敏试验方法，可以测定速发型过敏反应，对预测过敏性休克反应有参考价值，一般采用一定量药液皮内注射的方法，20分钟后判断并记录试验结果，结果阴性才可用药。

一、青霉素过敏试验

青霉素（penicillin）主要用于治疗敏感的革兰氏阳性球菌、革兰氏阴性球菌和螺旋体感染，是临床广泛应用的抗生素。青霉素的毒性较低，最常见的不良反应是过敏反应，其发生率在各种抗生素中最高，约3%～6%。常发生于多次接受青霉素治疗者，偶见初次用药的患者。青霉素过敏反应包括各种类型的变态反应，《青霉素皮肤试验专家共识（2017）》中指出，青霉素速发型过敏反应发生率约为0.01%～0.04%，死亡率约为0.002%。属I型变态反应的过敏性休克虽然少见，但其发生、发展迅猛，可因抢救不及时而死于严重的呼吸困难和循环衰竭。

青霉素本身不具有免疫原性，其制剂中所含的高分子聚合物及其降解产物（如青霉烯酸、青霉噻唑酸等）作为半抗原进入人体后，可与蛋白质、多糖及多肽类结合而成为全抗原，引起过敏反应。因此，使用青霉素前要做皮肤过敏试验。半合成青霉素（如氨苄西林、哌拉西林等）与青霉素之间有交叉过敏反应，用药前同样要做皮肤过敏试验。

（一）青霉素过敏试验法

青霉素过敏试验通常以0.1ml（含青霉素50U）的试验液皮内注射，根据皮丘变化及患者全身情况来判断试验结果，过敏试验结果阴性方可使用青霉素治疗。

【目的】

确定患者是否对青霉素过敏，以作为临床应用青霉素治疗的依据。

【操作前准备】

1. 评估患者并解释

（1）评估：①患者的用药史、药物过敏史、家族过敏史及乙醇过敏史；②病情、治疗情况、用药情况，如是否曾使用青霉素，停用青霉素是否超过3天，在使用过程中是否改用不同生产批号的制剂；③心理状态和意识状态；④对青霉素过敏试验的认识程度及合作态度。

（2）向患者及家属解释过敏试验的目的、方法、注意事项及配合要点。

2. 患者准备

（1）患者了解过敏试验的目的、方法、注意事项及配合要点。

（2）患者空腹时不宜进行皮试，因个别患者在空腹时注射用药，会发生眩晕、恶心等反应，易与过敏反应相混淆。

3. 环境准备 注射环境安静、整洁、光线适宜。

4. 护士准备 衣帽整洁，修剪指甲，洗手，戴口罩。

5. 用物准备

（1）治疗车上层：①医嘱单或电脑打印的注射单；②治疗盘、1ml注射器、5ml注射器、按医嘱备青霉素、0.9%氯化钠注射液、无菌治疗巾；③75%乙醇、0.5%碘伏、无菌棉签、无菌纱块、砂轮、启瓶器、弯盘、手消毒液；④急救盒（内有0.1%盐酸肾上腺素等）。

（2）治疗车下层：锐器盒、医疗垃圾桶、生活垃圾桶。

（3）其他：吸氧装置、吸痰装置等抢救用物及用品。

【操作步骤】

1. 试验液的配制 通常以每毫升含青霉素500U的皮肤试验液（以下简称皮试液）为标准，注入剂量为0.1ml，含青霉素50U。根据《中国药典临床用药须知》规定，注射用青霉素G稀释为500U/ml的皮试液，下面以青霉素钠80万U为例，介绍皮试液的配制方法（表13-4）。

Note:

表 13-4　青霉素皮试液的配制

青霉素钠	加 0.9% 氯化钠注射液 /ml	每毫升药液青霉素钠含量 /U	要点与说明
80 万 U	4	20 万	● 用 5ml 注射器
取上液 0.1ml	0.9	2 万	● 以下用 1ml 注射器
取上液 0.1ml	0.9	2 000	● 每次配制时均需将溶液摇匀
取上液 0.25ml	0.75	500	● 配制完毕,妥善放置,立即使用

2. 试验方法　确定患者无青霉素过敏史后,于患者前臂掌侧下段皮内注射青霉素皮试液 0.1ml (含青霉素 50U)成一皮丘,注射后观察 20 分钟,20 分钟后判断并记录试验结果。

3. 试验结果判断(表 13-5)。

表 13-5　青霉素皮试结果的判断

结果	局部皮丘反应	全身情况
阴性	大小无改变,周围无红肿,无红晕	无自觉症状,无不适表现
阳性	局部出现红肿,红晕直径大于 1cm,周围有伪足伴局部痒感	可有头晕、心慌、恶心,甚至发生过敏性休克

【注意事项】

1. 青霉素过敏试验前详细询问患者的用药史、药物过敏史及家族过敏史。如果患者有青霉素过敏史,则不可做青霉素皮试,并通知医生。

2. 凡初次用药、停药 3 天后再用,以及在应用中更换青霉素生产批号时,均须按常规做过敏试验。

3. 确认患者进食情况,不宜在患者空腹时进行皮试。

4. 皮试液必须现配现用,浓度与剂量必须准确。

5. 忌用含碘消毒剂消毒皮肤,以免着色影响对局部的观察及与碘过敏反应相混淆。

6. 注入皮试液后,应密切观察病情。通常首次注射后须观察 30 分钟,皮试后 20 分钟内不得离开病室或注射室,注意观察局部和全身反应,倾听患者主诉,做好急救准备工作。

7. 告知患者及其家属皮试结果。如果皮试结果为阳性,立即报告医生,并在体温单、医嘱单、住院病历和床头卡上醒目注明,按医嘱停止注射单上的相应治疗,同时将结果告知患者及其家属,并提醒患者以后不可使用青霉素。

8. 如对皮试结果有怀疑,应在对侧前臂皮内注射生理盐水 0.1ml 作对照,20 分钟后观察反应,确认青霉素皮试结果为阴性方可用药。使用青霉素治疗过程中要继续严密观察反应。

（二）青霉素过敏性休克及其处理

1. 发生机制　青霉素过敏性休克属 I 型变态反应,特点是反应迅速、强烈、消退亦快。目前对其发生机制的解释是:青霉素本身不具有抗原性,其降解产物青霉噻唑酸和青霉烯酸为半抗原,进入机体后与蛋白质或多肽分子结合而发挥完全抗原的作用,有些个体在此作用下能产生相当量的 IgE 类抗体。IgE 附着在肥大细胞和嗜碱性粒细胞表面。当再次接触相同的变应原时,变应原与上述细胞表面的 IgE 特异性地结合,所形成的变应原 -IgE 复合物能激活肥大细胞和嗜碱性粒细胞,使之脱颗粒。从排出的颗粒中及从细胞内释出的一系列生物活性介质,如组胺、激肽、白三烯等,引起平滑肌收缩、毛细血管扩张、血管壁通透性增加和腺体分泌增多。临床上可表现为荨麻疹、哮喘、喉头水肿;严重时可引起窒息、血压下降或过敏性休克(图 13-27)。至于初次注射青霉素引起的过敏性休克,则很可能与患者在以往生活中,通过其他方式接触过与青霉素有关的变应原成分有关。

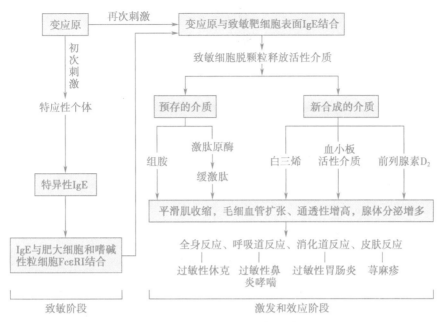

图 13-27 青霉素过敏反应（Ⅰ型）原理

2. 临床表现 青霉素过敏性休克多在注射后 5～20 分钟内，甚至可在数秒内发生，既可发生于皮内试验过程中，也可发生于初次肌内注射或静脉注射时（皮内试验结果阴性）；还有极少数患者发生于连续用药过程中。其临床表现主要包括如下几个方面：

（1）呼吸道阻塞症状：引起喉头水肿、支气管痉挛、肺水肿，可表现为胸闷、气促、哮喘与呼吸困难，伴濒死感。

（2）循环衰竭症状：由于周围血管扩张导致有效循环量不足，可表现为面色苍白、出冷汗、发绀、脉搏细弱、血压下降。

（3）中枢神经系统症状：因脑组织缺氧，可表现为面部及四肢麻木、意识丧失、抽搐或大小便失禁等。

（4）其他过敏反应表现：可有荨麻疹、恶心、呕吐、腹痛与腹泻等。

3. 急救措施 由于青霉素过敏性休克发生迅猛，务必做好预防及急救准备并在使用过程中密切观察患者的反应，一旦出现过敏性休克应立即采取以下措施组织抢救。

（1）立即停药，协助患者平卧，报告医生，就地抢救。

（2）立即皮下注射或深部肌内注射 0.1% 盐酸肾上腺素 0.5ml，小儿按 0.01mg/kg 体重计算（单次最大剂量 0.3ml）。症状如不缓解，每隔 15 分钟可重复皮下或深部肌内注射该药 0.5ml，直至脱离危险期。盐酸肾上腺素是抢救过敏性休克的首选药物，具有收缩血管，增加外周阻力，提升血压；兴奋心肌，增强心肌收缩力，增加心输出量；松弛支气管平滑肌，解除支气管痉挛等作用。

（3）在救治过程中，严密监控心率、血压、呼吸及血氧饱和度。

（4）保持气道通畅，给予氧气吸入。呼吸受抑制时，按医嘱肌内注射尼可刹米、洛贝林等呼吸兴奋剂。有条件者可插入气管导管，借助人工呼吸机辅助或控制呼吸。喉头水肿导致窒息时，应尽快施行气管切开。

（5）建立静脉通道，静脉滴注 10% 葡萄糖注射液或平衡溶液扩充血容量。如血压仍不回升，可按医嘱加入多巴胺或去甲肾上腺素静脉滴注。

（6）根据医嘱静脉注射地塞米松 5～10mg 或将氢化可的松琥珀酸钠 200～400mg 加入 5%～10% 葡萄糖溶液 500ml 内静脉滴注，应用抗组胺类药物，如肌内注射盐酸异丙嗪 25～50mg 或苯海拉明 40mg。

Note:

（7）若发生心跳呼吸骤停，立即进行心肺复苏术。

（8）患者经救治脱离危险后，应留院观察至少12小时。密切观察病情，记录患者生命体征、神志和尿量等病情变化；不断评价治疗与护理的效果，为进一步处置提供依据。

知 识 拓 展

亚历山大·弗莱明与青霉素

青霉素的发现被认为是20世纪医学领域中最伟大、最突出的成就之一。青霉素是由英国细菌学家亚历山大·弗莱明（Alexander Fleming，1881—1955）发现的。1928年，他在伦敦圣玛丽医学院的微生物实验室任细菌学讲师。一次偶然的机会，弗莱明观察到培养葡萄球菌的平皿被青霉菌污染了，并有一个现象引起了他的注意：在这个被青霉菌污染了的培养皿上，青霉菌菌落周围的一些葡萄球菌菌落都被溶解了。弗莱明意识到这种现象的重要意义，因此开始进行深入研究。他有意识地在葡萄球菌培养皿和其他微生物培养皿中接种青霉菌，从而证实了青霉菌对葡萄球菌和其他细菌菌落有溶解作用。弗莱明设想，可能是青霉菌的代谢产物杀灭了这些细菌，他把青霉菌的代谢产物称为青霉素。之后，他又用青霉菌培养物的滤液治疗局部伤口感染，取得了一些成功。青霉素第一次真正用在临床医学上是在1941年，它被用在一位被葡萄球菌感染的患者身上，效果良好。自此，青霉素的显著疗效得到了世界医药界的认可，并开始广泛应用在患者身上。弗莱明也因他在青霉素研究方面的杰出贡献荣获了1945年诺贝尔生理学或医学奖。

二、头孢菌素类药物过敏试验

头孢菌素类药物是一类高效、低毒、广谱的抗生素，临床应用广泛。它与青霉素的结构有类似之处，分子内含有β内酰胺环，都属于β内酰胺类抗菌药物。根据国家卫生健康委员会发布的《β内酰胺类抗菌药物皮肤试验指导原则（2021年版）》，不推荐在使用头孢菌素前常规进行皮试，仅在下列情况下需要进行皮试：①既往有明确的青霉素或头孢菌素Ⅰ型（速发型）过敏史患者；②药品说明书中规定需进行皮试的。

1. 试验液的配制 按照《β内酰胺类抗菌药物皮肤试验指导原则（2021年版）》规定，需将拟使用的头孢菌素加生理盐水稀释至2mg/ml的浓度作为皮试液。下面以头孢拉定0.5g为例，介绍皮试液配制方法（表13-6）。

表13-6　头孢拉定皮肤试验液的配制

头孢拉定	加0.9%氯化钠注射液/ml	每毫升药液头孢拉定含量/mg	要点与说明
0.5g	2	250	● 用2～5ml注射器
取上液0.1ml	0.9	25	● 以下用1ml注射器
取上液0.1ml	0.9	2.5	● 每次配制时均需将溶液摇匀
取上液0.8ml	0.2	2	● 配制完毕，妥善放置，立即使用

2. 试验方法 于患者前臂掌侧下段皮内注射头孢菌素皮试液0.02～0.03ml（含头孢菌素40～60μg），形成直径3mm的皮丘，注射后观察20分钟，20分钟后判断并记录试验结果。

3. 试验结果的判断以及过敏反应的处理 如皮丘较之前直径扩大≥3mm，则为皮试阳性，伴有红晕或痒感，更支持呈阳性反应的判断。过敏反应的处理同青霉素。

Note:

三、破伤风抗毒素过敏试验

破伤风抗毒素（tetanus antitoxin，TAT）是用破伤风类毒素免疫马血浆经物理、化学方法精制而成，是一种特异性抗体，能中和患者体液中的破伤风毒素。常用于破伤风患者的救治，有利于控制病情发展；也常用于有潜在破伤风危险的外伤伤员的被动免疫，起到预防破伤风的作用。

TAT 对于人体是一种异种蛋白，具有抗原性，注射后可引起过敏反应。主要表现为发热、速发型或迟缓型血清病。反应一般不严重，但偶尔可见过敏性休克，抢救不及时可导致死亡。故首次使用TAT 前，必须做过敏试验。如果结果阴性，方可把所需剂量一次注射完。若皮试结果为阳性，可采用脱敏注射法或注射人破伤风免疫球蛋白（human tetanus immunoglobulin，HTIG），注射过程要密切观察，一旦发现异常，立即采取有效的处理措施。

（一）TAT 过敏试验法

1. TAT 皮试液配制　用 1ml 注射器吸取 TAT 药液（1 500U/ml）0.1ml，加生理盐水稀释至 1ml（1ml 内含 TAT 150U），即可供皮试使用。

2. 过敏试验方法　取上述皮试液 0.1ml（内含 TAT 15U）在患者前臂掌侧下段作皮内注射，20 分钟后判断皮试结果。皮试结果判断标准如下：

阴性：局部无红肿、全身无异常反应。

阳性：皮丘红肿，硬结直径大于 1.5cm，红晕范围直径超过 4cm，有时出现伪足或有痒感，全身过敏反应表现与青霉素过敏反应相类似，以血清病型反应多见。

如皮试结果为阴性，可把所需剂量一次肌内注射。如结果为阳性，需采用脱敏注射法。

（二）TAT 脱敏注射法

脱敏注射法是将所需要的 TAT 剂量分次少量注入体内（表 13-7）。脱敏的基本原理是：小剂量注射时变应原所致生物活性介质的释放量少，不至于引起临床症状；短时间内连续多次药物注射可以逐渐消耗体内已经产生的 IgE，最终可以全部注入所需药量而不致发病。但这种脱敏只是暂时的，经过一定时间后，IgE 再产生而重建致敏状态。故日后如再用 TAT，还需重做皮内试验。

采用 TAT 脱敏注射时，预先应按抢救过敏性休克的要求准备好急救物品。

表 13-7　破伤风抗毒素脱敏注射法

次数	TAT/ml	加 0.9% 氯化钠注射液 /ml	注射途径
1	0.1	0.9	肌内注射
2	0.2	0.8	肌内注射
3	0.3	0.7	肌内注射
4	余量	稀释至1ml	肌内注射

按上表，每隔 20 分钟肌内注射 TAT 一次，直至完成总剂量注射（TAT 1500U）。在脱敏注射过程中，应密切观察患者的反应。如发现患者有面容苍白、发绀、荨麻疹、头晕、心悸等不适或过敏性休克时，应立即停止注射并配合医生进行抢救。如过敏反应轻微，可待症状消退后，酌情将剂量减少、注射次数增加，在密切观察患者情况下，使脱敏注射顺利完成。

四、普鲁卡因过敏试验

普鲁卡因为一种局部麻醉药，可做浸润麻醉、传导麻醉、腰椎麻醉及硬膜外麻醉，偶可见过敏反应。凡首次应用普鲁卡因，或注射普鲁卡因青霉素者均须做过敏试验。

1. 过敏试验方法　取 0.25% 普鲁卡因溶液 0.1ml（含普鲁卡因 0.25mg）在患者前臂掌侧下段作皮内注射，20 分钟后观察试验结果并记录。

2. 试验结果的判断和过敏反应的处理　同青霉素过敏试验及过敏反应的处理。

五、链霉素过敏试验

链霉素主要对革兰氏阴性细菌及结核分枝杆菌有较强的抗菌作用。因链霉素本身具有毒性作用，主要损害第八对脑神经，还可导致皮疹、发热、荨麻疹、血管性水肿等过敏反应。过敏性休克发生率虽较青霉素低，但死亡率很高，故使用链霉素时，应做皮肤过敏试验。

（一）链霉素过敏试验法

试验用物准备除链霉素制剂、10% 葡萄糖酸钙或 5% 氯化钙外，其他用物同青霉素过敏试验法。

1. 试验液的配制　以每毫升试验液含链霉素 2 500U 为标准配制（表 13-8）。

表 13-8　链霉素皮肤试验液的配制

链霉素	加 0.9% 氯化钠注射液 /ml	每毫升药液链霉素含量 /U	要点与说明
100 万 U	3.5	25 万	● 用 5ml 注射器
取上液 0.1ml	0.9	2.5 万	● 换用 1ml 注射器
取上液 0.1ml	0.9	2 500	● 每次配制时均需将溶液摇匀 ● 配制完毕，妥善放置，立即使用

2. 试验方法　取上述皮试液 0.1ml（含链霉素 250U）在患者前臂掌侧下段作皮内注射，注射后观察 20 分钟，20 分钟后判断皮试结果，其结果判断标准与青霉素相同。

（二）链霉素过敏反应的临床表现及处理

链霉素过敏反应的临床表现与青霉素过敏反应大致相同。轻者表现为发热、皮疹、荨麻疹，重者可致过敏性休克。一旦发生过敏性休克，其救治措施与青霉素过敏性休克基本相同。

链霉素的毒性反应比过敏反应更常见、更严重，可出现全身麻木、抽搐、肌肉无力、眩晕、耳鸣、耳聋等症状。患者若有抽搐，可用 10% 葡萄糖酸钙或 5% 氯化钙，静脉缓慢推注，小儿酌情减量；患者若有肌肉无力、呼吸困难，宜用新斯的明皮下注射或静脉注射。

六、结核菌素试验

结核菌素试验是通过皮内注射结核菌素，致注射部位皮肤产生Ⅳ型（迟发型）超敏反应，用以判断机体是否受到结核菌素感染，为接种卡介苗提供依据，还可以协助诊断和鉴别诊断，进行结核病流行病学调查。结核菌素是结核分枝杆菌的菌体成分，有旧结核菌素（old tuberculin，OT）和纯化蛋白衍生物（purified protein derivative，PPD）。目前，WHO、国际防痨和肺病联合会推荐使用纯化蛋白衍生物，故结核菌素试验又称为 PPD 试验。

1. 试验方法　以 PPD 为例，取 PPD 原液 0.1ml（5U）在患者前臂掌侧下段做皮内注射，注射后立即记录注射部位、方法、所用结核菌素种类、浓度、剂量、生产单位、批号与患者反应等。

2. 试验结果判断　根据试验部位的皮肤情况进行判断：①无红晕、无硬结，或硬结直径<5mm 为阴性（-）；②硬结直径在 5～9mm 为弱阳性（+）；③硬结直径为 10～19mm 为中度阳性（++）；④硬结直径≥20mm 或虽<20mm 但局部出现水疱、坏死或淋巴管炎为强阳性（+++）；⑤注射 20～36 小时内，注射区皮肤发红且较软，72 小时反应消退者为假阳性。

3. 注意事项

（1）严格检查药品质量，包括对药品的颜色、澄清度、有效期、包装质量等进行检查。

（2）未用的 PPD 皮试液应冷藏。

（3）有发热（体温 37.5℃以上）及其他严重疾病时，不宜做结核菌素试验。

（4）不可热敷、按揉、抓挠注射部位，以保证 PPD 活性，避免感染。

Note:

（5）做好记录，密切观察患者反应。注射后48小时观察反应1次、72小时判断结果，记录试验结果、操作者、观察者和观察时间。

（6）结核菌素试验阳性仅表示曾有过结核菌感染，并不表示一定患病。

（涂 英）

第六节 局 部 给 药

 —————————————————— 导入情景与思考 ——————————————————

患者董某，男性，32岁。10年前无明显诱因双下肢出现红斑、鳞屑伴瘙痒，随后红斑鳞屑蔓延于肘部、躯干及头面部，曾诊断为"银屑病"，经治疗病情好转，现因病情加重而入院。患者 T 36.5℃，P 78次/min，R 20次/min，BP 120/72mmHg，神志清楚，双下肢可见大片红色斑块，覆白色鳞屑，刮除鳞屑可见薄膜现象和点状出血；有新发皮疹，无渗出及脓性分泌物；头面部、躯干、肘部有散在皮疹，有部分指甲溶解。无特殊病史，否认药物和食物过敏史。诊断为"寻常型银屑病（进行期）"。拟联合使用外用药、光疗、生物制剂等方法进行治疗。

请思考：

1. 此期选择的外用药属于什么剂型？

2. 使用上述外用药的注意事项有哪些？

除了前面介绍的主要给药途径以外，根据各专科特殊治疗需要，还可采用以下局部用药的方法：

一、滴药法

滴药法包括滴眼药法、滴耳药法和滴鼻药法三种局部用药法，其具体方法详见《眼耳鼻咽喉科护理学》相关章节。

二、插入法

插入法常用药物为栓剂，包括直肠栓剂（rectal suppository）和阴道栓剂（vaginal suppository）。栓剂是药物与适宜基质制成的供腔道给药的固体制剂。其熔点为37℃左右，插入体腔后缓慢融化而产生药效。

（一）直肠栓剂插入法

【目的】

1. 直肠插入甘油栓，软化粪便，以利排出。

2. 栓剂中有效成分被直肠黏膜吸收，而达到全身治疗作用，如解热镇痛栓剂。

【操作前准备】

1. 评估患者并解释

（1）评估：患者的病情、自理能力以及对用药计划的了解、认识和合作程度。

（2）解释：向患者及家属解释用药目的和用药后需侧卧的时间。

2. 患者准备 了解用药目的，掌握放松和配合的方法。

3. 环境准备 需要时用屏风或围帘遮挡患者。

4. 护士准备 衣帽整齐，修剪指甲，洗手，戴口罩。

5. 用物准备

（1）治疗车上层：治疗盘、治疗巾、直肠栓剂、指套或手套、卫生纸。

（2）治疗车下层：医疗垃圾桶、生活垃圾桶。

【操作步骤】

操作步骤	要点与说明
1. 核对 携用物至患者床旁,核对患者床号、姓名、腕带、住院号	• 认真执行"三查八对"制度 • 确认患者
2. 摆体位 协助患者取侧卧位,膝部弯曲,暴露肛门	• 暴露充分,便于操作
3. 戴套 戴上指套或手套	• 避免污染手指
4. 嘱患者放松 让患者张口深呼吸,尽量放松	• 使肛门括约肌松弛
5. 插入栓剂 将栓剂插入肛门,并用示指将栓剂沿直肠壁朝脐部方向送入6~7cm(图13-28)	• 必须插至肛门内括约肌以上,并确定栓剂附着在直肠黏膜上;若插入粪块中,则不起作用
6. 保持侧卧位 置入栓剂后,保持侧卧位15min,若栓剂滑脱出肛门外,应予重新插入	• 防止栓剂滑脱或融化后渗出肛门外 • 确保用药效果
7. 操作后处理 (1)协助患者穿裤子,取舒适体位,整理床单位和用物	• 不能下床者,将便器、卫生纸、呼叫器放于患者易取处 • 注意观察药物疗效
(2)清理用物	
(3)洗手,记录	• 记录插入栓剂的时间、栓剂名称、剂量、患者反应等

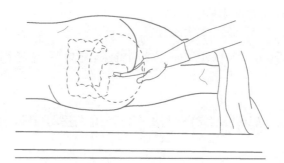

图13-28 直肠栓剂插入法

【注意事项】

1. 严格执行查对工作。

2. 注意保护患者隐私部位。

3. 指导患者放松以及配合的方法,采取提高用药效果的措施。

【健康教育】

教会患者自行操作的方法,说明在置入药物后至少侧卧15分钟的原因。

(二)阴道栓剂插入法

【目的】

自阴道插入栓剂,以起到局部治疗的作用,如插入消炎、抗菌药物治疗阴道炎。

【操作前准备】

1. 评估患者并解释

(1)评估:①患者的病情;②对用药计划的了解;③对隐私部位用药的接受程度和配合治疗情况;④用药的自理能力。

(2)解释:向患者及家属解释用药目的和用药后需平卧的时间。

2. 患者准备 了解用药目的,掌握放松和配合的方法。

3. 环境准备 需要时用屏风或围帘遮挡患者。

4. 护士准备 衣帽整齐,修剪指甲,洗手,戴口罩。

5. 用物准备

（1）治疗车上层：治疗盘、治疗巾、阴道栓剂、指套或手套、卫生棉垫。

（2）治疗车下层：医疗垃圾桶、生活垃圾桶。

【操作步骤】

操作步骤	要点与说明
1. 核对　携用物至患者床旁，核对患者床号、姓名、腕带、住院号	● 认真执行"三查八对"制度 ● 确认患者
2. 摆体位　协助患者取屈膝仰卧位，双腿分开，暴露会阴部	● 暴露充分，便于操作
3. 铺单、巾　铺橡胶单及治疗巾于会阴下	● 保护患者床单位
4. 戴套取栓　一手戴上指套或手套取出栓剂	● 避免污染手指
5. 嘱患者放松　嘱患者张口深呼吸，尽量放松	
6. 置栓　用戴上手套的手将栓剂沿阴道下后方轻轻送入 5cm，达阴道穹窿（图 13-29）	● 必须确定阴道口后才能置药，避免误入尿道 ● 成年女性阴道长约 10cm，故必须置入 5cm 以上深度，以防滑出 ● 如患者愿意自行操作，可教其方法
7. 保持平卧位　嘱咐患者至少平卧 15min，以利药物扩散至整个阴道组织，利于药物吸收	● 确保用药效果
8. 操作后处理 （1）取出治疗巾及橡胶单，为避免药物或阴道渗出物弄污内裤，可使用卫生棉垫 （2）协助患者取舒适卧位，整理床单位及用物 （3）洗手，记录	● 记录插入栓剂的时间、栓剂名称、剂量、患者反应等

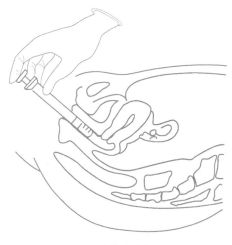
A. 注射器给药

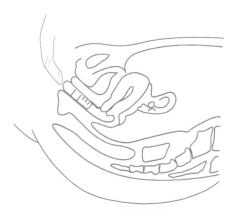
B. 经手给药

图 13-29　阴道栓剂插入法

【注意事项】

1. 严格执行查对工作。

2. 注意保护患者隐私部位。

3. 准确判断阴道口，必须置入足够深度。

4. 采取提高用药效果的措施。

【健康教育】

嘱患者在置入药物后，至少平卧 15 分钟，指导患者在治疗期间避免性生活，同时教会患者自行操作的方法。

Note:

三、皮肤给药

皮肤给药是将药物直接涂于皮肤，以起到局部治疗的作用。皮肤用药有溶液、油膏、粉剂、糊剂等多种剂型。

【操作前准备】

1. 评估患者并解释

（1）评估：①患者的病情、自理能力；②局部皮肤情况；③对局部用药计划的了解、认识和合作程度。

（2）解释：向患者及家属解释用药目的和相应剂型用药的注意事项。

2. 患者准备　了解用药目的和注意事项，清洁局部皮肤。

3. 环境准备　需要时用屏风或围帘遮挡患者。

4. 护士准备　衣帽整齐，修剪指甲，洗手，戴口罩。

5. 用物准备

（1）治疗车上层：治疗盘、皮肤用药、棉签、干棉球、持物钳、弯盘，需要时备清洁皮肤用物。

（2）治疗车下层：医疗垃圾桶、生活垃圾桶。

【操作步骤】

1. 涂搽药物前先用温水与中性肥皂清洁皮肤，如有皮炎则仅用清水清洁。

2. 根据药物剂型的不同，采用相应的护理方法。

（1）溶液剂：一般为非挥发性药物的水溶液，如3%硼酸溶液、依沙吖啶溶液，有清洁、收敛、消炎等作用。主要用于急性皮炎伴有大量渗液或脓液者。用法：用塑料布或橡胶单垫于患处下面，用持物钳夹持沾湿药液的棉球洗抹患处，至清洁后用干棉球抹干。亦可用湿敷法给药。

（2）糊剂：为含有多量粉末的半固体制剂，如氧化锌糊、甲紫糊等，有保护受损皮肤、吸收渗液和消炎等作用。适用于亚急性皮炎，有少量渗液或轻度糜烂者。用法：用棉签将药糊直接涂于患处，药糊不宜涂得太厚，亦可将糊剂涂在纱布上，然后贴在受损皮肤处，外加包扎。

（3）软膏：为药物与适宜基质制成有适当稠度的膏状制剂，如硼酸软膏、硫酸软膏等。具有保护、润滑和软化痂皮等作用。一般用于慢性增厚性皮损。用法：用搽药棒或棉签将软膏涂于患处，不必过厚，如为角化过度的皮损，应略加摩擦，除用于溃疡或大片糜烂受损皮肤外，一般不需包扎。

（4）乳膏剂：药物与乳剂型基质制成的软膏。分霜剂如樟脑霜和脂剂如尿素脂两种，具有止痒、保护、消除轻度炎症的作用。用法：用棉签将乳膏剂涂于患处，禁用于渗出较多的急性皮炎。

（5）酊剂和醑剂：不挥发性药物的乙醇溶液为酊剂，如碘酊；挥发性药物的乙醇溶液为醑剂，如樟脑醑。两者均具有杀菌、消毒、止痒等作用。适用于慢性皮炎苔藓样变。用法：用棉签蘸药涂于患处，注意因药物有刺激性，不宜用于有糜烂面的急性皮炎，黏膜以及眼、口的周围。

（6）粉剂：为一种或数种药物的极细粉均匀混合制成的干燥粉末样制剂，如滑石粉、痱子粉等。能起干燥、保护皮肤的作用。适用于急性或亚急性皮炎而无糜烂渗液的受损皮肤。用法：将药粉均匀地扑撒在受损皮肤处。注意粉剂多次应用后常有粉块形成，可用生理盐水湿润后除去。注意观察用药后局部皮肤反应并了解患者主观感觉（如痒感是否减轻或消除），动态地评价用药效果。

【注意事项】

1. 观察用药后局部皮肤反应情况，尤其注意对小儿和老年患者的观察。

2. 了解患者对局部用药处的主观感觉，针对性地做好解释工作。

3. 动态地评价用药效果，采取提高用药效果的措施。

【健康教育】

说明用药的目的，在了解患者用药顾虑的基础上进行针对性的解释，强调相应剂型用药的注意点。

四、舌下用药

舌下用药是通过舌下口腔黏膜丰富的毛细血管吸收药物，可避免胃肠刺激、吸收不全和首过消除作用，吸收完全而且生效快，一般用于急救。如目前常用的硝酸甘油剂，舌下含服 2～5 分钟即可发挥作用，用药后患者心前区压迫感或疼痛感可减轻或消除。

指导患者将此类药物放在舌下，让其自然溶解吸收，不可嚼碎吞下，否则会影响药效。

附 13-1 动脉注射法

动脉注射法（arterial injection）是自动脉注入药液的方法。常用动脉有股动脉、桡动脉。做区域性化疗时，头面部疾患选用颈总动脉，上肢疾患选用锁骨下动脉，下肢疾患选用股动脉。

【目的】

1. 加压输入血液，以迅速增加有效血容量，用于抢救重度休克患者。

2. 注入造影剂，用于施行某些特殊检查，如脑血管造影。

3. 注射抗癌药物做区域性化疗。

【操作前准备】

1. 评估患者并解释

（1）评估：患者的病情及治疗情况；意识状态、肢体活动能力；对动脉注射与动脉血标本采集的认知和合作程度；穿刺部位的皮肤及血管状况。

（2）解释：向患者及家属解释动脉注射的目的、方法、注意事项及配合要点，药物的作用及副作用。

2. 患者准备

（1）患者了解动脉注射的目的、方法、注意事项及配合要点、药物的作用及副作用。

（2）取舒适体位，暴露注射部位。

3. 环境准备　清洁、安静、光线适宜，必要时用屏风遮挡患者。

4. 护士准备　衣帽整洁，修剪指甲，洗手，戴口罩。

5. 用物准备

（1）治疗车上层：注射盘、注射器（规格视药量而定）、无菌纱块、无菌手套（必要时）、注射卡及药液（按医嘱准备）。

（2）治疗车下层：锐器盒、医疗垃圾桶、生活垃圾桶。

【操作步骤】

操作步骤	要点与说明
1. 按医嘱抽取药液	
2. 核对　携用物至患者床旁，核对患者床号、姓名、腕带、住院号	● 确认患者
3. 体位　协助患者取适当体位，暴露穿刺部位	● 桡动脉穿刺点为前臂掌侧腕关节上 2cm、动脉搏动明显处
	● 股动脉穿刺点在腹股沟股动脉搏动明显处。穿刺时，患者取仰卧位，下肢伸直略外展外旋，以充分暴露穿刺部位
4. 消毒　常规消毒皮肤，范围大于 5cm，常规消毒左手示指和中指或戴无菌手套	
5. 二次核对	● 操作中查对
6. 穿刺　在欲穿刺动脉搏动最明显处固定动脉于左手两指间，右手持注射器，在两指间垂直或与动脉走向呈 40°角刺入动脉	
7. 推药　见有鲜红色血液涌进注射器，即以右手固定穿刺针的方向和深度，左手推注药液	

续表

操作步骤	要点与说明
8. 拔针、按压 注射毕,迅速拔出针头,局部用无菌纱布加压止血5~10min	● 直至无出血为止
9. 三次核对	● 操作后查对
10. 操作后处理	
(1) 协助患者取舒适卧位,整理床单位	
(2) 清理用物	● 将注射器放置治疗车下层锐器盒内
(3) 洗手,记录	● 记录注入药液的时间、药液名称、浓度、剂量、患者反应等

【注意事项】

1. 严格执行查对制度和无菌操作原则。

2. 新生儿宜选择桡动脉穿刺,因股动脉穿刺垂直进针时易伤及髋关节。

3. 推注药液过程中应注意观察患者局部情况与病情变化。

4. 拔针后局部用无菌纱块或沙袋加压止血,以免出血或形成血肿。

【健康教育】

向患者说明动脉注射的目的、方法、注意事项及配合要点。

附 13-2 胰岛素笔的使用

【目的】

注射胰岛素,控制血糖。

【操作前准备】

1. 评估患者并解释

(1) 评估:①患者的病情、治疗情况、胰岛素使用情况;②意识状态、肢体活动能力、对用药的认知及合作程度;③注射部位的皮肤及皮下组织状况。

(2) 解释:向患者及家属解释胰岛素皮下注射的目的、方法、注意事项、配合要点、药物的作用及副作用。

2. 患者准备

(1) 了解胰岛素注射的目的、方法、注意事项、配合要点、药物作用及其副作用。

(2) 取舒适体位,暴露注射部位。

3. 环境准备 清洁、安静、光线适宜,必要时用屏风遮挡患者。

4. 护士准备 衣帽整洁,修剪指甲,洗手,戴口罩。

5. 用物准备

(1) 治疗车上层:注射盘(内有75%乙醇、无菌棉签)、胰岛素注射笔、胰岛素笔芯。

(2) 治疗车下层:锐器盒、医疗垃圾桶、生活垃圾桶。

【操作步骤】

操作步骤	要点与说明
1. 安装胰岛素笔芯	
(1) 回温:提前30min从冰箱冷藏室取出胰岛素,在室温下回温	● 刚从冰箱里取出的胰岛素温度过低,活性没有达到最佳效果,直接注射也会引起机体不适。而在高温情况下,胰岛素会部分失效
(2) 核对:核对胰岛素的剂型,检查笔芯有无破损或漏液,检查笔芯中的药液性状,并确认在有效期内	

Note:

续表

操作步骤	要点与说明
(3) 安装：旋开笔帽，拧开笔芯架，将笔芯装入笔芯架，拧紧	
(4) 摇匀：将胰岛素笔平放在手心中，水平滚动10次，然后用手持胰岛素笔，通过肘关节和前臂的上下摆动，上下翻动10次，使瓶内药液充分混匀	● 在使用云雾状胰岛素（如NPH和预混胰岛素）之前，应将胰岛素充分混匀
(5) 装针：撕掉针的保护片，顺时针拧紧针头	
(6) 排气：将剂量调节旋钮拨至2U，针尖向上直立，手指轻弹笔芯架数次，使空气聚集在顶部后，按压注射键，直至一滴胰岛素从针头溢出，即表示驱动杆已与笔芯完全接触，且笔芯内的气泡已排尽	● 使用前及更换笔芯后均应排尽笔芯内空气
2. 床边核对　携用物至患者床旁，核对患者床号、姓名、腕带、住院号	● 操作前查对
3. 定位消毒　选择注射部位，用75%乙醇消毒皮肤，待干	● 适合注射胰岛素的部位有腹部、大腿外侧、上臂外侧和臀部外上侧
4. 调整剂量　剂量显示窗为零，调整剂量选择环，在显示窗中选择相应剂量	
5. 二次核对，排气	● 操作中查对：患者床号、姓名、药名、浓度、剂量、方法、时间、有效期
6. 进针推药　使用较短（4mm或5mm）的针头时，大部分患者无须捏起皮肤，并可90°进针；使用较长（≥8mm）的针头时，需要捏皮，并45°角进针以降低肌内注射风险。快速按下注射键，应在拔出针头前至少停留10s	● 确保药物剂量全部被注入体内，同时防止药液渗漏
7. 拔针按压　注射毕，用无菌干棉签轻压针刺处，快速拔针后按压片刻	
8. 三次核对	● 操作后查对：患者床号、姓名、药名、浓度、剂量、方法、时间、有效期
9. 操作后处理	
(1) 协助患者取舒适卧位	
(2) 清理用物	● 针头套上外针帽后规范丢弃
(3) 洗手，记录	● 记录注射时间，胰岛素名称、剂量，患者的反应

附13-3　微量注射泵的使用

微量注射泵是指机械推动液体进入血液系统的一种电子控制装置，它通过作用于注射器的活塞将药物精确、微量、均匀、持续地泵入静脉，以控制给药的浓度和速度。

【目的】

精确控制静脉给药速度，使药物匀速、剂量准确地注入患者体内。

【操作前准备】

1. 评估患者并解释

(1) 评估：患者的病情及治疗情况；意识状态、肢体活动能力；对微量注射泵使用的认知和合作程度；穿刺部位的皮肤及血管状况。

(2) 解释：向患者及家属解释微量注射泵使用的目的、方法、注意事项及配合要点，药物的作用及副作用。

2. 患者准备

(1) 患者了解微量注射泵使用的目的、方法、注意事项及配合要点、药物的作用及副作用。

(2) 取舒适体位，暴露注射部位。

3. **环境准备** 清洁、安静、光线适宜，必要时用屏风遮挡患者。

4. **护士准备** 衣帽整洁，修剪指甲，洗手，戴口罩。

5. **用物准备**

（1）治疗车上层：除按静脉注射的用物准备外，需另备微量注射泵及其延长管、抽吸 0.9% 氯化钠注射液 5～10ml 的注射器。

（2）治疗车下层：锐器盒、医疗垃圾桶、生活垃圾桶。

【操作步骤】

操作步骤	要点与说明
1. 双人核对医嘱及药液 根据药物选择适当的注射器，按医嘱抽取药液，将抽吸 0.9% 氯化钠注射液 5～10ml 的注射器与头皮针相连，放于注射盘内；将抽吸药液的注射器贴好标签后与延长管连接好，排尽空气，放入注射盘内备用	• 标签不可覆盖于注射器刻度上，以免影响查对药物剂量。标签上注明床号、姓名、住院号、药名、剂量、用法等信息
2. 检查注射泵 性能完好，配件齐全	
3. 核对，安置体位 携用物至患者床旁，核对患者床号、姓名、腕带、住院号，向患者解释，协助患者取适当体位，暴露穿刺部位	• 确认患者
4. 固定注射泵 将注射泵固定在输液架上，连接电源	
5. 安装注射器 将抽吸药液的注射器安装在注射泵上，打开注射泵开关，遵医嘱设定各参数	• 参数包括注射速度和注射时间
6. 穿刺 再次核对后，取抽吸 0.9% 氯化钠注射液 5～10ml 的注射器进行静脉穿刺，成功后固定头皮针	• 操作中查对
7. 推药 分离注射器与头皮针，将注射泵延长管和头皮针连接，按"开始"键启动注射泵，开始推注药液	• 加强巡视，及时处理注射泵故障报警，观察穿刺部位皮肤情况，防止发生液体外渗，出现外渗及时给予处理
8. 三次核对，洗手，记录，告知患者注意事项	• 操作后查对 • 记录注射泵开始使用的时间、运行的速率，签名
9. 药液推注完毕，按"停止"键，拔针、按压	
10. 关闭注射泵，取下注射器，切断电源	
11. 操作后处理	
（1）协助患者取舒适卧位，整理床单位	
（2）清理用物	• 严格按消毒隔离原则清理用物
（3）洗手，记录	• 记录注射泵停止使用的时间、药液名称、浓度、剂量、患者反应等

【注意事项】

1. 严格执行查对制度和无菌操作原则。

2. 先设置好注射速度，再开始注射，保证药量准确。

3. 同时进行多种药物泵入要注意配伍禁忌，两种药物间应用 0.9% 氯化钠注射液至少 5ml 冲管。

4. 注射泵使用完毕，可用乙醇擦拭表面，放在清洁干燥处备用，并定期检查性能，如有故障应及时报告、维修。

【健康教育】

1. 向患者说明注射泵使用的目的和注意事项。

2. 告知患者不要自行调节注射泵参数，不要随意搬动注射泵，注射泵有故障报警时应呼叫医务人员处理。

Note:

附13-4　压缩雾化吸入法

压缩雾化吸入法是利用压缩空气将药液变成细微的气雾（直径3μm以下），使药物直接被吸入呼吸道的治疗方法。

【目的】

同超声波雾化吸入法。

【操作前准备】

1. **评估患者并解释**　同超声波雾化吸入法。

2. **患者准备**　同超声波雾化吸入法。

3. **环境准备**　环境安静、整洁，光线、温湿度适宜。

4. **护士准备**　衣帽整洁，修剪指甲，洗手，戴口罩。

5. **用物准备**

（1）压缩雾化吸入器装置

1）构造：压缩雾化吸入器构造主要包括三部分。①空气压缩机：通电后可将空气压缩。其面板上有电源开关、过滤器及导管接口。②喷雾器：其下端有空气导管接口与压缩机相连，上端可安装进气活瓣（如使用面罩，则不用安装进气活瓣），中间部分为药皿，用以盛放药液。③口含器：带有呼气活瓣。

2）作用原理：空气压缩机通电后输出的电能将空气压缩，压缩空气作用于喷雾器内的药液，使药液表面张力破坏而形成细微雾滴，通过口含器随患者的呼吸进入呼吸道。

（2）常用药物　同超声波雾化吸入法。

（3）其他用物　弯盘、纱块、治疗巾、电源插座。

【操作步骤】

操作步骤	要点与说明
1. 检查并连接雾化器	● 使用前检查雾化器各部件是否完好，以免意外发生
2. 加药　打开喷雾器进气活瓣，按医嘱从喷雾器上端注入药液，盖紧进气活瓣，安装好口含器或面罩	● 注入的药液不能超过喷雾器容量刻度上限
3. 核对　携用物至患者床旁，查对患者床号、姓名、腕带、住院号	● 确认患者
4. 铺治疗巾　协助患者取舒适卧位，铺治疗巾于患者的颌下	
5. 开始雾化	
（1）接通电源，用空气导管将喷雾器与压缩机连接，垂直向上握住喷雾器	● 确认空气导管被牢固地安装在压缩机上
（2）打开压缩机开关，出雾	● 一般每次雾化时间为15～20min
（3）将口含器放入患者口中，嘱患者牙齿咬住口含器前端，并用口唇包紧或将面罩严密地罩住口鼻部，指导患者通过口含器或面罩轻轻地呼吸	● 观察雾化吸入的治疗效果
6. 结束雾化	
（1）治疗毕，取下口含器或面罩	● 当听到喷雾器发出接近空腔的声音时，查看喷雾器，如果出雾不规则，即可停止治疗
（2）关雾化器开关，再切断电源	
7. 操作后处理	
（1）擦干患者面部，协助其取舒适卧位，整理床单位	● 协助患者翻身叩背，促进痰液排出
（2）清理用物，拆洗和清洁喷雾器各个部件，以除去药物结晶和污染，晾干备用	● 严格按消毒隔离原则清理用物
（3）洗手，记录	● 记录压缩雾化的时间、药液名称、浓度、剂量、患者反应等

Note:

【注意事项】

1. 使用前检查电源电压是否与压缩机吻合。

2. 压缩机放置在平稳处,勿放于地毯或毛织物上。

3. 治疗过程中密切观察患者的病情变化,出现不适可做适当休息或平静呼吸;如有痰液嘱患者咳出,不可咽下。

4. 定期检查压缩机的空气过滤器内芯,喷雾器要定期清洗,发现喷嘴堵塞,应反复清洗或更换。

【健康教育】

1. 向患者及家属介绍雾化吸入的相关知识,指导其正确地吸入药物,使药液充分到达呼吸道深部,更好地发挥疗效。

2. 雾化后指导患者正确的咳嗽,以促进痰液的排出,减轻呼吸道感染。

3. 指导患者和家属了解有关预防呼吸道疾病发生的相关知识。

(涂　英)

思 考 题

1. 患者张某,女性,51 岁,4 小时前出现胃胀痛,呕吐 2 次、腹泻 1 次,之后出现寒战、发热,急诊就诊。测 T 38.1℃,经检查诊断为急性胃肠炎。肝、肾功能化验指标均正常。医嘱:盐酸环丙沙星片 1.0g b.i.d. p.o.。

请思考:

(1) 指导该患者用药时,应做哪些健康教育?

(2) 请分析该药物作用的影响因素有哪些?

2. 患者王某,男性,35 岁,转移性右下腹疼痛 2 天,伴恶心、呕吐,呕吐物为胃内容物,量少。

体格检查:T 38.2℃,P 98 次 /min,R 22 次 /min,BP 120/80mmHg。右下腹压痛、反跳痛、肌紧张、肠鸣音减弱。

辅助检查:血白细胞计数 $1.2×10^{10}$/L,中性粒细胞百分比 90%。医生初步诊断为急性阑尾炎,拟实施手术。医生开出临时医嘱"阿托品 0.5mg,i.m.,术前 30 分钟"。

请思考:

(1) 选择何种部位进行阿托品给药?

(2) 如何进行定位?

(3) 执行注射时的注意事项有哪些?

3. 患者李某,男性,28 岁,因咳嗽、发热 5 天,门诊拟以"大叶性肺炎"收治入院。入院查体:T 38.6℃,P 96 次 /min,R 24 次 /min,BP 100/60mmHg,神志清楚,精神反应欠佳,呼吸平稳,咽红充血,阵发性非痉挛性咳嗽,有痰不易咳出,伴胸痛,听诊左肺呼吸音粗,右肺呼吸音低。胸部 CT 示右肺中、下叶炎症。医嘱给予青霉素抗感染治疗。护士遵医嘱首先进行青霉素过敏试验。

请思考:

(1) 皮试前需与患者进行哪些方面的沟通?

(2) 如何配制青霉素皮试液?

第十四章

静脉输液与输血

14章 数字内容

学习目标

知识目标：

1. 能正确解释下列基本概念：静脉输液、输液微粒、输液微粒污染、密闭式输液法、开放式输液法、静脉输血、直接交叉配血试验及间接交叉配血试验。

2. 能正确陈述静脉输液的目的。

3. 能正确说出静脉补液应遵循的原则及补钾的"四不宜"原则。

4. 能正确解释静脉输液的原理。

5. 能正确识别静脉输液常用溶液的种类及作用。

6. 能正确说明周围静脉输液法的注意事项。

7. 能正确解释输液过程中溶液不滴的原因。

8. 能正确解释常见输液反应的原因。

9. 能运用所学知识准确地识别常见的输液反应。

10. 能正确计算静脉输液的速度和时间。

11. 能正确陈述静脉输血的目的和原则。

12. 能正确区分各种血液制品的种类及作用。

13. 能正确描述自体输血的优点和成分输血的特点。

14. 能正确说明周围静脉输液法、静脉输血法及成分输血的注意事项。

● 技能目标：

1. 能用正确的方法排除输液过程中出现的各种障碍。

2. 能全面、准确地为患者做好输血前的各项准备工作。

3. 能根据具体案例，按照正确的步骤和要求完成头皮针静脉输液、留置针静脉输液与静脉输血的技术操作。

4. 能准确地识别常见的输液反应和输血反应，采取适当的护理措施预防和处理各种输液反应和输血反应，并完成监测与报告。

● 素质目标：

1. 在静脉输液过程中能够正确、合理地选择穿刺部位，并能有意识地保护静脉。

2. 能够树立以患者为中心的理念，关心患者、尊重患者、保护患者隐私、密切观察患者的输液反应和输血反应。

3. 能遵守静脉输液和静脉输血相关法律法规和行业标准，树立依法行护、严谨求实的工作态度。

4. 能加强职业修养，树立关爱生命、全心全意为护理对象的健康服务的职业情感。

静脉输液与输血是临床上用于纠正人体水电解质及酸碱平衡失调，恢复内环境稳定并维持机体正常生理功能的重要治疗措施。正常情况下，人体内水电解质、酸碱度均保持在恒定的范围内，以维持机体内环境的相对平衡状态，保证机体正常的生理功能。但在疾病和创伤时，水电解质及酸碱平衡会发生紊乱。通过静脉输液与输血，可以迅速、有效地补充机体丢失的体液和电解质，增加血容量，改善微循环，维持血压。此外，通过静脉输注药物，还可以达到治疗疾病的目的。因此，护士必须熟练掌握有关输液、输血的理论知识和操作技能，以便在治疗疾病、保证患者安全和挽救患者生命过程中发挥积极、有效的作用。

第一节　静 脉 输 液

 ———————————————— 导入情景与思考 ————————————————

患者，男性，36岁，身高175cm，体重90kg。持续性上腹痛8小时入院。患者8小时前与朋友聚餐后出现持续性左上腹部疼痛，呈钝痛，伴阵发性加剧，疼痛放散至腰背部；病情呈进行性加重，呕吐胃内容物1次，腹胀，未排便、排气，来院就诊。体格检查：T 38.5℃，P 110次/min，R 28次/min，BP 90/60mmHg；神志清楚，烦躁不安，腹软，上腹压痛、反跳痛阳性，伴肌紧张，肠鸣音2次/min。实验室检查：白细胞增多及中性粒细胞核左移，血清淀粉酶升高。诊断：急性胰腺炎。医嘱：禁食及胃肠减压；静脉给药：①0.9% 氯化钠500ml+VitC2.5g（20ml）+10% 氯化钾1g（10ml）；②0.9% 氯化钠250ml+ 头孢哌酮舒巴坦钠2g；③5% 葡萄糖氯化钠500ml+10% 氯化钾1g（10ml）+VitC 2.5g（20ml）；④10% 葡萄糖500ml+10% 氯化钾1g（10ml）；⑤5% 碳酸氢钠250ml；⑥0.9% 氯化钠250ml+ 头孢哌酮舒巴坦钠2g。护士遵医嘱为该患者进行静脉输液。

请思考：

1. 上述所输入液体的类型及临床应用意义。

2. 根据给药原则,如何配制及安排输液顺序?

3. 根据患者病情,要求输液速度是 60 滴 /min,需要多长时间能够完成输液?

4. 护士采用留置针静脉输液法,应如何预防及处理静脉导管堵塞并发症?

5. 如果第二日该患者病情缓解,患者恳求护士调快输液速度、尽早结束输液以便休息,护士应如何向患者解释?

静脉输液(intravenous infusion)是将大量无菌溶液或药物直接输入静脉的治疗方法。对于静脉输液,护士的主要职责是遵医嘱建立静脉通道、输入溶液或药物、监测输液过程以及输液完毕的处理。同时,还要了解治疗目的、输入药物的种类和作用、预期效果、可能发生的不良反应及处理方法。

一、静脉输液的原理及目的

(一)静脉输液的原理

静脉输液是利用大气压和液体静压形成的输液系统内压高于人体静脉压的原理将液体输入静脉内。

(二)静脉输液的目的

1. 补充水分及电解质,预防和纠正水电解质及酸碱平衡紊乱。常用于各种原因引起的脱水、酸碱平衡失调患者,如腹泻、剧烈呕吐、大手术后的患者。

2. 增加循环血量,改善微循环,维持血压及微循环灌注量。常用于严重烧伤、大出血、休克等患者。

3. 供给营养物质,促进组织修复,增加体重,维持正氮平衡。常用于慢性消耗性疾病、胃肠道吸收障碍及不能经口进食(如昏迷、口腔疾病)的患者。

4. 输入药物,治疗疾病。如输入抗生素控制感染;输入解毒药物达到解毒作用;输入脱水剂降低颅内压等。

二、静脉输液的常用溶液及作用

(一)晶体溶液

晶体溶液(crystalloid solution)分子量小,在血管内存留时间短,对维持细胞内外水分的相对平衡具有重要作用,可有效纠正体液及电解质平衡失调。常用的晶体溶液包括:

1. **葡萄糖溶液**　用于补充水分及热量,减少蛋白质消耗,防止酮体产生,促进钠(钾)离子进入细胞内。每克葡萄糖在体内氧化可产生 16.480J(4cal)的热量。葡萄糖进入人体后,迅速分解,一般不产生高渗作用,也不引起利尿作用。临床常用的葡萄糖溶液有 5% 葡萄糖溶液和 10% 葡萄糖溶液。

2. **等渗电解质溶液**　用于补充水分和电解质,维持体液和渗透压平衡。体液丢失时往往伴有电解质的紊乱,血浆容量与血液中钠离子水平密切相关,缺钠时,血容量往往也降低。因此,补充液体时应兼顾水与电解质的平衡。常用的等渗电解质溶液包括 0.9% 氯化钠溶液、复方氯化钠溶液(林格氏等渗溶液)和 5% 葡萄糖氯化钠溶液。

3. **碱性溶液**　用于纠正酸中毒,调节酸碱平衡失调。常用的碱性溶液包括:

(1)碳酸氢钠($NaHCO_3$)溶液:$NaHCO_3$ 进入人体后,解离成钠离子和碳酸氢根离子,碳酸氢根离子可以和体液中剩余的氢离子结合生成碳酸,最终以二氧化碳和水的形式排出体外。此外,$NaHCO_3$ 还可以直接提升血中二氧化碳结合力。碳酸氢钠($NaHCO_3$)溶液的优点是补碱迅速,且不易加重乳酸血症。但需注意的是,$NaHCO_3$ 在中和酸以后生成的碳酸(H_2CO_3)必须以二氧化碳(CO_2)的形式经肺呼出,因此对呼吸功能不全的患者,此溶液的使用受到限制。临床常用的碳酸氢钠溶液的浓度有 5% 和 1.4% 两种。

(2)乳酸钠溶液:乳酸钠进入人体后,可解离为钠离子和乳酸根离子,钠离子在血中与碳酸氢根离子结合形成碳酸氢钠。乳酸根离子可与氢离子生成乳酸。但值得注意的是，某些情况下，如休克、肝功能不全、缺氧、右心衰竭患者或新生儿，对乳酸的利用能力相对较差，易加重高乳酸血症，故不宜使用。临床上常用的乳酸钠溶液的浓度有 11.2% 和 1.84% 两种。

4. 高渗溶液 用于利尿脱水，可以在短时间内提高血浆渗透压，回收组织水分进入血管，消除水肿，同时可以降低颅内压，改善中枢神经系统的功能。临床上常用的高渗溶液有 20% 甘露醇、25% 山梨醇和 25%～50% 葡萄糖溶液。

（二）胶体溶液

胶体溶液（colloidal solution）分子量大，其溶液在血管内存留时间长，能有效维持血浆胶体渗透压，增加血容量，改善微循环，提高血压。临床上常用的胶体溶液包括：

1. 右旋糖酐溶液 为水溶性多糖类高分子聚合物。常用溶液有中分子右旋糖酐和低分子右旋糖酐两种。中分子右旋糖酐（平均相对分子量为 7.5 万左右）有提高血浆胶体渗透压和扩充血容量的作用；低分子右旋糖酐（平均相对分子量为 4 万左右）的主要作用是降低血液黏稠度，减少红细胞聚集，改善血液循环和组织灌注量，防止血栓形成。

2. 代血浆 作用与低分子右旋糖酐相似，其扩容效果良好，输入后可使循环血量和心输出量显著增加，在体内停留时间较右旋糖酐长，且过敏反应少，急性大出血时可与全血共用。常用的代血浆有羟乙基淀粉（706 代血浆）、聚明胶肽注射液、乙烯吡咯酮等。

3. 血液制品 输入后能提高胶体渗透压，扩大和增加循环血容量，补充蛋白质和抗体，有助于组织修复和提高机体免疫力。常用的血液制品有 5% 白蛋白和血浆蛋白等。

（三）静脉高营养液

高营养液能提供热量，补充蛋白质，维持正氮平衡，并补充各种维生素和矿物质。主要成分包括氨基酸、脂肪酸、维生素、矿物质、高浓度葡萄糖或右旋糖酐以及水分。凡是营养摄入不足或不能经消化道供给营养的患者均可使用静脉插管输注高营养溶液的方法来维持营养的供给。常用的高营养液包括复方氨基酸、脂肪乳等。

输入溶液的种类和量应根据患者体内水电解质及酸碱平衡紊乱的程度来确定，通常遵循"先晶后胶""先盐后糖""宁酸勿碱"的原则。在给患者补钾过程中，应遵循"四不宜"原则，即：不宜过浓（浓度不超过 40mmol/L）；不宜过快（不超过 20～40mmol/h）；不宜过多（限制补钾总量：依据血清钾水平，补钾量为 60～80mmol/d，以每克氯化钾相当于 13.4mmol 钾计算，约需补充氯化钾 4.5～6g/d）；不宜过早（见尿后补钾：一般尿量超过 40ml/h 或 500ml/d 方可补钾）。输液过程中应严格掌握输液速度，随时观察患者的反应，并根据患者的病情变化及时做出相应的调整。

三、常用输液部位

输液时应根据患者的年龄、神志、体位、病情状况、病程长短、溶液种类、输液时间、静脉情况或即将进行手术的部位等情况来选择穿刺的部位。常用的输液部位包括：

1. 周围浅静脉 周围浅静脉是指分布于皮下的肢体末端的静脉。上肢常用的浅静脉有肘正中静脉、头静脉、贵要静脉、手背静脉网。手背静脉网是成年患者输液时的首选部位；肘正中静脉、贵要静脉和头静脉可以用来采集血标本、静脉推注药液或作为经外周静脉穿刺置入中心静脉导管（peripherally inserted central catheter，PICC）的穿刺部位。

下肢常用的浅静脉有大隐静脉、小隐静脉和足背静脉网，但下肢的浅静脉不作为静脉输液时的首选部位，因为下肢静脉有静脉瓣，容易形成血栓。小儿常用足背静脉，但成人不主张用足背静脉，因其容易引起血栓性静脉炎。

2. 头皮静脉 由于头皮静脉分布较广，互相沟通，交错成网，且表浅易见，不宜滑动，便于固定，因此，常用于小儿的静脉输液。较大的头皮静脉有颞浅静脉、额静脉、枕静脉和耳后静脉。

3. 锁骨下静脉和颈外静脉 常用于中心静脉插管。需要长期持续输液或需要静脉高营养的患

Note:

者多选择此部位。将导管从锁骨下静脉或颈外静脉插入,远端留置在右心室上方的上腔静脉。

护士在为患者进行静脉输液前要认真选择合适的穿刺部位。在选择穿刺部位时要注意以下几个问题:第一,因为老年人的血管脆性较大,应尽量避开易活动或凸起的静脉,如手背静脉。第二,穿刺部位应避开皮肤表面有感染、渗出的部位,以免将皮肤表面的细菌带入血管。第三,禁止使用血管透析的端口或瘘管的端口进行输液。第四,如果患者需要长期输液,应注意有计划地更换输液部位,以保护静脉。通常静脉输液部位的选择应从远心端静脉开始,逐渐向近心端使用。

四、常用静脉输液法

按照输入的液体是否与大气相通,可以将静脉输液法划分为密闭式静脉输液法和开放式静脉输液法;按照进入血管通道器材所到达的位置,又可将静脉输液法划分为周围静脉输液法和中心静脉输液法。

开放性静脉输液法是将溶液倒入开放式输液器吊瓶内进行输液的方法。此方法的优点是能灵活更换液体种类及数量,并可随时添加药物。然而由于采用开放式静脉输液法时药液易被污染,故目前临床上较少应用。

密闭式静脉输液法是将无菌输液器插入原装密闭输液瓶(或袋)中进行输液的方法,因污染机会少,故目前临床广泛应用。

(一)密闭式周围静脉输液法

【目的】

同"静脉输液的目的"。

【操作前准备】

1. 评估患者并解释

(1)评估:患者的年龄、病情、过敏史、意识状态及营养状况等;心理状态及配合程度;穿刺部位的皮肤、血管状况及肢体活动度。

(2)解释:向患者及家属解释输液的目的、方法、注意事项及配合要点。

2. 患者准备

(1)了解静脉输液的目的、方法、注意事项及配合要点。

(2)输液前排尿或排便。

(3)取舒适卧位。

3. 环境准备 整洁、安静、舒适、安全

4. 护士准备 衣帽整洁,修剪指甲,洗手,戴口罩。

5. 用物准备

(1)治疗车上层:治疗盘、弯盘、碘伏、75% 乙醇、无菌棉签、输入液体及药物(按医嘱准备)、注射器及针头、止血带、胶布(或输液敷贴)、小垫枕、一次性治疗巾、砂轮、开瓶器、一次性输液器、输液瓶签、处置卡、输液记录单、手消毒液。静脉留置针输液法需另备静脉留置针(根据患者评估结果选择合适型号)、输液接头、透明贴膜、封管液(无菌生理盐水或稀释肝素溶液)、数据收集器(PDA)。

(2)治疗车下层:锐器收集盒、生活垃圾桶、医疗垃圾桶。

(3)其他:输液架,必要时准备瓶套、备小夹板、棉垫及绷带、止血钳、输液泵。

【操作步骤】

步骤	要点与说明
▲头皮钢针静脉输液法	
1. 核对并检查药物	● 在静脉药物配置中心或病区治疗室内完成
(1)核对药液瓶签(药名、浓度、剂量)及给药时间和给药方法	● 操作前查对:根据医嘱严格执行查对制度,避免差错事故发生,易过敏药物需核对试敏结果

续表

步骤	要点与说明
（2）检查药液的质量	● 检查静脉输液溶液及药液是否过期，瓶盖有无松动，瓶身有无裂痕。将输液瓶上下摇动，对光检查药液有无混浊、沉淀及絮状物等
2. 加药	● 在静脉药物配置中心或病区治疗室内完成
（1）拉开输液瓶的"拉环"（或用开瓶器启开输液瓶铝盖的中心部分），常规消毒瓶塞	● 若为袋状液体，则取下袋口处的"拉环"，并常规消毒 ● 以瓶塞刺入点为中心环形消毒，由内向外螺旋涂擦至瓶塞（或铝盖）下端瓶颈部
（2）按医嘱加入药物	● 加入的药物应合理分配，并注意药物之间的配伍禁忌
（3）根据病情需要有计划地安排输液顺序	
3. 填写、粘贴输液贴　根据医嘱（处置卡上的内容）填写输液贴，并将填好的输液贴倒贴于输液瓶上（必要时套上瓶套），标注加药日期、时间，签名	● 注意输液贴勿覆盖原有的标签 ● 若是机打的输液贴，应进行核对
4. 插输液器　检查输液器质量，无问题后取出输液器，将输液器的插头插入瓶塞直至插头根部，关闭调节器	● 检查输液器是否过期，包装有无破损 ● 插入时注意保持无菌
5. 整理　整理用物，洗手	
6. 核对患者　携用物至患者床旁，核对患者姓名、床号、腕带、住院号、药名、给药时间、药物浓度、剂量及用法，扫描PDA。洗手	● 操作前查对：保证将正确的药物给予正确的患者，避免差错事故的发生
7. 排气	
（1）将输液瓶（袋）挂于输液架上	● 高度适中，保证液体压力超过静脉压，以促使液体进入静脉
（2）倒置茂菲氏滴管，使输液瓶（袋）内的液体流出。当茂菲氏滴管内的液面达到滴管的1/2～2/3满时，迅速转正滴管，打开调节器，使液平面缓慢下降，直至排尽导管和针头内的空气（图14-1）	● 输液前排尽输液管及针头内的气体，防止发生空气栓塞 ● 如茂菲氏滴管下端的输液管内有小气泡不易排除时，可以轻弹输液管，将气泡弹至茂菲氏滴管内
（3）将输液管末端放入输液器包装袋内，置于治疗盘中	● 保证输液装置无菌
8. 选择穿刺部位　将小垫枕置于穿刺肢体下，铺治疗巾，在穿刺点上方6～8cm处扎止血带，选择穿刺血管，松开止血带	● 根据选择静脉的原则选择穿刺部位 ● 注意扎好后止血带的尾端向上 ● 止血带的松紧度以能阻断静脉血流而不阻断动脉血流为宜 ● 如果静脉充盈不良，可以采取下列方法：按摩血管；嘱患者反复进行握、松拳几次
9. 消毒皮肤　以穿刺点为中心消毒穿刺部位皮肤，由内向外，消毒范围直径≥5cm，待干，备胶布	● 保证穿刺点及周围皮肤的无菌状态，防止感染
10. 静脉穿刺	
（1）再次扎止血带	
（2）二次消毒：以穿刺点为中心消毒穿刺部位皮肤，由内向外，消毒范围直径≥5cm	● 消毒方向与第一次方向相反
（3）取下护针帽，再次排气于弯盘内，关闭调节器	● 确保穿刺前滴管下端输液管内无气泡 ● 注意排液于弯盘内

Note:

续表

步骤	要点与说明
（4）操作中核对：核对患者姓名、床号、腕带、住院号、药名、给药时间、给药方法、浓度和剂量	● 操作中查对：避免差错事故的发生
（5）嘱患者握拳	● 使静脉充盈
（6）穿刺：一手绷紧穿刺部位皮肤，惯用手持针，针尖斜面向上与皮肤呈 15°～30° 角，自静脉走向刺入皮下。见回血后，将针头与皮肤平行再进入少许	● 沿静脉走行进针，防止刺破血管 ● 见回血后再进针少许可以使针头斜面全部进入血管内
11. 固定　用惯用手拇指固定好针柄，松开止血带，嘱患者松拳，打开调节器。待液体滴入通畅、患者无不舒适后，用输液敷贴（或胶布）固定针柄，固定穿刺点，最后将针头附近的输液管环绕后固定（图 14-2）。必要时用夹板固定关节	● 固定可防止由于患者活动导致针头刺破血管或滑出血管外 ● 覆盖穿刺部位以防污染 ● 将输液管环绕后固定可以防止牵拉输液针头
12. 调节滴速　根据患者年龄、病情及药液的性质调节输液滴速	● 通常情况下，成人 40～60 滴/min，儿童 20～40 滴/min
13. 操作后查对　核对患者的姓名、床号、腕带、住院号，药物名称、浓度、剂量，给药时间和给药方法	● 操作后查对：避免差错事故的发生
14. 操作后处理	
（1）撤去治疗巾，取下止血带和小垫枕，协助患者取安全、舒适卧位	
（2）将呼叫器放于患者易取处，告知患者输液中的注意事项	
（3）整理床单位，正确处理用物	
（4）洗手、记录	● 记录输液开始的时间、输入药液的种类、名称、滴速、患者的全身及局部状况，签名
15. 更换液体　如果多瓶液体连续输入，则在第一瓶液体输尽前开始准备第二瓶液体	● 持续输液应及时更换输液瓶，以防空气进入导致空气栓塞 ● 配置好的药液放置时间不超过 2h
（1）核对第二瓶液体，确保无误	● 更换输液瓶时，注意严格无菌操作，防止污染
（2）拉开第二瓶液体的"拉环"（或除去第二瓶液体铝盖中心部分），常规消毒	● 若为袋状液体，则取下袋口处的"拉环"，并常规消毒 ● 以瓶塞刺入点为中心环形消毒，由内向外螺旋涂擦至瓶塞（或铝盖）下端瓶颈部
（3）确认滴管中的高度至少 1/2 满，从输液架上取下第一瓶液体，拔出第一瓶内输液插头，迅速插入第二瓶内	● 输液器应每 24h 更换一次。更换时应严格无菌操作
（4）检查滴管液面高度是否合适、输液管中有无气泡，待点滴通畅后方可离去	
16. 输液完毕后的处理	
（1）确认全部液体输入完毕后，关闭输液器，去除胶布和输液敷贴，用无菌干棉签或无菌棉球轻压穿刺点上方，快速拔针，局部按压 1～2min（至无出血为止）。将头皮针头和输液插头剪至锐器收集盒中	● 输液完毕后及时拔针，以防空气进入导致空气栓塞 ● 拔针时勿用力按压局部，以免引起疼痛；沿血管纵行向心方向按压穿刺点 1～2cm，至不出血为止 ● 防止针刺伤
（2）协助患者适当活动穿刺肢体，并协助取舒适卧位	
（3）整理床单位，正确处理用物	
（4）洗手，记录	● 记录输液结束的时间，液体和药物滴入的总量，患者有无全身和局部反应

Note:

续表

步骤	要点与说明
▲外周静脉留置针输液法	• 可保护静脉,减少因反复穿刺造成的痛苦和血管损伤,保持静脉通道畅通,利于抢救和治疗 • 适用于需长期输液、静脉穿刺较困难的患者
1. 同头皮钢针静脉输液法 1~6	
2. 连接留置针与输液器 (1) 将输液瓶(袋)挂于输液架上	• 高度适中,保证液体压力超过静脉压,以促使液体进入静脉
(2) 打开静脉留置针、输液接头外包装,将输液接头、留置针、输液器连接好	• 打开外包装前注意检查有效期及有无破损,针头斜面有无倒钩,导管边缘是否粗糙 • 连接时注意严格无菌操作
3. 排气 打开调节器,将留置针内的气体排于弯盘中。关闭调节器,将留置针放回留置针盒内	
4. 选择穿刺部位 将小垫枕置于穿刺肢体下,铺治疗巾,在穿刺点上方 8~10cm 处扎止血带,松止血带	• 同"头皮针静脉输液法"步骤 7 的"要点与说明"
5. 消毒皮肤 以穿刺点为中心消毒穿刺部位的皮肤,由内向外,消毒范围直径≥8cm,待干	• 保证穿刺点及周围皮肤的无菌状态,防止感染
6. 准备胶布 准备胶布及透明敷贴,并在透明敷贴上标注日期和时间,操作者签字	• 标记日期和时间,为更换套管针提供依据
7. 再次扎止血带 在穿刺点上方 8~10cm 处扎止血带	
8. 二次消毒 以穿刺点为中心消毒穿刺部位的皮肤,由内向外,消毒范围直径≥8cm	• 消毒方向与第一次方向相反
9. 静脉穿刺 (1) 取下针套,旋转松动外套管(转动针芯)(图 14-3),再次排气于弯盘中	• 防止套管与针芯粘连
(2) 操作中核对患者的床号、姓名(腕带)、药物名称、浓度、剂量、有效期,给药时间、给药方法	• 操作中查对:避免差错事故的发生
(3) 嘱患者握拳,绷紧皮肤,固定静脉,惯用手持留置针,使针头与皮肤呈 15°~30° 角进针,自静脉走向刺入皮下,见回血后压低角度(放平针翼),顺静脉走行再继续进针 0.2cm,送外套管	• 固定静脉便于穿刺,并可减轻患者的疼痛 • 避免针芯刺破血管 • 确保外套管在静脉内
(4) 撤针芯:一手固定两翼,另一手迅速将针芯抽出放于锐器收集盒中	• 避免将外套管带出 • 将针芯放入锐器收集盒中,防止刺破皮肤
10. 固定 (1) 松开止血带,打开调节器,嘱患者松拳	• 使静脉恢复通畅
(2) 用无菌透明敷贴膜密闭式固定留置针,呈 U 形固定留置针接头,胶布平台法固定输液管(图 14-4)	• 固定牢固,避免过松或过紧 • 使用无菌透明敷贴可避免穿刺点及周围被污染,且便于观察穿刺点的情况
11. 调节滴速 根据患者的年龄、病情及药物性质调节滴速	• 同"头皮针静脉输液法"步骤 12 的"要点与说明"
12. 操作后处理 (1) 撤去治疗巾,取出止血带和小垫枕,协助患者取安全、舒适卧位	
(2) 将呼叫器放于患者易取处,告知患者输液中的注意事项	
(3) 再次核对患者的床号、姓名(腕带)、药物名称、浓度、剂量、有效期,给药时间、给药方法	• 操作后查对:避免差错事故的发生
(4) 整理床单位,正确处理用物,洗手	
(5) 记录	• 记录输液开始的时间、滴入药液的种类、滴速、患者的全身及局部状况,并签全名

Note:

续表

步骤	要点与说明
13. 冲封管　输液完毕,进行冲封管 (1) 关闭调节器 (2) 将输液器与输液接头断开,消毒输液接头,用注射器向输液接头内脉冲式注入封管液,正压封管	● 脉冲冲管可更有效清除固体沉淀(如纤维蛋白、药物沉淀及内腔细菌),可以将残留的刺激性药物、血液冲入血流,避免导管堵塞。常用封管液:对于成人,可用不含防腐剂的 0.9% 氯化钠溶液(USP);对于新生儿和儿童,可用 0.5～10U/ml 稀释肝素液或不含防腐剂的 0.9% 氯化钠溶液(USP) ● 用量:冲管液量应为导管及附加装置内腔容积总和的 2 倍以上;封管液量应为导管及附加装置管腔容积总和的 1.2 倍以上 ● 输液接头为肝素帽的封管方法:将注射器针尖留在肝素帽内少许,脉冲式推注封管液剩 0.5～1ml 时,边推边拔针头(推液速度大于拔针速度);输液接头为无针接头的封管方法:拔除注射器前将小夹子尽量靠近穿刺点,夹闭小夹子后拔除注射器
14. 再次输液 (1) 消毒输液接头 (2) 用注射器连接输液接头以脉冲式输入生理盐水,确认导管在静脉内 (3) 连接输液器,固定输液管,调节滴速	● 注意无菌操作 ● 消毒剂宜选用:2% 葡萄糖酸氯己定乙醇溶液(年龄<2 个月的婴儿慎用)、有效碘浓度不低于 0.5% 的碘伏或 2% 碘酊溶液和 75% 乙醇 ● 冲管:输注药物前先注入生理盐水确定导管在静脉内
15. 输液完毕 (1) 关闭调节器 (2) 轻轻揭开胶布及透明敷贴 (3) 用无菌干棉签或无菌棉球轻压穿刺点上方,快速拔出套管针,局部按压至无出血为止 (4) 将静脉输液针头和输液器插头剪至锐器收集盒中 (5) 协助患者适当活动穿刺肢体,并协助取舒适卧位 (6) 整理床单位,正确清理用物 (7) 洗手,做好记录	● 输液完毕后及时拔针,以防空气进入导致空气栓塞 ● 拔针时勿用力按压局部,以免引起疼痛;按压部位应沿血管纵行向心方向按压穿刺点 1～2cm,至不出血为止 ● 记录输液结束的时间,液体和药物滴入的总量,患者有无全身和局部反应

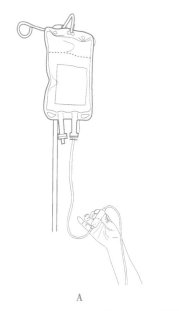 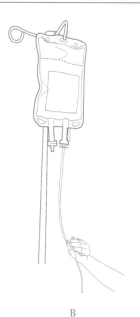

A　　　　　　　　　　　　B

图 14-1　静脉输液排气法

Note:

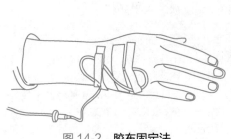
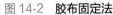

图 14-2 胶布固定法

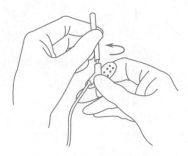

图 14-3 旋转松动外套管

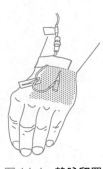

图 14-4 静脉留置针固定法

【注意事项】

1. 严格执行无菌操作及查对制度，预防感染及差错事故的发生。

2. 根据病情需要合理安排输液顺序，并根据治疗原则，按急、缓及药物半衰期等情况合理分配药物。

3. 对需要长期输液的患者，要注意保护和合理使用静脉，一般从远端小静脉开始穿刺（抢救时可例外）。

4. 输液前要排尽输液管及针头内的空气，药液滴尽前要及时更换输液瓶（袋）或拔针，严防造成空气栓塞。

5. 注意药物的配伍禁忌，对于刺激性或特殊药物，应在确认针头已刺入静脉内时再输入。

6. 严格掌握输液的速度。对有心、肺、肾疾病的患者，老年患者、婴幼儿以及输注高渗、含钾或升压药液的患者，要适当减慢输液速度；对严重脱水，心肺功能良好者可适当加快输液速度。

7. 输液过程中要加强巡视，注意观察下列情况：

（1）液体滴入是否通畅，针头或输液管有无漏液，针头有无脱出、阻塞或移位，输液管有无扭曲、受压等。

（2）有无溶液外溢，穿刺部位有无红、肿、热、痛、渗出等表现。有些药物如甘露醇、去甲肾上腺素等外溢后会引起局部组织坏死，如发现上述情况，应立即停止输液并通知医生予以处理。

（3）密切观察患者有无输液反应，如患者出现心悸、畏寒、持续性咳嗽等情况，应立即减慢或停止输液，并通知医生，及时处理。

（4）输入刺激性、腐蚀性药物的过程中，应注意观察回血情况。确保导管（针头）在静脉内。

（5）每次观察巡视后，应做好记录（记录在输液巡视卡或护理记录单上）。

8. 静脉留置针穿刺时的注意事项 一般静脉留置针可以保留 3～5 天，最好不要超过 7 天。严格按照产品说明执行。

（1）选择血管：①宜选择上肢静脉作为穿刺部位，避开静脉瓣、关节部位及有瘢痕、炎症、硬结等处的静脉。②成年人不宜选择下肢静脉进行穿刺，因易导致下肢静脉炎及血栓。③小儿不宜首选头皮静脉，因经头皮静脉输液，一旦发生药液渗出，局部可能出现皮肤坏死，形成瘢痕，影响头发生长和美观。④接受乳房根治术和腋下淋巴结清扫术的患者应选健侧肢体进行穿刺，有血栓史和血管手术史的静脉不应行静脉留置针穿刺。

（2）选择消毒剂：在穿刺和维护导管时应选择合格的皮肤消毒剂，宜选用 2% 葡萄糖酸氯己定乙醇溶液（年龄<2 个月的婴儿慎用），有效碘浓度不低于 0.5% 的碘伏或 2% 碘溶液和 75% 乙醇。

（3）正确冲管和封管：①输注药物前宜通过输入生理盐水确定导管在静脉内；②冲管和封管应使用 10ml 及以上注射器或一次性专用冲洗装置；③给药前后宜用生理盐水脉冲式冲洗导管，如果遇到阻力或者抽吸无回血应进一步确定导管的通畅性，不应强行冲洗导管；④输液完毕应用导管容积加延长管容积 2 倍的生理盐水或肝素盐水正压封管。

Note:

（4）透明敷料更换注意事项：无菌透明料应至少 7 天更换一次，若穿刺部位发生渗液、渗血时应及时更换敷料，穿刺部位的敷料发生松动、污染等完整性受损时应立即更换。

【健康教育】

1. 向患者说明年龄、病情及药物性质是决定输液速度的主要因素，嘱患者不可自行随意调节输液滴速以免发生意外。

2. 向患者介绍常见输液反应的症状及防治方法，告知患者一旦出现输液反应的表现，应及时使用呼叫器。

3. 对于需要长期输液的患者，护士应做好患者的心理护理，消除其焦虑和厌烦情绪。

（二）密闭式中心静脉输液法

密闭式中心静脉输液法包括颈外静脉穿刺置管输液法、锁骨下静脉穿刺置管输液法及经外周静脉穿刺置入中心静脉导管（PICC）输液法。临床上，前两种密闭式中心静脉输液法的操作多由医生完成，护士的主要职责是术中配合以及插管后的输液及护理，而 PICC 的操作多由临床专科护士完成。上述三种中心静脉输液法见附 14-1、附 14-2 及附 14-3。

五、输液速度及时间的计算

在输液过程中，每毫升溶液的滴数称为该输液器的点滴系数（drop coefficient）（gtt/ml）。目前常用静脉输液器的点滴系数有 10、15、20 三种。静脉点滴的速度和时间可按下列公式计算。

1. 已知每分钟滴数与输液总量，计算输液所需用的时间。

$$输液时间（h）=\frac{液体总量（ml）\times 点滴系数}{每分钟滴数 \times 60（min）}$$

例如：患者需输入 2 000ml 液体，每分钟滴数为 50 滴，所用输液器的点滴系数为 15，请问需用多长时间输完？

$$输液时间（h）=\frac{2\,000\times 15}{50\times 60}=10h$$

2. 已知输入液体总量与计划所用的输液时间，计算每分钟滴数。

$$每分钟滴数 =\frac{液体总量（ml）\times 点滴系数}{输液时间（min）}$$

例如：某患者需输液体 1 500ml，计划 10 小时输完。已知所用输液器的点滴系数为 20，求每分钟滴数。

$$每分钟滴数 =\frac{1\,500\times 20}{10\times 60}=50 滴$$

六、常见输液故障及排除方法

（一）溶液不滴

1. 针头滑出血管外　液体注入皮下组织，可见局部肿胀并有疼痛。处理：将针头拔出，另选血管重新穿刺。

2. 针头斜面紧贴血管壁　妨碍液体顺利滴入血管。处理：调整针头位置或适当变换肢体位置，直到点滴通畅为止。

3. 针头阻塞　一手捏住滴管下端输液管，另一手轻轻挤压靠近针头端的输液管，若感觉有阻力，松手又无回血，则表示针头可能已阻塞。处理：更换针头，重新选择静脉穿刺。切忌强行挤压导管或用溶液冲注针头，以免凝血块进入静脉造成栓塞。

4. 压力过低　由于输液瓶（袋）位置过低或患者肢体抬举过高或患者周围循环不良所致。处理：

Note：

适当抬高输液瓶（袋）或放低肢体位置。

5. 静脉痉挛 由于穿刺肢体暴露在冷的环境中时间过长或输入的液体温度过低所致。处理：局部进行热敷以缓解痉挛。

（二）茂菲氏滴管液面过高

当茂菲氏滴管液面过高时，可以将输液瓶（袋）从输液架上取下，倾斜液体面，使输液管插入瓶（袋）内的针头露出液面上，使液体缓缓流下，直至露出液面，再挂于输液架上，继续进行输液。

（三）茂菲氏滴管内液面过低

当茂菲氏滴管内液面过低时，可用左手捏紧茂菲氏滴管下端的输液管，右手轻轻挤压茂菲氏滴管上端的输液管，待液体进入茂菲氏滴管内后，松开左手即可。

（四）输液过程中，茂菲氏滴管内液面自行下降

输液过程中，如果茂菲氏滴管内的液面自行下降，应检查滴管上端输液管与滴管的衔接是否松动、滴管有无漏气或裂隙，必要时更换输液器。

七、常见输液反应及护理

（一）发热反应（fever reaction）

1. 原因 因输入致热物质引起。多由于用物清洁灭菌不彻底，输入的溶液或药物制品不纯、消毒保存不良，输液器消毒不严或被污染，输液过程中未能严格执行无菌操作所致。

2. 临床表现 多发生于输液后数分钟至 1 小时。患者表现为发冷、寒战、发热。轻者体温在 38℃左右，停止输液后数小时内可自行恢复正常；严重者初起寒战，继之高热，体温可达 40℃以上，并伴有头痛、恶心、呕吐、脉速等全身症状。

3. 护理

（1）预防：①输液前认真检查药液的质量，输液用具的包装及灭菌日期、有效期；②严格无菌操作。

（2）处理：①发热反应轻者，应立即减慢点滴速度或停止输液，并及时通知医生；②发热反应严重者，应立即停止输液，并保留剩余溶液和输液器，必要时送检验科做细菌培养，以查找发热反应的原因；③对高热患者，应给予物理降温，严密观察生命体征的变化，必要时遵医嘱给予抗过敏药物或激素治疗。

（二）循环负荷过重反应（circulatory overload reaction）

循环负荷过重反应也称为急性肺水肿（acute pulmonary edema）。

1. 原因

（1）由于输液速度过快，短时间内输入过多液体，使循环血容量急剧增加，心脏负荷过重引起。

（2）患者原有心肺功能不良，尤多见于急性左心功能不全者。

2. 临床表现 患者突然出现呼吸困难、胸闷、咳嗽、咳粉红色泡沫样痰，严重时痰液可从口、鼻腔涌出。听诊肺部布满湿啰音，心率快且节律不齐。

3. 护理

（1）预防：输液过程中，密切观察患者情况，注意控制输液的速度和输液量，尤其对老年人、儿童及心肺功能不全的患者更需慎重。

（2）处理：①出现上述表现，应立即停止输液并迅速通知医生，保留静脉通道，监测生命体征，备好抢救车，并进行紧急处理。如果病情允许，可协助患者取端坐位，双腿下垂，以减少下肢静脉回流，减轻心脏负担。同时安慰患者以减轻其紧张心理。②给予高流量氧气吸入，一般氧流量为 6~8L/min，以提高肺泡内压力，减少肺泡内毛细血管渗出液的产生。同时，湿化瓶内加入 20%~30% 的乙醇溶液，以减低肺泡内泡沫表面的张力，使泡沫破裂消散，改善气体交换，减轻缺氧症状。③遵医嘱给予镇静、平喘、强心、利尿和血管扩张药物，以稳定患者紧张情绪，扩张周围血管，加速液体排出，减少

回心血量,减轻心脏负荷。④必要时进行四肢轮扎。用橡胶止血带或血压计袖带适当加压四肢以阻断静脉血流,可有效地减少回心血量。但加压时要确保动脉血仍可通过,且须每5～10分钟轮流放松一个肢体上的止血带,待症状缓解后,逐渐解除止血带。⑤此外,静脉放血200～300ml也是一种有效减少回心血量的最直接的方法,但应慎用,贫血者应禁忌采用。

（三）静脉炎（phlebitis）

1. 原因

（1）主要原因是长期输注高浓度、刺激性较强的药液,或静脉内放置刺激性较强的塑料导管时间过长,引起局部静脉壁发生化学炎性反应。

（2）也可由于在输液过程中未能严格执行无菌操作,导致局部静脉感染。

2. 临床表现　沿静脉走向出现条索状红线,局部组织发红、肿胀、灼热、疼痛,有时伴有畏寒、发热等全身症状。

3. 护理

（1）预防:①严格执行无菌技术操作;②对血管壁有刺激性的药物应充分稀释后再应用,适当放慢点滴速度,并防止药液漏出血管外;③有计划地更换输液部位,以保护静脉。

（2）处理:①停止在此部位静脉输液,并将患肢抬高、制动。局部用50%硫酸镁或95%乙醇溶液行湿热敷,每日2次,每次20分钟。②超短波理疗,每日1次,每次15～20分钟。③中药治疗,将如意金黄散加醋调成糊状,局部外敷,每日2次,具有清热、止痛、消肿的作用。④如合并感染,遵医嘱给予抗生素治疗。

（四）空气栓塞（air embolism）

1. 原因

（1）输液导管内空气未排尽;导管连接不紧,有漏气。

（2）拔出较粗的、近胸腔的深静脉导管后,穿刺点封闭不严密。

（3）加压输液、输血时无人守护;液体输完未及时更换药液或拔针,均有发生空气栓塞的危险。

进入静脉的空气,随血流(经上腔静脉或下腔静脉)首先被带到右心房,然后进入右心室。如空气量少,则随血液被右心室压入肺动脉并分散到肺小动脉内,最后经毛细血管吸收,因而损害较小。如空气量大,空气进入右心室后阻塞在肺动脉入口,使右心室内的血液(静脉血)不能进入肺动脉,因而从机体组织回流的静脉血不能在肺内进行气体交换(图14-5),引起机体严重缺氧而死亡。

2. 临床表现　患者感到胸部异常不适或有胸骨后疼痛,随即发生呼吸困难和严重的发绀,并伴有濒死感。听诊心前区可闻及响亮的、持续的"水泡声"。心电图呈现心肌缺血和急性肺心病的改变。

3. 护理

（1）预防:①输液前认真检查输液器的质量,排尽输液导管内的空气。②输液过程中加强巡视,及时添加药液或更换输液瓶。输液完毕及时拔针。加压输液时应安排专人在旁守护。③拔出较粗的、近胸腔的深静脉导管后,必须立即严密封闭穿刺点。

（2）处理:①如出现上述临床表现,应立即将患者置于左侧卧位,并保持头低足高位。该体位有助于气体浮向右心室尖部,避免阻塞肺动脉入口(图14-6)。随着心脏的舒缩,空气被血液打成泡沫,可分次小量进入肺动脉内,最后逐渐被吸收。②给予高流量氧气吸入,以提高患者的血氧浓度,纠正缺氧状态。③有条件时可使用中心静脉导管抽出空气。④严密观察患者病情变化,如有异常及时对症处理。

（五）静脉留置针输液常见并发症的预防与处理

1. 静脉炎

（1）预防措施:①严格执行无菌操作,规范置管;②对血管壁有刺激性的药物应充分稀释后再应用,放慢输液速度,并防止药液漏出血管外;③有计划地更换输液部位,避免在下肢和关节部位穿刺;④净化医疗单位环境。

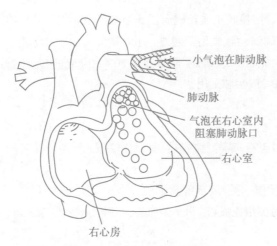

图 14-5　空气在右心室内阻塞肺动脉入口

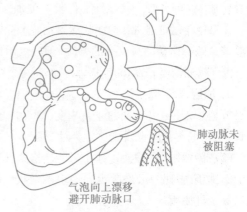

图 14-6　置患者于左侧头低足高卧位,使气泡避开肺动脉入口

（2）处理方法：①应拔除留置针,停止炎性部位静脉输液,并将患肢抬高、制动；② 24 小时内冷敷,24 小时后局部湿热敷；③中药治疗；④如合并感染,遵医嘱给予对症治疗。

2. 导管堵塞

（1）预防措施：①在静脉高营养输液后应彻底冲洗管道,每次输液完毕应正确封管,根据患者的具体情况,选择合适的封管液及用量；②输注药物时注意配伍禁忌,以免引起液体或药物的沉积。

（2）处理方法：①静脉导管堵塞时,应分析堵塞原因,不应强行推注生理盐水；②确认导管堵塞时,应立即拔除。

3. 药物渗出与药物外渗

（1）预防措施：①选择粗直、血流丰富、无静脉瓣的血管进行留置套管针穿刺；②避免在关节部位和不完整的皮肤上穿刺；③应规范置管操作,有效固定；④合理选择输液工具。

（2）处理方法：①停止原部位输液,抬高患肢,及时通知医生,给予对症处理；②回抽药液（尽量减少药液在组织内残留）；③观察渗出或外渗区域皮肤颜色、温度、感觉等变化,以及关节活动和患肢远端血运情况并记录。

4. 导管相关血流感染

（1）预防措施：①严格无菌操作；②出现静脉炎征象,及时更换外周静脉留置针；③检测留置针穿刺部位,评估患者病情、导管类型、留置时间及并发症等因素,尽早拔管。

（2）处理方法：①立即停止输液,拔出导管；②留取血培养送检；③对症处理并记录。

5. 导管相关性静脉血栓形成

（1）预防措施：①穿刺时尽可能首选上肢的粗、直的静脉,并注意保护血管,避免在同一部位反复穿刺；②对长期卧床者,应尽量避免在下肢远端使用静脉留置针,且留置时间不能过长。

（2）处理方法：①可疑导管相关性静脉血栓形成时,应抬高患肢并制动,不应热敷、按摩、受压,立即通知医生给予对症处理；②应观察留置管侧肢体肿胀、疼痛、皮肤温度、颜色、出血倾向及功能活动情况。

八、输液微粒污染

输液微粒（infusion particle）是指输入液体中的非代谢性颗粒杂质,其直径一般为 $1\sim15\mu m$,少数较大的输液微粒直径可达 $50\sim300\mu m$。输入溶液中微粒的多少决定着液体的透明度,因此,可由此判断液体的质量。输液微粒污染（infusion particle pollution）是指在输液过程中,将输液微粒带入人体,对人体造成严重危害的过程。

（一）输液微粒的来源

1. 药液生产制作工艺不完善，混入异物与微粒，如水、空气、原材料的污染等。

2. 溶液瓶、橡胶塞不洁净，液体存放时间过长，玻璃瓶内壁和橡胶塞被药液浸泡时间过久，腐蚀剥脱形成输液微粒。

3. 输液器及加药用的注射器不洁净。

4. 输液环境不洁净，切割安瓿，开瓶塞、加药时反复穿刺橡胶塞导致橡胶塞撕裂等，均可导致微粒进入液体内，产生输液微粒污染。

（二）输液微粒污染的危害

输液微粒污染对机体的危害主要取决于微粒的大小、形状、化学性质以及微粒堵塞血管的部位、血流阻断的程度及人体对微粒的反应等。肺、脑、肝及肾脏等是最容易被微粒损害的部位。输液微粒污染对机体的危害包括：

1. 直接阻塞血管，引起局部供血不足，组织缺血、缺氧，甚至坏死。

2. 红细胞聚集在微粒上，形成血栓，引起血管栓塞和静脉炎。

3. 微粒进入肺毛细血管，可引起巨噬细胞增殖，包围微粒形成肺内肉芽肿，影响肺功能。

4. 引起血小板减少症和过敏反应。

5. 微粒刺激组织而产生炎症或形成肿块。

（三）防止和消除微粒污染的措施

1. 制剂生产方面　严把制剂生产过程中的各个环节，如改善车间的环境卫生条件，安装空气净化装置，防止空气中悬浮的尘粒与细菌污染。严格执行制剂生产的操作规程，工作人员要穿工作服、工作鞋，戴口罩，必要时戴手套。选用优质材料，采用先进工艺，提高检验技术，确保药液质量。

2. 输液操作方面

（1）采用密闭式一次性医用输液器以减少污染机会。

（2）输液前认真检查液体的质量，注意其透明度、有效期以及溶液瓶有无裂痕、瓶盖有无松动、瓶签字迹是否清晰等。

（3）净化治疗室空气。有条件者可采用超净工作台进行输液前的配液准备工作或药物的添加。

（4）在通气针头或通气管内放置空气过滤器，防止空气中的微粒进入液体中。

（5）严格执行无菌技术操作，遵守操作规程。药液应现用现配，避免污染。

（6）净化病室内空气。有条件的医院在一般病室内也安装空气净化装置，减少病原微生物和尘埃的数量，创造洁净的输液环境。

九、输液泵的应用

输液泵（infusion pump）是机械或电子的输液控制装置，它通过作用于输液导管达到控制输液速度的目的。常用于需要严格控制输液速度和药量的情况，如应用升压药物、抗心律失常药物以及婴幼儿的静脉输液或静脉麻醉时。

（一）输液泵的分类及特点

按输液泵的控制原理，可将输液泵分为活塞型注射泵与蠕动滚压型输液泵两类，后者又可以分为容积控制型（ml/h）和滴数控制型（滴/min）两种。

1. 活塞型注射泵　其特点是输注药液流速平稳、均衡、精确，速率调节幅度为 0.1ml/h，而且体积小、充电系统好、便于携带，便于急救中使用。多用于危重患者、心血管疾病患者及患儿的治疗和抢救。也应用于注入需避光的或半衰期极短的药物。

2. 蠕动滚压型输液泵

（1）容积控制型输液泵：只测定实际输入的液体量，不受溶液的浓度、黏度及导管内径的影响，输注剂量准确。速率调节幅度为 1ml/h，速率控制范围为 1～90ml/h。实际工作中只需选择所需输液的总量及每小时的速率,输液泵便会自动按设定的方式工作,并能自动进行各参数的监控。

（2）滴数控制型输液泵:利用控制输液的滴数调整输入的液体量,可以准确计算滴数,但因滴数的大小受输注溶液的黏度、导管内径的影响,故输入液量不够精确。

（二）输液泵的使用方法

步骤	要点与说明
1. 核对并检查药物、加药等	● 同"静脉留置针输液法"
2. 评估患者　患者的年龄、病情、过敏史、意识状态及营养状况等;向患者及家属解释输液的目的、方法、注意事项及配合要点。评估留置针的留置时间及固定状况;评估患者输液前是否排尿或排便,协助患者取舒适卧位	
3. 核对患者　携用物至患者床旁,操作前核对患者床号、姓名(查看腕带)、药名、给药时间、药物浓度、剂量及用法,用 PDA 扫描患者腕带	● 操作前查对:保证将正确的药物给予正确的患者,避免差错事故的发生
4. 在输液架上固定输液泵,连接电源,打开电源开关	
5. 将输液瓶(袋)挂于输液架上,排气,关闭调节器,备用	
6. 开机自检,打开输液泵门,安装输液管路,关闭仓门,打开流量调节器,输液器末端保留在输液袋内	
7. 打开留置针止液夹,打开固定输液接头的胶布	
8. 消毒输液接头接口处	
9. 遵医嘱设置输液泵参数,包括输液总量、速度等相关参数	
10. 确定留置针在血管内	
11. 取下输液管前端保护帽,按快速排液键排尽输液管道中空气,液体排于弯盘内	
12. 操作中核对患者的床号、姓名(腕带)、药物名称、给药时间、给药方法、浓度和剂量	● 操作中查对:避免差错事故的发生
13. 连接输液器与输液接头	
14. 按压"开始/停止键",观察输液速度是否与设定值相符合,采用平台法固定输液管路	
15. 出现报警及时查找原因并及时处理;遵医嘱调整输液速度	
16. 操作后处理 （1）将呼叫器放于患者易取处,告知患者输液中的注意事项,协助患者取安全、舒适卧位	● 同"静脉留置针输液法"
（2）再次核对患者的姓名、床号、腕带、住院号,药物名称、浓度、剂量,给药时间和给药方法	● 操作后查对:避免差错事故的发生
（3）整理床单位,正确处理用物,洗手 （4）记录	● 在输液记录单上记录输液时间、滴入药液的种类、滴速、患者的全身及局部状况,并签名
17. 输液结束时,按压"开始/停止"键,停止输液	
18. 按压"开关"键,关闭输液泵,打开"泵门",取出输液管	

输液泵的种类很多,其主要结构与功能大致相同。现以 JMS-OT-601 型(图 14-7)为例简单介绍输液泵的使用方法。

1. 将输液泵固定在输液架上。

2. 接通电源,打开电源开关。

3. 按常规排尽输液管内的空气。

Note:

4. 打开"泵门"，将输液管呈 S 形放置在输液泵的管道槽中，关闭"泵门"。

5. 设定每毫升滴数以及输液量限制。

6. 按常规穿刺静脉后，将输液针与输液泵连接。

7. 确认输液泵设置无误后，按压"开始 / 停止"键，启动输液。

8. 当输液量接近预先设定的"输液量限制"时，"输液量显示"键闪烁，提示输液结束。

9. 输液结束时，再次按压"开始 / 停止"键，停止输液。

10. 按压"开关"键，关闭输液泵，打开"泵门"，取出输液管。

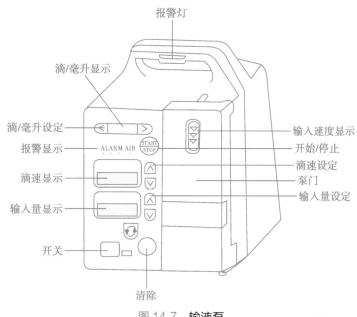

图 14-7　输液泵

（三）使用输液泵的注意事项

1. 护士应了解输液泵的工作原理，熟练掌握其使用方法，正确设定输液速度及其他必要参数，防止设定错误而延误治疗或产生其他的严重后果。根据液体浓度、黏度设置输注压力级别（高或低）；设置容量应少于输液袋中的量，避免无液体后在气泡探测器上形成空管，影响续液。

2. 在使用输液泵控制输液的过程中，护士应加强巡视，随时查看输液泵的工作状态，及时排除报警、故障，防止液体输入失控。如输液泵出现报警，应查找可能的原因，如有气泡、输液管堵塞或输液结束等，并给予及时的处理。注意观察穿刺部位皮肤情况，防止发生液体外渗，出现外渗及时给予相应处理。

3. 对患者进行正确的指导

（1）告知患者，在护士不在场的情况下，一旦输液泵出现报警，应及时按呼叫器求助护士，以便及时处理出现的问题。

（2）患者、家属不要随意搬动输液泵，防止输液泵电源线因牵拉而脱落。

（3）患者输液侧肢体不要剧烈活动，防止输液管道被牵拉脱出。

（4）告知患者，输液泵内有蓄电池，患者如需如厕，可以按呼叫器请护士帮忙暂时拔掉电源线，返回后再重新插好。

4. 常见输液泵报警的原因及处理方法　当输液泵出现各种原因的报警情况时，按消音键，可消除报警声音 2 分钟，然后寻找原因，消除故障，重新启动输液；不能立即解除故障时，应暂停输液，避免因泵控速度错误造成不良后果。

（1）压力报警（Pressure alarm）

①原因：输液管旋夹关闭，输液管有压折，或患者静脉通道阻塞。

Note:

②处理：打开旋夹，使管道通畅，恢复静脉通路通畅。

（2）空气报警（Air alarm）

①原因：管路系统中有空气。

②处理：准备输液时，将管路系统中的气泡完全排出，报警后重新排气。

（3）没有设预置报警（Preselect volume）

①原因：没有设定输液总量。

②处理：设定输液总量。

（4）无效速率报警（Invalid rate）

①原因：没有设定速率。

②处理：重新设定速率。

（5）液体输完前预置报警（KOR end）

①原因：输液瓶已空。

②处理：更换新的输液。

（6）暂停结束报警（Recall alarm）

①原因：在暂停结束后报警。

②处理：开始输液，或用特殊功键【SM】调至 standby，按【ON】键后，清除暂停时间以结束暂停，或重新设定时间以延长暂停。

（7）泵门打开报警（Pump door open）

①原因：泵门打开。

②处理：关闭泵门。

（8）蓄电池预报警（Battery alarm）

①原因：蓄电池电量将耗尽（蓄电池容量被用完前 30 分钟开始报警）。

②处理：连接主电源。

（李小寒）

第二节　静 脉 输 血

 ———————— 导入情景与思考 ————————

患者徐某，男性，39 岁。因腹部外伤入院。入院后即在硬膜外麻醉下行剖腹探查术，术中见腹腔有血性液体及血凝块约 2 000ml，脾脏粉碎性破裂，左肾脂肪囊有约 10cm×6cm 的血肿，未触及肾脏有裂口，行脾切除术并于左上腹置橡胶引流管 1 条，术中输 A 型血 400ml。

请思考：

1. 该患者输血的目的是什么？

2. 患者可以输入什么种类的血液制品？

3. 患者输血前，护士要做哪些准备？

静脉输血（blood transfusion）是将全血或成分血如血浆、红细胞、白细胞或血小板等通过静脉输入体内的方法。输血是急救和治疗疾病的重要措施之一，在临床上广泛应用。

近年来，输血理论与技术发展迅速，无论是在血液的保存与管理、血液成分的分离，还是在献血员的检测以及输血器材的改进等方面，都取得了明显的进步，为临床安全、有效、节约用血提供了保障。

Note:

一、静脉输血的目的及原则

（一）静脉输血的目的

1. 补充血容量　增加有效循环血量,改善心肌功能和全身血液灌流,提升血压,增加心输出量,促进循环。用于失血、失液引起的血容量减少或休克患者。

2. 纠正贫血　增加血红蛋白含量,促进携氧功能。用于血液系统疾病引起的严重贫血和某些慢性消耗性疾病的患者。

3. 补充血浆蛋白　增加蛋白质,改善营养状态,维持血浆胶体渗透压,减少组织渗出和水肿,保持有效循环血量。用于低蛋白血症以及大出血、大手术的患者。

4. 补充各种凝血因子和血小板　改善凝血功能,有助于止血。用于凝血功能障碍(如血友病)及大出血的患者。

5. 补充抗体、补体等血液成分　增强机体免疫力,提高机体抗感染的能力。用于严重感染的患者。

6. 排除有害物质　一氧化碳、苯酚等化学物质中毒时,血红蛋白失去了运氧能力或不能释放氧气供机体组织利用。为了改善组织器官的缺氧状况,可以通过换血疗法,把不能释放氧气的红细胞换出。溶血性输血反应及重症新生儿溶血病时,可采用换血治疗。为了排除血浆中的自身抗体,可采用换血浆法。

（二）静脉输血的原则

1. 输血前必须做血型鉴定及交叉配血试验。

2. 无论是输全血还是输成分血,均应选用同型血液输注。但在紧急情况下,如无同型血,可选用 O 型血输给患者。AB 型血的患者除可接受 O 型血外,还可以接受其他异型血型的血(A 型血和 B 型血),但要求直接交叉配血试验阴性(不凝集),而间接交叉试验可以阳性(凝集)。因为输入的量少,输入血清中的抗体可被受血者体内大量的血浆稀释,而不足以引起受血者的红细胞凝集,故不出现反应。因此,在这种特殊情况下,必须一次输入少量血,一般最多不超过 400ml,且要放慢输入速度。

3. 患者如果需要再次输血,必须重新做交叉配血试验,以排除机体已产生抗体的情况。

二、血液制品的种类

（一）全血

全血(whole blood)指采集的血液未经任何加工而全部保存备用的血液。全血可分为新鲜血和库存血两类。

1. 新鲜血(fresh blood)　2～6℃保存 5 天内的酸性枸橼酸盐葡萄糖(ACD)全血或保存 10 天内的枸橼酸盐葡萄糖(CPD)全血都可视为新鲜血。适用于血液病患者。

2. 库存血(banked blood)　指在 2～6℃环境下保存 2～3 周的全血。库存血虽含有血液的所有成分,但其有效成分随保存时间的延长而发生变化。其中,白细胞、血小板和凝血因子等成分破坏较多。含保存液的血液 pH 为 7.0～7.25,随着保存时间延长,葡萄糖分解,乳酸增高,pH 逐渐下降。此外,由于红细胞、白细胞逐渐破坏,细胞内钾离子外溢,使血浆钾离子浓度升高,酸性增强。因此,大量输注库存血要防止酸中毒和高钾血症的发生。库存血适用于各种原因引起的大出血。

（二）成分血

成分血(blood components)是在一定的条件下,采用特定的方法将全血中一种或多种血液成分分离出而制成的血液制剂与单采成分血的统称。成分血的优点是纯度高、针对性强、效能高、副作用小、可一血多用,是目前临床常用的输血类型。常用的成分血有:

1. 血浆(plasma)　是全血经分离后所得到的液体部分。主要成分是血浆蛋白,不含血细胞,无凝集原。可用于补充血容量、蛋白质和凝血因子。

（1）新鲜冰冻血浆（fresh frozen plasma）：全血于采集 6～8 小时内离心分离出血浆后，在 -18℃以下的环境下保存，保质期 1 年。适用于血容量及血浆蛋白较低的患者。输注前须在 37℃水浴中融化，并于 24 小时内输入，以免纤维蛋白原析出。

（2）普通冰冻血浆（frozen plasma）：新鲜冰冻血浆保存超过 1 年后继续保存，或新鲜冰冻血浆分离出冷沉淀层，或超过保质期 5 天以内的全血分离出血浆后，保存在 -18℃以下的环境下，称为冰冻血浆，保质期 4 年。

2. 红细胞（red blood cell） 可增加血液的携氧能力，用于贫血患者、失血多的手术患者，也可用于心功能衰竭的患者补充红细胞，以避免心脏负荷过重。

（1）浓缩红细胞（packed red blood cells）：是新鲜血经离心或沉淀去除血浆后的剩余部分，在 2～6℃环境下保存，浓缩血细胞比容通常为 0.65～0.80。适用于携氧功能缺陷和血容量正常的贫血患者。

（2）洗涤红细胞（washed red blood cells）：红细胞经生理盐水洗涤数次后，再加适量生理盐水制成。可以去除 99% 血浆、90% 白细胞及大部分血小板，2～6℃环境下保存时间不超过 24 小时。适用于器官移植术后患者及免疫性溶血性贫血患者。

（3）去白细胞浓缩红细胞（concentrated red blood cells leukocyte reduced）：全血或红细胞经去白细胞过滤器后所得的红细胞，在 2～6℃环境下保存。适用于因白细胞抗体造成输血发热反应和原因不明的发热反应的患者，也可用于骨髓和器官移植、免疫缺乏或免疫抑制性贫血、再生障碍性贫血患者。

（4）悬浮红细胞（red blood cells in additive solution）：提取血浆后的红细胞加入等量红细胞保养液制成，在 2～6℃环境下保存。适用于战地急救及中小手术者。

3. 白细胞浓缩悬液（granulocyte concentrates） 新鲜全血离心后取其白膜层的白细胞，于4℃环境下保存，48 小时内有效。也可将新鲜全血经血细胞分离机单采后制成粒细胞浓缩悬液，20～24℃环境下保存，保存期为 24 小时。用于粒细胞缺乏伴严重感染的患者。

4. 浓缩血小板（concentrated platelets） 全血离心所得，20～24℃环境下保存，以普通采血袋盛装的浓缩血小板保存期为 24 小时，以专用血小板存储袋盛装的可保存 5 天。用于血小板数量减少或功能异常而引起的有出血或出血倾向的患者。

知 识 拓 展

造血干细胞移植

造血干细胞存在于骨髓、外周血和脐带血中，造血干细胞移植作为新一代成分输血的内容之一，越来越受到人们的关注。由于受到采集和使用等方面的限制，目前广泛采用的是外周血干细胞移植。

正常人外周血干细胞含量只有骨髓中的 1/100～1/10，在采集外周血干细胞前，可以使用抗肿瘤药物、造血细胞生长因子、皮质激素等进行干细胞动员，然后用血细胞分离机采集，在 -190℃的液氮环境下保存。

脐带血中干细胞含量丰富，细胞更原始、增殖能力更强，还含有大量刺激细胞再生和分化的刺激因子，采集、分离方便，是干细胞移植不可多得的宝贵资源，但由于总量较少，只能用于儿童的干细胞移植。

（三）其他血液制品

1. 白蛋白制剂 从血浆中提纯而得，能提高机体血浆蛋白及胶体渗透压。白蛋白溶液相当稳定，2～6℃环境下保存，有效期为 5 年，临床上常用 10g/ 瓶和 5g/ 瓶两种，白蛋白浓度为 20%～25%。用于治疗由各种原因引起的低蛋白血症的患者，如外伤、肝硬化、肾病及烧伤等。

2. 免疫球蛋白制剂　静注用免疫球蛋白用于免疫抗体缺乏的患者,预防和治疗病毒、细菌感染性疾病等。特异性免疫球蛋白是用相应抗原免疫后,从含有高效价的特异性抗体的血浆中提纯制备的,如抗牛痘、抗风疹、抗破伤风、抗狂犬病、抗乙型肝炎和抗 Rh 免疫球蛋白等。

3. 凝血因子制剂　如冷沉淀凝血因子、因子Ⅷ浓缩剂、因子Ⅸ浓缩剂、凝血酶原复合物、纤维蛋白原、肝素辅因子 AT-Ⅲ等。可有针对性地补充某些凝血因子的缺乏,适用于各种原因引起的凝血因子缺乏的出血性疾病。

三、静脉输血的适应证与禁忌证

(一)静脉输血的适应证

1. 各种原因引起的大出血　为静脉输血的主要适应证。一次出血量<500ml 时,可由组织间液进入血液循环而得到代偿,不需要输血。失血量在 500~800ml 时,需要立即输血,一般首选晶体溶液、胶体溶液或少量血浆增量剂输注。失血量>1 000ml 时,应及时补充全血或血液成分。值得注意的是,血或血浆不宜用作扩容剂,晶体溶液结合胶体溶液扩容是治疗失血性休克的主要方案。血容量补足之后,输血的目的是提高血液的携氧能力,此时应首选红细胞制品。

2. 贫血或低蛋白血症　输入全血、浓缩或洗涤红细胞可纠正贫血,血浆、白蛋白可用于低蛋白血症。

3. 严重感染　输入新鲜血可补充抗体、补体,增强机体抗感染能力。一般采用少量多次输入新鲜血或成分血,切忌使用库存血。

4. 凝血功能障碍　对患有出血性疾病的患者,可输新鲜血或成分血,如血小板、凝血因子、纤维蛋白原等。

(二)静脉输血的禁忌证

静脉输血的禁忌证包括:急性肺水肿、充血性心力衰竭、肺栓塞、恶性高血压、真性红细胞增多症、肾功能极度衰竭及对输血有变态反应者。

四、血型鉴定及交叉配血试验

为了避免输入不相容的红细胞,供血者与受血者之间必须进行血型鉴定和交叉配血试验。血型鉴定主要是鉴定 ABO 血型和 Rh 因子,交叉配血试验是检验其他次要的抗原与其相应抗体的反应情况。

(一)血型鉴定(blood group typing)

1. ABO 血型鉴定　利用红细胞凝集试验,通过正(细胞试验)、反(血清试验)定型可以准确鉴定 ABO 血型。ABO 血型系统正定型是指用定型试剂和被检红细胞反应所鉴定出的 ABO 血型。若被检红细胞在抗 A 血清中发生凝集,而在抗 B 血清中不发生凝集,说明被检血液为 A 型;若被检红细胞在抗 B 血清中发生凝集,而在抗 A 血清中不发生凝集,说明被检血液为 B 型;若被检红细胞在抗 A 血清和抗 B 血清中均凝集,说明被检血液为 AB 型;若被检红细胞在抗 A 血清和抗 B 血清中均不凝集,则被检血液为 O 型(表 14-1)。反定型是指用被检者血清和已知 ABO 血型的试剂红细胞进行反应所鉴定出的 ABO 血型。正、反定型可以相互参照,发现 ABO 亚型的存在。

表 14-1　ABO 血型鉴定

血型	与抗 A 血清的反应(凝集)	与抗 B 血清的反应(凝集)
A	+	−
B	−	+
AB	+	+
O	−	−

2. Rh 血型鉴定　Rh 血型主要是用抗 D 血清来鉴定。若受检者的红细胞遇抗 D 血清后发生凝集,则受检者为 Rh 阳性;若受检者的红细胞遇抗 D 血清后不发生凝集,则受检者为 Rh 阴性。

（二）交叉配血试验

为了确保输血安全,输血前除做血型鉴定外,还必须做交叉配血试验(cross-matching test),在 ABO 血型系统相同的人之间也不例外。交叉配血试验包括直接交叉配血试验和间接交叉配血试验。

1. 直接交叉配血试验(direct cross-matching test)　用受血者血清和供血者红细胞进行配合试验,检查受血者血清中有无破坏供血者红细胞的抗体。检验结果要求绝对不可以有凝集或溶血现象。

2. 间接交叉配血试验(indirect cross-matching test)　用供血者血清和受血者红细胞进行配合试验,检查供血者血清中有无破坏受血者红细胞的抗体。

如果直接交叉配血试验和间接交叉配血试验结果都没有凝集反应,即交叉配血试验阴性,为配血相合,方可进行输血(表 14-2)。

表 14-2　交叉配血试验

	直接交叉配血试验	间接交叉配血试验
供血者	红细胞	血清
受血者	血清	红细胞

知 识 拓 展

世界献血者日

每年的 6 月 14 日是"世界献血者日"。这一天是发现 ABO 血型系统的奥地利医学家卡尔·兰德斯坦纳(Karl Landsteiner)的生日。1900 年,他因为发现了 ABO 血型系统而获得了 1930 年的诺贝尔奖。为广泛引起社会各界对自愿无偿献血重要性的认识,鼓励更多的人无偿献血,宣传血液安全,世界卫生组织、红十字会与红新月国际联合会、国际献血组织联合会、国际输血协会把每年的 6 月 14 日定为"世界献血者日",旨在通过这一特殊的日子感谢那些拯救数百万人生命的自愿无偿献血者。世界各国也在当天组织各种形式的活动,表达对无偿献血者的敬意。2005 年 5 月,世界卫生大会将这一天正式确立为世界卫生组织的官方法定节日。

五、静脉输血的方法

（一）输血前的准备

1. 患者知情同意　对于需输血治疗的患者,医生必须先向患者或家属说明输同种异体血的不良反应和经血传播疾病的可能性。患者或家属在充分了解输血的潜在危害后,有拒绝输血的权利。如果同意输血,必须填写"输血治疗同意书",由患者或家属、医生分别签字后方可施行输血治疗。无家属签字的无自主意识患者的紧急输血,应报医院职能部门或主管领导同意、备案并记入病历。未成年者,可由父母或指定监护人签字。

2. 备血　根据医嘱认真填写输血申请单,并抽取患者静脉血标本 2ml,将血标本和输血申请单一起送血库作血型鉴定和交叉配血试验。采血时禁止同时采集两个患者的血标本,以免发生混淆。

3. 取血　根据输血医嘱,护士凭取血单到血库取血,和血库人员共同认真查对患者姓名、性别、年龄、住院号、病室 / 门急诊、床号、血型、血液有效期、配血试验结果以及保存血的外观。核对完毕,护士在取血单上签字后方可提血。

Note:

血液自血库取出后，勿剧烈振荡，以免红细胞破坏而引起溶血。如为库存血，需在室温下放置15～20分钟后再输入。库存血不能加温，以免血浆蛋白凝固变性而引起不良反应。

4. 输血前核对 输血前，需与另一名护士再次进行核对，确定无误并检查血液无凝块后方可输血。

（二）输血法

目前临床均采用密闭式输血法，密闭式输血法有间接静脉输血法和直接静脉输血法两种。

【目的】

详见输血的目的。

【操作前准备】

1. 评估患者并解释

（1）评估：①病情、治疗情况（作为合理输血的依据）；②血型、输血史及过敏史（作为输血时查对及用药的参考）；③心理状态及对输血相关知识的了解程度（为心理护理及健康教育提供依据）；④穿刺部位皮肤、血管状况：根据病情、输血量、年龄选择静脉，避开破损、发红、硬结、皮疹等部位的血管。一般采用四肢浅静脉，急症输血时多采用肘部静脉，周围循环衰竭时，可采用颈外静脉或锁骨下静脉。

（2）解释：向患者及家属解释输血的目的、方法、注意事项及配合要点。

2. 患者准备

（1）了解输血的目的、方法、注意事项和配合要点。

（2）排空大小便，取舒适卧位。

3. 环境准备 整洁、安静、舒适、安全。

4. 护士准备 衣帽整洁、修剪指甲、洗手、戴口罩。

5. 用物准备

（1）间接静脉输血法：同密闭式输液法，仅将一次性输液器换为一次性输血器（滴管内有滤网，可去除大的细胞碎屑和纤维蛋白等微粒，而血细胞、血浆等均能通过滤网；静脉穿刺针头为9号针头）。

（2）直接静脉输血法：同静脉注射，另备50ml注射器及针头数个（根据输血量多少而定）、3.8%枸橼酸钠溶液、血压计袖带。

（3）生理盐水、血液制品（根据医嘱准备）、一次性手套。

【操作步骤】

步骤	要点与说明
▲间接输血法（indirect transfusion）	• 将抽出的供血者的血液，按静脉输液法输给患者的方法
1. 再次检查核对 将用物携至患者床旁，与另一名护士一起再次核对患者床号、姓名、性别、年龄、住院号、病室/门急诊、血型、血液有效期、配血试验结果以及保存血的外观	• 严格执行查对制度，避免差错事故的发生 • 按取血时的查对内容逐项进行核对和检查，确保无误
2. 建立静脉通道 按静脉输液法建立静脉通道，输入少量生理盐水	• 在输入血液前先输入少量生理盐水，冲洗输血器管道
3. 摇匀血液 以手腕旋转动作将血袋内的血液轻轻摇匀	• 避免剧烈震荡，以防止红细胞破坏
4. 连接血袋进行输血 戴手套，打开储血袋封口，常规消毒或用安尔碘消毒开口处塑料管，再次查对后，将输血器针头从生理盐水瓶上拔下，插入输血器的输血接口，缓慢将储血袋倒挂于输液架上	• 戴手套是为了医务人员自身的保护 • 输血袋若为双插头，则用锁扣锁住生理盐水通路（或用止血钳夹住生理盐水通路），打开另一输血通路开始输血
5. 操作后查对	• 核对患者床号、姓名、腕带、性别、年龄、住院号、病室/门急诊、血型、血液有效期、配血试验结果以及保存血的外观
6. 控制和调节滴速 开始输入时速度宜慢，观察15min左右，如无不良反应后再根据病情及年龄调节滴速	• 开始滴速不要超过20滴/min • 成人一般40～60滴/min，儿童酌减

续表

步骤	要点与说明
7. 操作后处理 （1）安置卧位：撤去治疗巾，取出止血带和一次性垫巾，整理床单位，协助患者取舒适卧位 （2）将呼叫器放于患者易取处 （3）整理用物，洗手 （4）记录	 ● 告知患者如有不适，及时使用呼叫器通知护士 ● 在输血卡上记录输血的时间、滴速、患者的全身及局部情况，并签全名
8. 续血时的处理　连续输用不同供血者的血液时，前一袋血输尽后，用生理盐水冲洗输血器，再接下一袋血继续输注	● 两袋血之间用生理盐水冲洗是为了避免两袋血之间发生反应 ● 如为双插头血袋，则用锁扣锁住输血通路（或用止血钳夹住输血通路），打开生理盐水通路开始滴入生理盐水 ● 输完血的血袋要保留，以备出现输血反应时查找原因
9. 输血完毕后的处理 （1）拔针：用上述方法继续滴入生理盐水，直到将输血器内的血液全部输入体内再拔针，拔针方法同密闭式输液法 （2）同密闭式输液法步骤16（2）~（3） （3）输血袋及输血器的处理：输血完毕后，用剪刀将输血器针头剪下放入锐器收集盒中；将输血管道放入医疗垃圾桶中；将输血袋送至输血科保留24h （4）洗手，记录	● 最后滴入生理盐水是保证输血器内的血液全部输入体内，保证输血量准确 ● 同密闭式输液法 ● 避免针刺伤的发生 ● 以备患者在输血后发生输血反应时检查分析原因 ● 记录的内容包括：输血时间、种类、血量、血型、血袋号（储血号），有无输血反应
▲直接输血法（direct transfusion）	● 将供血者的血液抽出后立即输给患者的方法。适用于无库存血而患者又急需输血及婴幼儿的少量输血时
1. 准备卧位　请供血者和患者分别卧于相邻的两张床上，露出各自供血或受血的一侧肢体	● 方便操作
2. 核对　认真核对供血者和患者的姓名、血型及交叉配血结果	● 严格执行查对制度，避免差错事故发生
3. 抽取抗凝剂　用备好的注射器抽取一定量的抗凝剂	● 避免抽出的血液凝固 ● 一般50ml血中需加入3.8%枸橼酸钠溶液5ml
4. 抽、输血液 （1）将血压计袖带缠于供血者上臂并充气 （2）选择穿刺静脉，常规消毒皮肤 （3）用加入抗凝剂的注射器抽取供血者的血液，然后立即行静脉注射将抽出的血液输给患者	● 使静脉充盈，易于操作 ● 压力维持在13.3kPa（100mmHg）左右 ● 一般选择粗大静脉，常用肘正中静脉 ● 抽、输血液时需三人配合：一人抽血，一人传递，另一人输注，如此连续进行 ● 从供血者血管内抽血时不可过急过快，注意观察其面色、血压等变化，并询问有无不适 ● 推注速度不可过快，随时观察患者的反应 ● 连续抽血时，不必拔出针头，只需更换注射器，在抽血间期放松袖带，并用手指压迫穿刺部位前端静脉，以减少出血
5. 输血完毕后的处理 （1）输血完毕，拔出针头，用无菌纱布块按压穿刺点至无出血 （2）同密闭式输液法步骤16（2）~（4）	 ● 同密闭式输液 ● 记录的内容包括：输血时间、血量、血型，有无输血反应

【注意事项】

1．在取血和输血过程中，要严格执行无菌操作及查对制度。在输血前，一定要由两名护士按照需查对的项目再次进行查对，避免差错事故的发生。

2．输血前后及两袋血之间需要滴注少量生理盐水，以防发生不良反应。

3．血液内不可随意加入其他药品，如钙剂、酸性及碱性药品、高渗或低渗液体，以防血液凝集或溶解。

4．输血过程中，一定要加强巡视，观察有无输血反应的征象，并询问患者有无任何不适反应。一旦出现输血反应，应立刻停止输血，并按输血反应进行处理(见本节的"常见输血反应及护理")。

5．严格掌握输血速度，对年老体弱、严重贫血、心衰患者应谨慎，滴速宜慢。

6．对急症输血或大量输血患者可行加压输血，输血时可直接挤压血袋、卷压血袋输血或应用加压输血器等。加压输血时，护士须在床旁守护，输血完毕及时拔针，避免发生空气栓塞反应。

7．输完的血袋送回输血科保留 24 小时，以备患者在输血后发生输血反应时检查分析原因。

【健康教育】

1．向患者说明输血速度调节的依据，告知患者勿擅自调节滴速。

2．向患者介绍常见输血反应的症状和防治方法。并告知患者，一旦出现不适症状，应及时使用呼叫器。

3．向患者介绍输血的适应证和禁忌证。

4．向患者介绍有关血型的知识和做血型鉴定及交叉配血试验的意义。

六、自体输血和成分输血

(一) 自体输血

自体输血(autologous transfusion)是指采集患者体内血液或手术中收集自体失血，经过洗涤、加工，在术后或需要时再输回给患者本人的方法，即回输自体血。自体输血是最安全的输血方法。

1. 优点

(1) 无需做血型鉴定和交叉配血试验，不会产生免疫反应，避免了抗原抗体反应所致的溶血、发热和过敏反应。

(2) 扩大血液来源，解决稀有血型患者的输血困难。

(3) 避免了因输血而引起的艾滋病、肝炎及其他血源性疾病的传播。

(4) 术前实施的多次采血，能刺激骨髓造血干细胞分化，增加红细胞生成，促进患者术后造血。

2. 适应证与禁忌证

(1) 适应证：①胸腔或腹腔内出血，如脾破裂、异位妊娠破裂出血者；②估计出血量在 1 000ml 以上的大手术，如肝叶切除术；③手术后引流血液回输，一般仅能回输术后 6 小时内的引流血液；④体外循环或深低温下进行心内直视手术；⑤患者血型特殊，难以找到供血者时。

(2) 禁忌证：①胸腹腔开放性损伤达 4 小时以上者；②凝血因子缺乏者；③合并心脏病、阻塞性肺部疾患或原有贫血的患者；④血液在术中受胃肠道内容物污染；⑤血液可能受癌细胞污染者；⑥有脓毒血症和菌血症者。

3. 形式　自体输血有贮存式自体输血、稀释式自体输血、回收式自体输血三种形式。

(1) 贮存式自体输血：是指术前采集患者全血或血液成分并加以贮存，需要时再回输给患者的输血方法。一般于手术前 3～5 周开始，每周或隔周采血一次，直至手术前 3 天为止，以利机体应对因采血引起的失血，使血浆蛋白恢复正常水平。

(2) 稀释式自体输血：于手术开始前采集患者血液，同时自静脉输入等量的晶体或胶体溶液，使患者的血容量保持不变，并降低了血中的红细胞压积，使血液处于稀释状态，减少了术中红细胞的损失。所采集的血液在术中或术后输给患者。

Note:

（3）回收式自体输血：是指用血液回收装置，将患者体腔积血、手术失血及术后引流血液进行回收、抗凝、洗涤等处理，再回输给患者。多用于脾破裂、输卵管破裂，血液流入腹腔 6 小时内无污染或无凝血者。自体失血回输的总量应限制在 3 500ml 以内，大量回输自体血时，应适当补充新鲜血浆和血小板。

（二）成分输血

1. 概念

成分输血（component transfusion）　是指使用血液分离技术，将新鲜血液快速分离成各种成分，然后根据患者的需要，输入一种或多种成分。由于患者很少需要输入血液的所有成分，因此只输入其身体所需要的血液成分是十分有意义的。这种疗法又称血液成分疗法，起到一血多用、减少输血反应的作用。

通常一份血可以分离出一种或多种成分，输给不同的患者，而一位患者可接受来自不同供血者的同一血液成分，可以发挥更大的临床治疗作用。随着现代科学技术的发展，根据血液各种成分的不同比重，将其分离提纯已变得很容易。多数情况下，患者输入所需的特定成分血比输入全血更合适。特定的成分血如红细胞、血小板、血浆、白细胞、白蛋白和凝血制剂等常被用于血液中缺乏这些成分的患者。这种现代输血技术，无论从医学生理学理论或从免疫学角度均体现出极大的优越性，是输血领域中的新进展。

2. 特点

（1）成分血中单一成分少而浓度高，除红细胞制品以每袋 100ml 为一单位外，其余制品，如白细胞、血小板、凝血因子等每袋规格均以 25ml 为一单位。

（2）成分输血每次输入量为 200～300ml，即需要 8～12 单位（袋）的成分血，这意味着一次给患者输入 8～12 位供血者的血液。

3. 护理

（1）红细胞输注的护理：①选择比较粗大的静脉血管；②选用 170μm 的滤网输血器进行过滤，过滤面积大于 30cm^2；③输注时间一般不超过 4 小时，洗涤红细胞必须在 24 小时内输用；④悬浮红细胞在使用前必须充分摇匀；⑤悬浮红细胞内不要加任何药物，尤其是乳酸林格液、5% 葡萄糖或 5% 葡萄糖生理盐水，否则容易发生凝固 / 凝集或溶血。

（2）浓缩血小板输注的护理：①适宜选用特殊的血小板标准输血器以去除白细胞；②输注速度要快，80～100 滴 /min；③运输、传递及输注过程中应注意保暖，不要剧烈震荡，以免引起不可逆聚集。

（3）血浆输注的护理：①冰冻血浆在 35～37℃ 水浴中快速融化，尽快输用；新鲜冰冻血浆不能保存于 4℃ 环境中。②选用带滤网的输血器，以免絮状沉淀物阻塞管道，输注速度 5～10ml/min。③同型输注。

（4）血浆蛋白输注的护理：①白蛋白不能与氨基酸、红细胞混合使用。5% 白蛋白输注速度为 2～4ml/min，25% 白蛋白输注速度为 5ml/min，儿童输注速度为成人的 1/4～1/2。②免疫球蛋白应单独输注，速度宜慢，前 30 分钟的输注速度为 0.01～0.02ml/（kg·min），如无不良反应，将速度增至 0.02～0.04ml/（kg·min）。

4. 注意事项

（1）某些成分血，如白细胞、血小板等，存活期短，为确保成分输血的效果，以新鲜血为宜，且必须在 24 小时内输入体内（从采血开始计时）。

（2）除白蛋白制剂外，其他各种成分血在输入前均需进行交叉配血试验。

（3）成分输血时，由于一次输入多个供血者的成分血，因此在输血前应根据医嘱给予患者抗过敏药物，以减少过敏反应的发生。

（4）由于一袋成分血液只有 25ml，几分钟即可输完，故成分输血时，护士应全程守护在患者身边，进行严密的监护，不能擅自离开患者，以免发生危险。

（5）如患者在输成分血的同时，还需输全血，则应先输成分血，后输全血，以保证成分血能发挥最好的效果。

七、常见输血反应及护理

输血是具有一定危险性的治疗措施,会引起输血反应。输血反应有感染性和非感染性,急性/速发型和慢性/迟发型之分,严重时可危及患者的生命。因此,为了保证患者的安全,在输血过程中,护士必须严密观察患者,及时发现输血反应的征象,并积极采取有效的措施处理各种输血反应。

(一)发热反应

发热反应是输血反应中最常见的。

1. 原因

(1)由致热原引起,如血液、保养液或输血用具被致热原污染。

(2)多次输血后,受血者血液中产生白细胞和血小板抗体,当再次输血时,受血者体内产生的抗体与供血者的白细胞和血小板发生免疫反应,引起发热。

(3)护士在输血时没有严格遵守无菌操作原则,造成污染。

2. 临床表现　可发生在输血过程中或输血后1~2小时内,患者先有发冷、寒战,继之出现高热,体温可达38~41℃,可伴有皮肤潮红、头痛、恶心、呕吐、肌肉酸痛等全身症状,一般不伴有血压下降。发热持续时间不等,轻者持续1~2小时即可缓解,缓解后体温逐渐降至正常。

3. 护理

(1)预防:严格管理血库保养液和输血用具,有效预防致热原,严格执行无菌操作。

(2)处理:①反应轻者减慢输血速度,症状可以自行缓解;②反应重者应立即停止输血,密切观察生命体征,给予对症处理(发冷者注意保暖,高热者给予物理降温),并及时通知医生;③必要时遵医嘱给予解热镇痛药和抗过敏药,如异丙嗪或肾上腺皮质激素等;④将输血器、剩余血连同贮血袋一并送检。

(二)过敏反应

1. 原因

(1)患者为过敏体质,对某些物质易引起过敏反应。输入血液中的异体蛋白质与患者机体的蛋白质结合形成全抗原而使机体致敏。

(2)输入的血液中含有致敏物质,如供血者在采血前服用过可致敏的药物或进食了可致敏的食物。

(3)多次输血的患者,体内可产生过敏性抗体,当再次输血时,抗原抗体相互作用而发生输血反应。

(4)供血者血液中的变态反应性抗体随血液传给受血者,一旦与相应的抗原接触,即可发生过敏反应。

2. 临床表现　过敏反应大多发生在输血后期或即将结束输血时,程度轻重不一,通常与症状出现的早晚有关。症状出现越早,反应越严重。

(1)轻度反应:输血后出现皮肤瘙痒,局部或全身出现荨麻疹。

(2)中度反应:出现血管神经性水肿,多见于颜面部,表现为眼睑、口唇高度水肿。也可发生喉头水肿,表现为呼吸困难,两肺可闻及哮鸣音。

(3)重度反应:发生过敏性休克。

3. 护理

(1)预防:①正确管理血液和血制品;②选用无过敏史的供血者;③供血者在采血前4小时内不宜吃高蛋白和高脂肪的食物,宜用清淡饮食或饮糖水,以免血中含有过敏物质;④对有过敏史的患者,输血前根据医嘱给予抗过敏药物。

(2)处理:根据过敏反应的程度给予对症处理。①轻度过敏反应,减慢输血速度,给予抗过敏药物,如苯海拉明、异丙嗪或地塞米松,用药后症状可缓解;②中、重度过敏反应,应立即停止输血,通知医生,根据医嘱皮下注射1:1 000肾上腺素0.5~1ml或静脉滴注氢化可的松或地塞米松等抗过敏药物;③呼吸困难者给予氧气吸入,严重喉头水肿者行气管切开;④循环衰竭者给予抗休克治疗;⑤监测生命体征变化。

（三）溶血反应

溶血反应是受血者或供血者的红细胞发生异常破坏或溶解引起的一系列临床症状。溶血反应是最严重的输血反应,分为急性/速发型溶血反应和慢性/迟发型溶血反应。

1. 急性/速发型溶血反应

（1）原因:①输入了异型血液。供血者和受血者血型不符而造成血管内溶血向血管外溶血的演变,反应发生快,一般输入10~15ml血液即可出现症状,后果严重。②输入了变质的血液。输血前红细胞已经被破坏溶解,如血液贮存过久、保存温度过高、血液被剧烈震荡或被细菌污染、血液内加入高渗或低渗溶液或影响血液pH的药物等,均可导致红细胞破坏溶解。

（2）临床表现:轻重不一,轻者与发热反应相似,重者在输入10~15ml血液时即可出现症状,死亡率高。通常可将溶血反应的临床表现分为三个阶段:

第一阶段:受血者血清中的凝集素与输入血中红细胞表面的凝集原发生凝集反应,使红细胞凝集成团,阻塞部分小血管。患者出现头部胀痛,面部潮红,恶心、呕吐,心前区压迫感,四肢麻木,腰背部剧烈疼痛等反应。

第二阶段:凝集的红细胞发生溶解,大量血红蛋白释放到血浆中,出现黄疸和血红蛋白尿(尿呈酱油色),同时伴有寒战、高热、呼吸困难、发绀和血压下降等。

第三阶段:一方面,大量血红蛋白从血浆进入肾小管,遇酸性物质后形成结晶,阻塞肾小管。另一方面,由于抗原、抗体的相互作用,又可引起肾小管内皮缺血、缺氧而坏死脱落,进一步加重了肾小管阻塞,导致急性肾衰竭,表现为少尿或无尿、管型尿和蛋白尿、高钾血症、酸中毒,严重者可致死亡。

（3）护理

1）预防:①认真做好血型鉴定与交叉配血试验;②输血前认真查对,杜绝差错事故的发生;③严格遵守血液保存规则,不可使用变质血液。

2）处理:①立即停止输血,并通知医生。②给予氧气吸入,建立静脉通道,遵医嘱给予升压药或其他药物治疗。③将剩余血、患者血标本和尿标本送化验室进行检验。④双侧腰部封闭,并用热水袋热敷双侧肾区,解除肾小管痉挛,保护肾脏。⑤碱化尿液,静脉注射碳酸氢钠,增加血红蛋白在尿液中的溶解度,减少沉淀,避免阻塞肾小管。⑥严密观察生命体征和尿量,插入导尿管,检测每小时尿量,并做好记录。若发生肾衰竭,行腹膜透析或血液透析治疗。⑦若出现休克症状,应进行抗休克治疗。⑧心理护理,安慰患者,消除其紧张、恐惧心理。

2. 慢性/迟发型溶血反应　一般为血管外溶血,多由Rh系统内的抗体(抗D、抗C和抗E)引起。临床常见Rh系统血型反应中,绝大多数是由D抗原与其相应的抗体相互作用产生抗原抗体免疫反应所致。反应的结果使红细胞破坏溶解,释放出的游离血红蛋白转化为胆红素,经血液循环至肝脏后迅速分解,然后通过消化道排出体外。Rh阴性患者首次输入Rh阳性血液时不发生溶血反应,但输血2~3周后体内即产生抗Rh因子的抗体。如再次接受Rh阳性的血液,即可发生溶血反应。Rh因子不合所引起的溶血反应较少见,且发生缓慢,可在输血后几小时至几天后才发生,症状较轻,有轻度的发热伴乏力、血胆红素升高等。对此类患者应查明原因,确诊后,尽量避免再次输血。

（四）与大量输血有关的反应

大量输血一般是指在24小时内紧急输血量相当于或大于患者总血容量。常见的与大量输血有关的反应有循环负荷过重的反应、出血倾向及枸橼酸钠中毒等。

1. 循环负荷过重　即肺水肿,其原因、临床表现和护理同静脉输液反应。

2. 出血倾向

（1）原因:长期反复输血或超过患者原血液总量的输血,由于库存血中的血小板破坏较多,使凝血因子减少而引起出血。

（2）临床表现：皮肤、黏膜瘀斑，穿刺部位大块淤血或手术伤口渗血。

（3）护理：①短时间输入大量库存血时，应密切观察患者的意识、血压、脉搏等变化，注意皮肤、黏膜或手术伤口有无出血；②严格掌握输血量，每输库存血 3～5 个单位，应补充 1 个单位的新鲜血；③根据凝血因子缺乏情况补充有关成分。

3. 枸橼酸钠中毒反应

（1）原因：大量输血使枸橼酸钠大量进入体内，如果患者的肝功能受损，枸橼酸钠不能完全氧化和排出，而与血中的游离钙结合使血钙浓度下降。

（2）临床表现：患者出现手足抽搐，血压下降，心率缓慢。心电图出现 Q-T 间期延长，甚至心搏骤停。

（3）护理：遵医嘱，常规按照每输入库存血 1 000ml，静脉注射 10% 葡萄糖酸钙 10ml，预防发生低血钙。

（五）输血相关传染病

通过输血传播的疾病与感染已知有十余种，其中最严重的是艾滋病、乙型肝炎和丙型肝炎。在输血相关传染病的预防和控制中，采供血机构和医疗机构的标准化工作和规范化管理起着至关重要的作用。综合预防对策有：提倡无偿献血，严格血液筛查；规范采供血和血液制品制备的操作规程；对血液制品/成分血进行病毒灭活；严格掌握输血适应证，提倡自体输血和成分输血；加强消毒隔离，做好职业防护。

（六）其他

如空气栓塞、细菌污染反应、体温过低等。因此，严格把握采血、贮血和输血操作的各个环节，是预防上述输血反应的关键。

八、输血反应和意外的监测与报告

（一）监测与报告的意义

输血反应和意外的监测与报告是一个连续的、规范化的数据收集和分析系统，贯穿于采血到输血的全过程，具有十分重要的意义。

1. 可以及时发现严重输血反应和意外 多科室合作制订相应的措施和治疗方案，使受血者的损伤减小到最低程度。

2. 有助于提高采供血机构和用血医院的安全输血水平 对于严重的输血反应和意外应及时测报，由医院输血管理委员会组织召开输血评估会（或鉴定会），输血科负责人和有关临床科室参加，并将评估（鉴定）意见转报采供血机构。医院和采供血机构应进行内部质量评估，排除一切可能引发严重输血反应和意外的因素。

3. 为制定政策、法规提供决策信息 测报制度有助于收集输血后肝炎等输血传染病的发病率、发生率数据，从而客观了解和分析输血传染病的流行病学状况，为政策、法规的制定提供依据。

4. 有助于输血新技术、新制品的研究和推广 针对输血反应和意外，一些先进的输血技术和新型制品已用于临床，如成分输血、去白细胞过滤血液、经病毒灭活血浆、经 γ 射线照射的血液等。输血传染病和意外的测报、统计工作为比较性研究和新技术、新产品推广、运用提供了客观的依据。

（二）监测与报告的工作程序

1. 填写"输血反应记录单" 医院输血科（血库）在发血的同时，附带发放"输血反应记录单"（表 14-3、表 14-4），由输血科（血库）人员、医生和护士共同填写。患者在接受输血治疗以及输血后一段时间内，护士应密切观察患者情况。若出现严重输血反应症状，如短时间内体温急剧升高、过敏反应、输血后紫癜、休克、全身出血、血红蛋白尿、少尿或无尿等，应立即停止输血和/或给予药物治疗，并重新校对用血申请单、血袋的标签等，医生和护士共同填写"输血反应记录单"，并抽取患者血样

5ml（1ml 用 EDTA 抗凝，4ml 不抗凝），连同血袋一起送回输血科（血库）。严重输血反应应记录在受血者的病程记录中。

表 14-3 输血反应记录单（正面）

No.			血型	
医院	患者姓名		年龄	性别
科别	病区	床号	住院号	诊断
血液种类：全血、红细胞、血浆、血小板、白细胞、其他（　）		数量		
献血者姓名（或条形码）			编号	血型
如果有输液反应发生，请血库人员将患者输血前、后血样及血袋一起送回供血单位的血型参比实验室。				
填卡人			年　　月　　日	

表 14-4 输血反应记录单（反面）

输血开始至发生反应时间			输入量	
脉搏	次/min	血压	/	kPa（mmHg）
科别	病区	床号	住院号	诊断
（　）发热（指输血后体温比输血前升高1℃）			（　）输血处痛、发红	
（　）出汗	（　）头晕、头痛	（　）面部潮红、紫绀		（　）恶心、呕吐
（　）皮疹	（　）面色苍白	（　）荨麻疹		（　）胸闷、心悸
（　）气急	（　）伤口渗血	（　）血红蛋白尿		（　）紫癜
（　）出血	（　）腰背酸痛	（　）尿少尿闭		（　）黄疸
（　）昏迷	（　）其他			
如果有严重输液反应发生，请立即停止输血，并抽取患者血5ml（1ml 用 EDTA 抗凝，4ml 不抗凝），连同血袋一起送回血库。				
填卡人			年　　月　　日	

2. 输血科（血库）收到"输血反应记录单"后，应对患者血样和输注的血液进行鉴定和检测，查明原因。对需要继续输血的患者，在排除引起输血反应的原因后，选用相配血液输注，如经不规则抗体筛选、白细胞抗体的交叉配合试验等的血液，或选用特殊制备的血液成分，如去白细胞血液成分、洗涤红细胞、照射血液等。也可将患者输血前、后的血样及血袋一起送交采血机构做进一步检测。

3. 如果患者在接受输血治疗一段时间内出现输血传染病症状，如病毒性肝炎、艾滋病、梅毒等，除向辖区疾病控制中心报告外，还应向供血机构书面报告。

（谢　晖）

附 14-1　颈外静脉穿刺置管输液法

颈外静脉是颈部最大的浅静脉，由下颌后静脉和耳后静脉汇合形成，在下颌角后方垂直下降，越过胸锁乳突肌后缘，于锁骨上方穿过深筋膜，最后汇入锁骨下静脉。颈外静脉行径表浅且位置恒定，易于穿刺。适用于需长期输液而周围静脉不宜穿刺者，周围循环衰竭而需测中心静脉压者以及长期静脉内滴注高浓度、刺激性强的药物或行静脉内高营养治疗的患者。

【目的】

除"静脉输液的目的"外，另一个目的是测量中心静脉压。

【用物准备】

除头皮针静脉输液法的用物外，还包括：

1. **无菌穿刺包**　内装穿刺针 2 根（长约 6.5cm，内径 2mm，外径 2.6mm）、硅胶管 2 条（长约 25～30cm，内径 1.2mm，外径 1.6mm）、5ml 和 10ml 注射器各 1 个、6 号针头 2 枚、平针头 1 个、尖头刀片、镊子、无菌纱布2~4块、孔巾、弯盘。

2. **另备**　无菌生理盐水、1%普鲁卡因注射液(或2%利多卡因)、无菌手套、无菌敷贴、0.4%枸橼酸钠生理盐水或肝素稀释液。

【操作步骤】

1. **选择体位**　协助患者去枕平卧,头偏向一侧,肩下垫一薄枕,使患者头低肩高,颈部伸展平直,充分暴露穿刺部位。

2. **选择穿刺点并消毒**　术者立于床头,取下颌角与锁骨上缘中点连线的上1/3处颈外静脉外缘为穿刺点(图14-8),常规消毒皮肤。

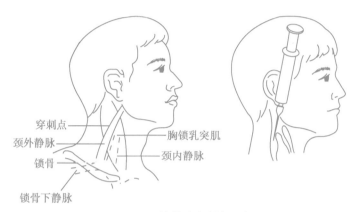

图 14-8　颈外静脉穿刺点示意图

3. **开包铺巾**　打开无菌穿刺包,戴无菌手套,铺孔巾,布置一个无菌区,便于术者操作。

4. **局部麻醉**　由助手协助,术者用5ml注射器抽吸1%普鲁卡因,在穿刺部位行局部麻醉;用10ml注射器吸取无菌生理盐水,以平针头连接硅胶管,排尽空气备插管时用。

5. **穿刺**　先用刀片尖端在穿刺点上刺破皮肤做引导以减少进针时皮肤阻力,穿刺时助手用手指按压颈静脉三角处(阻断血流时静脉充盈,便于穿刺),术者左手绷紧穿刺点上方皮肤,右手持穿刺针与皮肤呈45°角进针,入皮后呈25°角沿静脉方向穿刺。

6. **插管**　见回血后,立即抽出穿刺针内芯,左手拇指用纱布堵住针栓孔,右手持备好的硅胶管送入针孔内10cm左右。插管时由助手一边抽回血,一边缓慢注入生理盐水。当插入过深,较难通过锁骨下静脉与颈外静脉汇合角处时,可改变插管方向,再试通过。插管动作要轻柔,以防盲目插入使硅胶管在血管内打折或硅胶管过硬刺破血管发生意外。

7. **接输液器输液**　确定硅胶管在血管内后,缓慢退出穿刺针;再次抽回血,注入生理盐水,检查导管是否在血管内;确定无误后,移开孔巾,接输液器输入备用液体。如输液不畅,应观察硅胶管有无弯曲,是否滑出血管外。

8. **固定并调节滴速**　用无菌敷贴覆盖穿刺点并固定硅胶管;硅胶管与输液管接头处用无菌纱布包扎并用胶布固定在颌下。固定要牢固,防止硅胶管脱出。根据患者的年龄、病情及药物性质调节滴速。

9. **暂停输液的处理**　暂停颈外静脉输液时,为防止血液凝集在输液管内,可用0.4%枸橼酸钠生理盐水1~2ml或肝素稀释液2ml注入硅胶管进行封管,用无菌静脉帽塞住针栓孔,再用安全别针固定在敷料上。每天更换穿刺点敷料,用0.9%过氧乙酸溶液擦拭消毒硅胶管,常规消毒局部皮肤。

10. **再行输液的处理**　如需再次输液,取下静脉帽,消毒针栓孔,接上输液装置即可。

11. **输液完毕的处理**　停止输液时,硅胶管末端接上注射器,边抽吸边拔出硅胶管(边抽吸边拔管可防止残留的小血块和空气进入血管,形成血栓),局部加压数分钟,用75%乙醇消毒穿刺局部,无菌纱布覆盖。

【注意事项】

1. 严格执行无菌操作及查对制度,预防感染及差错事故的发生。

2. 仔细选择穿刺点。穿刺点的位置不可过高或过低,过高因近下颌角而妨碍操作,过低则易损伤锁骨下胸膜及肺尖而导致气胸。

3. 输液过程中加强巡视,如发现硅胶管内有回血,应及时用0.4%枸橼酸钠生理盐水冲注,以免血块阻塞硅胶管。

4. 防止硅胶管内发生凝血,每天暂停输液时,用0.4%枸橼酸钠生理盐水1~2ml或肝素稀释液2ml注入硅胶管进行封管。若发现硅胶管内有凝血,应用注射器将凝血块抽出,切忌将凝血块推入血管造成栓塞。

5. 每天输液前要先检查导管是否在静脉内。

6. 穿刺点上的敷料应每日更换,潮湿后要立即更换,并按正确的方法进行消毒。更换敷料时应注意观察局部的皮肤有无红肿,一旦出现红、肿、热、痛等炎症表现,应做相应的抗感染处理。

(李小寒)

附14-2 锁骨下静脉穿刺置管输液法

锁骨下静脉自第一肋外缘处续腋静脉,位于锁骨后下方,向内至胸锁关节后方与颈内静脉汇合成无名静脉,左右无名静脉汇合成上腔静脉入右心房。此静脉较粗大,成人的管腔直径可达2cm,位置虽不很表浅,但常处于充盈状态,周围还有结缔组织固定,使血管不易塌陷,也较易穿刺,硅胶管插入后可以保留较长时间。此外,锁骨下静脉距离右心房较近,血量多,当输入大量高浓度或刺激性较强的药物时,注入的药物可以迅速被稀释,对血管壁的刺激性较小。

锁骨下静脉穿刺置管输液法适用于下列患者:①长期不能进食或丢失大量液体,需补充大量高热量、高营养液体及电解质的患者;②各种原因所致的大出血,需迅速输入大量液体,以纠正血容量不足或提升血压的患者;③需较长时间接受化疗的患者(输入刺激性较强的抗癌药物);④需测定中心静脉压或需要紧急放置心内起搏导管的患者。

【目的】

除"静脉输液的目的"外,其他目的包括测量中心静脉压、紧急放置心内起搏导管。

【用物】

除头皮针静脉输液法的用物外,还包括:

1. **无菌穿刺包** 内有穿刺针(20号)2枚、硅胶管2条、射管水枪1个、平针头(8~9号)2个、5ml注射器、纱布2块、镊子、结扎线、弯盘、无菌孔巾2块。

2. **另备** 1%普鲁卡因注射液(或2%利多卡因)、0.4%枸橼酸钠生理盐水、1%甲紫、无菌手套、无菌敷贴。

【操作步骤】

1. **选择体位** 协助患者去枕平卧,头偏向一侧,肩下垫一薄枕,使患者头低肩高,充分暴露穿刺部位。

2. **选择穿刺点并消毒** 术者立于床头,选择穿刺点,穿刺点位于胸锁乳突肌的外侧缘与锁骨所形成的夹角的平分线上,距顶点0.5~1cm处(图14-9),并用1%结晶紫标记进针点及胸锁关节(体外标记进针点和方向可避免覆盖孔巾后不易找到事先确定的位置,以提高穿刺成功率并避免发生气胸等并发症)。常规消毒皮肤。

3. **开包铺巾** 打开无菌穿刺包,戴无菌手套,铺孔巾,布置一个无菌区,便于操作。

4. **备水枪及硅胶管** 准备好射管水枪及硅胶管,并抽吸0.4%枸橼酸钠生理盐水,连接穿刺针头(图14-10)备穿刺射管用。

5. **局部麻醉** 由助手协助,术者用5ml注射器抽吸1%普鲁卡因在预定穿刺部位行局部麻醉。

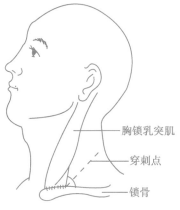

图 14-9　锁骨下静脉穿刺点示意图

胸锁乳突肌
穿刺点
锁骨

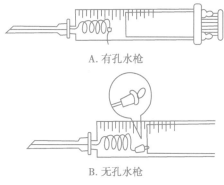

A. 有孔水枪

B. 无孔水枪

图 14-10　射管水枪

6. 穿刺　将针头指向胸锁关节，与皮肤呈 30°～40° 角进针，边进针边抽回血（试穿锁骨下静脉，以探测进针方向、角度和深度），通过胸锁筋膜有落空感时，继续进针，直至穿刺成功。

7. 射管　术者持射管水枪，按试穿方向刺入锁骨下静脉，同时抽回血，如抽出暗红色血液，表明进入锁骨下静脉。嘱患者屏气，术者一手按住水枪的圆孔及硅胶管末端，另一手快速推动活塞，硅胶管即随液体进入锁骨下静脉。一般射入长度为左侧 16～19cm，右侧 12～15cm。压住穿刺针顶端，将针退出。待针头退出皮肤后，将硅胶管轻轻从水枪中抽出。

8. 连接输液器输液　将已备好的输液器导管连接平针头插入硅胶管内，进行静脉输液。

9. 固定并调节滴速　常规消毒后用无菌敷贴覆盖穿刺点并固定硅胶管；在距离穿刺点约 1cm 处，将硅胶管缝合固定在皮肤上（一般缝合两针，两个结间距为 1cm），覆盖无菌纱布并用胶布固定。根据患者的年龄、病情及药物性质调节滴速。

10. 暂停输液的处理　暂停锁骨下静脉输液时，为防止血液凝集在输液管内，可用 0.4% 枸橼酸钠生理盐水 1～2ml 或肝素稀释液 2ml 注入硅胶管进行封管，用无菌静脉帽塞住针栓孔，再用无菌纱布覆盖固定。每天更换穿刺点敷料，用 0.9% 过氧乙酸溶液擦拭消毒硅胶管，常规消毒局部皮肤。

11. 再行输液的处理　如需再次输液，取下静脉帽，消毒针栓孔，接上输液装置即可。

12. 输液完毕的处理　停止输液时，硅胶管末端接上注射器，边抽吸边拔出硅胶管（边抽吸边拔管可防止残留的小血块和空气进入血管，形成血栓），局部加压数分钟，用 75% 乙醇消毒穿刺局部，无菌纱布覆盖。

【注意事项】

1. 操作前要先叩诊患者两侧背部肺下界，并听诊两侧呼吸音，以便在术后不适时作为对照。

2. 严格执行无菌操作及查对制度，预防感染及差错事故的发生。

3. 准确选择穿刺点，在铺孔巾前将确定好的穿刺点及穿刺方向进行标记，避免因进针方向过度向外偏移而刺破胸膜产生气胸。

4. 射管时，一定要用手压住水枪圆孔处及硅胶管末端，以免硅胶管全部射入体内。另外，射管时推注水枪活塞应迅速，使水枪内压力猛增而射出硅管，如果缓慢推注，即使水枪内的液体注完，仍不能射出硅胶管。

5. 退针时，切勿来回转动针头，以防针头斜面割断硅胶管。并且在穿刺针未退出血管时，不可放开按压圆孔处的手指，防止硅胶管吸入。

6. 输液过程中加强巡视，如发现硅胶管内有回血，应及时用 0.4% 枸橼酸钠生理盐水冲注，以免血块阻塞硅胶管。

7. 每天输液前要先检查导管是否在静脉。

8. 防止硅胶管内发生凝血，每天暂停输液时，用 0.4% 枸橼酸钠生理盐水 1～2ml 或肝素稀释液

2ml 注入硅胶管进行封管。若发现硅胶管内有凝血,应用注射器将凝血块抽出,切忌将凝血块推入血管造成栓塞。

9. 如输注不畅,可用急速负压抽吸,不能用力推注液体,以防将管内的凝血块冲入血管形成栓子。输液不畅可能与下列情况有关:硅胶管弯曲受压或滑出血管外;头部体位不当;固定硅胶管的线结扎过紧。出现上述情况应及时处理。

10. 穿刺点上的敷料应每日更换,潮湿后要立即更换,并按正确的方法进行消毒。更换敷料时应注意观察局部的皮肤有无红肿,一旦出现红、肿、热、痛等炎症表现,应做相应的抗炎处理。

(李小寒)

附 14-3　经外周中心静脉置管输液法

经外周中心静脉置管(PICC)输液法是由周围静脉穿刺置管,并将导管末端置于上腔静脉中下 1/3 或锁骨下静脉进行输液的方法。此法具有适应证广、创伤小、操作简单、保留时间长、并发症少的优点,常用于中、长期的静脉输液或化疗用药等,一般静脉留置导管可在血管内保留 7 天~1 年。目前临床 PICC 导管大多采用硅胶材质,柔软,有弹性;导管全长可放射显影;总长度通常为 65cm,可根据患者个体需要进行修剪。常用的 PICC 导管有两种:一种是三向瓣膜式 PICC 导管(图 14-11);另一种是末端开放式 PICC 导管(图 14-12)。三向瓣膜式 PICC 导管的三向瓣膜具有减少血液反流、防止空气进入的功能,穿刺成功后,根据患者个体需要进行修剪。末端开放式 PICC 导管可进行中心静脉压的测定,穿刺前,预先根据患者个体需要进行修剪。

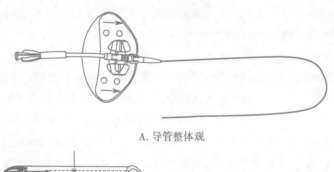

A. 导管整体观

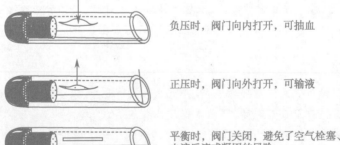

负压时,阀门向内打开,可抽血

正压时,阀门向外打开,可输液

平衡时,阀门关闭,避免了空气栓塞、血液反流或凝固的风险

B. 导管末端结构图

图 14-11　三向瓣膜式 PICC 导管

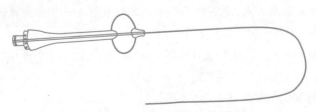

图 14-12　末端开放式 PICC 导管

经外周中心静脉置管输液法主要适用于下列患者：①需要给予化疗药物等刺激性溶液的患者；②需要给予静脉营养液等高渗溶液的患者；③需要中长期静脉输液治疗的患者；④外周静脉条件差且需用药的患者。

患有严重出血性疾病、上腔静脉压迫综合征及不合作或躁动的患者；穿刺部位或附近组织有感染、皮炎、蜂窝织炎、烧伤等情况的患者；乳腺癌根治术后患侧；以及预插管位置有放射性治疗史、血栓形成史、血管外科手术史或外伤的患者等应禁忌使用经外周中心静脉置管输液法。

【目的】

除"静脉输液的目的"外，其他目的包括测量中心静脉压。

【用物】

1. **PICC 穿刺套件**　PICC 导管、延长管、链接器、思乐扣、皮肤保护剂、肝素帽或正压接头。

2. **PICC 穿刺包**　治疗巾 3 块、孔巾、止血钳或镊子 2 把、直剪刀、3cm×5cm 小纱布 3 块、6cm×8cm 纱布 5 块、大棉球 6 个、弯盘 2 个。

3. **其他物品**　注射、无菌手套 2 副、0.9% 氯化钠溶液 500ml、20ml 注射器 2 个、10cm×12cm 透明敷贴、皮肤消毒液（0.5% 氯己定溶液，或 75% 乙醇 + 碘伏，或 2% 碘酊 +75% 乙醇）、抗过敏无菌胶布、皮尺、止血带。

4. **视需要准备**　2% 利多卡因，1ml 注射器，弹力或自粘绷带。

【操作步骤】（以三向瓣膜式导管为例）

1. **评估并选择静脉**　常在肘部以贵要静脉、肘正中静脉和头静脉为序选择静脉，首选右侧。

2. **知情同意**　向患者及家属充分告知相关事宜，并签署知情同意书。

3. **摆放体位**　协助患者采取平仰卧位，暴露穿刺区域，穿刺侧上肢外展与躯干呈 90°。

4. **确定穿刺点并测量导管预置长度及臂围**　根据上臂皮肤及血管的情况选择穿刺点。皮肤完整、静脉弹性佳时易于穿刺成功。自穿刺点到右胸锁关节，向下至第 3 肋间隙的长度即为预置达上腔静脉的长度，如将此长度减去 2cm 即为达锁骨下静脉的长度。在肘窝上 9cm 处测双臂臂围并记录（图 14-13）。

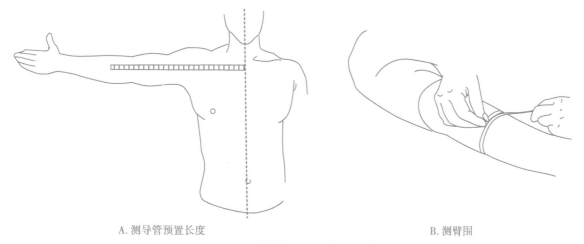

A. 测导管预置长度　　　　　　　　　　　　　　　　　　　　B. 测臂围

图 14-13　**测量导管预置长度及臂围**

5. **皮肤消毒**　打开 PICC 穿刺包，戴无菌手套，将一块治疗巾铺于穿刺肢体下。用 0.5% 氯己定溶液消毒 3 遍（或用 75% 乙醇和碘伏分别消毒 3 遍；或用 2% 碘酊和 75% 乙醇分别消毒 3 遍），注意消毒范围上下直径 20cm，两侧至臂缘，且每次消毒方向需与上次相反，待干。

6. **建立无菌区**　更换无粉无菌手套（若为有粉手套，需先将滑石粉冲洗干净），铺孔巾及治疗巾，并将 PICC 穿刺套件及所需无菌用物置于无菌区域中。

7. **预冲导管**　用注射器抽吸 0.9% 氯化钠溶液 20ml 冲洗导管，检查导管是否通畅，再将导管置于 0.9% 氯化钠溶液中（图 14-14）。

8. 系止血带　由助手协助系止血带，注意止血带的末端反向于穿刺部位。

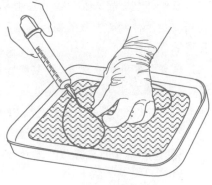

图 14-14　预冲导管

9. 穿刺　视情况可于穿刺前先由助手用 2% 利多卡因在穿刺部位行局部麻醉。左手绷紧皮肤，右手以 15°～30°角进针，见回血后立即放低穿刺针以减小穿刺角度，再推进少许，以保持插管鞘留在血管腔内不易脱出。嘱助手松开止血带后，再用右手保持钢针针芯位置，左手单独向前推进外插管鞘并用拇指固定，再用左手示指和中指按压并固定插管鞘上方的静脉以减少出血，右手撤出针芯。

10. 送管　将导管缓慢、匀速送入，当导管置入约 15cm 即导管尖端到达患者肩部时，嘱患者将头转向穿刺侧贴近肩部，以防止导管误入颈静脉，直至置入预定长度。

11. 抽回血　用盛有 0.9% 氯化钠溶液的注射器抽吸回血。

12. 撤出插管鞘及支撑导丝　用无菌纱布块在穿刺点上方 6cm 处按压固定导管，将插管鞘从静脉管腔内撤出，远离穿刺点。将支撑导丝与导管分离，并与静脉走行相平行撤出支撑导丝。

13. 修剪导管长度　用无菌生理盐水纱布清洁导管上血迹，确认置入长度后，保留体外导管 5cm，用锋利的无菌剪刀与导管成直角，小心地剪断导管，注意勿剪出斜面与毛碴（图 14-15）。如果留在外面的导管长度≤5cm，应轻轻将置入的导管外拉，拉出的长度以保证剪去 1cm 后体外导管长度达 5cm 为度。

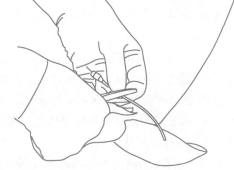

图 14-15　修剪导管长度

14. 安装连接器　将减压套筒安装到导管上，再将导管与连接器相连，并确认导管推至根部，但不可出皱褶。

15. 冲封管　连接肝素帽或正压接头，再用 0.9% 氯化钠溶液 20ml 行脉冲式冲管。如为肝素帽，当 0.9% 氯化钠溶液推至最后 5ml 时，则需行正压封管，即边推边退针（冲净肝素帽）。

16. 固定　用生理盐水纱布清洁穿刺点周围皮肤，然后涂以皮肤保护剂，注意勿触及穿刺点。在近穿刺点约 0.5cm 处放好白色固定护翼，导管出皮肤处逆血管方向摆放 L 形或 U 形弯，使用无菌胶布横向固定连接器翼形部分，穿刺点上方放置无菌纱布块，用 10cm×12cm 透明敷贴无张力粘贴，用已注明穿刺日期、时间及操作者的指示胶带固定透明敷贴下缘，再用无菌脱敏胶布固定延长管（图 14-16）。

17. X 线确认　经 X 线确认导管在预置位置后即可按需要进行输液。

18. 记录　操作结束后，应将相关信息记录在护理病历中，内容包括：穿刺日期、穿刺时间、操作者、导管规格和型号、所选静脉及穿刺部位、操作过程等。

19. 导管的维护　穿刺后第一个 24 小时更换敷料，以后每周更换敷料 1～2 次。每次进行导管维护前，先确认导管体外长度，并询问患者有无不适。再抽回血以确定导管位置，再将回血注回静脉。注意揭敷贴时应由下至上，防止导管脱出。观察并记录导管体内外刻度。消毒时以导管为中心，直径 8～10cm，用 0.5% 氯己定溶液消毒 3 遍，或用 75% 乙醇和碘伏各消毒 3 遍，再覆盖透明敷贴。

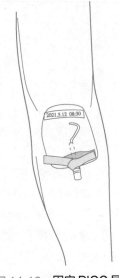

图 14-16　固定 PICC 导管

20. 拔管　拔管时应沿静脉走向，轻轻拔出，拔出后立即压迫止血（有出血倾向的患者，压迫止血时间要超过 20 分钟），并用无菌纱布块覆

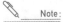

盖伤口,再用透明敷贴粘贴 24 小时,以免发生空气栓塞和静脉炎。并对照穿刺记录观察导管有无损伤、断裂、缺损。

【注意事项】

1. 送管时速度不宜过快,如有阻力,不能强行置入,可将导管退出少许再行置入。

2. 勿将导管放置或滞留在右心房或右心室内,如导管插入过深,进入右心房或右心室,可发生心律失常;如导管质地较硬,还可能造成心肌穿孔,引起心包积液,甚至发生急性心脏压塞。

3. 乙醇和丙酮等物质会对导管材质造成损伤,因此当使用含该类物质的溶液清洁护理穿刺部位时,应等待其完全干燥后再加盖敷料。

4. 置管后应密切观察穿刺局部有无红、肿、热、痛等症状,如出现异常,应及时测量臂围并与置管前臂围相比较。观察肿胀情况,必要时行 B 超检查。

5. 置管后应指导患者　①进行适当的功能锻炼,如置管侧肢体做松握拳、屈伸等动作,以促进静脉回流,减轻水肿。但应避免置管侧上肢过度外展、旋转及屈肘运动。②勿提重物。③应尽量避免物品及躯体压迫置管侧肢体。

6. 输血或血制品、抽血、输脂肪乳等高黏性药物后应立即用 0.9% 氯化钠溶液 20ml 脉冲式冲管,不可用重力式冲管。冲管时禁止使用小于 10ml 的注射器,勿用暴力,以免压强过大导致导管破损。

7. 疑似导管移位时,应再行 X 线检查,以确定导管尖端所处位置;禁止将导管体外部分移入体内。

（李小寒）

思 考 题

1. 患者刘某,男性,72 岁,因慢性阻塞性肺气肿住院治疗。今日 9:00am 起开始静脉输入 5% 葡萄糖溶液 500ml 及 0.9% 氯化钠溶液 500ml。滴速为 70 滴 /min。10:00am,当护士来巡房时,发现患者咳嗽、咳粉红色泡沫样痰,呼吸急促,大汗淋漓。

请思考:

(1) 此患者可能出现了什么问题?

(2) 此时护士首先应做的事情是什么?

(3) 为了减轻患者呼吸困难的症状,护士可以采取何种给氧方式?

(4) 为缓解患者呼吸困难的症状,护士可协助患者采取何种体位?

2. 患者王某,女性,30 岁,阑尾炎术后第五天,体温 36.3℃,伤口无渗血渗液。今日 9:00am,继续静脉滴注青霉素。半个小时后,患者突然寒战,继之高热,体温 40℃,并伴有头痛、恶心、呕吐。

请思考:

(1) 此患者可能出现了什么问题?

(2) 出现此问题最主要的原因可能是什么?

(3) 护士应采取哪些护理措施以解决出现的问题?

3. 患者赵某,男性,66 岁,因病情需要行加压静脉输液。当护士去治疗室取物品回到患者床前时,发现患者呼吸困难,有严重发绀。患者自述胸闷、胸骨后疼痛、眩晕,护士立即给患者测量 BP 75/55mmHg。

请思考:

(1) 此患者可能出现了什么问题?

(2) 护士应立即协助患者取何种卧位?

(3) 护士应采取哪些预防措施以避免此类问题的出现?

4. 患者徐某,男性,39 岁。因腹部外伤入院,入院后即在硬膜外麻醉下行剖腹探查术,术中见腹腔有血性液体及血凝块约 2 000ml，脾脏粉碎性破裂，左肾脂肪囊有约 10cm×6cm 的血肿，未触及肾脏有裂口。行脾切除术并于左上腹置橡胶引流管 1 条，术中输 A 型血 400ml。术后 BP 80/50mmHg，应用双路静脉输液，并给予止血剂及持续吸氧、导尿等治疗，发现尿液呈深茶色，急查尿常规：潜血（++++），患者精神不振，面色苍白，呼吸急促，R 26 次 /min，胸闷憋气，腹腔引流短时间内引流出约 100ml 血性液体，复查患者血型为 B 型。

请思考：

（1）患者可能出现了什么问题？

（2）出现此问题最主要的原因可能是什么？

（3）护士应采取哪些护理措施来解决出现的问题？

URSING

第十五章

标本采集

15章 数字内容

学习目标

知识目标：

1. 能正确陈述标本采集的基本原则。

2. 能正确描述血液标本、尿液标本、粪便标本、痰液标本及咽拭子标本采集的目的及注意事项。

3. 能正确说出留取12小时或24小时尿标本常用防腐剂的种类、作用与用法。

4. 能正确理解标本采集的意义。

5. 能比较不同类型的静脉血标本采集的目的、采血量、方法及标本容器选择的不同点。

技能目标：

1. 能在临床工作中正确准备各种标本容器。

2. 能在临床工作中按照正确的操作规程,规范地进行各种标本的采集。

素质目标：

1. 能树立严谨求实的工作态度。

2. 能遵守指南要求,规范执业意识与良好的职业行为。

3. 能加强护患沟通交流技巧,提升独立思考和团队协作能力。

现代医学越来越重视检验医学分析前的质量控制,用循证检验医学指导临床医生,根据患者病情需要,正确选择检验项目以协助临床诊断和治疗。临床检验项目涉及的标本如患者的血液、体液、分泌物、排泄物以及组织细胞等一般由护士采集,为保证检验标本的质量,护士应熟练正确地进行标本采集、保管及运送,使检验结果真正成为指导临床治疗、护理的重要依据。

第一节 概 述

导入情景与思考

某工厂本厂职工 226 人,外来民工 73 人,除少数在厂外居住,其余基本都住在厂内职工宿舍。厂内无职工食堂,饮用水为厂内水源井里的自来水,平时管理不规范,且工人与外来民工多有饮生水的习惯。6 月 6 日有 11 人发生腹泻,大便呈黄水样,无里急后重,多无腹痛,仅个别人员有低热、呕吐症状;至 9 日共有 20 人发病,其中本厂职工 13 例,外来民工 7 例,近期无集体聚餐活动。同期厂外无类似发病人员。既往厂内每月偶发 1~2 例腹泻患者。当地疾控部门接到疫情后,速派工作人员到现场采样、调查原因,经样本检测示霍乱弧菌。

请思考:

1. 本次需要采集哪些样本?

2. 为患者采集标本的临床意义是什么?

3. 为患者采集标本时应遵循的原则有哪些?

标本采集(specimens collection)是指根据检验项目的要求采集患者的血液、体液(如胸腔积液、腹水)、排泄物(如尿、粪)、分泌物(如痰、鼻咽部分泌物)、呕吐物和脱落细胞(如食管、阴道)等标本,通过物理、化学或生物学的实验室检查技术和方法进行检验,作为疾病的判断、治疗、预防以及药物监测、健康状况评估等的重要依据。标本检验结果的正确与否直接影响到对患者疾病的诊断、治疗和抢救等,而高质量的检验标本是获得准确而可靠的检验结果的首要环节。因此,正确的标本采集方法是护士应该掌握的基本技能之一。

一、标本采集的意义

随着现代医学的发展,诊断疾病的方法日益增多,但各种标本检验仍然是基本的诊断方法之一。检验标本在一定程度上反映机体正常的生理现象和病理改变,对明确诊断、病情观察、防治措施的制订及预后的判断等起着重要作用。所以,标本采集非常重要,其意义具体体现在:①协助明确疾病诊断;②推测病程进展;③制订治疗措施的依据;④判断病情变化的依据。同时,检验标本的采集质量可直接影响检验结果,而合格的检验标本取决于临床护理人员的正确采集。因此,需要加强护理人员的相关培训,提高检验标本的合格率,更好地为临床服务。

二、标本采集的原则

为了保证标本的质量,在采集各种检验标本时,均应遵循以下基本原则:

(一)遵照医嘱

采集各种标本均应严格按照医嘱执行。医生填写的检验申请单,字迹必须清楚,目的应明确,申请人签全名。护士应认真查对,如对检验申请单有疑问时,护士应及时核实,确认无误后方可执行。

(二)充分准备

1. 护士准备 采集标本前护士应明确标本采集的相关事宜,如检验项目、检验目的、标本容器、采集标本量、采集时间、采集方法及注意事项等。同时,护士操作前应修剪指甲、洗手、戴口罩,戴手套,必要时穿隔离衣。

2. 患者准备 采集标本前,护士应向患者或家解释留取标本的目的、方法及配合要点,使其对上述内容有一定的认知,愿意配合护士留取合适的检验标本,并按要求做好相应的准备。

3. 物品准备 根据检验目的准备好必需的物品,并在选择的标本容器外贴上标签(注明科室、床号、姓名、检验目的、标本类型、标本采集时间)或条形码(电脑医嘱则自动生成电子条形码)。

4. 环境准备 采集标本时环境应清洁、安静、温湿度适宜、光线充足,并保护患者隐私。

(三)严格查对

查对是保证标本采集无误的重要环节之一。采集前应认真查对医嘱,核对检验申请单,标签或条形码,标本采集容器,患者的床号、姓名、住院号及腕带等,确认无误后方可进行。

(四)正确采集

采集标本既要保证及时,又须保证采集量准确。因此,采集时间、标本容器、标本量及抗凝剂或防腐剂的使用等应符合检验专业分析前质量控制的要求。为保证送检标本的质量,除严格遵守查对制度外,还须掌握正确的采集方法。首先,选择最佳采样时间,晨起空腹是最具代表性及检出阳性率最高的时间,如血液、尿液标本原则上应于晨起空腹时采集;又如细菌培养标本,尽量在使用抗生素前采集,若已使用抗生素或其他药物,应在血药浓度最低时采集,并在检验申请单上注明。其次,要采集具有代表性的标本,如大便检查应取黏液、脓、血液部分粪便等。需要由患者自己留取标本时(如 24 小时尿标本、痰标本、大便标本等),要详细告知患者标本留取方法、注意事项,以保证采得高质量符合要求的标本。

(五)及时送检

标本保存和运送是保证检验质量的重要环节之一,因此,标本采集后应及时送检,不可放置时间过久,以免影响检查结果。原则上,除门诊患者自行采集的某些标本允许患者自行送往检验室外,其他一律由医护人员或经训练的护工输送。同时要保证标本输送过程中的安全性,防止过度震荡、防止标本容器的破损、防止标本被污染、防止标本及唯一性标识的丢失和混淆、防止标本对环境的污染等。特殊标本(如动脉血气分析等)还需注明采集时间,应立即送检。

第二节 各种标本的采集

 ———————————— 导入情景与思考 ————————————

患者徐某,男性,35 岁,主诉"腹泻 3 个多月,大便 3~4 次/d,不成形,间断带黏液血便"入院治疗。患者腹部检查无异常,拟诊断为"慢性腹泻"。主治医生为明确诊断,拟为患者进行辅助检查,检查项目包括粪便隐血试验、粪便常规、粪便细菌培养、血常规、血电解质、肝肾功能、血气分析。护士遵医嘱为该患者的检查采集标本。

请思考:

1. 护士为上述检查项目所选择正确的标本容器有哪些?

2. 大便隐血试验时,护士应如何指导患者?

3. 护士如何指导患者留取大便细菌培养标本?

4. 做血气分析时,其采血量是多少?采血时的注意事项有哪些?

不同标本的采集和处理要求依临床需要而定,为保证采集标本的检验信息对临床医生用于患者诊断、治疗时的有效性和可靠性,护理人员在标本采集时应严格遵守检验标本质量管理体系,并严格遵照医嘱,充分准备,科学查对,运用正确的采集方法,保证标本的质量。

Note:

一、血液标本的采集

血液是由血细胞和血浆两部分组成，在体内通过循环系统与机体所有的组织器官发生联系，在维持机体的新陈代谢、内外环境的平衡以及功能调节等方面起着重要的作用。血液系统的变化伴随着组织器官的调节变化，反之，组织器官的改变又可直接或间接地引起血液或其成分的改变。因此，血液检查是临床最常用的检验项目之一，它可反映机体各种功能及异常变化，为判断患者病情进展以及治疗疾病提供参考。

（一）毛细血管血标本采集法

毛细血管血标本采集法是自外周血或末梢血（peripheral blood）采集标本的方法。一般由检验科工作人员具体实施。WHO推荐毛细血管血标本采集法的部位以中指或无名指尖内侧为宜。凡用血量较少的检查，一般从手指取血，手指采血操作方便，成人以左手无名指为宜；婴幼儿可从拇指或足跟部处采血。特殊患者视情况而定，如严重烧伤患者，可选择皮肤完整处采血。采血部位必须无水肿、发绀、炎症或其他循环不良现象。外周血或末梢血由于血液循环较差，且易受气温、运动、外力挤压等物理因素影响而发生改变，因而检查结果不够恒定。

（二）静脉血标本采集法

静脉血标本采集（intravenous blood sampling）是自静脉抽取血标本的方法。常用的静脉包括三种。①四肢浅静脉：上肢常用肘部浅静脉（贵要静脉、肘正中静脉、头静脉）、腕部及手背静脉；下肢常用大隐静脉、小隐静脉及足背静脉。②颈外静脉：常用于婴幼儿的静脉采血。③股静脉：股静脉位于股三角区，在股神经和股动脉的内侧。

真空采血系统（vacuum blood collection system）是运用真空负压原理，通过特定的连接装置将人体静脉血液转移至标本盛装容器的器械组合。核心组件包括真空采血管、采血针（blood collection needle）和持针器（needle holder）。标准真空负压采血管（常用彩色真空负压采血管见表15-1），可根据检测需要选择相应的盛血试管。真空采血装置具有采血量准确、安全性能好、分离血清效果好、操作使用方便及可一针采多管血样等特点，临床上逐渐替代一次性注射器进行血标本的采集。

表 15-1　真空负压采血管类型及适用检测范围

试管类型 （管盖颜色）	标本类型	添加剂	作用方式	适用检测范围	要求
无添加剂的试管 （白色）	血清	无	无	临床生化、临床免疫学检测	采血后不需要摇动
促凝管（红色）	血清	血凝活化剂	促进血液凝固	临床生化、临床免疫学检测、交叉配血	采血后不需要摇动
血清分离管 （深黄色）	血清	血凝活化剂、分离凝胶	促进血液凝固、凝胶用以分离血清	临床生化、临床免疫学检测	采血后不需要摇动
肝素锂抗凝管 （深绿色）	血浆	肝素锂	灭活凝血因子Xa、Ⅱa	血氨、血液流变学检测	采血后立即颠倒混匀5～8次
血浆分离管 （浅绿色）	血浆	肝素锂、分离凝胶	灭活凝血因子Xa、Ⅱa，凝胶用于分离血浆	临床生化检测	采血后立即颠倒混匀5～8次
肝素钠抗凝管 （棕色）	血浆	肝素钠	灭活凝血因子Xa、Ⅱa	临床生化检测、细胞遗传学检测	采血后立即颠倒混匀5～8次
乙二胺四乙酸二钾或乙二胺四乙酸三钾抗凝管（紫色）	全血	乙二胺四乙酸二钾（EDTA-K2）或乙二胺四乙酸三钾（EDTA-K3）	螯合钙离子	血液学检测、交叉配血	采血后立即颠倒混匀5～8次

续表

试管类型 （管盖颜色）	标本 类型	添加剂	作用方式	适用检测范围	要求
草酸盐或乙二胺四乙酸或肝素／氟化物（浅灰色）	血浆	氟化物和抗凝剂	抑制葡萄糖酵解	葡萄糖检测	采血后立即颠倒混匀5～8次
凝血管（浅蓝色）	全血	柠檬酸钠1∶9	螯合钙离子	凝血功能、血小板功能检测	采血后立即颠倒混匀5～8次
红细胞沉降率管（黑色）	全血	柠檬酸钠1∶4	螯合钙离子	红细胞沉降率检测	采血后立即颠倒混匀5～8次
ACD管（黄色）	血清	柠檬酸、葡萄糖	灭活补体	HLA组织分型、亲子鉴定、DNA检测等	采血后不需要摇动
CPDA管（黄色）	血清	柠檬酸、磷酸、葡萄糖、腺嘌呤	灭活补体、细胞营养	细胞保存	采血后不需要摇动
微量元素检测管（深蓝色）	全血	乙二胺四乙酸或肝素锂或血凝活化剂	因添加物不同而异	微量元素检测	采血后立即颠倒混匀5～8次

【目的】

1. **全血标本** 主要用于对血细胞成分的检查。如血细胞计数和分类、形态学检查等。

2. **血浆标本** 主要用于凝血因子测定和游离血红蛋白以及部分临床生化检查。如内分泌激素、血栓等检查。

3. **血清标本** 主要用于大部分临床生化检查和免疫学检查。如测定肝功能、血清酶、脂类、电解质等。

4. **血培养标本** 主要用于培养检测血液中的病原菌。

【操作前准备】

1. 评估患者并解释

（1）评估：①患者的病情、治疗情况、意识状态、肢体活动能力；②对血液标本采集的认知程度及合作程度；③有无生理因素影响，如吸烟、饮食、运动、情绪波动、妊娠、体位、饮酒、饮茶或咖啡等；④需做的检查项目、采血量及是否需要特殊准备；⑤静脉充盈度及管壁弹性，穿刺部位的皮肤状况如有无冻疮、炎症、水肿、结节、瘢痕、破损等。

（2）解释：向患者及家属解释静脉血标本采集的目的、方法、临床意义、注意事项及配合要点。

2. 患者准备

（1）体位：取舒适卧位，暴露穿刺部位。

（2）饮食：患者在采血前不宜改变饮食习惯，24小时内不宜饮酒。需要空腹采血的检测项目，空腹要求至少禁食8小时，12～14小时为宜，但不宜超过16小时。宜安排在上午7：00～9：00采血。空腹期间可少量饮水。

（3）运动与情绪：采血前24小时，患者不宜剧烈运动，采血当天患者宜避免情绪激动，采血前宜静息至少5分钟。若需运动后采血，则遵循医嘱，并告知检验人员。

3. 环境准备 清洁、安静，温湿度适宜，光线充足，必要时屏风或围帘遮挡。

4. 护士准备 衣帽整洁，修剪指甲，洗手，戴口罩。

5. 用物准备

（1）治疗车上层：注射盘、检验申请单（或医嘱执行单）、标签或条形码、棉签、消毒液、止血带、一次性垫巾或消毒垫巾、胶布、弯盘、手消毒液、一次性密闭式双向采血针及真空采血管，如为非真空采血则准备一次性注射器（规格视采血量而定）及针头或头皮针以及标本容器（试管、密封瓶），无菌手套，按需要准备酒精灯、打火机。

（2）治疗车下层：生活垃圾桶、医疗垃圾桶、锐器回收盒。

【操作步骤】

步骤	要点与说明
1. 贴标签或条形码 双人核对医嘱、检验申请单（或医嘱执行单）、标签（或条形码）及标本容器（或真空采血管），无误后贴标签（或条形码）于标本容器（或真空采血管）外壁上	• 操作前查对 • 防止发生差错
2. 核对 携用物至患者床旁，依据检验申请单（或医嘱执行单）查对患者信息及腕带；核对检验申请单（或医嘱执行单）、标本容器（或真空采血管）以及标签（或条形码）是否一致。向患者及家属说明标本采集的目的及配合方法	• 患者身份确认：核对患者的姓名、性别、年龄、住院号、诊疗卡、身份证等信息，确保患者为被采血者本人 • 宜使用住院号（有条件的单位使用腕带）、诊疗卡、身份证等唯一信息，或至少两种非唯一信息 • 有条件的医院用 PDA 先扫描患者腕带核对信息，再扫描采血条形码核对采血信息 • 确认患者，操作前查对无误
3. 选择静脉 选择合适的静脉，将一次性垫巾置于穿刺部位下；嘱患者握拳，使静脉充盈	• 通常采用四肢浅静脉、颈外静脉、股静脉
4. 消毒皮肤 常规消毒皮肤，直径不少于 5cm，按静脉注射法系止血带	• 消毒剂发挥作用需与皮肤保持接触至少 30s，待自然干燥后穿刺，可防止标本溶血及灼烧感。如静脉穿刺比较困难，在消毒后需要重新触摸血管位置，宜在采血部位再次消毒后穿刺
5. 二次核对 再次核对患者身份和标本条形码	• 操作中查对
6. 戴手套	• 职业防护

7. 采血

▲真空采血器采血——普通静脉血标本

（1）穿刺：取下真空采血针护针帽，手持采血针，按静脉注射法行静脉穿刺	• 在穿刺部位下方握住患者手臂，拇指于穿刺点下方 2.5～5.0cm 处向下牵拉皮肤固定静脉，避免触碰消毒区 • 保持针头斜面向上，使采血针与穿刺点呈 30° 左右的角度刺入静脉。成功穿刺入静脉后，可在静脉内沿其走向继续推进一些，保持采血针在静脉内的稳定
（2）采血：见回血，固定针柄，将采血针另一端刺入真空管，采血至需要量	• 如需多管采血，可再接入所需的真空管，不同采血管的采集顺序如下：①血培养瓶；②柠檬酸钠抗凝采血管；③血清采血管，包括含有促凝剂和／或分离胶；④含有或不含分离胶的肝素抗凝采血管；⑤含有或不含分离胶的 EDTA 抗凝采血管；⑥葡萄糖酵解抑制采血管
（3）拔针、按压：采血毕，迅速拔出针头，按压局部 1～2min	• 宜在开始采集第一管血时松开止血带，止血带使用时间不宜超过 1min • 采血结束，先拔真空管，后拔去针头，再按压止血
▲真空采血器采血——血培养标本	• 采血时间：寒战或发热初期时采集。抗菌药物应用之前采集最佳，如已使用抗菌药物，应在药物的血药浓度最低的时候采集血培养标本，且应在检验申请单上注明
（1）穿刺：按静脉注射法行静脉穿刺，穿刺成功后用胶布固定	

续表

步骤	要点与说明
（2）采血：①快速取下真空血培养瓶盖，消毒瓶塞；②将采血针密闭端针头插入瓶塞，留取所需血量；③采血顺序为：厌氧瓶→需氧瓶	• 采集前做好手卫生，静脉穿刺点选定后，去除血培养瓶的塑料瓶帽，切勿打开金属封口环和胶塞，使用75%乙醇或70%异丙醇消毒，自然干燥60s。注意采血前检查血培养瓶是否完好无损、是否过期 • 采血量：成人每瓶采血量8～10ml，或按照说明书采集；婴幼儿及儿童采血量不应超过患者总血量的1%，具体采血量参考说明书 • 临床常用采血量：婴儿1～3ml；幼儿3～5ml；成人8～10ml • 对亚急性细菌性心内膜炎患者，为提高培养阳性率，采血10～15ml
（3）拔针、按压：①拔出最后一瓶血培养瓶后，快速拔出针头；②稍用力按压穿刺点2～3min	
▲注射器采血	
（1）穿刺、抽血：持一次性注射器或头皮针，按静脉注射法行静脉穿刺，见回血后抽取所需血量	• 穿刺时一旦出现局部血肿，立即拔出针头，按压局部，另选其他静脉重新穿刺
（2）两松一拔一按压：抽血毕，松止血带，嘱患者松拳，迅速拔出针头，按压局部1～2min	• 防止皮下出血或淤血 • 凝血功能障碍患者拔针后按压时间延长至10min
（3）将血液注入标本容器	• 同时抽取不同种类的血标本，应先将血液注入血培养瓶，然后注入抗凝管，最后注入干燥试管
1）血培养标本 ①打开瓶盖按要求常规消毒培养瓶橡皮塞 ②采集所需血液量后，直接将所需血液量注入血培养瓶	• 用无菌注射器穿刺取血后，勿换针头（如行第二次穿刺，换针头），直接注入血培养瓶，不应将抗凝血注入血培养瓶 • 血培养瓶如有多种，先注入厌氧瓶，然后再注入需氧瓶中 • 血液接种到培养瓶后，轻轻颠倒混匀以防血液凝固
2）全血标本：取下针头，将血液沿管壁缓慢注入盛有抗凝剂的试管内，轻轻摇动，使血液与抗凝剂充分混匀	• 勿将泡沫注入 • 防止血液凝固
3）血清标本：取下针头，将血液沿管壁缓慢注入干燥试管内	• 防溶血，勿将泡沫注入，避免震荡，以免红细胞破裂溶血
8. 操作后处理 （1）再次核对检验申请单、患者身份和标本条形码	• 操作后查对
（2）取下一次性垫巾。整理床单位，协助患者取舒适卧位	
（3）指导患者	• 注意穿刺部位皮肤有无血肿及出血，如有及时呼叫及处理
（4）用物处置，卫生手消毒，记录	• 用物分类处置 • 签字、记录采血、送检时间
（5）标本送检	• 如有标本流转系统则"登陆标本流转系统扫描化验条形码，送检标本"，以免影响检验结果 • 血培养标本运送：血培养瓶应在2h之内送至检验室孵育或上机；如不能及时送检，应将血培养瓶置于室温下，切勿冷藏或冷冻。应采用密封的塑料袋和硬质防漏的容器运送标本。若运送到参考检验室，应使用符合生物安全规定的包装

【注意事项】

1. 严格执行查对制度及无菌技术操作原则。

2. **采血时间** 不同的血液测定项目对血液标本的采集时间有不同的要求,主要包括:

(1)空腹采血:血液生化检验一般要求早晨空腹安静时采血。护士应指导患者晚餐后禁食,至次日晨采血,空腹约 12～14 小时。理想的采血时间是早晨 7:00～9:00。但过度空腹达 24 小时以上,某些检验会有异常结果,例如血清胆红素可因空腹 48 小时而增加 240%,血糖可因空腹过长而减少出现低血糖。空腹期间可少量饮水。

(2)定时采血:为了解有昼夜节律性变动的指标,应定时采血,即在规定的时间段内采集标本。如口服葡萄糖耐量试验、药物血浓度监测、激素测定等应定时采血。血样采集应在不服药期间进行,如在早晨服药前。

(3)采血时间有特殊要求的检测项目包括但不限于以下几种:

1)血培养:寒战或发热初起时,抗生素应用之前采集最佳;急性心内膜炎应立即采集血培养,宜在经验用药前 30 分钟内不同部位采集 2～3 套血培养;亚急性心内膜炎宜每隔 0.5～1 小时采集 1 套血培养,不同部位共采集 3 套血培养,如 24 小时培养阴性,宜加做 2 套血培养。

2)促肾上腺皮质激素及皮质醇:生理分泌有昼夜节律性,常规采血时间点为 8:00、16:00 和 24:00。

3)女性性激素:生理周期的不同阶段有显著差异,采血日期需遵医嘱,采血前与患者核对生理周期。

4)药物浓度监测:具体采血时间需遵医嘱,采血前与患者核对末次给药时间。

5)口服葡萄糖耐量试验:试验前 3 天正常饮食,试验日先空腹采血,随后将 75g 无水葡萄糖溶于 300ml 温水中,在 5 分钟内喝完。在服第一口葡萄糖时计时,并于 2 小时采血,其他时间点采血需遵医嘱。

6)其他功能试验:根据相关临床指南推荐的功能试验方案所设定的时间采血。

7)血液疟原虫检查:最佳采血时间为寒战发作时。

3. **采血部位** 采血要求不同,部位亦不同。

(1)外周血:一般选取左手无名指内侧采血,该部位应无冻疮、炎症、水肿、破损等。如该部位不符合要求,则以其他手指部位代替。对烧伤患者,可选择皮肤完整处采血。检验只需微量全血时,成人从耳垂或指尖取血,婴儿从大脚趾或脚跟取血。

(2)静脉血:成人一般取肘部静脉,肥胖者可用腕背静脉;婴儿常用颈部静脉、股静脉或前囟静脉窦;刚出生的婴儿可收集脐带血;输液患者采血应避免在输液的同侧上肢或下肢采血(输液患者在不能停输的情况下静脉采血一定要注意远端原则),即在对侧手静脉采血。如同时两只手都在输液,可以于下肢静脉采血,或者在滴注位置的上游采血。

4. **采血体位** 门诊患者采用坐位采血,病房患者采用卧位采血。体位对某些检测项目(如肾素、血管紧张素、醛固酮等)的检测结果有明显影响,需遵循医嘱要求的体位进行采血。

5. **采血器械** 采血用的注射器应无菌,试管必须干燥、清洁。目前多用一次性注射器及真空负压采血管。注射器及针头不宜用乙醇消毒。某些检查项目如血氨、铜、锌、淀粉酶等测定时,要求其采血器具及标本容器必须经过化学清洁,无菌、干燥。

6. **采血操作** 采血部位皮肤必须干燥,扎止血带不可过紧、压迫静脉时间不宜过长,以不超过 40 秒为宜,否则容易引起淤血、静脉扩张,并且影响某些指标的检查结果,还会给患者带来不适。注射器采血时避免特别用力抽吸和推注,以免血细胞破裂。当采血不顺利时,切忌在同一处反复穿刺,易导致标本溶血或有小凝块,影响检测结果。采集血培养标本时应先注入厌氧瓶,尽量减少接触空气的时间。微量元素测定采集标本的注射器和容器不能含游离金属。真空采血器采血时,多个组合检测项目同时采血时应按下列顺序采血:血培养瓶→柠檬酸钠抗凝采血管→血清采血管(包括含有促凝剂和/或分离胶)→肝素抗凝采血管(含有或不含分离胶)→ EDTA 抗凝采血管(含有或不含分离胶)→葡萄糖酵解抑制采血管。凡全血标本或需抗凝血的标本，采血后立即上下颠倒5～10次混匀，不可用力震荡。做血培养时，血培养瓶如有多种，如同时加做霉菌血液培养时，血液注入顺序：厌氧血液培养瓶→需氧血液培养瓶→霉菌血液培养瓶。

7. 加强核对 每一项检验都有一式两份（病房）或一式三份（门诊）的条形码，护士在采血操作前应核对医嘱、检验申请单（或医嘱执行单）及条形码，将不干胶条形码揭下来分别贴在检验单上（如为电脑医嘱打印则免）、真空采血管外壁上，另一份条形码留存（门诊患者放于患者手中），通过扫描枪扫描条形码，经检验报告传输系统自动打印检验结果。通过条形码的唯一识别，杜绝差错事故的发生。

8. 及时送检 标本采集后应及时送检，以免影响检验结果。

9. 用物处置 采集标本所用的材料应安全处置。使用后的采血针、注射器针头等锐器物应当直接放入不能刺穿的利器盒内或毁形器内进行安全处置，禁止对使用后的一次性针头复帽，禁止用手直接接触使用过的针头等锐器物；注射器针筒、棉签等其他医疗废物放入黄色医疗废物袋中，医疗废物和生活垃圾分类收集存放。

【健康教育】

1. 向患者或家属说明采集血液标本的目的与配合要求。

2. 向患者解释空腹采血的意义，嘱其在采血前空腹。采血后，压迫止血的时间不宜过短。

3. 向患者或家属说明如在采集标本前患者已使用抗生素，应向医护人员说明。

知识拓展

血培养标本采血指征

可疑感染患者出现以下任一指征时，可考虑采集血培养：

（1）体温>38℃或<36℃。

（2）寒战。

（3）外固血白细胞计数增多（计数>10.0×10⁹/L，特别有"核左移"时）或减少（计数<4.0×10⁹/L）。

（4）呼吸频率>20次/min或动脉血二氧化碳分压（$PaCO_2$）<32mmHg。

（5）心率>90次/min。

（6）皮肤黏膜出血。

（7）昏迷。

（8）多器官功能障碍。

（9）血压降低。

（10）炎症反应参数如C反应蛋白、降钙素原（PCT）、1,3-β-D-葡聚糖（G试验）升高等。

（三）动脉血标本采集法

动脉血标本采集（arterial blood sampling）是自动脉抽取血标本的方法。常用动脉有股动脉、肱动脉、桡动脉。

【目的】

1. 采集动脉血进行血液气体分析。

2. 判断患者氧合及酸碱平衡情况，为诊断、治疗、用药提供依据。

3. 做乳酸和丙酮酸测定等。

【操作前准备】

1. 评估患者并解释

（1）评估：①患者的病情、治疗情况、意识状态及肢体活动能力；②对动脉血标本采集的认知与合作程度;③穿刺部位的皮肤及动脉搏动情况;④用氧(氧疗方式、吸氧浓度)或呼吸机使用情况(呼吸机参数的设置);⑤患者有无血液性传染疾病;⑥有无进食热饮、洗澡、运动等;⑦患者的体温;⑧患者的心理状态;⑨患者的需求。

(2)解释:①向患者及家属解释动脉血标本采集的目的、方法、临床意义、注意事项及配合要点;②采血前后注意事项。

2. 患者准备

(1)患者了解动脉血标本采集的目的、方法、临床意义、注意事项及配合要点。

(2)取舒适体位,暴露穿刺部位。

3. 环境准备 清洁、安静、光线适宜,必要时用屏风或围帘遮挡。

4. 护士准备 衣帽整洁,修剪指甲,洗手,戴口罩。

5. 用物准备

(1)治疗车上层:注射盘、检验申请单(或医嘱执行单)、标签或条形码、动脉血气针(或 2ml/5ml 一次性注射器及肝素适量、无菌软木塞或橡胶塞)、一次性治疗巾、无菌纱布、弯盘、消毒棉签、消毒液、无菌手套、小沙袋、手消毒液。

(2)治疗车下层:生活垃圾桶、医疗垃圾桶、锐器回收盒。

【操作步骤】

步骤	要点与说明
1. 贴标签或条形码 双人核对医嘱、检验申请单(或医嘱执行单)、标签(或条形码)及标本容器(动脉血气针或一次性注射器),无误后贴检验标签(或条形码)于标本容器外壁上	• 防止发生差错
2. 核对 携用物至患者床旁,依据检验申请单(或医嘱执行单)查对患者信息及腕带;核对检验申请单(或医嘱执行单)、标本容器以及标签(或条形码)是否一致。向患者及家属说明标本采集的目的及配合方法。根据需要为患者暂停吸氧	• 患者身份确认:核对患者的姓名、性别、年龄、住院号、诊疗卡、身份证等信息,确保患者为被采血者本人 • 宜使用住院号(有条件的单位使用腕带)、诊疗卡、身份证等唯一信息,或至少两种非唯一信息 • 确认患者,操作前查对
3. 选择穿刺动脉 协助患者取舒适体位,选择合适动脉,将一次性垫巾置于穿刺部位下;夹取无菌纱布放于一次性垫巾上,打开橡胶塞(一次性注射器采血时)	• 定位正确,避免伤及静脉血管和神经 • 首选桡动脉,其次可选股动脉。选桡动脉穿刺,应进行 Allen 试验检查。必要时在穿刺部位下放置小垫枕 • 桡动脉穿刺点为距腕横纹一横指(约 1~2cm)、距手臂外侧 0.5~1cm 处,动脉搏动最强处;或以桡骨茎突为基点,向尺侧移动 1cm,再向肘部方向移动 0.5cm,动脉搏动最强处。股动脉穿刺点为腹股沟韧带中点下方 1~2cm,或耻骨结节与髂前上棘连线中点,股动脉搏动最明显处。新生儿股动脉位置与髋关节、股静脉和股神经更为接近,穿刺易导致这些部位的损伤,属于禁忌证。在较大年龄的婴幼儿中,股动脉穿刺相对容易和安全,但仍作为最后选择的位置
4. 消毒 常规消毒皮肤,直径至少 8cm;戴无菌手套	• 严格执行无菌技术操作
5. 二次核对	• 操作中查对

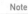

续表

步骤	要点与说明
6. 采血	
▲动脉血气针采血	
（1）将针栓推到底部，拉到预设位置，除去护针帽，定位动脉，采血器与皮肤呈 $45°\sim90°$ 角度进针，采血针进入动脉后血液自然涌入动脉采血器，空气迅速经过孔石排出	• 3ml 动脉采血器预设至 1.6ml • 1ml 动脉采血器预设至 0.6ml
（2）血液液面达到预设位置，孔石遇湿封闭。拔出动脉采血器，用无菌纱布或棉签按压穿刺部位 $3\sim5$min。将动脉采血器针头垂直插入橡皮针塞中（配套的）	• 采血器内不可有空气，也不可用负压抽吸血液，以免影响检验结果 • 凝血功能障碍或应用抗凝药物患者则拔针后按压时间延长至 10min
（3）丢弃针头和针塞，如有需要排除气泡，螺旋拧上安全针座帽	• 按医疗垃圾处理要求
（4）颠倒混匀 5 次，手搓采样管 5s 以保证抗凝剂完全发挥作用	• 保证充分抗凝
（5）立即送检分析，如>15min 需冰浴	• 对于 $PaCO_2$、PaO_2、乳酸等检测，标本必须在 15min 内进行检测 • 对于乳酸盐的检测，在标本采集到检测的过程中，需将采血器始终放在冰水中保存
▲一次性注射器采血	
（1）穿刺前先抽吸肝素 0.5ml，湿润注射器管腔后弃去余液	• 以防血液凝固
（2）用左手示指和中指触及动脉搏动最明显处并固定动脉于两指间，右手持注射器在两指间垂直刺入或与动脉走向呈 45° 刺入动脉，见有鲜红色血液涌进注射器，即以右手固定穿刺针的方向和深度，左手抽取血液至所需量	• 采血过程中保持针尖固定 • 边穿刺边注意回血，不要抽针芯 • 血气分析采血量一般为 $0.1\sim1$ml
（3）采血毕，迅速拔出针头，局部用无菌纱布加压止血 $3\sim5$min（指导患者或家属正确按压），必要时用沙袋压迫止血	• 穿刺部位压迫时间要足够。观察穿刺点，确认无出血方可离开
（4）针头拔出后立即刺入软木塞或橡胶塞，以隔绝空气，并轻轻摇动注射器使血液与肝素混匀	• 送检空针内不能有空气，拔针后应立即将针头刺入橡胶塞后立即送检，以免影响检验结果 • 防血标本凝固
7. 操作后处理	
（1）取下一次性垫巾。协助患者取舒适卧位，询问患者需要，整理床单位	
（2）再次核对检验申请单、患者、标本	• 操作后查对
（3）清理用物，并交代注意事项	
（4）洗手、记录	• 记录采血、送检时间并签名 • 送检单上要注明当时吸氧状况及体温，采血时间
（5）将标本连同检验申请单及时送检	• 以免影响检验结果

【注意事项】

1. 严格执行查对制度和无菌技术操作原则。

2. 自桡动脉穿刺采集动脉血标本前，应进行艾伦试验（Allen 试验）检查。

3. 防止气体逸散　采集血气分析样本，抽血时注射器内不能有空气，抽出后立即密封针头，隔绝空气（因空气中的氧分压高于动脉血，二氧化碳分压低于动脉血）。做二氧化碳结合力测定时，盛

Note:

血标本的容器亦应加塞盖紧,避免血液与空气接触过久,影响检验结果,所以采血后应立即送检。

4. 拔针后局部用无菌纱布或无菌棉签或沙袋加压止血,以免出血或形成血肿,压迫止血至不出血为止。

5. 患者饮热水、洗澡、运动,需休息30分钟后再行采血,避免影响检查结果。

6. 标本运送 采血后应立即送检,并在30分钟内完成检测。如果无法在采血后30分钟内完成检测(需远程运输或外院检测),应在0~4℃低温保存。标本在运送过程中,应避免使用气动传送装置,避免造成血标本剧烈震荡,影响 PaO_2 检测值的准确性。

7. 有出血倾向者慎用动脉穿刺法采集动脉血标本。

8. 合理有效使用条形码,杜绝差错事故的发生。

【健康教育】

向患者说明动脉血标本采集的目的、方法、注意事项及配合要点。

知 识 拓 展

艾伦试验(Allen 试验)的目的和方法

艾伦试验的目的:临床中用于检查桡动脉与尺动脉之间的吻合状态,评估手部的血液供应。

艾伦试验方法:①嘱患者握拳。②同时按压患者尺动脉及桡动脉,阻断手部血供。③数秒钟后,嘱患者伸开手指,此时手掌因缺血变苍白。④压迫尺动脉的手指抬起,观察手掌颜色恢复的时间。若手掌颜色在5~15秒之内恢复,提示尺动脉供血良好,该侧桡动脉可用于动脉穿刺。若手掌颜色不能在5~15秒之内恢复,提示该侧手掌侧支循环不良,该侧桡动脉不适宜穿刺。

二、尿液标本的采集

尿液检验是临床上最常用的检测项目之一,主要用于泌尿生殖系统、肝胆疾病、代谢性疾病(如糖尿病)及其他系统疾病的诊断和鉴别诊断、治疗监测及健康普查。

尿标本(urine specimen)分以下几种:常规标本(如晨尿、随机尿等)、12小时或24小时标本及培养标本(如清洁尿)。

【目的】

1. 尿常规标本 用于尿液常规检查,检查有无细胞和管型,特别是各种有形成分的检查和尿蛋白、尿糖等项目的测定。

2. 12小时或24小时尿标本 12小时尿标本常用于细胞、管型等有形成分计数,如 Addis 计数等。24小时尿标本适用于体内代谢产物尿液成分定量检查分析,如蛋白、糖、肌酐等。

3. 尿培养标本 主要采集清洁尿标本[如中段尿(midstream urine)、导管尿、膀胱穿刺尿等],适用于病原微生物学培养、鉴定和药物敏感试验,协助临床诊断和治疗。

【操作前准备】

1. 评估患者并解释

(1)评估:患者的病情、临床诊断、治疗状况(培养标本尤其要评估抗生素使用情况)、意识状态、心理状况、沟通交流及合作能力等。

(2)解释:向患者及家属解释留取尿标本的目的、方法和配合要点。

2. 患者准备 能理解采集尿标本的目的和方法,协助配合。

3. 环境准备 宽敞、安静、安全、隐蔽。

4. 护士准备 衣帽整洁,修剪指甲,洗手,戴口罩。

5. 用物准备 除检验申请单(或医嘱执行单)、标签或条形码、手消毒液、一次性手套、生活垃圾桶、医疗垃圾桶以外，根据检验目的的不同，另备：

（1）尿常规标本：一次性尿常规标本容器，必要时备便盆或尿壶。

（2）12 小时或 24 小时尿标本：集尿瓶（容量 3L 左右）、防腐剂（常用防腐剂请见表 15-2）。

（3）尿培养标本：无菌标本容器、无菌手套、无菌棉球、消毒液、便器或尿壶、屏风、肥皂水或 1∶5 000 高锰酸钾水溶液、无菌生理盐水、必要时备导尿包或一次性注射器及无菌棉签。

表 15-2　常用的防腐剂及用途

防腐剂	作用	用法	临床应用
甲醛	防腐和固定尿中有机成分	每 100ml 尿加入 400g/L 的甲醛 0.5ml	用于管型、细胞检查，如 Addis 计数（12 小时尿细胞计数）等；不适用于尿糖等化学成分检查
浓盐酸	保持尿液在酸性环境中，防止尿中激素被氧化	每升尿加入 10ml 浓盐酸	用于钙、磷酸盐、草酸盐、尿 17-酮类固醇、17- 羟类固醇、肾上腺素、儿茶酚胺等项目的检查；不能用于常规筛查
甲苯	保持尿中化学成分不变	每 100ml 尿液中加入 0.5ml 甲苯	用于尿糖、尿蛋白的检查
硼酸	抑制细菌生长	每升尿中加入约 10g 硼酸	用于蛋白质、尿酸、5- 羟吲哚乙酸、羟脯氨酸、皮质醇、雌激素、类固醇等检查；不适于 pH 检测
碳酸钠	化学防腐	24h 尿中加入约 4g 碳酸钠	用于卟啉、尿胆原检查；不能用于常规筛查
麝香草酚	抑制细菌生长	每 100ml 尿加入 0.1g 麝香草酚	用于有形成分检查

【操作步骤】

步骤	要点与说明
1. 贴标签或条形码　双人核对医嘱、检验申请单（或医嘱执行单）、标签（或条形码）及标本容器，无误后贴标签（或条形码）于标本容器外壁上	● 防止发生差错
2. 核对　携用物至患者床旁，依据检验申请单（或医嘱执行单）查对患者的床号、姓名、住院号及腕带；核对检验申请单、标本容器以及标签（或条形码）是否一致。向患者及家属说明标本采集的目的及配合方法	● 确认患者

3. 收集尿液标本

▲尿常规标本

（1）能自理的患者，嘱其先洗手、清洁会阴部及尿道口，再给予标本容器，嘱其将清晨起床、未进早餐和做运动之前所收集的第一次排出的尿液留于容器内（前段尿排入便盆或马桶，收集中段尿到未污染的容器中。多余尿液排入便盆或马桶）	● 新鲜晨尿较浓缩，条件恒定，便于对比，且未受饮食的影响，所以检验结果较准确 ● 患者留取标本前要洗手，以及实施其他必要的清洁措施 ● 交给患者的尿液收集器应贴有标签，并要求核对姓名 ● 告知患者留取所需实验的最小标本量（根据具体医院要求，至少半杯，一般 2～10ml 的中段尿即可） ● 指导患者留取标本时避免污染 ● 指导患者留取标本后，将容器盖好，防止尿液外溢，并记录标本留取时间

续表

步骤	要点与说明
（2）行动不便的患者，协助患者在床上使用便器，收集尿液于标本容器中	• 注意使用屏风遮挡、保护患者隐私 • 卫生纸勿丢入便器内 • 随机尿标本的收集不受时间的限制，但应有足够的尿量用于检测。容器上应标注收集尿液的准确时间
（3）留置导尿的患者，于集尿袋下方引流孔处打开橡胶塞收集尿液	• 婴儿或尿失禁患者可用尿套或尿袋协助收集
▲ 12h 或 24h 尿标本	
（1）将检验申请单标签或条形码贴于集尿瓶上，注明留取尿液的起止时间	• 必须在医嘱规定的时间内留取，不可多于或少于 12h 或 24h，以得到正确的检验结果
（2）留取 12h 尿标本，嘱患者于 19:00 排空膀胱后开始留取尿液至次日 7:00 留取最后一次尿液；若留取 24h 尿标本，嘱患者于 7:00 排空膀胱后，开始留取尿液，至次日 7:00 留取最后一次尿液	• 7:00 或 19:00 尿液为检查前存留在膀胱内的，不应留取 • 集尿瓶应放在阴凉处，根据检验要求在尿中加防腐剂（于第一次尿液倒入后添加防腐剂）
（3）请患者将尿液先排在便器或尿壶内，然后再倒入集尿瓶内	• 方便收集尿液
（4）留取最后一次尿液后，将 12h 或 24h 的全部尿液盛于集尿瓶内，测总量，记录于检验单上	• 充分混匀，从中取适量（一般为 20～50ml）于清洁干燥有盖容器内立即送检，余尿弃去
▲ 尿培养标本	
（1）中段尿液	• 中段尿液标本不能进行厌氧菌培养 • 仅在临床申请时进行厌氧培养
1）屏风遮挡，协助患者取坐位或平卧位，放好便器	• 注意保护患者的隐私
2）护士戴手套，协助（或按要求）对成年男性和女性分别用肥皂水或清水清洗外阴后，分开阴唇（女性），缩回包皮（男性），开始排尿；排出几毫升后，不停止尿流，采集中段尿液 5～10ml 盛于带盖的无菌容器内送检	• 严格无菌操作，以免污染尿液 • 采集中段尿时，应在患者膀胱充盈时进行 • 尿液内勿混入消毒液，以免产生抑菌作用影响检验结果
（2）采集直接导尿管尿液	• 申请单上注明标本采集自直接导尿管
1）用肥皂水或清水清洗尿道口	• 危重、昏迷或尿潴留患者可通过导尿术留取尿培养标本
2）无菌操作将导管通过尿道插入膀胱	
3）弃去先流出的 15ml 尿液之后，采集尿液到无菌螺帽容器或硼酸转运管	
（3）采集留置导尿管尿液	• 申请单上注明标本采集自留置导尿管 • 拒收导尿管和长期留置导管的导管尿液；通常情况下，带有留置管的患者 48～72h 就会有定植菌，且常为多种细菌
1）夹住导尿管 10～20min 后，用 75% 乙醇消毒导管采集部位	• 长期留置导尿管者应更换新导尿管后再留尿 • 不可采集尿液收集袋中的尿液送检
2）用注射器无菌采集 5～10ml 尿液	
3）将尿液转入带螺帽无菌容器或硼酸转运管	
（4）脱手套	• 按手套的使用流程处理手套
（5）清洁外阴，协助患者整理衣裤，整理床单位，清理用物	• 按《医疗废物处理条例》处置用物 • 使患者舒适
4. 操作后处理	
（1）洗手	
（2）再次查对医嘱和标本，标本密封后放于转运容器里外送，做好交接和记录	• 保证检验结果的准确性 • 记录尿液总量、颜色、气味等
（3）处理用物	• 用物按常规消毒处理

【注意事项】

1. 尿液标本必须按要求留取。随机尿标本的收集不受时间的限制,但应有足够的尿量用于检测。容器上应记录收集尿液的准确时间。晨尿标本是清晨起床、未进早餐和做运动之前所收集的第一次排出的尿液。特定时段内收集的尿标本(如餐后 2 小时尿、前列腺按摩后立即收集尿、24 小时尿等)应注意:①收集计时尿标本时,应告知患者该时段的起始和截止时间;留取前应将尿液排空,然后收集该时段内(含截止时间点)排出的所有尿液。②如防腐剂有生物危害性,应建议患者先将尿液收集于未加防腐剂的干净容器内,然后小心地将尿液倒入实验室提供的含有防腐剂的收集容器中。③对尿标本进行多项检测时,加入不同种类的防腐剂可能有干扰。当多种防腐剂对尿液检测结果有干扰时,应针对不同检测项目分别留取尿标本(可分次留取,也可一次留取然后分装至不同容器中)。④特定时段内收集到的尿液应保存于 2～8℃条件下。对卧床导尿患者,将尿袋置于冰袋上;如患者可走动,应定期排空尿袋,将尿液存放在 2～8℃条件下。⑤收集时段尿时,收集的尿量超过单个容器的容量时,须用两个容器,两个容器内的尿液在检测前必须充分混匀。最常用的做法是在两个尿容器之间来回倾倒尿标本。第二个容器收集的尿量一般较少,故加入防腐剂的量须相应减少。

2. 尿液标本应避免混入血、白带、精液、粪便等。此外,还应注意避免烟灰、便纸等异物混入。

3. 标本留取后,应及时送检,以免细菌繁殖、细胞溶解或被污染等。送检标本时要置于有盖容器内,以免尿液蒸发影响检测结果。

4. 如尿标本在 2 小时内不能完成检测,宜置于 2～8℃条件下保存。对计时尿标本和在标本收集后 2 小时内无法进行尿液分析或要分析的尿液成分不稳定时,可根据检测项目加入相应的防腐剂(表 15-2)。

5. 留取尿培养标本时,应严格执行无菌操作,防止标本污染影响检验结果。

【健康教育】

1. 留取尿标本前,应根据检验目的不同向患者介绍尿标本留取的目的、方法及注意事项。

2. 向患者说明正确留取尿标本对检验结果的重要性,教会留取方法,确保检验结果的准确性。

三、粪便标本的采集

正常粪便由食物残渣、消化道分泌物、细菌和水分等组成。粪便标本的检验结果可有效评估患者的消化系统功能,为协助诊断、治疗疾病提供可靠依据。采集粪便标本的方法因检查目的不同而有差别。粪便标本(feces specimen)分四种:常规标本、细菌培养标本、隐血标本和寄生虫及虫卵标本。

【目的】

1. **常规标本**　用于检查粪便的性状、颜色、细胞等。

2. **培养标本**　用于检查粪便中的致病菌。

3. **隐血标本**　用于检查粪便内肉眼不能察见的微量血液。

4. **寄生虫及虫卵标本**　用于检查粪便中的寄生虫成虫、幼虫及虫卵并计数。

【操作前准备】

1. **评估患者并解释**

(1)评估:患者的病情、临床诊断、意识状态、合作程度、生活自理能力、心理状况。

(2)解释:向患者及家属解释留取粪便标本的目的、方法和配合要点。

2. **患者准备**　能理解采集标本的目的和方法,并按要求在采集标本前排空膀胱。

3. **环境准备**　安静、安全、隐蔽。

4. **护士准备**　衣帽整洁,修剪指甲,洗手,戴口罩。

5. **用物准备**　除检验申请单(或医嘱执行单)、标签或条形码、手消毒液、一次性手套、生活垃圾桶、医疗垃圾桶以外,根据检验目的的不同,另备:

Note:

（1）常规标本：检便盒（内附棉签或检便匙）或粪便标本杯、清洁便盆。

（2）培养标本：无菌培养容器（无菌螺帽容器）、无菌棉签或无菌竹签、消毒便盆、无菌手套。

（3）隐血标本：检便盒（内附棉签或检便匙）或粪便标本杯、清洁便盆。

（4）寄生虫及虫卵标本：检便盒（内附棉签或检便匙）、透明塑料薄膜或透明胶带或载玻片（查找蛲虫）、清洁便盆。

【操作步骤】

步骤	要点与说明
1. 贴标签或条形码 双人核对医嘱、检验申请单（或医嘱执行单）、标签（或条形码）及标本容器，无误后贴检验申请单标签（或条形码）于标本容器外壁上	● 防止发生差错 ● 申请单上建议标注特殊病史
2. 核对 携用物至患者床旁，依据检验申请单（或医嘱执行单）查对患者的床号、姓名、住院号及腕带；核对检验申请单、标本容器以及标签（或条形码）是否一致。向患者及家属说明标本采集的目的及配合方法	● 确认患者
3. 收集粪便标本 ▲常规标本 （1）嘱患者排便于干燥清洁便盆内 （2）用棉签或检便匙取脓、血、黏液部分或粪便表面、深处及粪端多处取材约 5g 新鲜粪便，置于检便盒内送检	● 排便时避免尿液排出，以免影响检验结果 ● 能自理的患者，嘱其戴一次性手套按要求留取粪便标本；如果没法自行留取粪便标本，请他人（戴一次性手套）协助按要求留取 ● 防止粪便干燥
▲培养标本 （1）嘱患者排便于干燥消毒便盆内 （2）用无菌棉签或无菌竹签挑取标本中异常部分（有黏液、脓液和血液的部分）2～5ml 粪便悬液或 2～5g 粪便标本置于无菌螺帽容器中，立即送检	● 避免使用坐式马桶或蹲式便盆 ● 粪便标本中不宜混入尿液及其他异物，采集过程尽量无菌操作 ● 尽量多处取标本，以提高检验阳性率 ● 细菌检验用标本应全部无菌操作并收集于灭菌封口的容器内 ● 粪便标本常规不进行厌氧培养 ● 肠炎和发热患者宜同时送检血培养
▲隐血标本 按常规标本留取 ▲寄生虫及虫卵标本 （1）检查寄生虫及虫卵：嘱患者排便于便盆内，用棉签或检验匙取不同部位带血或黏液部分 5～10g 送检	
（2）检查蛲虫：用透明塑料薄膜或软黏透明纸拭子于 24：00 或清晨排便前，于肛门周围皱襞处拭取标本，并立即送检。或嘱患者睡觉前或清晨未起床前，将透明胶带贴于肛门周围处。取下并将已粘有虫卵的透明胶带面贴在载玻片上或将透明胶带对合，立即送检验室做显微镜检查	● 蛲虫常在午夜或清晨爬到肛门处产卵 ● 有时需要连续采集数天
（3）检查阿米巴原虫：将便盆加温至接近人体的体温。排便后标本连同便盆立即送检	● 保持阿米巴原虫的活动状态，因阿米巴原虫在低温的环境下失去活力而难以查到 ● 及时送检，防止阿米巴原虫死亡
4. 操作后处理 （1）用物按常规消毒处理 （2）洗手，记录	● 依生物性医疗废弃物处理原则处理用物 ● 避免交叉感染 ● 记录粪便的形状、颜色、气味等

Note:

【注意事项】

1．留取粪便标本时，应使用一次性、有盖、可密封、洁净、干燥、不渗漏、不易破损、开口和容量适宜的容器。用于细菌培养检查的标本应使用无菌容器，且有明显标识。

2．应尽可能选取附着黏液、脓液、血液的新鲜异常粪便（宜多个部位留取，蚕豆大小），并避免尿液和异物（如卫生纸、花露水、强力清洁剂、除臭剂等）污染。不应留取尿壶或混有尿液的便盆中的粪便标本；粪便标本中也不可混入植物、泥土、污水等异物。不应从卫生纸或衣裤、纸尿裤等物品上留取标本，不能用棉签有棉絮端挑取标本。采集后的标本宜在 1 小时内（夏季）或 2 小时内（冬季）送检。

3．采集寄生虫标本时，如患者服用驱虫药或做血吸虫孵化检查，应取黏液、脓、血部分，如需孵化毛蚴应留取不少于 30g 的粪便，并尽快送检，必要时留取整份粪便送检。查蛲虫卵时，在子夜或早晨排便前用肛拭子在肛周皱襞处采集标本；查血吸虫毛蚴时，应至少采集 30g 新鲜粪便；查寄生虫虫体及虫卵计数时，应收集 24 小时粪便。

4．检查痢疾阿米巴滋养体时，在采集标本前几天，不应给患者服用钡剂、油质或含金属的泻剂，以免金属制剂影响阿米巴虫卵或孢囊的显露。同时应床边留取新排出的粪便，从脓血和稀软部分取材，并立即保温送实验室检查。

5．采集培养标本时，全部无菌操作并将标本收集于灭菌封口的容器内。若难以获得粪便或排便困难者及幼儿可采取直肠拭子法，即将拭子或无菌棉签前端用无菌甘油或生理盐水湿润，然后插入肛门约 4～5cm（幼儿 2～3cm），轻轻在直肠内旋转，擦取直肠表面黏液后取出，盛于无菌试管中或保存液中送检。

6．采集隐血标本时，嘱患者检查前三天禁食肉类、动物肝脏、血类食物和含铁丰富的药物，三天后采集标本，以免造成假阳性。粪便隐血试验宜连续 3 天每天送检标本（适用时），每次采集粪便 2 个部位的标本送检（置于同一标本容器中）。不可使用直肠指检标本。

7．患者腹泻时的水样便应盛于容器中送检。下列腹泻患者宜连续 3 天送检标本：

（1）社区获得性腹泻（入院前或入院 72 小时内出现症状）。

（2）医院获得性腹泻（入院 72 小时后出现症状），且至少有下列情况之一：大于 65 岁并伴有基础疾病、HIV 感染、粒细胞缺乏症（中性粒细胞 $<0.5×10^9/L$）及疑似院内暴发感染时。

【健康教育】

1．留取标本前根据检验目的不同向患者介绍粪便标本留取的方法及注意事项。

2．向患者说明正确留取标本对检验结果的重要性。

3．教会患者留取标本的正确方法，确保检验结果的准确性。

四、痰液标本的采集

痰液是气管、支气管和肺泡所产生的分泌物，正常情况下分泌很少。痰液的主要成分是黏液和炎性渗出物。当呼吸道黏膜受到刺激时，分泌物增多，痰量也增多，但大多清澈、呈水样。如伴随呼吸系统疾病或其他系统疾病伴有呼吸道症状时，痰量会增多、其透明度及性状也会有所改变。正确的痰液标本采集是为临床检查、诊断和治疗提供依据，所以，护士应熟练、正确地采集痰液标本为临床服务。

临床上常用的痰液标本（sputum specimen）检查分为常规痰标本、痰培养标本、24 小时痰标本三种。

【目的】

1．**常规痰标本** 检查痰液中的细菌、虫卵或癌细胞等。

2．**痰培养标本** 检查痰液中的致病菌，为选择抗生素提供依据。

3．**24 小时痰标本** 检查 24 小时的痰量，并观察痰液的性状，协助诊断或做浓集结核杆菌检查。

【操作前准备】

1. 评估患者并解释

(1) 评估:患者的年龄、病情、治疗情况,心理状态及合作程度。

(2) 解释:向患者及家属解释痰液标本采集的目的、方法、注意事项及配合要点。

2. 患者准备

(1) 了解痰液标本采集的目的、方法、注意事项及配合要点。

(2) 漱口。

3. 环境准备　温度适宜、光线充足、环境安静。

4. 护士准备　衣帽整洁,修剪指甲,洗手,戴口罩。

5. 用物准备　除检验申请单(或医嘱执行单)、标签或条形码、医用手套、手消毒液、一次性手套、生活垃圾桶、医疗垃圾桶以外,根据检验目的的不同,另备:

(1) 常规痰标本:痰盒。

(2) 痰培养标本:无菌痰盒、漱口溶液(朵贝氏液、冷开水)。

(3) 24 小时痰标本:广口大容量痰盒、防腐剂(如苯酚)。

(4) 无力咳痰者或不合作者:一次性集痰器(图 15-1)、吸痰用物(吸引器、吸痰管)、一次性手套。如收集痰培养标本需备无菌用物。

【操作步骤】

步骤	要点与说明
1. 贴标签或条形码　双人核对医嘱、检验申请单(或医嘱执行单)、标签(或条形码)及标本容器,无误后贴检验申请单标签(或条形码)于标本容器外壁上	• 防止发生差错
2. 核对　携用物至患者床旁,依据检验申请单(或医嘱执行单)查对患者的床号、姓名、住院号及腕带;核对检验申请单、标本容器以及标签(或条形码)是否一致。向患者及家属说明标本采集的目的及配合方法	• 确认患者
3. 收集痰液标本 ▲常规标本 (1) 能自行留痰者 1) 时间:晨起并清水漱口 2) 方法:深呼吸数次后用力咳出气管深处的痰液置于痰盒中 (2) 无力咳痰或不合作者	• 用清水漱口,去除口腔中杂质 • 如痰液不易咳出,可配合雾化吸入等方法 • 勿将唾液和鼻后分泌物当作痰送检 • 当咳嗽无痰或少痰时,可采集诱导痰 1) 患者先刷牙(口腔黏膜、舌头和牙龈),勿用牙膏 2) 再用无菌水或生理盐水漱口 3) 用超声雾化器,患者吸入 3% NaCl 约 3～5ml;(注:有气道高反应者慎用高渗 NaCl 诱导) 4) 用无菌螺帽宽口容器收集诱导痰标本
1) 体位:合适体位,叩击胸背部 2) 方法:一次性集痰器(图 15-1)分别连接吸引器和吸痰管吸痰,置痰液于集痰器	• 使痰液松动 • 一次性集痰器一端连接吸引器,一端连接吸痰管或直接吸痰(如为吸痰管) • 操作者戴手套,注意自我防护
▲痰培养标本 (1) 自然咳痰法:①晨痰最佳,先用朵贝氏液再用冷开水洗漱、清洁口腔和牙齿;②深吸气后再用力咳出呼吸道深部的痰液于无菌容器中,痰量不得少于 1ml;③痰咳出困难时可先雾化吸入生理盐水,再咳出痰液于无菌容器中	• 先用漱口溶液漱口,再用清水漱口 • 无菌操作,防止污染

续表

步骤	要点与说明
（2）小儿取痰法：用弯压舌板向后压舌，将无菌拭子探入咽部，小儿因压舌板刺激引起咳嗽，喷出的肺或气管分泌物粘在拭子上即可送检	• 物品均需无菌 • 留取量：细菌培养时留取量>1ml；真菌培养留取量 2～5ml；分枝杆菌培养时留取量 5～10ml；寄生虫检查时留取量 3～5ml
▲ **24h 痰标本** （1）时间：晨起（7:00am）漱口后第一口痰起至次晨（7:00am）漱口后第一口痰止 （2）方法：24h 痰液全部收集于广口痰盒内	• 正常人痰量很少，24h 约 25ml 或无痰液
4. 洗手	• 避免交叉感染
5. 观察	• 痰液的色、质、量
6. 记录	• 记录痰液的外观和性状；24h 痰标本应记录总量
7. 送检	• 及时送验

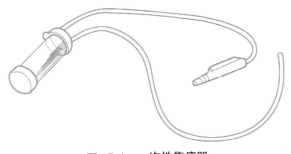

图 15-1　一次性集痰器

【注意事项】

1. 收集痰液时间宜选择在清晨，因此时痰量较多，痰内细菌也较多，可提高阳性率。

2. 勿将漱口水，口腔、鼻咽分泌物（如唾液、鼻涕）等混入痰液中。

3. 如查癌细胞，应用 10% 甲醛溶液或 95% 乙醇溶液固定痰液后立即送检。

4. 做 24 小时痰量和分层检查时，应嘱患者将痰吐在无色广口大玻璃瓶内，加少许防腐剂（如苯酚）防腐。

5. 留取痰培养标本时，应先用朵贝氏液及冷开水漱口数次，尽量排除口腔内大量杂菌。

6. 痰培养标本：真菌和分枝杆菌诊断宜连续采集多套痰标本；痰标本不能进行厌氧培养；痰涂片革兰氏染色镜检对痰培养结果具有参考价值。

【健康教育】

1. 向患者及家属解释痰液标本收集的重要性。

2. 指导痰液标本收集的方法及注意事项。

五、咽拭子标本的采集

正常人咽峡部的口腔正常菌群是不致病的，但在机体抵抗力下降并和其他外界因素共同作用下出现感染可以导致疾病的发生。因此，咽拭子（throat swab）细菌培养能分离出致病菌，有助于白喉、化脓性扁桃体炎、急性咽喉炎等疾病的诊断。

【目的】

从咽部及扁桃体采取分泌物作细菌培养或病毒分离，以协助诊断。

【操作前准备】

1. 评估患者并解释

（1）评估：患者的年龄、病情、治疗情况，心理状态及合作程度。

（2）解释：向患者及家属解释咽拭子标本采集的目的、方法、注意事项及配合要点。

2. 患者准备

（1）了解咽拭子标本采集的目的、方法、注意事项及配合要点。

（2）体位舒适，愿意配合，进食2小时后再留取标本。

3. 环境准备 室温适宜、光线充足、环境安静。

4. 护士准备 衣帽整洁，修剪指甲，洗手，戴口罩。

5. 用物准备

（1）治疗车上层：一次性采样装置（或无菌咽拭子培养试管）、无菌生理盐水、压舌板、手电筒、检验申请单（或医嘱执行单）、标签或条形码、手消毒液、一次性手套、酒精灯和打火机。

（2）治疗车下层：生活垃圾桶、医疗垃圾桶。

【操作步骤】

步骤	要点与说明
1. 贴标签或条形码　双人核对医嘱、检验申请单（或医嘱执行单）、标签（或条形码）及无菌咽拭子培养试管，无误后贴标签（或条形码）于无菌咽拭子培养试管外壁上	● 防止发生差错
2. 核对　携用物至患者床旁，依据检验申请单（或医嘱执行单）查对患者的床号、姓名、住院号及腕带；核对检验申请单、无菌咽拭子培养试管以及标签（或条形码）是否一致。向患者及家属说明标本采集的目的及配合方法	● 确认患者
3. 标本采集	● 暴露咽喉部，必要时可用压舌板压住舌部 ● 动作敏捷而轻柔
▲鼻咽拭子 （1）请患者头部保持不动，去除鼻前孔中表面的分泌物 （2）将拭子放入无菌生理盐水中湿润（一次性采样拭子则不需要） （3）通过鼻腔轻轻、缓缓插入拭子至鼻咽部（图15-2） （4）当遇到阻力即到达后鼻咽后，停留数秒（一般15～30s）吸取分泌物，轻轻旋转取出拭子，置于转运培养基中 （5）用于病毒学检验的拭子，将拭子头浸入病毒运送液，尾部弃去，旋紧管盖 （6）用于细菌学检验的拭子，插回采样装置或适宜的转运装置中	● 不推荐鼻咽拭子做普通细菌培养，特殊细菌除外，如百日咳鲍特菌、脑膜炎奈瑟菌 ● 若怀疑百日咳鲍特菌感染，需提前通知实验室，准备特殊的转运培养基。条件许可时可提供接种培养基，直接床旁接种后转运至实验室 ● 鼻咽拭子不能用于检验鼻窦炎的病原菌
▲口咽拭子 （1）请患者坐下，头后倾，张大嘴，去除鼻前孔中表面的分泌物 （2）采样者用压舌板固定舌头，用涤纶或藻酸钙拭子放入无菌生理盐水中湿润后，越过舌根到咽后壁及扁桃体隐窝、侧壁等处，反复擦拭3～5次，收集黏膜细胞 （3）轻轻取出拭子，避免触及舌头、悬垂体、口腔黏膜和唾液 （4）拭子插回采样装置中或适宜的转运装置中	● 一般情况下，不单独选用咽拭子标本诊断上呼吸道感染，宜与鼻咽拭子或鼻咽吸取物联合检验以提高呼吸道感染的病原检出率 ● 禁止将拭子放入病毒运输培养液中湿润拭子
4. 洗手	● 避免交叉感染
5. 记录	● 记录咽部情况
6. 送检	● 将咽拭子标本连同检验申请单立即送检

【注意事项】

1. 最好在应用抗生素之前采集标本。

2. 避免交叉感染。

Note:

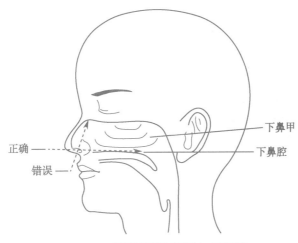

图 15-2　鼻咽拭子采集部位：下鼻腔

3．采集真菌培养标本，须在口腔溃疡面上采集分泌物，避免接触正常组织。应用无菌盐水湿润的拭子清洁溃疡表面，弃去，再用第二根拭子自炎症区域擦拭并停留 3～5 秒，取样于咽拭子培养试管中送检。

4．注意无菌长棉签不要触及其他部位，防止污染标本，影响检验结果。

5．避免在进食后 2 小时内留取标本，以防呕吐。

【健康教育】

1．向患者及家属解释取咽拭子标本的目的，使其能正确配合。

2．指导配合采集咽拭子标本的方法及注意事项。

（路　兰）

思 考 题

1．患者王某，男性，70 岁，患 2 型糖尿病 17 年，高血压 14 年，近 1 个月因腰腿痛、行走困难而入院。护理体检：T 36℃，P 88 次 /min，R 20 次 /min，BP 180/90mmHg，体重 50kg。医嘱予查血尿粪三大常规、肝功能、空腹血糖、尿 Addis 计数检查。

请思考：

（1）如何为上述检验项目选择正确的标本容器？

（2）做肝功能检查前护士与患者须进行哪些必要的沟通与交流？

（3）做空腹血糖测定，采血量是多少？采血时应注意哪些事项？

（4）做尿 Addis 计数检查，是否需要添加防腐剂？怎样指导患者留取尿标本？

2．患者李某，女性，21 岁，学生。10 天前出现发热、腰痛，遂来院就诊。急性面容，T 39℃、P 140 次 /min、R 24 次 /min、BP 105/70mmHg，脾大，心脏听诊有杂音，全身皮肤有多处出血斑点，疑为亚急性细菌性心内膜炎。

请思考：

（1）为明确诊断，应为该患者留取何种血液标本？

（2）为患者抽取血标本时，采血量应为多少？操作中应注意什么问题？

第十六章

疼痛患者的护理

16章　数字内容

学习目标

- 知识目标：

1. 能正确理解并解释下列概念：疼痛、痛觉、痛反应、疼痛阈值及疼痛耐受力。

2. 能正确识别疼痛的类别。

3. 能正确解释疼痛的发生机制并举例说明疼痛的原因。

4. 能正确解释影响患者疼痛的因素。

5. 能正确说明疼痛对个体的影响。

6. 能正确说明疼痛评估的基本原则、时机、内容和方法。

7. 能正确描述WHO的疼痛分级内容。

8. 能正确描述WHO三阶梯止痛法的基本原则和内容。

9. 能正确说出常用镇痛药物和常见给药途径及其不良反应。

10. 能正确陈述疼痛控制的标准。

- 技能目标：

1. 能选择合适的评估工具对患者的疼痛进行正确评估。

2. 能针对患者实际情况，正确采取镇痛措施。

3. 能采用有效的方法对镇痛效果进行正确的评价。

- 素质目标：

能"以服务对象为中心"，关心、尊重患者，及时为患者采取有针对性及有效的控制疼痛的护理措施，体现爱伤精神。

疼痛（pain）是一种复杂的主观感受，是近年来非常受重视的一个常见临床问题。疼痛的发生，提示着个体的健康受到威胁。疼痛与疾病的发生、发展及转归有着密切的联系，是临床上诊断疾病、鉴别疾病的重要指征之一，同时也是评价治疗与护理效果的重要标准。因此，护士必须掌握疼痛的相关理论知识，才能对疼痛患者实施有效的疼痛管理。本章将重点介绍疼痛的概述（概念、原因、发生机制、分类、对个体的影响）、影响疼痛的因素、疼痛的管理（评估、治疗及护理）等方面的知识。

第一节 疼痛概述

 导入情景与思考

患者陈某，男性，55 岁，因"阵发性上腹痛 15 小时"入院。患者无明显诱因出现上腹痛，疼痛放射至左肩背部，无发热、腹胀、呕吐、腹泻，诊断为"胃穿孔"。入院第二日在全麻下行"胃大部分切除术"。手术麻醉过程顺利，常规用药。患者因医保不能报销患者自控镇痛（patient control analgesia，PCA）泵而未留 PCA 泵。术后当晚，值班护士巡视患者时，发现患者平卧在病床上，双手捂住腹部伤口，表情痛苦，眉头紧皱，不停地呻吟。

请思考：

1. 该患者疼痛的主要原因是什么？

2. 按疼痛的病程分类，该患者的疼痛属于哪一类？

3. 疼痛对该患者产生了哪些影响？

疼痛是患者就诊的最常见原因之一，虽然不像其他疾病一样直接威胁生命，但作为一种不愉快的主观感受，常伴有一系列的生理及心理反应，导致患者的生活质量下降。疼痛作为第五大生命体征，其中慢性疼痛已被认定为一种疾病。随着"免除疼痛是患者的基本权利"理念的日益普及，各医疗机构积极采取设立疼痛专科门诊、创建无痛病房、开展多学科合作等措施以做好患者的疼痛管理。护士作为疼痛管理团队的重要成员，必须掌握疼痛的相关知识，才能更好地为疼痛患者提供有效的护理措施，减轻患者的疼痛，以达到有效疼痛管理的目的。

知 识 拓 展

第五大生命体征与世界镇痛日

疼痛作为继体温、脉搏、呼吸、血压四大生命体征之后的第五大生命体征，正日益受到医学界及患者的广泛关注。疼痛的诊断治疗作为医学边缘学科已经发展成为一个热门的、专业性、综合性很强的医学分支，并与其他医学学科关系密切并相互渗透。

1995 年，时任美国疼痛学会主席 James Campbell 教授提出将疼痛列为第五大生命体征。2002 年在国际疼痛学会（the International Association for the Study of Pain，IASP）召开的第 10 届世界疼痛大会上，与会专家达成共识——慢性疼痛是一种疾病。2004 年，IASP 决定将每年 10 月 11 日定为"世界镇痛日"。历届主题：

2004 年主题：免除疼痛是患者的基本权利

2005 年主题：疼痛无忧，幸福相伴

2006 年主题：关注老年疼痛

2007 年主题：关注女性疼痛

2008 年主题：抗击癌痛

Note:

2009 年主题：不痛—才能生活得更好

2010 年主题：关注急性痛

2011 年主题：关注老年疼痛

2012 年主题：关注内脏痛

2013 年主题：关注口面痛

2014 年主题：关注神经病理性疼痛

2015 年主题：关注关节疼痛

2016 年主题：关注手术后疼痛

2017 年主题：卓越疼痛教育传播年

2018 年主题：全球抗击老年幼年精神神经性疾病引起的疼痛

2019 年主题：全球预防疼痛年

2020 年主题：全球防治腰背痛年

2021 年主题：将疼痛知识转化为临床实践

一、疼痛的概念

疼痛（pain）一词来自拉丁语"poena"，意思是"惩罚"。《辞海》中将"疼"解释为"痛"，而将"痛"解释为"因疾病或创伤而感觉痛楚"。2020 年 IASP 将疼痛定义为"一种与实际或潜在的组织损伤相关的不愉快的感觉和情绪情感体验，或与此相似的经历"。疼痛有双重含义，痛觉和痛反应。痛觉是一种意识现象，是个体的主观知觉体验，受个体的心理、性格、经验、情绪和文化背景的影响，个体表现为痛苦。痛反应是机体对疼痛刺激所产生的一系列生理病理变化和心理变化，如呼吸急促、血压升高、出汗、心理痛苦、焦虑和抑郁等。

疼痛是人体最强烈的应激因素之一，是机体对有害刺激的一种保护性防御反应，它警告机体正在遭受某种伤害性刺激，提醒机体摆脱这种刺激的伤害，具有保护和防御的功能。但剧烈的疼痛可引发休克等一系列机体功能变化，有些慢性疼痛可使患者痛不欲生，如 70%～90% 晚期癌症患者诉说有疼痛，疼痛不但限制患者的活动、降低食欲、影响睡眠，而且使患者丧失生的希望，导致抑郁甚至自杀。对于这类患者，有效控制疼痛，具有非常重要的意义。

二、疼痛的原因及发生机制

（一）疼痛的原因

1. **温度刺激**　过高或过低的温度作用于体表，均会引起组织损伤。受伤的组织释放组胺等化学物质，刺激神经末梢导致疼痛。如高温可引起灼伤，低温会导致冻伤。

2. **化学刺激**　化学物质如强酸、强碱，可直接刺激神经末梢，导致疼痛。化学灼伤还可使受损组织细胞释放化学物质，再次作用于痛觉感受器，使疼痛加剧。

3. **物理损伤**　如刀切割、针刺、碰撞、身体组织受牵拉、肌肉受压、痉挛等，均可使局部组织受损，刺激神经末梢而引起疼痛。大部分物理损伤引起的缺血、淤血、炎症等都促使组织释放化学物质，而使疼痛加剧、疼痛时间延长。

4. **病理改变**　疾病造成的体内某些管腔堵塞，组织缺血、缺氧，空腔脏器过度扩张，平滑肌痉挛或过度收缩，局部炎性浸润等均可引起疼痛。

5. **心理因素**　心理状态不佳，如情绪紧张或低落、愤怒、悲痛、恐惧等都能引起局部血管收缩或扩张而导致疼痛。如神经性疼痛常因心理因素引起。此外，疲劳、睡眠不足、用脑过度等可导致功能性头痛。

Note:

（二）疼痛的发生机制

疼痛发生的机制非常复杂，迄今为止，尚无一种学说能全面合理地解释疼痛发生的机制。有关研究认为痛觉感受器是游离的神经末梢。当各种伤害性刺激作用于机体并达到一定程度时，可引起受损部位的组织释放某些致痛物质，如组胺、缓激肽、5- 羟色胺、乙酰胆碱、H^+、K^+、前列腺素等，这些物质作用于痛觉感受器，产生痛觉冲动，并迅速沿传入神经传导至脊髓，再通过脊髓丘脑束和脊髓网状束上行，传至丘脑，投射到大脑皮质的一定部位而引起疼痛。

人体的多数组织都有痛觉感受器，由于痛觉感受器在身体各部位的分布密度不同，对疼痛刺激的反应以及敏感度也有所不同。痛觉感受器在角膜、牙髓的分布最为密集，皮肤次之，肌层内脏最为稀疏。根据其分布情况，可分为三种。①表层痛觉感受器：分布于皮肤、角膜及口腔的复层鳞状上皮间，是皮肤与体表黏膜的游离神经末梢。皮肤的痛点与游离神经末梢相对应。如果皮肤经常受到伤害性的刺激，其对痛觉的感受会变得更加敏感。②深层痛觉感受器：分布于牙、肌膜、关节囊、肌层、肌腱、韧带、脉管壁等处，密度比表层稀疏，肌层分布更少。肌腱、肌层与筋膜的伤害性刺激会造成不同程度的深部疼痛，但不易定位。③内脏痛觉感受器：分布于内脏器官的被膜、腔壁、组织间及内脏器官组织的脉管壁上，是内脏感觉神经的游离裸露末梢，分布密度稀疏。内脏对缺血缺氧、痉挛、机械牵拉及炎症的感受很敏感，但对烧灼、切割等刺激不敏感。

牵涉痛是疼痛的一种类型，表现为患者感到身体体表某处有明显痛感，而该处并无实际损伤。这是由于有病变的内脏神经纤维与体表某处的神经纤维汇合于同一脊髓段，来自内脏的传入神经纤维除经脊髓上达大脑皮质，反应内脏疼痛外，还会影响同一脊髓段的体表神经纤维，传导和扩散到相应的体表部位而引起疼痛。这些疼痛多发生于内脏缺血、机械牵拉、痉挛和炎症。尽管目前尚无一种学说能全面合理地解释疼痛发生的机制，但关于疼痛发生的机制已随着科学的发展不断充实和完善，同时也创立了新的学说，使人们对疼痛本质的认识逐步深入。比较有代表性的关于疼痛产生的三大学说，分别是特异学说、形式学说和闸门控制学说。

知 识 拓 展

三种疼痛学说的核心观点

特异学说：德国生理学家 Moritz Schiff 于 1858 年首次提出了疼痛的特异性学说，主要观点是每种感觉都有特有的感受器，痛觉感受器是一种游离的神经末梢，其发放的冲动经痛纤维和痛通路投射到脑的痛中枢，引起疼痛。

形式学说：主要论点是产生疼痛的神经冲动具有特殊的形式。认为任何刺激只要达到足够强度就可产生疼痛。1894 年 Goldscheder 提出刺激的强度和中枢的组合是引起疼痛的两个决定性因素。

闸门控制学说：由 Melzack 和 Wall 在 1965 年提出，该学说认为脊髓后角内存在一种类似闸门的神经机制，能减弱和增强从外周传向中枢神经的冲动，减弱和增强的程度由粗纤维和细纤维的相对活动以及脑的下行控制系统所决定。认为疼痛的产生取决于刺激所兴奋的传入纤维种类和中枢的功能结构特征。

三、疼痛的分类

关于疼痛的分类，不同学者有不同的分类方法，以下主要介绍按疼痛的病程、性质、部位、发病机制及有无癌症进行的分类。

（一）按疼痛的病程分类

按疼痛的病程可分为急性疼痛和慢性疼痛。

1. 急性疼痛　指突然发生、有明确的开始时间、持续时间较短的疼痛，如手术后疼痛、烧伤痛、创伤性（利器伤、化学伤、撕裂伤、钝挫伤）疼痛、分娩痛，或与某些疾病状态如急性心肌梗死、急性胆囊炎、急性胰腺炎、急性阑尾炎等有关的疼痛。急性疼痛用药物镇痛一般可以控制。

2. 慢性疼痛　指持续3个月以上，具有持续性、顽固性和反复性的特点，是临床上较难控制的疼痛。

（二）按疼痛的性质分类

按疼痛性质可分为钝痛（如酸痛、胀痛、闷痛等）、锐痛（如刺痛、切割痛、灼痛、绞痛、撕裂样痛、爆裂样痛等）和其他疼痛（如跳痛、压榨样痛、牵拉样痛等）。

（三）按疼痛的部位分类

按疼痛的部位可分为躯体痛、内脏痛和心因性疼痛。

1. 躯体痛　按解剖定位分为皮肤痛、头痛、颌面痛、颈项痛、肩背痛、胸痛、上肢痛、腹痛、腰骶痛、骨痛、关节痛、肌肉痛等。

2. 内脏痛　是内脏受到牵拉、压迫、扭转或炎症刺激引起的隐痛、胀痛或绞痛，常伴随牵涉痛或放射痛。牵涉痛通常是当有腹腔脏器病变时在相应神经节段的体表或深部感到疼痛，其病变与疼痛的部位基本在相同或者相近的部位，如阑尾炎早期的疼痛常先发生在上腹部或脐周，再转移到右下腹；心肌梗死患者的疼痛常发生在心前区，但可牵涉到左肩、左臂尺侧或左颈部体表发生疼痛等。放射痛又称根性痛，是神经干、神经根或中枢神经病变受刺激时，疼痛不仅发生于刺激局部，且可扩展到受累感觉神经的支配区，病变与疼痛的部位不一致，如胆石症患者除了胆囊炎症刺激到相应的腹膜产生右上腹疼痛外，炎症还会刺激右膈神经末梢，出现右肩背部的放射痛。腰椎间盘突出症、椎管狭窄症也常见放射痛。

3. 心因性疼痛　分为原发性和继发性两种，原发性心因性疼痛是单纯心理障碍引起的，常表现为慢性疼痛，患者反复多科就诊，没有阳性结果，各种镇痛方法不能缓解这些疼痛，精神药物和心理治疗可使疼痛缓解；继发性心因性疼痛是器质性组织伤害引起的，疼痛随着出现的心理障碍而加重。

（四）按疼痛的发病机制分类

按疼痛发病机制即产生疼痛的病理生理学过程可分为伤害性疼痛和神经病理性疼痛。

1. 伤害性疼痛　由躯体或内脏结构受损继而兴奋伤害感受器而引发，伤害性疼痛又可分为躯体伤害性疼痛和内脏伤害性疼痛。躯体伤害性疼痛常因外科手术操作或肿瘤骨转移引起，表现为锐痛、搏动性疼痛，其定位常较明确。内脏伤害性疼痛常由肿瘤导致的周围脏器的浸润或空腔脏器的扩张引起，表现为钝痛或绞痛。

2. 神经病理性疼痛　是由于中枢或外周神经系统受到损害而导致的疼痛，其特征性表现为阵发性电击样、针刺样、烧灼样、撕裂样或刀割样疼痛。

（五）按有无癌症的疼痛分类

按有无癌症可分为癌性疼痛和非癌性疼痛。

1. 癌性疼痛　不同部位的癌性疼痛，其性质和程度均可不同，可为钝痛、胀痛等，中、晚期的癌性疼痛剧烈难忍，需用药物镇痛。其中，癌性爆发性疼痛是癌痛患者经常面临的问题，是指在有效镇痛药物治疗期间，患者在持续痛的基础上，突然出现的短暂而剧烈的疼痛，疼痛发作频繁、持续时间短、不可预测，且与原来的慢性疼痛无必然联系。偶发性疼痛也称活动相关性疼痛，是癌性爆发性疼痛的一种，主要与某些特殊的活动相关，如进食、排泄、翻身、走路等。

2. 非癌性疼痛　是指除了癌性疼痛之外的所有类型的疼痛。

四、疼痛对个体的影响

个体疼痛时出现生理、心理和行为方面的改变，即疼痛会对身心产生影响。而疼痛引发的机体反应与其性质有关,急性痛反应局限,慢性痛反应弥散;较轻的疼痛反应小且局限,剧烈疼痛反应大而广泛。当机体受到伤害性刺激时,可以出现不同生理活动的痛反应变化,个体在行为方面也会发生相应的反应;同时还可以产生不愉快的或痛苦的主观感受,对个体心理过程也产生消极的影响。其实,对于出现疼痛的个体,某些反应代表了疼痛的危险性,但值得注意的是,如果个体没有这些反应也并不意味着其没有疼痛或其疼痛一定比有反应的轻。

（一）生理反应

对于急性疼痛,可观察到的生理改变包括血压、心率、呼吸频率、代谢反应等。

1. 血压升高　急性疼痛伴随的血压升高是由于交感神经系统的过度兴奋所致。当身体遭遇危险时,机体会产生适应性反应,如周围血管收缩作为一种适应性反应会使血液从外周(皮肤、末梢)向中心(心脏、肺脏等)转移。

2. 心率增快　反映出身体竭力通过增加可用的氧气和循环体液来促进损伤组织的修复。这种从周围到重要器官(大脑、心脏、肝、肾)的血液重置是为了保护机体生命支持系统。

3. 呼吸频率增快　是心脏和循环耗氧量增加的结果。疼痛无法缓解会导致低氧血症、呼吸浅快,这些情况会随着疼痛的有效缓解而减轻或消失。

4. 神经内分泌及代谢反应　疼痛使中枢神经系统处于兴奋状态,交感神经和肾上腺髓质兴奋表现为:儿茶酚胺分泌增加,肾上腺素抑制胰岛素分泌的同时促进胰高血糖素分泌,糖原分解和糖异生作用加强。结果造成血糖上升,机体呈负氮平衡状态。另外,体内促肾上腺皮质激素、皮质醇、醛固酮、抗利尿激素血清含量显著升高,甲状腺素的生成加快,机体处于分解代谢占优势的状态。

5. 生化反应　有研究证明,急性剧烈疼痛和慢性疼痛的患者机体内源性镇痛物质(如脑啡肽)减少,而致痛物质(如缓激肽)增加,血管活性物质和炎性物质的释放不仅可以加重原病灶的病理变化(局部缺血、缺氧、炎性渗出、水肿),还可以对组织器官功能产生影响,导致激素、酶类和代谢系统的生化紊乱,使病理变化向更广泛、复杂、严重的方向发展。

值得一提的是,通常由于个体适应性的出现,在急性疼痛中可观察到的反应会在长期慢性疼痛中缺失,机体出现适应性所需要的时间并不明确。即使生命体征没有明显升高,也不能认为个体不存在严重的持续的疼痛。此外,必须考虑到由于其他原因造成的生理反应的改变。例如,在当前疼痛的状态下由于药物治疗所造成的血压下降等。

（二）心理反应

疼痛对个体的认知和情绪等心理过程有消极的影响,患者心理方面的改变差异比较大。短期急性剧痛,如急腹症疼痛、外伤性疼痛、手术痛等,可引起患者精神异常兴奋、烦躁不安;慢性疼痛患者常伴有认知能力的下降,注意和记忆能力受疼痛的影响较大;疼痛作为一种复杂的个体主观感受,不可避免地会引起个体的情绪反应,其中以焦虑和抑郁最为常见。此外,还有相当一部分患者会出现愤怒和恐惧。

1. 注意和记忆　慢性疼痛患者常伴有认知能力的下降,注意和记忆两种认知能力受疼痛的影响较大。当个体经受疼痛刺激时,其注意的选择性和持续性都会受到一定程度的影响,疼痛对选择性注意的影响主要表现在疼痛使个体更加偏向注意与疼痛有关的刺激。慢性疼痛患者经常抱怨其记忆力下降,而且相关研究也证实疼痛会损害个体的记忆功能。

2. 抑郁　慢性疼痛与抑郁的发生关系复杂,彼此互为因果。在评估患者是否发生抑郁时,必须注意原发病本身和治疗可能产生的影响,如癌症患者在使用化疗药物治疗中,可能会使患者出现抑郁状态,因此要加以鉴别。

3. 焦虑　焦虑和急性损伤性疼痛关系密切,慢性疼痛患者也会发生焦虑,并常常和抑郁伴随出现。患者对疾病常常感到极度担心和不安,而且难以自我控制。一般表现为:①精神焦虑症状,如坐立不安、精神紧张,注意力不集中、易激动等;②躯体性焦虑症状,如呼吸困难、心悸、胸痛、眩晕、呕吐、肢端发麻、面部潮红、出汗、尿频、尿急等；③运动性不安，如肌肉紧张、颤抖、搓手顿足等。

4. 愤怒和恐惧　长期的慢性疼痛，会使患者失去信心和希望，有些患者会因此产生难以排解的愤怒情绪，可能会因为一些小事而向他人大发脾气，以此宣泄其愤怒情绪，甚者会损坏物品或袭击他人。这种表现并非患者对他人的敌意，而是其极度痛苦和失望后所爆发出来的强烈不满情绪。恐惧是身患绝症患者比较常见的心理问题，其引起恐惧的原因，除了即将来临的死亡以外，还有可能来自疾病所导致的各种不良后果。

（三）行为反应

对于急性疼痛和慢性疼痛，可观察的行为反应包括语言反应和躯体反应。

1. 语言反应　疼痛的语言表述，尽管主观，却是那些能用语言交流的患者对疼痛最为可靠的反映。因此，医务人员不仅要相信患者对疼痛的语言表述，而且要依靠这些表述对患者的疼痛作出适当的判断。但对于不能进行语言交流的患者，如学语前儿童、认知损伤的患者等，就无法提供关于疼痛的部位、性质、程度、伴随时间的改变等信息。

2. 躯体反应　躯体反应主要表现为机体在遭受伤害时所做出的躲避、逃跑、反抗、防御性保护或攻击等整体行为，常带有强烈的情绪色彩。局部反应是指仅局限于受刺激部位对伤害性刺激做出的一种简单反应，如由于不同程度的血管扩张而出现局部皮肤潮红，因血管壁通透性增加而出现局部组织肿胀。另外，局部大量化学物质释放，以致患者还可能摩擦局部疼痛部位、皱眉、面部扭曲等。轻度疼痛只引起局部反应，当疼痛加重时可出现肌肉收缩、肢体僵固、强迫体位等。

第二节　影响疼痛的因素

导入情景与思考

患者李某，女性，60 岁，小学文化程度。因"腹痛伴肛门停止排气、排便 5 天"入院。患者 5 天前无明显诱因出现右上腹疼痛，为阵发性绞痛，疼痛持续 1 小时左右后，可自行缓解。疼痛持续到了第 2 日，热水袋热敷也无济于事。近 3 日常伴有恶心呕吐，呕出物为胃内容物、量较多，且无排便，腹胀难受。患者认为，以往肚子疼，忍一忍就过去了，但此次不同，到当地医院对症治疗后，疼痛无明显好转，为进一步诊治来某院门诊就诊。全腹部 CT 示"肠道术后改变，部分肠管扩张，可见液平，局部肠壁增厚，腹腔广泛脂肪密度增高，肝中叶萎缩，腹腔少许积液"，遂拟诊断"腹痛，肠梗阻"入院治疗。

请思考：

1. 为什么该患者腹痛没有及时就医？

2. 影响该患者疼痛的因素有哪些？

个体对疼痛的感受和耐受力存在很大的差异，同样性质、强度的刺激可引起不同个体产生不同的疼痛反应。个体所能感觉到的最小疼痛称为疼痛阈值（pain threshold）。个体所能忍受的疼痛强度和持续时间称为疼痛耐受力（pain tolerance）。对疼痛的感受和耐受力受个体内在因素和外在因素的影响。内在因素主要包括个体人口学特征、文化、行为作用、对疼痛的态度、以往的疼痛经验、注意力、情绪等；外在因素主要包括环境变化、社会支持、医源性因素等。

一、内在因素

1. 人口学特征　个体对疼痛的敏感程度因年龄不同而不同。婴幼儿对疼痛的敏感程度低于成人，随着年龄增长，对疼痛的敏感性也随之增加，老年人对疼痛的敏感性又逐步下降。有研究提示，老年女性区别温暖、烫和疼痛的能力比较差，而老年男性则和年轻人无明显差别，认为老年女性更能耐受疼痛是因为敏感性下降，老年男性更能耐受疼痛并非不能感受疼痛，而是忍耐能力更强。故对于不同年龄组的疼痛患者应采取不同的护理措施，尤其是儿童和老年人，更应注意其特殊性和个体差异。除了年龄和性别外，身高、体重、体质量指数和吸烟等与某些慢性腰背痛的发生发展有关。

2. 文化　文化可影响个体对疼痛的认知评价和对疼痛的反应。持有不同人生观、价值观的个体对疼痛的反应和表达方式也不同。若个体生活在鼓励忍耐和推崇勇敢的文化背景中，往往更能耐受疼痛。个体的文化教养影响其对疼痛的反应和表达方式。在一些文化里，忍受疼痛是一种美德，并且通常认为男性比女性更能忍受疼痛。医护人员应该尊重个人的文化信仰而不强加自己的观点。

3. 行为作用　不同的行为表现和应对策略会影响个体对疼痛的知觉和治疗的效果。①患者可以通过一系列的行为来控制疼痛，如看电视或者和朋友、同事以及家人进行交谈等都可以帮助患者分散对疼痛的注意力从而有效控制疼痛。娱乐可以提高机体内啡肽的释放，从而缓解疼痛。充足的睡眠与休息后疼痛感觉减轻，反之则加剧。个体对疼痛的反应如持续性的肌肉紧张、过激行为都可能会导致疼痛的加重，如患儿由于害怕打针而大哭、肌肉紧张，这些都可能会加剧疼痛。②应对策略可以改变痛感受程度和痛耐受能力。主动应对可以产生适应性的功能改变，如坚持进行康复锻炼，或培养个人兴趣使自己不再注意疼痛等；相反，被动应对则导致疼痛加剧甚至抑郁情绪的出现，如过分依赖别人的帮助或限制自己活动。有研究观察到，如患者采取适应性策略，则其疼痛强度会减轻，对疼痛的忍耐力也会增加。

4. 对疼痛的态度　个体对疼痛的态度会影响个体对疼痛的反应。如果把疼痛视为一个容易解决的小问题，就会疼得轻些；相反，如果觉得它是反映了严重的组织损伤甚至病情的进行性加重，那么自身的痛苦感和功能异常的程度就会大大增加。负面的想法会导致消极的应对方式、更严重的痛苦以及躯体功能的削弱。在疼痛面前认为自己无能为力的患者往往会消极地对待所发生的一切，不能利用现有的资源来处理疼痛，从而导致恶性循环。对疼痛治疗结果的期望也影响个体对疼痛的反应。

5. 以往的疼痛经验　疼痛经验是个体自身对刺激体验所获得的感受，进而从行为中表现出来。个体对疼痛的态度则直接影响其行为表现。个体对任何一种单独刺激所产生的疼痛，都会受到以前类似疼痛经验的影响，如经历过手术疼痛的患者对即将再次进行的手术会产生不安的心情，会使他对痛觉格外敏感。

6. 注意力　个体对疼痛的注意程度会影响其对疼痛的感觉。当注意力高度集中于其他事物时，痛觉可以减轻甚至消失。如拳击运动员在竞技场上能够忍受严重伤害，而不感觉疼痛，是由于其注意力完全集中于比赛。某些精神疗法治疗疼痛，也是利用分散注意力以减轻疼痛的原理，如松弛疗法、手术后听音乐、看电视、愉快交谈等均可分散患者对疼痛的注意力，从而减轻疼痛。

7. 情绪　情绪可影响患者对疼痛的反应，焦虑、抑郁和愤怒等负性情绪会使疼痛加剧，并彼此相互影响。慢性疼痛患者的情绪状态以焦虑和抑郁为主，目前有学者提出，愤怒也是慢性疼痛患者常有的情绪反应。焦虑可使疼痛加剧，而疼痛又会增加焦虑情绪。有研究表明，40%～50% 的慢性疼痛患者伴随抑郁症状。学者们普遍认为，抑郁是由患者对困境的反应而产生的。愤怒的情绪与疼痛强度、挫折感和痛反应的发生频率相关。愉快的情绪则有减轻疼痛知觉的作用，在快乐或需要得到满足时，虽然承受了与忧虑时同样的伤害，但对疼痛的感觉却减轻了。因此情绪的调整在患者疼痛管理中有重要的作用。

二、外在因素

1. 环境变化　环境因素可影响疼痛，如噪声、温度和光线等。持续的刺激性噪声，可增加肌肉

Note:

的张力和应激性，加剧疼痛；舒适的环境可以改善个体的情绪，从而减轻疼痛。

2. 社会支持　当患者经历疼痛时，良好的社会支持，如家属或亲人陪伴，可以减少其孤独感和恐惧感，从而减轻疼痛。另外，鼓励和赞扬可促使患者有能力应对即将到来的疼痛并增加患者的控制感。

3. 医源性因素　许多治疗和护理操作都有可能使患者产生疼痛的感觉，如注射、输液等。因此护士在执行可能引起疼痛的操作时，应尽可能以轻柔、熟练的动作来完成，并尽量满足患者的生理和心理需求，用言语安慰患者。

此外，来自于护理人员方面的因素也会影响患者的疼痛，如护士掌握的疼痛理论知识与实践经验，可影响其对疼痛的正确判断与处理；护士缺少必要的药理知识，过分担心药物的副作用或成瘾性，会使患者得不到必要的镇痛处理；护士评估疼痛的方法不当，仅依据患者的主诉判断是否存在疼痛会使部分患者的疼痛得不到及时的处理。

第三节　疼痛的管理

导入情景与思考

　　患者张某，男性，39 岁，6 个月前出现痰中带血，自诉吞口水时有声音，左侧鼻塞明显，遂在当地医院就诊，拟诊断"鼻炎致浆液性中耳炎"，经药物治疗无好转。之后又出现咯血 2 次，每次咯血量<5ml，经胃镜检查后排除"胃溃疡"出血，胸部 CT 检查无异常，遂转入我院，诊断为"鼻咽癌未分化癌 $T_3N_3M_0$"，治疗方案为"靶向＋同期放化疗"，已行 TP 方案：3 程，IMRT 放疗：70GY/32 次。现患者出现口咽疼痛，进食困难，遵医嘱用药物止痛，但疼痛控制效果不佳，严重影响了患者的睡眠。

　　请思考：

　　1. 评估该患者疼痛的方法有哪些？

　　2. 疼痛评估的内容包括哪些？

　　3. 针对该患者应采取哪些护理措施？

疼痛管理是护理工作的重要内容之一。循证研究表明，护士在疼痛管理中发挥了关键性的作用，疼痛管理的工作内容包括疼痛评估、病情监测、疗效评价、健康教育及护理等。良好的疼痛管理有利于患者预后，提高患者生活质量。疼痛管理的效果也是评定医护服务质量的重要指标之一。本节将从疼痛的评估、治疗及护理三个方面重点介绍疼痛的管理。

一、疼痛的评估

疼痛的评估是进行有效疼痛管理的首要环节。与其他四项生命体征不同，疼痛不具备明确的客观评估依据，而且疼痛的原因和影响因素较多，个体也存在差异。疼痛评估的原则是常规、量化、全面和动态。疼痛的评估包括对疼痛程度、疼痛不良反应、疼痛控制效果的评估，既包括疼痛强度的单维测量，也包括对疼痛的双维度（感觉强度和不愉快感）的测量，以及对疼痛经历的感觉、情感及认知方面的多维评估。要做好疼痛的评估，护士必须掌握疼痛评估的原则、时机、内容及方法。

（一）疼痛评估的基本原则

1. 及时评估疼痛　患者的疼痛主诉是疼痛评估的金标准，对疼痛的评估应列入护理常规。住院患者的首次疼痛评估应在入院评估时完成。患者一旦主诉疼痛，医护人员应相信患者的主诉，鼓励患者充分表达疼痛的感受和相关健康史，及时进行疼痛评估。

2. 全面评估疼痛 对疼痛的评估应全面具体,包括疼痛的经历和健康史,并进行心理学、神经病学等方面的体检及相关检查。

3. 动态评估疼痛 动态评估疼痛是评估疼痛的发作、治疗效果及转归,有利于监测疼痛病情变化及镇痛治疗效果和不良反应,有利于调整镇痛药物的剂量,以获得理想的镇痛效果。

知 识 拓 展

滴定剂量

滴定剂量常见于肿瘤患者的镇痛药物个体化治疗,不同患者疼痛缓解与镇痛药物的用量各不相同。为了得到有效剂量,患者治疗前要先进行疼痛评估,接着给予起始剂量并根据疼痛治疗的效果进行剂量滴定。疼痛治疗效果的评价分五级:0度为未缓解,Ⅰ度为轻度缓解(疼痛减轻约 $1/4$),Ⅱ度为中度缓解(疼痛减轻约 $1/2$),Ⅲ度为明显缓解(疼痛减轻约 $3/4$),Ⅳ度为完全缓解(疼痛消失)。剂量滴定的方法是:起始剂量根据疼痛程度为 $25\mu g/h$,治疗中根据疼痛缓解的程度进行剂量调整,剂量调整采用划线法观察 3 天,如疼痛未能达到 75% 减轻,则增加 $25\mu g/h$ 的量,继续用至患者达到 75% 以上的疼痛缓解,则为剂量滴定的终点,由此方法所得的剂量为滴定剂量。

（二）疼痛评估的时机

护士应掌握疼痛评估的时机:①入院 8 小时内应对患者疼痛情况进行常规评估,24 小时内完成全面评估;②疼痛控制稳定者,应每日至少进行 1 次常规评估,每 2 周进行 1 次全面评估;③疼痛控制不稳定者,如出现爆发痛、疼痛加重,或在剂量滴定过程中应及时评估,如出现新发疼痛、疼痛性质或镇痛方案改变时,应进行全面评估;④应用镇痛药后,应依据给药途径及药物达峰时间进行评估。

（三）疼痛评估的内容

除患者的一般情况(性别、年龄、职业、诊断、病情等)和体格检查外,应评估疼痛经历和相关健康史、社会心理因素等。

1. 疼痛经历和相关健康史 疼痛经历的评估包括疼痛的部位(包括疼痛发生的主要部位、牵涉痛或放射性疼痛的部位)、程度(如使用数字评定量表,0 代表无疼痛,10 代表重度疼痛)、性质(如钝痛、刺痛、刀割样痛、烧灼样痛或胀痛、绞痛、搏动性痛等)、时间、伴随症状、加重和缓解因素、疼痛发生时的表达方式及目前处理和疗效等。疼痛相关健康史的评估包括既往诊断、既往所患的慢性疼痛情况、既往镇痛治疗及减轻疼痛的方法等。

2. 社会心理因素 疼痛社会心理因素的评估包括患者痛苦情况、精神病史和精神状态,家属和他人的支持情况,镇痛药物滥用的危险因素,疼痛治疗不充分的危险因素等。

（四）疼痛评估的方法

1. 交谈法 主要是询问疼痛经历和相关健康史。护士应主动关心患者,认真听取患者的主诉。询问疼痛的部位、疼痛的性质、牵涉痛的位置以及疼痛有无放射;过去 24 小时和当前、静息时和活动时的疼痛程度;疼痛对睡眠和活动等方面的影响(从 0~10 代表从无影响到极度影响);疼痛的发作时间、持续时间、过程、持续性还是间断性、加重和缓解因素及其他相关症状;已采用过的减轻疼痛的措施,目前的疗效,包括疼痛缓解程度,患者对药物治疗计划的依从性,药物不良反应等;了解患者过去有无疼痛经历,以往疼痛的特征,既往的镇痛治疗、用药原因、持续时间、疗效和停药原因等情况。在询问时,护士应避免根据自身对疼痛的理解和经验对患者的疼痛程度给予主观判断。在与患者交谈的过程中,要注意患者的语言和非语言表达,以便获得更可靠的资料。

2. 观察法 主要观察患者疼痛时的生理、行为和情绪反应。护理人员可以通过患者的面部表情、面色、体位、躯体紧张度和其他体征帮助观察和评估疼痛的严重程度,疼痛与活动、体位的关系。观察患者身体活动可判断其疼痛的情况,如:①静止不动,即患者维持某一种最舒适的体位或姿势,常见于四肢或外伤疼痛者。②无目的乱动,在严重疼痛时,有些患者常通过无目的地乱动来分散其对疼痛的注意力。③保护动作,是患者对疼痛的一种逃避性反射。④规律性动作或按摩动作,为了减轻疼痛的程度常使用的动作。如头痛时用手指按压头部,内脏性腹痛时按揉腹部等。此外,疼痛发生时,患者常发出各种声音,如呻吟、喘息、尖叫、呜咽、哭泣等。应注意观察其音调的大小、快慢、节律、持续时间等。音调的变化可反映出疼痛患者的痛觉行为,尤其是无语言交流能力的患儿,更应注意收集这方面的资料。

3. 健康评估　健康评估是收集客观资料的方法之一,护士运用视诊、触诊、叩诊、听诊等方法,检查患者疼痛的部位、局部肌肉的紧张度,测量脉搏、呼吸、血压,还可通过影像检查结果评估疼痛发生的原因等。

4. 疼痛评估工具　可视患者的病情、年龄和认知水平选择相应的疼痛评估工具,包括疼痛程度评估工具和疼痛全面评估工具。疼痛程度评估工具又分为自评工具和他评工具。自评工具包括面部表情疼痛评定法、数字评分法、口述评分法、视觉模拟评分法等。他评工具宜选用疼痛行为评估量表。疼痛全面评估工具宜选用简明疼痛评估量表。

(1)疼痛程度的自评工具

1)面部表情疼痛评定法(face pain scale,FPS):采用面部表情来表达疼痛程度,从左到右六张面部表情,最左边的脸表示无疼痛,依次表示疼痛越来越重,直至最右边的脸表示剧烈疼痛。请患者立即指出能反映他/她疼痛的那张面部表情图。此评估方法适用于3岁以上的儿童(图16-1)。

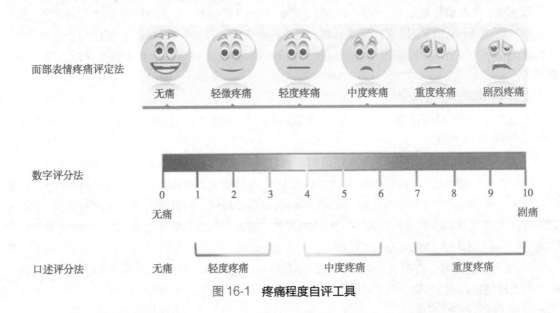

图16-1　**疼痛程度自评工具**

2)数字评分法(numeric rating scale,NRS):用数字0~10代替文字来表示疼痛的程度(图16-1)。口述过去24小时内最严重的疼痛可用哪个数字表示,范围从0(表示无疼痛)到10(表示疼痛到极点)。书写方式为:"在描述过去24小时内最严重的疼痛的数字上画圈。"此评分法宜用于疼痛治疗前后效果测定的对比。

3)口述评分法(verbal rating scale,VRS):根据患者对疼痛程度的表达,把疼痛程度分为4级:①无痛;②轻度疼痛:有疼痛但可忍受,不影响睡眠;③中度疼痛:疼痛明显,不能忍受,要求使用镇痛药物,疼痛影响睡眠;④重度疼痛:疼痛剧烈,不能忍受,须用镇痛药物,严重影响睡眠。口述评分法的4级疼痛对应数字评分法的得分分别是无痛(0分)、轻度疼痛(1~3分)、中度疼痛(4~6分)、重度疼痛(7~10分)(图16-1)。

4）视觉模拟评分法（visual analogue scale，VAS）：用一条直线，不作任何划分，仅在直线的两端分别注明"不痛"和"剧痛"，请患者根据自己对疼痛的实际感觉在直线上标记疼痛的程度。这种评分法使用灵活方便，患者有很大的选择自由，不需要仅选择特定的数字或文字。适合于任何年龄的疼痛患者，且没有特定的文化背景或性别要求，易于掌握，不需要任何附加设备。对于急性疼痛的患者、儿童、老年人及表达能力丧失者尤为适用。该法也有利于护士较为准确地掌握患者疼痛的程度以及评估控制疼痛的效果。

5）按 WHO 的疼痛分级标准进行评估，疼痛分为以下 4 级：

0 级　无痛。

1 级　轻度疼痛，平卧时无疼痛，翻身咳嗽时有轻度疼痛，但可以忍受，睡眠不受影响。

2 级　中度疼痛，静卧时痛，翻身咳嗽时加剧，不能忍受，睡眠受干扰，要求用镇痛药。

3 级　重度疼痛，静卧时疼痛剧烈，不能忍受，睡眠严重受干扰，需要用镇痛药。

6）Prince-Henry 评分法：主要适用于胸腹部大手术后或气管切开插管不能说话的患者，需要在术前训练患者用手势来表达疼痛程度。此法简单、可靠，临床使用方便。可分为 5 个等级，分别赋予 0～4 分的分值以评估疼痛程度，其评分方法为：

0 分　咳嗽时无疼痛。

1 分　咳嗽时有疼痛发生。

2 分　安静时无疼痛，但深呼吸时有疼痛发生。

3 分　静息状态时即有疼痛，但较轻微，可忍受。

4 分　静息状态时即有剧烈疼痛，并难以忍受。

（2）疼痛程度的他评工具

1）成人疼痛行为评估量表（behavioral pain scale，BPS）：由于疼痛对人体的生理和心理均造成一定的影响，所以疼痛患者经常表现出一些行为和举止的改变。本量表用于不能使用自评工具的评估疼痛程度的成年人，每项按 0～2 评分，总分 0（表示无疼痛）～10 分（表示疼痛到极点），详见附 16-1 中华护理学会《成人癌性疼痛护理》团体标准。

2）晚期老年痴呆症疼痛评估量表（Chinese pain assessment in advanced dementia scale，C-PAINAD）：是针对晚期老年痴呆症这类记忆力严重受损且已失去表达能力的患者。该量表包括 5 个与疼痛相关的行为项目，每项评分 0～2 分，总分最高 10 分。0 分为无痛，10 分为最痛（附 16-2）。

（3）疼痛全面评估工具：简明疼痛评估量表（the brief pain inventory，BPI）是最常用的疼痛全面评估工具。疼痛体验是一种多方面的、复杂的、综合的主观感受，单维度的评估量表不能综合测量疼痛体验的各个方面。多维度评估量表则包括了疼痛体验的若干组成部分。由于多维度评估工具可能需要更多的时间进行管理、完成、评分和解释，因此，常用于疼痛的研究。多维度评估量表评估疼痛对患者生活的多个方面的影响（例如情绪、精神、日常活动、人际关系、睡眠质量等）。BPI 包括有关疼痛原因、疼痛性质、对生活的影响、疼痛部位等的评估，以及用数字评分法描述疼痛程度，从多方面对患者的疼痛进行评价。它是一种快速多维的测痛与评价方法。该评估量表一般需要 5～15 分钟完成。内容见附 16-1 中华护理学会《成人癌性疼痛护理》团体标准。

另外，对无语言表达能力的患者的疼痛评估，除了用特定评估工具和方法外，建议通过多种途径进行疼痛评估，包括：直接观察、家属或护理人员的描述以及对镇痛药物和非药物治疗效果的评估等。

二、疼痛的治疗

规范化疼痛管理（good pain management）是近年倡导的疼痛治疗理念。规范化疼痛治疗的基本原则是：根据患者的病情和身体状况，应用恰当的镇痛治疗手段，及早、持续、有效消除疼痛，预防和控制药物的不良反应，降低疼痛和治疗带来的心理负担，提高患者的生活质量。疼痛的治疗方法，包

Note：

括病因治疗、药物治疗和非药物治疗。病因治疗即针对疼痛的病因进行的治疗。以下重点介绍疼痛的药物治疗和非药物治疗。

（一）疼痛的药物治疗

药物治疗是疼痛管理中最常用的干预措施，可达到消除或缓解患者痛苦、提高生活质量的目的。

1. 药物治疗的基本原则　选用药物治疗疼痛时，多种药物的联合应用、多种给药途径的交替使用可取长补短并提高疗效。但在药物选择上应予以重视，避免盲目联合用药，力争用最少的药物、最小的剂量来达到满意的镇痛效果。临床上在选择药物时，首先要明确诊断及病因后方可使用镇痛药，以免因镇痛掩盖病情造成误诊，如急腹症；其次要明确疼痛的病因、性质、部位以及对镇痛药的反应，选择有效的镇痛药或者联合用药，以达到满意的治疗效果。

2. 镇痛药物的分类　药物治疗是疼痛治疗最基本、最常用的方法。镇痛药物主要分为三类：①阿片类镇痛药，如吗啡、哌替啶、芬太尼、阿芬太尼、美沙酮（美散痛）、喷他佐辛（镇痛新）、羟氢可待酮等；②非阿片类镇痛药，如水杨酸类药物、苯胺类药物，非甾体抗炎药等；③其他辅助类药物，如激素、解痉药、维生素类药物、局部麻醉药和抗抑郁类药物等。

3. 镇痛药物的常用给药途径　给药途径以无创为主。常用给药途径包括：

（1）口服给药法：口服是阿片类药物给药的首选途径，具有给药方便、疗效肯定、价格便宜、安全性好等优点。

（2）直肠给药法：适用于禁食、不能吞咽、恶心呕吐严重等患者。

（3）经皮肤给药法：例如芬太尼透皮贴剂，是通过透皮吸收的强阿片类药物，适用于慢性中、重度疼痛。药物透过皮肤吸收入血，可以避免注射用药所出现的血药峰值浓度，因此在不减低镇痛治疗效果的情况下可明显增加其用药的安全系数。当使用第 1 剂时，由于皮肤吸收较慢，6～12 小时后血清中方可测到其有效浓度，12～24 小时达到相对稳定状态。一旦达到峰值可以维持 72 小时。该药不适用于治疗急性疼痛和爆发性疼痛。在使用该药的患者中，有个别患者会出现局部瘙痒、麻木感或皮疹，这些情况在去除贴剂后很快消失。应注意的是，如果不良反应严重时，应及时去除贴剂。

（4）舌下含服给药法：一般多用于爆发性疼痛的临时处理。

（5）肌内注射法：水溶性药物在进行深部肌内注射后，吸收十分迅速。但长期进行肌内注射治疗疼痛，存在血药浓度波动大，加快阿片类药物的耐药性，镇痛效果和维持时间不稳定等情况。目前多用于急性疼痛时的临时给药以及癌症患者爆发痛时给药。不推荐用于长期的癌痛治疗。

（6）静脉给药法：静脉注射是最迅速、有效和精确的给药方式，血药浓度迅速达到峰值，用药后即刻产生镇痛作用，但过高的血浆药物浓度可能会引起不良反应。目前国内外多采用中心静脉插管或预埋硅胶注药泵，以便连续小剂量给药减少不良反应的发生。

（7）皮下注射给药法：主要用于胃肠道功能障碍，顽固性恶心、呕吐患者和严重衰竭需要迅速控制疼痛的临终患者。

（8）椎管内或脑室内置管镇痛法：适用于各种非手术治疗无效的顽固性疼痛。目前常用的方法有硬膜外、鞘内或脑室内放置导管，可注入吗啡、激素、维生素 B_{12} 和氟哌啶合剂控制癌痛，可取得快速镇痛和长期控制癌痛的效果。

4. 三阶梯镇痛法　为进一步提高我国癌痛治疗的规范化水平，提高肿瘤患者的诊疗效果和生活质量，国家卫生健康委员会组织专家组对《癌症疼痛诊疗规范（2011 年版）》进行了修订并形成了《癌症疼痛诊疗规范（2018 年版）》。对于癌性疼痛的药物治疗，目前临床上普遍采用 WHO 推荐的三阶梯镇痛疗法。其目的是逐渐升级，合理应用镇痛剂来缓解疼痛。

（1）三阶梯镇痛法的基本原则：包括口服给药、按时给药、按阶梯给药、个体化给药、观察药物不良反应。①口服给药：是镇痛最好的给药途径，其特点是方便，不受人员、地点限制，便于应用，可提高生活质量；能应付各种多发性疼痛，镇痛效果满意，不良反应小，可以减少医源性感染，并将耐受性和依赖性减到最低限度。②按时给药：按医嘱所规定的间隔时间给药，下一次剂量应在前次给药效果消失之前给予,以维持有效血药浓度,保证疼痛连续缓解。不能用"痛了就吃,不痛就不吃"的按需给药方式,此方式一方面患者承受了不必要的痛苦,另一方面持续疼痛可使痛阈降低,需加大用药物剂量才能缓解症状,增加了机体对药物的耐受和依赖的可能性。③按阶梯给药:按照癌痛三阶梯治疗原则规定的用药程序合理使用,根据疼痛程度由轻到重,按顺序选择不同强度的镇痛药,选用药物应由弱到强,逐渐升级,最大限度减少药物依赖的发生。④个体化给药:患者对麻醉药物的敏感度个体间差异很大,所谓合适剂量就是能满意镇痛的剂量。标准的推荐剂量要根据患者疼痛强度、性质,对生活质量的影响,对药物的耐受性、偏爱性、经济承受能力,个体化的选择药物和确定剂量。⑤观察药物不良反应:对用镇痛药患者要注意密切观察其反应,要将药物的正确使用方法、可能出现的不良反应告诉患者,其目的是使患者获得最佳疗效并减轻不良反应。

(2)三阶梯止痛法的内容。①第一阶梯:使用非阿片类镇痛药物,酌情加用辅助药,主要适用于轻度疼痛的患者;②第二阶梯:选用弱阿片类镇痛药物,酌情加用辅助药,主要适用于中度疼痛的患者;③第三阶梯:选用强阿片类镇痛药物,酌情加用辅助药,主要用于重度和剧烈癌痛的患者。三阶梯镇痛药物、常用有效剂量、给药途径和主要不良反应见表16-1。

表16-1　三阶梯镇痛药物

三阶梯	分类	给药途径	主要不良反应
第一阶梯:非阿片类	塞来昔布	口服	过敏、胃肠道刺激
	阿司匹林	口服	过敏、胃肠道刺激、血小板减少
	乙酰氨基酚	口服	肝、肾毒性
	布洛芬	口服	胃肠道刺激、血小板减少
	吲哚美辛	口服	胃肠道刺激
	萘普生	口服	胃肠道刺激
第二阶梯:弱阿片类	可待因	口服	便秘、呕吐
		皮下注射	头痛
	氧可酮	口服	便秘、恶心
	曲马多	口服	头晕、恶心、呕吐、多汗
第三阶梯:强阿片类	吗啡	口服	便秘、呕吐
		肌内注射	低血压及昏厥、缩瞳
	美沙酮	口服	便秘、恶心、呕吐
		肌内注射	呼吸抑制、蓄积而引起镇静
	羟考酮	口服	便秘、恶心、呕吐
		皮下注射或静脉推注	便秘、恶心、呕吐

知 识 拓 展

癌痛的三大误区及正确观念解析

误区1:癌痛能忍则忍

正确观念:癌痛不要忍。

解析:很多患者认为,癌痛是伴随癌症出现的症状。治疗癌痛只是治标,且轻、中度疼痛没有必要使用止痛药,或认为"疼痛难忍时使用止痛药的效果会更好些"。事实上,这些观念会导致患者不及时主动汇报疼痛,从而延误癌痛治疗的最佳时机,癌痛治疗与疾病治疗同等重要,越早治疗效果越好,不及时治疗容易发展为难治性疼痛。

Note:

误区2：一旦使用阿片类药物，可能会成瘾，最好不要使用。

正确观念：阿片类药物用于癌痛治疗导致成瘾的情况非常罕见。且癌痛病因控制及疼痛消失后，可以随时安全停用阿片类药物。

解析：事实上，阿片类药物治疗癌痛导致成瘾的比例小于0.01%。同时，要把药物耐受性与成瘾性区分开来。药物成瘾是一种心理异常的行为表现，单纯以追求欣快感为目的，其特征是患者渴望用药。药物耐受性是长期使用某药后机体产生适应状态，导致同等剂量药物的药效减弱，以致需增加药量才能达到止痛效果。而且，有效镇痛可以改善患者的身心状况，使其顺利完成放疗或化疗治疗计划，达到治愈的目的，不需要终身服止痛药。对于难以治愈的癌症，有效镇痛可以提供患者的生活质量。

误区3：癌痛剧烈时才用止痛药，不痛时无须用药。

正确观念：应严格遵守癌痛三阶梯止痛法，以达到有效的镇痛效果。

解析：事实上，药物要到达一定的血药浓度后才能起到良好的镇痛效果，随意停药会导致血药浓度波动，导致疼痛控制不佳。应遵循癌痛三阶梯止痛法的基本原则，及时、按时使用止痛药，以达到使用最小剂量、获得最佳止痛效果。

5. 神经阻滞疗法　神经阻滞疗法是直接在神经末梢、神经干、神经丛、脑脊神经根、交感神经节等神经组织内或附近注入药物或给予物理刺激而阻断神经传导的治疗方法。神经阻滞包括化学性阻滞和物理性阻滞两种。化学性神经阻滞疗法主要采用局部麻醉药和糖皮质激素等，临床亦常对癌痛患者采用吗啡泵鞘内置入术，吗啡经腰椎进入蛛网膜下腔，达到高位后直接作用于吗啡受体，镇痛效果较佳且用药剂量少。物理性神经阻滞指使用加热、加压、冷冻或应用电流刺激等物理手段阻断、干扰神经信号的传导，或干扰中枢对伤害性信号的处理，进而使疼痛感消失。神经阻滞疗法具有起效迅速、效果确切、不良反应少及安全价廉的优点，是国内外疼痛诊疗的主要治疗手段之一。

6. 患者自控镇痛法　患者自控镇痛是指采用患者自控镇痛泵（patient control analgesia，PCA）止痛的方法，即患者疼痛时，通过由计算机控制的微量泵主动向体内注射设定剂量的药物，符合按需镇痛的原则，既减少了医务人员的操作，又减轻了患者的痛苦和心理负担。PCA泵的工作过程是按照负反馈的控制技术原理设计的。医生视患者病情设定合理处方，利用反馈调节，患者自己支配给药镇痛，最大限度地减少错误指令，确保疼痛控制系统在无医务人员参与时关闭反馈环，以保证患者安全。应用PCA泵患者的护理措施相关内容见附16-3。

（二）疼痛的非药物治疗

随着国内外疼痛管理方法的不断发展和完善，非药物干预措施在疼痛的治疗中发挥着越来越重要的作用，常用的方法包括物理镇痛法、微创介入镇痛法、中医镇痛法、经皮神经电刺激疗法、手术镇痛法、心理疗法等。

1. 物理镇痛法　又称为理疗镇痛法，是指应用各种人工的物理因子作用于患病机体，引起机体的一系列生物学效应，使疼痛得以缓解。物理因子大致可以分成两大类，即大自然的物理因子和人工产生的物理因子。大自然的物理因子，如日光、海水、空气、矿泉等；人工产生的物理因子，如电、光、声、磁、热、冷和水等。物理镇痛常可以应用冷疗法、热疗法、电疗法（低频、中频或高频电疗法）、光疗法（红外线疗法等）、超声波疗法、冲击波疗法、磁疗法、臭氧治疗法等。其中，臭氧治疗法是利用臭氧发生仪，制取一定浓度的臭氧，在压痛点局部浸润注射臭氧，医用臭氧接触体液产生过氧化氢，臭氧和过氧化氢作为强氧化剂，一旦进入体内就会直接杀死细菌、病毒等病原体或体内病变的细胞，并将其清除，起到消炎止痛的作用，临床上常用于治疗软组织和关节疼痛等。

2. 微创介入镇痛法　微创介入镇痛是在X线透视或CT引导下、在电生理监测和定位下，以最小的创伤（不用切皮，仅有穿刺针眼），进行选择性、毁损性神经阻滞或精确的病灶治疗，以阻断疼痛

Note：

信号的传导或解除对神经的压迫的一种新技术,常用于治疗慢性顽固性疼痛如三叉神经痛、幻肢痛、中枢性疼痛、癌性疼痛等。癌痛患者如临床表现药物耐受性不佳,可通过微创介入治疗,根据疼痛部位神经分布状况,应用神经损毁药物,如乙醇、苯等,按照神经节走行给药,达到阻断神经传导目的。

3. **中医镇痛法**　传统医学认为疼痛的病理机制为不通则痛,其疼痛治疗的原则就是行气活血、软坚散结或补益气血、温经止痛。常用的中医镇痛方法有内治法、外治法、推拿疗法、针灸疗法等。其中,针灸镇痛是根据疼痛的部位,针刺相应的穴位,使人体经脉疏通、气血调和,以达到镇痛的目的。一般认为,针刺镇痛的机制是来自穴位的针刺信号和来自疼痛部位的痛觉信号,在中枢神经系统不同水平上相互作用、进行整合。在整合过程中,既有和镇痛有关的中枢神经的参与,又有包括内源性阿片肽和 5- 羟色胺在内的各种中枢神经递质的参与。作为中医镇痛法之一的"扳机点针刺疗法",可用于急性损伤或慢性劳损在肌腹或肌肉附着处形成"扳机点"导致的局部疼痛,对"扳机点"进行局部强刺激推拿、针刺疗法、牵张疗法,可以从结构上破坏"扳机点",从而使疼痛和功能障碍消失。

4. **经皮神经电刺激疗法**　经皮肤将特定的低频脉冲电流输入人体,利用其所产生的无损伤性镇痛作用,来治疗疼痛为主疾病的电刺激疗法称为经皮神经电刺激疗法(transcutaneous electrical nerve stimulation, TENS),主要用于治疗各种头痛、颈椎病、肩周炎、神经痛、腰腿痛等症。其原理是采用脉冲刺激仪,在疼痛部位或附近放置 2～4 个电极,用微量电流对皮肤进行温和的刺激,使患者感觉有颤动、刺痛和蜂鸣,以达到提高痛阈、缓解疼痛的目的。

5. **手术镇痛法**　手术镇痛的方法是切断感觉神经的传入通路,主要用于顽固性晚期癌痛和非手术治疗无效的慢性顽固性疼痛,其目的是改善患者的生活质量。由于此类神经毁损手术是不可逆的,选择时应严格甄别适应证,在医护人员、患者和家属充分沟通的基础上,签署必要的知情同意书后方可考虑实施。常用的手术方法包括外周神经切断术、脊髓神经前根或后根切断术、交感神经切断术、丘脑部分核破坏术、垂体破坏术、三叉神经感觉根切断术等。

6. **心理疗法**　是应用心理学的原则与方法,通过语言、表情、举止行为,并结合其他特殊的手段来改变患者不正确的认知活动、情绪障碍和异常行为的一种治疗方法。其目的是解决患者所面对的心理困惑,减少其焦虑、抑郁、恐慌等负性情绪,改善患者的非适应行为,包括对人、对事的看法和人际关系,并促进人格成熟,能以较为有效且适当的方式来处理心理问题并适应生活。疼痛作为一种主观感觉,受心理社会因素影响较大。多数研究证实,心理性成分对疼痛性质、程度和反应以及镇痛效果均会产生影响。因此,疼痛的心理治疗具有其特有的重要地位。疼痛常用的心理治疗方法包括安慰剂治疗、暗示疗法、催眠疗法、松弛疗法与生物反馈疗法、认知疗法、行为疗法、认知 - 行为疗法、群组心理治疗等。关于疼痛常用的心理治疗方法的具体内容见附 16-4。

三、疼痛患者的护理

疼痛护理的目标是使患者正确对待疼痛并主动参与镇痛治疗,达到控制疼痛的目的。有效的护理措施是实现疼痛护理目标的重要保证。

（一）病因治疗的护理

1. **急性疼痛的对因护理**　对于手术、创伤、烧伤等引起的急性疼痛,需通过多学科合作的医疗服务来缓解疼痛,护士在急性疼痛的管理中扮演着十分重要的角色。在急性疼痛病因治疗的过程中,首先应设法减少或消除引起疼痛的原因,如外伤所致的疼痛,应酌情给予止血、包扎、固定等措施;胸腹部手术后,患者会因咳嗽或呼吸引起伤口疼痛,术前应对其进行健康教育,指导术后按压伤口进行深呼吸和有效咳嗽的方法以减轻伤口疼痛。

2. **慢性疼痛的对因护理**　慢性疼痛主要指慢性非癌性疼痛,多数是神经病理性疼痛,常见的有腰背痛、关节痛、头痛、糖尿病痛性神经病变等。慢性疼痛的形成原因非常复杂,目前尚无彻底解决慢性疼痛的治疗方法,其治疗的复杂性也一直困扰着医护人员。治疗慢性疼痛要坚持多模式镇痛和多学科联合治疗的原则。多模式镇痛是依据不同作用机制和作用途径,参考循证医学的推荐方案,联合使用不同的镇痛方法,达到镇痛作用相加或协同、不良反应不增加或降低、最大的"镇痛效应/不良反应"比的目的。护士在慢性疼痛的管理中同样扮演着十分重要的角色。对于一些复杂且顽固的慢性疼痛,尤其当药物治疗、物理治疗等手段都不奏效时,护士应更多安慰并鼓励患者,应以缓解疼痛、改善功能、提高生活质量为主要治疗目的,而非一味强调根治疼痛。

3. 癌性疼痛的对因护理 癌性疼痛是因癌症、癌症相关性病变及抗癌治疗所致的疼痛。治疗癌痛的意义远远超出缓解疼痛本身,通过规范化治疗癌痛,可以提高患者的生活质量和社会参与度。癌症的发生、发展有一定的规律,癌细胞无休止和无序的分裂,具有侵袭性和转移性。神经受侵与破坏、骨转移、实质脏器被膜的牵张以及空腔脏器的梗阻等多种原因,可导致患者出现癌痛综合征如骨痛综合征等。护士应熟悉各种癌痛综合征的特点并为患者提供相应的专科护理。

(二)药物镇痛的护理

药物治疗是治疗疼痛最基本、最常用的方法,护士应遵医嘱正确给予镇痛药物。在用药过程中,应注意观察病情,把握好用药时机,遵医嘱正确用药。用药后应评估并记录使用镇痛药的效果及其不良反应。对药物的不良反应,要积极处理,以免患者因不适而拒绝用药。在癌痛治疗中,应遵循中华护理学会《成人癌性疼痛护理》团体标准(附16-1)。

(三)非药物镇痛的护理

随着非药物干预措施在镇痛治疗中的广泛应用,护士应了解常见疼痛的常用非药物镇痛法并给患者进行相应的指导及护理。

1. 物理镇痛的护理 护士应掌握各种物理镇痛法的适应证、禁忌证及使用注意事项。例如,对于扭伤,不要想当然地给予按摩和热敷,因为扭伤后盲目按摩反而可能会加重患处组织的损伤以及皮下出血,扭伤早期热敷可能会增加血肿,注意扭伤后 2 天内应冷敷,等肿胀缓解后才能热敷;未明确诊断的急性腹痛禁用热疗,热疗虽可减轻疼痛,但易掩盖病情真相;女性月经期应注意保暖,避免生冷、辛辣食品,以免发生痛经,一旦发生痛经,可采用热疗法缓解疼痛;老年患者应慎用冷、热疗法,尤其是认知功能障碍或局部感觉受损者,应特别注意预防冻伤或烫伤等。

2. 中医镇痛的护理 中医镇痛法常用于慢性非癌性疼痛的治疗。疼痛部位或附近有感染、严重出血性疾病或正在接受抗凝治疗、严重晕针的患者不宜使用针刺疗法。根据不同的针刺疗法,针刺局部 1~2 天内不能接触水。

3. 经皮神经电刺激疗法的护理 经皮神经电刺激疗法对急性、慢性和神经性疼痛均有效。但该法禁用于带有心脏起搏器的患者,特别是按需型起搏器更应注意,因为该方法的电流容易干扰起搏器的步调;同时禁用于局部感觉缺失和对电过敏的患者。

(四)疼痛的心理护理

1. 恰当地运用心理护理方法 疼痛的心理护理主要是指在护理过程中运用心理学的知识和方法,通过语言、表情、文字、图画、电影、电视等对患者施加影响而达到治愈或减轻疼痛的目的。

(1)减轻心理压力:紧张、忧郁、焦虑、恐惧、对康复失去信心等,均可加重疼痛的程度,而疼痛的加剧反过来又会影响情绪,形成恶性循环。患者情绪稳定、心境良好、精神放松,可以增强对疼痛的耐受性。护士应以同情、安慰和鼓励的态度支持患者,与患者建立相互信赖的友好关系。只有当患者相信护士是真诚关心他,能在情绪、知识、身体等各方面协助其克服疼痛时,才会无保留地把自己的感受告诉护士。护士应鼓励患者表达疼痛时的感受及其对适应疼痛所作的努力,尊重患者对疼痛的行为反应,并帮助患者及家属接受其行为反应。

(2)控制注意力和放松训练:转移患者对疼痛的注意力和放松可减少其对疼痛的感受强度,常采用的方法有:

1)参加活动:组织患者参加其感兴趣的活动,能有效地转移其对疼痛的注意力。如唱歌、玩游戏、看电视、愉快的交谈、下棋、绘画等。对患儿来说,护士的爱抚和微笑、有趣的故事、玩具、糖果、游戏等都能有效地转移他们的注意力。

2）音乐疗法：运用音乐分散患者对疼痛的注意力也是有效的方法之一。优美的旋律对降低心率、减轻焦虑和抑郁、缓解疼痛、降低血压等都有很好的效果。注意应根据患者的不同个性和喜好，选择不同类型的音乐。

3）有节律的按摩：嘱患者双眼凝视一个定点，引导患者想象物体的大小、形状、颜色等，同时在患者疼痛部位或身体某一部位做环形按摩。

4）深呼吸：指导患者进行有节律的深呼吸，用鼻深吸气，然后慢慢从口中呼气，反复进行。

5）指导想象：指导想象是通过对某特定事物的想象以达到特定的正向效果。让患者集中注意力想象自己置身于一个意境或一处风景中，能起到松弛和减轻疼痛的作用。在做诱导性想象之前，先作规律性的深呼吸运动和渐进性的松弛运动效果更好。

2. 提供社会心理支持　对疼痛患者，提供社会心理支持十分重要，尤其是对癌痛患者。护士应：①告知患者及家属，对疼痛的情绪反应是正常的，而且这将作为疼痛评估和治疗的一部分；②对患者及家属提供情感支持，让他们认识到疼痛是一个需要将其感受表达出来的问题；③告知患者及家属总会有可行的办法来有效地控制疼痛和其他令人烦恼的症状；④必要时帮助患者获得治疗并提供相关信息，教会患者应对技能以缓解疼痛，增强个人控制能力。

（五）疼痛的舒适护理

通过护理活动促进舒适是减轻或解除疼痛的重要护理措施。鼓励患者阐述自我感受，鼓励并帮助患者寻找保持最佳舒适状态的方式，提供舒适整洁的病床单位、良好的采光和通风设备、适宜的室内温湿度等都是促进舒适的必要条件。此外，在进行各项护理活动前，给予清楚、准确的解释，并将护理活动安排在镇痛药物显效时限内，确保患者所需物品伸手可及等均可减轻患者的焦虑，促使患者身心舒适，从而有利于减轻疼痛。

（六）疼痛的健康教育和随访

根据患者实际情况，选择相应的健康教育内容。一般应包括：说明疼痛的定义、疼痛能被缓解、疼痛对身心的损害作用；解释疼痛的原因和诱因；教导使用评估疼痛工具、与医生和护士交流疼痛的情况、指导减轻或解除疼痛的各种技巧等。

1. 指导患者客观准确描述疼痛　指导患者准确描述疼痛的性质、部位、持续时间、规律，并指导其选择适合自身的疼痛评估工具；当患者表达受限时，采用表情、手势、眼神或身体其他部位示意，以利于医护人员准确判断。告诉患者应客观地向医护人员讲述其疼痛的感受，既不能夸大疼痛的程度，也不要忍痛。

2. 指导患者正确用药　指导患者正确使用镇痛药物，如用药方法、用药最佳时间、用药剂量、不良反应及应对方法，如何使药物达到理想的镇痛效果等。

3. 指导患者正确评价镇痛效果　指导患者正确评价接受治疗与护理措施后的效果。以下内容均可表明疼痛减轻：①一些疼痛的征象，如面色苍白、出冷汗等减轻或消失；②对疼痛的适应能力有所增强；③身体状态和功能改善，自我感觉舒适，食欲增加；④休息和睡眠的质量较好；⑤能重新建立一种行为方式，轻松地参与日常活动，与他人正常交往。

4. 指导患者出院后注意事项和随访　交代疼痛患者居家护理的注意事项，指导患者疼痛爆发时的自我护理知识和技巧，鼓励并指导患者填写疼痛日记，交代按时复诊。对需要随访服务的疼痛患者，建立随访信息并定期随访。

（七）镇痛效果的评价与记录

在对疼痛程度的认识上，患者和医务人员会存在一定的认知差异，医务人员判断的疼痛程度往往比患者自我感觉的轻。

1. 镇痛效果的评价　镇痛效果的评价是有效缓解疼痛的重要步骤，包括对疼痛程度、性质和范围的再评估及对治疗效果和治疗引起的不良反应的评价。动态评估为下一步疼痛管理提供可靠的依据。对镇痛效果评估的主要依据是患者的主诉，但在临床实践中，患者的情况有时会给疼痛评估带来障碍,如患者不报告疼痛或表达有困难等,此时评估要注意患者的客观指征,如呼吸、发声、面部表情、行为的改变、躯体变化等。镇痛效果的评价可采用百分比量表法及四级法进行量化。

(1)百分比量表法:让患者在一直线上表明疼痛减轻程度的百分数(图16-2)。

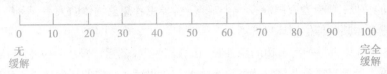

图16-2 百分比量表法

(2)四级法:①完全缓解。疼痛完全消失。②部分缓解。疼痛明显减轻,睡眠基本不受干扰,能正常生活。③轻度缓解:疼痛有些减轻,但仍感到明显疼痛,睡眠及生活仍受干扰。④无效。疼痛没有减轻。

当使用镇痛效果评价法存在困难时,可使用疼痛程度的评估工具如数字评分法(图16-1)进行对比评价。

2. 镇痛效果的记录 评估疼痛并记录评估结果是护理实践的重要组成部分。记录疼痛的方法有许多种,大致可分为两类:即由护士完成的住院患者的护理记录和由门诊患者完成的自我疼痛管理记录。护士在护理病历中的入院评估单、护理记录单、特护记录单或疼痛护理单内记录患者的疼痛情况。记录内容包括疼痛评估工具,应突出疼痛的时间,疼痛程度、部位、性质,镇痛方法和时间,镇痛效果如疼痛缓解程度及疼痛对睡眠和活动的影响等方面。有些疾病的疼痛记录需要有一定的连续性,如癌痛、风湿性疼痛等;有些疾病的疼痛记录需要短期的评估和记录,如术后、创伤后、产后疼痛等。

评估、记录患者疼痛与患者疼痛控制的质量有关。护士与其他医务人员最大的区别在于护士与患者在一起的时间最多,24小时守护在患者身边,施以全身心的照顾,因而往往最先了解患者各种不适症状。护士在与患者交流的过程中,通过语言沟通或观察患者的面色、体态以及各项生命体征等客观表现,判断疼痛是否存在以及疼痛的部位、性质、程度并制订相应的护理措施。对于正在接受疼痛治疗的患者,护士还有责任观察镇痛效果、有无不良反应,然后根据实际情况决定是否应报告医生。目前,在一些国家的医院内,分布在ICU、恢复室以及其他临床科室的患者,对其镇痛的评价首先依赖于护士的观察评估和记录。

(八)掌握疼痛控制的标准

疼痛控制在什么水平会比较理想,不同的患者也有很大的个体差异,不同类型的疼痛对疼痛的控制需求也不一样,同一类型疼痛因疾病不同时期其程度也各异。普遍认同的规律是:以0～10数字评分法为例,创伤后、手术后等急性疼痛,当疼痛程度≤5时,护士可选择护理权限范围内的方法镇痛,并报告医生;当疼痛程度≥6时,护士应报告医生,给予有效镇痛药物。癌性疼痛患者要求应用三阶梯止痛法使患者达到夜间睡眠时、白天休息时、日间适当活动时基本无痛。疼痛控制标准是疼痛管理中的重要概念之一,疼痛控制标准的相关内容见附件(附16-5)。

附16-1 中华护理学会《成人癌性疼痛护理》团体标准

1. 范围

本标准规定了成人癌性疼痛的基本要求、评估和护理。

本标准适用于各级各类医疗机构的护理人员。

2 术语和定义

下列术语和定义适用于本文件。

2.1 疼痛 pain

一种与实际的或潜在的组织损伤有关的令人不愉快的感觉和情感体验,包括感觉、情感、认知和社会维度的痛苦体验。

2.2　癌性疼痛 cancer pain

由恶性肿瘤疾病或治疗引起的疼痛。

2.3　基础疼痛 background pain

在前一周中疼痛持续时间每天≥12 小时，或不应用镇痛药就会出现的疼痛。

2.4　爆发痛 breakthrough pain

在基础疼痛控制相对稳定和充分的前提下，自发或有触发因素引起的短暂剧烈疼痛。

2.5　剂量滴定 dose titration

调整阿片类药物剂量以达到充分缓解疼痛且药物不良反应可接受的过程。

2.6　疼痛控制稳定 well-controlled pain

疼痛得到有效缓解，连续 3 天基础疼痛强度≤3 分。

3　缩略语

下列缩略语适用于本文件。

NRS：数字评分量表（numerical rating scale）

VRS：口述分级法（verbal rating scale）

FPS-R：改良面部表情疼痛评估工具（faces pain scale-revised）

BPI：简明疼痛评估量表（brief pain inventory）

PCA：患者自控镇痛（patient controlled analgesia）

4　基本要求

4.1　每次接诊肿瘤患者时均应进行疼痛筛查。

4.2　疼痛评估应以患者主诉为依据，遵循常规、量化、全面、动态的原则。

4.3　遵医嘱用药应及时、准确、规范，监测镇痛效果并预防不良反应。

4.4　应对患者和主要照顾者进行疼痛相关知识教育。

5　评估

5.1　评估工具

5.1.1　评估工具包括疼痛程度评估工具和全面评估工具。

5.1.2　疼痛程度评估工具

5.1.2.1　自评工具

a) NRS 可用于理解数字并能表达疼痛的患者，将疼痛程度用 0～10 共 11 个数字表示，0 表示无疼痛，10 表示最剧烈的疼痛；数字越大，疼痛程度越重（图 16-1），由患者根据其疼痛程度选择相应的数字。

b) VRS 可用于理解文字并能表达疼痛的患者，根据患者对疼痛程度的表达，将疼痛程度分为 4 级（图 16-1）。无痛；轻度疼痛，有疼痛但可忍受，不影响睡眠；中度疼痛：疼痛明显，不能忍受，要求使用镇痛药物，影响睡眠；重度疼痛：疼痛剧烈，不能忍受，须用镇痛药物，严重影响睡眠。

c) FPS-R 可用于不能理解数字和文字的患者。由患者选择最能表达其疼痛程度的面部表情。

5.1.2.2　他评工具

宜选用成人疼痛行为评估量表（见附表 A），用于不能使用自评工具评估疼痛程度的成人患者。每 1 项按 0～2 评分，总分 0～10 分，数值越大说明疼痛程度越重。

5.1.3　全面评估工具宜选用 BPI（见附表 B）。

5.2　评估时机

5.2.1　入院 8 小时内应对患者疼痛情况进行常规评估，24 小时内进行全面评估。

5.2.2　疼痛控制稳定者，应每日至少进行 1 次常规评估，每 2 周进行 1 次全面评估。

5.2.3　疼痛控制不稳定者，如出现爆发痛、疼痛加重，或剂量滴定过程中应及时评估；如出现新发疼痛、疼痛性质或镇痛方案改变时应进行全面评估。

Note：

5.2.4　应用镇痛药后,应依据给药途径及药物达峰时间评估疼痛程度。

6　护理

6.1　依据疼痛评估情况,宜对患者实施多学科管理的个体化干预。

6.2　应遵医嘱给药,指导患者用药(见附表 C),并监测药物不良反应(见附表 D)。

6.3　可联合应用按摩、正念减压疗法、放松训练、音乐疗法、转移注意力等辅助措施。

6.4　应及时评价镇痛效果。

6.5　应指导患者主动报告疼痛、预防不良反应的方法、阿片类药物取药和贮存的方法,不应自行调整药量。

附表 A　(资料性附录)成人疼痛行为评估量表

项目	数值		
	0	1	2
面部表情	放松	有时皱眉、紧张或淡漠	经常或一直皱眉,扭曲,紧咬
休息状态	安静	有时休息不好,变换体位	长时间休息不好,频繁变换体位
肌张力	放松	增加	僵硬,手指或脚趾屈曲
安抚效果	不需安抚	分散注意力能安抚	分散注意力很难安抚
发声(非气管插管患者)	无异常发声	有时呻吟、哭泣	频繁或持续呻吟、哭泣
通气依从性(气管插管患者)	完全耐受	呛咳,但能耐受	对抗呼吸机

　　注:每项按0~2评分,总分0~10分,数值越大说明疼痛程度越重。

附表 B　(资料性附录)

简明疼痛评估量表(BPI)

患者姓名:_____病案号:_____诊断:_____

评估时间:_____评估医师:_____

1.大多数人一生中都有过疼痛经历(如轻微头痛、扭伤后痛、牙痛)。除这些常见的疼痛外,现在您是否还感到有别的类型的疼痛?

(1)是　(2)否

2.请您在下图中标出您的疼痛部位,并在疼痛最剧烈的部位以"X"标出。

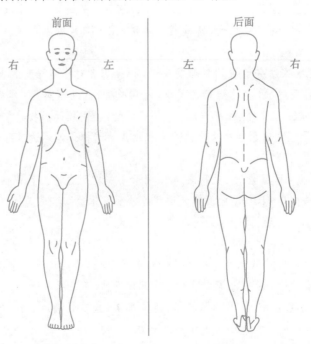

3. 请选择下面的一个数字，以表示过去24小时内您疼痛最剧烈的程度。

0　1　2　3　4　5　6　7　8　9　10

（无痛）　　　　　　　　　　　　（能够想象的最剧烈疼痛）

4. 请选择下面的一个数字，以表示过去24小时内您疼痛最轻微的程度。

0　1　2　3　4　5　6　7　8　9　10

（无痛）　　　　　　　　　　　　（能够想象的最剧烈疼痛）

5. 请选择下面的一个数字，以表示过去24小时内您疼痛的平均程度。

0　1　2　3　4　5　6　7　8　9　10

（无痛）　　　　　　　　　　　　（能够想象的最剧烈疼痛）

6. 请选择下面的一个数字，以表示您目前的疼痛程度。

0　1　2　3　4　5　6　7　8　9　10

（无痛）　　　　　　　　　　　　（能够想象的最剧烈疼痛）

7. 您希望接受何种药物或治疗控制您的疼痛？

_____

8. 在过去的24小时内，由于药物或治疗的作用，您的疼痛缓解了多少？请选择下面的一个百分数，以表示疼痛缓解的程度。

（无缓解）0　10%　20%　30%　40%　50%　60%　70%　80%　90%　100%（完全缓解）

9. 请选择下面的一个数字，以表示过去24小时内疼痛对您的影响。

(1) 对日常生活的影响

0　1　2　3　4　5　6　7　8　9　10

（无影响）　　　　　　　　　　　　（完全影响）

(2) 对情绪的影响

0　1　2　3　4　5　6　7　8　9　10

（无影响）　　　　　　　　　　　　（完全影响）

(3) 对行走能力的影响

0　1　2　3　4　5　6　7　8　9　10

（无影响）　　　　　　　　　　　　（完全影响）

(4) 对日常工作的影响

0　1　2　3　4　5　6　7　8　9　10

（无影响）　　　　　　　　　　　　（完全影响）

(5) 对与他人关系的影响

0　1　2　3　4　5　6　7　8　9　10

（无影响）　　　　　　　　　　　　（完全影响）

(6) 对睡眠的影响

0　1　2　3　4　5　6　7　8　9　10

（无影响）　　　　　　　　　　　　（完全影响）

(7) 对生活兴趣的影响

0　1　2　3　4　5　6　7　8　9　10

（无影响）　　　　　　　　　　　　（完全影响）

附表 C　（资料性附录）常用镇痛类药物使用方法及注意事项

C.1　非甾体抗炎药物

使用方法	注意事项
口服给药	a. 宜饭后服用，指导患者不应空腹用药 b. 不宜同时应用两种或两种以上非甾体抗炎药
静脉给药	静脉注射给药时应缓慢注射
经皮肤给药	a. 应根据疼痛部位大小涂抹药物，并轻轻摩擦，不宜长期大面积使用 b. 药物应涂抹于完整皮肤，避开破损皮肤或伤口
经直肠给药	a. 宜睡前给药 b. 用药前应指导患者排便，取侧卧位，膝部弯曲，放松肛门 c. 栓剂应缓慢推进，栓剂尾端距肛门口约2～5cm为宜 d. 栓剂塞入肛门后应嘱患者保持侧卧位15min。用药后1～2h内不宜排便

Note：

C.2　阿片类药物

使用方法	注意事项
口服给药	a. 缓释阿片类药物应整片（粒）服用，禁掰开、碾碎或咀嚼 b. 即释吗啡，口服给药60min后评价镇痛效果
皮下注射	a. 注射时应避开瘢痕、硬结、水肿部位，计划性更换注射部位 b. 消瘦患者可捏起皮肤，减少进针角度，皮下注射用药30min后应评价镇痛效果
静脉给药	a. 应依据药物镇痛效果及不良反应，遵医嘱控制给药速度 b. 应观察患者意识状态、呼吸及瞳孔变化，有无思睡、嗜睡、呼吸浅慢、瞳孔缩小等过度镇静表现 c. 静脉给药15min后应评价镇痛效果
经皮肤给药	a. 宜选择在完整、平坦的皮肤表面贴用，避开放射治疗部位 b. 应在用药前去除毛发，用清水清洗皮肤，禁用肥皂、油剂或其他刺激性用品 c. 贴剂与皮肤应贴合紧密，更换贴剂时应改变部位 d. 贴剂不应剪切使用，粘贴部位不应接触热源或用力挤压 e. 芬太尼透皮贴剂应每72h更换一次，发热患者不宜使用或遵医嘱缩短贴剂更换时间
PCA泵给药	a. 应保持PCA泵装置处于正常使用状态，妥善固定，管路连接紧密且通畅 b. 应每日评估穿刺点有无红、肿、热、痛、渗液、硬结等表现 c. 应指导患者PCA泵的使用方法及按压间隔时间 d. 应观察PCA泵的按压次数、镇痛效果及药物不良反应

附表D　（资料性附录）阿片类药物常见不良反应的预防及护理

D.1　非甾体抗炎药物

症状	预防及处理
胃肠道毒性	a. 监测高危人群：年龄>60岁、既往有消化道出血、溃疡病史、酗酒史、长期使用大剂量非甾体抗炎药、每日口服保护心脏剂量阿司匹林者，应告知医生谨慎用药 b. 指导患者不宜空腹服用 c. 用药期间应观察有无消化道出血及胃肠道不适症状，如便血、恶心、胀气、疼痛
肝肾毒性	a. 监测高危人群：年龄>60岁、高血压、糖尿病、体液失衡、应用加重肝肾毒性的化疗方案者，应通知医生谨慎用药 b. 用药期间注意监测肝肾功能
心脏毒性	a. 监测高危人群：年龄>60岁、高血压、心血管疾病史者，应通知医生谨慎用药 b. 用药期间应观察有无血压升高、心悸等症状 c. 应用环氧化酶-2抑制剂者，应遵医嘱定期监测血压、心电图、左心室射血分数等，如出现心悸、胸闷等，应告知医生
血液学毒性	a. 监测高危人群：长期应用抗凝药物、出凝血障碍者，应告知医生谨慎用药 b. 用药期间注意监测血小板计数、出凝血功能等
神经系统毒性	a. 指导患者用药后如出现头痛、头晕、眩晕等症状，应及时报告医护人员 b. 出现神经系统症状者，应卧床休息，预防跌倒、坠床等

D.2　阿片类药物

症状	预防及处理
便秘	a. 应每日评估排便情况，及早发现便秘征象 b. 应遵医嘱预防性给予缓泻药物 c. 宜指导患者摄入充足的水分及膳食纤维并适当运动，规律排便，可建议患者在晨起或餐后2h内尝试排便 d. 宜选择腹部顺时针环状按摩、循经按摩配合耳穴贴压、中药穴位贴敷、经皮电刺激等预防便秘 e. 持续便秘者，应排除肠梗阻、肠嵌塞、高钙血症以及其他药物的影响 f. 应依据便秘严重程度，遵医嘱对症处理

续表

症状	预防及处理
恶心呕吐	a. 应指导患者规律排便，初次用药数天内或既往有阿片类药物诱发恶心呕吐者宜遵医嘱预防性使用止吐药物 b. 应评估恶心呕吐的严重程度，遵医嘱对症处理 c. 应观察有无恶心呕吐引起的水电解质紊乱，遵医嘱及时纠正并维持内环境稳定 d. 应做好口腔清洁，呕吐后可根据患者的喜好应用清水、茶叶水、柠檬水、甘草水等维持口腔的舒适感 e. 症状持续 1 周以上，应再次评估，排除放化疗、脑转移、肠梗阻等其他因素导致的恶心呕吐，遵医嘱减少阿片类药物剂量、更换药物或改变用药途径
镇静	a. 应监测高危人群：初次用药、药物剂量大幅度增加、联合应用镇静剂、老年或合并重要脏器功能障碍者 b. 应评估患者的镇静程度、意识状态、呼吸及瞳孔变化。出现镇静加重或思睡、嗜睡等意识改变时，应及时通知医生 c. 出现呼吸抑制症状时，如对躯体刺激无反应，呼吸频率小于 8 次 /min，并出现针尖样瞳孔时，应立即遵医嘱停用阿片类及镇静药物，并给予纳洛酮等解救处理
尿潴留	a. 应监测高危人群：蛛网膜下腔阻滞麻醉术后、前列腺增生症、联合应用镇静剂或老年患者等 b. 应指导患者及时排尿，避免膀胱过度充盈，可采取诱导排尿、热敷会阴部或按摩膀胱区 c. 出现尿潴留者，应遵医嘱导尿，留置导尿管者应执行留置导尿管护理常规
谵妄	a. 监测患者意识状态、认知及精神行为的改变，应及早发现患者谵妄征象 b. 应排除感染、高钙血症、中枢神经系统疾病或使用精神药物等原因引起的谵妄 c. 出现谵妄者应遵医嘱给予减量或停药，同时采取积极措施保证患者的安全 d. 应保持环境安静，避免强光及噪音刺激 e. 应向主要照顾者提供谵妄预防相关知识，及时报告患者谵妄症状
瘙痒	a. 宜保持皮肤清洁，可用清水或无刺激性洗剂清洁皮肤 b. 宜指导患者穿着质地柔软、纯棉内衣，皮肤干燥患者可涂抹无刺激性润肤剂 c. 宜将患者指甲剪短，睡眠时可戴上手套，避免不自主抓伤皮肤 d. 宜评估有无皮肤改变，排除过敏或其他药物引发的瘙痒 e. 应依据瘙痒情况遵医嘱用药处理

附 16-2　晚期老年痴呆症疼痛评估量表

项目	0分	1分	2分	评分
呼吸	正常	偶尔呼吸费力 / 短时期的换气过度	呼吸困难兼发出吵闹声响 / 长时期的换气过度 / 潮式呼吸	
负面的声音表达	没有	偶尔呻吟 / 低沉的声音，带有负面的语气	重复性的叫嚷 / 大声呻吟 / 哭泣	
面部表情	微笑或无表情	难过 / 恐惧 / 皱眉头	愁眉苦脸	
身体语言	轻松	绷紧 / 紧张步伐 / 坐立不安	僵硬 / 紧握拳头 / 膝盖提起 / 拉扯或推开 / 推撞	
可安抚程度	无需安抚	通过分散注意力或触摸、安慰、可安抚患者	通过分散注意力或触摸、安慰，也不可安抚患者	
	观察时间约 5min		总分：	

附 16-3　应用 PCA 泵患者的护理措施

临床上使用的 PCA 泵主要分两大类，一类为电子泵，另一类为机械泵。电子 PCA 泵是装有电子计算机的容量型输液泵；机械 PCA 泵是利用机械弹性原理将储药囊内的药液以设定的稳定速度，恒定地输入患者的体内。

应用 PCA 泵患者的护理措施：

1. 评估患者　基本情况，病情及是否有 PCA 禁忌证（PCA 禁忌证包括：既往曾经对镇痛药物过敏者，患者主观不愿意接受应用 PCA 或无法自己按压键钮给药者，如瘫痪、精神不正常等，既往有吸毒或不良的镇痛药用药史者）等。

2. 设定参数　护士应掌握 PCA 泵的使用方法、参数设定（负荷量、单次给药剂量、背景剂量、锁定时间、单位时间最大剂量）和镇痛药物的特性。负荷量是为了迅速达到镇痛所需要的血药浓度，即最低有效镇痛浓度，使患者迅速达到无痛状态；单次给药剂量是患者每次按压 PCA 泵所给的镇痛药剂量；背景剂量是为减轻患者的操作负担，使血浆镇痛药浓度更为恒定，能够改善镇痛效果；锁定时间是两次用药的时间间隔；单位时间最大剂量是限定单位时间最大使用量，PCA 期间多以 1 小时或 4 小时为间隔。

3. 解释及宣教　应用 PCA 泵前，应对患者及其家属做好关于 PCA 泵的原理、可能出现的不良反应等方面的解释工作，征得患者及其家属的同意后方可应用。对患者及其家属做好关于正确使用 PCA 泵的宣教工作，自控键应由患者选定何时按压，如果患者没有要求帮助，家属和护士不应随意按压。

4. 密切观察并记录　使用期间护士要确保 PCA 泵给药装置的正常运行，如果出现报警，应查明其原因，并及时处理问题和故障。密切观察药量、药物浓度、镇痛效果及其不良反应，定时监测呼吸、血压和脉搏并做好记录。如果患者出现镇痛效果差及镇痛不全，护士应及时通知医生，酌情追加镇痛药。做好穿刺部位的护理，以防发生感染。

附 16-4　缓解疼痛常用的心理疗法

1. 安慰剂治疗　是指形式上采取某种治疗措施，但实际上并没有真正给予会产生效果的治疗，如肌内注射生理盐水。安慰剂是通过患者的信念起作用。一般认为，安慰剂对急性疼痛并伴有焦虑情绪的患者其疗效要优于慢性疼痛患者。另外，如果多次重复使用安慰剂，其有效率会大大降低。

2. 暗示疗法　是通过给患者积极暗示来消除或减轻疾病症状的一种治疗方法。在非对抗的条件下，暗示者通过语言、表情、姿势以及其他符号刺激患者的第 2 信号系统，影响其心理与行为，使其接受暗示者的意见和观点，或者按所暗示的方式去活动。暗示疗法可以帮助疼痛患者解除焦虑不安的情绪，以减轻疼痛，或增强各种镇痛的治疗效果。

3. 催眠疗法　催眠镇痛是最古老的镇痛方法之一。催眠状态是指介于清醒与睡眠之间的一种状态。患者被催眠后，意识范围会缩小，暗示感受性增强，因此医学上常常将暗示和催眠联合应用，甚至作为一种治疗措施。治疗时首先使患者注意力集中并产生视觉疲劳，直至患者想睁开眼睛和举手而不能时，即已进入比较理想的催眠状态，这时施以反复多次的语言暗示，如"你现在已经不痛了"等。在暗示治疗之后，可进一步暗示患者，使之入睡，并自然清醒过来。本方法曾用于某些手术，如分娩、牙科手术等，还用于偏头痛、幻肢痛、烧伤等的镇痛治疗。

4. 松弛疗法与生物反馈疗法

（1）松弛疗法：通过锻炼放松肌肉，缓解血管痉挛，消除紧张焦虑情绪，普遍降低交感神经系统及代谢活性，以达到减轻疼痛的效果。治疗时，首先使患者保持一种舒适自然的坐位或卧位；然后令其依照治疗者的指令，从头到足依次放松全身肌肉，也可以用录音带播放导语指引患者；继之，患者闭目凝神，驱除杂念，平静地呼吸。

（2）生物反馈疗法：目的是提高患者的自我控制自主神经功能的能力，并帮助其更好地摆脱不良情绪。基本方法是用电子仪器将某些生理功能转化为某种声光信号，而患者就是根据这种信号来训练自己。如肌电反馈治疗紧张性头痛，患者取舒适卧位，在额肌插上电极，并戴上能听取肌电转化为声音的耳机,额肌收缩时患者可听到声音,肌肉紧张程度越高,耳机内的声音越高,反之,肌肉松弛时,声音则变低。患者自我训练使声音变低,从而达到放松肌肉缓解紧张性疼痛的目的。

5. 认知疗法(cognitive therapy,CT)　方法简单,易于掌握和操作,备受推崇。具体方法有三种。①意念分散:医务人员以普通问诊的方式,使患者充分发挥自己的想象力,进入一种欣悦境界中。②转化疼痛概念:即帮助患者转化疼痛的含义,根据患者对疼痛特点的描述,启发患者将痛的感觉转化为"压迫感""震动感"和"冷热感"等。③转移注意力:根据病情严重程度,帮助患者集中精力从事某项活动,可以是体育活动、也可以是音乐、美术或其他的娱乐活动,形成疼痛以外的专注力。

6. 行为疗法(behavioral therapy,BT)　目的是减少正加强作用,并增加负加强作用。行为疗法的基本原则包括三方面:①减少对疼痛行为具有正加强作用的因素,通过减少正加强作用来减少患者的疼痛行为;②增加对疼痛行为具有负加强作用的因素;③使上述两方面的改变在疼痛患者的生活中得以维持并巩固。

7. 认知行为疗法(congnitive-behavioral therapy,CBT)　是强调一个人如何想在尽可能大的程度上去决定他如何感觉和行为。CBT 的核心是建立自我控制和自我调节。认知—行为疗法的主要技术包括两方面,改变患者的思想观念和行为状态。具体治疗方法如下:

1)纠正不良认知:①认识自动思维。在激发事件与消极情感反应之间存在着一些思想活动,患者通常未意识到这部分习惯的思维活动,称为"自动思维"。帮助患者认识自动思维的存在和影响。②列举认知歪曲。向患者列举出认知歪曲,可以帮助他提高认知水平和矫正错误思想。③改变极端的信念或原则。④检验假设。帮助患者认识事实,发现自己对事物的认识歪曲和消极片面的态度。⑤积极的自我对话。让患者坚持每天回顾并发现自己的优点或长处,并做记录,也可以让患者针对自己的消极思想提出积极的想法。

2)行为指导:①等级任务安排。应用化整为零的策略,让患者循序渐进,逐步完成若干力所能及的小任务,最后实现完成大任务的预定目标。②日常活动计划。治疗者与患者协商合作,安排一些患者能完成的活动,活动的难度和要求随患者的能力和心情的改善而不断提高。③困难程度和愉快程度的评估技术。让患者填写日常活动记录,在记录旁加上两栏评定,一栏为困难程度评分,另一栏为愉快程度评分。④积极反馈。治疗者为患者提供指导、反馈和正性强化,帮助患者发现问题和分析问题,当患者有困难时给予鼓励,有进步时给予强化。

3)放松和控制注意力的练习:①放松训练。这是一种通过自我调整的训练,由身体放松而引起整个身心放松,从而消除紧张的行为训练技术。要求患者交替收缩或放松自己的骨骼肌,同时体验自身肌肉的紧张和松弛程度,以及有意识地去感受四肢和躯体的松紧、轻重、冷暖的程度,从而取得放松的效果。②注意力训练。注意力转移可以减轻疼痛,首先,告诉患者在某一时间段把注意力集中在某一特定事件上,当患者能够很好地控制注意力时,接下来就要指导患者进行注意力转移。转移注意力的能力对慢性疼痛患者来说非常重要。

8. 群组心理治疗　每小组由 1 名医务人员领导,负责指导小组中每个患者的用药,并鼓励他们每周 1 次报告自己在身体和精神上的改善情况。这种分组治疗的方法是通过与患者讨论有关的自信、自尊和健康等方面的话题,目的是帮助患者更好地适应自身的情况。在治疗中有三种主要方式,分别是支持性治疗、动态心理治疗和认知行为疗法。群组心理治疗对慢性疼痛患者的帮助包括:①确认自身体验;②增强自尊;③减少社交孤立;④提供表达挫败感和表现自信的机会;⑤通过与其他人的感受相比较而增强应对现实的能力;⑥通过帮助他人而获得满足感;⑦教给患者有关疼痛 - 应激循环的知识以及影响慢性疼痛的其他心理和生理因素;⑧学会一系列新的应对技巧;⑨在应激和疼痛治疗中形成适应性的策略;⑩减轻躯体症状。另外,慢性疼痛患者参与群组治疗费用要低于个体治疗的费用,还可以减少患者到医院就诊以及向医务人员电话咨询的次数,从而减轻医疗系统的工作压力。

附 16-5　疼痛控制的标准

疼痛控制标准是疼痛管理中的重要概念，是指导医务人员实施疼痛控制的准则。美国临床实践指南（1992 年）建议，确立患者疼痛程度的控制目标，帮助医务人员、患者及其家属明确疼痛程度的控制目标水平，以此指导患者的疼痛管理，提高疼痛控制的质量和患者的生活质量，促进患者康复。目前不少国家根据自身情况，建立相应的标准，并指导临床实践。下面介绍癌性疼痛控制标准和非癌性疼痛控制标准的一些观点，以供参考。

1. 癌性疼痛的控制标准

（1）WHO 的癌性疼痛控制标准：20 世纪 80 年代，WHO 在提出针对癌症患者的三阶梯止痛方案的同时，提出了对癌性疼痛的控制标准，即要求达到夜间睡眠时、白天休息时、日间活动和工作时无疼痛。这是一个比较明确和完美的目标，但临床实践中有时较难做到。

（2）癌性疼痛"3 个 3"控制标准：近年来逐渐形成并在临床应用的观点是"3 个 3 的标准"，即依据 0～10 分数字评分法，评估疼痛强度<3 分；24 小时内爆发性疼痛次数<3 次；24 小时内需要药物解救的次数<3 次。对于癌性疼痛镇痛的目标，有学者认为"3 个 3 的标准"具有可操作性，在临床中也较容易实现，有利于指导医务人员实施疼痛管理。

（3）癌性疼痛控制的"321 方案"和"331 方案"：随着镇痛理念的不断发展，癌痛控制最新理论为"24 小时及早镇痛"。因此，临床癌痛管理不仅要求能有效控制癌痛，而且要及早控制癌痛。癌痛治疗剂量滴定的第一日尤其关键，疗效迅速稳定的剂量滴定不但可以减轻患者的疼痛症状，还可增加患者对后续癌痛治疗的信心和对医护人员的信任，进而提高患者对肿瘤治疗依从性，缩短住院时间。2016 年中国医学论坛报《癌痛控制新理念：24 小时及早镇痛》提出，"及早镇痛"理念得到临床大多数专家的认可，1/3 以上专家认为癌痛控制越快越好，近 1/3 专家认为应 24 小时内控制癌痛，并提出癌性疼痛控制的"321 方案"和"331 方案"。"321 方案"即评估疼痛强度≤3 分；24 小时内爆发性疼痛次数≤2 次；开始治疗后 24 小时内达到上述标准。"331 方案"即评估疼痛强度≤3 分；24 小时内爆发性疼痛次数≤3 次；开始治疗后 24 小时内达到上述标准。

2. 非癌性疼痛的控制标准

（1）国外研究观点：国外相关学者从 20 世纪 80 年代始对非癌性疼痛的控制标准进行相关的研究。Cleeland 等人的研究发现，在 0～10 分数字评分法的疼痛评估上，当疼痛评分>5 分时，将明显地干扰人体日常的活动功能。近几年来，也有一些学者根据临床研究的结果，提议应该把手术后疼痛程度控制在疼痛评分 5 分以下，当评分>5 分时应给予镇痛处理。Twycross，Leila N M 等的研究显示，疼痛评估不是在 5 分，而是在 4 分这个点上的时候，人体的活动功能就会受到明显的干扰，当在 6 分和 7 分之间的时候会明显影响人的愉悦情绪。另外，也有研究指出，应把疼痛程度管理目标分数规定在 2 分，当评分≥3 分时就应该给予相应的处理。加拿大 McGill 的非癌性控制标准认为，当疼痛程度≤5 分时，护士可在权限范围内使用非药物性镇痛方法，也可以使用药物镇痛，当疼痛程度≥6 分时则必须使用有效药物或有效镇痛方法止痛。目前，国外关于手术后疼痛程度管理目标的程度还不尽一致，但许多国家已根据各自的研究确定了疼痛程度管理目标，并广泛应用于临床。

（2）国内学者推荐标准：赵继军等人的研究小组（2009 年）对术后疼痛控制标准进行了研究，通过对 227 例术后患者的跟踪调查发现，疼痛程度与活动、咳嗽、深呼吸、进食、睡眠、情绪、满意度等因素相关（P<0.05），分析疼痛程度评分与各因素受疼痛影响程度之间的关系，依据 0～10 分数字评分法，发现疼痛评分≥5 分时，疼痛对各因素的影响出现增加趋势。该课题组制定了适用于手术后疼痛程度控制的目标，即当患者术后疼痛评分≥5 分时，临床医务人员应考虑使用有效的镇痛药物对患者进行镇痛治疗；在疼痛评分≤4 分时，则可根据患者的需要，在护士权限范围内采取冷敷、热敷、体位改变、音乐疗法等物理方式去缓解患者的疼痛。

在疼痛临床专业发展时期，由于医生、护士、患者及其家属，他们对于疼痛对身体和心理的危害方面认识不足，或担心镇痛药物的成瘾、依赖、不良反应，或担心医疗费用等一系列问题，因此疼痛控制标准可能还需要一个认识和接受的过程。的确，疼痛的评估主要是依照患者的主诉，而不是其他的客观指标（如年龄、性别、文化程度、民族、宗教等），而患者对疼痛的认识和忍受程度也各有差别，因此疼痛控制的标准是一个相对的目标，也是医务人员参照的工作质量标准。在临床工作中，应根据患者的具体情况进行讨论和决定，如在疼痛处理中，预期使患者的疼痛缓解多少，缓解到什么程度。总而言之，护士应主动关心和处理患者诊疗和疾病全过程中的疼痛问题，使疼痛处理由被动逐步变为主动，将人道主义精神落实在患者疼痛处理的全过程中。

（万丽红）

思 考 题

1. 患者李某，男性，60岁，退休教师，诊断"肺癌晚期"入院，入院后患者诉说胸痛难以忍受，沉默寡言，眉头紧锁，咳嗽频繁并有气喘，难以交流。请思考：

（1）选用哪种评估工具评估该患者的疼痛程度？

（2）应如何掌握该患者疼痛的评估时机？

（3）如何给该患者进行疼痛护理？

2. 患者张某，女性，50岁，确诊为肝低分化腺癌住院。患者述说："静卧时痛，翻身咳嗽时加剧，不能忍受，睡眠受干扰并要求用镇痛药"。请思考：

（1）按WHO的疼痛分级标准进行评估，该患者的疼痛为哪一级？

（2）该患者需要用哪一阶梯镇痛疗法？该阶梯的主要镇痛药物有哪些？

（3）对该患者疼痛控制的推荐标准是什么？

URSING

第十七章

病情观察及危重患者的管理

17章 数字内容

学 习 目 标

- 知识目标：
  1. 能够正确描述病情观察的内容及方法。
  2. 能够正确理解并解释下列概念：意识状态、意识障碍、轻度昏迷、深度昏迷、洗胃、心肺复苏。
  3. 能够正确描述洗胃的注意事项。
  4. 能够描述呼吸心搏骤停的原因。
  5. 能够正确理解洗胃的目的、原则。
  6. 能够正确理解简易呼吸器的操作要点。
  7. 能够正确识别意识障碍的种类。
  8. 能够正确识别心搏骤停的临床表现。
  9. 能够正确理解心肺复苏的注意事项。
- 技能目标：
  1. 能够正确使用格拉斯哥昏迷评分表对患者进行分级。
  2. 能够采用正确的方法进行心肺复苏术。
  3. 能够采用正确的方法进行洗胃法的操作。
  4. 能够采用正确的方法使用简易人工呼吸器。
- 素质目标：
  在对危重患者实施抢救的过程中始终保持认真、专业的态度；全面、准确、高效地完成相应任务。

病情观察（disease observation）是医护人员对患者的病史和现状进行全面系统了解，对病情做出综合判断的过程，是医务人员临床工作的重要内容之一。及时、准确、全面的病情观察可以为诊断、治疗、预防并发症以及护理提供必要的临床依据。

危重患者的特点是病情严重、病情变化快，随时可能出现危及生命的征象。在护理和抢救危重患者的过程中，要求护士必须准确地掌握心肺复苏、吸氧、吸痰、洗胃、自动体外除颤器（automated external defibrillator，AED）使用等基本抢救技术，以及准确、及时进行病情观察和评估的技能。熟悉抢救的基本流程，与医疗团队配合保证抢救工作有效地进行。

第一节　病情观察

导入情景与思考

患者王某，男性，24岁，因"车祸致头部外伤"急诊入院。入院时 T 37℃，P 74 次 /min，R 18 次 /min，BP 113/78mmHg；患者处于睡眠状态，瞳孔等大等圆，对光反射存在，唤其姓名有反应，对日期和地点描述不准确。随后，患者脉搏突然降至 60 次 /min，BP 82/56mmHg，对任何刺激都没有反应。头颅CT 检查示脑挫裂伤，颅内出血，头皮血肿，行急诊开颅手术。术毕返回病房，患者昏迷，已行气管切开，辅助呼吸。

请思考：

1. 患者病情观察的方法包括哪些？

2. 该患者病情出现了什么变化？护理观察的重点有哪些内容？

3. 患者病情观察的意义是什么？

观察是对事物、现象进行仔细查看的过程，是一项系统工程，对患者的观察，应从症状到体征，从生理到精神、心理的全面细致的观察，并且应该贯穿于患者疾病过程的始终。

一、病情观察的概念及意义

病情观察，即医务人员在工作中运用视觉、听觉、嗅觉、触觉等感觉器官及辅助工具来获得患者信息的过程。医务人员对患者的病情观察是一种有意识的、审慎的、连续的过程。因此，需要对从事病情观察的医务人员进行相关的专业性的培训，以保证病情观察及时、全面、系统、准确，为患者的诊疗提供科学依据，促进患者尽快康复。

临床工作中对患者病情观察的主要意义包括以下几个方面：①可以为疾病的诊断、治疗和护理提供基本的临床资料和准确的数据，成为临床决策的依据；②可以有助于判断疾病的发展趋向和转归；③可以及时了解治疗效果和用药后的反应；④可以有助于及时发现危重症患者病情变化的征象等，以便采取有效措施及时处理，防止病情恶化，挽救患者生命。

二、护士应具备的条件

在病情观察中要求医务人员做到：既要认真全面，又要突出重点；既要细致，又要准确及时；护士在对患者的病情观察中要求具有去伪存真、详细分析、反复印证的能力，以便排除干扰，获取正确结果；同时应认真记录观察的内容。因此，护士必须具备一定的医学知识，严谨的工作作风，一丝不苟、高度负责的责任心及敏锐的观察力，要做到"五勤"，即勤巡视、勤观察、勤询问、勤思考、勤记录。通过有目的、有计划的认真仔细观察，及时、准确地掌握和预见病情变化，为危重患者的抢救赢得时间。

三、病情观察的方法

在对患者的病情进行观察时,护士可以运用各种感觉器官,以达到全面准确收集患者资料的目的。此外,护士还可以利用相应的辅助仪器,监测患者病情变化的指标。

1. **视诊(inspection)** 是最基本的检查方法之一,即用视觉来观察患者全身和局部状态的检查方法。视诊可以观察到患者全身的状态,如年龄、性别、营养状况等;从患者入院直至出院,通过连续或间断的观察,可以了解患者的意识状态,面部表情,姿势体位,肢体活动情况,皮肤、呼吸、循环状况,分泌物、排泄物的量、性状以及患者与疾病相关的症状、体征等一系列情况,并随时注意观察患者的反应及病情变化,以便及时调整观察的重点。

2. **听诊(auscultation)** 是利用耳直接或借助听诊器或其他仪器听取患者身体各个部分发出的声音,分析判断声音所代表的不同含义。通过耳可以直接听到患者发出的声音,如听到咳嗽,可以通过咳嗽的不同声音、音调,发生持续的时间,剧烈的程度以及声音的改变来分析患者疾病的状态。借助听诊器可以听到患者的心音、心率、呼吸音、肠鸣音等。

3. **触诊(palpation)** 是通过手的感觉来感知患者身体某部位有无异常的检查方法。例如用触诊来了解所触及体表的温度、湿度、弹性、光滑度、柔软度及脏器的外形、大小、软硬度、移动度和波动感等。

4. **叩诊(percussion)** 是指通过手指叩击或手掌拍击被检查部位体表,使之震动而产生音响,根据所感到的震动和所听到的音响特点来了解被检查部位脏器的大小、形状、位置及密度,如确定肺下界、心界大小、有无腹水及腹水的量等。

5. **嗅诊(smelling)** 是指利用嗅觉来辨别患者的各种气味,判断与其健康状况关系的一种检查方法。患者的气味可以来自皮肤、黏膜、呼吸道、胃肠道以及分泌物、呕吐物、排泄物等。

对患者病情的观察除了以上常用的五种方法外,还可以通过与医生、家属、亲友的交流、床边和书面交接班、阅读病历、检验报告、会诊报告及其他相关资料,获取有关病情的信息,达到对患者疾病全面、细致观察的目的。

四、病情观察的内容

(一)一般情况的观察

1. **发育与体型** 发育状态通常以年龄与智力、体格成长状态(如身高、体重及第二性征)之间的关系来进行综合判断。成人发育正常状态的判断指标常包括:头部的长度为身高的1/8~1/7;胸围约为身高的1/2;双上肢展开的长度约等于身高;坐高约等于下肢的长度。体型(habitus)是身体各部发育的外观表现,包括骨骼、肌肉的成长与脂肪分布的状态等。临床上把成人的体型分为三种。①匀称型(正力型):即身体各部分匀称适中;②瘦长型(无力型):身体瘦长,颈长肩窄,胸廓扁平,腹上角<90°;③矮胖型(超力型):身短粗壮,颈粗肩宽,胸廓宽厚,腹上角>90°。

2. **饮食与营养状态** 饮食在疾病治疗中占重要地位,并在对疾病的诊断、治疗中发挥一定作用。因此应注意观察患者的食欲、食量、进食后反应、饮食习惯,有无特殊嗜好或偏食等情况。营养状态通常可根据皮肤的光泽度、弹性,毛发指甲的润泽程度,皮下脂肪的丰满程度,肌肉的发育状况等综合判断。营养状态与食物的摄入、消化、吸收和代谢等因素有关,是判断机体健康状况、疾病程度以及转归的重要指标之一。

3. **面容与表情** 疾病及情绪变化可引起面容与表情的变化。一般情况下,健康的人表情自然、大方,神态安逸。患病后,通常可表现为痛苦、忧虑、疲惫或烦躁等面容与表情。某些疾病发展到一定程度时,可出现特征性的面容与表情。临床上常见的典型面容包括:

①急性病容:表现为表情痛苦、面颊潮红、呼吸急促、鼻翼扇动、口唇疱疹等,一般见于急性感染

性疾病，如肺炎球菌肺炎的患者。②慢性病容：表现为面色苍白或灰暗，面容憔悴，目光暗淡、消瘦无力等，常见于慢性消耗性疾病，如恶性肿瘤、肝硬化、严重结核病等患者。③二尖瓣面容：表现为双颊紫红，口唇发绀，一般见于风湿性心脏病患者。④贫血面容：表现为面色苍白，唇舌及结膜色淡，表情疲惫乏力，见于各种类型的贫血患者。除了以上这四种典型面容外，临床上还有甲状腺功能亢进面容、满月面容、脱水面容以及面具面容等。

4. 体位　是指身体在休息时所处的状态。临床常见体位有：主动体位、被动体位、强迫体位。患者的体位与疾病有着密切的联系，不同的疾病可使患者采取不同的体位，有时对某些疾病的诊断具有一定意义。如昏迷或极度衰竭的患者，由于不能自行调整或变换肢体的位置，呈被动卧位；胆石症、肠绞痛的患者，在腹痛发作时，常辗转反侧，坐卧不宁，患者常常采用强迫体位。

5. 姿势与步态　姿势即指一个人的举止状态，依靠骨骼、肌肉的紧张度来保持，并受健康状态及精神状态的影响。健康成人躯干端正，肢体动作灵活自如。患病时可以出现特殊的姿势，如腹痛时患者常捧腹而行，腰部扭伤身体的活动度受限，患者保持特定的姿势。步态（gait）是指一个人走动时所表现的姿态，年龄、是否受过训练等因素会影响一个人的步态。常见的异常步态有：蹒跚步态（鸭步）、醉酒步态、共济失调步态、慌张步态、剪刀步态、间歇性跛行和保护性跛行等。

6. 皮肤与黏膜　皮肤、黏膜常可反映某些全身疾病的情况。主要应观察其颜色、温度、湿度、弹性及有无出血、水肿、皮疹、皮下结节、囊肿等情况。如贫血患者，其口唇、结膜、指甲苍白；肺心病、心力衰竭等缺氧患者，其口唇、面颊、鼻尖等部位发绀；热性病皮肤发红；休克患者皮肤湿冷；严重脱水、甲状腺功能减退者，皮肤弹性差；心源性水肿，可表现为下肢和全身水肿；肾性水肿，多于晨起眼睑、颜面水肿。

（二）生命体征的观察

生命体征的观察贯穿于对患者护理的全过程，在患者病情观察中占据重要的地位。体温、脉搏、呼吸、血压均受大脑皮层的控制和神经、体液的调节，保持其相对恒定。当机体患病时，生命体征变化最为敏感，若体温不升多见于大出血休克患者；体温过高排除感染因素外，夏季应考虑是否因中暑所致；脉搏节律改变多为严重心脏病、药物中毒、电解质紊乱等原因所致；出现周期性呼吸困难多为呼吸中枢兴奋性降低引起；收缩压、舒张压持续升高，应警惕发生高血压危象。详细内容见第九章"生命体征的评估与护理"。

（三）意识状态的观察

意识状态（consciousness）是大脑功能活动的综合表现，是对环境的知觉状态。正常人应表现为意识清晰，反应敏捷、准确，语言流畅、准确，思维合理，情感活动正常，对时间、地点、人物的判断力和定向力正常。意识障碍（conscious disturbance）是指个体对外界环境刺激缺乏正常反应的一种精神状态。任何原因引起大脑高级神经中枢功能损害时，都可出现意识障碍。表现为对自身及外界环境的认识及记忆、思维、定向力、知觉、情感等精神活动的不同程度的异常改变。意识障碍一般可分为：

1. 嗜睡（somnolence）　是最轻度的意识障碍。患者处于持续睡眠状态，但能被言语或轻度刺激唤醒，醒后能正确、简单而缓慢地回答问题，但反应迟钝，刺激去除后又很快入睡。

2. 意识模糊（confusion）　其程度较嗜睡深，表现为思维和语言不连贯，对时间、地点、人物的定向力完全或部分发生障碍，可有错觉、幻觉、躁动不安、谵语或精神错乱。

3. 昏睡（stupor）　患者处于熟睡状态，不易唤醒。压迫眶上神经、摇动身体等强刺激可被唤醒，醒后答话含糊或答非所问，停止刺激后即又进入熟睡状态。

4. 昏迷（coma）　是最严重的意识障碍，表现为意识持续的中断或完全丧失，按其程度可分为三种。①轻度昏迷：意识大部分丧失，无自主运动，对声、光刺激无反应，对疼痛刺激（如压迫眶上缘）可有痛苦表情及躲避反应。瞳孔对光反射、角膜反射、眼球运动、吞咽反射、咳嗽反射等可存在。②中度昏迷：对周围事物及各种刺激均无反应，对于剧烈刺激可出现防御反射。角膜反射减弱，

Note:

瞳孔对光反射迟钝，眼球无转动。③深度昏迷：全身肌肉松弛，对各种刺激均无反应。深、浅反射均消失。

护士对意识状态的观察，可根据患者的语言反应，了解其思维、反应、情感活动、定向力等，必要时可通过一些神经反射，如观察瞳孔对光反应、角膜反射、对强刺激（如疼痛）的反应、肢体活动等来判断其有无意识障碍，以及意识障碍程度。临床上还可以使用量表进行评估，常用的如格拉斯哥昏迷评分量表（glasgow coma scale，GCS），对患者的意识障碍及其严重程度进行观察与测定。GCS 包括睁眼反应、语言反应、运动反应三个子项目，使用时分别测量三个子项目并计分，然后再将各个项目的分值相加求其总和，即可得到患者意识障碍程度的客观评分（表 17-1）。GCS 量表总分范围为 3～15 分，15 分表示意识清醒。按意识障碍的差异分为轻、中、重三度，轻度 13～14 分，中度 9～12 分，重度 3～8 分，低于 8 分者为昏迷。在对意识障碍患者进行观察时，同时还应对伴随症状与生命体征、营养、大小便、水电解质、活动和睡眠、血气分析值的变化进行观察。

表 17-1　Glasgow 昏迷量表

子项目	条目状态	分数
睁眼反应 （eyes open）	自发性的睁眼反应	4
	声音刺激有睁眼反应	3
	疼痛刺激有睁眼反应	2
	任何刺激均无睁眼反应	1
语言反应 （verbal response）	对人物、时间、地点等定向问题清楚	5
	对话混淆不清，不能准确回答有关人物、时间、地点等定向问题	4
	言语不流利，但字意可辨	3
	言语模糊不清，字意难辨	2
	任何刺激均无语言反应	1
运动反应 （motor response）	可按指令动作	6
	能确定疼痛部位	5
	对疼痛刺激有肢体退缩反应	4
	疼痛刺激时肢体过屈（去皮质强直）	3
	疼痛刺激时肢体过伸（去大脑强直）	2
	疼痛刺激时无反应	1

知 识 拓 展

意识障碍的评定量表

意识障碍的程度可以用意识障碍的评定量表来测量。目前世界上使用最广的意识障碍评定量表是格拉斯哥昏迷评分量表（Glasgow coma scale，GCS），它是 1974 年由苏格兰格拉斯哥（Glasgow）大学神经科学研究所的 Teasdale、Jennett 提出的，包括睁眼（E）、言语（V）、运动（M）三个子项 15 条，评分从最低 3 分到最高 15 分。之后各国学者根据临床诊治的需要又发展了多个意识障碍和认知障碍的量表，如：Glasgow leige scale（GLS）、full outline of unresponsiveness（FOUR）、reaction level scale（RLS85）、innsbruck coma scale（ICS）等。

（四）瞳孔的观察

瞳孔的变化是许多疾病，尤其是颅内疾病、药物中毒、昏迷等病情变化的一个重要指征。观察瞳孔要注意两侧瞳孔的形状、对称性、边缘、大小及对光反应。

1. 瞳孔的形状、大小和对称性 正常瞳孔呈圆形，位置居中，边缘整齐，两侧等大等圆。瞳孔的形状改变常可因眼科疾病引起。如瞳孔呈椭圆形并伴散大，常见于青光眼等；呈不规则形，常见于虹膜粘连。在自然光线下，正常瞳孔直径为 $2\sim5mm$，调节反射两侧相等。病理情况下，瞳孔的大小可出现变化。①缩小：瞳孔缩小是指直径小于 2mm，如果瞳孔直径小于 1mm 称为针尖样瞳孔；单侧瞳孔缩小常提示同侧小脑幕裂孔疝早期；双侧瞳孔缩小，常见于有机磷农药、氯丙嗪、吗啡等中毒。②变大：瞳孔散大是指瞳孔直径大于 5mm。一侧瞳孔扩大、固定，常提示同侧颅内病变（如颅内血肿、脑肿瘤等）所致的小脑幕裂孔疝的发生；双侧瞳孔散大，常见于颅内压增高、颅脑损伤、颠茄类药物中毒及濒死状态。

2. 对光反应 正常瞳孔对光反应灵敏，并于光亮处瞳孔收缩，昏暗处瞳孔扩大。当瞳孔大小不随光线刺激而变化时，称瞳孔对光反应消失，常见于危重或深昏迷患者。

（五）心理状态的观察

患者的心理状态是一般心理状态和患病时特殊心理状态的整合，如一般心理状态中的注意力、情绪、认知、动机和意志状态，与患病的适应状态的统一。因此应从患者对健康的理解、对疾病的认识、处理和解决问题的能力、对疾病和住院的反应、价值观、信念等方面来观察其语言和非语言行为、思维能力、认知能力、情绪状态、感知情况等是否处于正常状态，是否出现记忆力减退，思维混乱，反应迟钝，语言、行为异常等情况及有无焦虑、恐惧、绝望、忧郁等情绪反应。

（六）特殊检查或药物治疗的观察

1. 特殊检查和治疗后的观察 在临床实际工作中，会对未明确诊断的患者，进行一些常规和特殊的专科检查，如冠状动脉造影、胆囊造影、胃镜、腹腔镜检查、腰穿、胸穿、腹穿和骨穿等。这些检查均会对患者产生不同程度的创伤，护士应重点了解其注意事项，观察生命体征、倾听患者的主诉，防止并发症的发生。如冠状动脉造影后应根据采用的方法对患者的局部止血情况进行观察。由于治疗的需要，患者可能应用引流，应注意观察引流液的性质、颜色、量等；观察引流管是否通畅，有无扭曲、受压、引流不畅的现象，引流袋（瓶）的位置等；锁骨下静脉穿刺后的患者，应注意有无胸闷或呼吸困难；吸氧患者观察缺氧症状有无改善等。

2. 特殊药物治疗患者的观察 药物治疗是临床最常用的治疗方法。护士应注意观察其疗效、副作用及毒性反应。如服用降压药的患者应注意血压的变化；应用止痛药应注意患者疼痛的规律和性质，用药后的效果；如果药物具有成瘾性还应注意使用的间隔等。

（七）其他方面的观察

对患者除了以上的观察内容外，还应该注意观察患者的睡眠情况（详见第七章第一节）以及患者的自理能力。了解患者的自理能力可以有助于护士对患者进行有针对性的护理，同时协助分析患者疾病的状况。可以通过量表的测定来确定患者的自理能力，如用日常生活活动（ADL）能力量表可评定患者生活自理能力，包括生活料理、生活工具使用等。用总的生活能力状态（TLS）评定患者的病残程度。

第二节 危重患者的管理

 ———————————— 导入情景和思考 ————————————

患者王某，女性，76 岁，高血压病史 10 年。活动后胸闷、气喘 1 月余，夜间睡眠中突然感到极度胸闷、气急、大汗、咳嗽、口唇发紫急诊就诊，诊断"急性肺水肿"入院治疗。入院时患者精神欠佳，伴有明显三四征,T 37℃,P 116 次 /min,R 24 次 /min,BP 200/110mmHg;双肺闻及大量湿啰音;血气分析结果示 PaO₂ 4kPa,SaO₂ 50%;患者烦躁不安,担心自己的疾病无法治愈,不能平静接受治疗。病房立即组织医护团队对该患者进行抢救。

请思考:

1. 病房如何组织抢救工作?

2. 常用的抢救药物有哪些?

3. 护理危重患者的措施有哪些?

危重患者是指那些病情严重,随时可发生生命危险的患者。这些患者通常患有多脏器功能不全,病情重而且复杂,病情变化快,随时会有生命危险,故而需要严密的、连续的病情观察和全面的监护与治疗。对危重患者的抢救是医疗、护理的重要任务之一,因此必须做好全面、充分的准备工作,并且需要常备不懈,只有这样才能在遇有急危重患者时,全力以赴,及时地进行抢救,以挽救患者的生命。

急症抢救和重症监护是抢救危重患者两个主要环节。急救医学的任务及工作重点在于现场抢救、运送患者及医院内急诊三部分。重症监护主要以重症监护病房为工作场所,接受由急诊科和院内有关科室转来的危重患者。系统化、科学化的管理是保证成功抢救危重患者的必要条件之一。本节重点介绍一些医院抢救工作的组织管理。

一、抢救工作的组织管理与抢救设备管理

(一)抢救工作的组织管理

抢救工作也是一项系统化的工程,对抢救工作的组织管理是使抢救工作及时、准确、有效进行的保证。

1. **建立责任明确的系统组织结构** 在接到抢救任务时,应立即指定抢救负责人,组成抢救小组,一般可分为全院性和科室(病区)性抢救两种。全院性抢救常用于大型灾难等突发情况,由院长(医疗院长)组织实施,各科室均参与抢救工作。科室内的抢救一般由科主任、护士长负责组织实施,各级医务人员必须听从指挥,在抢救过程中态度要严肃、认真,动作迅速准确,既要分工明确,又要密切配合。抢救时护士可在医生未到之前,根据病情需要,予以适当、及时的紧急处理,如止血、吸氧、吸痰、人工呼吸、胸外心脏按压、建立静脉通道等。

2. **制订抢救方案** 根据患者情况,制订方案,护士应参与抢救方案的制订,使危重患者能及时、迅速得到抢救。护士应根据患者的情况和抢救方案制订出抢救护理计划,明确护理诊断与预期目标,确定护理措施,解决患者现存的或潜在的健康问题。

3. **做好核对工作** 各种急救药物须经两人核对,核对正确方可使用。执行口头医嘱时,须向医生复述一遍,双方确认无误后方可执行,抢救完毕需及时由医生补写医嘱和处方。抢救中各种药物的空安瓿、输液空瓶、输血空瓶(袋)等应集中放置,以便统计和查对。

4. **及时、准确做好各项记录** 一切抢救工作均应做好记录,要求字迹清晰、及时准确、详细全面,且注明执行时间与执行者。做好交接班工作,保证抢救和护理措施的落实。

5. **医护密切配合** 安排护士参加医生组织的查房、会诊、病例讨论,使其熟悉危重患者的病情、重点监测项目及抢救过程,做到心中有数、配合恰当。

6. **抢救室内抢救器械和药品管理** 严格执行"五定"制度,即定数量、定点安置、定专人管理、定期消毒灭菌、定期检查维修,保证抢救时使用;室内物品一律不得外借,值班护士班班交接,并做记录。护士还应熟悉抢救器械的性能和使用方法,并能排除一般故障,保证急救物品完好率。

7. **抢救用物的日常维护** 抢救用物使用后,要及时清理,归还原处,并及时补充,要保持清洁、整齐。如抢救传染病患者,应按传染病要求进行消毒、处理,严格控制交叉感染。

（二）抢救设备管理

急诊室和病区均应设单独抢救室。要求宽敞、整洁、安静、光线充足。在抢救室内应设计环形输液轨道及配置各种急救设备。

1. 抢救床　一般为多功能床，必要时另备木板一块，以备在做胸外心脏按压时使用。

2. 抢救车　应按照要求配置各种急救药品、急救用无菌包以及其他急救用物。

（1）急救药品：各种常用急救药品见表 17-2。

表 17-2　**常用急救药品**

类别	药物
中枢兴奋药	尼可刹米、山梗茶碱（洛贝林）等
升压药	去甲肾上腺素、间羟胺、多巴胺、多巴酚丁胺等
强心剂	去乙酰毛花苷丙（西地兰）等
抗心律失常药	利多卡因、维拉帕米、普鲁卡因酰胺、盐酸胺碘酮片（可达龙）、普罗帕酮（心律平）等
血管扩张药	单硝酸异山梨酯（欣康）、硝酸异山梨酯（异舒吉）、酚妥拉明、硝酸甘油、硝普钠等
平喘药	氨茶碱、多索茶碱
止血药	酚磺乙胺（止血敏）、维生素 K_1、氨甲苯酸（止血芳酸）、垂体后叶素、鱼精蛋白、尖吻蝮蛇血凝酶、白眉蛇毒血凝酶、矛头蝮蛇血凝酶等
止痛镇静药	哌替啶（度冷丁）、苯巴比妥（鲁米那）、氯丙嗪（冬眠灵）、吗啡、丙泊酚等
解毒药	阿托品、碘解磷定、氯解磷定、亚甲蓝（美蓝）等
抗过敏药	异丙嗪、地塞米松、甲泼尼龙等
抗惊厥药	地西泮（安定）、苯巴比妥钠、注射用丙戊酸钠（德巴金）、硫酸镁注射液等
脱水利尿药	20% 甘露醇、呋塞米（速尿）
碱性药	5% 碳酸氢钠
其他	氢化可的松、地塞米松、10% 葡萄糖酸钙、氯化钾、氯化钙、代血浆等

（2）无菌急救包：如腰穿包、胸穿包、腹穿包、心包穿刺包、静脉切开包、气管切开包、缝合包、导尿包等。

（3）一般用物：如各种注射器及针头、输液器及输液针头、输血器及输血针头、开口器、压舌板、舌钳、牙垫、各种型号的医用橡胶手套、各种型号及用途的橡胶或硅胶导管、无菌治疗巾、无菌敷料、皮肤消毒用物等。其他非无菌用物，如治疗盘、血压计、听诊器、手电筒、止血带、玻璃接头、夹板、宽胶布、火柴、酒精灯、多头电源插座等。

3. 抢救仪器设备　如心电图机、洗胃机、呼吸机、除颤仪、吸引器等。

4. 急救器械　应保证各种急救器械的完好，包括给氧系统（氧气筒和 / 或给氧装置或中心供氧系统、加压给氧设备），电动吸引器或中心负压吸引装置，电除颤仪、心脏起搏器、心电监护仪，简易呼吸器、呼吸机，电动洗胃机等。

二、危重患者的护理

对于危重症患者的护理，护士不仅要注重高技术性的护理，同时也不能忽视患者的基础生理需要，它是危重病护理的重要工作内容之一，其目的是满足患者的基本生理功能、基本生活需要、舒适安全的需求，预防压力性损伤、坠积性肺炎、失用性萎缩、退化及静脉血栓形成等并发症的发生。护士应全面、仔细、缜密地观察病情，判断疾病转归。必要时设专人护理，并于护理记录单上详细记录观察结果、治疗经过、护理措施，以供医护人员进一步诊疗、护理时作参考。

（一）危重患者的病情监测

危重患者由于病情危重、病情变化快，因此对其各系统功能进行持续监测可以动态了解患者整体状态、疾病危险程度以及各系统脏器的损害程度,对及时发现病情变化、及时诊断和抢救处理极为重要。危重患者病情监测的内容较多,最基本的是中枢神经系统、循环系统、呼吸系统、肾功能及体温的监测。

1. **中枢神经系统监测**　包括意识水平监测、电生理监测如脑电图、影像学监测如 CT 与 MRI、颅内压测定和脑死亡的判定等。

2. **循环系统监测**　包括心率、心律、无创和有创动脉血压、心电功能和血流动力功能监测如中心静脉压、肺动脉压、肺动脉楔压、心排量及心脏指数等。

3. **呼吸系统监测**　包括呼吸运动、频率、节律、呼吸音、潮气量、无效腔量、呼气压力测定、肺胸顺应性监测;痰液的性质、量、痰培养的结果;血气分析。其中血气分析是较重要的监测手段之一,护士应了解其各项指标的正常值及其意义。

4. **肾功能监测**　肾脏是调节体液的重要器官,它负责保留体内所需物质、排泄代谢产物、维持水电解质平衡及细胞内外渗透压平衡,同时它也是最易受损的器官之一,因而对其功能的监测有重要意义。包括尿量,血、尿钠浓度,血、尿的尿素氮,血尿肌酐、血肌酐清除率测定等。

5. **体温监测**　是一项简便易行、反映病情缓解或恶化的可靠指标,也是代谢率的指标。正常人体温较恒定,当代谢旺盛、感染、创伤、手术后体温多有升高,而危重症或临终患者体温反而下降。

目前临床上重症监护病房中对危重症患者可以依据急性生理学及慢性健康状况评分系统(acute physiology and chronic health evaluation Ⅱ, APACHE Ⅱ)进行病情评定和病死率的预测,并可以客观地制订和修正医疗、护理计划,为提高医疗质量、合理利用医疗资源以及确定最佳出院时机或选择治疗的时间,提供了客观、科学的依据。APACHE Ⅱ分为:A 为"年龄",B 为"有严重器官系统功能不全或免疫损害",C 为"GCS",D 为生理指标,APACHE Ⅱ总分等于 A+B+C+D,具体 A、B、C、D 的评分见附 17-1。

（二）保持呼吸道通畅

清醒患者应鼓励其定时做深呼吸或轻拍背部,以助分泌物咳出。昏迷患者常因咳嗽、吞咽反射减弱或消失,呼吸道分泌物及唾液等积聚喉头,而引起呼吸困难甚至窒息,故应使患者头偏向一侧,及时吸出呼吸道分泌物,保持呼吸道通畅。并通过呼吸咳嗽训练、肺部物理治疗、吸痰等,预防分泌物淤积、坠积性肺炎及肺不张等。

（三）加强临床基础护理

1. **维持清洁**

（1）眼部护理:对眼睑不能自行闭合者应注意眼睛护理,可涂眼药膏或覆盖油性纱布,以防角膜干燥而致溃疡、结膜炎。

（2）口腔护理:保持口腔卫生,增进食欲。对不能经口腔进食者,更应做好口腔护理,防止发生口腔炎症、口腔溃疡、腮腺炎、中耳炎、口臭等。

（3）皮肤护理:危重患者由于长期卧床、大小便失禁、大量出汗、营养不良及应激等因素,有发生压力性损伤的危险。故应加强皮肤护理,做到"六勤一注意",即:勤观察、勤翻身、勤擦洗、勤按摩、勤更换、勤整理,注意交接班。

2. **协助活动**　病情平稳时,应尽早协助患者进行被动肢体运动,每天 2～3 次,轮流将患者的肢体进行伸屈、内收、外展、内旋、外旋等活动,并同时做按摩,以促进血液循环,增加肌肉张力,帮助恢复功能,预防肌腱、韧带退化、肌肉萎缩、关节僵直、静脉血栓形成和足下垂的发生。

3. **补充营养和水分**　危重患者机体分解代谢增强,消耗大,对营养物质的需要量增加,而患者多胃纳不佳,消化功能减退,为保证患者有足够营养和水分,维持体液平衡,应设法增加患者饮食,并协助自理缺陷的患者进食,对不能进食者,可采用鼻饲或完全肠外营养。对大量引流或额外体液丧失等水分丢失较多的患者,应注意补充足够的水分。

4. **维持排泄功能**　协助患者大小便,必要时给予人工通便及在无菌操作下行导尿术。留置尿管者执行尿管护理常规。

5. 保持导管通畅　危重患者身上有时会有多根引流管,应注意妥善固定、安全放置,防止扭曲、受压、堵塞、脱落,保持其通畅,发挥其应有的作用。同时注意严格执行无菌操作技术,防止逆行感染。

6. 确保患者安全　对谵妄、躁动和意识障碍的患者,要注意安全,合理使用保护具,防止意外发生。牙关紧闭、抽搐的患者,可用牙垫、开口器,防止舌咬伤,同时室内光线宜暗,工作人员动作要轻,避免因外界刺激而引起抽搐。准确执行医嘱,确保患者的医疗安全。

（四）危重患者的心理护理

在对危重患者进行抢救的过程中,由于各种因素的影响,会导致患者产生极大的心理压力。这些因素包括:①病情危重而产生对死亡的恐惧;②突然在短时间内丧失对周围环境和个人身体功能的控制,完全依赖于他人;③不断地进行身体检查,甚至触及身体隐私部位;④突然置身于一个完全陌生的环境;⑤治疗仪器所产生的声音、影像、灯光等对患者的刺激;⑥因气管插管和呼吸机治疗而引起的沟通障碍等。患者的家人也会因自己所爱的人的生命受到威胁而经历一系列心理应激反应。因而,心理护理是护士的重要职责之一。护士应做到:

1. 表现出对患者的关心、同情、尊重和接受。态度要和蔼、宽容、诚恳。

2. 在任何操作前向患者做简单、清晰的解释。语言应精练、贴切、易于理解;举止应沉着、稳重;操作应娴熟认真、一丝不苟,给患者充分的信赖感和安全感。

3. 保证与患者有效的沟通,对因人工气道或呼吸机治疗而出现语言沟通障碍者,应与患者建立其他有效的沟通方式,保证与患者的有效沟通。鼓励患者表达他的感受,并让患者了解自己的病情和治疗情况。

4. 鼓励患者参与自我护理活动和治疗方法的选择。

5. 尽可能多地采取"治疗性触摸"。这种触摸可以引起患者注意,传递护士的关心、支持,可以帮助患者明确疼痛部位、确认他们身体部分的完整性和感觉是否存在。

6. 鼓励家属及亲友探视患者,与患者沟通,向患者传递爱、关心与支持。减少环境因素刺激,病室光线宜柔和,夜间减低灯光亮度,使患者有昼夜差别感,防止睡眠剥夺。病室内应安静,尽量降低各种机器发出的噪声,工作人员应做到"四轻",即说话轻、走路轻、操作轻、关门轻。在病室内适当位置悬挂时钟,令患者有时间概念;在操作检查治疗时使用床帘,注意保护患者隐私。

第三节　常用急救技术

 ———————————————————　导入情景与思考　———————————————————

患者刘某,女性,54 岁,"2 小时前误服敌敌畏 50ml 左右"急诊就诊。患者神志不清,双瞳孔针尖大小,烦躁不安,面色苍白,口唇呈紫色,T 36.7℃,P 98 次 /min,R 24 次 /min,BP 131/85mmHg,呼吸急促,双肺呼吸音粗。护士遵医嘱立即给予洗胃。在胃灌洗过程中,患者突然丧失意识,自主呼吸消失,脉搏、血压测不到。护士立即拔除胃管,对患者进行心肺复苏术;抢救 7 分钟后,患者仍然没有恢复大动脉搏动和自主呼吸,医生立即行气管插管辅助呼吸,随后患者心跳和自主呼吸恢复。

请思考:

1. 呼吸停止、心搏骤停的常见原因及临床表现是什么?

2. 心肺复苏术时的注意事项有哪些?

3. 该患者洗胃的目的和注意事项有哪些?

急救的最基本目的就是挽救生命，护士对临床常用急救技术掌握的程度可以直接影响到对急危重患者抢救方案的实施，以及抢救的成败。因此护士必须掌握必要的急救知识与技能。本节主要介绍心肺复苏术、洗胃法和人工呼吸器，其他急救技术，如氧气吸入法、吸痰法详见第九章第四节。

一、心肺复苏术

（一）概述

心肺复苏（cardiopulmonary resuscitation，CPR）是对由于外伤、疾病、中毒、意外低温、淹溺和电击等各种原因，导致呼吸停止、心搏骤停，必须紧急采取重建和促进心脏、呼吸有效功能恢复的一系列措施。

基础生命支持技术（basic life support，BLS）又称为现场急救，是指在事发的现场，对患者实施及时、有效的初步救护，是指专业或非专业人员进行徒手抢救。一旦有意外发生时，可立即做出正确的判断与处理，为急救赢得时间，为患者的进一步治疗奠定基础。国际心肺复苏指南中将美国心脏协会（American Heart Association，AHA）成人生命链分为了院内救治体系和院外救治体系。院外心搏骤停的患者将依赖社区获得救助，非专业救护人员必须识别出心搏骤停、进行呼救、开始心肺复苏并给予除颤，直到专业团队接手；院内心搏骤停的患者依赖于专门的监控系统来预防心搏骤停，一旦发生，应立即启动多学科团队的救治，实施高质量的心肺复苏。

知 识 拓 展

院内心搏骤停（IHCA）与院外心搏骤停（OHCA）生命链

国际心肺复苏指南建议对生存链进行划分，把在院内和院外出现心搏骤停的患者区分开来，确认患者获得救治的不同途径。2020版国际心肺复苏指南的生存链中新增了第六个环节——康复（图17-1）。

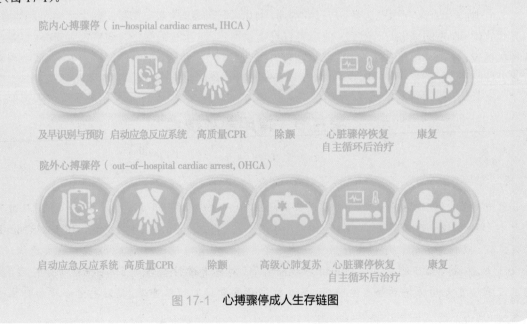

图 17-1　心搏骤停成人生存链图

（二）心搏、呼吸停止的原因及临床表现

1. 原因

（1）意外事件：如遭遇雷击、电击、溺水、自缢、窒息等。

（2）器质性心脏病：如急性广泛性心肌梗死、急性心肌炎等均可导致室速、室颤、Ⅲ度房室传导阻滞的形成而致心脏停搏。

（3）神经系统病变：如脑炎、脑血管意外、脑部外伤等疾病致脑水肿、颅内压增高，严重者可因脑疝发生损害生命中枢致心搏、呼吸停止。

（4）手术和麻醉意外：如麻醉药剂量过大、给药途径有误、术中气管插管不当、心脏手术或术中出血过多致休克等。

（5）水电解质及酸碱平衡紊乱：严重的高血钾和低血钾均可引起心搏骤停；严重的酸碱中毒，可通过血钾的改变最终导致心搏停止。

（6）药物中毒或过敏：如洋地黄类药物中毒、安眠药中毒、化学农药中毒、青霉素过敏等。

2. 临床表现

（1）突然面色死灰、意识丧失：轻摇或轻拍并大声呼叫，观察是否有反应，如确无反应，说明患者意识丧失。

（2）大动脉搏动消失：因颈动脉表浅，且颈部易暴露，一般作为判断的首选部位。颈动脉位于气管与胸锁乳突肌之间，可用示指、中指指端先触及气管正中，男性可先触及喉结，然后滑向颈外侧气管与肌群之间的沟内，触摸有无搏动。其次选股动脉。股动脉位于股三角区，可于腹股沟韧带稍下方触摸有无搏动。由于动脉搏动可能缓慢、不规律，或微弱不易触及，因此，触摸脉搏一般5～10秒。确认摸不到颈动脉或股动脉搏动，即可确定心搏骤停。应注意如对尚有心跳的患者进行胸外心脏按压，会导致严重的并发症。

（3）呼吸停止：应在保持气道开放的情况下进行判断。可通过听有无呼气声或用面颊部靠近患者的口鼻部感觉有无气体逸出，脸转向患者观察胸腹部有无起伏。

（4）瞳孔散大：须注意循环完全停止超过1分钟后才会出现瞳孔散大，且有些患者可始终无瞳孔散大现象，同时药物对瞳孔的改变也有一定影响。

（5）皮肤苍白或发绀：一般以口唇和指甲等末梢处最明显。

（6）心尖搏动及心音消失：听诊无心音。心电图表现为心室颤动或心室停顿，偶尔呈缓慢而无效的心室自主节律（心电-机械分离）。

（7）伤口不出血。

值得强调的是，心搏骤停时虽可出现上述多种临床表现，但其中以意识突然丧失和大动脉搏动消失这两项最为重要，故仅凭这两项即可做出心搏骤停的判断，并立即开始实施BLS技术。由于BLS技术的实施要求必须分秒必争，因此，在临床工作中不能等心搏骤停的各种表现均出现后再行诊断。一定注意不要因听心音、测血压、做心电图而延误宝贵的抢救时间。

（三）心肺复苏术

【目的】

1. 通过实施基础生命支持技术，建立患者的循环、呼吸功能。

2. 保证重要脏器的血液供应，尽快促进心跳、呼吸功能的恢复。

【操作步骤】

步骤	要点与说明
1. 确认现场安全	● 确保现场对施救者和患者均是安全的
2. 识别心搏骤停	● 检查患者有无反应
（1）双手轻拍患者，并在患者耳边大声呼唤	● 即呼吸不正常
（2）无呼吸或仅有喘息	● 触摸脉搏一般不少于5s，不多于10s
（3）10s内同时检查呼吸和脉搏	
3. 启动应急反应系统　呼叫旁人帮忙/（如果适用）通过移动通信设备	● 如在院内第一时间启动院内应急系统；自取或请他人取得AED及急救设备

步骤	要点与说明
4. 启动复苏 （1）如没有正常呼吸，有脉搏，给予人工呼吸，每 6s 1 次呼吸，或每分钟 10 次 （2）无呼吸（或仅有喘息）、无脉搏，启动心肺复苏	• 如果 2min 后，仍未启动应急反应系统，则启动 • 继续人工呼吸：约每 2min 检查一次脉搏，如果没有脉搏，开始心肺复苏
5. 摆放体位 仰卧位于硬板床或地上，如是卧于软床上的患者，其肩背下需垫心脏按压板，去枕、头后仰	• 注意避免随意移动患者；该体位有助于胸外心脏按压的有效性；避免误吸，有助于呼吸
6. 解开衣领口、领带、围巾及腰带	
7. 胸外心脏按压术（单人法） （1）抢救者站在或跪于患者一侧 （2）按压部位及手法：胸部中央（胸骨下半部分，可以两乳头中点为按压点）；定位手掌根部接触患者胸部皮肤，另一手搭在定位手手背上，双手重叠，十指交叉相扣，定位手的 5 个手指翘起（图 17-2）	 • 间接压迫左右心室，以替代心脏的自主收缩；部位应准确，避免偏离胸骨而引起肋骨骨折
（3）按压方法：双肘关节伸直，依靠操作者的体重、肘及臂力，有节律地垂直施加压力；每次按压后迅速放松，放松时手掌根部不离开胸壁，注意胸廓充分回弹（图 17-3） （4）按压深度：成人 5～6cm（即不少于 5cm，也不超过 6cm），儿童、婴儿至少胸部前后径的 1/3，儿童大约 5cm，婴儿大约 4cm	• 按压力量适度，姿势正确，两肘关节固定不动，双肩位于双手臂的正上方施救者必须避免在按压间隙倚靠在患者身上，迅速解除压力，使胸骨自然复位
（5）按压频率：100～120 次/min	• 按压有效性判断：①能扪及大动脉（股、颈动脉）搏动，血压维持在 8kPa（60mmHg）以上；②口唇、面色、甲床等颜色由发绀转为红润；③室颤波由细小变为粗大，甚至恢复窦性心律；④瞳孔随之缩小，有时可有对光反应；⑤呼吸逐渐恢复；⑥昏迷变浅，出现反射或挣扎
8. 人工呼吸 （1）开放气道：清除口腔、气道内分泌物或异物，有义齿者应取下	• 避免误吸，有利于呼吸道畅通，可在胸外心脏按压前快速进行
（2）开放气道方法	
1）仰头提颏法：抢救者一手的小鱼际置于患者前额，用力向后压使其头部后仰，另一手示指、中指置于患者的下颌骨下方，将颏部向前上抬起（图 17-4）	• 使舌根上提，解除舌后坠保持呼吸道畅通 • 注意手指不要压向颏下软组织深处，以免阻塞气道
2）仰头抬颈法：抢救者一手抬起患者颈部，另一手以小鱼际部位置于患者前额，使其头后仰，颈部上托（图 17-5）	• 头、颈部损伤患者禁用
3）双下颌上提法：抢救者双肘置患者头部两侧，持双手示指、中指、无名指放在患者下颌角后方，向上或向后抬起下颌（图 17-6）	• 患者头保持正中位，不能使头后仰，不可左右扭动；适用于怀疑有颈部损伤患者
（3）人工呼吸频率：按压与人工呼吸的比为 30:2	• 给予患者足够的通气，每次须使胸廓隆起
1）口对口人工呼吸法	• 首选方法
①在患者口鼻盖一单层纱布/隔离膜	• 为防止交叉感染
②抢救者用保持患者头后仰的拇指和示指捏住患者鼻孔	• 可防止吹气时气体从口鼻逸出

续表

步骤	要点与说明
③双唇包住患者口部(不留空隙),吹气,使胸廓扩张	
④吹气毕,松开捏鼻孔的手,抢救者头稍抬起,侧转换气,同时注意观察胸部复原情况;呼吸频率:每5～6s一次呼吸(10～12次/min)	• 患者借助肺和胸廓的自行回缩将气体排出;每次吹气时间>1s,或潮气量500～600ml;有效指标:患者胸部起伏,且呼气时听到或感到有气体逸出
2)口对鼻人工呼吸法	
①用仰头抬颏法,同时抢救者用举颏的手将患者口唇闭紧	• 用于口腔严重损伤或牙关紧闭患者 • 防止吹气时气体由口唇逸出
②深吸一口气,双唇包住患者鼻部吹气,吹气的方法同上	• 同口对口人工呼吸法
3)口对口鼻人工呼吸法:抢救者双唇包住患者口鼻部吹气	• 适用于婴幼儿 • 防止吹气时气体由口鼻逸出;吹气时间要短,均匀缓缓吹气,防止气体进入胃部,引起胃膨胀

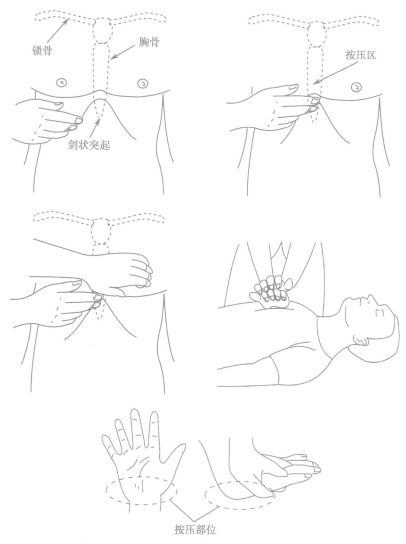

图 17-2　胸外心脏按压定位方法及手法

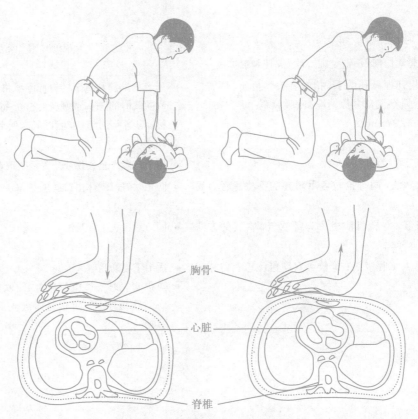

图 17-3 胸外心脏按压的姿势

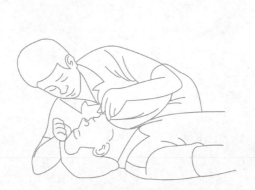

图 17-4 仰头抬颏法

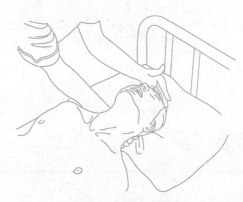

图 17-5 仰头抬颏法

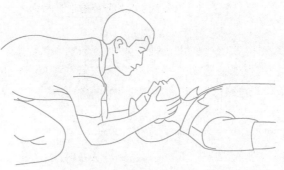

图 17-6 双下颌上提法

【注意事项】

1. 在发现无呼吸或不正常呼吸（喘息样呼吸）的心搏骤停的成人，应立即启动紧急救护系统，立即进行 CPR（图 17-7）。

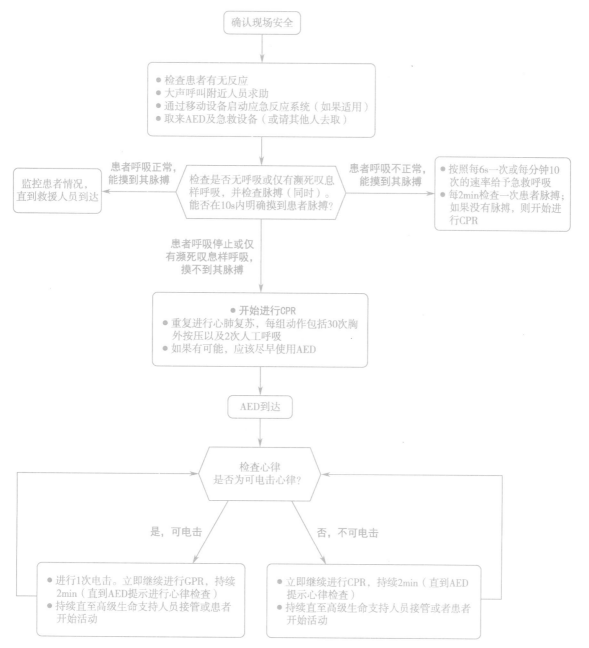

图 17-7　BLS 成人心搏骤停抢救流程图

2. 按压部位要准确，用力合适，以防止胸骨、肋骨压折。严禁按压胸骨角、剑突下及左右胸部。按压力度要适度，过轻达不到效果，过重易造成肋骨骨折、血气胸，甚至肝脾破裂等。按压深度成人 5～6cm，儿童大约 5cm，婴儿 4cm，儿童和婴儿至少为胸部前后径的三分之一，并保证每次按压后胸廓回弹。姿势要正确，注意两臂伸直，两肘关节固定不动，双肩位于双手的正上方。为避免心脏按压时呕吐物逆流至气管，患者头部应适当放低并略偏向一侧。

3. 单一施救者应先开始胸外心脏按压，然后再进行人工呼吸（心肺复苏的顺序是 C-A-B），即先进行 30 次的胸外心脏按压，后做 2 次人工呼吸；尽可能减少按压中的停顿，并避免过度通气。

Note：

4. 按压的频率为 100～120 次 /min。如没有正常呼吸,有脉搏,给予人工呼吸的频率为每 6 秒 1 次呼吸或每分钟 10 次呼吸,并每 2 分钟检查一次脉搏,如果没有脉搏,立即开始心肺复苏术。

二、洗胃法

洗胃(gastric lavage)是将胃管插入患者胃内,反复注入和吸出一定量的溶液,从而达到清除胃内未被吸收的毒物或刺激物的一种灌洗方法。

【目的】

1. **解毒** 清除胃内毒物或刺激物,减少毒物吸收,还可利用不同灌洗液进行中和解毒,用于急性食物或药物中毒。服毒后 4～6 小时内洗胃最有效。

2. **减轻胃黏膜水肿** 幽门梗阻患者饭后常有滞留现象,引起上腹胀满、不适、恶心、呕吐等症状,通过洗胃减轻潴留物对胃黏膜的刺激,减轻胃黏膜水肿、炎症。

【操作前准备】

1. **评估患者并解释**

(1)评估:①患者的年龄、病情、医疗诊断、意识状态、生命体征等;②口鼻黏膜有无损伤,有无活动义齿;③心理状态以及对洗胃的耐受能力、合作程度、知识水平、既往经验等。

(2)向患者及家属解释洗胃的目的、方法、注意事项及配合要点。

2. **患者准备**

(1)了解洗胃的目的、方法、注意事项及配合要点。

(2)取舒适体位。

3. **环境准备** 安静、整洁、光线明亮、温度适宜。

4. **护士准备** 衣帽整洁,修剪指甲,洗手,戴口罩。

5. **用物准备** 根据不同的洗胃方法进行用物准备。

(1)口服催吐法

治疗车上层:治疗盘内置量杯或水杯、压舌板、水温计、弯盘、防水布、洗漱用物(可取自患者处)。

治疗车下层:水桶 2 只,分别盛洗胃液、污水。按医嘱根据毒物性质准备洗胃溶液(表 17-3)。一般用量为 10 000～20 000ml,将洗胃溶液温度调节到 25～38℃范围内为宜。

表 17-3 常用洗胃溶液

毒物种类	常用溶液	禁忌药物
酸性物	镁乳、蛋清水①、牛奶	
碱性物	5% 醋酸、白醋、蛋清水、牛奶	
氰化物	3% 过氧化氢溶液②引吐,1:15 000～1:20 000 高锰酸钾洗胃	
敌敌畏	2%～4% 碳酸氢钠溶液、1% 盐水、1:15 000～1:20 000 高锰酸钾溶液	
1605、1059、4049(乐果)	2%～4% 碳酸氢钠溶液	高锰酸钾③
敌百虫	1% 盐水或清水,1:15 000～1:20 000 高锰酸钾	碱性药物④
DDT(灭害灵)666	温开水或生理盐水洗胃,50% 硫酸镁导泻	油性药物
酚类	50% 硫酸镁导泻,温开水或植物油洗胃至无酚味为止,洗胃后多次服用牛奶、蛋清保护胃黏膜	液体石蜡
河豚、生物碱、毒蕈	1%～3% 鞣酸	
苯酚(石炭酸)	1:15 000～1:20 000 高锰酸钾	
巴比妥类(安眠药)	1:15 000～1:20 000 高锰酸钾,硫酸钠导泻⑤	硫酸镁

续表

毒物种类	常用溶液	禁忌药物
异烟肼（雷米封）	1:15 000～1:20 000 高锰酸钾，硫酸钠导泻	
灭鼠药		
1. 磷化锌	1:15 000～1:20 000 高锰酸钾、0.5% 硫酸铜洗胃、0.5%～1% 硫酸铜⑥溶液每次 10ml，每 5～10min 口服一次，配合用压舌板等刺激舌根引吐	鸡蛋、牛奶、脂肪及其他油类食物⑦
2. 抗凝血类（敌鼠钠等）	催吐、温水洗胃、硫酸钠导泻	碳酸氢钠溶液
3. 有机氟类（氟乙酰胺等）	0.2%～0.5% 氯化钙或淡石灰水洗胃，硫酸钠导泻，饮用豆浆、蛋白水、牛奶等	
发芽马铃薯（龙葵素）	温水、盐水、食用醋、1% 活性炭悬浮液等	

注：①蛋清水可黏附于黏膜表面或创面上，从而起到保护作用，并可减轻患者疼痛。②氧化剂可将化学性毒物氧化，改变其性能，从而减轻或去除其毒性。③ 1605、1509、4049（乐果）等禁用高锰酸钾洗胃，否则可氧化成毒性更强的物质。④敌百虫遇碱性药物进而分解出毒性更强的敌敌畏，其分解过程随碱性的增强和温度的升高而加速。⑤巴比妥类药物采用硫酸钠导泻，是利用其在肠道内形成的高渗透压，而阻止肠道水分和残存的巴比妥类药物的吸收，促其尽早排出体外。硫酸钠对心血管和神经系统没有抑制作用，不会加重巴比妥类药物的中毒。⑥磷化锌中毒时，口服硫酸铜可使其成为无毒的磷化铜沉淀，阻止吸收，并促使其排出体外。⑦磷化锌易溶于油类物质，忌用脂肪性食物，以免促使磷的溶解和吸收。

（2）洗胃机洗胃法

治疗车上层：治疗盘内置无菌洗胃包（内有胃管、镊子、纱布或使用一次性胃管）、防水布、治疗巾、检验标本容器或试管、量杯、水温计、压舌板、弯盘、棉签、50ml 注射器、听诊器、手电筒、液体石蜡、胶布，必要时备张口器、牙垫、舌钳放于治疗碗内。

治疗车下层：水桶 2 只，分别盛洗胃液、污水。洗胃溶液：同口服催吐法。

洗胃设备：全自动洗胃机。

【操作步骤】

步骤	要点与说明
1. 核对　携用物至患者床旁，核对患者姓名、床号、腕带、住院号	• 确认患者
2. 洗胃	
▲口服催吐法	• 用于服毒量少的清醒合作者
（1）体位：协助患者取坐位	
（2）准备：围好围裙、（有义齿者协助取下）、置污物桶于患者坐位前或床旁	
（3）自饮灌洗液：指导患者每次饮液量约 300～500ml	
（4）催吐：自呕和 / 或用压舌板刺激舌根催吐	
（5）结果：反复自饮→催吐，直至吐出的灌洗液澄清无味	• 表示毒物已基本洗干净
▲全自动洗胃机洗胃（图 17-8）	• 能自动、迅速、彻底清除胃内毒物；通过自控电路的控制使电磁阀自动转换动作，分别完成向胃内冲洗药液和吸出胃内容物的过程
（1）操作前检查：通电，检查机器功能完好，并连接各种管道	
（2）插胃管：用液体石蜡润滑胃管前端，润滑插入长度的 1/3；插入长度为前额发际至剑突的距离，由口腔插入约 55～60cm，检测胃管的位置：通过三种检测方法确定胃管确实在胃内（详见第十一章第五节）；固定：用胶布固定胃管	

续表

步骤	要点与说明
（3）连接洗胃管，将已配好的洗胃液倒入水桶内，药管的另一端放入洗胃液桶内，污水管的另一端放入空水桶内，胃管的另一端与已插好的患者胃管相连，调节药量流速	● 药管口必须始终浸没在洗胃液的液面下
（4）吸出胃内容物：按"手吸"键，吸出物送检；再按"自动"键，机器即开始对胃进行自动冲洗，直至洗出液澄清无味为止	● 冲洗时"冲"灯亮，吸引时"吸"灯亮
3.观察　洗胃过程中，随时注意洗出液的性质、颜色、气味、量及患者面色、脉搏、呼吸和血压的变化	● 如患者有腹痛、休克、洗出液呈血性，应立即停止洗胃，采取相应的急救措施
4.拔管　洗毕、反折胃管、拔出	● 防止管内液体误入气管
5.整理　协助患者漱口、洗脸、帮助患者取舒适卧位；整理床单位、清理用物	● 促进患者舒适
6.清洁　自动洗胃机三管（药管、胃管、污水管）同时放入清水中，按"清洗"键，清洗各管腔后，将各管同时取出，待机器内水完全排尽后，按"停机"键关机	● 以免各管道被污物堵塞或腐蚀
7.记录　灌洗液名称、量，洗出液的颜色、气味、性质、量，患者的全身反应	● 幽门梗阻患者洗胃，可在饭后 4～6h 或空腹进行。记录胃内潴留量，便于了解梗阻程度；胃内潴留量＝洗出量－灌入量

【注意事项】

1.首先注意了解患者中毒情况，如患者中毒的时间、途径、毒物种类、性质、量等，来院前是否呕吐。

2.准确掌握洗胃禁忌证和适应证

（1）适应证：非腐蚀性毒物中毒，如有机磷、安眠药、重金属类、生物碱及食物中毒等。

（2）禁忌证：强腐蚀性毒物（如强酸、强碱）中毒、肝硬化伴食管胃底静脉曲张、胸主动脉瘤、近期内有上消化道出血及胃穿孔、胃癌等。患者吞服强酸、强碱等腐蚀性药物，禁忌洗胃，以免造成穿孔。可按医嘱给予药物或迅速给予物理性对抗剂，如牛奶、豆浆、蛋清、米汤等以保护胃黏膜。上消化道溃疡、食管静脉曲张、胃癌等患者一般不洗胃，昏迷患者洗胃应谨慎。

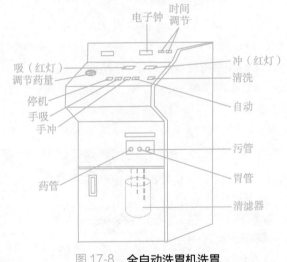

图 17-8　全自动洗胃机洗胃

3.急性中毒病例，应紧急采用口服催吐法，必要时进行洗胃，以减少中毒物的吸收。插管时，动作要轻、快，切勿损伤食管黏膜或误入气管。

4.当中毒物质不明时，洗胃溶液可选用温开水或生理盐水。待毒物性质明确后，再采用对抗剂洗胃。

5.洗胃过程中应随时观察患者的面色、生命体征、意识、瞳孔变化、口腔黏膜、鼻腔黏膜情况及口中气味等。洗胃并发症包括急性胃扩张、胃穿孔、大量低渗液洗胃致水中毒、水电解质紊乱、酸碱平衡失调、昏迷患者误吸或过量胃内液体反流致窒息、迷走神经兴奋致反射性心搏骤停，及时观察并做好相应的急救措施，并做好记录。

6.注意患者的心理状态、合作程度及对康复的信心。向患者讲述操作过程中可能会出现不适，如恶心、呕吐等，希望得到患者的合作；告知患者和家属有误吸的可能与风险，取得理解；向其介绍洗胃后的注意事项，对自服毒物者，耐心劝导，做针对性的心理护理，帮助其改变认知，要为患者保守秘密与隐私，减轻其心理负担。

7.洗胃后注意患者胃内毒物清除状况，中毒症状有无得到缓解或控制。

三、人工呼吸器

使用人工呼吸器（artificial respirator）是进行人工呼吸最有效的方法之一，可通过人工或机械装置产生通气，对无呼吸患者进行强迫通气，对通气障碍的患者进行辅助呼吸，达到增加通气量、改善换气功能、减轻呼吸肌做功的目的。常用于各种原因所致的呼吸停止或呼吸衰竭的抢救及麻醉期间的呼吸管理。

【目的】

1. 维持和增加机体通气量。

2. 纠正威胁生命的低氧血症。

【操作前准备】

1. 评估患者并解释

（1）评估：①患者的年龄、病情、体重、体位、意识状态等；②呼吸状况（频率、节律、深浅度）、呼吸道是否通畅，有无活动义齿等；③心理状况及配合程度。

（2）向患者及家属解释人工呼吸器使用的目的、方法、注意事项及配合要点。

2. 患者准备　患者取仰卧，去枕、头后仰，如有活动义齿应取下；解开领扣、领带及腰带；清除上呼吸道分泌物或呕吐物，保持呼吸道通畅。

3. 护士准备　衣帽整洁，修剪指甲，洗手，戴口罩。

4. 用物准备

治疗车上层：治疗盘内置简易呼吸器（由呼吸囊、呼吸活瓣、面罩及衔接管组成）（图17-9）。

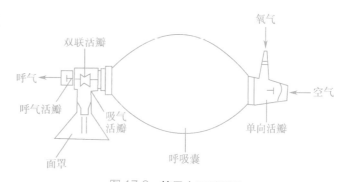

图 17-9　简易人工呼吸器

【操作步骤】

步骤	要点与说明
1. 核对　携用物至患者床旁，核对患者姓名、床号、腕带、住院号	● 确认患者
2. 使用简易呼吸器	● 在未行气管插管建立紧急人工气道的情况下及辅助呼吸机突然出现故障时使用
（1）协助患者采用适当体位：抢救者站于患者头顶处，患者头后仰，托起下颌，扣紧面罩，面罩紧扣口、鼻部	● 避免漏气
（2）挤压呼吸囊：有节律，一次挤压可有 500ml 左右的空气进入肺内；频率保持在 10 次/min	● 使空气或氧气通过吸气活瓣进入患者肺部，放松时，肺部气体随呼气活瓣排出患者若有自主呼吸，应注意与人工呼吸同步，即患者吸气初顺势挤压呼吸囊，达一定潮气量后完全松开气囊，让患者自行完成呼气动作
3. 记录	
4. 用物处理	
（1）做好呼吸器保养	
（2）用物消毒	

【注意事项】

1. 介绍呼吸器使用的目的、方法和必要性，解除恐惧、焦虑心理。

2. 做好卫生宣教工作，保持室内环境卫生。

附 17-1 危重患者 APACHE II 评分表

A. 年龄

≤44 □ 0; 45~54 □ 2; 55~64 □ 3; 65~74 □ 5; ≥75 □ 6　　**A 计分**

B. 有严重器官系统功能不全或免疫损害

非手术或择期手术后	□ 2
不能手术或急诊手术后	□ 5
无上述情况	□ 0

B 计分

GCS 评分	6	5	4	3	2	1
1. 睁眼反应			□自动睁眼	□呼唤睁眼	□刺疼睁眼	□不能睁眼
2. 语言反应		□回答切题	□回答不切题	□答非所问	□只能发音	□不能言语
3. 运动反应	□按吩咐动作	□刺疼能定位	□刺疼能躲避	□刺疼肢体屈曲	□刺疼肢体伸展	□不能活动

GCS 计分=1+2+3　　C 计分=15-GCS

D. 生理指标

生理指标	分值								
	+4	+3	+2	+1	0	+1	+2	+3	+4
1. 体温（腋下）/℃	≥41	39~40.9	38.5~38.9		36~38.4	34~35.9	32~33.9	30~31.9	≤29.9
2. 平均动脉压/mmHg	≥160	130~159	110~129		70~109		50~69		≤49
3. 心率/（次•min⁻¹）	≥180	140~179	110~139		70~109		55~69	40~54	≤39
4. 呼吸频率/（次•min⁻¹）	≥50	35~49	25~34		12~24	10~11	6~9		≤5
5. PaO_2/mmHg（$FiO_2<50\%$）A-aDO_2（$FiO_2>50\%$）	≥500	350~499	200~349		>70 / <200	61~70	55~60		<55
6. 动脉血 pH 血清 HCO_3^-/(mmol•L^{-1})（无血气时用血清 HCO_3）	≥7.7 / ≥52	7.6~7.69 / 41~51.9	7.5~7.59 / 32~40.9		7.33~7.49 / 23~31.9		7.25~7.32 / 18~21.9	7.15~7.24 / 15~17.9	<7.15 / <15
7. 血清 Na^+/(mmol•L^{-1})	≥180	160~179	155~159	150~154	130~149		120~129	111~119	≤110
8. 血清 K^+/(mmol•L^{-1})	≥7	6~6.9		5.5~5.9	3.5~5.4	3~3.4	2.5~2.9		<2.5

D 计分

续表

9. 血清肌酐 Cr/(mg·dl⁻¹)	≥3.5	2~3.4	1.5~1.9		0.6~1.4	<0.6
10. 血细胞比容/%	≥60	50~59.9	46~49.9	30~45.9	20~29.9	<20
11. WBC/L	≥40×10⁹	20~39.9×10⁹	15~19.9×10⁹	3~14.9×10⁹	1~2.9×10⁹	<1×10⁹

D 计分

APACHE Ⅱ 总计分 ＝A+B+C+D

注:1. 数据采集应为患者入 ICU 或抢救开始后 24 小时内最差值。

2. B 项中"不能手术"应理解为由于患者病情危重而不能接受手术治疗者。

3. 严重器官功能不全指 ①心:心功能 Ⅳ 级;②肺:慢性缺氧,阻塞性或限制性通气障碍,运动耐力差;③肾:慢性透析者;④肝:肝硬化,门脉高压,有上消化道出血,肝性脑病,肝功能衰竭史。

4. 免疫损害 如接受放疗、化疗、长期或大量激素治疗,有白血病、淋巴瘤、艾滋病等。

5. D 项中的血压应为平均动脉压 =(收缩压 +2× 舒张压)/3,若有直接动脉压监测则记直接动脉压。

6. 呼吸频率应记录患者的自主呼吸频率。

7. 如果患者是急性肾功能衰竭,则血清肌酐一项分值应在原基础上加倍(×2)。

8. 血清肌酐的单位是 mmol·L⁻¹ 时,与 mg/dl 的对应值如下:

mg·dl⁻¹	3.5	2~3.4	1.5~1.9	0.6~1.4	0.6
mmol·L⁻¹	305	172~304	128~171	53~127	53

（尚少梅）

Note:

思 考 题

1. 患者王某，男性，56岁，急诊入院，于21：50突然昏迷，呼之不应，查体血压测不出，R 5次/min，大动脉搏动消失，呼吸深大、缓慢，口唇发绀，双侧瞳孔等大等圆，直径约2.0mm，对光反射存在，双肺呼吸音低，心音消失。

请思考：

（1）请根据患者目前的状态，分析支持判断患者出现呼吸停止、心搏骤停的临床资料是哪些？如果需要确诊还需要哪些临床资料？

（2）对患者应该监测的内容有哪些？

（3）如果出现心搏骤停应该实施怎样的急救措施？

2. 患者李某，女性，22岁，因感情受挫服用安眠药，被同屋室友发现时已经昏迷不醒，立即将其送往医院，护士及时实施抢救工作。

请思考：

（1）护士应为患者选择哪种合适的洗胃溶液？

（2）在洗胃过程中，护士应重点观察哪些方面？

（3）洗胃过程中，如果洗出液呈血性，护士应如何处理？

NURSING

第十八章

临 终 护 理

18章 数字内容

── 学 习 目 标 ──

知识目标：

1. 能正确理解并解释下列概念：临终关怀、死亡教育、濒死、脑死亡。

2. 能解释临终关怀的理念。

3. 能正确列举临终关怀的组织机构的类别及基本服务项目。

4. 能正确陈述脑死亡的诊断标准。

5. 能正确描述死亡过程各期的表现和特点。

6. 能正确识别临终患者的各个心理反应期。

技能目标：

1. 能用正确的方法对临终患者进行生理及心理评估。

2. 能用正确的方法对临终患者家属进行心理评估。

3. 能根据患者及其家属所处的心理反应期，对其进行恰当的心理护理。

4. 能以正确的方法进行尸体护理。

素质目标：

1. 能尊重临终患者的价值观、文化习俗和个人信仰，为患者及家属提供身心支持，体现人道主义精神。

2. 能充分考虑临终患者及家属权益，保护患者隐私，引导患者建立正确的死亡观。

人生都要经历从生到死的过程。死亡作为一种不可避免的客观存在,是每个人都无法抗拒的命运。临终是人生必然的发展阶段,在人生的最后旅途中最需要的是关爱和帮助。护理人员在临终关怀中发挥着重要的作用,所以应掌握相关的理论知识和技能,了解患者身心两方面的反应,帮助临终患者减轻痛苦以提高其生存质量。引导患者树立正确的死亡观,使其正确面对死亡,并能安详、无痛苦、有尊严、平静地接受死亡;同时护士也需对临终患者的家属给予疏导和安慰,以使其保持良好的身心健康。

第一节　临终关怀

 ──────────── 导入情景与思考 ────────────

患者周某,女性,67岁,3年前确诊为乳腺癌,随后接受了手术、放疗及化疗。近日复查时发现癌症复发,并出现多脏器转移。患者因不堪忍受病痛折磨,要求放弃治疗,早日解脱病痛之苦,希望能够无痛苦、安宁、舒适地度过生命的最后旅程。患者配偶及子女听闻后陷入了难以决断的境地,一方面不忍心患者继续遭受病痛,另一方面无法接受亲属即将离去的事实。在患者的再三要求下,家属决定尊重患者的意愿,在患者出院前,家属向护士咨询临终关怀的相关信息。

请思考:

1. 临终关怀的目的是什么?

2. 临终关怀的理念是什么?

3. 我国临终关怀服务的组织形式有哪些?

4. 临终关怀机构的基本服务项目包括哪些内容?

───

19世纪以来出现的临终关怀是实现人生临终健康的一种重要方式,也是医学人道主义精神的具体体现,是贯穿生命末端全程的、立体式的卫生服务项目。临终关怀作为一种社会文化现象,越来越被社会认可和重视,享受临终关怀是人的一项基本权利。

一、临终关怀的概念和意义

(一)临终关怀及临终关怀学的概念

1. 临终关怀　临终关怀(hospice care)是指由社会各层次人员(护士、医生、社会工作者、志愿者以及政府和慈善团体人士等)组成的团队向疾病终末期患者及其家属提供的包括生理、心理和社会等方面在内的一种全面性支持和照料。其目的在于使临终患者的生命质量得以提高,能够无痛苦、舒适地走完人生的最后旅途,并使家属的身心健康得到维护和增强。我国将临终关怀、舒缓医疗、姑息治疗等统称为安宁疗护。

2. 临终关怀学　是一门探讨临终患者生理、心理特征和为临终患者及其家属提供全面照料的以实践规律为研究内容的新兴学科。根据研究的范围和内容,临终关怀学可分为临终医学、临终护理学、临终心理学、临终关怀伦理学、临终关怀社会学及临终关怀管理学等分支学科。

(二)临终关怀学与护理学的关系

临终关怀学在照料理念上借用了护理学的相关理论和方法,特别是通过临终护理过程中的照护行为,发展了临终关怀学的理论和实践。所以,临终关怀学与护理学既相通又有区别。它们的服务理念和宗旨相同,服务对象同中有异。临终关怀学服务对象是终末期患者及其家属,而护理学的服务对象是全人类,不仅仅包括患者,还包括亚健康人和健康人。另外,两者在服务提供者、服务内容、服务模式方面也不同,临终关怀学是由医生、护士、临终患者家属及亲友、社会工作者、志愿者等以团队形式提供的全方位服务,护理学是由护理人员提供的服务。护理学是临终关怀学的基础,临终关怀学是护理学的发展和延伸,为护理工作开辟了新的服务领域,两者相辅相成、相互促进。

(三)临终关怀的意义

1. 对临终患者的意义 通过对临终患者实施全面照料,使他们的生命得到尊重,疾病症状得以控制,生命质量得到提高,使其在临终时能够无痛苦、安宁、舒适地走完人生的最后旅程。

2. 对患者家属的意义 能够减轻患者家属在亲人临终阶段以及亲人死亡带来的精神痛苦,并可以帮助他们接受亲人死亡的现实,顺利度过居丧期,尽快适应失去亲人的生活,缩短悲伤过程。还可以使家属的权利和尊严得到保护,获得情感支持,保持身心健康。

3. 对医学的意义 临终关怀是以医学人道主义为出发点,以提高人的生命质量为服务宗旨的医学人道主义精神和生物-心理-社会医学模式的具体体现。作为一种新的医疗服务项目,是对现行医疗服务体系的补充。

4. 对社会的意义 临终关怀能反映人类文化的时代水平,它是非物质文化中的信仰、价值观、伦理道德、审美意识、宗教、风俗习惯、社会风气等的集中表现。从优生到优死的发展是人类文明进步和发展的重要标志。

二、临终关怀的发展

古代的临终关怀,在西方可以追溯到中世纪西欧的修道院和济贫院,当时,那里可以作为危重患者及濒死的朝圣者、旅游者得到照料的场所,使其得到最后的安宁。在中国可以追溯到两千多年前的春秋战国时期祖国医学中的临终关怀思想。

现代的临终关怀创始于 20 世纪 60 年代,创始人是英国的桑德斯(D. C. Saunders)。1967 年桑德斯博士在英国的伦敦郊区创办了圣克里斯多弗临终关怀院(St. Christopher's Hospice),这是世界上第一家现代临终关怀院,桑德斯博士为促进全世界临终关怀运动的发展作出了卓越的贡献。

在圣克里斯多弗临终关怀院的影响和带领下,临终关怀运动在英国得到迅速的发展,20 世纪 80 年代中期,英国的各种类型的临终关怀服务机构已发展到 600 多个,其中独立的临终关怀机构达 160 余家。

现代的临终关怀院在世界各国相继建立,近二三十年临终关怀在世界范围内有了长足的发展。根据 WHO 发布的调查数据,2017 年世界范围内已成立了超过 25 000 个提供临终关怀服务机构。当今世界上比较有名的临终关怀院有英国的圣克里斯多弗临终关怀院和威林关怀院、俄罗斯的拉合塔关怀院以及我国的北京松堂关怀医院、香港地区的白普里宁养中心等。

中国临终关怀服务首先在台湾和香港地区得到了一定的发展。1988 年 7 月,天津医学院(现天津医科大学)在黄天中博士的资助下,成立了中国内地第一个临终关怀研究机构。中国临终关怀的起步是从天津医学院临终关怀研究中心的成立开始的,该中心由崔以泰教授创建并任主任。1988 年 10 月,在上海诞生了中国第一家机构型临终关怀医院——南汇护理院(现为上海浦东新区老年医院)。这些都标志着我国已跻身于世界临终关怀研究与实践的行列。自天津医学院临床关怀研究中心成立以来,中国的临终关怀事业的发展大体经历了三个阶段,即理论引进和研究起步阶段、宣传普及和专业培训阶段及学术研究和临床实践全面发展阶段。我国的临终关怀事业正在朝着理论深入化、教育普及化、实施适宜化和管理规范化方面发展。2006 年 4 月中国生命关怀协会在人民大会堂宣告成立,旨在协助政府有关部门开展临终关怀的立法和政策研究,实施行业规范化管理,推进临终关怀学的标准化、规范化、科学化、系统化的发展。协会的成立标志着中国的临终关怀事业迈出了历史性一步,是我国临终关怀事业的里程碑。2017 年 9 月发布的《国家卫生计生委办公厅关于开展安宁疗护试点工作的通知》,确定了全国第一批安宁疗护工作试点市(区)在北京市海淀区、

Note:

吉林省长春市、上海市普陀区、河南省洛阳市和四川省德阳市启动。2019 年 12 月《国家卫生健康委办公厅关于开展第二批安宁疗护试点工作的通知》确定了上海市和北京市西城区等 71 个市（区）启动第二批试点。试点项目推动了科学化、专业化、规范化及标准化的临终关怀服务体系的建立和实施。

三、临终关怀的研究内容

1. 临终患者及家属的需求

（1）临终患者的需求：包括生理、心理及社会方面的需求。鼓励患者表达在临终阶段的各方面需求，有助于护理人员为其提供人性化的临终关怀，维护其人格和尊严，满足其合理要求。

（2）临终患者家属的需求：包括家属对临终患者的治疗和护理要求、心理需求及为其提供殡葬服务等。家属既是临终患者的主要照护者，也是临终关怀的服务对象。倾听家属的需求并向其提供支持服务，有助于减轻临终家庭的心理、生理和社会压力。

2. 临终患者的全面照护　包括患者医疗护理、生活护理、心理护理，尤其应注意控制临终患者的疼痛，并给予相应的心理照护。心理照护要求恰当应用沟通技巧与患者建立信任关系，以了解患者的需求和促进其临终意愿表达，此过程可借鉴国外常用的 COMFORT 沟通模型和 SAGE&THYME 沟通模型，详见表 18-1 和表 18-2。COMFORT 沟通模型已成为美国肿瘤科护士沟通技巧培训的课程之一，SAGE&THYME 沟通模型也被融合到医疗沟通课程中，在改善癌症治疗中的临终沟通效果方面显示出积极影响。临终关怀的核心是控制疼痛及其他主要的不适，如恶心、呕吐、便秘、食欲减退、口腔炎、吞咽困难、焦虑、抑郁、意识障碍、惊厥及呼吸困难等，这些不适时刻困扰着患者并使他们产生焦虑甚至恐惧。

表 18-1　COMFORT 沟通模型

要素	内容
沟通（Communication）	倾听患者的疾病故事，了解患者和家属的需求
方向和机会（Orientation and Opportunity）	评估健康素养和理解文化背景
有意识的出现（Mindful presence）	主动倾听，意识到自我照顾的需要
家庭（Family）	观察家庭沟通方式，认识家属的沟通方式，满足家属的不同需求
开放（Openings）	确定患者／家属的关键点，找到相似点，建立信任关系
相关（Relating）	给予患者／家属多方面支持，将护理与生活质量领域联系起来
团队（Team）	多学科团队合作

表 18-2　SAGE&THYME 沟通模型

要素	内容
环境（Setting）	创造一个安静、保护隐私的环境
提问（Ask）	提出问题"请问你在担心什么事情吗？"
汇总（Gather）	汇总各种担忧的问题
同理心（Empathy）	回应"原来你有许多担忧的问题"
谈（Talk）	询问患者得到谁的帮助和交流

Note:

续表

要素	内容
帮助（Help）	这些人做了哪些有帮助的事
你（You）	询问患者"你觉得怎么做会有帮助"
我（Me）	询问患者自己可以帮助他做些什么
结束（End）	总结和结束沟通

3. 临终患者家属的照护 主要是为其提供情感支持。家属作为临终患者的主要照护者和主要社会支持来源，其心理状态极大地影响着患者的生活质量。家属在长期照护临终患者的过程中，易产生心理应激状态和焦虑、抑郁等不良情绪。临终关怀服务在为患者提供照护的同时，还要为家属提供社会支持，以增强其自我效能，强化积极感受。

4. 死亡教育 死亡教育是探讨生与死的教学过程，是运用与死亡有关的医学、护理学、心理学及精神、经济、法律、伦理学等知识对人们进行教育，帮助人们树立正确的生死观、生命价值观、生命伦理观，使受教育者更加珍爱生命、欣赏生命、减少盲目的轻生和不必要的死亡，并正确对待和接受死亡。死亡教育内容包括一切涉及濒死与死亡问题的知识与领域，分为三大类，即死亡的本质、对待濒死和死亡的态度与情绪、对残疾与濒死的调适处理。死亡教育的对象包括临终患者及其家属。对临终患者进行死亡教育的目的是帮助临终患者消除对死亡的恐惧，学习"准备死亡、面对死亡、接受死亡"。对临终患者家属进行死亡教育的目的是帮助他们适应患者病情的变化和死亡，帮助他们缩短哀伤过程，认识自身继续生存的社会意义和价值。

5. 临终关怀模式 临终关怀模式是临终关怀工作对临终关怀的总体观点、态度以及提供照护的标准和形式。临终关怀模式是在医学模式的基础上形成和发展的。随着世界临终关怀运动的发展，现代的"临终关怀模式"逐渐形成和发展为"多学科 - 整体性 - 姑息照护模式"。应该指出的是，由于东西方文化的不同导致患者对死亡的态度存在着很大差异，这种差异决定了中国的临终关怀应具有中国的特色。因此，探讨适合我国国情的临终关怀模式和特点，并从社会学角度寻求因地制宜地开展临终关怀工作的途径成为临终关怀研究的重要内容之一。

6. 其他 包括研究临终关怀机构所采用的医疗体系；临终关怀工作人员应遵循的医疗护理原则；临终关怀机构的管理、实施的研究与实践；临终关怀工作人员的构成与培训；临终关怀与其他学科的关系；临终关怀与社会发展的关系等。

四、临终关怀的理念和组织形式

（一）临终关怀的理念

1. 以照料为中心 临终关怀是针对各种疾病晚期、治疗不再生效、生命即将结束者进行的照护，一般在死亡前3～6个月实施临终关怀。对这些患者不是通过治疗疾病使其免于死亡，而是通过对其全面的身心照料，提供临终前适度的姑息性治疗是以舒适为目的的治疗，控制症状，减轻痛苦，消除焦虑、恐惧，获得心理、社会支持，使其得到最后的安宁。因此，临终关怀是从以治愈（cure）为主的治疗转变为以对症为主的照料（care）。

2. 维护人的尊严和权利 实行人道主义，使临终患者在人生的最后历程同样得到热情的照顾和关怀，体现生命的价值、生存的意义和尊严。医护人员应注意维护和保持患者作为人的价值、尊严和权利，在临终照料中应允许患者保留原有的生活方式，尽量满足其合理要求，维护患者个人隐私和权利，鼓励患者参与医护方案的制订等。尊重生命的尊严及尊重濒死患者的权利，充分体现了临终关怀的宗旨。预立医疗照护计划（advance care planning）是临终关怀的重要内容之一，它充分体现了对临终患者权利的维护，是指医护人员与患者、家属共同参与讨论患者未来医疗和照护偏好，以帮助患者在疾病终末期或慢性疾病期间接受符合其价值观、意愿的医疗照护。

3. 提高临终患者生命质量 临终关怀不以延长临终患者的生存时间为目的，而以提高临终阶段的生存质量为宗旨。对濒死患者的生命质量的照料是临终关怀的重要环节，减轻痛苦使生命品质得到提高，为临终患者提供一个安适的、有意义的、有希望的生活，在可控制的病痛下与家人共度温暖时光，使患者在人生的最后阶段能够体验到人间的温情。

4. 加强死亡教育以使其接纳死亡 临终关怀将死亡视为生命的一部分，承认生命是有限的，死亡是一个必然的过程。虽然医务人员已经尽力对患者进行了治疗和护理，但仍不可避免地有患者因疾病不能治愈而死亡。临终关怀强调把健康教育和死亡教育结合起来，从正确理解生命的完整与本质入手，完善人生观，增强健康意识，教育临终患者把生命的有效价值和生命的高质量两者真正统一起来，善始善终，以健全的身心走完人生的最后旅程。

5. 提供全面的整体照护 也就是全方位、全程服务，需要由经过专业培训的医生、护士、药剂师、理疗师、心理咨询师等多学科人员组成的临终关怀团队合作完成。包括对临终患者的生理、心理、社会等方面给予关心和照护，为患者提供 24 小时护理服务，照护时也要关心患者家属，既为患者提供生前照护又为死者家属提供居丧照料。

（二）临终关怀的组织形式

当前，世界范围内临终关怀的机构和服务形式呈现多样化、本土化的特点。英国的临终关怀服务以住院照料方式为主，即注重临终关怀院的发展。美国则以家庭临终关怀方式为主，即注重社区居家服务的发展。近年来，我国也大力推进了临终关怀机构的建设。据不完全统计，截至 2018 年全国提供临终关怀等服务的老年（关怀）医院共计 7 791 家，护理院 289 家。我国的临终关怀服务组织形式有以下几种：

1. 独立的临终关怀院 是指不隶属于任何医疗、护理或其他医疗保健服务机构的临终关怀服务机构。具有医疗、护理设备，一定的娱乐设施，家庭化的危重病房设置，提供适合临终关怀的陪护制度，并配备一定数量和质量的专业人员，为临终患者提供临终服务，如北京的松堂关怀医院、香港的白普里宁养中心、上海浦东新区老年医院等。

2. 附设临终关怀机构 又称机构内设的临终关怀项目，属于非独立性临终关怀机构，是指在医院、养老院、护理院、社区卫生保健中心等机构中设置的"临终关怀病区""临终关怀病房""临终关怀单元"或"附属临终关怀院"等。附设的临终关怀机构是最常见的临终关怀服务机构类型。主要为临终患者提供医疗、护理及生活照料。如北京的中国医学科学院肿瘤医院的"温馨病房"、天津医科大学肿瘤医院关怀科、四川大学华西第四医院姑息关怀科等。临终关怀病房和病区分为综合病种的临终关怀病房和专为癌症患者设立的临终关怀病房。

3. 居家式临终关怀 也称为居家照护（home care），是临终关怀基本服务方式之一，指不愿意离开自己家的临终患者，也可以得到临终关怀服务。医护人员根据临终患者的病情每日或每周进行数次访视，并提供临终照料。在医护人员的指导下，由患者家属做基本的日常照料，在家里照顾患者，使他们能感受到亲人的关心和体贴，从而减轻生理上和心理上的痛苦，最后安宁舒适地离开人间。

4. 癌症患者俱乐部 这是一个具有临终关怀性质的群众性自发组织，而不是医疗机构。其宗旨是促进癌症患者互相关怀、互相帮助，愉快地度过生命的最后旅程。

五、临终关怀机构的基本服务项目

在临终关怀比较发达的国家和地区，临终关怀机构必须有临终关怀"执照"和"许可证"，在颁发证书前需要验证临终关怀机构的基本服务项目，即核心服务的能力是否符合条件。美国基于医院的附设临终关怀项目发展迅速，根据医院资源临终关怀服务可分为初级、二级和三级照护模式，不同级别的照护模式有不同形式的临终关怀服务。初级照护模式由医生和其他保健专业人员提供基本的照护技能。二级照护模式由临床专家和组织提供专业的咨询和照护。三级照护模式由教学医院和学术中心对疑难病例进行实践、研究和教学。临终关怀机构的基本服务项目包括：

1. 姑息性医疗照护　临终关怀机构必须拥有一定数量的专业技术人员和设备，能够有效地控制和缓解临终患者的疼痛、吞咽困难及便秘等不适症状，能够为临终患者提供常规的姑息性医疗照护以满足患者的不同需要。

2. 临终护理　临终护理是采用姑息护理、心理护理以及社会支持等理论和技术为临终患者及家属提供全面的照护，从而达到让临终患者和家属接纳死亡并提高患者临终阶段的生命质量的最终目标。一般临终关怀机构必须拥有一定数量的经过专门培训的专业护士。

3. 临终心理咨询和辅导　临终关怀机构的基本服务项目还包括对临终患者和家属提供临终心理咨询和辅导，对其进行心理和精神上的关怀。

4. 临终关怀社会服务　又称临终社会支持，是临终关怀机构的基本职能之一。包括对临终患者以及家属的社会支持；在临终患者接受照护过程中所得到的各种社会支持以及临终患者去世一年内向其家属所提供的居丧照护。

知 识 拓 展

舒缓治疗

　　舒缓治疗（palliative care）又称姑息治疗。依据世界卫生组织（WHO）的定义，舒缓治疗是指为无治疗希望的终末期患者提供积极的、人性化的服务，主要通过控制疼痛、缓解患者身心方面的不适症状和提供心理、社会和心灵上的支持，为患者和家属赢得尽可能好的生活质量。舒缓治疗体现了人类对生命的尊重和珍惜，让人生的最后一段旅途过得舒适、有尊严和少痛苦。舒缓治疗是临终关怀服务中主要的治疗手段，但并不仅限于临终关怀服务，也可用于长期照护等医疗卫生服务模式中。舒缓治疗的主要服务对象之一是癌症晚期患者，服务重点是改善癌症晚期患者的生活质量，减轻其躯体上的痛苦与情绪上的困扰。

第二节　濒死与死亡

导入情景与思考

　　患者王某，女性，56 岁，突发意识丧失、伴有全身性抽搐送至急诊就诊。由于错过了最佳治疗时机，经积极抢救血压只能维持在 80/60mmHg 左右，撤去人工呼吸机后无自主呼吸，瞳孔散大、固定，对光反射消失。结合其他临床表现，医生宣布患者目前处于脑死亡状态。在充分告知患者病情及生还希望后，家属仍不愿意放弃治疗，表示："只要患者能在机器的维持下，还有心跳与呼吸，就将不惜一切代价维持患者的生命"。

　　请思考：

　　1. 脑死亡的诊断标准是什么？

　　2. 濒死期的主要特点是什么？

　　3. 进入生物学死亡期后，相继出现的尸冷、尸斑、尸僵及尸体腐败等现象有哪些特点？

　　临终护理应以死亡学的知识为基础。护理人员只有熟悉和掌握死亡的概念、死亡过程的分期及各分期不同的特征，才能更好地在感情上支持、行为上关怀临终患者，为临终患者提供优质的护理服务。

一、濒死与死亡的定义

濒死（dying）即临终，指患者在已接受治疗性或姑息性治疗后，虽然意识清醒，但病情加速恶化，各种迹象显示生命即将终结。

濒死阶段和整个生命过程相比是很短暂的，和数十年的生存经历相比，也不过是几个月、几天、几小时甚至是几分钟。这个阶段又称为"死程"，原则上属于死亡的一部分，但由于其有可逆性，故不属于死亡，但在死亡学中却占有重要地位，因此濒死生理、濒死心理及濒死体验等一直是医护工作者、临终关怀学家和死亡学家所关注和研究的对象。

传统的死亡（death）概念是指心肺功能的停止。1968年，在世界第22次医学大会上，美国哈佛医学院特设委员会发表报告，提出了新的死亡概念，即脑死亡（brain death），又称全脑死亡，包括大脑、中脑、小脑和脑干的不可逆死亡。

二、死亡的标准

将心跳、呼吸的永久性停止作为判断死亡的标准在医学上已经沿袭了数千年，但心跳、呼吸停止的人并非必死无疑，在临床上可以通过及时有效的心脏起搏、心内注射药物和心肺复苏等技术使部分人恢复心跳和呼吸而使其生命得以挽救。心脏移植术的开展使得心脏死亡理论不再对整体死亡构成威胁，人工呼吸机的应用，使停止呼吸的人也可能再度恢复呼吸，由此可见，心跳和呼吸的停止已不能作为判断死亡的标准。为此，各国医学专家一直在探讨死亡的新定义和新的判断标准。目前一般认为，死亡是指机体作为一个整体的功能的永久停止，但这并不意味各器官组织均同时死亡。随着现代医学科学的进展和科学实践的进一步开展，近年来医学专家探索出了新的死亡定义及标准。

1968年美国哈佛医学院将"脑功能不可逆性丧失"作为新的死亡标准，并制订了世界上第一个脑死亡的诊断标准，指出不可逆的脑死亡是生命活动结束的象征。其诊断标准有四点。

1. 无感受性和反应性（unreceptivity and unresponsiticity） 对刺激完全无反应，即使剧痛刺激也不能引出反应。

2. 无运动、无呼吸（no movements or breathing） 观察1小时后撤去人工呼吸机3分钟仍无自主呼吸。

3. 无反射（no reflexes） 瞳孔散大、固定，对光反射消失；无吞咽反射；无角膜反射；无咽反射和跟腱反射。

4. 脑电波平坦（EEG flat）。

上述四条标准24小时内多次复查后结果无变化，并应当排除两种情况，即体温过低（<32.2℃）和刚服用过巴比妥类药物等中枢神经系统抑制剂的影响，其结果才有意义，即可宣告死亡。

同年，WHO建立了国际医学科学组织委员会，也提出了类似脑死亡的四条诊断标准：① 对环境失去一切反应，完全无反射和肌肉活动；② 停止自主呼吸；③ 动脉压下降；④ 脑电图平直。

死亡的概念正在逐渐从心跳、呼吸的停止过渡到中枢神经系统功能的完全丧失，这是医学界一次意义重大的观念转变。但脑死亡的判断是一个严肃、细致和专业技术性很强的过程，按脑死亡标准对患者实施脑死亡的诊断，必须依靠具有专业特长的临床医生根据病情及辅助检查结果，并依据法律规定来作出。

脑死亡作为死亡判断标准在我国尚未立法。

我国经过多年的研究与实践于2009年完善和修订了《成人脑死亡判定标准（2009版）》。2012年3月，国家卫生部批准首都医科大学宣武医院为国家脑损伤质控评价中心，该中心于2013年制定了《脑死亡判定标准与技术规范（成人质控版）》，作为医学行业标准将推动我国脑死亡判定工作有序、

Note:

规范地开展。2018 年,国家脑损伤质控评价中心以 5 年临床实践为基础,以病例质控分析结果为依据,结合专家委员会的意见对其进行了修改和完善,推出《中国成人脑死亡判定标准与操作规范(第二版)》。

三、死亡过程的分期

大量医学科学和临床资料表明,死亡不是生命的骤然结束,而是一个从量变到质变的过程。医学上一般将死亡分为三期:濒死期、临床死亡期及生物学死亡期。

(一)濒死期

濒死期(agonal stage)又称临终期,是临床死亡前主要生命器官功能极度衰弱、逐渐趋向停止的时期。此期的主要特点是中枢神经系统脑干以上部位的功能处于深度抑制状态或丧失,而脑干功能依然存在。表现为意识模糊或丧失,各种反射减弱或逐渐消失,肌张力减退或消失。循环系统功能减退,心跳减弱,血压下降,患者表现为四肢发绀,皮肤湿冷。呼吸系统功能进行性减退,表现为呼吸微弱,出现潮式呼吸或间断呼吸。代谢障碍,肠蠕动逐渐停止。感觉消失,视力下降。各种迹象表明生命即将终结,是死亡过程的开始阶段。但某些猝死患者可不经过此期而直接进入临床死亡期。

(二)临床死亡期

临床死亡期(clinical death stage)是临床上判断死亡的标准,此期中枢神经系统的抑制过程已由大脑皮层扩散到皮层以下部位,延髓处于极度抑制状态。表现为心跳、呼吸完全停止,各种反射消失,瞳孔散大,但各种组织细胞仍有微弱而短暂的代谢活动。此期一般持续 5~6 分钟,若得到及时有效的抢救治疗,生命有复苏的可能。若超过这个时间,大脑将发生不可逆的变化。但大量的临床资料证明,在低温条件下,临床死亡期可延长至 1 小时或更久。

(三)生物学死亡期

生物学死亡期(biological death stage)是指全身器官、组织、细胞生命活动停止,也称细胞死亡(cellular death)。此期从大脑皮层开始,整个中枢神经系统及各器官新陈代谢完全停止,并出现不可逆变化,整个机体无任何复苏的可能。随着生物学死亡期的进展,相继出现尸冷、尸斑、尸僵及尸体腐败等现象。

1. **尸冷** 是死亡后最先发生的尸体现象。死亡后因体内产热停止,散热继续,故尸体温度逐渐下降,称尸冷(algor mortis)。死亡后尸体温度的下降有一定规律,一般情况下死亡后 10 小时内尸温下降速度约为每小时 1℃,10 小时后为每小时 0.5℃,大约 24 小时左右,尸温与环境温度相同。测量尸温常以直肠温度为标准。

2. **尸斑** 死亡后由于血液循环停止及地心引力的作用,血液向身体的最低部位坠积,皮肤呈现暗红色斑块或条纹状,称尸斑(livor mortis)。一般尸斑出现的时间是死亡后 2~4 小时,最易发生于尸体的最低部位。若患者死亡时为侧卧位,则应将其转为仰卧位,以防脸部颜色改变。

3. **尸僵** 尸体肌肉僵硬,关节固定称为尸僵(rigor mortis)。三磷酸腺苷(ATP)学说认为死后肌肉中 ATP 不断分解而不能再合成,致使肌肉收缩,尸体变硬。尸僵首先从小块肌肉开始,表现为先从咬肌、颈肌开始,向下至躯干、上肢和下肢。尸僵一般在死后 1~3 小时开始出现,4~6 小时扩展到全身,12~16 小时发展至最硬,24 小时后尸僵开始减弱,肌肉逐渐变软,称为尸僵缓解。

4. **尸体腐败** 死亡后机体组织的蛋白质、脂肪和碳水化合物因腐败细菌作用而分解的过程称为尸体腐败(postmortem decomposition)。常见表现有尸臭、尸绿等,一般死后 24 小时先在右下腹出现,逐渐扩展至全腹,最后波及全身。

第三节　临终患者及家属的护理

对临终患者及家属的护理应体现出护理的关怀和照顾,用护士的责任心、爱心、细心、耐心、同情心,以尊重生命、尊重患者的尊严及权利为宗旨,了解患者和家属的合理需求并给予满足,对他们表示理解和关爱,营造安详和谐的环境氛围,使临终患者及家属获得帮助和支持。

一、临终患者的生理评估及护理

(一)临终患者的生理评估

1. 肌肉张力丧失　表现为大小便失禁,吞咽困难,无法维持良好舒适的功能体位,肢体软弱无力,不能进行自主躯体活动,呈希氏面容,即面肌消瘦、面部呈铅灰色、下颌下垂、嘴微张、眼眶凹陷、双眼半睁、目光呆滞。

2. 循环功能减退　表现为皮肤苍白、湿冷,大量出汗,体表发凉,四肢发绀、斑点,脉搏弱而快,不规则或测不出,血压降低或测不出,心率出现紊乱。

3. 胃肠道蠕动减弱　表现为恶心、呕吐、食欲减退、腹胀、便秘或腹泻、口干、脱水、体重减轻。

4. 呼吸功能减退　表现为呼吸频率不规则,呼吸深度由深变浅,出现鼻翼呼吸、经口呼吸、潮式呼吸,由于分泌物无法或无力咳出,出现痰鸣音或鼾声呼吸。

5. 知觉改变　表现为视觉逐渐减退,由视觉模糊发展到只有光感,最后视力消失。眼睑干燥,分泌物增多。听觉常是人体最后消失的一个感觉。

6. 意识改变　若病变未侵犯中枢神经系统,患者可始终保持神志清醒;若病变在脑部,则很快出现嗜睡、意识模糊、昏睡或昏迷等,有的患者表现为谵妄及定向障碍。

7. 疼痛　大部分的临终患者主诉全身不适或疼痛,表现为烦躁不安,血压及心率改变,呼吸变快或变慢,瞳孔散大,大声呻吟,出现疼痛面容,即五官扭曲、眉头紧锁、眼睛睁大或紧闭、双眼无神、咬牙等。

(二)临终患者的身体护理

1. 改善呼吸功能

(1)提供安静、舒适、洁净、温湿度适宜的环境,保持室内空气清新,定时通风换气。

(2)神志清醒者可采用半坐卧位,以患者自觉舒适为原则;昏迷者可采用仰卧位头偏向一侧或侧卧位,防止呼吸道分泌物误入气管引起窒息或肺部并发症。

(3)保持呼吸道通畅:拍背协助排痰,应用雾化吸入,必要时使用吸引器吸出痰液。

(4)根据呼吸困难程度给予氧气吸入,纠正缺氧状态,改善呼吸功能。

2. 减轻疼痛

(1)评估和观察:护士应注意评估和观察患者疼痛的性质、部位、程度、持续时间、伴随症状、发作规律及心理反应,进行动态的连续评估并记录疼痛控制情况。

(2)稳定情绪、转移注意力:"没有疼痛地离去"是所有临终患者的愿望。护理人员应采用同情、安慰、鼓励等方法与患者进行沟通交流,稳定患者情绪,并适当引导使其转移注意力,从而减轻疼痛。

(3)协助患者选择减轻疼痛的最有效方法:若患者选择药物止痛,可采用 WHO 推荐的三步阶梯疗法控制疼痛。注意观察用药后的反应,把握好用药的阶段,选择恰当的剂量和给药方式,达到控制疼痛的目的。

(4)使用其他止痛的方法:临床上常选用音乐疗法、按摩、放松术,外周神经阻断术、针灸疗法、生物反馈法等。

3. 促进患者舒适

(1)维持良好、舒适的体位:建立翻身卡,定时翻身,避免局部长期受压,促进血液循环,防止压力性损伤发生。对有压力性损伤发生风险的患者,应尽量避免采用易产生剪切力的体位。

(2)加强皮肤护理:对于大小便失禁者,注意会阴、肛门周围的皮肤清洁,保持干燥,必要时留置导尿管;大量出汗时,应及时擦洗干净,勤换衣裤,并保持床单位清洁、干燥、平整、无渣屑。

(3)加强口腔护理:护士每天要仔细检查患者的口腔黏膜是否干燥或疼痛,观察是否有可提示念珠菌感染的特征性的粘连性白斑和成片红色的粗糙黏膜。在晨起、餐后和睡前协助患者漱口,保持口腔清洁卫生;口唇干裂者可涂液体石蜡;有溃疡或真菌感染者酌情涂药;口唇干燥者可适量喂水,也可用湿棉签湿润口唇或用湿纱布覆盖口唇。对于口腔卫生状况较差并且感觉有明显疼痛者,可用稀释的利多卡因和氯己定含漱剂清洗口腔。

(4)保暖:患者四肢冰冷不适时,应加强保暖,必要时给予热水袋,水温应低于50℃,防止烫伤。

4. 加强营养,增进食欲

(1)主动向临终患者及家属解释恶心、呕吐的原因,以减轻其焦虑心理,获得心理支持,出现前驱症状时协助患者取坐位或侧卧位,预防误吸、呕血。

(2)依据患者的饮食习惯调整饮食,尽量创造条件增加患者的食欲。注意食物的色、香、味,尝试新的花样,少量多餐。应给予高蛋白、高热量、易于消化的饮食,并鼓励患者多吃新鲜的水果和蔬菜。

(3)创造良好的进食环境,稳定患者情绪。

(4)给予流质或半流质饮食,便于患者吞咽,必要时采用鼻饲或完全肠外营养,保证患者的营养供给。

5. 减轻感知觉改变的影响

(1)提供舒适的环境:临终患者所居住的环境应安静,空气清新,保持通风,有一定的保暖设施,适当的照明,以避免临终患者因视觉模糊产生害怕、恐惧心理,增加其安全感。

(2)眼部的护理:对神志清醒的临终患者的眼部护理,可以用清洁的温湿毛巾或温湿棉签将眼睛的分泌物和皮屑等从内眦向外眦进行清洁。为防止交叉感染应使用两条毛巾或一条毛巾的不同部位,分别擦洗双眼。对有分泌物粘着结痂的眼睛,可用温湿毛巾或棉球、纱布等浸生理盐水或淡盐水进行湿敷,直至黏结的分泌物或痂皮变软后,再轻轻将其洗去。注意勿损伤皮肤、黏膜和结膜,并禁忌用肥皂水洗眼。如果患者处于昏迷状态,患者眨眼动作会减少或消失,角膜反射亦会减弱或消失,若长时间眼睑不闭合,会导致眼干燥,且灰尘或混有微生物的尘埃会落入眼睛,造成结膜溃疡或发炎。因此,对昏迷患者,除清洁眼睛外还要保持眼睛湿润,可以用刺激性小的眼药膏敷在裸露的角膜上,如涂红霉素、金霉素眼膏或覆盖凡士林纱布,以保护角膜,防止角膜干燥发生溃疡或结膜炎。

(3)听觉是临终患者最后消失的感觉,因此,护理人员在与患者交谈时语调应柔和,语言要清晰,也可采用触摸患者的非语言沟通方式,让临终患者感到即使在生命的最后时刻也并不孤独。

6. 观察病情变化

(1)密切观察患者的生命体征、疼痛、瞳孔、意识状态等。

(2)监测心、肺、脑、肝、肾等重要脏器的功能。

(3)观察治疗反应与效果。

7. 做好延续性护理

患者出院后,护理照料仍需一直系统地在门诊或家里持续进行,这种做法就是延续性护理,也是临终护理的技能之一。在进行家庭护理时需要做好病情控制工作,即对患者有可能出现的失眠、疼痛、恶心、呕吐、便秘、幻想等症状进行医疗和护理控制。同时,护理人员应采用恰当的沟通技巧与患者建立信任关系,引导患者面对和接受疾病状况,帮助患者应对情绪反应,鼓励患者和家属参与,尊重患者的意愿做出决策,使其以平和的心态度过生命终期,从而舒适、安详、有尊严地离世。

二、临终患者的心理评估及护理

（一）临终患者的心理评估

临终患者接近死亡时会产生十分复杂的心理和行为反应。护士应及时评估临终患者的心理需求，同情和关爱患者，倾听患者的诉说，满足临终患者的心理需求。

多年来，很多西方研究者在探讨临终患者的心理状况时最常引用的是美国医学博士布勒·罗斯（Dr.Kubler Ross）将身患绝症患者从获知病情到临终整个阶段的心理反应过程总结为五个阶段：

1. 否认期（denial） 患者得知自己患不治之症时表现出震惊与否认，他们常说的话是："不，不是我！"或"这不是真的！一定是搞错了！"患者不承认自己患了绝症或者是病情恶化，认为这可能是医生的误诊。他们常常怀着侥幸的心理到处求医以期推翻诊断。事实上，否认是为了暂时逃避残酷的现实对自己所产生的强烈压迫感，此反应是患者所采取的一种心理防御机制，旨在有较多的时间调整自己去面对死亡。此期是个体得知自己即将死亡后的第一个反应，对这种心理应激的适应时间长短因人而异，大部分患者几乎都能很快停止否认，而有的患者直到迫近死亡仍处于否认期。

2. 愤怒期（anger） 当临终患者对其病情的否定无法保持下去，而有关自己疾病的坏消息被证实时，患者出现的心理反应是气愤、暴怒和嫉妒。进入此阶段的患者表现出生气、愤怒、怨恨的情绪，患者常会愤愤地想："为什么是我？""我为何这么倒霉？"处于此期的患者常常迁怒于家属及医护人员或责怪不公平，常常怨天尤人，经常无缘无故地摔打东西，抱怨家属对他照顾不够，对医护人员的治疗和护理百般挑剔，甚至无端地指责或辱骂别人，以发泄他们的苦闷与无奈。

3. 协议期（bargaining） 愤怒的心理消失后，患者开始接受自己已患绝症的现实。他们常常会表示："假如你给我一年时间，我会……"此期患者已承认存在的事实，希望能发生奇迹。患者为了尽量延长生命，希望有好的治疗方法，并会做出许多承诺作为延长生命的交换条件。处于此阶段的患者对生存还抱有希望，也肯努力配合治疗。此阶段持续时间不如前两个阶段明显。协议期的心理反应，实际上是一种延缓死亡的乞求，是人的生命本能和生存欲望的体现。临终患者在经历"否认"和"愤怒"阶段之后，就会千方百计地寻求延长生命的方法，或是希望免受死亡的痛苦与不适。这是一种自然的心理发展过程。

4. 忧郁期（depression） 经历了前三个阶段之后，临终患者的身体更加虚弱，病情更加恶化，这时他们的气愤或暴怒，都会被一种巨大的失落感所取代。"好吧，那就是我！"当患者发现身体状况日趋恶化、讨价还价无效后会产生一系列心理反应，表现为悲伤、情绪低落、退缩、沉默、抑郁和绝望。患者会体验到一种准备后事的悲哀，此阶段他们希望与亲朋好友见面，希望亲人、家属每时每刻陪伴在身旁。处于抑郁期的患者主要表现为对周围事物的淡漠，语言减少，反应迟钝，对任何东西均不感兴趣。临终患者的抑郁心理表现，对于他们实现在安详和宁静中死去是有益的，因为只有经历过内心剧痛和抑郁的人，才能达到"接纳"死亡的境界。

5. 接受期（acceptance） "好吧，既然是我，那就去面对吧。""我准备好了。"患者会感到自己已经竭尽全力，没有什么悲哀和痛苦了，于是开始接受即将面临死亡的事实。此阶段患者相当平静，表现出惊人的坦然，他们不再抱怨命运，喜欢独处，睡眠时间增加，情感减退。

布勒·罗斯认为临终患者心理发展过程的五个阶段并非完全按顺序发生和发展，这个心理发展过程具有较大的个体差异性。有的可以提前，有的可以推后，甚至有的可以重合，各阶段持续时间长短也不同。因此，在实际工作中，护士应根据个体的实际情况进行具体的分析与处理。

（二）临终患者的心理护理

1. 否认期

（1）护理人员应具有真诚、忠实的态度，不要轻易揭露患者的防御机制，也不要欺骗患者。应坦诚温和地回答患者对病情的询问，并注意保持与其他医护人员及家属对患者病情说法的一致性。

Note:

（2）注意维持患者适当的希望，应根据患者对其病情的认识程度进行沟通，耐心倾听患者的诉说，在沟通中注意因势利导，循循善诱，实施正确的人生观、死亡观的教育，使患者逐步面对现实。

（3）经常陪伴在患者身旁，注意非语言交流技巧的使用，多利用身体触摸去表达关怀和亲密的感觉，如轻抚面和手、拍拍肩膀等。合理应用倾听技巧，尽量满足患者心理方面的需求，使他们感受到护理人员给予的温暖和关怀，有时即使静静地守在患者的身边也能表达对患者的关爱。

（4）对临终患者进行护理时，关注点将不再是护理技术是否高超、姿态是否优美等，而护理品质将成为关注的焦点，这是非常重要的，为患者提供体贴入微的护理，真正体现了"护理不仅是一门科学，也是一门艺术"。

2. 愤怒期

（1）护理人员此期一定要有爱心、耐心，认真地倾听患者的倾诉，应将患者的发怒看成是一种有益健康的正常行为，允许患者以发怒、抱怨、不合作行为来宣泄其内心的不满、恐惧，同时应注意预防意外事件的发生。

（2）给患者提供表达或发泄内心情感的适宜环境，并加以必要的心理疏导，帮助其渡过心理难关，避免其过久地停留于否认阶段而延误必要的治疗。

（3）做好患者家属和朋友的工作，让其给予患者更多的关爱、理解、同情和宽容。

3. 协议期

（1）护士应积极主动地关心和指导患者，加强护理，尽量满足患者的需要。使患者更好地配合治疗，以减轻痛苦，控制症状。

（2）为了不让患者失望，对于患者提出的各种合理要求，护士应尽可能地予以答应，以满足患者的心理需求。最重要的还是给予患者更多的关爱。

（3）护理人员应鼓励患者说出内心的感受，尊重患者的信仰，积极教育和引导患者，减轻患者的压力。

4. 忧郁期

（1）护士应多给予患者同情和照顾、鼓励和支持，使其增强信心。

（2）护士应经常陪伴患者，允许其以不同的方式发泄情感，如忧伤、哭泣等。

（3）创造舒适环境，鼓励患者保持自我形象和尊严。

（4）尽量取得社会方面的支持，给予精神上的安慰，安排亲朋好友见面，并尽量让家属多陪伴在其身旁。

（5）密切观察患者，注意心理疏导和合理的死亡教育，预防患者的自杀倾向。

5. 接受期

（1）护士应积极主动地帮助患者了却未完成的心愿，继续给予关心和支持。

（2）尊重患者，不要强迫与其交谈。

（3）给予临终患者安静、舒适的环境，减少外界干扰。

（4）认真、细致做好临终护理，使患者平静、安详、有尊严地离开人间。

三、临终患者家属的护理

在临终关怀中，患者家属不仅承担着照顾患者的角色，而且也是医护人员的服务对象。医护人员在做好临终患者护理的同时，也要做好对临终患者家属的关怀照顾工作。

（一）临终患者家属的心理反应

临终患者家属一般都很难接受亲人濒临死亡的事实，家属从患者生病到濒死阶段直至死亡，也有着非常复杂的心理反应，他们也和患者一样会经历否认、愤怒、讨价还价、忧郁等阶段。临终患者

常给家属带来生理、心理和社会方面的压力。家属在情感上难以接受即将失去亲人的现实,常会出现以下心理及行为方面的改变:

1. 个人需要的推迟或放弃 一人生病,牵动全家,尤其是临终患者的治疗支出,更会造成家庭经济条件的改变、平静生活的冲击、精神支柱的倒塌等。家庭成员在考虑整个家庭的状况后,会对自我角色和承担的责任进行调整,如面临的升学、就业等。

2. 家庭中角色的调整与再适应 家庭重新调整有关成员的角色,如慈母兼严父、长姐如母、长兄如父等以保持家庭的相对稳定。

3. 压力增加,社会交往减少 家属在照料临终患者期间,因精神的悲伤,体力、财力的消耗,而感到心力交瘁,可能会对患者产生欲其生,又欲其死,以免连累全家的矛盾心理,这也常引起家属的内疚与罪恶感。长期照料患者减少了与其他亲人或朋友间的社会交往,再加上传统文化的影响,大多数人倾向于对患者隐瞒病情,避免其知晓后产生不良后果而加速其病情的发展,因此既要压抑自我的悲伤,又要努力地隐瞒病情,此时家属的心理压力会更大,因为他们不能与患者分享内心的悲伤感受,谈论有关死亡的感觉或彼此安慰鼓励,反而要在患者面前掩饰自己内心真实的情感,抑制自己的悲伤,更加重了患者家属的身心压力。

临终患者家属的心理行为反应与患者临终的历程密切相关。临终患者的病情有可能很快急转直下,也可能慢慢延续很长时间,或时好时坏,起伏波动。时间的长短对家属在照护临终患者时的心理反应影响很大。如果临终患者的死亡适时来到,患者的家属已做好心理准备;如果死亡一再拖延,家属哀痛过久,心理负担加大,反而会感到挫伤,以及因劳累过度而感到身心疲惫;如果临终时间较短,死亡来得过快或突然死亡,家属会感到措手不及,完全没有心理准备,家属的内心会觉得愧疚,总感到还应为亲人多做些事情,此时可能会产生责怪或怀疑医护人员的疏忽,而产生复杂的心理反应和行为。

(二)临终患者家属的护理

1. 满足家属照顾患者的需要 1986 年,费尔斯特(Ferszt)和霍克(Houck)提出临终患者家属主要有以下七个方面的需要:

(1)了解患者病情、照顾等相关问题的发展。

(2)了解临终关怀医疗小组中,哪些人会照顾患者。

(3)参与患者的日常照顾。

(4)确认患者受到临终关怀医疗小组良好照顾。

(5)被关怀与支持。

(6)了解患者死后的相关事宜(后事的处理)。

(7)了解有关资源:经济补助、社会资源、义工团体等。

2. 鼓励家属表达感情 护理人员要注意与家属沟通,建立良好的关系,取得家属的信任。与家属交流时,尽量提供安静、隐私的环境,耐心倾听,鼓励家属说出内心的感受及遇到的困难,积极解释临终患者生理、心理变化的原因和治疗护理情况,减少家属疑虑。对家属过激的言行给予容忍和谅解,避免纠纷的发生。

3. 指导家属对患者进行生活照顾 鼓励家属参与患者的照护活动,如计划的制订、生活护理等。护理人员对患者家属应耐心指导、解释、示范有关的护理技术,使其在照料亲人的过程中获得心理慰藉,同时也减轻患者的孤独情绪。

4. 协助维持家庭的完整性 协助家属在医院环境中,安排日常的家庭活动,以增进患者的心理调适,保持家庭完整性,如共进晚餐,看电视等。

5. 满足家属本身生理、心理和社会方面的需求 护理人员对家属要多关心体贴,帮助安排陪伴期间的生活,尽量解决其实际困难。

第四节　死亡后的护理

死亡后护理包括死亡后的尸体护理和死亡后家属的护理。做好尸体护理既是对死者的同情和尊重，也是对家属最大的心理安慰。尸体护理（postmortem care）是对临终患者实施整体护理的最后步骤，也是临终关怀的重要内容之一。尸体护理应在确认患者死亡，医生开具死亡诊断书后尽快进行，这样既可减少对其他患者的影响，也可防止尸体僵硬。在尸体护理过程中，应尊重死者和家属的民族习惯和要求，护理人员应以唯物主义的死亡观和严肃认真的态度尽心尽责地做好尸体护理工作及对死者家属的心理疏导和支持工作。

一、尸体护理

【目的】

1. 使尸体清洁，维护良好的尸体外观，易于辨认。

2. 安慰家属，减少哀痛。

【操作前准备】

1. 评估并解释

（1）评估：接到医生开出的死亡通知后，进行再次核实。评估患者的诊断、治疗、抢救过程、死亡原因及时间；尸体清洁程度、有无伤口、引流管等；死者家属对死亡的态度。

（2）解释：通知死者家属并向丧亲者解释尸体护理的目的、方法、注意事项及配合要点。

2. 护士准备　衣帽整洁，修剪指甲，洗手，戴口罩，戴手套。

3. 用物准备

（1）治疗车上层：血管钳、剪刀、松节油、绷带、不脱脂棉球、梳子、尸袋或尸单、衣裤、鞋、袜等；有伤口者备换药敷料，必要时备隔离衣和手套等；擦洗用具、手消毒液。

（2）治疗车下层：生活垃圾桶、医疗垃圾桶。

（3）其他：酌情备屏风。

4. 环境准备　安静、肃穆、必要时屏风遮挡。

【操作步骤】

步骤	要点与说明
1. 携用物至床旁，屏风遮挡	● 维护死者隐私，减少对同病室其他患者情绪的影响
2. 劝慰家属　请家属暂离病房或共同进行尸体护理	● 若家属不在，应尽快通知家属来院
3. 撤去一切治疗用品（如输液管、氧气管、导尿管等）	● 便于尸体护理
4. 体位　将床支架放平，使尸体仰卧，头下置一软枕，留一层大单遮盖尸体	● 防止面部淤血变色
5. 清洁面部，整理遗容　洗脸，有义齿者代为装上，闭合口、眼。若眼睑不能闭合，可用毛巾湿敷或于上眼睑下垫少许棉花，使上眼睑下垂闭合。嘴不能闭紧者，轻揉下颌或用四头带固定	● 可避免面部变形，使面部稍显丰满；口、眼闭合以维持尸体外观，符合习俗
6. 填塞孔道　用血管钳将棉花垫塞于口、鼻、耳、肛门、阴道等孔道	● 棉花勿外露 ● 防止体液外溢
7. 清洁全身　脱去衣裤，擦净全身，更衣梳发。用松节油或乙醇擦净胶布痕迹，有伤口者更换敷料，有引流管者应拔出后缝合伤口或用蝶形胶布封闭并包扎	● 保护尸体清洁，无渗液，维持良好的尸体外观 ● 传染病患者的尸体应使用消毒液擦洗

Note:

续表

步骤	要点与说明
8. 包裹尸体　为死者穿上尸衣裤,把尸体放进尸袋里拉锁拉好。也可用尸单包裹尸体,须用绷带在胸部、腰部、踝部固定牢固	● 传染病患者的尸体应用尸单包裹后装入不透水的袋中,并作出传染标识
9. 交接尸体　协助移尸体于停尸箱内,做好与殡仪服务中心或殡仪馆的交接	● 必须做好交接
10. 操作后处理	
(1) 处理床单位	● 非传染病患者按一般出院患者方法处理,传染病患者按传染病患者终末消毒方法处理
(2) 整理病历,完成各项记录,按出院手续办理结账	● 体温单上记录死亡时间,注销各种执行单(治疗、药物、饮食卡等)
(3) 整理患者遗物交家属	● 若家属不在,应由两人清点后,列出清单交护士长妥善保管

二、丧亲者的护理

死者家属即丧亲者,主要指失去父母、配偶、子女者(直系亲属),丧亲者在居丧期的痛苦是巨大的,他们承受痛苦的时间比患者还长,因为多数情况下是家属首先得知病情,其痛苦在患者去世后相当的一段时间都持续存在。这种悲伤的过程对其身心健康、生活、工作均有很大的影响,因此做好居丧期的护理是护士的重要工作之一。

(一)丧亲者的心理反应

1964 年安格乐(Engel)提出了悲伤过程的六个阶段:

1. 冲击与怀疑期　本阶段的特点是拒绝接受丧失,感觉麻木,否认,暂时拒绝接受死亡事件,让自己有充分的时间加以调整,此期在意外死亡事件中表现得最为明显。

2. 逐渐承认期　意识到亲人确已死亡,于是出现空虚、发怒、自责和哭泣等痛苦表现,此期典型特征是哭泣。

3. 恢复常态期　家属带着悲痛的心情着手处理死者的后事,准备丧礼。

4. 克服失落感期　此期是设法克服痛苦的空虚感,但仍不能以新人代替逝去的、可依赖的人,常常回忆过去的事情。

5. 理想化期　此期死者家属产生想象,认为逝去的人是完美的,为过去对已故者不好的行为感到自责。

6. 恢复期　此阶段机体的大部分功能恢复,但悲哀的感觉不会简单消失,常忆起逝者,并永远怀念逝者。恢复的速度受所逝去人的重要性、对自己的支持程度、原有的悲哀体验等因素的影响。

据观察,丧亲者经历上述六个阶段大约需要一年左右的时间,但丧偶者可能要经历两年或更久的时间。

(二)影响丧亲者居丧期悲伤心理的因素

1. 对死者的依赖程度及亲密度　家属对死者经济上、生活上、情感上的依赖性越强,原有的关系越亲密,家属的悲伤程度越重,亲人死亡之后的调适也越困难。

2. 患者病程的长短　如果死亡适时到来,家属已有预期的思想准备,悲伤程度相对较轻;如果死者是因意外突然死亡,家属心理毫无准备,受到的打击会很大,易产生自责、内疚等心理。

3. 死者的年龄与家人年龄　死者的年龄越轻,家人越易产生惋惜和不舍之情。家属的年龄反映其人格的成熟度,影响其解决、处理后事的能力。

Note:

4. **家属的文化水平与性格** 文化水平较高的家属能正确地理解死亡，一般能够面对死亡现象。外向性格的家属，因其悲伤能够及时宣泄出来，居丧悲伤期会较短，而性格内向的家属悲伤持续时间则较长。

5. **其他支持系统** 家属的亲朋好友、各种社会活动、宗教信仰等能提供支持满足其需要，对调整哀伤期有一定的作用。

6. **失去亲人后的生活改变** 失去亲人后生活改变越大，越难适应新的生活，如中年丧偶、老年丧子等。

（三）丧亲者居丧期的护理

1. **做好死者的尸体护理** 做好尸体护理能够体现护士对死者的尊重，也是对丧亲者心理的极大抚慰。

2. **心理疏导** 安慰丧亲者面对现实，鼓励其宣泄感情，陪伴他们并认真聆听他们的倾诉。获知亲人死亡信息后，丧亲者最初的反应是麻木和不知所措，此时护理人员应陪伴、抚慰他们，同时认真地聆听。在聆听时，护士可以握紧他们的手，劝导他们毫不保留地宣泄内心的痛苦。哭泣是死者家属最常见的情感表达方式，是一种很好的疏解内心忧伤情绪的途径，可以协助其表达愤怒情绪和罪恶感，所以应该给予丧亲者一定的时间，并创造适当的环境，让他们能够自由痛快地将悲伤的情感宣泄出来。

3. **尽量满足丧亲者的需要** 丧亲是人生中最痛苦的经历，护理人员应尽量满足丧亲者的需求，无法做到的需善言相劝，耐心解释，以取得其谅解与合作。

4. **鼓励丧亲者之间相互安慰** 需通过观察发现死者家属中的重要人物和"坚强者"，鼓励他们相互安慰，相互给予支持和帮助。应协助丧亲者勇敢面对失去亲人的痛苦，引导他们发挥独立生活的潜能。

5. **协助解决实际困难** 患者去世后，丧亲者会面临许多需要解决的家庭实际问题，临终关怀中医护人员应了解家属的实际困难，并积极地提供支持和帮助，如经济问题、子女问题、家庭组合、社会支持系统等，使家属感受到人世间的温情。提出合理的建议，帮助家属作出决策去处理所面对的各种实际问题。但在居丧期不宜引导家属作出重大的决定及生活方式的改变。

6. **协助建立新的人际关系** 劝导和协助死者家属对死者作出感情撤离，逐步与他人建立新的人际关系，例如再婚或重组家庭等。这样可以弥补其内心的空虚，并使家属在新的人际关系中得到慰藉，但要把握好时间的尺度。

7. **协助培养新的兴趣，鼓励丧亲者参加各种社会活动** 协助丧亲者重新建立新的生活方式，寻求新的经历与感受。要鼓励丧亲者积极参加各种社会活动，因为活动本身就是复原，也是一种治疗。通过活动可以抒发家属内心的郁闷，获得心理的安慰，尽快从悲伤中解脱出来。在疏导悲伤中应该注意家属的文化、信仰、性格、兴趣爱好和悲伤程度、悲伤时间及社会风俗等方面的差异。

8. **对丧亲者的访视** 对死者家属要进行追踪式服务和照护，一般临终关怀机构可以通过信件、电话、访视等方式对死者家属进行追踪随访，以保证死者家属能够获得来自医务人员的持续性的关爱和支持。

（孙 皎）

思 考 题

1. 患者孟某，女性，56 岁，近日出现上腹部疼痛，住院经胃镜检查后确诊为胃癌。患者得知病情后情绪低落，反应迟钝，对周围事物失去兴趣。家属一时无法接受现实，常在患者面前叹气落泪。

请思考：

（1）孟女士的心理反应属于哪一个心理反应阶段（期）？

（2）护士应用 COMFORT 沟通模型对患者及家属进行心理护理的要点是什么？

2. 患者张某，男性，84 岁，以"肝癌晚期"收入某三级甲等医院的"宁养"病房，家属希望患者在临终阶段能得到较好的照顾，避免患者遭受痛苦。

请思考：

（1）什么是临终关怀？

（2）临终关怀的理念是什么？

（3）临终关怀的意义有哪些？

（4）临终关怀机构的基本服务项目有哪些？

NURSING

中英文名词对照索引

T

W

X

Y

Z

[1] 程利,徐兰兰,雷美容,等.临床护理技能实训教程[M].北京:科学出版社,2018.

[2] 樊碧发.中国疼痛医学发展报告[M].北京:清华大学出版社,2020.

[3] 樊碧发.癌痛规范化诊断与治疗[M].北京:人民卫生出版社,2017.

[4] 童莺歌,田素明.疼痛护理学[M].杭州:浙江大学出版社,2017.

[5] 魏建梅,曹英,王志剑,等.疼痛科护理手册[M].北京:清华大学出版社,2019.

[6] 万学红,卢雪峰.诊断学[M].9版.北京:人民卫生出版社:2017.

[7] 黄健.中国泌尿外科和男科疾病诊断治疗指南(2019版)[M].北京:科学出版社,2019.

[8] 贾建平,陈生弟.神经病学[M].8版.北京:人民卫生出版社,2018.

[9] 姜安丽,钱晓路.新编护理学基础[M].3版.北京:人民卫生出版社.2018.

[10] 姜志连.疼痛管理护士临床工作手册[M].北京:人民卫生出版社,2018.

[11] 卢建文,石红丽.基础护理学.案例版[M].北京:科学出版社,2019.

[12] 李艳.基础护理学——任务导向式翻转课堂[M].武汉:华中科技大学出版社,2020.

[13] 李小寒,尚少梅.基础护理学[M].6版.北京:人民卫生出版社,2017.

[14] 徐波,陆箴琦.癌症疼痛护理指导[M].北京:人民卫生出版社,2017.

[15] 中华医学会疼痛学分会.中国疼痛病诊疗规范[M].北京:人民卫生出版社,2020.

[16] 周阳.疼痛评估实用手册[M].北京:化学工业出版社,2020.

[17] 国家卫生健康委合理用药专家委员会,中国药师协会.癌痛合理用药指南[M].北京:人民卫生出版社,2020.

[18] 陈丽娟,孙林利,刘丽红,等.2019版《压疮/压力性损伤的预防和治疗:临床实践指南》解读[J].护理学杂志,2020,35(13):41-43.

[19] 代淑云.某院护理人员对高危药品的认知现状调查及干预对策[J].当代护士,2020,27(29):150-152.

[20] 段淑梅,王惠君,王岩,等.哈尔滨市239名医护人员HBV职业暴露现况及原因分析[J].中国公共卫生管理,2020,36(3):411-413.

[21] 国家卫生计生委抗菌药物临床应用与细菌耐药评价专家委员会.青霉素皮肤试验专家共识[J].中华医学杂志,2017,97(40):3143-3146.

[22] 郜心怡,陈长英,崔盼盼,等,晚期癌症患者临终沟通模式研究进展[J].护理研究,2020.34(12):2140-2144.

[23] 陆宇晗,我国安宁疗护的现状及发展方向[J].中华护理杂志,2017,52(6):659-664.

[24] 彭飞.呼吸机相关性肺炎防控最佳护理实践——《导管相关感染防控最佳护理实践专家共识》系列解读之三[J].上海护理,2020,20(6):1-4.

[25] 潘丽杰,闫素芹,李永秀,等.改良Beck口腔评分的综合护理干预在ICU经口气管插管使用呼吸机患者中的研究[J].护理管理杂志,2019,19(12):906-909.

[26] 申昆玲，邓力，李云珠，等. 糖皮质激素雾化吸入疗法在儿科应用的专家共识（2018年修订版）[J]. 临床儿科杂志 2018，36（2）：95-107.

[27] 汤紫媛，吴安华，黄勋，等. 湘雅医院医务人员感染性职业暴露情况调查[J]. 中华医院感染杂志，2020，30（18）：2864-2868.

[28] 谭彩霞，伍玉琪，吴安华. 美国CDC2020版医务人员潜在性暴露于HCV的检测与临床管理指南[J]. 中国感染控制杂志，2020，19（9）：848-850.

[29] "卧床患者常见并发症规范化护理干预模式的构建"项目组. 卧床患者常见并发症护理专家共识[J]. 中国护理管理，2018，18（6）：740-747.

[30] 杨龙飞，宋冰，倪翠萍，等. 2019版《压力性损伤的预防和治疗：临床实践指南》更新解读[J]. 中国护理管理，2020，20（12）：1849-1854.

[31] 余波，翟青，张艳华，等. 医疗机构静脉用化疗药物调配质量管理工作规范[J]. 中国药学杂志，2020，55（1）：77-80.

[32] 叶慧. 我院内科病区高危药品的安全管理对策. 中医药管理杂志，2020，28（23）：127-129.

[33] 中华糖尿病杂志指南与共识编写委员会. 中国糖尿病药物注射指南（2016版）[J]，中国糖尿病学杂志，2017，9（2）：79-105.

[34] 中华医学会临床药学分会《雾化吸入疗法合理用药专家共识》编写组. 雾化吸入疗法合理用药专家共识（2019年版）[J]. 医药导报，2019，38（02）：135-146.

[35] 郑一宁，李映兰，吴欣娟. 针刺伤防护的护理专家共识[J]. 中华护理杂志，2018，53（12）：1434-1438.

[36] Beardsley, C., K. Brown, C. Sandroussi, Euthanasia and surgeons: an overview of the Victorian Voluntary Assisted Dying Act 2017 and its relevance to surgical practice in Australia[J]. ANZ journal of surgery, 2018. 88（10）：956-958.

[37] Massimo R, Sara D, Diletta O, et al. Pressure Injuries: Consensus-Based Recommendations for Assessment and Management[J]. Advances in wound care, 2020, 9（6）：332-347.

[38] Park S, et al. Expert panel consensus recommendations for home blood pressure monitoring in Asia: the Hope Asia Network[J]. Journal of Human Hypertension. 2018 Jan 31. doi: 10.1038/s41371-017-0025-y.

[39] Pesut, B., M. Greig, S. Thorne, et al., Nursing and euthanasia: A narrative review of the nursing ethics literature [J]. Nursing ethics, 2020. 27（1）：152-167.

[40] Rietjens, J., R. Sudore, M. Connolly, et al., Definition and recommendations for advance care planning: an international consensus supported by the European Association for Palliative Care[J]. The Lancet. Oncology, 2017. 18（9）：543-551.